Ziekten in de huisartspraktijk

Ziekten in de huisartspraktijk

redactie
E.H. van de Lisdonk
W.J.H.M. van den Bosch
A.L.M. Lagro-Janssen
H.J. Schers

samenstelling

J.C. Bakx
F.J.M. Bongers
W.J.H.M. van den Bosch
H.M.A. van Ewijk-van der Wielen
J.E.H. Gelpke
H.A.H.M. Lagro
A.L.M. Lagro-Janssen

E.H. van de Lisdonk
M.E.T.C. van den Muijsenbergh
H.J. Schers
A.M. Serrarens
R. Spanninga
C.P.M. Verhoeff

VIJFDE DRUK

REED BUSINESS, AMSTERDAM

Eerste druk, Wetenschappelijke uitgeverij Bunge, Utrecht 1990
Tweede, herziene druk, Wetenschappelijke uitgeverij Bunge, Utrecht 1994
Derde, herziene druk, Elsevier/Bunge, Maarssen 1999
Derde, ongewijzigde druk, tweede oplage, Elsevier gezondheidszorg, Maarssen 2002
Vierde, herziene druk, eerste en tweede oplage, Elsevier gezondheidszorg, Maarssen 2003, 2007
Vijfde, herziene druk, eerste oplage, Elsevier gezondheidszorg, Maarssen 2008
Vijfde, herziene druk, tweede oplage, Reed Business, Amsterdam 2011

© Reed Business, Amsterdam 2008

Omslagontwerp en basisontwerp binnenwerk: Martin Majoor, Arnhem
Bureauredactie, Martin Appelman, Ampersand, redactie & productie, Houten
Opmaak: Asterisk*, Amsterdam
Illustraties: Ad Merx

Reed Business bv, Postbus 152, 1000 AD Amsterdam.

Aan de totstandkoming van deze uitgave is de uiterste zorg besteed. Voor informatie die nochtans onvolledig of onjuist is opgenomen, aanvaarden auteur(s), redactie en uitgever geen aansprakelijkheid. Voor eventuele verbeteringen van de opgenomen gegevens houden zij zich gaarne aanbevolen.

Waar dit mogelijk was, is aan auteursrechtelijke verplichtingen voldaan. Wij verzoeken eenieder die meent aanspraken te kunnen ontlenen aan in dit boek opgenomen teksten en afbeeldingen, zich in verbinding te stellen met de uitgever.

Behoudens de in of krachtens de Auteurswet van 1912 gestelde uitzonderingen mag niets uit deze uitgave worden verveelvoudigd, opgeslagen in een geautomatiseerd gegevensbestand, of openbaar gemaakt, in enige vorm of op enige wijze, hetzij elektronisch, mechanisch, door fotokopieën, opnamen of op enige andere manier, zonder voorafgaande schriftelijke toestemming van de uitgever. Voor zover het maken van reprografische verveelvoudigingen uit deze uitgave is toegestaan op grond van artikel 16 h Auteurswet 1912, dient men de daarvoor wettelijk verschuldigde vergoedingen te voldoen aan de Stichting Reprorecht (Postbus 3051, 2130 KB Hoofddorp, www.reprorecht.nl). Voor het overnemen van (een) gedeelte(n) uit deze uitgave in bloemlezingen, readers en andere compilatiewerken (artikel 16 Auteurswet 1912) kan men zich wenden tot de Stichting PRO (Stichting Publicatie- en Reproductierechten Organisatie, Postbus 3060, 2130 KB Hoofddorp, www.stichting-pro.nl). Voor het overnemen van (een) gedeelte(n) van deze uitgave ten behoeve van commerciële doeleinden dient men zich te wenden tot de uitgever.

ISBN 978 90 352 3007 1
NUR 870, 871

Medewerkers

Dr. Carel Bakx,
 huisarts te Doesburg

Drs. Frans Bongers,
 huisarts te Dalfsen

Prof.dr. Wil van den Bosch,
 huisarts te Lent

Mw. drs. Erna van Ewijk-van der Wielen,
 huisarts te Oosterhout

Drs. Erik Gelpke,
 huisarts te Doesburg

Drs. Bert Lagro,
 huisarts te Nijmegen

Mw. prof.dr. Toine Lagro-Janssen,
 huisarts te Nijmegen

Dr. Eloy van de Lisdonk,
 universitair hoofddocent, UMC St Radboud, Nijmegen

Mw. dr. Maria van den Muijsenbergh,
 huisarts te Nijmegen

Dr. Henk Schers,
 huisarts te Lent

Drs. Ton Serrarens,
 huisarts te Lent

Mw. drs. Renske Spanninga,
 huisarts te Nijmegen

Drs. Charles Verhoeff
 huisarts te Oosterhout

Woord vooraf

Dit boek komt rechtstreeks voort uit de praktijk van een aantal ervaren huisartsen. Het is een vrucht van het twee decennia lang nauwkeurig bijhouden van gegevens over alle gezondheidsstoornissen waarmee deze huisartsen in contact kwamen: wat de diagnose was, wie dit betrof, op welk tijdstip, en of het daarbij ging om een nieuw of reeds bekend geval. Bovendien werd vastgelegd in hoeverre andere hulpverleners werden ingeschakeld. Mij is geen andere studie bekend waarin de gangbare diagnosen in de huisartspraktijk zo systematisch worden beschreven in hun klinisch beeld, beloop, prognostiek en behandeling in relatie tot epidemiologische kenmerken zoals: verandering in frequentie in de loop van de lange observatieperiode, jaargetijde, sociale laag van de patiënt en variatie tussen de verschillende huisartspraktijken. Als zodanig is dit boek volstrekt uniek.

Dit boek komt niet alleen voort uit de praktijk van de huisarts, maar is daar ook voor bestemd. Daarom hebben de auteurs de ziektebeelden beschreven op grond van hun eigen ervaringen als huisarts, met een realistische kijk, met diagnostische tips, met hun ideeën over ernst, prognose en gewenste behandeling en met signalering van valkuilen en andere gevaren.

Alle bijdragen zijn geschreven door huisartsen verbonden aan het Nijmeegs Universitair Huisartsen Instituut (NUHI), de meeste door vaste deelnemers aan de continue morbiditeitsregistratie, de CMR. Deze bijdragen zijn daarna door de hele groep besproken en becommentarieerd. Door deze werkwijze is een enorme hoeveelheid huisartservaring in dit boek verwerkt. Een kernredactie heeft er ten slotte de definitieve vorm aan gegeven. Dit proces heeft meerdere jaren in beslag genomen. Tekenend voor de sfeer van de onderlinge samenwerking daarbij was dat allen telkens uitkeken naar de maandelijkse bijeenkomsten.

Enkele personen dienen hier apart te worden vermeld. Dit geldt de assistentes in de CMR-praktijken, die jarenlang de basisgegevens nauwkeurig en geduldig hebben verzameld, gecontroleerd en naar het Instituut verzonden. Zeer in het bijzonder geldt dit de statistische afdeling van het NUHI onder leiding van Henk van den Hoogen, die het enorme databestand steeds kritisch heeft bewaakt en bewerkt. Onder zijn hoede werden de grafieken vervaardigd door Monique Koldewijn. 'Last but not least' dient vermeld dat bij de realisering van dit boek Eloy van de Lisdonk als kernfiguur van de redactie de centrale rol heeft vervuld. Hij heeft verreweg het meeste werk verzet en het is grotendeels aan hem te danken dat het gelukt is met zovelen een dergelijk consistent werk tot stand te brengen.

Voorjaar 1990　　　　　　　　　　F.J.A. Huygen

WOORD VOORAF BIJ DE TWEEDE DRUK

Bijzonder verheugd kunnen wij vier jaar na verschijnen de tweede druk van dit boek aankondigen. Het boek heeft kennelijk in een behoefte voorzien. Milde kritieken en positieve reacties van gebruikers deden ons besluiten op een aantal punten over te gaan tot grondige revisie. Daartoe zijn de schrijvers vele malen bijeen geweest om hoofdstuk voor hoofdstuk wijzigingen en bijstellingen aan te brengen, zodat de inhoud geheel bij de tijd is en, onder andere, goed spoort met de in de afgelopen jaren in hoog tempo uitgebrachte NHG-standaarden. Meer direct in het oog lopend is de sterk verbeterde grafische weergave van de epidemiologische gegevens. Niet alleen de lay-out van de grafieken werd aangepast. Belangrijker is dat de gegevens waarop deze weergaven stoelen, reiken tot en met het jaar 1992. Ook nieuw is dat daar waar sprake is van trends in de tijd of onderscheid naar sociale klassen, de gegevens worden gepresenteerd na standaardisatie en dat voor deze standaardisatie, anders dan in de eerste druk, is uitgegaan van de Nederlandse populatie en wel zoals deze naar leeftijd en geslacht was samengesteld in 1992. Voor het vele werk verzet in het kader van de herberekeningen en de vernieuwde grafische weergaven willen wij bijzonder veel dank uitspreken aan Hans Bor.

Wij vertrouwen erop dat ook deze tweede druk met vrucht gebruikt gaat worden door basisartsen, huisartsen in opleiding en praktiserende huisartsen, en hopen dat het boek tevens zijn weg zal vinden naar onze collega's medisch specialisten, zowel in opleiding als gevestigd.

Voorjaar 1994   De redactie

WOORD VOORAF BIJ DE DERDE DRUK

In deze derde druk konden dankzij de jaar in jaar uit voortgaande registratie morbiditeitsgegevens worden verwerkt over een periode van 27 jaar, van 1971 tot en met 1997. Het databeheer en de bewerkingen van de gegevens voor de vele grafieken en tabellen werden, in samenspraak met Henk van den Hoogen, verricht door Hans Bor.

De auteurs zijn voor de bijstelling van de teksten van deze derde druk vele malen bijeen geweest. Het boek werd pagina voor pagina kritisch doorgenomen. Nieuwe inzichten zijn verwerkt, teksten zijn aangescherpt en gestroomlijnd met de inhoud van de NHG-standaarden. Wij hopen dat deze geactualiseerde editie opnieuw een steun is in onderwijs en in de praktijk.

Tijdens de voorbereidingen van deze derde druk zijn ons twee dierbare CMR-leden ontvallen. Op 8 oktober 1998 overleed Johan Schellekens, op 21 november 1998 Frans Huygen. Wij gedenken hen met genegenheid en respect.

Voorjaar 1999   De redactie

WOORD VOORAF BIJ DE VIERDE DRUK

De belangstelling van velen en het intensieve gebruik van dit boek door studenten en docenten in het onderwijs hebben ons gestimuleerd om het boek grondig te herzien en aan te vullen conform de procedures zoals bij de derde druk beschreven. De auteurs zijn de thans werkzame huisartsen in de CMR-praktijken, een groep die een hechte samenwerking kent en in vergelijking met de vorige druk enigszins gewijzigd is.

De basisstructuur van het boek is bij deze herziening intact gebleven. De morbiditeitsgegevens zijn aangevuld tot en met het jaar 2001. Tevens is ervoor gekozen om de gegevens vanaf 1976 weer te geven, na de eerste vijf jaar registratie-ervaring van de huisartsen. Aan het eerste hoofdstuk zijn overzichten van de tien meest geregistreerde incidente en prevalente aandoeningen naar leeftijd en geslacht toegevoegd. In de meeste hoofdstukken zijn aan de incidentiecijfers in de inleidende paragraaf prevalentiecijfers toegevoegd, zodat per hoofdstuk een volledig zicht op de desbetreffende morbiditeit ontstaat. Bovendien is bij belangrijke chronische aandoeningen een figuur toegevoegd die de ontwikkeling van het prevalentiecijfer door de jaren heen laat zien. Naast een paragraaf over hartfalen is een paragraaf over atriumfibrilleren opgenomen. Voor astma en COPD zijn nu twee aparte paragrafen opgenomen. De paragraaf over myalgie is vervangen door een paragraaf over nekklachten.

Bij de herziening bleek ons vaak dat kennis en opvattingen in de geneeskunde in beweging zijn en dat het vakgebied van de huisartsgeneeskunde zich voortdurend verdiept en ontwikkelt. Dit zijn voor ons redenen om lezers en gebruikers van harte uit te nodigen om ons van kritische opmerkingen te voorzien.

Voorjaar 2003   De redactie

WOORD VOORAF BIJ DE VIJFDE DRUK

De gegevens in deze druk hebben betrekking op de periode 1985-2006. Deze keuze is gemaakt omdat de informatie van voor 1985 inmiddels meer historische dan actuele waarde heeft. Daarenboven is meer aandacht uitgegaan naar de chronische aandoeningen. Vaker dan in de vorige druk worden prevalentiegegevens gepresenteerd. De actualisatie van de epidemiologische gegevens en de weergave daarvan in tabellen en grafieken kwam tot stand door de niet-aflatende inspanningen van Hans Bor. Henk Schers kwam de redactie versterken.

Op veel plaatsen zijn de medisch-inhoudelijke teksten geactualiseerd, hetgeen leidde tot verbeterd woordgebruik, weglatingen en toevoegingen. Zo is de term 'nierstenen' vervangen door 'urinewegstenen', zijn er paragrafen over het prikkelbaredarmsyndroom en over dyspepsie toegevoegd, en korte tekstgedeelten over hiv/aids en drugsverslaving. De cijfermatige gegevens over verwijzingen voor medisch-specialistische hulp zijn verwijderd omdat deze cijfers moeilijk te interpreteren zijn.

De schetsen van de vier praktijken van de hand van Frans Huygen in de vorige drukken zijn vervangen door tekeningen van de beeldend kunstenaar Ad Merx. Hij kreeg de opdracht om de actuele huisvesting vast te leggen.

Wij zijn ervan overtuigd dat de lezers in deze geheel herziene druk een compacte en aan de huidige tijd aangepaste oriëntatie op de ziekten in de huisartspraktijk aantreffen. Wij hopen dat zij dit boek vaak ter hand zullen nemen.

Voorjaar 2008 De redactie

Inhoud

1 Inleiding 15

1.1 De Nijmeegse CMR 15
1.2 Classificatie en registratie 21
1.3 Terminologie 22
1.4 De populatie 23
1.5 Een overzicht van alle aandoeningen waarvoor hulp werd ingeroepen 24
1.6 Leeswijzer 29

2 Infectieziekten 33

2.1 Inleiding 33
2.2 Mazelen 33
2.3 Rubella 34
2.4 Roodvonk 36
2.5 Exanthema subitum 37
2.6 Parotitis epidemica 39
2.7 DKTP: difterie, kinkhoest, tetanus en polio 39
2.8 Gastro-enteritis 42
2.9 Herpes-simplex-aandoeningen 44
2.10 Varicella 47
2.11 Herpes zoster 48
2.12 Mononucleosis infectiosa 50
2.13 Hepatitis 51
2.14 Seksueel overdraagbare aandoeningen (soa) 53
2.15 Erysipelas 58
2.16 Wratten en mollusca 59
2.17 Schimmelinfecties 61
2.18 Oxyuren 64
2.19 Overige infectieziekten 66
2.20 Beschouwing 66

3 Neoplasmata 69

3.1 Inleiding 69
3.2 Longcarcinoom 70
3.3 Neoplasmata van het bovenste deel van de tractus digestivus 72
3.4 Neoplasmata van het onderste deel van de tractus digestivus 74
3.5 Mammacarcinoom 76
3.6 Maligne tumoren van de tractus genitalis bij de vrouw 79
3.7 Maligne tumoren van de tractus genitalis bij de man 81
3.8 Neoplasmata van bloed en lymfe 83
3.9 Maligne tumoren van de huid 85
3.10 Benigne tumoren van de huid 87
3.11 Benigne mammatumoren en mastopathie 88
3.12 Uterus myomatosus 91
3.13 Overige neoplasmata 93
3.14 Beschouwing 94

4 Ziekten van hormonale aard, van de stofwisseling en van het bloed 97

4.1 Inleiding 97
4.2 Schildklieraandoeningen 97
4.3 Diabetes mellitus 102
4.4 Adipositas 105
4.5 Stoornissen in de vetstofwisseling 107
4.6 Jicht 110
4.7 Anemie 112
4.8 Overige aandoeningen van hormonale aard, van de stofwisseling en van het bloed 114
4.9 Beschouwing 114

5 Psychische en psychiatrische stoornissen 117

5.1 Inleiding 117
5.2 Functionele klachten 118
5.3 Depressie 121
5.4 Angststoornissen 123
5.5 Alcohol- en drugsverslaving 126
5.6 Grote psychiatrie 130
5.7 Tentamen suicidii 132
5.8 Enuresis nocturna 133
5.9 Ontwikkelingsstoornissen 134
5.10 Dementie 136
5.11 Irritable bowel syndrome 139
5.12 Overige psychische en psychiatrische stoornissen 140
5.13 Beschouwing 140

6 Ziekten van het zenuwstelsel en de zintuigen 143

6.1 Inleiding 143
6.2 Ziekte van Parkinson 144
6.3 Epilepsie 146
6.4 Convulsies 148
6.5 Migraine 150
6.6 Cervicobrachialgie, carpaletunnelsyndroom en polyneuropathie 152
6.7 Blefaritis, hordeolum en chalazion 154
6.8 Conjunctivitis 156
6.9 Strabisme 158
6.10 Refractieafwijkingen 159
6.11 Cataract 160
6.12 Glaucoom 162
6.13 Cerumen 163
6.14 Otitis externa 164
6.15 Otitis media met effusie 166
6.16 Otitis media acuta 167
6.17 Otitis media chronica en cholesteatoom 169
6.18 Slechthorendheid 171
6.19 Duizeligheid en de ziekte van Ménière 172
6.20 Overige aandoeningen van zenuwstelsel en zintuigen 175
6.21 Beschouwing 175

7 Ziekten van de tractus circulatorius 177

7.1 Inleiding 177
7.2 Klepgebreken van het hart 178
7.3 Myocardinfarct 179
7.4 Angina pectoris 181
7.5 Decompensatio cordis 184
7.6 Atriumfibrilleren 187
7.7 Ritmestoornissen 189
7.8 Syncope 192
7.9 Hypertensie 193
7.10 Cerebrovasculaire aandoeningen 196
7.11 Perifeer arteriële vaatziekten en longembolie 200
7.12 Varicose 202
7.13 Tromboflebitis 204
7.14 Ulcus cruris venosum 205
7.15 Diepe veneuze trombose 206
7.16 Hemorroïden 207
7.17 Overige aandoeningen van de tractus circulatorius 209
7.18 Beschouwing 210

8 Ziekten van de tractus respiratorius 213

8.1 Inleiding 213
8.2 Epistaxis 214
8.3 Verkoudheid 215
8.4 Griep en griepachtige beelden 217
8.5 Sinusitis 219
8.6 Tonsillitis acuta 220
8.7 Laryngitis en tracheïtis 222
8.8 Acute bronchitis 224
8.9 Pneumonie 225
8.10 Allergische en hyperreactieve rinitis 227
8.11 Astma 229
8.12 COPD (chronic obstructive pulmonary disease) 231
8.13 Overige ziekten van de tractus respiratorius 234
8.14 Beschouwing 234

9 Ziekten van de tractus digestivus 237

9.1 Inleiding 237
9.2 Ziekten van de tanden 237
9.3 Ziekten van de mondholte 238
9.4 Ziekten van de oesofagus 240
9.5 Ulcus ventriculi en duodeni 242
9.6 Acute appendicitis 244
9.7 Diverticulose en diverticulitis 246
9.8 Obstipatie 248
9.9 Galstenen 249
9.10 Liesbreuken 251
9.11 Fissura ani 252
9.12 Dyspepsie 254
9.13 Overige ziekten van de tractus digestivus 255
9.14 Beschouwing 256

10 Aandoeningen van de tractus urogenitalis 259

10.1 Inleiding 259
10.2 Urineweginfecties 260
10.3 Urinewegstenen 262
10.4 Urine-incontinentie 264
10.5 Fluor vaginalis 266
10.6 Pelvic inflammatory disease (PID) 269
10.7 Amenorroe 270
10.8 Irregulaire menses en menorragie 272
10.9 Dysmenorroe en premenstrueel syndroom 274
10.10 De genitale prolaps 275
10.11 Climacteriële klachten 277
10.12 Prostaathypertrofie 278
10.13 Hydrokèle testis 280
10.14 Overige genitale aandoeningen bij de man 281
10.15 Subfertiliteit 284
10.16 Anticonceptie 287
10.17 Abortus provocatus 290
10.18 Overige aandoeningen van de tractus urogenitalis 291
10.19 Beschouwing 291

11 Graviditeit, partus, puerperium, congenitale aandoeningen en ziekten van de neonaat 293

11.1 Inleiding 293
11.2 De normale zwangerschap 293
11.3 Spontane abortus 295
11.4 Congenitale afwijkingen van de tractus urogenitalis; cryptorchisme 297
11.5 Congenitale afwijkingen van het bewegingsapparaat; heupdysplasie 298
11.6 Ziekten in de neonatale periode 300
11.7 Overige aandoeningen in de graviditeit, bij de partus en in de neonatale periode 301
11.8 Beschouwing 301

12 Ziekten van huid en onderhuids bindweefsel 303

12.1 Inleiding 303
12.2 Furunkel 304
12.3 Impetigo vulgaris 305
12.4 Paronychia en panaritium 306
12.5 Cellulitis en huidabces 308
12.6 Pityriasis rosea 310
12.7 Acne vulgaris 311
12.8 Eczeem en dermatitis 313
12.9 Psoriasis 317
12.10 Allergische dermatosen 318
12.11 Pruritus 320
12.12 Decubitus/chronisch ulcus 321
12.13 Atheroomcyste 323
12.14 Aandoeningen van haren en zweetklieren 324
12.15 Unguis incarnatus 326
12.16 Clavus 327
12.17 Verruca seborrhoica 328
12.18 Overige huidziekten 329
12.19 Beschouwing 330

13 Ziekten van het bewegingsapparaat 333

13.1 Inleiding 333
13.2 Myalgie van de bovenste gordel 334
13.3 Lage rugpijn 336
13.4 Aandoeningen van de schouder 339
13.5 Aandoeningen van de elleboog 341
13.6 Aandoeningen van pols en hand 343
13.7 Meniscuslaesie 345
13.8 Aandoeningen van de knie (excl. meniscuslaesie) 346
13.9 Zweepslag en tendinitis van de achillespees 348
13.10 Aandoeningen van de voeten 350
13.11 Arthrosis deformans 352
13.12 Reumatoïde artritis en spondylitis ankylopoietica 355
13.13 Polymyalgia rheumatica acuta en arteriitis temporalis 357
13.14 Structurele afwijkingen van de wervelkolom 358
13.15 Osteoporose 360
13.16 Overige aandoeningen van het bewegingsapparaat 361
13.17 Beschouwing 362

14 Traumata 365

14.1 Inleiding 365
14.2 Fracturen 365
14.3 Distorsie 367
14.4 Corpora aliena in het oog 369
14.5 Corpora aliena elders 370
14.6 Kleine traumata 371
14.7 Trauma capitis 373
14.8 Brandwonden 374
14.9 Iatrogene aandoeningen 376
14.10 Natuurlijke en niet-natuurlijke dood 377
14.11 Overige traumata 379
14.12 Beschouwing 379

Literatuur 381

Register 387

1 Inleiding

1.1 DE NIJMEEGSE CMR

Het *doel* van de continue morbiditeitsregistratie (CMR) in Nijmegen is bij te dragen aan een wetenschappelijke onderbouwing van de huisartsgeneeskunde. Dit geschiedt door het verwerven van inzicht in het patroon van ziekten en aandoeningen zoals zich dit aan de huisarts voordoet en door het volgen van dit patroon door de jaren heen. Dit patroon geldt individuen, gezinnen en de totale praktijkpopulatie. Het inzicht dat wordt verkregen biedt het *onderwijs* een steunpunt voor de keuze en presentatie van onderwerpen die aan bod moeten komen in basisonderwijs, beroepsopleiding en postacademisch onderwijs. Als uitgangspunt voor wetenschappelijk *onderzoek* vormt de CMR een jaarlijks groeiende databank. Tot de mogelijkheden behoren vooral longitudinaal patiëntgebonden onderzoek en gericht interventieonderzoek. Ten grondslag aan het eerste liggen vaak de volgende vragen: Welke patiënten met welke aandoeningen hebben de huisarts bezocht? Zijn hierin familiaire verbanden aan te tonen? Bij wie komt tegelijkertijd meer dan een aandoening voor en welke aandoeningen betreft dit (comorbiditeit)? Welke veranderingen treden in de antwoorden van deze vragen op in de loop van de tijd? Voor interventieonderzoek biedt de CMR mogelijkheden om specifieke patiëntcategorieën te identificeren. Onderwijs en onderzoek op hun beurt dragen bij aan een optimalisering van de *patiëntenzorg*, de feitelijke spil van de CMR.

Het bereiken van dit doel vraagt om een minutieus bijhouden van de demografische gegevens van de praktijkbevolking en van de door deze aan de huisarts aangeboden morbiditeit.

In tabel 1.1.1 treft men een overzicht aan van de *persoonsgegevens* die worden geregistreerd. Bij inschrijving in de praktijk worden deze gegevens vastgelegd; veranderingen hierin worden systematisch doorgevoerd: vertrek, door verhuizing, door het kiezen van een andere huisarts of door overlijden betekent de einddatum van de gegevensverzameling van deze persoon. Intake- en mutatiegegevens worden door huisarts of praktijkassistent ingevuld, verzameld en aangeleverd aan de informaticamedewerkers van de afdeling Huisartsgeneeskunde van het Universitair Medisch Centrum (UMC) van de Radboud Universiteit Nijmegen. Deze medewerkers dragen zorg voor opslag in de computer en bewerking van de gegevens.

Morbiditeitsvariabelen betreffen de door artsen vastgestelde ziekten en aandoeningen, met daaraan gekoppeld de eventuele diagnostische of therapeutische verwijzingen naar andere hupverleners en de opnamen in een ziekenhuis. De geregistreerde morbiditeit wordt voorzien van een label 'nieuw' of 'bekend'. 'Nieuw' staat voor een nieuwe episode van de ziekte of aandoening, 'bekend' voor de ziekte of aandoening die niet overgaat en een blijvend kenmerk van de patiënt vormt (zie verder hierover paragraaf 1.3). Bij verwijzingen wordt in detail vastgelegd welk medisch of paramedisch specialisme de verwijzing betreft. Gebruik van diagnostische faciliteiten zonder verwijzing naar een hulpverlener wordt apart gecodeerd. Bij opnamen wordt vastgelegd of het een opname betreft in een algemeen ziekenhuis, academisch ziekenhuis, psychiatrische inrichting of verpleeghuis dan wel een tijdelijke opname bij dagbehandeling en dagverpleging.

De morbiditeitsvariabelen worden zowel gecodeerd op grond van directe patiëntcontacten als naar aanleiding van correspondentie. Dat wil zeggen dat aandoeningen die in het weekend door waarnemend huisartsen worden behandeld, diagnosen die door medisch specialisten worden gesteld, en opnamen die buiten de eigen huisarts om plaatsvinden, achteraf in de registratie worden opgenomen. De coderingen worden door de huisarts gegeven en ingevoerd in de computer. Maandelijks worden deze gegevens elektronisch aangeleverd aan de afdeling Huisartsgeneeskunde van het UMC St Radboud en aldaar in de database opgeslagen.

In 1967 had de initiatiefnemer van de CMR, Huygen, de grote lijnen voor de CMR samen met zijn collega Van Thiel zover uitgewerkt dat in de huisartspraktijken te Lent en Oosterhout met de registratie werd begonnen. In 1971 sloten zich hierbij de praktijken aan van Vlamings in Nijmegen en van de latere hoogleraar huisartsgeneeskunde Van der Velden in Doesburg. In datzelfde jaar associeerde Huygen zich met De Melker, die vanaf die tijd voornamelijk als huisarts voor Oosterhout fungeerde. Toen deze in 1975 in Utrecht tot hoogleraar werd benoemd, werd de praktijk in Oosterhout losgekoppeld van Lent en overgenomen door Voorn, later eveneens in Utrecht tot hoogleraar benoemd. Zo kwam de CMR dus vier aparte huisartspraktijken te omvatten. De invloeden die deze veranderingen hebben gehad op de geregistreerde morbiditeit, werden bestudeerd door de statisticus Van den Hoogen, die vanaf 1971 intensief betrokken raakte bij de CMR.

Tabel 1.1.1 Persoonsgegevens in de CMR.

leeftijd	ziekteverzekering
geslacht	inschrijfdatum in praktijk
sociale laag	vertrekdatum uit praktijk
woonverband	redenen voor vertrek
burgerlijke staat	

Korte karakteristiek per praktijk

Lent
Tot 1998 was Lent een dorp met 3200 inwoners, gelegen pal tegenover de stad Nijmegen, aan de rivier de

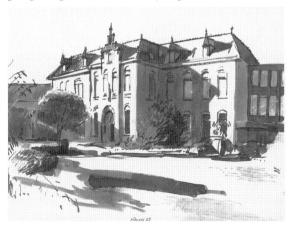

Waal. Een verkeersbrug verbindt daar beide oevers. De snelweg Nijmegen-Arnhem loopt via deze brug midden door het dorp en splitst het in een oostelijk en westelijk deel. Sinds 1998 maakt Lent deel uit van de gemeente Nijmegen, die de sprong over de Waal heeft gemaakt met de bedoeling een groot aantal huizen te gaan bouwen voor haar inwoners. De bevolking van het gebied in en rond Lent zal op deze wijze in de komende twintig jaar verachtvoudigen.

De autochtone bevolking was voor het grootste deel werkzaam in de glastuinbouw. Er werden vooral potplanten zoals cyclamen, begonia's en geraniums gekweekt. Er waren veel grote en kleine kassen, soms gecombineerd met handelsfirma's die het binnen- en buitenland van potplanten voorzagen. Het was gebruikelijk dat in gezinnen van kwekers de echtgenotes in het bedrijf meewerkten. De bedrijven gingen dikwijls over van vader op zoon. In korte tijd zijn bijna al deze bedrijven gesloten of verhuisd naar een ander gebied om plaats te maken voor woningbouw. Veel mensen uit Lent werken in Nijmegen, waarbij de Radboud Universiteit een belangrijke werkgever is.

De leeftijdsopbouw van de praktijk wijkt niet veel af van het landelijk gemiddelde, hoewel er een groter percentage ouderen woont. Dit percentage is nog toegenomen na de bouw van 36 aanleunappartementen bij het lokale verzorgingshuis.

In 1943 heeft F. Huygen de praktijk overgenomen van zijn voorganger E. van der Werf. Zeer uitzonderlijk voor die tijd was dat deze reeds een medisch kaartsysteem had. Deze registratie is door F. Huygen verder uitgebreid en de basis geworden van de continue morbiditeitsregistratie. In het laatste oorlogsjaar lag Lent als enig geallieerd bruggenhoofd ten noorden van de grote rivieren in een niemandsland tussen bezet en reeds bevrijd gebied. Alle bewoners, behalve een deel van de mannelijke beroepsbevolking, werden geëvacueerd naar Brabant en België. F. Huygen bleef als enige arts op dit 'manneneiland' achter. De praktijk strekte zich toen uit over Lent, Oosterhout en Slijk-Ewijk. In 1968 is Huygen, na eerst als docent te zijn verbonden aan het Instituut Sociale Geneeskunde, benoemd tot buitengewoon hoogleraar in de toepassing van de geneeskunde in het gezin. In 1982 heeft hij de praktijk neergelegd en werd hij opgevolgd door W. van den Bosch, die in 1986 associeerde met A. Serrarens. In 2000 is H. Schers toegetreden tot de maatschap.

Tot 1986 was de praktijk gevestigd op de bovenverdieping van het woonhuis van de huisarts. In 1986 werd samen met de fysiotherapeuten de zolderverdieping van het plaatselijke verzorgingshuis St. Joseph ('het Klooster') in gebruik genomen. Na de nieuwbouw van het verzorgingshuis is de praktijk verhuisd naar de begane grond. De huidige praktijk is met drie units met spreekkamer en onderzoekskamer, twee behandelkamers, een laboratorium, receptie, wachtkamer, archiefruimte, kantoorruimte en koffie-/vergaderkamer ruim opgezet. Deze opzet maakt het mogelijk dagdelen ruimte te bieden aan anderen, zoals maatschappelijk werk, logopedie, verloskundige, trombosedienst en consultatiebureau voor zuigelingen en kleuters. Vanaf 2002 is er ook een sociaal-psychiatrisch verpleegkundige van de GGZ-Nijmegen als consultent gedurende één dagdeel in de praktijk werkzaam.

De praktijk is in 2004 overgegaan in een gezondheidscentrum (Gezondheidscentrum Frans Huygen). Het bestuur van dit centrum bestaat onder andere uit vertegenwoordigers uit de patiëntenpopulatie.

W. van den Bosch werkt halftime in de praktijk. Hij is daarnaast in 1998 voor de andere helft van de tijd benoemd aan de Radboud Universiteit Nijmegen als hoogleraar huisartsgeneeskundige zorg. A. Serrarens werkt bijna fulltime als huisarts in de praktijk. H. Schers werkt halftime in de praktijk, halftime als huisartsonderzoeker aan de afdeling Huisartsgeneeskunde van het UMC St Radboud te Nijmegen. Tot de zomer van 2007 werkte E. van de Lisdonk, universitair hoofddocent aan de afdeling Huisartsgeneeskunde van het UMC St Radboud, als huisarts in de praktijk.

De praktijk is betrokken bij het onderwijs aan medisch studenten.

Er zijn vijf parttime praktijkassistenten aanwezig. Veel activiteiten zijn aan de praktijkassistenten gedelegeerd. Deze hebben ook taken op het preventieve vlak, zoals ten behoeve van de uitvoering van het bevolkingsonderzoek op baarmoederhalskanker. In het kader van het praktijkondersteuningsproject werden in 2001 M. Doveren aangesteld voor managementondersteuning van de huisartsengroep en A. Marks als huisverpleegkundige.

Sinds 1986 is de praktijk geautomatiseerd, eerst alleen administratief, maar vanaf 1989 ook wat betreft de medische gegevens. Behalve aan de continue morbiditeitsregistratie neemt de praktijk ook deel aan de systematische bewaking van patiënten met enkele omschreven chronische aandoeningen in het kader van het Nijmeegs Monitoring Project (NMP) van de afdeling Huisartsgeneeskunde van het UMC St Radboud te Nijmegen. Sinds 1985 wordt een jaarverslag gemaakt dat in ruime kring wordt verspreid.

Gezien de gemeenschappelijke huisvesting is er intensief contact met de groep fysiotherapeuten. Met andere eerstelijnsfunctionarissen wordt samengewerkt in het hometeam. Dit hometeam was het eerste samenwerkingsverband dat in Nederland onder deze naam bekend was. De samenwerking met wijkverpleegkundigen, maatschappelijk werkenden en leidinggevenden gezinszorg verloopt soepel omdat het werkgebied van alle functionarissen binnen het dorp samenvalt. Aangezien de schaalvergroting ten gevolge van de Waalsprong een dreiging zou kunnen betekenen voor de goede samenwerking, is het Platform Eerstelijn Waalspronggebied opgericht. Voor de toekomst wordt daarbij gestreefd naar een netwerk van kleine gezondheidscentra onder één organisatorische paraplu.

De huisartsen leiden zelf de consultatiebureaus voor zuigelingen en kleuters, tot 2008 in de eigen praktijk. Tot voor 2000 werd er ook de eerstelijnsverloskunde beoefend.

De diensten 's avonds en 's nachts worden verricht vanuit de huisartsenpost Nijmegen (CHN). Er is een actieve huisartsengroep (HAGRO) met de huisartsen in Oosterhout, waarmee ook intervisie- en FTO (farmacotherapieoverleg)-bijeenkomsten plaatsvinden.

Nijmegen
Nijmegen, oorspronkelijk een Romeinse nederzetting aan de Waal, telt ongeveer 160.000 inwoners. Verhoudingsgewijs is een groot deel van de beroepsbevolking werkzaam in ambtelijke en dienstverlenende sectoren. Industriële productie is in het algemeen kleinschalig. Een belangrijke werkgever is de universiteit. Hieraan en aan de vele hbo-instellingen volgen meer dan 30.000 studenten hun opleiding.

Het huidige praktijkpand, sinds 1956 in gebruik, ligt in de directe nabijheid van het centrum van de stad, even buiten de ring van negentiende-eeuwse singels. Van oudsher behoort deze huisartspraktijk tot een van de zogenoemde 'spoorpraktijken' waar medewerkers van de Nederlandse Spoorwegen destijds verplicht waren ingeschreven. Deze groep van, veelal inmiddels gepensioneerde, NS-werknemers en hun gezinnen kenmerkt zich doordat men elkaar onderling kent en oorspronkelijk meestal niet uit Nijmegen afkomstig is.

De ontwikkeling van buitenwijken en forensendorpen in de jaren zestig en zeventig plaatste de huisarts in de stad voor de keuze tussen enerzijds handhaving van continuïteit van patiëntenzorg, anderzijds geografische begrenzing van het praktijkgebied. Dit

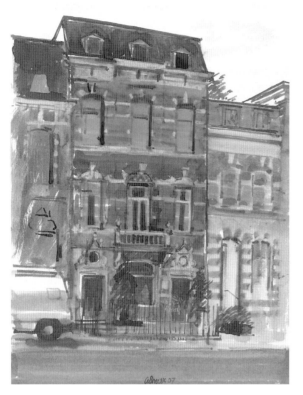

dilemma werd in deze praktijk nooit ten gunste van één van beide opgelost, al speelt afstand de laatste jaren meer dan voorheen de belangrijkste rol. Dit historische gegeven heeft mede de verspreiding van de patiënten over de stad en de samenstelling van de praktijk beïnvloed. Relatief zijn er veel jongvolwassenen, vaak alleenstaand. De aanwezigheid sinds 1977 van een vrouwelijke huisarts deed het aantal vrouwelijke patiënten onevenredig toenemen. De praktijk telt ongeveer 5% buitenlandse werknemers en hun gezinnen, overwegend afkomstig uit Turkije, Marokko en Joegoslavië.

In 1951 vestigde H. Vlamings zich in deze praktijk. Hij zette het kaartsysteem op, zocht in 1970 aansluiting bij de CMR en legde de basis voor de huidige praktijk. In 1975 werd hij opgevolgd door P. Wouters, die daarbij sinds 1977 werd geassisteerd door T. Lagro-Janssen. In 1981 werd de praktijk geheel overgedragen aan de huisartsen B. Lagro en T. Lagro-Janssen. Laatstgenoemde is sinds 1996 als hoogleraar vrouwenstudies medische wetenschappen verbonden aan de afdeling Huisartsgeneeskunde van het UMC St Radboud te Nijmegen. Sinds die tijd is de praktijk uitgebreid met M. van den Muijsenbergh als derde huisarts, aangevuld met R. Spanninga in 2007 als vierde.

Er werken twee praktijkassistenten in de praktijk. Met zes andere praktijken wordt een HAGRO gevormd, die sinds 1974 wekelijks gedurende anderhalf uur bijeenkomt. De belangrijkste aandachtspunten op die bijeenkomsten zijn onderlinge consultatie en nascholing, FTO-besprekingen, uitwisseling en – ook schriftelijke – rapportage over patiënten die tijdens afwezigheid zijn gezien. Sinds januari 2002 participeert de praktijk tijdens diensturen in een grootschalige dienstenstructuur met een nauwkeurige verslaglegging van alle patiëntcontacten. Voor de CMR-registratie van aandoeningen buiten de reguliere werktijden en tijdens vakanties is dit van essentieel belang. Al meer dan twintig jaar zijn er maandelijkse patiëntbesprekingen met maatschappelijk werk(st)er en psycholoog. Met een groep fysiotherapeuten bestaat sinds 1981 intensieve samenwerking. Overleg met wijkverpleegkundigen en gezinsverzorgenden vindt ad hoc plaats, telefonisch of bij patiënten thuis.

Ook deze praktijk neemt deel aan de systematische bewaking van risicopatiënten in het kader van het NMP. Sinds 1982 betreft dit patiënten met hypertensie, en sinds 1985 ook patiënten met diabetes mellitus. In 1986 werd mede hierom de praktijkadministratie geautomatiseerd.

Voorzieningen voor gespecialiseerde zorg zijn er rond deze huisartspraktijk vele. De twee Nijmeegse ziekenhuizen (academisch en algemeen) lagen tot voor kort op nog geen twee kilometer van het praktijkpand. Door nieuwbouw is het algemene ziekenhuis in 1992 enkele kilometers verder komen te liggen. Nijmegen kent voorts binnen de gemeentegrenzen twee verpleeghuizen en twaalf bejaardenhuizen. Even buiten de stad, in een bosrijke omgeving, telt Nijmegen ten slotte nog twee categorale ziekenhuizen, twee verpleeghuizen en een psychiatrisch centrum.

Hoewel het hier een stadspraktijk betreft, is de mate van sociale isolering en fragmentatie van zorg veel geringer dan in veel nieuwbouwwijken en in de grote steden.

Oosterhout

Oosterhout (Gelderland) is een van oorsprong Betuws dorp aan de noordelijke oever van de Waal. Aan de kant van de rivier ligt een prachtig uiterwaardengebied, aan de andere zijden was het dorp omgeven door grasland, afgewisseld met kwekerijen en fruitteeltbedrijven. Sinds 1 januari 1998 is de stadsgrens van Nijmegen, tot dat moment aan de zuidelijke oever van de Waal gelegen, verplaatst tot aan de dorpskern van

Oosterhout, in het kader van de door de stad gewenste uitbreidingsmogelijkheden.

De oorspronkelijke bevolking bestond uit plantenkwekers en hun gezinnen, fruittelers (vroeger meer dan nu) en handwerkslieden, vooral bouwvakkers. Het landschap rond het dorp veranderde ingrijpend door economischer fruitteelt, waarbij oude hoge fruitbomen vervangen werden door laagstammige. Naast veel kleine en grotere zelfstandigen was tot de jaren zeventig een uit de negentiende eeuw daterende jamfabriek een grote werkgever voor het dorp. Nog grotere veranderingen in de regio zijn veroorzaakt door de aanleg van de Betuwelijn, de dreigende aanleg van een industrieterrein met Waalhaven ten westen van het dorp en de nieuwbouwwijk van de stad Nijmegen. Langzaam maar zeker lijkt het dorp Oosterhout te worden opgeslokt door de stad.

Tot het praktijkgebied behoort behalve Oosterhout het ten westen hiervan gelegen dorp Slijk-Ewijk en de nieuwbouwwijk van Nijmegen in het zogenoemde Waalspronggebied. Vlak bij Oosterhout ligt een omvangrijk caravanpark met enige honderden vaste bewoners. De meesten van hen staan in deze praktijk ingeschreven. Door de nieuwbouw is de bestaande praktijk fors gegroeid, waarbij de jongere populatie verhoudingsgewijs sterker groeide, passende bij de samenstelling van een nieuwbouwwijk. Deze groei leidde tot de vestiging van twee nieuwe praktijken in een HOED (huisartsen onder een dak)-constructie met de CMR-praktijk. Deze nieuwe praktijken zijn niet opgenomen in de CMR.

De CMR-praktijk was sinds 1975 gehuisvest in het Groene Kruisgebouw midden in het dorp. De praktijkgroei maakt een andere huisvesting noodzakelijk, die gevonden werd in een verbouwde oude boerenschuur waarbij fysiotherapie en cesartherapie onder hetzelfde dak gevestigd werden. In de loop van 2007 is deze locatie met nog een schuur uitgebreid, waarmee nu een medisch centrum is ontstaan, van waaruit verloskunde, wijkverpleging, maatschappelijk werk, diëtiste, ergotherapie, kinderpsycholoog en podoloog hun diensten aanbieden.

Tot 1975 was de praktijk een deel van de praktijk in Lent en werkte Huygen hier, opgevolgd door R. de Melker. Van 1975 tot augustus 1977 was Th. Voorn de enige huisarts, nadien geassocieerd met J. Schellekens. Beiden waren in deeltijd elders werkzaam, Voorn sinds 1987 als hoogleraar huisartsgeneeskunde aan de Rijksuniversiteit Utrecht. In juli 1993 is Voorn gestopt als praktiserend huisarts en aanvaardde, naast zijn hoogleraarschap, een positie bij de Landelijke Huisartsen Vereniging. In zijn plaats kwam Ch. Verhoeff, die parttime als docent verbonden is aan de afdeling Huisartsgeneeskunde van het UMC St Radboud. In 1998 was Schellekens door ziekte gedwongen de praktijk te verlaten. Zijn plaats werd ingenomen door E. Van Ewijk-Van der Wielen. De praktijkassistenten hebben van oudsher een uitgebreid takenpakket ter ondersteuning van de huisarts. Vanaf 2001 is een praktijkondersteuner aan de gezamenlijke praktijken in Lent en Oosterhout toegevoegd.

De oude dienstenstructuur met de collega's uit Lent en Elst is vanaf 2005 opgehouden te bestaan. Sindsdien zijn de praktijken in Lent en Oosterhout aangesloten bij de Nijmeegse huisartsenpost. Met de huisartsen in Lent vindt maandelijks als HAGRO intervisie plaats, soms gecombineerd met de apotheker als FTO. Samenwerking met de wijkverpleegkundige was mede door de huisvesting onder één dak een vanzelfsprekendheid, maar de ontwikkelingen binnen de thuiszorg zijn niet aan het dorp voorbij gegaan. Veel taken zijn uit het lokale 'Kruisgebouw' teruggetrokken. Echter, sinds 2000 is een huisverpleegkundigenproject gestart, waarbij wederom een wijkverpleegkundige aan de praktijk gekoppeld is, die een aantal ondersteunende taken verricht voor de huisarts, met name op het gebied van de zorg voor chronisch zieken en de organisatie van de thuiszorg. Consultatiebureaus voor zuigelingen en kleuters worden nog altijd door de huisartsen samen met een jeugdgezondheidszorgverpleegkundige uitgevoerd. De verplaatsing van de gemeentegrenzen leidt er wel toe, dat de huisartsen consultatiebureau doen in twee verschillende gemeenten (Nijmegen en Over-Betuwe). De verloskunde wordt sinds 1998 niet meer door de huisartsen beoefend.

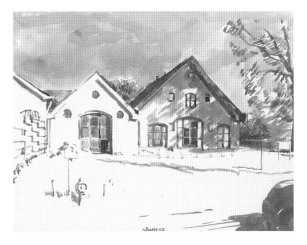

Hiervoor wordt verwezen naar de verloskundigen met hun hoofdvestiging in het nabijgelegen Elst. Met fysiotherapeuten, cesartherapeuten en psychologenpraktijk bestaat een regulier overleg. Tweemaandelijks vindt hometeam-overleg plaats, waaraan wordt deelgenomen door pastoor, dominee, maatschappelijk werk, gezinszorg, wijkverpleging en huisarts. Sinds begin 2002 is een sociaalpsychiatrisch verpleegkundige enkele dagdelen per week ter consultatie aanwezig. Sinds de verplaatsing van de stadsgrens van Nijmegen naar het dorp wordt de praktijk geconfronteerd met de problematiek van grenzen van verschillende zorginstellingen. De huisartsen moeten samenwerken met meerdere Stichtingen Thuiszorg en MW-instellingen, wat de (samenwerking in de) zorg niet ten goede komt. De GGZ heeft op ons verzoek de problematiek opgelost: één GGZ voor het gehele praktijkgebied.

De praktijk is van oudsher betrokken bij de opleiding tot huisarts, studenten- en coassistentenonderwijs. Naast de CMR-activiteiten wordt door de praktijk deelgenomen aan het Nijmeegs Monitoring Project (NMP), waarin systematische bewaking plaatsvindt van een aantal chronische aandoeningen. In 1986 werd mede hierom de praktijkadministratie geautomatiseerd. Toch duurde het nog tot 1 januari 1997 voordat volledig werd overgegaan op het elektronisch medisch dossier (EMD). De praktijk maakt ook deel uit van het academische huisartsennetwerk NUHP (Netwerk Universitaire HuisartsenPraktijken).

Oosterhout heeft geen eigen verzorgingshuis. Het aantal mensen dat om die reden verhuist en de praktijk verlaat, is echter laag. De traditionele familienetwerken maken thuiszorg vaak goed mogelijk. Voor ziekenhuis- en verpleeghuiszorg is Oosterhout vooral op Nijmegen georiënteerd, al prefereren sommigen Arnhem.

Doesburg
Doesburg is een stad van ongeveer 11.000 inwoners. De stadsrechten werden verkregen in 1237. Door de ligging aan de IJssel was er van oudsher veel industrie, waarin een groot deel van de bewoners werkzaam is geweest. Door stadsuitbreiding sinds de jaren zeventig is er een nieuwe groep bewoners bijgekomen, die vaak voor hun werk dagelijks naar de omliggende steden reizen. In Doesburg zijn alleen basisscholen. Voor middelbaar en voortgezet onderwijs gaat men naar elders. Rond Doesburg liggen de dorpen Drempt en Angerlo, die ook tot het praktijkgebied behoren en waar een deel van de bevolking het veeteeltbedrijf uitoefent. In de zomermaanden is er veel bezoek van toeristen, die dikwijls op de campings langs de IJssel vertoeven.

De praktijkpopulatie bestaat voor ongeveer 75% uit inwoners van Doesburg, 25% behoort tot de bevolking uit de omliggende plattelandsgemeenten. Ongeveer 7% van de ingeschreven patiënten bestaat uit Turken, waarvan een groot gedeelte tot de tweede of zelfs de derde generatie behoort.

De praktijk is altijd gevestigd geweest in een apart gedeelte van het woonhuis van de huisarts. In het oude praktijkpand in het centrum van de stad begon H. van der Velden in 1970 met de CMR. Op 1 januari 1990 werd een nieuw praktijkpand betrokken, een deel van een complex waar ook het Riagg en een advocatenkantoor zijn gevestigd. In Doesburg waren tot 1985 vier huisartspraktijken gevestigd, sinds 1985 zijn er vijf. De praktijk, oorspronkelijk de 'katholieke' praktijk van de stad, werd tot 1993 gevoerd als solopraktijk, met uitzondering van 1978-1982, toen er twee huisartsen werkzaam waren. Dat is sinds 1993 ook het geval nu er de huisartsen J.C. Bakx en E. Gelpke praktiseren. Sinds 2007 is de praktijk, samen met twee andere huisartspraktijken, verhuisd naar een nieuw eerstelijnscentrum, waarin onder andere ook de apotheek, de verloskundigen en een huisartsenlaboratorium zijn gevestigd. De Doesburgse huisartsen hebben tot oktober 2001 samen met een collega in een naburig dorp een avond- en weekenddienstregeling gehad, toen werd gestart met de Regionale Huisartsendienst. Vanuit de dokterspost in Zevenaar wordt de avond-, nacht- en weekenddienst waargenomen voor het hele gebied rondom Zevenaar tot aan de Duitse grens. Alle contacten tijdens de waarneming worden vastgelegd en digitaal aan de huisarts doorgegeven.

De afstand van Doesburg tot de omliggende zie-

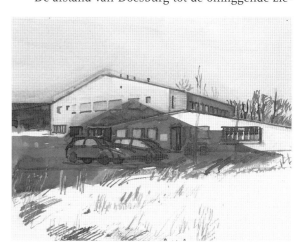

kenhuizen bedraagt ongeveer 10-15 km. De verwijzingen gaan naar de ziekenhuizen in Doetinchem, Arnhem en Zevenaar. Er wordt samengewerkt met drie verloskundigen. De consultatiebureaus voor zuigelingen werden tot 1 januari 2002 door de huisarts samen met de wijkverpleegkundige geleid. Eenmaal per maand is er een hometeam-bijeenkomst, waarbij zo nodig iemand van de ouderenzorg van het Riagg aanwezig is. Doesburg telt twee verzorgingshuizen.

In deze praktijk wordt deelgenomen aan het monitoringproject NMP van de vakgroep HSV (Huisarts-, Sociale en Verpleeghuiskunde). Evenals in de andere praktijken werd de administratie in 1986 geautomatiseerd en is de medische verslaglegging sinds 1997 volledig geautomatiseerd. De praktijk biedt studenten uit de basisopleiding de gelegenheid om met de huisartsgeneeskunde kennis te maken. De praktijk Doesburg heeft ook jarenlang coassistenten begeleid in hun coschap huisartsgeneeskunde. Sinds 1999 verleent de praktijk Doesburg medewerking aan de opleiding tot huisarts.

De uitvoering van de registratie en de toenemende verzwaring van de taken van de praktijkassistent hebben ertoe geleid dat sinds 1994 vier praktijkassistenten in deeltijdfuncties aanwezig zijn.

1.2 CLASSIFICATIE EN REGISTRATIE

Classificeren betekent 'het onderbrengen in een klasse'. Bij de start van de Continue Morbiditeitsregistratie in 1967 waren twee classificatiesystemen van ziekten ter beschikking: de International Classification of Diseases and Causes of Death (ICD), 7e editie, en de daarvan afgeleide classificatie van het Royal College of General Practitioners (RCGP). De ICD ontstond in 1893 als een lijst van doodsoorzaken en werd vanaf de 6e editie onder auspiciën van de Wereldgezondheidsorganisatie (WHO) uitgebreid met classificaties van morbiditeit. De lijst bleek in de huisartspraktijk echter slecht toepasbaar. Het RCGP publiceerde daarom in 1963 een classificatiesysteem dat op de huisartspraktijk was geënt, als afgeleide van de ICD-7. Naar de ontwerper van een losbladig registratieboek voor deze classificatie, T. Eimerl, werd de RCGP-classificatie later wel de E-lijst genoemd. De belangrijkste verschillen tussen deze E-lijst en de ICD-7 waren een beperking van het aantal diagnosen en de toevoeging van codes voor symptomen. In Nederland werd de E-lijst aangepast en in 1967 geïntroduceerd door de Commissie Wetenschappelijk Onderzoek van het Nederlands Huisartsen Genootschap.

Deze E-lijst werd de basisclassificatie van de CMR. Omwille van de continuïteit van de informatie uit de longitudinale registratie bleef de E-lijst uitgangspunt bij aanpassingen. De belangrijkste daarvan dateert van 1 januari 1984. Deze aanpassing had tot doel de vergelijkbaarheid met andere registraties, met name op internationaal vlak, te vergroten. Aan de oorspronkelijk gehanteerde driecijfercode werd een vierde cijfer toegevoegd. Hierdoor werd een verdergaande specificatie mogelijk en werd het classificatiesysteem, exclusief de probleemcodes, compatibel met de toen vigerende International Classification of Health Problems in Primary Care, 2e editie (ICHPPC-2), zonder de bruikbaarheid van de longitudinaal verzamelde gegevens aan te tasten.

Het *registreren* door huisartsen kan theoretisch in een aantal stappen worden onderscheiden. Eerst wordt een diagnose gesteld en benoemd. Vervolgens wordt de omschrijving die met deze benoeming overeenkomt, of deze het meest benadert, in het classificatiesysteem opgezocht. Tot slot wordt de bij deze omschrijving passende code geregistreerd, sinds het midden van de jaren negentig gecomputeriseerd, in het Huisartsinformatiesysteem (HIS). Het classificatiesysteem komt de huisarts tegemoet door een indeling in categorieën van diagnosen, veelal gerangschikt naar etiologie of orgaansystemen. In de CMR registreren de huisartsen reeds vele jaren op deze wijze de hen aangeboden ziekten en aandoeningen. De bekendheid met het classificatiesysteem en de coderingen is in die tijd dusdanig toegenomen dat de benoeming van diagnosen door de huisarts steeds meer overeenkomt met de omschrijvingen in het classificatiesysteem. Dit beïnvloedt onvermijdelijk de huisarts bij het benoemen van gestelde diagnosen en stelt tegelijkertijd eisen aan de uniformiteit van de registraties.

Aan de *validiteit* van de gegevens werd in de loop van de jaren continu aandacht besteed. In de maandelijkse bijeenkomsten van de CMR-artsen staan uniformiteitstests en het bespreken van coderingsproblemen als vaste punten op de agenda. De registratiegegevens worden regelmatig bekeken op verschillen tussen de praktijken teneinde systematische coderingsverschillen tussen de deelnemende huisartsen op het spoor te komen. In de loop van de jaren ontstonden afspraken tussen de registrerende huisartsen over criteria voor het benoemen van diagnosen en het op grond daarvan toekennen van een codenummer. Sinds 1984 gelden hiervoor de criteria volgens de ICHPPC-2-Defined.

Door middel van deze systematische aandacht voor de kwaliteit van de gegevens wordt getracht de 'interdoktervariatie' zo klein mogelijk te houden.

Controle op de *betrouwbaarheid* van de gegevens vindt plaats op verschillende fronten, waarbij ook de praktijkassistenten in de CMR-praktijken betrokken zijn. Controle op de invoer van de gegevens in de computer en van de bestanden (bijvoorbeeld op combinaties van aandoeningen met geslacht en leeftijd) vindt plaats aan de hand van vaste procedures waarvoor standaardprogrammatuur is ontwikkeld. Mutaties (in de praktijkpopulatie en terzake reeds vastgelegde morbiditeit) worden conform standaardprocedures uitgevoerd door huisarts en praktijkassistent, in overleg met de informaticamedewerkers van de afdeling Huisartsgeneeskunde van het UMC St Radboud te Nijmegen. Hiertoe hebben ook de praktijkassistenten regelmatig onderling overleg.

1.3 TERMINOLOGIE

Nieuwe en bekende gevallen

Centraal in de CMR staat de registratie van ziekten en aandoeningen. Daarbij wordt onderscheid gemaakt in nieuwe en bekende gevallen. Van nieuwe gevallen wordt gesproken wanneer een ziekte of aandoening voor het eerst onder de aandacht van de huisarts komt, of wanneer er sprake is van de presentatie van een nieuwe episode van een al eerder gepresenteerde maar inmiddels genezen aandoening. Bekende gevallen betreffen blijvende of chronisch aanwezige ziekten, aandoeningen of risicofactoren voor zover deze medisch relevant worden geacht. De registratie hiervan als bekend geval vindt voor het eerst plaats in het kalenderjaar dat volgt op het jaar waarin de aandoening werd gediagnosticeerd en als 'nieuwe' aandoening werd vastgelegd.

De nieuwe en bekende gevallen vormen de *teller* van de epidemiologische breuk. Deze teller omvat, zeker in geval van de niet-ernstige aandoeningen, een fractie van het werkelijke aantal nieuwe gevallen in de populatie, namelijk het aantal dat, door eigen waarneming van de huisarts of door berichtgeving van een waarnemend collega of van een medisch specialist, ter kennis van de huisarts is gekomen. Het betreft het topje van de ijsberg in vergelijking met wat zich in de populatie als zodanig voordoet. In de *noemer* van de epidemiologische breuk staat de 'population at risk', het aantal mensen dat in dezelfde periode in de vier CMR-praktijken stond ingeschreven.

Aangezien de CMR-populatie een dynamische populatie is, waarin instroom (geboorte, verhuizing) en uitstroom (sterfte, verhuizing) elkaar in evenwicht houden, past bij de nieuwe gevallen het epidemiologische begrip incidentiedichtheid het beste. Incidentiedichtheid wordt uitgedrukt als het aantal nieuwe gevallen per het aantal patiëntjaren dat de ingeschrevenen in de CMR-praktijken bijdroegen aan de periode waarover de incidentiedichtheid wordt berekend. Elke maand dat een persoon tot de CMR-populatie behoort, draagt hij/zij een twaalfde 'patiëntjaar' bij aan de noemer van de epidemiologische breuk. De prevalentie omvat de som van 'nieuwe' en 'bekende' gevallen van een ziekte onder de ingeschrevenen in de CMR-praktijken in een gedefinieerde tijdsperiode die in dit boek standaard één jaar bedraagt.

De informatie over incidentiedichtheid en de prevalentie krijgt in dit boek op twee manieren vorm.

1 In analysen van de geregistreerde frequenties van vóórkomen van ziekten en aandoeningen naar leeftijd en geslacht, worden de aantallen nieuwe of bekende gevallen weergegeven per 1000 patiëntjaren, ter wille van de leesbaarheid meestal benoemd als 'per 1000 patiënten per jaar'.

2 Verschuivingen in de frequenties van vóórkomen van ziekten en aandoeningen in de loop van de registratieperiode en analysen naar sociale laag worden eveneens per 1000 patiënten per jaar weergegeven, maar hierbij is naar leeftijd en geslacht gestandaardiseerd, uitgaande van de Nederlandse bevolking anno 2000. De gepresenteerde gegevens zijn in dit geval te interpreteren zonder rekening te hoeven houden met de veranderingen in leeftijd en geslacht die zich in de registratieperiode voordeden.

Leeftijd en geslacht

Ziekten en aandoeningen zijn ongelijk verdeeld naar leeftijd en geslacht. Geboortedatum en geslacht worden in de CMR bij inschrijving in de praktijk vastgelegd. Bij de gegevens van incidentiedichtheid en prevalentie worden in dit boek beide variabelen systematisch vermeld. Voor de leeftijd wordt daarbij, conform de 'standard age groups' uit de 'International glossary for primary care' van de World Association of National Colleges, Academies and Academic Associations of General Practitioners/Family Physicians (WONCA), een indeling in zeven klassen gebruikt: 0-4 jaar, 5-14, 15-24, 25-44, 45-64, 65-74, en 75 jaar en ouder.

Sociale laag

Sociale laag en gezondheid hebben met elkaar te maken. Voor beide begrippen geldt dat men ongeveer aanvoelt wat wordt bedoeld. Toch is een exacte omschrijving moeilijk te geven. Het is invoelbaar dat men hoger op de maatschappelijke ladder meer mensen aantreft met een hogere opleiding, een hoger en breder kennisniveau en een beter betaalde baan. Zij doen minder vaak lichamelijk zwaar werk, kunnen zich een gevarieerdere voeding veroorloven, bewonen betere huizen, hebben tijd en geld voor ontspanning, en hebben of voelen vaak geen plicht om zich bij ziekte bij een dokter te melden, kenmerken zich kort en goed door een andere levensstijl. Deze en vele andere factoren hebben mogelijk een aandeel in de kansen om ziek te worden, ziekten aan de huisarts te presenteren en in de kansen om beter te worden.

In de CMR heeft het begrip sociale laag een plaats gekregen als contextueel kenmerk bij de epidemiologische beschrijving van het vóórkomen van ziekten en aandoeningen. Iedere persoon wordt bij inschrijving ingedeeld op grond van diens beroep. Voor een classificatie van het beroep wordt de 'Standaard Beroepenclassificatie 1992' van het Centraal Bureau voor de Statistiek gebruikt. Er wordt een bij het beroep passende klasse gezocht uit een indeling in negen categorieën. Door enige klassen samen te nemen is een driedeling ontstaan: hoge, middelste en lage sociale laag. Indien het beroep onbekend is, zoals bij kleine en schoolgaande kinderen, dan wordt bij deze personen de sociale klasse geregistreerd van het hoofd van het gezin.

Bij de analyse van de nieuwe en bekende gevallen van aandoeningen werd in het kader van dit boek de sociale stratificatie systematisch bekeken. Deze bevindingen worden echter niet bij elke aandoening beschreven. Dat gebeurt alleen wanneer er opvallend grote verschillen zijn of de bevindingen in tegenspraak zijn met wat men op grond van de literatuur mag verwachten.

Seizoenen

Het aantal nieuwe gevallen van ziekten en aandoeningen kan men rangschikken naar de maand – en dus ook naar het seizoen – waarin de diagnose werd gesteld. Met name is dit interessant als er theoretische overwegingen zijn om een verschil in incidentie te veronderstellen tussen de jaargetijden.

Chronische ziekten worden onevenredig vaak in het begin van een jaar voor het eerst als bekende aandoening geregistreerd. Bij ontdekking van de desbetreffende aandoening wordt deze namelijk eerst als 'nieuw geval' geregistreerd, om vervolgens als 'bekend geval' aan het begin van het daaropvolgende jaar te worden doorgecodeerd. Dit is de reden waarom de seizoensindeling alleen betrekking heeft op nieuwe gevallen.

In dit boek wordt de volgende indeling in seizoenen gehanteerd: lente (maart, april, mei), zomer (juni, juli, augustus), herfst (september, oktober, november) en winter (december, januari, februari). Bevindingen worden alleen dan vermeld wanneer opvallende verschillen in de incidentiedichtheid tussen de seizoenen werden vastgesteld, en in geval van afwezigheid van een op grond van de literatuur te verwachten verschil. De weergave per seizoen vindt plaats in procenten van de totale incidentiedichtheid.

Gezien de hoge mate van precisie waarmee de registratie wordt en werd gevoerd, zijn de seizoensgegevens als zeer betrouwbaar te beschouwen.

1.4 DE POPULATIE

Vergelijking van de CMR-populatie met de Nederlandse bevolking voor het jaar 2000 laat zowel bij mannen als bij vrouwen nauwelijks enig verschil zien voor de diverse leeftijdsgroepen (figuur 1.4.1 en figuur 1.4.2).

Naast leeftijd en geslacht beïnvloeden ook andere factoren (urbanisatiegraad, regionale spreiding) het morbiditeitspatroon. Op deze punten is de populatie van de CMR mogelijk een minder goede afspiegeling van de Nederlandse bevolking.

De grootte van de praktijkpopulatie in de vier CMR-praktijken was vele jaren lang globaal 12.000 personen. Er was al jaren een geringe groei, maar pas sinds 1998 is er een duidelijke groei naar ruim 14.000 personen in 2006. Deze groei vond vooral plaats in Lent en Oosterhout en wel vanwege de stedelijke uitbreiding van het zogenoemde Waalspronggebied. De totale CMR-populatie veranderde in de periode 2002-2006 ten gevolge van vertrek van gemiddeld 4,4% van de populatie per jaar en van een instroom van 5,4%, een batig saldo van 1%. Deze dynamiek betreft verhuizingen (komst uit en vertrek naar een andere gemeente, verpleeghuis), in- en uitschrijvingen (keuze voor een andere huisarts zonder verhuizing), overlijden en geboorte. In de periode 2002-2006 overleden er per jaar gemiddeld 87 personen en werden er per jaar 177 kinderen geboren, respectievelijk 22 sterfgevallen en 44 geboorten per praktijk per jaar.

Geleidelijk zijn er – evenals in de totale bevolking van Nederland – veranderingen opgetreden in de

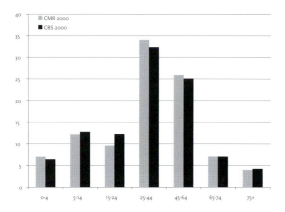

Figuur 1.4.1 Vergelijking voor mannen tussen de CMR-populatie en de Nederlandse bevolking volgens CBS-cijfers in 2000.

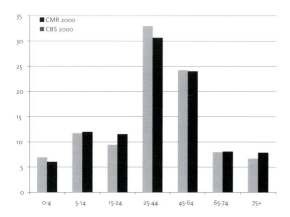

Figuur 1.4.2 Vergelijking voor vrouwen tussen de CMR-populatie en de Nederlandse bevolking volgens CBS-cijfers in 2000.

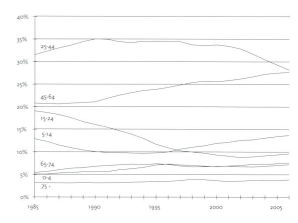

Figuur 1.4.3 Veranderingen in de leeftijdsopbouw van de CMR-populatie tussen 1985 en 2006 voor mannen (in procenten).

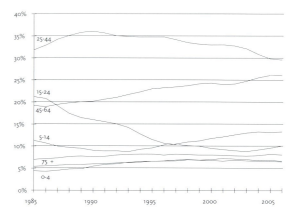

Figuur 1.4.4 Veranderingen in de leeftijdsopbouw van de CMR-populatie tussen 1985 en 2006 voor vrouwen (in procenten).

leeftijdsopbouw van de populatie. Dit is door de jaren goed te volgen omdat van iedere patiënt de daarvoor benodigde basisgegevens bekend zijn: leeftijd, geslacht en datum van inschrijving in en vertrek uit de praktijk. Op deze wijze is op elk moment de exacte grootte en samenstelling van de populatie te bepalen. Verschuivingen in de opbouw van de populatie vindt men voor mannen en vrouwen respectievelijk in figuur 1.4.3 en figuur 1.4.4. Procentueel de grootste groep in de CMR-praktijken wordt gevormd door de leeftijdsgroep van 25-44 jaar. Deze groep maakt de laatste jaren ongeveer 30% van de populatie uit. De daling in het aandeel van de leeftijdsgroep 15-24 jaar naar ongeveer 10% van de totale populatie is opvallend, maar lijkt aan het begin van de eenentwintigste eeuw een keerpunt te hebben bereikt. Er is een lichte stijging waarneembaar in de jongere leeftijdsgroepen van 0-4 en 5-14 jaar. De gedurende de hele registratieperiode vrijwel constante cijfers voor de leeftijdsgroepen 65-74 jaar en 75 jaar en ouder laten zien dat er tot 2006 in de CMR-praktijken vrijwel geen sprake is van vergrijzingseffecten. Wel voorspelt de lichte stijging in de leeftijdsgroep 45-64 jaar dat de 'babyboomers' van direct na de Tweede Wereldoorlog de komende twintig jaar voor enig vergrijzingseffect zullen zorgen.

1.5 EEN OVERZICHT VAN ALLE AANDOENINGEN WAARVOOR HULP WERD INGEROEPEN

Aandoeningen variëren in ernst en, vaak daarmee samenhangend, in de mate waarin ze aan een huisarts worden gepresenteerd. Ernstige aandoeningen die een hoog risico inhouden op overlijden of blijvende schade, leiden vrijwel altijd tot direct inroepen van medische hulp. Aan de andere kant zijn er onschuldige, gewoonlijk vanzelf overgaande gezondheidsstoornissen

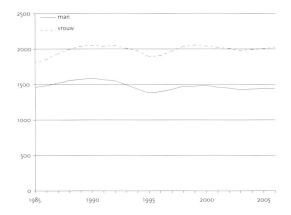

Figuur 1.5.1 Totaal aantal nieuwe gevallen per 1000 patiëntjaren gestandaardiseerd voor leeftijd. Trend over jaren (CMR 1985-2006).

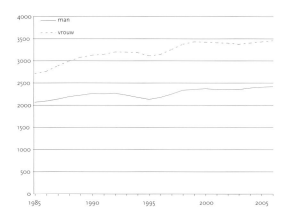

Figuur 1.5.3 Totaal aantal bekende gevallen per 1000 patiëntjaren gestandaardiseerd voor leeftijd. Trend over jaren (CMR 1985-2006).

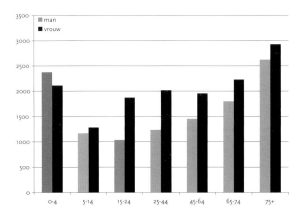

Figuur 1.5.2 Totaal aantal nieuwe gevallen per 1000 patiëntjaren. Verdeling naar leeftijd en geslacht (CMR 2002-2006).

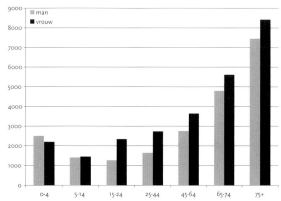

Figuur 1.5.4 Totaal aantal bekende gevallen per 1000 patiëntjaren. Verdeling naar leeftijd en geslacht (CMR 2002-2006).

waarvoor sommigen gemakkelijk en vaak en anderen zelden of nooit hulp vragen. Het aanbod van aandoeningen aan de huisarts is de resultante van dit selectieproces. In de CMR wordt het aangeboden deel van de ervaren gezondheidsstoornissen geregistreerd, een topje van de ijsberg.

Alle aandoeningen: trend over jaren

Figuur 1.5.1 toont het verloop van de som van het jaarlijks gepresenteerde aantal *nieuwe gevallen*. Daarbij is gebruikgemaakt van voortschrijdende gemiddelden, een berekeningswijze waarbij de som der aandoeningen van het voorafgaande, het betreffende en het hierop volgende jaar bij elkaar worden opgeteld en gedeeld door drie. Toevalsfluctuatie wordt daarmee genivelleerd, terwijl de richting van veranderingen die zich over jaren uitstrekken, beter zichtbaar wordt. Er is in de figuur een golfpatroon zichtbaar, uitmondend in gemiddeld per jaar 1500 nieuwe ziekte-episoden per 1000 mannen en 2000 per 1000 vrouwen. In figuur 1.5.2 is te lezen dat de hoogste incidenties gevonden worden aan de uiteinden van het leven. Onder 0-4-jarigen is de incidentie bij jongens wat hoger dan bij meisjes terwijl dit in alle andere leeftijdsgroepen omgekeerd is.

Figuur 1.5.3 toont het verloop van de som van het jaarlijks gepresenteerde aantal *bekende gevallen*. Ook hierbij is gebruikgemaakt van voortschrijdende gemiddelden. In het licht golvende beloop van de curve is een toename van de prevalentie zichtbaar. De leeftijdsverdeling voor bekende aandoeningen heeft eenzelfde karakteristiek als die voor de nieuwe aandoe-

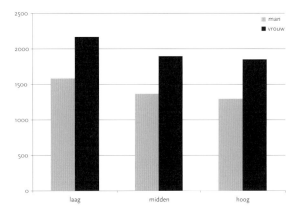

Figuur 1.5.5 Totaal aantal nieuwe gevallen per 1000 patiëntjaren gestandaardiseerd voor leeftijd. Verdeling naar sociale laag (CMR 2002-2006).

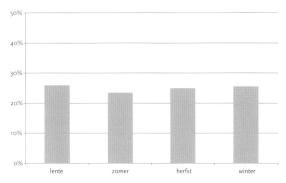

Figuur 1.5.6 Totaal aantal nieuwe gevallen in procenten van de totale incidentie. Verdeling naar seizoenen (CMR 1985-2006).

Tabel 1.5.1 Top tien: aandeel (in %) van het aantal nieuwe gevallen per 1000 patiëntjaren voor patiënten van 0-4 jaar (CMR 2002-2006).

Mannen		Vrouwen	
griep en griepachtige beelden	12,7	griep en griepachtige beelden	12,1
verkoudheid	9,9	verkoudheid	10,4
otitis media acuta	8,8	otitis media acuta	9,0
gastro-enteritis	4,9	gastro-enteritis	4,5
acute bronchitis	3,2	conjunctivitis acute bronchitis	3,3
conjunctivitis	3,1	impetigo	3,0
contusie, hematoom	2,9	dermatitis	3,0
dermatitis	2,7	contusie, hematoom	2,8
impetigo	2,6	otitis media serosa	2,2
open verwonding	2,5	acute bronchitis	2,2

Tabel 1.5.2 Top tien: aandeel (in %) van het aantal nieuwe gevallen per 1000 patiëntjaren voor patiënten van 5-14 jaar (CMR 2002-2006).

Mannen		Vrouwen	
contusie, hematoom	8,5	wratten	6,7
wratten	5,7	contusie, hematoom	6,4
griep en griepachtige beelden	5,3	verkoudheid	5,2
verkoudheid	5,0	griep en griepachtige beelden	4,4
impetigo	4,6	otitis media acuta	4,3
otitis media acuta	4,5	impetigo	3,8
open verwonding	3,0	dermatitis	3,3
dermatitis	3,0	functionele klachten	3,0
otitis media met effusie	2,3	otitis media met effusie	2,6
overige symptomen bewegingsapparaat	2,1	overige symptomen bewegingsapparaat	2,4

ningen, met als belangrijkste verschil de veel sterkere stijging van de prevalentie in de oudste leeftijdsgroepen (figuur 1.5.4). De verschillen tussen de geslachten blijken aanzienlijk. Er wordt in de CMR continu aandacht gegeven aan chronisch zieken, mede ten gevolge van het registreren. Jaarlijks wordt besloten of een bepaalde aandoening opnieuw tot de prevalentie moet worden gerekend. Nieuwe gevallen vullen de prevalentie jaarlijks aan. Bevindingen van registratiesystemen met beperkter looptijd zullen met name op het punt van de prevalentie sterk kunnen verschillen van de uitkomsten van de CMR.

Alle aandoeningen: verdeling naar sociale laag
Tussen de drie onderscheiden sociale lagen (zie paragraaf 1.3) bleken verschillen in geregistreerde morbiditeit conform bekende landelijke gegevens: in de lage sociale laag werden meer nieuwe gevallen geregistreerd dan in de hogere (figuur 1.5.5). Dit patroon deed zich zowel bij mannen als vrouwen voor en bleef constant gedurende de gehele registratieperiode.

Alle aandoeningen: verdeling naar seizoen
De verdeling van alle geregistreerde nieuwe aandoeningen naar seizoen laat zien dat in de zomer de incidentie het laagst is. Opvallende verschillen tussen de andere seizoenen deden zich niet voor (figuur 1.5.6).

Tabel 1.5.3 Top tien: aandeel (in %) van het aantal nieuwe gevallen per 1000 patiëntjaren voor patiënten van 15-24 jaar (CMR 2002-2006).

Mannen		Vrouwen	
contusie, hematoom	8,2	functionele klachten	6,1
verkoudheid	3,8	acute cystitis	5,5
functionele klachten	3,6	verkoudheid	4,7
overige symptomen bewegingsapparaat	3,6	contusie, hematoom	4,3
open verwonding	3,4	vaginale candidiasis	3,8
dermatitis	2,9	dermatitis	3,5
wratten	2,7	nekklachten	2,5
nekklachten	2,6	overige symptomen bewegingsapparaat	2,2
griep en griepachtige beelden	2,1	wratten	2,2
tonsillitis	2,1	tonsillitis	1,9

Tabel 1.5.4 Top tien: aandeel (in %) van het aantal nieuwe gevallen per 1000 patiëntjaren voor patiënten van 25-44 jaar (CMR 2002-2006).

Mannen		Vrouwen	
functionele klachten	4,8	verkoudheid	4,9
verkoudheid	4,4	zwangerschap	4,6
contusie, hematoom	3,7	functionele klachten	4,5
cerumen	3,6	vaginale candidiasis	4,5
nekklachten	3,6	nekklachten	3,4
overige klachten bewegingsapparaat	3,1	dermatitis	3,0
dermatitis	2,9	acute cystitis	2,9
lage rugpijn zonder uitstraling	2,9	overige symptomen bewegingsapparaat	2,2
griep en griepachtige beelden	2,8	contusie, hematoom	2,0
voetschimmel	2,3	griep en griepachtige beelden	2,0

Tabel 1.5.5 Top tien: aandeel (in %) van het aantal nieuwe gevallen per 1000 patiëntjaren voor patiënten van 45-64 jaar (CMR 2002-2006).

Mannen		Vrouwen	
verkoudheid	6,5	verkoudheid	4,9
cerumen	4,9	functionele klachten	3,7
dermatitis	4,0	acute cystitis	3,7
nekklachten	3,6	nekklachten	3,5
functionele klachten	3,1	dermatitis	3,4
overige klachten bewegingsapparaat	2,9	overige klachten bewegingsapparaat	2,9
schouderklachten	2,6	cerumen	2,7
contusie, hematoom	2,2	schouderklachten	2,4
lage rugpijn zonder uitstraling	2,1	contusie, hematoom	2,1
tendinitis	2,0	lage rugpijn zonder uitstraling	1,8

Tabel 1.5.6 Top tien: aandeel (in %) van het aantal nieuwe gevallen per 1000 patiëntjaren voor patiënten van 65-74 jaar (CMR 2002-2006).

Mannen		Vrouwen	
cerumen	5,0	acute cystitis	7,0
verkoudheid	3,7	verkoudheid	5,7
dermatitis	3,7	dermatitis	3,8
nekklachten	2,2	cerumen	3,6
acute cystitis	2,1	nekklachten	3,0
schouderklachten	2,1	contusie, hematoom	2,6
overige klachten bewegingsapparaat	1,8	functionele klachten	2,4
contusie, hematoom	1,8	overige klachten bewegingsapparaat	2,2
lage rugpijn zonder uitstraling	1,8	schouderklachten	1,8
pneumonie	1,6	griep en griepachtige beelden	1,7

Rangorde van de meest gepresenteerde aandoeningen naar incidentie

Er is voor gekozen de meest gepresenteerde aandoeningen weer te geven in een rangorde van tien, een zogenoemde top tien. In de tabellen 1.5.1 tot en met 1.5.7 ziet men dat voor de nieuwe gevallen (in percentages van de totale incidentie) bij de zeven onderscheiden leeftijdsgroepen voor mannen en vrouwen.

In de jongste leeftijdsgroepen (0-4 en 5-14 jaar) nemen de aandoeningen van de luchtwegen in de top tien een belangrijke plaats in. Het betreft verkoudheid, griep en griepachtige beelden, acute bronchitis en middenoorontsteking (otitis media acuta en otitis media serosa). Opvallend is ook de plaats die huidaandoeningen (wratten, impetigo, dermatitis) en kleine traumata (verwondingen, contusies) innemen. Gastro-enteritis staat hoog in de top tien bij 0-4-jarigen maar komt in de top tien van de oudere leeftijdsgroepen niet meer voor.

In de leeftijdsgroepen 15-24 jaar en 25-44 jaar blijven verkoudheden, dermatologische aandoeningen en kleine traumata in de top tien staan. Opvallende stij-

Tabel 1.5.7 Top tien: aandeel (in %) van het aantal nieuwe gevallen per 1000 patiëntjaren voor patiënten van 75 jaar en ouder (CMR 2002-2006).

Mannen		Vrouwen	
cerumen	6,4	acute cystitis	9,4
verkoudheid	4,1	cerumen	5,3
dermatitis	3,8	contusie, hematoom	4,3
acute cystitis	3,3	verkoudheid	3,9
overlijden	2,8	dermatitis	3,1
contusie, hematoom	2,6	overlijden	2,1
pneumonie	2,5	nekklachten	1,9
cataract	1,9	pneumonie	1,6
obstipatie	1,8	functionele klachten	1,4
open verwonding	1,7	cataract	1,4

gers in de top tien zijn de functionele klachten, zowel bij mannen als vrouwen, klachten van het bewegingsapparaat (met name nekklachten) en bij vrouwen acute cystitis, vaginale candidiasis en zwangerschap.

In de leeftijdsgroepen vanaf 45 jaar nemen de klachten van het bewegingsapparaat (behalve bij de alleroudsten) toe in de top tien (nekklachten blijven, lage rugpijn en schouderklachten treden toe). Opvallend is de plaats die cerumen inneemt, een vaak recidiverend kwaaltje dat gewoonlijk door de praktijkassistente wordt verholpen. Functionele klachten nemen met het ouder worden een bescheidener plaats in de top tien in. Cystitis (bij man en vrouw!), verkoudheden, dermatologische aandoeningen en kleine traumata blijven belangrijke posities bezetten.

Op de leeftijd van 0-4 jaar vormen de tien meest gepresenteerde aandoeningen ruim de helft van de totale geregistreerde incidentie. Op de leeftijd van 5-14 jaar is dit ruim 40% en voor de oudere leeftijdsgroepen tussen de 30 en 35%.

In de top tien van de incidentie staan 28 verschillende aandoeningen genoemd. Deze 28 aandoeningen maken naar frequentie van voorkomen bezien de 'core business' van de huisarts uit wat de nieuw gepresenteerde aandoeningen betreft. Deze 28 aandoeningen vormen echter maar 5-6% van de ongeveer 500 codes die de classificatie van de CMR kent. Dat betekent dat de CMR-artsen een grote variëteit van aandoeningen met tamelijk lage frequentie registreren. Daarmee is de typische huisartsgeneeskundige expertise beschreven: veel ervaring met een beperkt aantal veelvoorkomende gewone aandoeningen, en veel ervaring met de selectie van zeldzame aandoeningen uit aangeboden klachten die veelal ook passen bij de veelvoorkomende gewone aandoeningen.

Rangorde van de meest gepresenteerde chronische aandoeningen

Bij dit onderdeel is uitgegaan van een lijst met chronische aandoeningen. Deze lijst bevat die aandoeningen die niet genezen, beperking in kwaliteit van leven geven, veroorzaakt worden door niet-omkeerbare pathologische processen en die voor lange tijd extra medische zorg vragen (deze omschrijving is ontleend aan Commission on Chronic Illness. Chronic illness in the United States. Volume I. Prevention of chronic illness. Cambridge Mass.: Harvard University Press, 1957). Een chronische aandoening wordt in de CMR jaarlijks eenmaal geregistreerd indien (nog) aanwezig en onder de aandacht van de huisarts. In de tabellen 1.5.8 tot en met 1.5.14 ziet men de top tien van de chronische aandoeningen bij de zeven onderscheiden leeftijdsgroepen voor mannen en vrouwen. De percentages in deze tabellen kwamen als volgt tot stand: In de teller staat het aantal registraties van de desbetreffende aandoening. In de noemer staat het totaal aantal registraties van chronische aandoeningen per leeftijdscategorie in de periode 2002-2006. In vijf jaar kan een chronische aandoening bij een individuele patiënt maximaal vijfmaal worden geregistreerd.

In de jongste leeftijdsgroepen (0-4 en 5-14 jaar) valt op dat constitutioneel eczeem en astma 60-75% van de top tien van chronische registraties voor hun rekening nemen. Daarnaast vindt men in de top tien congenitale afwijkingen (hartgebreken, spina bifida, zwakbegaafdheid, doofheid, epilepsie), aandoeningen van de zintuigen (doofheid, middenooraandoeningen, amblyopie), astma, overgewicht en diabetes mellitus.

In de leeftijdsgroepen van 15-24 en van 25-44 jaar vallen opnieuw overgewicht, dermatologische aandoeningen (eczemen, psoriasis) en astma op, maar ook de aandoeningen van het bewegingsapparaat (lage rugklachten) en van de psychische gezondheid (functionele klachten, depressie). Hypertensie, die in de top tien verschijnt in de leeftijdsgroep 25-44 jaar, neemt in de oudere leeftijdsgroepen een belangrijke plaats in.

Boven de 45 jaar zijn hypertensie, diabetes mellitus en hart- en vaatziekten (angina pectoris, hartinfarct, atriumfibrilleren) de aandoeningen waarvoor de huisarts een patiënt meermalen per jaar controleert. Overgewicht, chronisch functionele klachten en aandoeningen van het bewegingsapparaat (lage rugklachten, artrose) hebben een aanzienlijk aandeel in de top

Tabel 1.5.8 Top tien: aandeel (in %) van het aantal registraties van chronische aandoeningen bij patiënten van 0-4 jaar (CMR 2002-2006).

Mannen (n=420 registraties)		Vrouwen (n=291 registraties)	
constitutioneel eczeem	66,0	constitutioneel eczeem	63,2
astma	21,9	astma	13,8
amblyopie	2,4	congenitale hartafwijkingen	6,5
seborroïsch eczeem	2,1	seborroïsch eczeem	6,2
zwakbegaafdheid	1,2	zwakbegaafdheid	1,7
congenitale hartafwijkingen	1,2	hersenbloeding	1,7
spina bifida	1,0	obesitas	1,0
epilepsie	0,7	amblyopie	1,0
otitis media chronica	0,7	doofheid	1,0
diabetes mellitus type 1	0,5	diabetes mellitus type 1	0,7

Tabel 1.5.9 Top tien: aandeel (in %) van het aantal registraties van chronische aandoeningen bij patiënten van 5-14 jaar (CMR 2002-2006).

Mannen (n=703 registraties)		Vrouwen (n= 537 registraties)	
astma	42,0	astma	30,0
constitutioneel eczeem	31,3	constitutioneel eczeem	29,6
obesitas	4,8	obesitas	7,5
seborroïsch eczeem	3,4	adipositas	5,0
adipositas	2,4	lage rugklachten zonder uitstraling	3,7
otitis media chronica	2,1	seborroïsch eczeem	3,5
doofheid	1,9	epilepsie	2,8
congenitale hartafwijkingen	1,9	doofheid	2,4
lage rugklachten zonder uitstraling	1,6	otitis media chronica	2,1
zwakbegaafdheid	1,4	diabetes mellitus type 1	1,9

tien. Met het ouder worden zijn vooral ook de zintuigen betroffen (doofheid, cataract). Bij mannen nemen daarenboven COPD en prostaathypertrofie een belangrijke plaats in.

Op de leeftijd van 0-4 jaar vormen de twee meest voorkomende aandoeningen (constitutioneel eczeem en astma) ongeveer driekwart van de totale geregistreerde prevalentie. Op de leeftijd van 5-14 jaar bepalen drie chronische aandoeningen (functionele klachten, constitutioneel eczeem, astma) ruim 70% van de totale geregistreerde prevalentie. Met het ouder worden nemen de absolute aantallen van de bekende gevallen sterk toe, de diversiteit wordt ook groter en de tien aandoeningen in de top tien bepalen in de oudere leeftijdsgroepen tezamen minder dan 70% van de totale geregistreerde prevalentie.

1.6 LEESWIJZER

Opbouw van het boek

Dit boek is verdeeld in hoofdstukken waarvan de volgorde aansluit bij de indeling van de classificatie in rubrieken. Ieder hoofdstuk is verdeeld in paragrafen. De eerste paragraaf heeft een inleidend karakter met onder andere een overzicht van het aantal nieuwe en bekende gevallen van de aandoeningen in het desbetreffende hoofdstuk. In de volgende paragrafen worden het klinisch beeld en de epidemiologische gegevens van de diverse aandoeningen in het hoofdstuk één voor één besproken. Ieder hoofdstuk wordt afgesloten met een korte beschouwing. In de beschouwing wordt ingegaan op opvallende epidemiologische gegevens en op voor de huisarts belangrijke diagnostische en therapeutische aspecten die illustratief zijn voor de besproken categorie van aandoeningen.

De nummering is zo gekozen dat het eerste getal correspondeert met het nummer van het hoofdstuk, het tweede getal met de indeling in paragrafen. Een derde getal is toegevoegd bij de nummering van figuren en tabellen.

Tabel 1.5.10 Top tien: aandeel (in %) van het aantal registraties van chronische aandoeningen bij patiënten van 15-24 jaar (CMR 2002-2006).

Mannen (n=480 registraties)		Vrouwen (n=889 registraties)	
astma	17,3	astma	14,9
lage rugklachten zonder uitstraling	15,4	constitutioneel eczeem	14,6
constitutioneel eczeem	12,1	functionele klachten	12,2
obesitas	9,8	adipositas	9,5
seborroïsch eczeem	4,6	obesitas	8,9
adipositas	4,4	lage rugklachten zonder uitstraling	7,9
functionele klachten	4,2	seborroïsch eczeem	3,3
epilepsie	3,8	contacteczeem	3,3
otitis media chronica	2,9	psoriasis	2,7
psoriasis	2,1	depressie	1,9

Tabel 1.5.11 Top tien: aandeel (in %) van het aantal registraties van chronische aandoeningen bij patiënten van 25-44 jaar (CMR 2002-2006).

Mannen (n=3.483 registraties)		Vrouwen (n=5.877 registraties)	
obesitas	11,9	functionele klachten	16,1
lage rugklachten zonder uitstraling	10,8	obesitas	12,2
astma	10,6	astma	8,9
functionele klachten	9,2	varices	8,5
adipositas	7,8	adipositas	7,5
hypertensie	5,6	lage rugklachten zonder uitstraling	6,3
psoriasis	3,9	constitutioneel eczeem	4,2
constitutioneel eczeem	3,5	hypertensie	2,9
lage rugklachten met uitstraling	3,3	hypothyreoïdie	2,8
seborroïsch eczeem	2,6	depressie	2,4

Tabel 1.5.12 Top tien: aandeel (in %) van het aantal registraties van chronische aandoeningen bij patiënten van 45-64 jaar (CMR 2002-2006).

Mannen (n=10.247 registraties)		Vrouwen (n=11.539 registraties)	
hypertensie	12,5	functionele klachten	11,9
adipositas	8,7	hypertensie	10,8
obesitas	7,8	varices	10,0
diabetes mellitus type 2	5,9	obesitas	9,1
functionele klachten	5,7	adipositas	6,9
angina pectoris	3,9	diabetes mellitus type 2	3,5
COPD	3,6	astma	3,3
doofheid	3,2	artrose overige lokalisaties	3,1
lage rugklachten zonder uitstraling	3,2	gonartrose	2,7
hartinfarct	3,2	lage rugklachten zonder uitstraling	2,7

Tabel 1.5.13 Top tien: aandeel (in %) van het aantal registraties van chronische aandoeningen bij patiënten van 65-74 jaar (CMR 2002-2006).

Mannen (n=6.664 registraties)		Vrouwen (n=7.808 registraties)	
hypertensie	10,9	hypertensie	11,9
adipositas	7,0	varices	9,4
diabetes mellitus type 2	5,9	adipositas	7,3
prostaathypertrofie	5,3	functionele klachten	6,7
doofheid	4,9	obesitas	6,2
angina pectoris	4,7	diabetes mellitus type 2	5,0
hartinfarct	4,2	gonartrose	4,9
obesitas	4,1	cataract	4,1
varices	4,1	artrose overige lokalisaties	3,6
COPD	4,1	doofheid	3,2

Tabel 1.5.14 Top tien: aandeel (in %) van het aantal registraties van chronische aandoeningen bij patiënten van 75 jaar en ouder (CMR 2002-2006).

Mannen (n=5.852 registraties)		Vrouwen (n=10.778 registraties)	
doofheid	7,9	hypertensie	9,2
hypertensie	7,8	varices	9,1
cataract	6,7	cataract	7,0
COPD	4,7	gonartrose	6,1
prostaathypertrofie	4,6	doofheid	6,0
angina pectoris	4,6	adipositas	5,0
varices	4,4	functionele klachten	4,2
hartinfarct	3,9	coxartrose	4,2
atriumfibrilleren	3,8	diabetes mellitus type 2	3,5
CVA	3,7	angina pectoris	3,4

Opbouw per paragraaf

Paragrafen waarin ziekten en aandoeningen worden besproken, hebben steeds eenzelfde structuur. In vaste volgorde komen de volgende vijf invalshoeken aan de orde:
- *Ziektebeeld*. De aandoening wordt omschreven, presentatie, etiologie en pathogenese komen – indien bekend – aan de orde, evenals – zo nodig – pathofysiologische aspecten. Kenmerkende symptomen en verschijnselen krijgen een plaats, en de kernpunten voor het stellen van de diagnose worden aangegeven.
- *Epidemiologische gegevens*. Uitgaande van de gegevens van de CMR worden de aantallen nieuwe en bekende gevallen gepresenteerd, getalsmatig en in de vorm van figuren. Gegevens over veranderingen in epidemiologische uitkomsten in de loop van de tijd, en de resultaten bij verdeling naar leeftijd en geslacht krijgen hier vrijwel altijd hun plaats. Gegevens over de invloed van de sociale laag en van het seizoen worden alleen gepresenteerd indien zij relevant zijn.
- *Beloop en interventie*. Voor zover bekend wordt het natuurlijke beloop van de aandoening besproken, de

kans op recidiveren en op complicaties, en de interventies die vanuit huisartsgeneeskundig oogpunt nuttig worden geacht ten aanzien van voorlichting, advisering, (farmaco)therapie, begeleiding en verwijzing.
- *Prognose en preventie.* Hierbij gaat het om de invloed van de aandoening op de toekomstige gezondheid enerzijds, en anderzijds om maatregelen die inspelen op het helpen voorkomen van de aandoening zelf en van de gevolgen van de aandoening op langere termijn. Zo mogelijk worden risicofactoren en risicogroepen aangegeven.
- *Profiel.* Een beknopte karakteristiek van de aandoening aan de hand van kenmerkende epidemiologische en klinische gegevens.

Het hier aangegeven sjabloon ontstond uit een koppeling van twee invalshoeken: de indeling van het huisartsgeneeskundig consult in een op informatieverzameling en een op verandering gerichte fase, en daarnaast de individu- en de populatiegerichte benadering van de huisarts. De onderdelen 'ziektebeeld' en 'epidemiologische gegevens' bevatten het informatieve deel, het eerste op het individu en de individuele ziekte gericht, het tweede geaggregeerd over (sub)populaties. De onderdelen 'beloop en interventie' en 'prognose en preventie' geven het op verandering gerichte deel aan, het eerste op individueel niveau, het tweede op populatieniveau. Een dergelijk sjabloon geeft een raamwerk waarbinnen keuzen moeten worden gemaakt teneinde te vermijden dat het sjabloon als een rigide structuur werkt. Zo zal een bepaalde invalshoek nu eens in extenso, dan weer summier worden besproken. Naast het ziektebeeld zelf bepaalden individuele overwegingen van de auteurs deze keuzen.

Tabellen en figuren
Epidemiologische gegevens worden in hoofdzaak in figuren weergegeven. Beter dan met cijfers kan met behulp van een figuur een beeld verkregen worden waarmee de desbetreffende aandoening te typeren is. Uit didactisch oogpunt is dat een te verkiezen doelstelling. Een in één oogopslag te verkrijgen beeld wordt immers vaak beter gememoreerd dan een getallenreeks. Getallen treft men vooral aan in de inleidende paragrafen.

Tabellen betreffen incidentie- en prevalentiegegevens: aantal gevallen per 1000 patiëntjaren.

Figuren over veranderingen in de morbiditeit in de loop van de registratieperiode betreffen het aantal nieuwe of bekende gevallen per 1000 patiëntjaren, gestandaardiseerd voor leeftijd en geslacht naar de populatie 2000 (zie paragraaf 1.3). Om toevalsfluctuaties te vermijden worden voortschrijdende gemiddelden getoond. Dat wil zeggen dat bij het aantal nieuwe gevallen in enig jaar de nieuwe gevallen uit het eraan voorafgaande en het erop volgende jaar worden opgeteld, waarna deze som door drie wordt gedeeld. Uitzondering hierop vormen de figuren 2.3.1, 2.4.1, 2.6.1 en 2.10.1. In deze figuren wordt het aantal nieuwe gevallen per 1000 patiëntjaren getoond zonder gebruikmaking van voortschrijdende gemiddelden.

Voor figuren die, zowel voor nieuwe als bekende gevallen, de leeftijd-geslachtsverhoudingen tot onderwerp hebben, wordt als eenheid het aantal per 1000 patiëntjaren gebruikt.

Dat geldt ook voor de figuren die betrekking hebben op de sociale laag.

In figuren over seizoenen wordt een percentage gehanteerd: het percentage nieuwe gevallen berekend uit het totaal aantal nieuwe gevallen.

Bij alle tabellen en figuren wordt aangegeven uit welke registratiejaren de gegevens afkomstig zijn.

Literatuurgegevens
Er werd afgezien van een verantwoording van de tekst door verwijzingen naar de algemene literatuur, hoewel deze op uitgebreide schaal is geraadpleegd. Dat geldt niet alleen voor artikelen in wetenschappelijke tijdschriften maar ook voor leerboeken. Reden is dat de teksten in dit boek een neerslag vormen van zowel de eigen ervaring van de auteurs in hun praktijken als van hun ervaring opgedaan door lezen en nascholing. Met uitsluitend verwijzen naar de wetenschappelijke literatuur wordt het aandeel van deze ervaring tekortgedaan. Ook zou door selectie een aantal auteurs, artikelen, boeken en tijdschriften tekort worden gedaan.

Achter in dit boek is een lijst opgenomen van wetenschappelijke artikelen en dissertaties die zijn voortgekomen uit of geschreven met behulp van CMR-gegevens. De reden daarvoor is dat deze teksten vaak zeer goed aansluiten op hetgeen in dit boek wordt gezegd, en aanvullende informatie bevatten.

In de lijn van het bovenstaande en in het bijzonder vanwege te verwachten specifieke methodologische problemen, werd ook afgezien van het vergelijken van CMR-gegevens met de uitkomsten van andere morbiditeitsregistraties.

2 Infectieziekten

2.1 INLEIDING

De bespreking van ziektebeelden in dit boek wordt begonnen met infectieziekten, niet zozeer omdat deze een van de belangrijkste categorieën in de huisartspraktijk zouden vormen, maar omdat alle classificatiesystemen van ziekten hiermee beginnen. Op de keper beschouwd bieden de classificatiesystemen onder het hoofdstuk infectieziekten een restgroep van ziekten omdat een aantal infecties niet hier, maar bij orgaansystemen is ondergebracht. Luchtweginfecties bijvoorbeeld, die zo'n groot deel van het werk van de huisarts uitmaken, worden onder de tractus respiratorius geregistreerd (en in dit boek in hoofdstuk 8 besproken). Soms worden nieuwe infectieziekten aan het hoofdstuk infectieziekten toegevoegd (zoals hiv-infectie). Het bekend worden van de rol van een micro-organisme in de etiologie van een aandoening leidt overigens niet altijd tot aanpassingen (bijvoorbeeld *Helicobacter pylori*-infectie bij ulcus duodeni en ulcus ventriculi).

Als eerste worden in dit hoofdstuk de zogenoemde exanthemateuze kinderziekten besproken. Deze ziekten werden in de negentiende eeuw van een nummer voorzien. Mazelen was de 'eerste ziekte', scarlatina de 'tweede ziekte', rubella de 'derde ziekte', de ziekte van Filatow-Dukes, waarschijnlijk een op stafylokokken lijkende exanthemateuze ziekte, was de 'vierde ziekte', erythema infectiosum de 'vijfde ziekte' en exanthema subitum de 'zesde ziekte'. Deze met uitslag gepaard gaande infectieziekten waren vroeger zó sterk in de gemeenschap verbreid dat men ze reeds op zeer jonge leeftijd kreeg en immuniteit verwierf. Tegenwoordig gebeurt dit bij een deel van deze ziekten door vaccinatie. Dat geldt ook voor de bof die hierna wordt behandeld. Vervolgens wordt gastro-enteritis besproken, eveneens een aandoening die het meest frequent voorkomt bij jonge kinderen. Daarna volgt een aantal aandoeningen die door virussen worden verwekt, en wel door herpesvirussen en hepatitisvirussen. Bij patiënten met verlaagde afweer kunnen deze een veel ernstiger beloop hebben dan de huisarts vroeger gewend was. Seksueel overdraagbare aandoeningen, hierop volgend, werden in de CMR-praktijken weliswaar niet frequent geregistreerd, maar nemen dusdanig in belang toe dat hieraan een paragraaf is gewijd. Het hoofdstuk vervolgt met enige infectieuze aandoeningen van de huid zoals erysipelas, wratten en schimmelinfecties, en met oxyuriasis. Tot slot is er een paragraaf met overige infectieziekten en een korte beschouwing. In deze beschouwing wordt ingegaan op het gezinsmatig voorkomen van infecties, op het therapeutisch beleid en de aangifteplicht bij bepaalde infectieziekten.

In dit hoofdstuk komt vanwege een lage incidentie in de huisartspraktijk een aantal belangrijke aandoeningen niet in een aparte paragraaf aan de orde. Dit geldt onder andere tuberculose, meningitis, malaria en andere in de tropen opgedane infectieziekten.

2.2 MAZELEN

Ziektebeeld

Het heeft in het verleden altijd grote moeite en strijd gekost om louter op het klinisch aspect tot algemeen erkende onderscheiding van de diverse exantheemziekten te komen. Getuige hiervan is de uitermate verwarrende benoeming van de ziekte mazelen in de internationale literatuur. Wat in het Latijn 'morbilli' heet, wordt in de Anglo-Amerikaanse literatuur zowel 'measles' als 'rubeola' genoemd. In het Frans wordt gesproken van 'rougeole', in het Duits van 'Masern'.

De zeer besmettelijke virusziekte mazelen (net zoals de bof veroorzaakt door een paramyxovirus), met een incubatietijd van ruim tien dagen, ging in Nederland tot de tijd dat de vaccinatie werd ingevoerd in de regel gepaard met flinke koorts en algemeen ziekzijn. Kenmerkend waren de prodromi: hangerigheid, neusverkoudheid, hoesten en conjunctivitis met fotofobie. In leerboeken staat dat men in dit prodromale stadium witte, speldenknopgrote plekjes op het wangslijmvlies kan vinden, de vlekjes van Koplik. In de huisartspraktijk bleek dit symptoom echter een zeldzaamheid en gaf het dus geen enkel houvast. Als de koorts na enige dagen flink was opgelopen, verscheen het exantheem, meestal beginnend in de nek en zich vandaar naar het gezicht en van proximaal naar distaal over het lichaam verspreidend. Het exantheem bestond uit kleine rode vlekjes, confluerend tot grillig gevormde grotere plekken, waartussen normale huid zichtbaar bleef. De besmettelijkheid duurde van vlak voor tot vier dagen na het optreden van het exantheem. De diagnose was door een ervaren huisarts à vue te stellen: een ziek, neusverkouden en hoestend kind met rode ogen en een roodbont uiterlijk. Op een donkere huid is het exantheem echter moeilijk te zien.

Epidemiologische gegevens

Massale epidemieën kwamen vroeger om de paar jaar in iedere huisartspraktijk voor, waarbij door de grote besmettelijkheid bijna ieder kind dat deze ziekte nog niet had doorgemaakt, mazelen kreeg. Jongens en meisjes werden in gelijke mate getroffen, boven de leeftijd van 15 jaar werd er vrijwel geen enkel geval gesignaleerd. Ook de lichtste vorm van mazelen (wel 'morbilloïd' genoemd) gaf een levenslange immuniteit.

Sinds 1976 ontvangen in Nederland alle kinderen op het consultatiebureau een mazelenvaccinatie, sinds januari 1987 in combinatie met rubella en bof (BMR-vaccin). Deze vaccinatie heeft ertoe bijgedragen dat sindsdien de kinderziekten bof, mazelen en rubella in Nederland vrijwel niet meer voorkomen. De kans bestaat dat incidentele gevallen bij niet-gevaccineerden (allochtonen en mensen met principiële bezwaren tegen vaccinatie) door jonge artsen die deze ziekten nooit zagen, niet snel worden herkend. De CMR-gegevens getuigen van het vrijwel verdwenen zijn van mazelen: de laatste epidemische verheffing dateert van 1976/1977. In de jaren tussen 1985 en 2006 werden slecht negen gevallen geregistreerd.

Beloop en interventie

De koortsperiode bedraagt normaliter niet meer dan een week, de vlekjes zijn vaak wat korter aanwezig. De meeste kinderen herstellen spontaan, hoewel zij een flink 'zieke' indruk kunnen maken. Bij het grote mazelenonderzoek van het Nederlands Huisartsen Genootschap bleek in de jaren zestig dat ongeveer 10% van de kinderen als complicatie otitis media acuta kreeg en eenzelfde percentage bronchopneumonie. Deze complicaties leiden tot een sterk verlengde ziekteduur. Neurologische complicaties, waarvan encefalitis de ernstigste was, kwamen voor bij hoogstens 0,2% van de kinderen.

Bij partiële immuniteit (door afweerstoffen van de moeder in het eerste levensjaar, door afgenomen immuniteit na vaccinatie op latere leeftijd) kan het beloop zeer licht en atypisch zijn, zodat de diagnose gemakkelijk wordt gemist.

Prognose en preventie

Door de inenting van alle kinderen met verzwakt levend vaccin omstreeks de veertiende maand is de zeer besmettelijke mazelen gereduceerd van een van de belangrijkste kinderziekten tot een korte febriele reactie zeven tot tien dagen na vaccinatie, met soms een vluchtig uitslag. Omdat sommige kinderen niet gevaccineerd zijn wegens contra-indicaties en anderen wegens sociale omstandigheden, dient de huisarts de mogelijkheid van mazelen echter toch altijd in zijn achterhoofd te houden. Bovendien weten wij nog niet goed hoe lang de immuniteit na vaccinatie zal duren.

Preventie bij aan besmetting blootgestelde niet-gevaccineerden is mogelijk door tijdige toediening van gammaglobuline.

Profiel

Tot midden jaren zeventig een vrij ernstige ziekte die ieder kind moest doormaken, vaak met complicaties. Thans door systematisch vaccineren in ons land vrijwel uitgeroeid. In de toekomst misschien juist een ziekte van ouderen. Een diagnose waaraan de huisarts echter bij respiratoire infecties met rode ogen en een exantheem altijd moet blijven denken.

2.3 RUBELLA

Ziektebeeld

Benaming in het Nederlands: rodehond; Latijn: rubeola, rubella; Engels: german measles, rubella; Frans: rubeole; Duits: Röteln.

Rubella is een virusziekte die niet wordt voorafgegaan door prodromi en waarbij het algemeen welbevinden niet of slechts zeer licht is gestoord. De incubatietijd is betrekkelijk lang: twee tot drie weken. Het exantheem is veel lichter van kleur en vager dan dat van

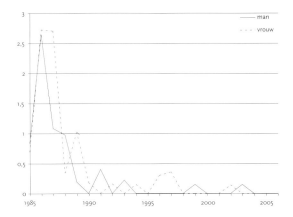

Figuur 2.3.1 *Nieuwe gevallen van rubella per 1000 patiëntjaren gestandaardiseerd voor leeftijd. Trend over jaren (geen voortschrijdende gemiddelden) (CMR 1985-2006).*

mazelen en bedekt sneller het hele lichaam. Bovendien conflueren de vlekjes op het gezicht zeer spoedig tot een diffuse, gloeierige opgezetheid van de wangen. De besmettelijkheid duurt van een week voor tot zeker vier dagen na het optreden van het exantheem.

Volgens de leerboeken zouden klierzwellingen in de nek en vermeerdering van plasmacellen in het bloedbeeld kenmerkend zijn voor rubella. Onderzoeksgegevens uit de huisartspraktijk wezen echter uit dat deze verschijnselen weinig specifiek voor rubella zijn. Dit betekent dat het onderscheid met een huiduitslag op allergische basis of veroorzaakt door een ander dan het rubellavirus lang niet altijd eenvoudig is.

Epidemiologische gegevens

Rubella komt voor in de vorm van kleine lokale epidemieën en af en toe hogere pieken. In de CMR-praktijken deden zich zulke epidemieën voor in 1973, 1978, 1979, 1980 en in 1984. Door de inmiddels ingevoerde inenting met verzwakt levend vaccin is de frequentie van rubella sinds eind jaren tachtig sterk verminderd (figuur 2.3.1). Deze vaccinatie werd in 1974 ingevoerd voor meisjes op de leeftijd van 12 jaar. Sinds januari 1987 worden alle kinderen tegen rubella gevaccineerd aan het begin van hun tweede levensjaar tezamen met bof en mazelen (BMR-vaccin), met een herhaling op 9-jarige leeftijd.

Het waren vooral jongere kinderen die deze ziekte kregen. De diagnose werd in ongeveer gelijke mate bij meisjes als bij jongens gesteld. Bij onderscheid naar sociale laag werden geen duidelijke verschillen gevonden.

Beloop en interventie

Rubella is een exantheemziekte waarbij men nauwelijks of niet 'ziek' is. Kleine kinderen zijn meestal alleen gedurende enkele dagen wat hangerig. De aandoening kan geheel subklinisch verlopen en geeft levenslange immuniteit. Artralgieën van een of meer gewrichten kunnen optreden, vooral bij adolescenten of jongvolwassenen. Encefalitis (hetgeen bij alle virusziekten kan voorkomen) en trombocytopenische purpura zijn zeer zeldzaam.

Prognose en preventie

Rubella is een onschuldige infectieziekte behalve voor zwangeren; wanneer zij in de eerste zwangerschapsmaand worden besmet, is er een kans van 80%, afnemend tot 10% in de vierde zwangerschapsmaand, op het congenitale rubellasyndroom. Kinderen met dit syndroom hebben ernstige afwijkingen (cataract, hartaandoening, doofheid, retardatie, microcefalie) en kunnen langdurig besmettelijk blijven voor anderen.

Nederlandse vrouwen worden sinds 1964 tegen rubella gevaccineerd. Sinds 1987 is deze vaccinatie opgenomen in de BMR. Door de bereikte hoge vaccinatie- en beschermingsgraad kan de routinematige bepaling van IgG bij zwangeren als overbodig worden beschouwd. Dat geldt niet voor (waarschijnlijk) niet-gevaccineerden, zoals allochtonen en mensen met principiële bezwaren tegen vaccinatie. Is de serologie negatief of onbekend, dan vraagt in elk geval een situatie waarin een zwangere contact had met rubella vóór de zestiende zwangerschapsweek om nadere diagnostiek. Bewijzend voor een recente besmetting zijn dan een duidelijk verhoogd IgM (titer meer dan 1:100, tot zeven weken na besmetting aantoonbaar) of een titerstijging van het IgG in een periode van drie weken. Immuniteit is bewezen indien een IgG-titer van 1:32 of meer wordt gevonden.

Actieve immunisatie geschiedt met verzwakte levende entstof en kan ook tot vruchtbeschadiging leiden. Daarom moet vaccinatie bij meisjes op jonge leeftijd geschieden. Indien dit bij volwassen vrouwen plaatsvindt, dient tot drie maanden nadien een sluitende anticonceptie te worden toegepast. Bij actieve immunisatie kunnen enkele klachten optreden, zoals voorbijgaande keelpijn, klierzwellingen, uitslag en gewrichtspijn.

Blijkt bij serologie dat een zwangere geen rubella-antistoffen heeft, dan plaatst deze bevinding patiënte en huisarts voor een probleem, zeker als er sprake is van een mogelijk of waarschijnlijk contact met rubella. Actieve immunisatie is op dat moment niet meer mogelijk en de effectiviteit van passieve immunisatie is zeer onzeker.

Profiel

Een zeer licht verlopende exantheemziekte, waartegen desondanks alle kinderen worden ingeënt wegens het gevaar van congenitale misvormingen bij prenatale infectie. Door de vaccinatie zal deze ziekte praktisch alleen nog voorkomen als een 'forme fruste' na de vaccinatie. Waakzaamheid van huisartsen blijft echter in de toekomst geboden, omdat nog niet goed bekend is hoe lang de immuniteit na vaccinatie zal duren.

2.4 ROODVONK

Ziektebeeld

De benaming van deze ziekte in andere talen geeft weinig problemen. Latijn: scarlatina, Duits: Scharlach, Engels: scarlet fever, Frans: scarlatine.

Dit is de enige exanthematische kinderziekte die wordt verwekt door bacteriën, in casu hemolytische streptokokken van groep A. De incubatietijd is kort, namelijk twee tot vijf dagen. De ziekte begint acuut met slikpijn en koorts, soms voorafgegaan door een koude rilling en/of braken. De farynxbogen zijn vuurrood, de tonsillen flink ontstoken. De submandibulaire klieren zijn opgezet en pijnlijk bij palpatie. Spoedig daarna openbaart zich een zeer fijnvlekkig exantheem over het hele lichaam, bestaande uit tal van kleine rode puntjes. Ook de huid daartussen is rood. De huid voelt aan als schuurpapier. Ook de slijmvliezen zijn aangedaan. Het puntvormig exantheem doet de tong op een aardbei of framboos lijken. De diffuse roodheid op wangen en gezicht contrasteert met periorale bleekheid, het teken van het 'narcosekapje'. Ook op andere plaatsen zoals de extremiteiten kunnen de rode vlekjes conflueren. In buigplooien zoals bij de oksels en liezen kunnen soms puntvormige huidbloedinkjes worden waargenomen. De koorts en het exantheem duren minstens enige dagen. Ongeveer een week later begint in ernstige gevallen de huid te vervellen met een fijnvlekkige schilfering, op de handpalmen en voetzolen soms met hele lappen.

De ziekte kan ook veel lichter verlopen dan beschreven. De besmettelijkheid duurt in onbehandelde gevallen van vlak voor tot maximaal drie weken na het uitbreken van het exantheem. Behandeling met penicilline doet de besmettelijkheid binnen 48 uur verdwijnen.

Roodvonk is klinisch niet altijd gemakkelijk te onderscheiden van erythema infectiosum. Deze aandoening (de 'vijfde ziekte') verloopt mild, gewoonlijk zonder koorts en algemeen ziekzijn en wordt gezien bij kleuters en kinderen van de basisschool. Karakteristiek is een opvallende roodheid van de wangen alsof het kind er een klap opliep ('slapped cheeks') gevolgd na enkele dagen door een fijnmazig guirlandeachtig erytheem over romp en extremiteiten (de Duitsers noemen deze ziekte om die reden 'Ringelröteln'). De oorzaak is een virus, het parvovirus B19. Dit virus passeert de placenta en is bij niet-immune zwangeren een oorzaak van spontane abortus.

Epidemiologische gegevens

In de CMR werd gemiddeld 1 nieuw geval van roodvonk per 1000 patiënten per jaar geregistreerd (figuur 2.4.1).

Roodvonk is vooral een kinderziekte, die met name de allerkleinsten treft (figuur 2.4.2).

Wat de seizoenen betreft bleek dat de diagnose in zomer en herfst minder vaak werd gesteld dan in winter en lente (figuur 2.4.3).

Beloop en interventie

Roodvonk lijkt vroeger een veel ernstiger ziekte te zijn geweest dan tegenwoordig. Vroeger waren er heel wat sterfgevallen door deze ziekte. Thans moet men als huisarts goed kijken bij een kind met wat keelpijn om het exantheem niet over het hoofd te zien. Ook complicaties lijken tegenwoordig minder vaak voor te komen. Deze complicaties werden vanouds onderschei-

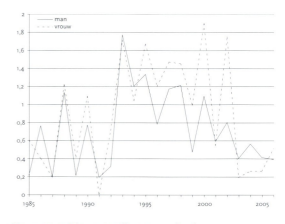

Figuur 2.4.1 *Nieuwe gevallen van roodvonk per 1000 patiëntjaren gestandaardiseerd voor leeftijd. Trend over jaren (geen voortschrijdende gemiddelden) (CMR 1985-2006).*

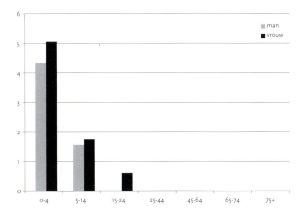

Figuur 2.4.2 Nieuwe gevallen van roodvonk per 1000 patiëntjaren. Verdeling naar leeftijd en geslacht (CMR 2002-2006).

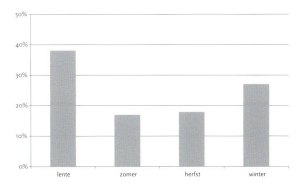

Figuur 2.4.3 Nieuwe gevallen van roodvonk in procenten van de totale incidentie. Verdeling naar seizoen (CMR 1985-2006).

den in vroege en late. De vroege (die reeds in de eerste dagen kunnen optreden) zijn van bacteriële aard: peritonsillitis, lymphadenitis colli purulenta en otitis media acuta. De late complicaties volgen pas na enige weken en hebben een immunologische basis: glomerulonefritis en tegenwoordig bijzonder zeldzaam polyarthritis rheumatica acuta (acuut reuma, met kans op blijvende hartklepbeschadiging).

Roodvonk behoeft in eerste instantie geen behandeling, ook bedrust is niet nodig. Antibiotica komen in aanmerking voor patiënten met roodvonk die ernstig ziek zijn en voor patiënten met de vroege bacteriële complicaties van roodvonk.

Het doormaken van roodvonk geeft géén blijvende immuniteit. Recidieven kunnen voorkomen.

Prognose en preventie

Isolatie van de patiënt was vroeger gebruikelijk, maar heeft weinig zin, omdat de ziekte vooral wordt overgebracht door min of meer symptoomloze streptokokkendragers. Bovendien is de patiënt na adequate behandeling reeds spoedig niet besmettelijk meer voor anderen. Daarom kan men na klinische genezing schoolbezoek toestaan.

De streptokokken kunnen niet alleen door aerogene druppelinfectie worden overgebracht, maar ook door oraal en direct manueel contact en door voorwerpen.

De late complicaties, met name gevallen van glomerulonefritis en van acuut reuma kunnen zeer goed optreden bij contacten die slechts een subklinische infectie hebben doorgemaakt. De huisarts kan daarom overwegen om kwetsbare gezinsleden van roodvonkpatiënten profylactisch te behandelen. Te denken is aan patiënten met een verminderde weerstand, een hartafwijking of het syndroom van Down.

Late complicaties van streptokokkeninfecties zijn zeldzaam, acuut reuma – en zeker de daarbij optredende hartklepbeschadiging – zelfs bijzonder zeldzaam. Het optreden van de late complicaties is sterk afhankelijk van de virulentie van de betrokken streptokokkenstam. Huisartsen zouden elkaar plaatselijk op de hoogte moeten brengen indien een of enkele gevallen worden gezien. Men heeft dan de kans om klinische gevallen van streptokokkeninfecties direct met penicilline te behandelen. Dat geldt naast roodvonk met name voor tonsillitiden, omdat deze in die periode mogelijk door dezelfde streptokokkenstam worden veroorzaakt (zie verder paragraaf 8.6).

Profiel

Roodvonk is een kinderziekte veroorzaakt door bèta-hemolytische streptokokken, met gewoonlijk zonder interventie een gunstig beloop. Per huisartspraktijk worden gemiddeld slechts enkele gevallen per jaar waargenomen. Het exantheem kan vrij gemakkelijk aan de waarneming ontsnappen.

2.5 EXANTHEMA SUBITUM

Ziektebeeld

Deze naam geeft een karakteristiek van deze ziekte weer: het plotseling ontstaan van een uitslag als men dat niet meer verwacht, namelijk nadat de koorts is verdwenen. Een ander essentieel element wordt in de Duits-Zwitserse benaming aangeduid: 'dreitage-

Fieber'. De Engelsen spreken van 'roseola infantum', wijzend op het feit dat deze ziekte alleen bij zuigelingen en zeer jonge kinderen voorkomt. De Fransen ten slotte gebruiken de beeldende term 'exanthème critique', herinnerend aan de kritische daling van de temperatuur waarna de uitslag verschijnt. De 'zesde ziekte' is een weinig kenmerkende naam, duidend op het feit dat het bestaan van de ziekte pas laat is erkend. Tot voor kort kon men hierover weinig of niets in de gangbare leerboeken vinden, vermoedelijk omdat ziekenhuisartsen deze ziekte zelden zagen. Men kan haar beschouwen als een typische huisartsenziekte.

De verwekker is een bètaherpesvirus: het humane herpesvirus type 6 en waarschijnlijk type 7 (HHV-6, HHV-7). Vermoedelijk is dit een wijd verspreid virus, omdat zoveel kinderen de ziekte zo jong krijgen. Het virus, ontdekt in 1986 en aanvankelijk humaan B-lymfotroop virus geheten, verblijft in de latente fase in monocyten. Het virus passeert waarschijnlijk de placentabarrière en is mogelijk een oorzaak van spontane abortus.

Opvallend is dat de zuigeling of jonge kleuter wel flink koorts heeft, maar daarbij meestal een weinig zieke indruk maakt. Het exantheem verschijnt pas bij of na het dalen van de lichaamstemperatuur. Het lijkt op dat van rubella, is gelokaliseerd op nek en romp en soms ook op het gezicht en extremiteiten. Het is vrij vaag en kan van de ene dag op de andere in intensiteit wisselen. Het duurt slechts kort en kan gemakkelijk gemist worden. Meestal treft de moeder het tot haar verbazing aan bij het uit- of aankleden van het juist weer van de koorts herstelde kind. Een grote valkuil is dat dit wordt toegeschreven aan (ten onrechte) toegepaste geneesmiddelen, die dan ook de daling van de koorts zouden hebben bewerkstelligd. Zo zijn en worden heel wat van deze kinderen 'overgevoelig' verklaard voor penicilline en andere antibiotica.

Epidemiologische gegevens

Van exanthema subitum werd in de CMR jaarlijks gemiddeld 1 nieuw geval per 1000 patiënten geregistreerd (figuur 2.5.1). Het is tegenwoordig zelfs de meest voorkomende exantheemziekte bij kinderen beneden 2 jaar. Uit de gegevens van de CMR bleek de incidentie voor de 0-4-jarigen ongeveer 2% per jaar te zijn, voor jongens en meisjes vrijwel gelijk. In feite was de incidentie beneden 2 jaar nog hoger. Na het tweede levensjaar werden nog slechts incidenteel gevallen van exanthema subitum geregistreerd (figuur 2.5.2).

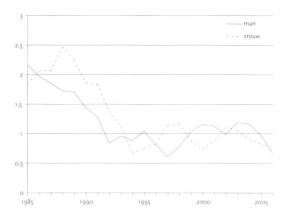

Figuur 2.5.1 Nieuwe gevallen van exanthema subitum per 1000 patiëntjaren gestandaardiseerd voor leeftijd. Trend over jaren (CMR 1985-2006).

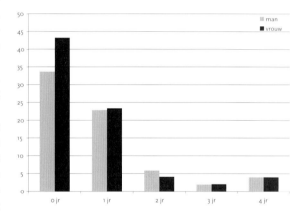

Figuur 2.5.2 Nieuwe gevallen van exanthema subitum per 1000 patiëntjaren. Verdeling naar leeftijd (eerste vijf levensjaren) en geslacht (CMR 2002-2006).

Beloop en interventie

Exanthema subitum verbleekt in een of enkele dagen. Na het verdwijnen van de koorts zijn de kinderen niet ziek meer. Complicaties zijn praktisch onbekend. Bij de temperatuurstijging kan bij sommige kinderen een koortsconvulsie optreden. Bekendheid met dit ziektebeeld moet huisartsen er des te meer van weerhouden om jonge kinderen bij koorts zonder fysische afwijkingen antipyretica of antibiotica te geven. Het is beter om bij een zuigeling met koorts door onbekende oorzaak met de ouders te spreken over de mogelijkheid van exanthema subitum. Als de uitslag dan later optreedt – de kans daarop is vrij groot – zal dit het vertrouwen in deze huisarts ten goede komen.

Prognose en preventie

Preventie van deze ziekte is, althans op dit moment, niet mogelijk. Dergelijke maatregelen lijken ook niet nodig. Contact tussen ziektegevallen kan zelden of nooit worden aangetoond. Bij gerichte observatie gedurende vele jaren in een van de CMR-praktijken is nooit een tweede geval in eenzelfde gezin of in de onmiddellijke nabijheid van het eerste geval waargenomen.

Profiel

Exanthema subitum is een onschuldig ziekte van zeer jonge kinderen, gekenmerkt door een vage, kleinvlekkige uitslag die verschijnt na het dalen van een enkele dagen durende koorts.

2.6 PAROTITIS EPIDEMICA

Het ziektebeeld

Nederlands: bof, Duits: Ziegenpeter, Engels: mumps, Frans: oreillons.

Bof is een karakteristieke virale ontsteking (paramyxovirus, net als bij mazelen) van de speekselklieren, zich na enkele dagen uitend in een meestal pijnlijke zwelling van de glandula parotis. Als men de patiënt van voren bekijkt, krijgt men de indruk van een 'vollemaansgezicht', van achter wijkt de oorlel aan de betrokken zijde af. Mogelijke complicaties zijn orchitis, meningitis, pancreatitis en zeer zeldzaam oöforitis. Deze complicaties zijn vooral bij kinderen zeldzaam en leiden doorgaans niet tot blijvende schade.

Differentieeldiagnostisch kan vooral aan lymphadenitis colli worden gedacht. Daarbij zit de zwelling vooral achter de kaakhoek en de ramus ascendens van de kaak en is de huid ter plaatse roder. Verder komen in aanmerking speekselstenen, bacteriële parotitis, kaakontsteking door een kies en mastoïditis (daarbij staat de oorlel niet af en is de zwelling achter het oor gelokaliseerd).

Epidemiologische gegevens

Per praktijk wisselde het aantal gevallen van bof van jaar tot jaar vrij sterk, wijzend op lokale epidemietjes. De sterke daling van de incidentie in de jaren tachtig is een duidelijk effect van de vaccinatie die in 1987 werd ingevoerd (figuur 2.6.1). Na 1987 werden nog slechts sporadisch gevallen geregistreerd.

De diagnose werd destijds door de CMR-artsen vooral gesteld bij kinderen beneden 15 jaar.

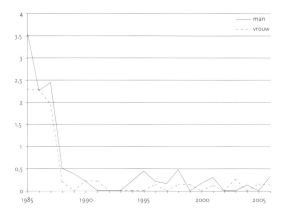

Figuur 2.6.1 Nieuwe gevallen van bof per 1000 patiëntjaren gestandaardiseerd voor leeftijd. Trend over jaren (geen voortschrijdende gemiddelden) (CMR 1985-2006).

Beloop en interventie

Specifieke behandeling van bof was niet mogelijk. Men kon volstaan met een symptomatische therapie, al was ook deze meestal niet nodig. Recidieven zag men zelden of nooit, omdat de ziekte levenslange immuniteit gaf. In hoeverre dit ook het geval zal zijn bij actieve immunisatie (waarna een milde vorm van het klinisch beeld kan optreden), moet nog worden afgewacht.

Prognose en preventie

Bof is een door vaccinatie uit het zicht verdwenen ziekte waarbij het stellen van de diagnose voor de huisarts belangrijk en soms moeilijk was. In voorkomende gevallen bleek geruststelling van het gezin vrijwel altijd op zijn plaats, ook bij eventuele complicaties. De eventuele behandeling was symptomatisch.

Profiel

Een acute virale ontsteking van de parotis die vooral bij kinderen beneden de 15 jaar voorkwam. Door invoering van algemene vaccinatie in 1987 is de ziekte sindsdien vrijwel uit het gezichtsveld van de huisarts verdwenen.

2.7 DKTP: DIFTERIE, KINKHOEST, TETANUS EN POLIO

Difterie, kinkhoest, tetanus en polio zijn ernstige en potentieel letale aandoeningen, die dankzij systematische vaccinatie vrijwel uit het gezichtsveld van de huisarts zijn verdwenen. Niettemin zijn het aandoeningen die incidenteel blijven voorkomen. Alertheid van de huisarts is vooral geboden bij niet-gevaccineerden (allochtonen en mensen met principiële bezwaren tegen vaccinatie) en bij nog onvoldoende gevaccineerde zuigelingen. Tetanusprofylaxe is een punt van aandacht voor de huisarts bij verwondingen en bij reizigers richting Oost-Europa en de (sub)tropen. DTP-vaccinaties hebben een geldigheid van tien jaar.

Aangezien difterie en tetanus niet apart geregistreerd worden, zijn over deze ziekten geen CMR-cijfers te geven. Uit de herinnering werd één geval van tetanus opgeroepen (zie verder) en veel gevallen van difterie uit de tijd voordat de vaccinaties werden doorgevoerd (DKT in 1953, P in 1957, gecombineerd DKTP in 1962).

Difterie

De oprichter van de CMR heeft in zijn praktijk veel gevallen meegemaakt waarvan sommige dodelijk. Hij zag zelfs recidieven en gevallen van naveldifterie bij zuigelingen. Thans worden sporadisch gevallen beschreven bij reizigers naar afgelegen gebieden met een nauwelijks functionerende gezondheidszorg.

Deze door de *Corynebacterium diphtheriae* verwekte ziekte heeft een korte incubatietijd, namelijk drie tot vijf dagen. Het begint meestal met slikpijn en koorts, lijkend op een banale angina. Opvallend is echter dat de patiënten een ernstig zieke indruk maken en dat zich op de tonsillen grijswitte membranen vormen, die vastzitten op de onderlaag. Zij kunnen niet gemakkelijk met een wattenstokje worden afgeveegd en bij lostrekken treden er kleine bloedinkjes op. Het zijn dus necrotische beslagen. De ontsteking kan zich van de keel naar de neus, maar vooral naar de larynx uitbreiden en zo aanleiding geven tot stridor, benauwdheid en zelfs verstikking. Kenmerkend voor deze descenderende laryngitis zijn de hese blafhoest en een inspiratoire stridor. De ernst van de ziekte wordt voornamelijk bepaald door de toxische verschijnselen. Het difterietoxine is vooral giftig voor het hart. Er kunnen ook verlammingen ontstaan van het verhemelte, leidend tot nasale spraak en verslikkingen. Deze verlammingen treden pas na enige weken op en herstellen langzaam, maar restloos. Difterie was vroeger vooral een ziekte van kinderen. De behandeling bestaat in het zo vroeg mogelijk toedienen van antitoxine. De besmettelijkheid houdt tot ongeveer twee weken na het begin van het klinisch beeld aan.

Kinkhoest

Het belangrijkste van kinkhoest is aan de mogelijkheid van deze ziekte te denken, wanneer patiënten reeds weken in buien hoesten en men geen afwijkingen kan vinden bij fysisch-diagnostisch onderzoek. Kinkhoest kan bij kinderen maar ook bij volwassenen voorkomen. Het klassieke 'kinken' zal men tegenwoordig zelden of nooit meer kunnen horen. Vroeger was dit echter heel gewoon. Ouders trokken wekenlang op met de dag en nacht optredende hoestbuien van hun kinderen. Een dergelijke bui bestond uit lange reeksen van elkaar snel opvolgende expiratoire hoeststoten, leidend tot grote benauwdheid en daarna onderbroken door één enkele zeer diepe gierende inspiratie, weer gevolgd door een lange serie steeds benauwender wordende hoeststoten, enzovoort. De buien eindigden met het ophoesten van slijm, dikwijls gepaard gaande met braken. Deze buien waren zo veelvuldig en kenmerkend dat iedere leek de diagnose kinkhoest op het gehoor kon stellen.

Wanneer men aan kinkhoest denkt, kan men in de vroege fase kweken uit de nasofarynx of, in een latere fase, bloedonderzoek laten verrichten. Lymfocytose zal het vermoeden versterken, maar is niet bewijzend. Serologisch onderzoek (één hoge antistoftiter of een viervoudige stijging van de titer bij twee bepalingen) kan meer steun voor de diagnose bieden, al zal men bij zuigelingen desondanks meestal langdurig in onzekerheid moeten blijven. De huisarts zal dit diagnostisch onderzoek niet vaak inzetten, omdat, bij gevaccineerden, een definitieve diagnose geen therapeutische consequenties heeft. Dat is anders voor ongevaccineerden (zoals baby's tot twee maanden oud) die, ook bij een sterke verdenking op kinkhoest, wel behandeld moeten worden.

In de CMR zijn in de periode 1985-2006 146 gevallen geregistreerd, waarvan 104 (71%) in de leeftijdsgroep 0-14 jaar. Van de 146 gevallen werden er 124 (85%) in de periode 1996-2006 geregistreerd. Kinkhoest steekt de kop op wanneer de vaccinatiegraad in de bevolking daalt. Midden jaren tachtig heeft men kortdurend een minder geconcentreerd vaccin gebruikt in een poging nog minder vaccinatiebijwerkingen te verkrijgen. De stijging van het aantal geregistreerde gevallen in de CMR rondom de eeuwwisseling is waarschijnlijk daaraan te wijten.

In 2001 is voor kinderen van 3 jaar en 9 maanden het aK-vaccin (acellulair kinkhoestvaccin) toegevoegd aan het Rijksvaccinatieprogramma.

Kinkhoest is thans een aandoening met een mild en 'self-limiting' karakter. De patiënten voelen er zich niet ziek bij. Na de hoestbui gaat men gewoon weer zijn gang. Er kunnen wel complicaties optreden zoals bronchopneumonieën, bronchiëctasieën en (zelden) encefalopathie. De verwekker van kinkhoest, *Bordetella pertussis*, is gevoelig voor erytromycine. In het stadium dat de ziekte wordt herkend, blijkt het gebruik van dit middel weinig effect meer te sorteren, behalve dat de besmettelijkheid verdwijnt. Ook hiervoor is het echter meestal te laat. Bij contact met bewezen gevallen is erytromycine aangewezen voor zuigelingen jonger dan zes maanden.

Men kan trachten met erytromycine nog niet gevaccineerde zuigelingen in de omgeving te beschermen. Het effect hiervan staat geenszins vast. Actieve immunisatie is dus de enige doeltreffende methode om kinkhoest te voorkomen. Bij acuut besmettingsgevaar verstrijkt echter te veel tijd (één à twee weken) voordat hiermee effectieve bescherming is bereikt. Kinkhoest is zeer besmettelijk en de duur van die besmettelijkheid is lang (ongeveer vier weken).

Tetanus

Tetanus is een zeldzame ziekte waaraan een huisarts toch dikwijls moet denken, omdat preventie bij verwondingen mogelijk is. De ziekte wordt veroorzaakt door het extreem giftige toxine van *Clostridium tetani*, een anaeroob staafje waarvan de sporen in aarde, mest en fecaliën zeer lang kunnen overleven.

Bij het ziektebeeld staan spierspasmen op de voorgrond. Gewoonlijk beginnen deze in de kaken. Zeer bedrieglijk is – zoals bleek bij een van onze patiënten – dat dit met slikpijn en trismus gepaard kan gaan, waardoor het beeld van een beginnende peritonsillitis kan worden gesuggereerd. Bovendien stond in de brief van de eerstehulppost over deze patiënt dat antitetanusserum was toegediend, een opdracht die echter niet was uitgevoerd. De diagnose tetanus werd voor de huisarts duidelijk door het optreden van een krampachtig samentrekken van de wangspieren, resulterend in de uit leerboeken bekende 'sardonische lach'. De betrokken patiënt is aan de ziekte gestorven.

Tetanus is een afschuwelijke ziekte omdat het bewustzijn bij de zich uitbreidende krampen helder blijft. Gelukkig kan curare de krampen verhelpen. Tetanus kan optreden na iedere verwonding, ook na minimale. De kans hierop is groter wanneer er sprake is van verontreiniging en necrose. Preventie is in principe zeer goed mogelijk (zie tabel 2.7.1). Dit veronderstelt een systematisch beleid in dit opzicht bij alle verwondingen, ook de kleinste. Men moet zich evenwel realiseren dat juist hiervan slechts een fractie onder de ogen van de huisarts komt.

Bij een basisimmuniteit door volledige vaccinatie en de laatste injectie minder dan tien jaar geleden, is bij verwondingen geen hervaccinatie nodig. Indien de laatste injectie meer dan tien jaar geleden is, wordt eenmalig tetanusvaccin toegediend. Indien niet volledig gevaccineerd, wordt (humaan) antitetanusserum gegeven en de resterende injecties tetanusvaccin. Wie nooit werd gevaccineerd ontvangt (humaan) antitetanusserum en de gehele vaccinatie (0, 1 en 6 maanden).

Tabel 2.7.1 Beleid ten aanzien van tetanusvaccinatie.

Vaccinatiestatus	Menselijk antitetanus-immunoglobuline	Tetanustoxoïd-vaccinatie
nooit gevaccineerd	ja	volledig entschema (0, 1, 6 maanden)
onvolledig gevaccineerd	ja	aanvullen wat ontbreekt
volledig, >10 jaar geleden	nee	1×
volledig, <10 jaar geleden	nee	nee

Poliomyelitis anterior acuta

De term kinderverlamming duidt erop dat dit vroeger vooral een ziekte van kinderen was. Dit kwam omdat het virus (waarvan drie typen bestaan) zo sterk in de bevolking circuleerde dat vrijwel iedereen er reeds in zijn jeugd mee in aanraking kwam. Slechts een fractie van deze besmettingen leidde tot paralytische verschijnselen. De duur van de besmettelijkheid is niet goed bekend. Het virus wordt in de feces tot zes weken na het begin van de symptomen uitgescheiden. Het is de vraag of polio een kinderziekte zal blijven, omdat door vaccinatie de circulatie van dit enterovirus in de bevolking sterk is afgenomen.

Na een, soms febriele, prodromale fase met verschijnselen van een infectie van de bovenste luchtwegen, ontstaan koorts, hoofdpijn, braken en tekenen van meningeale prikkeling. In veel gevallen blijft het hierbij, maar bij sommigen volgen slappe verlammingen met afwezige reflexen. Deze verlammingen kunnen zich in de loop van dagen uitbreiden. De benen zijn vaker aangetast dan de armen. Ook de hersenstam kan worden getroffen. Verlamming van de ademhalingsspieren is de ernstigste complicatie. Na het dalen van de koorts kan een langzame verbetering van de verlamde spieren beginnen. Restverschijnselen kenmerken een onvolledig herstel. Een causale behandeling is (nog) niet mogelijk. Paralytische patiënten worden vrijwel altijd opgenomen in het ziekenhuis.

Belangrijk voor de huisarts is te weten dat de dreiging van een epidemie in principe kan worden afgewend door alle contactpersonen onmiddellijk met levend virus te vaccineren door middel van een bedruppeld suikerklontje. Dit geeft reeds immuniteit na ongeveer één week.

Verder zijn voor de huisarts de resthandicaps van de herstelde poliopatiënt van grote en helaas meestal blijvende betekenis. In 2006 bevinden zich in de vier CMR-praktijken zeven van dergelijke patiënten, vijf mannen en twee vrouwen.

2.8 GASTRO-ENTERITIS

Ziektebeeld

Het gaat hier om een acute aandoening gekenmerkt door de trias diarree (ca. 100%), braken (ca. 50%) en buikpijn (ca. 25%). Koorts ontbreekt meestal. Diarree is een vrijwel obligaat symptoom voor de diagnose gastro-enteritis. Een ongewoon frequente en soms waterdunne ontlasting bezorgt de patiënt veel hinder. Borrelingen in de buik en een krampachtige aandrang nopen, vaak met korte tussenpozen, tot herhaald toiletbezoek. Ook bijkomende klachten zoals misselijkheid, intermitterende buikkrampen en een gevoel van slapte dragen bij tot het ongemak. Plastische uitdrukkingen zoals 'spuitluiers' en 'aan de dunne zijn' karakteriseren het beeld in Nederland vriendelijker dan de met dreiging omgeven 'Rangoon belly' voor in Birma, en 'Montezuma's revenge' voor in Mexico ontstane diarree. Bij ons spreekt men dikwijls van 'buikgriep' en soms van 'reizigersdiarree' omdat gastro-enteritis vaak voorkomt bij mensen die andere landen bezoeken. Mondiaal gezien veroorzaakt diarree een enorme, in principe te voorkomen kindersterfte.

Zeker in Nederland is het voor een volwassene minder ernstig om diarree te hebben dan voor een baby. Voor deze kleintjes kan een periode van 24 of 48 uur diarree een sterk verstoorde vochtbalans tot gevolg hebben. Ook bij de bejaarde patiënt kan een ogenschijnlijk banale diarree in korte tijd nare consequenties hebben. Het ziektebeeld van de gastro-enteritis kan door micro-organismen zoals virussen, bacteriën en protozoa worden verwekt, zoals rota- en parvovirus, *Campylobacter* en *Giardia lamblia*. Deze laatste is nogal eens de boosdoener bij kleuterdiarree. Bij reizigers uit de (sub)tropen is te denken aan een infectie door enterotoxinenproducerende stammen van *Escherichia coli*, aan *Giardia lamblia* of aan een amoeben- of andere vorm van dysenterie.

Meestal kent de huisarts de veroorzaker niet. Alleen als de anamnese, het klinisch beeld of de duur van de diarree anders zijn dan verwacht, en wanneer besmetting gezien het beroep van de patiënt (cafetariahouder, kok of slager) ernstige gevolgen kan hebben voor anderen, zal de huisarts na een adequaat lichamelijk onderzoek besluiten tot het kweken van ontlasting. Illustratief voor de uitzonderlijkheid van dit laatste is het gegeven uit de CMR-registratie dat gemiddeld in slechts enkele procenten van de gevallen laboratoriumonderzoek werd aangevraagd. Mede daarom werd in de periode 1985-2006 in de vier praktijken tezamen slechts bij 28 patiënten salmonellose gevonden en bij 17 dysenterie. Deze aantallen staan in schril contrast met het grofweg tweemaal per week stellen van de diagnose gastro-enteritis.

Het is voor de huisarts dan ook belangrijk om alert te blijven op andere oorzaken dan enterale infecties als verklaring voor de diarree. Zo kunnen de klachten symptomen zijn van een niet-infectieuze darmziekte, kan bij zuigelingen otitis media als verklaring worden gevonden, of, minder onschuldig, meningitis of andere infectie. Zeker bij kleine kinderen met diarree zijn niet-enterale infecties geen uitzondering. Bovendien moet de huisarts bij kleine kinderen met buikkrampen en eventueel bloedig-slijmerige ontlasting ook denken aan de mogelijkheid van invaginatie. Bij oudere mensen, vooral patiënten die bedlegerig zijn, dient hij verdacht te zijn op verstopping van het rectum met harde, ingedroogde scybala, waarlangs alleen dunne feces kunnen passeren. Dit geeft aanleiding tot paradoxe diarree. Dit komt bepaald niet zelden voor, en noodzaakt tot digitale uitruiming. Verder kan appendicitis een enkele keer aanleiding geven tot differentieeldiagnostische moeilijkheden. Bij gastro-enteritis acuta ontbreken echter altijd peritoneale prikkelingsverschijnselen en is de buikpijn in de regel ook niet rechts onder gelokaliseerd. Leukocytose daarentegen wijst in de richting van appendicitis.

Epidemiologische gegevens

Typerend voor gastro-enteritis acuta is het optreden in lokale (gezins)epidemietjes. Het is altijd de moeite waard om te vragen naar analoge klachten in de naaste omgeving, omdat dit de diagnose kan ondersteunen bij twijfel of bij incomplete symptomatologie, zoals alleen intermitterende buikpijn of braken. Dikwijls wor-

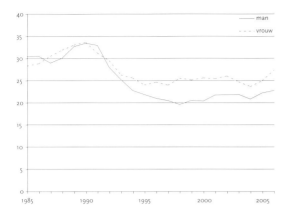

Figuur 2.8.1 Nieuwe gevallen van gastro-enteritis per 1000 patiëntjaren gestandaardiseerd voor leeftijd. Trend over jaren (CMR 1985-2006).

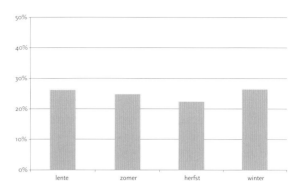

Figuur 2.8.3 Nieuwe gevallen van gastro-enteritis in procenten van de totale incidentie. Verdeling naar seizoen (CMR 1985-2006).

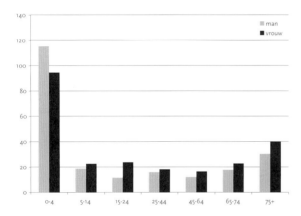

Figuur 2.8.2 Nieuwe gevallen van gastro-enteritis per 1000 patiëntjaren. Verdeling naar leeftijd en geslacht (CMR 2002-2006).

den diverse leden van een huishouding tegelijk of kort na elkaar getroffen. De besmetting vindt in de regel plaats door oraal-fecaal contact. Bij explosies in gezelschappen die enkele uren tevoren een gemeenschappelijke maaltijd hebben gebruikt, moet men eerder denken aan voedselvergiftiging bijvoorbeeld door stafylokokken.

Gastro-enteritis speelt zich meestal af in korte episoden van enkele dagen. Lang niet altijd zal de huisarts om hulp worden gevraagd. Niettemin behoorde deze diagnose tot de tien meest gestelde in de CMR, al is de aandoening door de jaren heen geleidelijk aan wat minder vaak gezien en bedragen de incidentiecijfers de laatste tien jaar gemiddeld 22 per 1000 mannen per jaar en 25 per 1000 vrouwen per jaar (figuur 2.8.1). Met name voor zuigelingen en peuters werd relatief vaak advies gevraagd, op jaarbasis voor bijna 10% van de 0-4-jarigen (figuur 2.8.2).

De frequentie van voorkomen van gastro-enteritis was voor mannen en vrouwen ongeveer gelijk. In seizoen en sociale laag werd enige variatie gevonden. De voorheen duidelijke voorkeur van vóórkomen in de zomer ('zomerdiarree') is in de registratie van de laatste jaren niet zo goed meer terug te vinden (figuur 2.8.3). In de lagere sociale bevolkingsgroepen werd de diagnose wat vaker gesteld dan in de hogere sociale lagen.

Beloop en interventie

Men mag ervan uitgaan dat bij een adequate inname van uitsluitend vocht, glucose en elektrolyten de diarree binnen enkele dagen sterk verminderd is. Het is een uitdaging om consequent aan patiënten uit te leggen wat een adequate inname van water, suiker en zout betekent en om hen ervan te overtuigen dat een dergelijk regime het enige is wat hoeft te gebeuren, een taak die de praktijkassistente meestal uitstekend kan verzorgen.

Voor het borstkind volstaat het alleen de eventuele bijvoeding te stoppen. Extra vocht en zout kunnen gewenst zijn. Bij kunstvoeding gebruikte men voorheen een aangepast schema, eventueel op schrift meegegeven. Men gaf één dag uitsluitend ORS (oral rehydration solution, eventueel zelf te maken door in 1 liter water 3 eetlepels suiker en 1 afgestreken theelepel zout op te lossen), gevolgd door een steeds minder verdunde normale melkvoeding. Momenteel is het gebruik de kunstvoeding volgens normaal schema door te geven en ORS toe te voegen. Bij volwassenen met gastro-enteritis kan men volstaan met het advies te eten wat men goed verdraagt; strikte dieetmaatregelen zijn niet nodig.

Bij zuigelingen met gastro-enteritis is de signalering van eventuele dehydratie van groot belang. Men instrueert de ouders of verzorgers daarom om contact op te nemen als zij bij dehydratie passende verschijnselen constateren zoals droogheid van het mondslijmvlies, huilen zonder tranen te produceren en uitblijven van natte luiers. Het is vervelend om pas weer geroepen te worden als een dehydratie ver is voortgeschreden. Indien gevoelens van bezorgdheid een rol spelen is het verstandig het kind binnen 24 uur opnieuw te zien. Hetzelfde geldt als getwijfeld kan worden aan de observatie- en zorgcapaciteiten van het huiselijk milieu. Ook bij bejaarden, die bij een fikse diarree snel kunnen dehydreren, kan zo'n gedragslijn op zijn plaats zijn. Vaak is in eerste instantie nog niet duidelijk waarom er diarree is en hoe zwaar daaraan getild moet worden. Een dag later is de situatie een heel stuk opgeklaard of heeft het ziektebeeld zich duidelijker ontwikkeld.

Ongetwijfeld lukt het niet in alle gevallen een goed resultaat te bereiken uitsluitend op grond van advies. Een enkele keer zullen stoppende middelen nodig zijn. Bij hevig braken kan een zetpil met anti-emetische werking het vochtverlies helpen beperken. Antibiotica hebben daarentegen geen plaats in de behandeling, tenzij bij sommige bacteriële of parasitaire infecties. Een salmonellose is geen indicatie voor antibioticagebruik.

Een gangbaar probleem bij gastro-enteritis is de anorexie en slapte in de reconvalescentie. De huisarts dient hierop bedacht te zijn om onnodige ongerustheid en ongewenst opdringen van voedsel te voorkomen. Soms wordt melk in de reconvalescentie slecht verdragen. Na een hevige gastro-enteritis kan er namelijk een tijdelijke lactose-intolerantie bestaan.

Prognose en preventie

De prognose van een banale gastro-enteritis is praktisch altijd gunstig. Opsporing van het pathogene agens kan zinvol zijn wanneer bijzondere omstandigheden of verschijnselen daartoe nopen. Overleg met de regionale geneeskundig inspecteur van de volksgezondheid is nodig om over te kunnen gaan tot bron- en contactonderzoek.

Er bestaat een meldingsplicht voor infecties door *Salmonella typhi* (febris typhoidea), *Salmonella paratyphi* (paratyfus), *Shigella* (dysenterie) en de overige salmonellosen indien patiënten werkzaam zijn in de levensmiddelensector of in de horeca, indien zij beroepsmatig belast zijn met de behandeling, de verzorging of de verpleging van mensen, en indien de huisarts het beeld aantreft bij twee of meer personen binnen een tijdvak van 24 uur die hetzelfde gegeten of gedronken hebben. Aangifteformulieren moeten opgestuurd worden naar de regionale geneeskundig inspecteur van de volksgezondheid.

Reizigers naar ontwikkelingslanden komen vaak de huisarts om geneesmiddelen tegen diarree vragen. Profylactische middelen worden eigenlijk nooit gegeven, wel vaak een recept voor diarreestoppende middelen zoals loperamide. Het is verstandig om in elk geval algemene preventieve adviezen te geven: alleen warme maaltijden (heet opgediend), geen ijs, geen kraanwater, alleen gekookt water of koolzuurhoudend water uit flessen.

Profiel

Een alledaagse besmettelijke maag-darmaandoening, die vaker in de zomer wordt gediagnosticeerd en vooral voorkomt bij kleine kinderen. Met name bij zuigelingen is grote aandacht gewenst voor zorgvuldige toepassing van dieetmaatregelen die zijn gericht op handhaving van de vochtbalans.

2.9 HERPES-SIMPLEX-AANDOENINGEN

Ziektebeeld

Herpesinfecties zijn hardnekkig, niet zozeer omdat de uiterlijke verschijnselen niet verdwijnen, maar omdat het virus steeds weer actief kan worden. Herpes-simplex-virussen 'sluimeren' na een primo-infectie in hun verblijfplaats in het zenuwstelsel, de ganglia, en kunnen door vaak onbekende oorzaken recidiefinfecties geven met verschijnselen in het bij het desbetreffende ganglion passende dermatoom. De primaire infectie is gewoonlijk een stomatitis op kinderleeftijd. Meestal wordt dit niet onder de aandacht van de huisarts gebracht vanwege het self-limiting karakter bij afwezigheid van algemene ziekteverschijnselen. Soms kan een kind echter flink ziek zijn door deze gingivostomatitis en een beklagenswaardige indruk maken, omdat het vanwege de hevige slikpijn niets wil gebruiken en zelfs alle speeksel uit de mond laat lopen. Men kan dit ziektebeeld herkennen door de kleine ulcera (resten van blaasjes) aan de rand van grote geconfluëerde zweren op tong, tandvlees of mondslijmvlies. De primo-infectie doet zich daar voor waar het eerste contact plaatsvindt, een enkele keer als pijnlijke keratoconjunctivitis of als (blaasjes)paronychia, met name bij verpleegkundigen en kinderverzorgers.

Kenmerkend zijn de recidiefinfecties van herpes simplex in de vorm van kleine gegroepeerde blaasjes aan de lip (herpes labialis). Vanwege het herhaaldelijk optreden van deze aandoening in koortsperioden of bij de menstruatie kwam men tot bekende benamingen zoals koortslip, koortsblaasjes, koortsuitslag en menstruatieblaasjes. Vaak voelt de patiënt het opnieuw optreden van een 'koortslip' aankomen. Na een branderig, jeukend of pijnlijk gevoel in de lip verschijnen er papeltjes die in korte tijd overgaan in met helder vocht gevulde blaasjes. Analoog aan het proces bij waterpokken drogen deze in of barsten open, en er vormen zich korsten.

Een andere vorm van een herpes-simplex-infectie is de herpes genitalis, die als seksueel overdraagbare aandoening zich vooral in de leeftijdsgroep van 20-30 jaar manifesteert. De patiënt klaagt vooral over pijn en toont aan penis, of labia en vagina soms overvloedig en onmiskenbaar, soms in kleine getale en pas na grondige inspectie zichtbaar, de typische herpeslaesies in verschillende stadia (erytheem, vesiculae, crustae). Er kunnen tevens klachten zijn van dyspareunie, fluor vaginalis of urethrale afscheiding. In ernstige vorm komt het beeld vrijwel alleen voor na een eerste acquisitie van de infectie. Bij de voor herpes zo kenmerkende recidieven verlopen klachten en klinisch beeld veel milder en zijn de laesies soms maar met moeite te vinden.

Er zijn twee typen herpes-simplex-virus (humaan herpesvirus type 1 en 2). Zij hebben verschillende antigene eigenschappen die waarschijnlijk verantwoordelijk zijn voor de lokalisatievoorkeur bij overigens vrijwel gelijk gedrag. Herpes simplex type 1 manifesteert zich bij voorkeur aan de lippen, type 2 in ongeveer driekwart van de gevallen aan de genitalia, in een kwart van de gevallen ook aan de lippen. Het herpes-simplex-virus komt alom voor. De patiënt raakt besmet door contact met geïnfecteerde laesies of met secretieproducten zoals bij oraal, genitaal of orogenitaal contact. Ook dragers (besmet maar geen klinische symptomen) kunnen het virus periodiek uitscheiden. Lang niet altijd leiden besmetting en infectie tot klinisch manifeste verschijnselen, met name niet bij de, naar wordt aangenomen, frequente eerste infecties op de kinderleeftijd. De frequentie, het aantal en de uitgebreidheid van de recidiefinfecties verschillen van persoon tot persoon. Sommigen hebben hiervan levenslang intermitterend last.

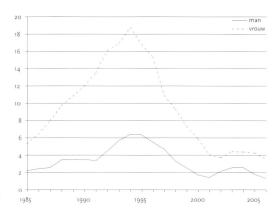

Figuur 2.9.1 Nieuwe gevallen van herpes-simplex-aandoeningen per 1000 patiëntjaren gestandaardiseerd voor leeftijd. Trend over jaren (CMR 1985-2006).

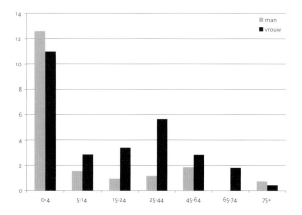

Figuur 2.9.2 Nieuwe gevallen van herpes-simplex-aandoeningen per 1000 patiëntjaren. Verdeling naar leeftijd en geslacht (CMR 2002-2006).

Epidemiologische gegevens

In de jaren negentig van de twintigste eeuw steeg in de CMR de incidentie van herpes labialis. Bij vrouwen steeg de incidentie zelfs tot het drievoudige, en keerde daarna weer op het oude niveau terug (figuur 2.9.1). Deze stijging hangt naar alle waarschijnlijkheid samen met de introductie en bekendheid van bepaalde antivirale middelen die ter bestrijding van deze aandoening werden gepropageerd. De daling na 1994 heeft dan te maken met het vrij op de markt verkrijgbaar worden van diezelfde antivirale middelen. De incidentie van herpes labialis is in alle leeftijdsgroepen voor vrouwen hoger dan voor mannen met uitzondering bij de allerkleinsten (figuur 2.9.2).

De incidentie voor herpes genitalis bedroeg ge-

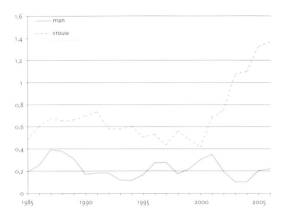

Figuur 2.9.3 Nieuwe gevallen van herpes-genitalis-aandoeningen per 1000 patiëntjaren gestandaardiseerd voor leeftijd. Trend over jaren (CMR 1985-2006).

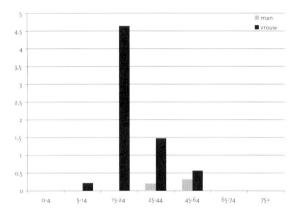

Figuur 2.9.4 Nieuwe gevallen van herpes-genitalis-aandoeningen per 1000 patiëntjaren. Verdeling naar leeftijd en geslacht (CMR 2002-2006).

middeld 0,2 per 1000 mannen en tot het jaar 2000 ongeveer 0,6 per 1000 vrouwen per jaar. Na 2000 is de incidentie bij vrouwen ruimschoots verdubbeld tot 1,3 per 1000 vrouwen per jaar (figuur 2.9.3). De aandoening treft vooral de leeftijdsgroep 15-24 jaar. In die leeftijdsgroep bedroeg de incidentie 4 vrouwen per 1000 per jaar (figuur 2.9.4).

Beloop en interventie

In ongecompliceerde gevallen blijven de erupties van herpes ongeveer een week manifest. Dan verdwijnen de verschijnselen spontaan. Een primaire infectie van herpes genitalis kan vooral bij vrouwen zeer pijnlijk zijn.

Therapie van een koortslip is in het algemeen niet nodig. Afdekken met een indifferente zalf kan als verzachtend worden ervaren. Aciclovir lokaal toegediend voordat de laesies zichtbaar zijn door patiënten die de prodromale sensaties (tintelingen of prikkelingen op plaats van voorgaande recidieven) herkennen en vroegtijdig waarnemen, heeft een beperkend effect op de uitscheiding van het virus, maar heeft weinig invloed op de omvang en duur van de koortslip. Er is geen plaats voor orale toediening van aciclovir voor deze indicatie, behalve in uitzonderingsgevallen. Het gaat dan om profylactische behandeling bij patiënten met frequente recidieven die een bijzondere reden hebben, zoals een bruiloft of wintersport. Bij baby's of jonge kinderen met een gingivostomatitis kan penselen met lidocaïne en het vermijden van prikkelende zure dranken nodig zijn. Behandeling van recidieven beïnvloedt de ernst, niet de duur van de aandoening. Een primaire infectie van herpes genitalis geeft na behandeling met aciclovir minder ernstige en minder langdurig klachten indien binnen 48 uur na begin van de symptomen met de behandeling wordt gestart; alleen een orale behandeling is effectief. Het profylactisch gebruik van aciclovir oraal door patiënten met een frequent recidiverende herpes genitalis doet het aantal recidieven afnemen.

Normaal gesproken zijn herpes-simplex-aandoeningen, voor zover gepresenteerd, ziekten waarbij de huisarts het beleid geheel in eigen hand houdt. In ongeveer 1,5% van de gevallen werd door de CMR-artsen een patiënt voor deze aandoening verwezen naar een medisch specialist. Moeilijker behandelbaar is het eczema herpeticum, waarbij de herpesinfectie secundair op een bestaand (constitutioneel) eczeem optreedt. De eczeemplekken raken bedekt met vesikels die bij doorbreken een 'bedauwde' huid achterlaten. Vaak is er koorts en algemeen ziekzijn.

Van veel belang is de herkenning van een herpesinfectie (bijna steeds type 1) van de cornea. Eraan denken is het belangrijkste. De diagnose is met een fluoresceïnekleuring (of Bengaals rood) in de huisartspraktijk te stellen. Men vindt een ulcus dikwijls met typische boomvormige vertakkingen in de cornea, het zogenoemde dendritische ulcus (andere vormen van het cornea-ulcus sluiten herpes niet uit!). Op dit ulcus moet men ook bedacht zijn bij een herpesinfectie bij kinderen.

Zeer uitgebreide herpesinfecties komen voor bij patiënten met afweerstoornissen. Voor deze patiënten is het (specialistisch) gebruik van virusstatica zoals aciclovir profylactisch en therapeutisch geïndiceerd.

Gevreesd ten slotte is ook de herpes neonatorum, maar gelukkig is deze uitermate zeldzaam (enkele gevallen per jaar in Nederland).

Prognose en preventie
Preventie tegen herpes neonatorum door middel van een sectio caesarea wordt uitsluitend aanbevolen indien een primo-infectie van herpes genitalis zich vlak voor de bevalling bij de aanstaande moeder manifesteert. Voor volwassenen is preventie tegen herpes praktisch alleen mogelijk bij herpes genitalis door het gebruik van condooms.

Er is naar alle waarschijnlijkheid geen relatie tussen herpes genitalis en cervixcarcinoom.

Profiel
Kenmerkend voor herpesinfecties zijn de recidieven na een, in de tijd soms ver teruggelegen, primo-infectie. De koortslip en de genitale herpes zijn de belangrijkste uitingen van de twee typen herpes-simplex-virus. Beide ziektebeelden worden vooral bij jongvolwassenen geregistreerd. De klachten gaan zonder behandeling over.

2.10 VARICELLA

Ziektebeeld
De Nederlandse term 'waterpokken' geeft een beeldende omschrijving, omdat de blaasjes er aanvankelijk uitzien als druppels helder water op de huid. Merkwaardigerwijs heet deze ziekte in het Engels 'chickenpox' en in het Duits 'Windpocken'.

Waterpokken worden veroorzaakt door het varicella-zoster-virus, dat behoort tot de herpesvirussen. Kinderen zijn er in de regel niet of nauwelijks ziek bij. Volwassenen kunnen er wel flink ziek van zijn.

Het ziektebeeld begint met de verschijning van kleine rode vlekjes, meestal het eerst op de romp en spoedig daarna op hoofd, nek en extremiteiten. De vlekjes (maculae) gaan in enkele uren over tot papulae, op de top waarvan zich een klein hard aanvoelend uniloculair blaasje (vesicula) ontwikkelt. Deze blaasjes worden spoedig troebel en breken door en/of drogen in tot korstjes. Kenmerkend en pathognomonisch voor waterpokken is dat na enkele dagen op de romp een bonte mengeling bestaat van deze stadia naast elkaar: maculae, papulae, vesiculae en crustae. Zeer karakteristiek is het aantreffen van kleine blaasjes tussen de hoofdharen. Blaasjes op de huid met een rode hof kunnen ook wel eens worden aangetroffen bij strophulus infantum, bij insectenbeten en bij herpes simplex. Dit geeft echter zelden differentieeldiagnostische problemen. De korstjes vallen in ongeveer een week af en laten slechts een litteken achter wanneer ze ongewoon groot en diep zijn. Bij beschadiging door scherp krabben en bij secundaire infectie is de kans op littekens groter. Het al of niet jeuk hebben wisselt van patiënt tot patiënt. De uitslag kan zeer spaarzaam, maar ook zeer dicht verbreid zijn. Een toename van dichtheid gaat samen met meer koorts en stoornissen van de algemene toestand. De blaasjes komen ook voor op de slijmvliezen van mondholte, vulva en penis, maar omdat zij spoedig stukgaan, openbaren zij zich daar als kleine zweertjes met een rode hof.

Epidemiologische gegevens
Waterpokken is een typische kinderziekte. Met onregelmatige intervallen traden lokale epidemieën op. Dit houdt in dat per jaar per praktijk duidelijke verschillen voorkwamen, variërend van minder dan 1 tot 8 per 1000 patiënten per jaar. Gemiddeld over de vier praktijken samen was er enige schommeling in het aantal nieuwe gevallen over de jaren (figuur 2.10.1). Deze ziekte kan als endemisch worden beschouwd.

Bijna ieder kind krijgt waterpokken, maar vaak wordt geen medische hulp ingeroepen. De incidentie was het hoogst bij 0-4-jarigen, voor jongens en meisjes vrijwel gelijk, en bedroeg in die leeftijdscategorie ongeveer 35‰ per jaar (figuur 2.10.2). Bij volwassenen kwam waterpokken slechts zelden voor.

Wat de invloed van het seizoen betreft, werd de diagnose vooral in de herfst minder vaak gesteld dan in

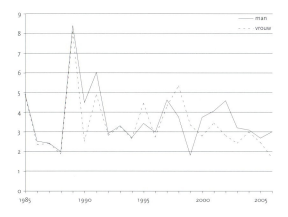

Figuur 2.10.1 Nieuwe gevallen van waterpokken per 1000 patiëntjaren gestandaardiseerd voor leeftijd. Trend over jaren (geen voortschrijdende gemiddelden) (CMR 1985-2006).

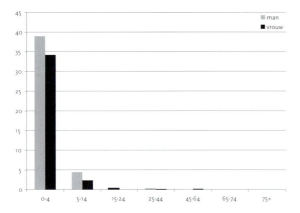

Figuur 2.10.2 Nieuwe gevallen van waterpokken per 1000 patiëntjaren. Verdeling naar leeftijd en geslacht (CMR 2002-2006).

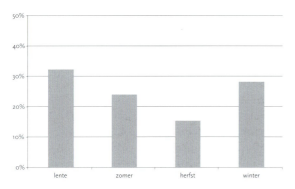

Figuur 2.10.3 Nieuwe gevallen van waterpokken in procenten van de totale incidentie. Verdeling naar seizoen (CMR 1985-2006).

de overige jaargetijden (figuur 2.10.3). In de hoge sociale laag werd de ziekte minder vaak geregistreerd dan in de lagere sociale lagen.

Beloop en interventie
Waterpokken is voor kinderen vrijwel altijd een onschuldige ziekte waarvoor geen medische interventie nodig is. Bij sterke jeuk helpt mentholstrooipoeder of is een uitwendig schudmengsel meestal voldoende om te veel krabben te voorkomen.

Het varicella-zoster-virus is in de zwangerschap niet onschuldig: het passeert de placentabarrière en kan in het eerste trimester leiden tot foetopathie. Primo-infectie van de moeder in het kraambed betekent dat de pasgeborene geen afweerstoffen heeft, reden om passieve immunisatie met gammaglobuline te geven.

Postinfectieuze encefalitis komt zelden voor en betreft meestal een goedaardige vorm met cerebellaire aantasting, leidend tot voorbijgaande ataxie, verstoring van de coördinatie en intentietremor. Een meningo-encefalitis zoals na mazelen is zeer zeldzaam. Bij ernstige gevallen van waterpokken kan soms een pneumonie optreden, vooral bij volwassenen.

Patiënten die langdurig behandeld worden met corticosteroïden of met immunosuppressiva, in het bijzonder bij leukemie, kunnen een zeer ernstige of zelfs fatale vorm van waterpokken krijgen. Dit geldt ook voor patiënten met verminderde afweer (bijvoorbeeld door aids).

Bij waterpokkenpneumonie en bij patiënten met sterk verminderde weerstand is behandeling met antivirale middelen zoals aciclovir zinvol. Profylaxe bij bijzonder bedreigden door middel van gammaglobuline is mogelijk, eventueel zelfs met gammaglobuline afkomstig van volwassenen die pas herpes zoster hebben doorgemaakt.

Prognose en preventie
Waterpokken zijn vooral in het beginstadium besmettelijk. Deze besmettelijkheid duurt van één à twee dagen voor het optreden van de rode vlekjes tot, bij gezonden, een dag of vijf na het optreden van de eerste vesikels. De overdracht gaat in de regel aerogeen via druppelinfectie, maar kan ook plaatsvinden via contact met de huid of via besmette voorwerpen. De incubatietijd bedraagt twee tot drie weken. Isolatie van de patiënt binnen het gezin en thuishouden van school zijn ineffectief en niet nodig.

Het waterpokkenvirus kan zich permanent handhaven in de sensibele zenuwen en wortelganglia. Reactivering van deze latente infectie leidt tot herpes zoster van de desbetreffende huidzone (zie paragraaf 2.11). Deze eruptie is besmettelijk en kan leiden tot waterpokken bij daarvoor vatbare contactpersonen. Herpes zoster treedt omgekeerd zelden of nooit op als gevolg van contact met waterpokken.

Profiel
Een frequent voorkomende, voor gezonden onschuldige kinderziekte, gekenmerkt door huidvesikels die spoedig indrogen tot korstjes.

2.11 HERPES ZOSTER

Ziektebeeld
In het Grieks is 'zostèr' de wapengordel van de man, en 'zonè' de siergordel om het middel van de vrouw. Deze

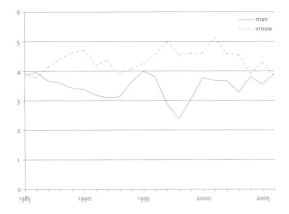

Figuur 2.11.1 Nieuwe gevallen van herpes zoster per 1000 patiëntjaren gestandaardiseerd voor leeftijd. Trend over jaren (CMR 1985-2006).

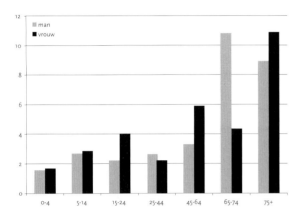

Figuur 2.11.2 Nieuwe gevallen van herpes zoster per 1000 patiëntjaren. Verdeling naar leeftijd en geslacht (CMR 2002-2006).

termen verwijzen in het medisch jargon naar het goed afgegrensde, vaak bandvormig en unilateraal voorkomen van typische herpeslaesies op het lichaam. Het Nederlandse woord 'gordelroos', het Engelse 'shingles' en de Franse term 'zona' geven dit treffend weer voor de meest voorkomende lokalisatie, namelijk een of enkele dermatomen op de romp.

De laesies worden vooral bij ouderen vaak voorafgegaan door enige dagen lokale pijn. In dit prodromale stadium zijn de differentieeldiagnostische mogelijkheden groot. Dit kan leiden tot achteraf onnodig onderzoek van bijvoorbeeld hart, longen of abdomen. Op het moment dat de eerste kleine groepjes papels en vesikels verschijnen, is de diagnose gemakkelijk te stellen. De besmettelijkheid duurt tot ongeveer een week na het verschijnen van de vesikels. Zoster wordt veroorzaakt door het waterpokkenvirus dat, vaak al sinds de kinderjaren, een 'sluimerend' bestaan leidt in de perifere sensibele ganglia. Gangbaar werd de theorie dat reactivatie van dit waterpokkenvirus geschiedde op grond van weerstandsvermindering. Aangezien weerstandsvermindering zich behalve als veelvoorkomend tijdelijk verschijnsel zonder veel consequenties, ook voordoet bij ernstige ziekten, werd en wordt het optreden van een herpes zoster wel geduid als een potentieel slecht voorteken. Zowel de praktijk als wetenschappelijk onderzoek leren evenwel dat er in het algemeen geen onderliggende aandoening kan worden vastgesteld. Een uitzondering op deze regel vormen patiënten met afweerstoornissen.

Epidemiologische gegevens

De frequentie van voorkomen van herpes zoster toont in de CMR een stabiel patroon van ongeveer 4 nieuwe gevallen per 1000 patiënten per jaar, waarbij vrouwen gemiddeld een iets hogere incidentie vertonen dan mannen (figuur 2.11.1).

Op oudere leeftijd werd herpes zoster vaker gezien (figuur 2.11.2).

Jaargetijden en sociale laag hadden weinig invloed op de incidentie.

Beloop en interventie

Herpes zoster geeft bij gezonde mensen gedurende hoogstens een week steeds nieuwe efflorescenties te midden van al oudere stadia van herpeslaesies. Daarna dooft de ziekte ook zonder therapeutische maatregelen uit. De korsten vallen na indroging vanzelf af en laten weinig littekens achter, tenzij de huid door hevig krabben diep is beschadigd. Lokale jeuk en pijn komen dikwijls voor. Deze verdwijnen meestal spoedig. In tegenstelling tot de andere herpesinfecties recidiveert herpes zoster praktisch nooit.

Een enkele keer kan jeuk en vooral pijn een ernstig en langdurig probleem zijn. Men ziet dit bijna alleen bij bejaarden. Pijnstilling kan nodig zijn, soms is amitriptyline een uitkomst. Bij patiënten met afweerstoornissen kan een herpes zoster een gecompliceerd en langdurig beloop hebben. Systemische behandeling met aciclovir is bij deze patiënten noodzakelijk.

Bij een herpes in het trigeminusgebied wordt gewaarschuwd voor oogcomplicaties (onder andere oogspierparesen, iridocyclitis, ulcus corneae) die in mogelijk zelfs een derde van de gevallen voorkomen. Met name wanneer de neuspunt herpeslaesies vertoont (een teken dat de n. nasociliaris meedoet), is er een kans op een oogaandoening. Meestal zijn herpetische aandoeningen van het oog een gevolg van een herpes-simplex-infectie, waarbij in tegenstelling tot de zoster-infectie wel blijvende corneaschade kan optreden.

Prognose en preventie

Waarschijnlijk daalt in de loop van jaren de immuniteit die, na een primo-infectie, voor het varicella-zoster-virus is opgebouwd. Het recidief in de vorm van een herpes zoster is te zien als een eenmalige booster voor de immuniteitsopbouw die vervolgens levenslang toereikend is. Preventie van een herpes zoster is dan ook niet zinvol. Wel kunnen personen die niet eerder met het waterpokkenvirus in aanraking kwamen, door de zosterpatiënt geïnfecteerd worden. Of deze voor contact met de zosterpatiënt behoed moeten worden, is individueel te bepalen. De waterpokken (en geen herpes zoster!) die zij na besmetting kunnen krijgen, vormen in principe voor gezonden geen probleem, voor mensen met een verminderde afweer evenwel mogelijk een bedreiging.

Profiel

Een eenmalige, meestal op oudere leeftijd optredende ziekte door gereactiveerd waterpokkenvirus, leidend tot een soms langdurig pijnlijk maar meestal binnen enkele weken vanzelf overgaand ziektebeeld van typische herpeslaesies.

2.12 MONONUCLEOSIS INFECTIOSA

Ziektebeeld

Een huisarts zal de mogelijkheid van mononucleosis moeten overwegen wanneer een patiënt langer dan een week over keelpijn klaagt, aanhoudend koorts heeft, bij onderzoek beslagen tonsillen toont en opgezette lymfklieren in de hals. De naam 'klierkoorts' (Engels: glandular fever) is toepasselijk. Soms wordt de diagnose duidelijk omdat de patiënt een 'rash' ontwikkelt op penicilline (met name ampicilline), die ten onrechte voor een als bacterieel geduide keelontsteking werd gegeven. Dergelijke rashes treden op bij ongeveer 80% van aldus behandelde mononucleosis-patiënten. Ook patiënten zelf overwegen soms de mogelijkheid van deze ziekte. De meestal jongvolwassene vraagt dan of bepaalde klachten kunnen passen bij de ziekte van Pfeiffer. Onder deze naam van een van de eerste beschrijvers is mononucleosis infectiosa bekend en in zekere zin zelfs berucht geworden. Deze slechte reputatie is gewoonlijk echter niet terecht. Het epstein-barr-virus dat de ziekte veroorzaakt, behoort tot de herpesvirussen, wordt tegenwoordig ook humaan herpesvirus 5 (HHV-5) genoemd, komt mondiaal voor en leidt met name bij kinderen in de meeste gevallen tot een weinig specifiek viraal beeld. Dat is dan ook de verklaring dat huisartsen deze ziekte op kinderleeftijd meestal niet herkennen, terwijl besmetting op latere leeftijd tot een meer karakteristiek beeld aanleiding kan geven. Er is koorts, in ongeveer de helft van de gevallen hepatosplenomegalie, soms icterus en oedemateus gezwollen oogleden. Het bloedbeeld toont soms tot 40% atypische lymfocyten. Gestoorde leverfuncties vindt men in vrijwel alle gevallen, maar de mate van stoornis is niet gerelateerd aan de ernst van de ziekte. Bepaling ervan heeft voor de prognose geen betekenis.

Bewijzend voor de diagnose is een positieve reactie van Paul-Bunnell, of de iets minder specifieke 'slide'-reactie die wel het voordeel heeft dat de huisarts deze in eigen beheer kan uitvoeren. In 90% van de gevallen zijn deze tests pas vanaf de tweede of derde ziekteweek positief. Indien de test dan negatief is, kan men een infectie met cytomegalievirus of *Toxoplasma* overwegen. In progressief verslechterende gevallen is te denken aan leukemie of een maligne systeemziekte.

Epidemiologische gegevens

Het aantal nieuwe gevallen van mononucleosis infectiosa bleef in de registratieperiode tamelijk constant, zonder duidelijke epidemische verheffingen, en bedroeg gemiddeld 1 per 1000 patiënten per jaar, voor mannen en vrouwen vrijwel gelijk (figuur 2.12.1). De ziekte trof vooral adolescenten (figuur 2.12.2).

Anders dan in de westerse wereld blijkt in derdewereldlanden reeds het merendeel van de 1-jarigen antistoffen te hebben tegen het epstein-barr-virus. In Engeland bijvoorbeeld hebben volgens een onderzoek aldaar 40% van de 5-jarigen en 90% van de 25-jarigen antistoffen tegen het epstein-barr-virus. Het optreden van de infectie wordt in de westerse samenleving als het ware uitgesteld tot de adolescentie.

Er werden geen opvallende variaties in de incidentie gevonden wat betreft seizoen en sociale laag.

Beloop en interventie

Porte d'entrée voor het epstein-barr-virus is gewoonlijk het slijmvlies van de mond-keelholte. Na aanvankelijke reproductie in daar gelegen B-lymfocyten leidt een viremie tot activiteit in lymfocytenrijke organen in

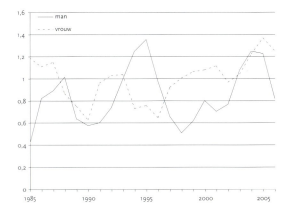

Figuur 2.12.1 *Nieuwe gevallen van mononucleosis infectiosa per 1000 patiëntjaren gestandaardiseerd voor leeftijd. Trend over jaren (CMR 1985-2006).*

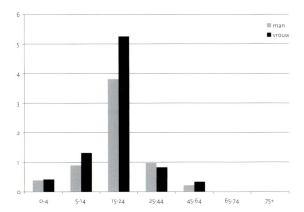

Figuur 2.12.2 *Nieuwe gevallen van mononucleosis infectiosa per 1000 patiëntjaren. Verdeling naar leeftijd en geslacht (CMR 2002-2006).*

heel het lichaam, met als gevolg vergroting van tonsillen, lymfklieren, lever en milt, en uitzwerming in het bloed van onrijpe of atypische lymfocyten. De incubatietijd bij dit proces is vier tot zes weken. Het virus wordt in wisselende mate tot meer dan een jaar na het optreden van het klinisch beeld in het speeksel uitgescheiden.

De meeste patiënten zijn binnen vier tot zes weken genezen. De huisarts wordt geraadpleegd als de klachten langer duren dan de één à twee weken die men van een gewone virale infectie gewend is. Het beloop is individueel te beoordelen, al mag in zijn algemeenheid gesteld worden dat na het wijken van de koorts hervatting van de dagelijkse activiteiten toegestaan c.q. te adviseren is. Incidenteel komt de huisarts patiënten tegen bij wie de reconvalescentie erg lang duurt. Bij patiënten die meer dan zes weken moe en avitaal blijven, moet men overwegen of niet andere factoren een rol spelen die met de trage genezing interveniëren.

De besmettelijkheid is relatief gering. Zelden treedt de ziekte op bij twee of meer leden van een gezin. Uitscheiding van het virus in het speeksel blijft soms levenslang aantoonbaar.

Therapeutisch kunnen de klachten symptomatisch worden bestreden.

Diverse complicaties zijn beschreven. De ernstige complicaties, zoals encefalomeningitis en miltruptuur, zijn zeldzaam.

Prognose en preventie

Mononucleosis infectiosa gedraagt zich in het algemeen als een normale virusziekte. De duur van de symptomen is echter vaak langer en de reconvalescentie gaat langzamer. Het doormaken van de infectie leidt tot levenslange immuniteit.

Het in epidemiologisch onderzoek gevonden verband tussen enerzijds een epstein-barr-infectie en anderzijds nasofaryngeaal carcinoom en burkitt-lymfoom, is nog onvoldoende verhelderd.

Preventie richt zich niet zozeer op bescherming tegen het oplopen van de ziekte als wel op het voorkomen van complicaties, bijvoorbeeld door het advies te geven niet deel te nemen aan contactsporten (preventie miltruptuur).

Profiel

Mononucleosis infectiosa is een virale infectie die vooral bij adolescenten en jongvolwassenen wordt vastgesteld en waarbij de diagnose, mits er eenmaal aan gedacht wordt, eenvoudig en snel is te bevestigen. Goede uitleg, met name over de mogelijk lange duur van de klachten, kan onnodige onrust voorkomen.

2.13 HEPATITIS

Ziektebeeld

Men onderscheidt hepatitis A (voorheen hepatitis infectiosa), B (voorheen serumhepatitis), C (voorheen non-A non-B), D (deltahepatitis) en E. Daarnaast kent men hepatitis door andere oorzaken, zoals infecties door cytomegalie- en epstein-barr-virus. Misschien moet ook de alcoholhepatitis genoemd worden, maar bij een voorheen gezonde patiënt met een gastro-enteritisbeeld, anorexie, malaiseklachten en een icterus, is toch vooral de vraag of, en zo ja welke, hepatitis in het spel is.

Hepatitis A verspreidt zich van mens tot mens door fecaal-oraal contact en via besmet drinkwater en voedsel. Er kunnen zich reeds gevallen van hepatitis A in de omgeving van de patiënt hebben voorgedaan. Soms is er verband te leggen met een recente reis naar een minder welvarend land. Ook een bij toeval gevonden bilirubine in de urine bij een patiënt met vage, algemene klachten kan de eerste aanwijzing vormen. Hepatitis B wordt overgedragen via bloed, semen, speeksel en vaginaal transsudaat. De ziekte komt vooral voor bij mensen die door hun leef- of werkomstandigheden kans op besmetting hebben: prostitué(e)s, mannelijke homoseksuelen met wisselende contacten, drugsgebruikers, patiënten die door een ziekte met bloed in contact komen (hemodialyse, hemofilie), werkers in de gezondheidszorg en in laboratoria, en partners van chronische dragers van het virus. Hepatitis C, ontdekt in 1989, komt voor na bloedtransfusies en na endoscopieën uitgevoerd voor 1992. Sinds 1991 wordt donorbloed getest op antistoffen tegen hepatitis C. Men hoopt zo de incidentie te doen dalen. Hepatitis D heeft waarschijnlijk dezelfde verspreidingsweg als hepatitis B. Hepatitis E lijkt klinisch op hepatitis A, de verspreiding vindt vooral plaats via besmet water en via de fecaal-orale route.

De incubatietijd van hepatitis A is ongeveer vier weken; van hepatitis B varieert deze van zes weken tot zes maanden; van hepatitis C is deze zes tot negen weken; bij D en E worden uiteenlopende getallen opgegeven. In alle gevallen verloopt de ziekte vaak subklinisch. Een manifest klinisch beeld is meestal minder ernstig en minder langdurig voor hepatitis A dan voor hepatitis B (de andere vormen buiten beschouwing latend). Bij kinderen is het beloop meestal lichter en vlotter dan bij volwassenen. De icterus die bij hepatitis A enkele dagen tot weken kan aanhouden, kan bij een hepatitis B weken tot maanden duren. Jeuk kan een hinderlijk en moeilijk te bestrijden verschijnsel zijn. Hepatitis B gaat soms gepaard met verspringende gewrichtsklachten of een huiduitslag. Bij lichamelijk onderzoek kan in beide gevallen een vergrote en soms gevoelige lever met een scherpe rand worden gevonden. De ontlasting is meestal ontkleurd en de urine donker.

Bij alle vormen van hepatitis kunnen forse leverfunctiestoornissen worden gevonden. De hoogte van de gevonden waarden correleert evenwel niet met de ernst van de aandoening. Wel kan men een eventueel herstel van de lever eraan aflezen. Voor het stellen van de diagnose is men op serologische bepalingen aangewezen.

Van de serologische reacties bij hepatitis A is een positieve IgM-reactie tezamen met een positieve IgG-reactie bewijzend voor een recente infectie. Een negatieve IgM-reactie bij een positieve IgG-reactie op hepatitis A wijst op een doorgemaakte infectie. IgG-antistoffen blijven in dat geval levenslang aantoonbaar. Zijn beide reacties negatief dan is er (nog) geen sprake van een hepatitis A. Bij nieuwe gevallen van geelzucht in het gezin van patiënt of bij kinderen op school, is herhaling van het serologisch onderzoek niet noodzakelijk.

Het serologisch onderzoek bij hepatitis B is ingewikkelder. De drie antigenen van het virus, HBsAg, HBcAg en HBeAg (waarbij HB staat voor hepatitis B en Ag voor antigeen), en hun respectieve antistoffen (anti-HBs, anti-HBc en anti-HBe) worden in het laboratorium bepaald. Het al dan niet (sterk) positief zijn van deze parameters in bepaalde combinaties geeft uitsluitsel over aard en fase van de ziekte en in het bijzonder over de besmettelijkheid ervan. Patiënten uit de genoemde risicogroepen hebben kans om drager van het hepatitis-B-virus te worden, een kans die bij sommige allochtone Nederlanders groot lijkt. Dragers blijven na het doormaken van de ziekte besmettelijk voor anderen. Dit leidt onder andere tot het vaccineren van baby's van ouders die drager van het hepatitis-B-virus zijn.

Normaal gesproken is de besmettelijkheid verdwenen wanneer het virus niet meer fecaal wordt uitgescheiden. Dat is bij hepatitis A ongeveer één week na het verschijnen van de geelzucht; voor hepatitis B wisselt dit sterk in de tijd. Hepatitis B treedt in elk geval pas op zijn vroegst op zes maanden na de (vermoedelijke) infectiedatum en is af te meten aan het aantoonbaar worden van het anti-HBs.

Voor hepatitis C, D en E zijn er specifieke serologische tests.

Epidemiologische gegevens

Hepatitis A kwam vroeger in epidemische verheffingen voor. De incidenties van hepatitis in de CMR lieten evenwel weinig wisselende en lage cijfers zien. In totaal werden in de periode 1985-2006 52 gevallen gediagnosticeerd, bijna twee derde daarvan bij mannen. Het betrof 24 maal hepatitis A, 9 maal hepatitis B, 7 maal een hepatitis-B-dragerschap, 3 maal hepatitis C en 9 maal een overige vorm van hepatitis.

De prevalentie van hepatitis B bedroeg in de periode 1985-2006 0,2 per 1000 mannen en 0,1 per 1000 vrouwen. Het gaat om mensen in de leeftijdsgroep 15-64 jaar. In meer verstedelijkte gebieden mag een hogere prevalentie worden verwacht.

Beloop en interventie

Hepatitis A en hepatitis E duren twee, vier, soms zelfs acht weken. Het beloop is bij volwassenen dikwijls langduriger dan bij kinderen. De patiënt voelt zich aanvankelijk futloos en blijft het liefst in bed. Een speciaal dieet is niet nodig, evenmin als een absoluut alcoholverbod. Hygiënische maatregelen zoals frequent handenwassen en apart linnengoed voor de patiënt komen eigenlijk altijd als mosterd na de maaltijd. De patiënt is al ongeveer twee weken vóór de klinische verschijnselen besmettelijk. Beëindigen van de bedrust kan patiënt zelf regelen op geleide van het verdwijnen van het ziektegevoel. Vanaf dat moment, maar op zijn vroegst een week na het ontstaan van de icterus, kan ook school of werk hervat worden.

Hepatitis B en de daarop lijkende hepatitis D hebben vaak hetzelfde klinisch beloop als hepatitis A, ondanks de zo verschillende besmettingswijze. De duur van de ziekte kan echter langer zijn en de ernst en hinder van de symptomen kunnen wisselen. Een zeldzaamheid is een acuut ernstig en dermate foudroyant beeld dat de dood volgt. In ongeveer 90% van de gevallen zijn na verloop van tijd geen HBs-antigenen (of delta-antigen) meer aantoonbaar. Pas dan (zeker voor hen die in de gezondheidszorg werken) kan er sprake zijn van werkhervatting. Wanneer ongeveer zes maanden na besmetting nog wel HBs-antigenen (of delta-antigen) aantoonbaar zijn, en/of de leverfunctie gestoord blijft, is patiënt een drager van het hepatitis-B- of -D-virus geworden. Bij een deel van deze dragers ontwikkelt zich een chronische hepatitis.

Bij hepatitis C geneest slechts een minderheid van de gevallen.

Prognose en preventie

De prognose voor hepatitis A en hepatitis E is praktisch altijd gunstig. Uitbreiding van het aantal gevallen in de omgeving kan worden beperkt door toediening van gammaglobuline (0,01 à 0,02 ml per kg lichaamsgewicht), bijvoorbeeld aan huisgenoten. Het ontstaan van immuniteit wordt hierdoor niet verhinderd, omdat meestal toch een subklinisch verlopende infectie optreedt.

Voor hepatitis B en hepatitis D is de prognose niet altijd gunstig. Ongeveer 5-10% van de patiënten met een chronische hepatitis geneest niet. De helft van deze patiënten ontwikkelt een levercirrose en ongeveer 10% een levercelcarcinoom.

Hepatitis C is zeer besmettelijk en prognostisch ongunstig. Bij ongeveer 80% van de besmetten ontstaat een chronische hepatitis en bij 20% op den duur levercirrose.

Belangrijke maatregelen ter preventie van hepatitis B, C en D zijn het dragen van handschoenen als er kans bestaat om met bloed van patiënten in aanraking te komen, sterilisatie van injectie- en infusiemateriaal en van chirurgische instrumenten, en de toepassing van condooms bij de coïtus. Preventie bij niet-gevaccineerden bestaat in toediening van (kostbaar) antihepatitis-B-immunoglobuline binnen 48 uur na mogelijke besmetting. Primaire preventie bij risicogroepen is mogelijk door vaccinatie. Sinds 2000 kunnen alle werknemers die risico lopen op besmetting met hepatitis B, zoals mensen werkzaam in de gezondheidszorg, zich laten vaccineren. Zwangeren worden systematisch gescreend op hepatitis B. Baby's van HBsAG-positieve ouders worden direct na de geboorte passief en actief gevaccineerd. Als de titer na vaccinatie >100 U/l is, bestaat er levenslang bescherming en is verdere controle niet nodig.

Profiel

Hepatitis A, B, C, D en E zijn virusinfecties met een geringe incidentie in de huisartspraktijk, die met gerichte laboratoriumdiagnostiek zijn vast te stellen en te volgen. Hepatitis A en E hebben praktisch altijd, hepatitis B en D meestal, C zelden een gunstige prognose. Een klein aantal hepatitis-B- en -D-patiënten en een groot deel van de hepatitis-C-patiënten wordt drager van het virus, kan een chronische hepatitis ontwikkelen en is dan besmettelijk voor anderen. Vaccinatie tegen hepatitis B is voor risicogroepen te adviseren.

2.14 SEKSUEEL OVERDRAAGBARE AANDOENINGEN (SOA)

De seksueel overdraagbare aandoeningen omvatten een ruimere groep infectieziekten dan de klassieke geslachtsziekten uit het verleden. Met de term soa is het accent verlegd naar de wijze van overdracht. Hierna komen na een aantal algemene aspecten urethritis bij de man, gonorroe, *Chlamydia trachomatis*, lues en hiv/aids aan bod, en krijgen condylomata acuminata en pediculosis pubis apart aandacht. Andere soa zijn elders besproken, te weten herpes genitalis in paragraaf 2.9

en hepatitis B in paragraaf 2.13; vaginitis, soms seksueel overdraagbaar, en *Trichomonas* worden besproken in paragraaf 10.5. Enkele zeer zeldzame ziekten, zoals ulcus molle en lymphogranuloma venereum, blijven buiten beschouwing.

Seksueel overdraagbare aandoeningen hebben gemeen dat ze door seksueel verkeer overgebracht kunnen worden – wat niet altijd per se noodzakelijk is – en dat de klassieke manifestaties zowel lokaal als systemisch van aard kunnen zijn. De besmettelijkheid is in het algemeen voor vrouwen groter (groter slijmvliesoppervlak), de symptomatologie minder opvallend dan bij mannen. Binnen de groep infectieziekten nemen de seksueel overdraagbare aandoeningen een aparte plaats in vanwege de beladenheid van het onderwerp (angst, schuld, schaamte) alsmede door de epidemiologische verspreiding en de preventieve aspecten. Seksueel overdraagbare aandoeningen waren geen frequent verschijnsel in de CMR-praktijken. Toch kwamen er regelmatig allerlei open en verborgen vragen die ingegeven waren door de angst voor een geslachtsziekte en die tezamen de feitelijke incidentiecijfers verre zullen overtreffen. Zo werden fysiologische bobbeltjes en onschuldige aandoeningen van huid en slijmvliezen in de anogenitale streek soms gepresenteerd juist met die achterliggende vraag.

Met uitzondering van aids en lues kan de huisarts de ongecompliceerde vormen van soa zelfstandig diagnosticeren en behandelen. In de omgang met patiënten met een soa is dit één zijde van de medaille. Het huisartsenvak brengt met zich mee dat de dokter een verscheidenheid aan seksuele attitudes, gedragingen en technieken ter ore komt. Een open, onbevooroordeelde en niet-moraliserende houding vormt de andere zijde van die medaille. Symptomen en verschijnselen van soa hebben in de huisartspraktijk vaak een minder uitgesproken en herkenbaar verloop dan in de leerboeken wordt beschreven. Dit geldt vooral voor vrouwen. De huisarts moet alert zijn op het fenomeen dat door correcte behandeling van de ene soa er valse geruststelling ontstaat ten aanzien van een eventueel aanwezige andere.

De taak van de huisarts met betrekking tot soa is drieledig.
1 Hij dient de grootst mogelijke zekerheid in diagnostiek na te streven, en daarop therapie en advies te baseren, en waar nodig te controleren op genezing.
2 Hij dient aan te dringen op onderzoek en behandeling van de (vaste) partner(s) en actief mee te werken aan contactopsporing.
3 Hij heeft een voorlichtende taak, waarbij onder andere het 'veilig vrijen' aan de orde kan komen in zijn dubbele betekenis van anticonceptie en preventie van soa (condoomgebruik én orale anticonceptie (OAC): methode 'Double Dutch').

In de jaren vijftig daalde de incidentie van geslachtsziekten sterk na de hoge frequentie tijdens de oorlogsjaren. Met de introductie van effectieve antibiotica koesterde men destijds de verwachting geslachtsziekten een definitief halt te kunnen toeroepen. De sterke stijging in de jaren zestig, maar vooral in de jaren zeventig heeft laten zien dat veranderingen in seksueel gedrag van beslissende betekenis zijn voor de verbreiding van soa in de bevolking. Zo houdt het frequent wisselen van seksuele partners een duidelijk verhoogd risico in, het behoren tot een bepaalde sociale groepering op zichzelf niet.

Een karakteristiek epidemiologisch gegeven is dat de incidentie geografisch een zeer ongelijkmatige spreiding over het land vertoont. Zo blijken lues en gonorroe in 60% van de gevallen in de vier grote steden voor te komen, terwijl daarbuiten sterke verschillen bestaan tussen bijvoorbeeld stad en platteland. Men dient hierbij te bedenken dat de grote steden ook trekpleisters zijn voor de rest van Nederland en dat er, uit oogpunt van privacybescherming, drempelvrije poliklinieken zijn voor geslachtsziektebestrijding.

Uit leeftijdsspecifieke gegevens blijkt dat seksueel overdraagbare aandoeningen vooral tussen 15 en 45 jaar voorkomen, waarbij de jongere leeftijdscategorieën de boventoon voeren.

Urethritis

Urethritis bij de man geeft een branderig gevoel in het verloop van de urethra. Er bestaat vaak een slijmerige afscheiding. Er is geen koorts. De meest voorkomende vorm is de seksueel overdraagbare, met als veroorzakers, behalve gonorroe, vooral *Chlamydia*, *Trichomonas* en *Ureaplasma*. Lichamelijk onderzoek kan informatie verschaffen over aanwezigheid van zweertjes en/of condylomata acuminata. Bij verdenking op urethritis dient een kweek afgenomen te worden. Niet-venerische urethritis komt voor na katheterisatie.

In de CMR bedraagt de incidentie van urethritis in de periode 1985-2006 gemiddeld 0,3 per 1000 mannen per jaar. In totaal werd in die periode bij 73 mannen de diagnose gesteld; dat betekent gemiddeld eenmaal per jaar in elk van de vier praktijken.

In verband met besmettelijkheid is behandeling

met antibiotica aangewezen al voordat een kweekresultaat bekend is. Onbehandeld is er neiging tot uitbreiding naar blaas, epididymis en prostaat. Er kunnen ook stricturen optreden. In de CMR werden vrijwel geen patiënten met urethritis hiervoor naar een specialist verwezen. Uitleg en voorlichting over seksuele activiteiten en besmettingsrisico's zijn zinvol; daarbij dient condoomgebruik ter sprake te komen.

Gonorroe

De verwekker van gonorroe (ook wel aangeduid als 'druiper' of kortweg als 'go') is *Neisseria gonorrhoeae*, een gramnegatieve, intracellulair groeiende diplokok. Mondiaal gezien is gonorroe een van de meest voorkomende infectieziekten. In Nederland werden in 1980 en volgende jaren nog 12.000-14.000 gevallen per jaar geregistreerd, sinds 1986 is dit aantal sterk gedaald tot ongeveer 1500 per jaar sinds 1995 (9 per 100.000 inwoners). De werkelijke incidentie ligt waarschijnlijk 50-100% hoger.

Transmissie van gonorroe langs niet-seksuele weg moet als een fabel worden beschouwd. Een uitzondering is de ernstige ophthalmia neonatorum. Vanwege de zeldzaamheid is het druppelen met zilvernitraat 1% bij elke pasgeborene sinds 1982 afgeschaft.

Een eenmalig seksueel contact van een vrouw met een besmette man resulteert in een risico van 95% voor de vrouw om zelf gonorroe te krijgen. In de omgekeerde situatie zou slechts 20-50% van de mannen de ziekte opdoen.

In de vier CMR-praktijken werden in de periode 1986-2006 slechts 50 gevallen geregistreerd, 29 mannen en 21 vrouwen. Het incidentiecijfer bedraagt daarmee ongeveer 0,2 per 1000 per jaar in de leeftijdscategorieën 15-24, 24-44 en 45-64 jaar. De stadspraktijk bleek oververtegenwoordigd: de helft van de gevallen werd hier geregistreerd. In deze cijfers bleken patiënten met gonorroe uit de hogere sociaaleconomische klasse duidelijk minder vertegenwoordigd bij de huisarts.

De klinische verschijnselen van gonorroe zijn bij man en vrouw nogal verschillend. De mannelijke patiënt heeft, na de meestal korte incubatietijd van drie tot vijf dagen, klachten van een branderige, pijnlijke mictie en een purulente afscheiding ('écoulement') uit de wat rood-gezwollen urethramond. Deze klachten doen hem in de regel medische hulp zoeken. Bij ongeveer de helft van de vrouwelijke patiënten blijft de initiële infectie subklinisch. De urethritis bij de vrouw is meestal minder purulent en heftig. Een cervicitis kan fluorklachten geven. Proctitisklachten kunnen ontstaan door anogenitaal contact, maar ook door contaminatie van fluor en menstruatiebloed. Er komen atypische vormen voor met geringe verschijnselen en een lange incubatietijd tot vier weken.

Onbehandeld kan een gonorroe spontaan genezen, maar meestal ontwikkelen zich complicaties, ter plaatse, door uitbreiding per continuitatem of hematogeen (sepsis). Bij de man betreft dit vooral balanitis, acute prostatitis en epididymitis of een urethrastrictuur, bij de vrouw bartholinitis met abcesvorming en endometritis-salpingitis ('pelvic inflammatory disease'; PID), die heftig maar ook sluipend kan verlopen en vaak tot infertiliteit leidt. De zelden voorkomende hematogeen verspreide complicaties uiten zich meestal als een monoartritis.

Door digitale overbrenging kan een conjunctivitis ontstaan. Tevens kan door orogenitaal contact een orofaryngeale gonorroe optreden die weinig klachten geeft, niet erg besmettelijk is, maar niet goed reageert op antibiotica.

Voor de behandeling van gonorroe zijn diverse therapieschema's in gebruik, die alle een genezingspercentage geven van 90-95%. Vanwege een toegenomen resistentie tegen penicilline, hebben bètalactamasestabiele cefalosporinen en chinolonen thans de voorkeur, in eenmalige toediening (bijvoorbeeld ceftriaxon i.m. of 500 mg ciprofloxacine per os) eventueel aangevuld met doxycycline bij verdenking op een menginfectie met *Chlamydia*. Bij deze in wezen simpele behandeling moet men beducht zijn voor drie valkuilen:

1 een klein percentage niet-reagerende of gereinfecteerde patiënten;
2 een maskerend effect ten aanzien van lues;
3 het persisteren van een non-specifieke urethritis na behandeling.

Men dient dan ook controle op genezing uit te oefenen, luesserologie te bepalen en deze na zes en twaalf weken te herhalen. Tevens is seksueel contact de eerste week niet of uitsluitend met gebruik van condooms raadzaam.

Vanwege het vaak subklinisch verloop bij vrouwen en de atypische vormen blijft het terugdringen van gonorroe een groot probleem. Het toegenomen gebruik van het condoom door het aidsprobleem zal hierop een gunstige uitwerking hebben, hetgeen recente cijfers ook laten zien.

Chlamydia trachomatis

Chlamydia trachomatis, een gramnegatieve intracellulair levende bacterie die zich met voorkeur hecht aan het cilindrisch epitheel van cervix en urethra, is momenteel de meest voorkomende geslachtsziekte in de westerse wereld. De aandoening heeft van de hier besproken soa de moeilijkste diagnostiek, omdat de infectie zowel bij mannen als vrouwen vaak symptoomloos verloopt, of klachten geeft die voor *Chlamydia* niet of nauwelijks specifiek zijn.

De huisarts denkt aan *Chlamydia* als er risico-indicatoren zijn zoals promiscuïteit, soa in de voorgeschiedenis van patiënt of partner, de aanwezigheid van urethritis of cervicitis bij de seksuele partner of de aanwezigheid van een andere soa bij de patiënt. Hebben vrouwen klachten (geschat wordt dat twee derde van de infecties bij vrouwen asymptomatisch verloopt), dan gaat het vooral om vaginale afscheiding, contactbloedingen, onregelmatig bloedverlies of PID. Ook een asymptomatische infectie kan aanleiding zijn tot PID, waardoor *Chlamydia* een van de belangrijkste oorzaken is van infertiliteit bij vrouwen. In speculo kunnen cervicitis of een gemakkelijk bloedende portio de gedachten in de richting van *Chlamydia* sturen. Bij mannen kan de infectie zich uiten in een urethritis met dysurie en soms een weinig écoulement (vooral vóór de ochtendplas). Acute epididymitis, prostatitis en steriliteit zijn zelden optredende complicaties van chlamydia-infecties bij mannen.

Er bestaan diverse laboratoriumtests om *Chlamydia* aan te tonen. Per huisartsenlaboratorium kunnen deze verschillen. Gezien een hoge sensitiviteit en specificiteit, en het gemak dat de bepaling in eenvoudig te transporteren urine plaatsvindt, is een PCR ('polymerase chain reaction') of LCR ('ligase chain reaction') te prefereren. Bij verdenking op *Chlamydia* is het op indicatie te overwegen tevens kweken voor de andere soa af te nemen.

In de vier CMR-praktijken werden in de periode 1986-2006 slechts 71 gevallen geregistreerd, 33 mannen en 38 vrouwen. Het incidentiecijfer bedraagt daarmee ongeveer 0,2 per 1000 per jaar. De hoogste incidentie (1,3 per 1000 per jaar) werd gevonden bij vrouwen in de leeftijdscategorie 15-24 jaar.

De behandeling bestaat uit azitromycine of doxycycline (in de van andere indicaties afwijkende dosering van 2 dd 100 mg gedurende zeven dagen en niet in de zwangerschap), met medebehandeling van partner en andere seksuele contacten. Chlamydia-infecties zijn berucht om hun complicaties. Bij vrouwen betreft dit endometritis, salpingitis en op langere termijn extra-uteriene graviditeit en infertiliteit. Zwangeren die bevallen infecteren de pasgeborene, hetgeen kan leiden tot chlamydia-conjunctivitis en -pneumonie.

Lues

Lues of syfilis wordt veroorzaakt door de bacterie *Treponema pallidum*. Onbehandeld kan lues zich na vele jaren manifesteren als een chronische aandoening. In de vier CMR-praktijken werden in de periode 1985-2006 zes gevallen gediagnosticeerd, vijf bij een man en één bij een vrouw.

Het primaire affect ontstaat na een incubatietijd van zes tot acht weken. Meestal is het een pijnloos zweertje in de anogenitale regio dat vergezeld gaat van regionale klierzwellingen. Spontane genezing treedt op na drie tot acht weken. Na acht tot twaalf weken kan zich de secundaire lues manifesteren in de vorm van alle mogelijke niet-jeukende dermatologische efflorescenties, soms gepaard gaand met algemene ziekteverschijnselen.

Zeer vaak wordt de diagnose lues niet op het klinisch beeld gesteld, maar als toevalsbevinding door onderzoek bij andere soa, zwangerschap of bij de bloedtransfusiedienst. Positieve serologische tests kan men twee tot vijf weken na de besmetting verwachten. De diagnostiek door middel van donkerveldbelichting is slechts betrouwbaar in ervaren handen. De behandeling bestaat in toediening van antibiotica, bij voorkeur penicilline, in opklimmende dosering.

De late gevolgen van lues zijn sterk teruggedrongen. Congenitale lues is door routinematig serologisch onderzoek van elke zwangere vrouw praktisch uitgebannen.

De preventie is niet anders dan bij de andere soa, hoewel het condoom bij lues een minder goede bescherming zou bieden.

Hiv/aids

Sinds de jaren tachtig van de vorige eeuw is bekend dat besmetting met het 'human immunodeficiency virus' (hiv) kan leiden tot een scala aan verschijnselen dat wordt gevangen onder de naam 'acquired immunodeficiency syndrome' (aids). Hiv werd in 1983 geïdentificeerd. Wereldwijd zijn er tot op heden rond de zestig miljoen mensen besmet geraakt. Een groot deel daarvan, met name in Afrika, is eraan overleden. Het bestaan van een hiv-besmetting zal de huisarts met name vermoeden bij homoseksueel actieve mannen en bij intraveneuze drugsgebruikers, zeker als deze verschijnselen hebben die zouden kunnen passen bij aids. Patiënten uit deze risicogroepen melden zich daarnaast regelmatig voor screening. In de praktijk is er nog een grote groep patiënten die voor screening in aanmerking wil komen, bijvoorbeeld wanneer ze een nieuwe relatie aangaan, of juist wanneer ze in een bestaande relatie andere seksuele contacten zijn aangegaan. Voor deze laatste groepen is de kans op besmetting overigens uitermate klein. Mensen die besmet zijn met het hiv-virus zonder klachten worden seropositief genoemd.

Aids is een ernstige aandoening die in Nederland voornamelijk wordt overgedragen via bloed-bloedcontact. Met name blootstelling aan besmette bloedproducten, seksueel contact met een drager, of de overdracht van moeder op kind tijdens de partus leidt tot overdracht van het virus. In andere landen geldt overigens dat ook heteroseksueel contact door middel van vaginale seks tot aanzienlijke aantallen besmettingen leidt. Na besmetting duurt het meestal vier tot tien weken voordat seroconversie optreedt. Binnen zes maanden is meer dan 95% seropositief. De klinische verschijnselen kunnen in deze periode vooral bestaan uit gegeneraliseerde lymfadenopathie. Het stadium erna, de vroegsymptomatische periode, kan diverse, op zich weinig specifieke verschijnselen aan het licht brengen: langer durende koorts, diarree, cervicale dysplasie, herpes zoster in meerdere dermatomen, neuropathie of een persisterende schimmelinfectie. De ontwikkeling naar het aidsstadium gaat gepaard met evidente tekenen van immunosuppressie: *P. carinii*-infecties, oesofageale *Candida*, gewichtsverlies en het kaposi-sarcoom.

In de CMR zijn in de registratieperiode nauwelijks nieuwe gevallen van hiv/aids geregistreerd. Het aantal bekende gevallen is in alle praktijken gering. In totaal zijn er in de CMR-praktijken minder dan 10 bekende hiv/aids-patiënten, verspreid over de vier praktijken.

Hiv en aids genezen niet. Wel is het sinds eind jaren negentig gelukt om zodanige geneesmiddelen te ontwikkelen dat het ziekteperspectief drastisch is gewijzigd. Door de inzet van 'highly active antiretroviral therapy' (HAART) is het gelukt om de ziekte voor een groot deel tot staan te brengen. Van een onvoorspelbare en dodelijke ziekte is hiv/aids in de afgelopen twintig jaar geworden tot een chronische aandoening, die veel minder vaak dan vroeger leidt tot ernstige morbiditeit, ziekenhuisopnamen en overlijden. Patiënten zijn vaak onder controle van een gespecialiseerde internist, maar hebben daarnaast frequent contacten met de huisartspraktijk.

Het hebben van hiv/aids betekent veel voor de patiënt. Veelal jonge patiënten leiden een bestaan met frequente controles in het ziekenhuis en veel angst en onzekerheid over hun toekomst. Indien behandeld, is de prognose de afgelopen jaren sterk verbeterd. Met name jongere patiënten bij wie de diagnose in een vroeg stadium wordt gesteld, en bij wie de 'viral load' beperkt is, lijken een redelijke prognose te hebben, waarbij de progressie van de ziekte tot staan wordt gebracht. De preventie van hiv/aids is in Nederland vooral mogelijk door het vermijden van bloed-bloedcontacten. Voor homoseksuele mannen betekent dat het gebruik van condooms. Voor drugsgebruikers is het vermijden van gebruikte naalden de belangrijkste preventieve activiteit.

Condylomata acuminata

Condylomata acuminata of genitale wratten worden veroorzaakt door enkele subtypen van het humane papillomavirus (HPV), dat tevens de verwekker is van de gewone wratten. Het zijn spitse wratten die bij voorkeur op slijmvliezen en op het overgangsgebied van huid en slijmvliezen in de anogenitale streek voorkomen. Door hun snelle vermeerdering kunnen zij een trosvormig geheel vormen. Meestal heeft de patiënt met condylomata weinig klachten. Condylomata acuminata moeten gedifferentieerd worden van condylomata lata, secundaire luetische papels, die duidelijk niet papillomateus zijn. Het onderscheid met een papillomateus vulvacarcinoom kan moeilijk zijn.

Condylomata acuminata zijn door direct contact, niet uitsluitend door seksueel verkeer, overdraagbaar. De duur van de besmettelijkheid is waarschijnlijk gecorreleerd aan de aanwezigheid van zichtbare laesies.

Differentieeldiagnostisch zijn nog enkele onschuldige aandoeningen te noemen, zoals mollusca contagiosa, verrucae vulgares en fibroma pendulans, die meestal uitsluitend op de huid voorkomen.

In de CMR werden in de periode 1985-2006 177 gevallen geregistreerd, bij 76 mannen en 101 vrouwen (incidentie 0,6 per 1000 patiënten per jaar). Betrouwbare Nederlandse gegevens ontbreken voor een vergelijking. Als de vaste partner geïnfecteerd is, is de kans op besmetting 60% met een incubatietijd van drie maanden. De wratten komen vooral voor bij jongvolwassenen. Behalve immuniteit tegen het virus spelen ook lokale weerstandsfactoren een rol. Zo zouden phimosis, balanitis, fluor albus en hemorroïden predisponerende factoren zijn.

Het spontane beloop van condylomata is vaak gunstig. De besmettelijkheid en cosmetische bezwaren nopen tot behandeling. Primair zal hierbij gekozen worden voor podofylline 10-20% (omgevende huid en slijmvlies beschermen met zinkolie; na vier uur afwassen) of, bij voorkeur omdat de patiënt dit zelf kan aanbrengen, de gezuiverde vorm hiervan, podofyllotoxine 0,5% (hoeft niet te worden afgewassen). Bij zeer uitgebreide condylomata of bij bepaalde lokalisaties (bijvoorbeeld de urethra) zal de voorkeur uitgaan naar chirurgische excisie, cryotherapie, elektrocoagulatie of laserbehandeling.

Schaamluis

Pediculosis pubis wordt veroorzaakt door *Phthirus pubis*. Besmetting gebeurt vaak tijdens de coïtus, maar is ook mogelijk via toiletten, ondergoed en beddengoed. Een huisarts zal gemiddeld enkele malen per jaar met schaamluis te maken krijgen.

De patiënt klaagt over jeuk in de schaamstreek. De diagnose wordt gesteld op de met het blote oog zichtbare neten aan de basis van het schaamhaar (zelden borsthaar, wenkbrauw) en op klinische gegevens zoals jeuk, rode papulae in de schaamstreek, krabeffecten en bloederige stippen in het ondergoed. Met behulp van een pincet kan men de schaamluis lostrekken van de huid waarin deze zich heeft vastgebeten. Onder de microscoop ziet men een krabachtig bewegend beestje. Op de hoofdhuid komen schaamluizen zelden voor; wel kunnen ze zich nestelen in de oksels en tussen het borsthaar.

Bij de therapie met malathion of daarop lijkende middelen moet de partner meebehandeld worden. Na zes tot negen dagen is herhaling gewenst om de inmiddels uitgekomen eitjes te vernietigen.

2.15 ERYSIPELAS

Ziektebeeld

Erysipelas, in de volksmond belroos of wondroos, is een lokale ontsteking van huid en onderhuids bindweefsel door bètahemolytische streptokokken. Het begin is meestal acuut met (hoge) koorts, soms voorafgegaan door koude rillingen. Op de huid verschijnt een zich centrifugaal verbreidende, wat verheven, felrode plek, dikwijls met vrij scherpe, wat grillige begrenzing. De overgang naar de normaal gekleurde huid in de omgeving kan echter ook geleidelijk zijn. Voorkeurslokalisaties zijn de onderbenen en de voeten (uitgaande van een ulcus cruris of ragaden tussen de tenen) en het gezicht (waar de infectie kan uitgaan van ragaden bij de mondhoeken, de neus of otitis externa). Erysipelas kan echter ook op andere plaatsen voorkomen. Er kan nogal wat zwelling door oedeem in de omgeving optreden, vooral in losmazig bindweefsel, zoals bij de oogleden en op de voetrug. Genezing gaat dikwijls gepaard met vervelling.

Kernpunten voor het stellen van de diagnose zijn het visueel herkennen van het belroosbeeld en het denken aan deze mogelijkheid bij oude mensen met koude rillingen en koorts. Een valkuil bij de diagnostiek kan ontstaan als de patiënt de lokale ontsteking zelf niet heeft opgemerkt, hetgeen gemakkelijk kan gebeuren als deze niet erg pijnlijk is. Wanneer de huisarts een dergelijke bedlegerige patiënt dan niet inderdaad van top tot teen bekijkt, kan hem de lokale rode plek ontgaan. Een ervaren huisarts zal eerder bedacht zijn op deze valkuil. Een andere valkuil is dat men erysipelas en jicht van de grote teen gemakkelijk op het aspect kan verwarren. Bij jicht is er gewoonlijk geen koorts, maar deze kan ook bij oudere mensen met erysipelas ontbreken.

Epidemiologische gegevens

Van erysipelas was in de CMR in de loop van de jaren geen duidelijke toe- of afname vast te stellen (figuur 2.15.1). De incidentie bedroeg gemiddeld bijna 3 per 1000 per jaar. Het is een ziekte waarbij de incidentie toeneemt met het stijgen der jaren, bij mannen en vrouwen in ongeveer gelijke mate. In de oudste leeftijdsgroep bedraagt de incidentie 10 per 1000 per jaar (figuur 2.15.2).

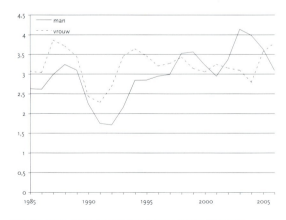

Figuur 2.15.1 Nieuwe gevallen van erysipelas per 1000 patiëntjaren gestandaardiseerd voor leeftijd. Trend over jaren (CMR 1985-2006).

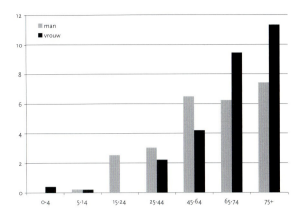

Figuur 2.15.2 Nieuwe gevallen van erysipelas per 1000 patiëntjaren. Verdeling naar leeftijd en geslacht (CMR 2002-2006).

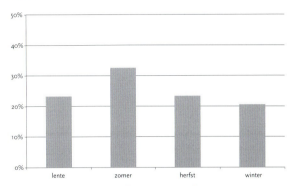

Figuur 2.15.3 Nieuwe gevallen van erysipelas in procenten van de totale incidentie. Verdeling naar seizoen (CMR 1985-2006).

Er was geen uitgesproken verschil in frequentie tussen de praktijken. Dit was evenmin zo ten aanzien van het voorkomen naar sociale laag.

In de zomer bleek de diagnose vaker te zijn gesteld dan in de andere seizoenen (figuur 2.15.3).

Beloop en interventie

De therapie van de huisarts bestaat in de toediening van een smalspectrumpenicilline, zoals feneticilline of fenoxymethylpenicilline. Bij overgevoeligheid hiervoor kan een macrolide worden gegeven. Het is niet altijd gemakkelijk om onderscheid te maken tussen een erysipelas en een cellulitis. Deze laatste infectie wordt veroorzaakt door stafylokokken. Een cellulitis wordt behandeld met flucloxacilline. Bij de laatste revisie van de NHG-standaard Bacteriële huidinfecties is besloten zowel de erysipelas als de cellulitis met dit laatste antibioticum te behandelen zodat in feite het onderscheid in behandeling tussen beide ziektebeelden is vervallen.

Het plaatselijk recidiveren kan tot gevolg hebben dat door lymfangitis en lymfadenitis plaatselijke verbindweefseling ontstaat, en daardoor chronisch lokaal lymfoedeem. Dit is niet alleen ontsierend, maar kan ook leiden tot een verhoogde plaatselijke dispositie voor recidieven. De patiënten nemen zelf dikwijls rust en brengen verkoelende natte omslagen aan als zij de ontsteking hebben herkend.

Prognose en preventie

Erysipelas is als een bacteriële ontsteking gemakkelijk causaal te behandelen. De prognose op korte termijn is daardoor goed. Het telkens optreden van recidieven kan echter een probleem vormen, met name bij patiënten met een ulcus cruris. Dit kan nopen tot een onderhoudsbehandeling, bijvoorbeeld door een benzathinepenicilline-injectie elke drie tot vier weken gedurende een periode van ongeveer een jaar. Gewoonlijk helpt dit afdoende, maar soms moet dit opnieuw worden herhaald.

Profiel

Erysipelas is typisch een bacteriële infectieziekte van oude mensen met een duidelijke neiging tot recidiveren. Hoewel gemiddeld slechts enkele gevallen per jaar voorkomen, kunnen diagnostiek, therapie en preventie geheel tot het terrein van de huisarts worden gerekend.

2.16 WRATTEN EN MOLLUSCEN

Ziektebeeld

Patiënten consulteren hun huisarts bij wratten niet alleen om cosmetische redenen. Er lijken ook dieper liggende emotionele redenen te zijn. Wie zich realiseert dat in sprookjes en bijvoorbeeld op schilderijen uit de zeventiende eeuw een wrat vaak innerlijke boosaardigheid symboliseert, zal meer begrip kunnen opbrengen voor de wens om van wratten verlost te worden. Veel klachten geven deze groeisels gewoonlijk niet. De voetwrat geeft soms pijnklachten, wratten op de handen en in het gelaat geven hooguit geringe jeuk. Gevaarlijk voor de gezondheid zijn ze evenmin, maar lelijk wel, en velen ervaren er iets magisch aan. Een aparte plaats wordt ingenomen door de condylomata, wratten in het anogenitale gebied. Deze condylomata werden in de CMR tot 1985 onder eenzelfde code geregistreerd. Gezien de transmissie via geslachtsverkeer is besloten deze categorie van wratten in de paragraaf over seksueel overdraagbare aandoeningen te plaatsen (paragraaf 2.14).

Vormen waaronder *wratten* zich voordoen variëren van plat tot spits en van breed tot smal. Ook consistentie en kleur tonen aanmerkelijke verschillen. Behalve voor een nauwkeurige beschrijving zijn deze kenmerken mede bepalend voor de keuze van therapie, voor zover therapie gewenst is, want feitelijk verdwijnt elke wrat met de tijd. Hoe dat komt, weten we niet precies. Mogelijk ontwikkelt zich langzaam een effectieve afweer tegen het virus dat de veroorzaker is. Zeker is dat er geen levenslange immuniteit ontstaat.

Het wrattenvirus, het humane papillomavirus (HPV), kent verschillende typen en komt wereldwijd voor. De besmetting vindt plaats door direct contact, via auto-inoculatie en via besmette voorwerpen en vloeren. Belangrijke provocerende momenten zijn microtraumata, zoals bij scheren, nagelbijten en duimzuigen. Wat de voeten betreft, is te denken aan hyperhidrose, blootsvoets lopen in gymnastiekzaal en zwembad, en situaties waarbij er een abnormale druk op de voet staat, zoals door slecht schoeisel of een orthopedische afwijking.

De enige wrat die niet van virale oorsprong is en die niet hier maar in paragraaf 12.17 wordt besproken, is de verruca seborrhoica of verruca senilis.

Molluscen (mollusca contagiosa, in het enkelvoud molluscum contagiosum) worden in het Nederlands waterwratten genoemd (ook wel bolhoedwratten). Ze worden veroorzaakt door een virus dat verwant is aan het pokkenvirus. Overdracht van het virus geschiedt gewoonlijk door direct huidcontact. De kenmerkende laesie bestaat uit een huidkleurige, glanzende, geïsoleerde verheven papel van twee tot vijf millimeter doorsnede met centraal een delle. De laesies kunnen beperkt in aantal voorkomen, maar soms in zo grote overmaat dat niet alleen de voorkeursplaatsen zoals romp, oksels, elleboog- en knieplooien, maar heel de huid ermee bespikkeld raakt, daarbij alleen handpalmen en voetzolen sparend. Na genezing laten molluscen geen littekens achter. Kinderen met constitutioneel eczeem worden vaker en soms ernstiger door molluscen getroffen.

Epidemiologische gegevens

De incidentie van wratten vertoont in de CMR een geleidelijke gestage stijging door de jaren heen tot de laatste jaren een incidentie van bijna 20 per 1000 mannen en 25 per 1000 vrouwen per jaar (figuur 2.16.1). Wratten werden op alle leeftijden aan de huisarts gepresenteerd, met een duidelijk top bij kinderen op de basisschoolleeftijd en adolescenten (figuur 2.16.2).

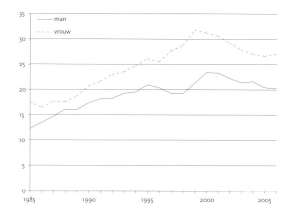

Figuur 2.16.1 *Nieuwe gevallen van wratten per 1000 patiëntjaren gestandaardiseerd voor leeftijd. Trend over jaren (CMR 1985-2006).*

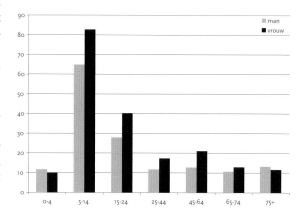

Figuur 2.16.2 *Nieuwe gevallen van wratten per 1000 patiëntjaren. Verdeling naar leeftijd en geslacht (CMR 2002-2006).*

De incidentie van molluscen bedroeg gemiddeld ruim 3,5 per 1000 per jaar (figuur 2.16.3). Molluscen werden vooral bij de allerkleinsten en de kinderen in de basisschoolleeftijd vastgesteld (figuur 2.16.4). Bij gericht zoeken bij schoolkinderen werden overigens aanzienlijk hogere incidenties gevonden, in één onderzoek zelfs een incidentie die een factor vijf boven deze CMR-cijfers ligt.

Er deden zich geen belangrijke verschillen voor in de incidentie van beide aandoeningen (wratten en molluscen) bij onderscheid naar sociale laag.

Beloop en interventie

Niet alleen praktijkervaring maar ook onderzoek leert dat het merendeel van de wratten binnen afzienbare

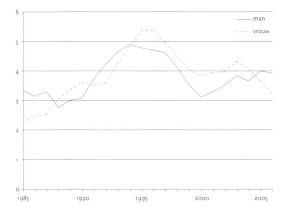

Figuur 2.16.3 Nieuwe gevallen van molluscen per 1000 patiëntjaren gestandaardiseerd voor leeftijd. Trend over jaren (CMR 1985-2006).

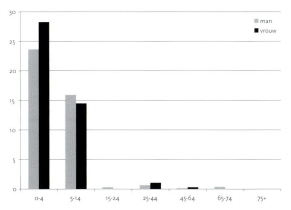

Figuur 2.16.4 Nieuwe gevallen van molluscen per 1000 patiëntjaren. Verdeling naar leeftijd en geslacht (CMR 2002-2006).

termijn met of zonder therapie overgaat. Bij de vraag naar therapie kunnen de volgende richtlijnen een hulpmiddel voor de praktijk zijn.

Bij gewone wratten, zoals meestal aan de handen voorkomen, kan men eerst een periode wrattencollodium FNA toepassen. Of een salicylcrème van 20 tot 40% lokaal smeren, eenmaal daags, waarbij de gezonde huid eromheen afgedekt dient te worden. Als na een maand of drie de wratten niet verdwenen zijn, kan men actief ingrijpen door bevriezen met vloeibare stikstof, stomp uitprepareren met de scherpe lepel na lokale verdoving, of elektrisch coaguleren.

Bij voetwratten schilt men eerst de hyperkeratose af. Vervolgens kan men ze, onder lokale verdoving, uitlepelen of coaguleren. Vloeibare stikstof is minder geschikt bij voetwratten.

Mollusca contagiosa verdwijnen op den duur altijd (een duur die vele maanden kan bedragen!). Een snel maar dikwijls slechts tijdelijk resultaat is te krijgen door afkrabben met de scherpe lepel of aanstippen met vloeibare stikstof na oppervlakkige verdoving met bijvoorbeeld lidocaïne-prilocaïnecrème onder occlusie gedurende 20-30 minuten.

Prognose en preventie

Uiteindelijk gaan zowel wratten als molluscen vanzelf over en er is geen enkele behandeling die het natuurlijk beloop in positieve zin beïnvloedt. Het is niet exact te voorspellen hoeveel tijd dit zal kosten. Voetwratten bleken zes maanden na het stellen van de diagnose in 85% van de gevallen spontaan genezen te zijn. Placebobehandeling van wratten liet in verschillende onderzoeken een genezingspercentage zien variërend van 25-42% binnen drie maanden. Deze vaststellingen houden tegelijkertijd in dat er een kleine groep van gewoon gezonde mensen is die langdurig, soms jaren, last houdt van wratten, ongeacht de toegepaste therapie. Wie dit treft, of wie bijzonder risico loopt op 'chronische' wratten, is niet bekend. Wel is duidelijk dat patiënten met afweerstoornissen risico lopen. Bij hen komen zeer hardnekkige en uitgebreide infecties voor met het humane papillomavirus.

Het dragen van gesloten schoeisel in gymzalen en zwembaden helpt mogelijk bij de preventie van dit ziektebeeld.

Profiel

Meestal zonder behandeling vanzelf overgaande aandoeningen. Bij langdurige gevallen staan de huisarts therapeutische mogelijkheden ter beschikking zoals aanstippen, bevriezen, coaguleren of een kleine chirurgische ingreep.

2.17 SCHIMMELINFECTIES

Ziektebeelden

Lokale schimmelaandoeningen (dermatomycosen, dermatofytosen) kunnen met het oog op de therapie het eenvoudigst worden ingedeeld naar lokalisatie: epidermomycosen (huid), trichomycosen (haren) en onychomycosen (nagels). Deze lokale mycosen worden onderscheiden in oppervlakkige en diepe. Behalve deze lokale mycosen kent men zeldzame subcutane mycosen (aspergillosis) en systeemmycosen (histoplasmosis, cryptococcosis). Deze blijven, evenals de schimmelaandoeningen van slijmvliezen, hier buiten beschouwing (zie voor candida-vaginitis paragraaf 10.5).

Schimmels komen bij iedereen op de huid voor. We spreken van een schimmelinfectie als schimmels klachten (jeuk) geven en zichtbare afwijkingen. Het uitgroeien van schimmels is afhankelijk van de mate van blootstelling aan de schimmel, de aard van de schimmel en de vatbaarheid van de gastheer. Uitgroei wordt bevorderd door warmte, een hoge vochtigheidsgraad, slechte lokale doorbloeding, een hoog lokaal glucosegehalte en gebruik van geneesmiddelen, zoals antibiotica, corticoïden en immunosuppressiva. Heftige en diepe ontstekingsreacties worden gezien bij besmetting met sterk pathogene schimmelsoorten en bij patiënten met verminderde weerstand (diabetes en patiënten met afweerstoornissen).

Oppervlakkige mycosen van de huid geven roodheid, blaasjes, korsten en schilfering, vaak scherp begrensd en met centrifugale uitbreiding (ringworm). De meest voorkomende lokalisatie is waarschijnlijk die tussen de tenen. Bij mannen komt ook in de liezen nogal eens epidermomycose voor. Dit kan worden onderscheiden van erythrasma, een huidaandoening door een corynebacterie die scherp begrensde, licht schilferende, soms handpalmgrote rode tot bruinrode plekken geeft in liezen en oksels. Op de thorax moet men denken aan pityriasis versicolor, dat zijn naam dankt aan kleine, op een witte huid bruin en op een bruine huid wit aandoende plekjes. Op grond van het klinisch beeld kunnen schimmelinfecties door *Candida* niet altijd van andere typen schimmels worden onderscheiden. Van een candida-infectie kan sprake zijn bij een op de gebruikelijke therapie weinig reagerende luieruitslag, bij intertrigo (letterlijk 'tussen de plooien') van de billen en bij 'smetten' onder de borsten bij vrouwen. De differentieeldiagnose van schimmelinfecties omvat onder andere eczeem, psoriasis, seborroïsche dermatitis en hyperkeratosen. Diepe mycosen ziet men vooral bij boeren, veehandelaren en mensen die op het slachthuis werken. Deze schimmelinfectie gaat gepaard met pustels en noduli, er treedt gemakkelijk een bacteriële infectie op. Het onderscheid met psoriasis pustulosa kan moeilijk zijn. Dyshidrose van de handen kan berusten op een allergische reactie ('mykide') waarbij de schimmelinfectie zich elders, bijvoorbeeld aan de voeten, bevindt.

Met schimmels geïnfecteerde haren ziet men een heel enkele keer op het behaarde hoofd en in de baardstreek. De haren ontkleuren en vallen uit. Geïnfecteerde nagels komen vaak samen met mycosen van huid en/of haren voor. De aangetaste nagels veranderen van vorm en kleur, en worden dik en brokkelig. Tegelijkertijd kan een paronychia voorkomen.

Het microscopisch aantonen van schimmeldraden of sporen met behulp van een KOH-preparaat bevestigt de diagnose. Kweken is tijdrovend en kostbaar.

Epidemiologische gegevens

In de CMR worden de schimmelinfecties van huid, haren en nagels niet volgens deze driedeling geregistreerd. De schimmelinfecties worden onder vijf onderscheiden codes vastgelegd. Ten eerste de schimmelinfecties van de voeten. De incidentie hiervan bedroeg in de periode 1985-2006 gemiddeld 15 per 1000 patiënten per jaar, de laatste jaren met een afnemende tendens (figuur 2.17.1). Voetschimmel werd in alle leeftijdscategorieën gepresenteerd, het minst door jonge kinderen (figuur 2.17.2).

Ten tweede de candida-infectie van de huid (onder andere intertrigo) en slijmvliezen (met name spruw in de mond). De gemiddelde incidentie bedroeg 4 per 1000 patiënten per jaar (figuur 2.17.3). Hier betrof het vooral kinderen in de leeftijdsgroep 0-4 jaar (figuur 2.17.4).

Ten derde is er de code voor candida-infectie van de urogenitale tractus, met uitzondering van de candida-vaginitis (zie hiervoor paragraaf 10.5). In deze derde groep vallen bijvoorbeeld een door *Candida* veroorzaakte luieruitslag en balanitis. De incidentie bedroeg hier ongeveer 3 per 1000 per jaar, met een hoogste incidentie onder 0-4-jarigen.

Ten vierde een restrubriek met onder andere oppervlakkige mycosen van huid (behalve die van de voeten) en de schimmelinfecties van haren en nagels. De incidentie in deze restrubriek is hoog en is gestegen tot 20 per 1000 per jaar, voor beide seksen vrijwel gelijk (figuur 2.17.5). Naar de ervaring van de CMR-artsen betreft deze stijging vooral de onychomycosen. De incidentie neemt (met uitzondering van de leeftijdsgroep 5-14 jaar) met de leeftijd toe (figuur 2.17.6).

Ten vijfde de reeds genoemde pityriasis versicolor, met de laatste jaren een gemiddelde incidentie van 2,4 per 1000 per jaar voor mannen en vrouwen gelijk (figuur 2.17.7). De aandoening komt vooral voor op jongvolwassen leeftijd (figuur 2.17.8).

De sociale laag bleek geen grote en geen systematische invloed te hebben op de incidentie. Wel bleek het seizoen invloed te hebben. De incidentie van schimmelinfecties is in de zomer hoog en in de winter laag (figuur 2.17.9).

INFECTIEZIEKTEN 63

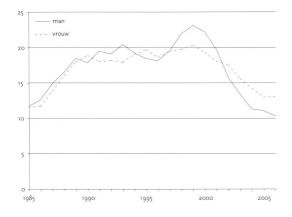

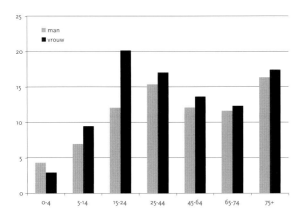

Figuur 2.17.1 Nieuwe gevallen van schimmelinfecties van de voet per 1000 patiëntjaren gestandaardiseerd voor leeftijd. Trend over jaren (CMR 1985-2006).

Figuur 2.17.2 Nieuwe gevallen van schimmelinfecties van de voet per 1000 patiëntjaren. Verdeling naar leeftijd en geslacht (CMR 2002-2006).

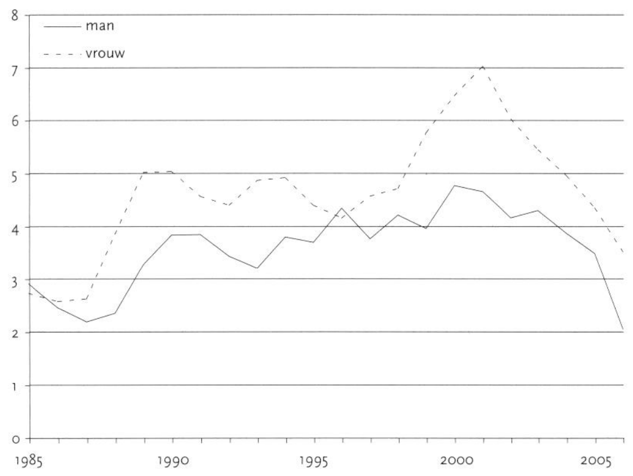

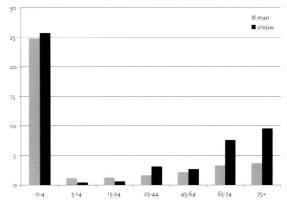

Figuur 2.17.3 Nieuwe gevallen van intertrigo en spruw per 1000 patiëntjaren gestandaardiseerd voor leeftijd. Trend over jaren (CMR 1985-2006).

Figuur 2.17.4 Nieuwe gevallen van intertrigo en spruw per 1000 patiëntjaren. Verdeling naar leeftijd en geslacht (CMR 2002-2006).

Beloop en interventie

Door herstel van de normale huidflora na staken van antibioticagebruik en door drooghouden van de huid kan een schimmelinfectie spontaan genezen. In andere gevallen zal, zowel vanwege de jeuk als vanwege de zichtbare afwijkingen, lokaal een antimycoticum gewenst zijn. De therapie dient te worden voortgezet tot na verdwijnen van de met het oog waarneembare laesies.

Diepe mycosen van huid en haren reageren onvoldoende op lokale therapie. Dat geldt ook voor onychomycosen. Bij nagels kan er dan voldoende reden zijn voor een langdurig (bijvoorbeeld drie maanden) voortgezette systemische therapie (onder controle van leverenzymen bij patiënten bekend met een leveraandoening), hoewel de effectiviteit van deze aanpak op langere termijn beperkt is.

Prognose en preventie

Alle vormen van lokale mycotische infecties reageren gunstig op therapie. Bij een deel van de patiënten treden recidieven op, waarschijnlijk door vermindering van specifieke afweerstoffen en door ongunstige lokale omstandigheden.

Preventieve maatregelen die men nogal eens hoort noemen, zijn het dagelijks aantrekken van schone sokken, het niet langer dan enkele dagen achtereen dragen van dezelfde schoenen, en het dragen van

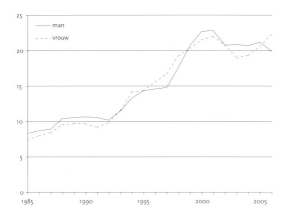

Figuur 2.17.5 Nieuwe gevallen van overige schimmelinfecties per 1000 patiëntjaren gestandaardiseerd voor leeftijd. Trend over jaren (CMR 1985-2006).

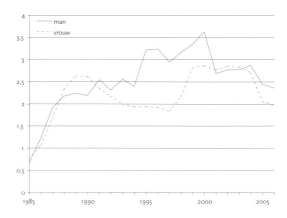

Figuur 2.17.7 Nieuwe gevallen van pityriasis versicolor per 1000 patiëntjaren gestandaardiseerd voor leeftijd. Trend over jaren (CMR 1985-2006).

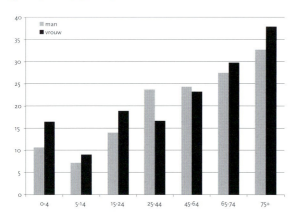

Figuur 2.17.6 Nieuwe gevallen van overige schimmelinfecties per 1000 patiëntjaren. Verdeling naar leeftijd en geslacht (CMR 2002-2006).

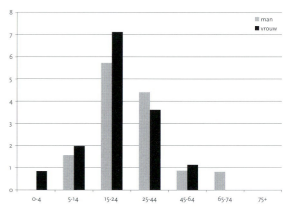

Figuur 2.17.8 Nieuwe gevallen van pityriasis versicolor per 1000 patiëntjaren. Verdeling naar leeftijd en geslacht (CMR 2002-2006).

schoenen of slippers in gymnastieklokalen, gangen en kleedruimten van zwembaden. De waarde van deze adviezen staat geenszins vast.

Profiel

Dermatomycosen zijn op alle leeftijden frequent voorkomende huidaandoeningen. Diagnostiek en behandeling liggen op het terrein van de huisarts. Onychomycosen vereisen dikwijls een langdurige behandeling.

2.18 OXYUREN

Ziektebeeld

Maden (officieel *Enterobius* of *Oxyuris vermicularis* genaamd) circa 1 cm lange witte wormpjes, die zich voornamelijk ophouden in het lumen van het caecum en naburige darmgedeelten. Daar veroorzaken zij geen symptomen. Dit gebeurt wel wanneer de vrouwelijke exemplaren zich 's avonds en 's nachts buiten de anus begeven om daar hun uiterst talrijke eitjes op de huid te deponeren en daarna te sterven. Dit geeft perianale jeuk, het belangrijkste symptoom van deze aandoening. De jeuk leidt tot krabben, hetgeen besmetting van vingers en nagels tot gevolg heeft, leidend tot hernieuwde infectie met grote hoeveelheden eitjes, waarmee de (zelf)besmettingscirkel wordt gesloten. Ook anderen in de omgeving kunnen worden geïnfecteerd. Dit gebeurt vooral in de gezins- en familiekring, op scholen en in openbare gebouwen. Het stof van slaapkamers, toiletten en scholen kan zeer veel madeneitjes bevatten, die daarin lang levensvatbaar blijven. Ook

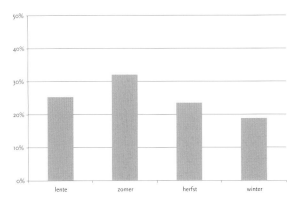

Figuur 2.17.9 *Nieuwe gevallen van schimmelinfecties in procenten van de totale incidentie. Verdeling naar seizoen (CMR 1985-2006).*

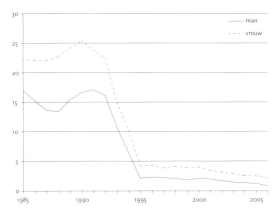

Figuur 2.18.1 *Nieuwe gevallen van oxyuriasis per 1000 patiëntjaren gestandaardiseerd voor leeftijd. Trend over jaren (CMR 1985-2006).*

aan handdoeken, deurknoppen en tafels kunnen eitjes vastplakken.

Oxyuren komen vooral voor bij kinderen. Als deze klein zijn, kunnen zij nog niet klagen over jeuk. Zij noemen dit soms ook 'pijn'. Zij huilen in bed en hun nachtrust (en die van hun ouders) wordt gestoord.

De diagnose kan door de ouders of verzorgers worden gesteld door bij nachtelijke jeuk de huid rond de anus te inspecteren. De witte beweeglijke wormpjes kunnen ook in (verse) ontlasting worden gesignaleerd. De arts kan op het verhaal van zijn patiënten afgaan of door middel van de microscoop nagaan of er inderdaad eitjes zijn aan te tonen op (plastic) plakband dat met de klevende kant even op de huid van het perineum is aangedrukt.

Epidemiologische gegevens

Uit de CMR-gegevens blijkt dat het inroepen van medische hulp voor oxyuren na een tamelijk stabiele periode een vrij plotse en opmerkelijke daling vertoont die zich vanaf 1992 manifesteert (figuur 2.18.1). De reden daarvoor is vermoedelijk het niet langer vergoeden van oxyurenbestrijdende geneesmiddelen door zorgverzekeraars en het beschikbaar komen van deze middelen voor de vrije verkoop.

De diagnose wordt op alle leeftijden gesteld, maar vooral bij kinderen en betrof vaker meisjes dan jongens (figuur 2.18.2). In werkelijkheid is het percentage besmettingen veel hoger. Onderzoek onder schoolkinderen wees uit dat het merendeel maden had. Ook veel volwassenen hebben deze wormpjes, maar zij hebben hier veel minder last van.

Het feit dat er vrijwel geen verschil is tussen de sociale lagen wijst er op dat – in tegenstelling tot gangbare meningen – de graad van hygiëne weinig uitmaakt bij de verbreiding.

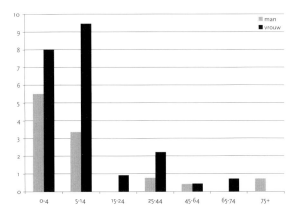

Figuur 2.18.2 *Nieuwe gevallen van oxyuriasis per 1000 patiëntjaren. Verdeling naar leeftijd en geslacht (CMR 2002-2006).*

Beloop en interventie

Het is zeer de vraag of de maatregelen die gewoonlijk worden aanbevolen, zoals wassen, nagels kort knippen, en 's nachts nauwsluitende broekjes dragen, enig effect sorteren. Het aanbrengen van vaseline aan de anus verhindert mogelijk wel het naar buiten treden van de oxyuren. Behandeling met een enkel tablet mebendazol is zeer effectief, liefst na twee weken te herhalen, omdat dan nieuwe maden uit eitjes kunnen zijn gekomen.

De ervaring leert echter dat recidieven van de besmetting eerder regel dan uitzondering zijn. Gelukkig worden de meeste dragers van oxyuren echter, al of niet na behandeling, klachtenvrij of schikken zich erin dat zij af en toe wat jeuk rond de anus hebben.

Complicaties door het binnendringen van maden in de vrouwelijke geslachtsorganen of de vrije buikholte zijn zeer uitzonderlijk. Verwijzingen en ziekenhuisopnamen kwamen praktisch niet voor.

Prognose en preventie
Hierover is hierboven reeds een en ander gezegd. Zeker bij dit alledaagse kwaaltje is een gezinsmatige benadering op zijn plaats.

Profiel
Een onschuldig, maar vooral bij schoolkinderen zeer sterk verbreid kwaaltje dat gemakkelijk is te behandelen, maar sinds 1992 minder dan voorheen onder de aandacht van huisarts wordt gebracht.

2.19 OVERIGE INFECTIEZIEKTEN

Deze paragraaf betreft aandoeningen die tot de rubriek infectieziekten behoren, maar waarvan de frequentie in de vier CMR-praktijken gering was. Om een indruk te geven wordt het absolute aantal gevallen van het merendeel van deze aandoeningen in de periode 1985-2006 vermeld (tabel 2.19.1).

Gemiddeld werden per praktijk per jaar minder dan twee gevallen van scabies, ascariasis of andere wormziekte (uitgezonderd oxyuren!) vastgesteld, en minder dan één geval van tuberculose. De verder genoemde aandoeningen kwamen per praktijk slechts eens per twee of meer jaren voor. Meningokokkensepsis – een verraderlijk ziektebeeld waarbij het zien van enkele petechiën of het vermoeden alleen al van de diagnose voldoende reden is om tot opname in een ziekenhuis te besluiten – werd wat de door meningokokken veroorzaakte vorm betreft in de registratieperiode 1985-2006 in drie gevallen vastgesteld; van de overige, vaak virale vormen van meningitis werden in die jaren 32 gevallen geregistreerd, een aanwijzing dat deze vaker voorkomen dan de door meningokokken veroorzaakte vorm. Deze overige vormen van meningitis worden in de classificatie onder de aandoeningen van het zenuwstelsel en de zintuigen gecodeerd.

Over de ziekte van Lyme, geregistreerd onder de verzamelcode voor overige infectieziekten, krijgt de huisarts geregeld vragen. De ziekte van Lyme wordt door met *Borrelia*-bacteriën geïnfecteerde teken op de mens overgebracht. In Nederland is de kans dat iemand ziek wordt na een tekenbeet kleiner dan 5%. Tekenbeten en manifestaties van de ziekte van Lyme of zorgen daarover komen de laatste jaren in Nederland wel veel vaker onder de aandacht van de huisarts dan voorheen. De vroege symptomen, in ongeveer driekwart van de geïnfecteerde gevallen optredend, zijn erythema migrans (een mettertijd langzaam groter wordende vage rode plek), een griepachtig beeld en regionale lymfadenopathie. Na maanden of jaren kunnen gewrichtsklachten optreden en een diversiteit aan neurologische symptomen (centraal en perifeer zenuwstelsel, hersenzenuwen), en cardiale en pulmonale klachten. De diagnostiek van de huisarts wordt bemoeilijkt door de (nog) als te onbetrouwbaar geldende immunologische tests. In een vroeg stadium is de ziekte van Lyme goed te behandelen met antibiotica. Onbehandeld doen zich soms na maanden of jaren complicaties voor. Preventie is mogelijk door bij wandelingen door bos en heide hemden met lange mouwen te dragen, de broekspijpen in de sokken te stoppen of laarzen te dragen, op de paden te blijven en na de activiteiten het lichaam op teken te inspecteren.

Elders in dit boek treft men een bespreking aan van een aantal infecties die in de classificatie niet tot deze rubriek behoren. Zo vindt men ontstekingen in en op het oog in paragraaf 6.7 en paragraaf 6.8; luchtweginfecties in hoofdstuk 8; infecties van de tractus progenitalis, behalve soa (zie paragraaf 2.14), in hoofdstuk 10; bacteriële huidinfecties (behalve erysipelas, zie paragraaf 2.15) in hoofdstuk 12; en osteomyelitis in paragraaf 13.16.

2.20 BESCHOUWING

In de loop der jaren zijn duidelijke verschuivingen opgetreden in het spectrum van infectieziekten. Toegenomen vaccinatiemogelijkheden en een betere levensstandaard hebben daartoe bijgedragen. In de toekomst zal dit spectrum zich ongetwijfeld verder wijzigen, onder andere door nieuwe mogelijkheden van diagnostiek, therapie en preventie, door veranderingen in het hulpvraaggedrag van de bevolking, door het bekend worden van nieuwe ziekten en het bekend worden van een infectieuze bijdrage aan de etiologie van bekende ziekten, zoals het geval is geweest bij het ulcus ventriculi.

Bij infectieziekten zal een goed diagnosticus vooral zijn zintuigen (goed luisteren, kijken, voelen) en zijn gezonde verstand gebruiken. Naast aandacht en toewijding voor gewone dagelijkse zaken zijn alertheid op alarmsymptomen en op tekenen die kunnen wijzen op een abnormaal beloop van belang. Vanuit de sociale omgeving van de patiënt kan de huisarts hier-

Tabel 2.19.1 Absoluut aantal gevallen van enkele infectieziekten met lage incidentie in vier praktijken (CMR 1985-2006).

	Mannen	Vrouwen
ascariasis	40	40
overige wormziekten	45	53
scabies	38	40
tuberculose long	5	15
tuberculose, overige	2	2
salmonella	10	18
malaria	8	2
toxoplasmosis	1	3
amoebedysenterie	6	4
meningokokkenziekte	2	1

bij in diagnostische zin hulp krijgen, bijvoorbeeld in het kunnen aangeven van de ernst, het beloop en de symptomen van de ziekte.

Een aantal infecties verspreidt zich gemakkelijk binnen het gezin. De huisarts kan op die basis vaak al bij de eerste vage klachten van gezinsleden van een patiënt vermoeden welke aandoening zij onder de leden hebben. De familie heeft vaak ook een rol bij de therapie en de verzorging van de patiënt. Meer dan gewone aandacht van de huisarts verdienen in dit opzicht kleine kinderen, bij wie juist diverse infectieziekten veel voorkomen, oude mensen en allochtonen.

Bij infectieziekten die door virussen worden veroorzaakt, is meestal alleen symptomatische behandeling mogelijk. Antibiotica zijn alleen geïndiceerd bij omschreven ziektebeelden waarbij daarvoor gevoelige bacteriën in het spel zijn.

De preventieve taak van de huisarts is in dit hoofdstuk op meerdere plaatsen ter sprake gekomen. Deze taak behelst, veelal in samenwerking met de GGD, onder andere het vaccineren en het adviseren hierover (zuigelingen, recent gearriveerde allochtonen, tetanusprofylaxe, tropengangers), contactopsporing bij seksueel overdraagbare aandoeningen en de aangifte van meldingsplichtige infectieziekten bij de arts infectieziekten van de GGD. Deze aangifte dient bij groep A (polio; pokken; SARS; virale hemorragische koorts) reeds bij een serieus vermoeden, en bij groep B (humane infectie met dierlijk influenzavirus, difterie, pest, rabiës, tuberculose, buiktyfus; cholera; hepatitis A, B en C; kinkhoest; mazelen; paratyfus; rubella; shigatoxineproducerende escherichia coli, shigellose, invasieve groep A-streptokokkeninfectie, voedselinfectie bij twee of meer patiënten met een onderlinge relatie wijzend op voedsel als bron) indien gediagnosticeerd. In beide gevallen, bij groep A en B, geschiedt de melding met vermelding van naam en adres van de patiënt. Bij groep C (antrax, bof, botulisme, brucellose, ziekte van Creutzveld-Jacob; gele koorts; invasieve Haemophilus influenzae type b-infectie, hantavirusinfectie, legionellose, leptospirose; listeriose, malaria; meningokokkenziekte, MRSA-infectie, invasieve pneumokokkenziekte, psittacose; Q-koorts; tetanus; trichinose, West-Nilevirus) geschiedt aanmelding anoniem. Daarbij moet worden aangetekend dat melding gewoonlijk (ook) vanuit het laboratorium wordt gedaan.

Preventie op populatieniveau kan ook betekenen dat de huisarts, indien een aandoening in korte tijd bij diverse personen voorkomt, kweken laat inzetten om zicht te krijgen op de verwekker en diens verspreiding.

3 Neoplasmata

3.1 INLEIDING

Neoplasmata worden in de classificatie onderverdeeld in maligne en benigne. De incidentie van de maligne tumoren zoals geregistreerd in de CMR vindt men in tabel 3.1.1, die van de benigne tumoren in tabel 3.1.2.

De incidentie van de maligne en ook van de benigne neoplasmata is niet hoog. In de rangorde van hoofdrubrieken van de classificatie van nieuwe aandoeningen bezetten beide categorieën de laatste plaatsen. In totaal bepalen zij minder dan 1% van het aantal nieuwe aandoeningen. Wat de prevalentie betreft bezetten de neoplasmata een middenpositie in de rangorde van aandoeningen. Daarbij bleek het in de CMR vooral te gaan om mammacarcinoom, longcarcinoom, coloncarcinoom, endometriumcarcinoom en huidcarcinoom (tabel 3.1.1).

Omgerekend naar een praktijkgrootte van 2350 patiënten betekent dit dat een huisarts jaarlijks moet rekenen op gemiddeld 8 nieuwe en 25 bekende gevallen van een maligne tumor, daarnaast op 28-30 nieuwe gevallen van een benigne tumor. Onder de acht nieuwe patiënten met een maligniteit is de kans groot dat zich een man bevindt met longcarcinoom, mogelijk een met prostaatcarcinoom, een vrouw met mammacarcinoom, twee (een man en een vrouw) met maligne huidtumor, twee (een man en een vrouw) met neoplasmata van de tractus digestivus en één patiënt met een ander carcinoom. Anders gezegd: op basis van CMR-gegevens kan worden berekend dat een huisarts bijvoorbeeld eens per vijf jaar in zijn praktijk een niercarcinoom aantreft en maar eens in de twintig jaar een hersentumor. Getalsmatig staan nieuwe maligniteiten dus niet erg op de voorgrond, maar de gedachte aan de mogelijkheid van carcinoom zal iedere huisarts – terecht – bij zijn diagnostische overwegingen vrijwel dagelijks door het hoofd spelen. Daarbij komt verder dat de taken van de huisarts op dit terrein zijn veranderd en uitgebreid, zoals ten aanzien van de attentie op en screening van familiair en genetisch bepaalde tumoren. Jaarlijks staat de huisarts enkele patiënten met

Tabel 3.1.1 Nieuwe en bekende gevallen van maligne neoplasmata per 1000 patiëntjaren naar lokalisatie (CMR 1985-2006).

	Incidentie		Prevalentie	
	Mannen	Vrouwen	Mannen	Vrouwen
carcinoom van mondholte en farynx	0,1	< 0,1	0,6	0,4
oesofaguscarcinoom	0,1	< 0,1	0,2	0,1
maagcarcinoom	0,2	0,1	0,7	0,2
coloncarcinoom	0,4	0,4	1,8	2,4
rectumcarcinoom	0,2	0,2	1,0	1,4
pancreascarcinoom	0,1	0,1	0,1	0,1
larynxcarcinoom	0,1	< 0,1	0,8	< 0,1
longcarcinoom	1,1	0,1	2,9	0,4
mammacarcinoom	< 0,1	1,4	0,2	12,8
carcinoom van de cervix uteri	0,0	0,1	0,0	1,0
endometrium-carcinoom	0,0	0,2	0,0	2,0
prostaatcarcinoom	0,6	0,0	3,1	0,0
carcinoom van blaas en urethra	0,4	0,1	2,6	0,2
testiscarcinoom	0,1	0,0	0,7	0,0
ovariumcarcinoom	0,0	0,1	0,0	0,7
melanoom	0,2	0,3	1,0	2,2
plaveiselcelcarcinoom huid	0,4	0,2	0,7	0,4
overig carcinoom huid	2,0	2,0	3,0	2,5
maligniteit van de hersenen	0,1	< 0,1	0,3	0,3
ziekte van Hodgkin	< 0,1	< 0,1	0,4	0,3
leukemie	0,1	0,1	0,7	0,5
ziekte van Kahler	0,2	0,1	0,7	1,1

Tabel 3.1.2 Nieuwe gevallen van benigne neoplasmata per 1000 patiëntjaren naar lokalisatie (CMR 1985-2006).

	Mannen	Vrouwen
benigne tumor huid	11,4	18,0
lipoom	2,8	2,4
hemangioom na de geboorte	0,3	0,3
darmpoliepen	0,6	0,6
blaaspoliepen	< 0,1	< 0,1
uterus myomatosis	0,0	1,8
benigne tumor van de mamma	< 0,1	1,5
overige benigne tumoren m.b.t. vrouwelijke genitalia	0,0	1,1

een maligne aandoening bij in de stervensfase. De begeleiding van deze patiënten en de intensieve thuiszorg die daarbij wordt geleverd, vraagt veel aandacht, tijd en deskundigheid van de huisarts.

In het algemeen is de prognose wat betreft het aantal jaren van leven met maligne aandoeningen somberder voor mannen dan voor vrouwen. In belangrijke mate wordt dit bepaald door de bijzonder slechte prognose van de meest voorkomende maligne aandoening bij mannen, het longcarcinoom.

Het bovenstaande houdt in dat de betekenis van neoplasmata voor de praktijk van de huisarts aanzienlijk groter is dan de epidemiologische gegevens op het eerste gezicht zouden doen vermoeden.

In dit hoofdstuk komen achtereenvolgens aan de orde de maligne tumoren, de benigne tumoren, 'overige neoplasmata', en een beschouwing. In deze beschouwing wordt kort ingegaan op vroegdiagnostiek, op preventie van somatische fixatie bij angst voor kanker en op de begeleiding in de terminale fase.

In dit hoofdstuk komen vanwege een lage frequentie van voorkomen in de huisartspraktijk een aantal belangrijke maligniteiten niet in een aparte paragraaf aan de orde. Dit geldt onder andere carcinomen van de tong, de farynx en de larynx, en tumoren van hersenen en botten.

3.2 LONGCARCINOOM

Ziektebeeld
De eerste aanwijzingen voor een longcarcinoom blijken retrospectief vaak alledaagse klachten te zijn geweest, zoals hoesten, opgeven, kortademigheid bij inspanning, moeheid, verminderde eetlust of veranderingen in de stemming. Deze klachten komen zeer frequent voor in de huisartspraktijk en het is dikwijls moeilijk om te bepalen wanneer dergelijke klachten voldoende suspect zijn om aanvullend onderzoek in te stellen, waarbij te denken valt aan onderzoek in eigen beheer van de huisarts (BSE, röntgenfoto) en medisch-specialistisch onderzoek (bronchoscopie, bronchoalveolaire lavage). Zeker bij mannen boven de 50 jaar die roken en al wat langer hoesten, en in het geval dat een pneumonie niet of niet voldoende reageert op een ingestelde behandeling met antibiotica, zal de huisarts niet aarzelen. Dit geldt ook wanneer de klachten specifieker zijn, zoals bloederig sputum, met of zonder dat er sprake is van een (bacteriële) luchtweginfectie. Soms wijst een v. cava-obstructie, hardnekkige pijn in arm en schouder, of een te lang bestaande heesheid de weg. De huisarts moet het meestal echter met minder in het oog lopende verschijnselen doen. Soms komt de ontdekking van een longcarcinoom zelfs als een dramatische verrassing, bijvoorbeeld wanneer een foto is gemaakt in verband met verdenking op een pneumonie of tuberculose.

Achteraf, dat wil zeggen na het stellen van de diagnose, kan het tijdsverloop tussen de eerste presentatie van klachten en het besluit om aanvullend onderzoek te (laten) verrichten, een rol gaan spelen in de relatie met patiënt en diens familie. Het is goed om voor ogen te houden dat een 'delay' onvermijdelijk is, juist omdat klachten van hoesten, opgeven of kortademigheid zo gewoon zijn.

Nader onderzoek vindt in eerste instantie plaats door middel van een röntgenfoto in twee richtingen. Ook met doorlichting kan een tumor worden aangetoond. Benadrukt dient te worden dat een normale thoraxfoto de aanwezigheid van bijvoorbeeld een centrale tumor niet uitsluit. Dit feit vormt in de praktijk vaak een diagnostisch dilemma. Veelal wordt de diagnostiek gecompleteerd met een bronchoscopie, CT-scan en een scopie van mediastinum en pleura om de operabiliteit te bepalen bij niet-kleincellige tumoren. Na bronchoscopie kan zowel de definitieve diagnose gesteld worden als ook een typering worden gedaan die mede de mogelijkheden tot behandeling bepaalt. Met name bij centraal gelegen tumoren, die vooral bij oudere, chronische hoesters worden gevonden, zijn deze mogelijkheden gering.

Cytologisch wordt een indeling gemaakt in kleincellige en niet-kleincellige tumoren. Van de longtumoren behoort 10-25% tot de kleincellig ongedifferentieerde carcinomen ('oatcell'-tumoren) die veelal snel groeien, een grote neiging tot metastasering hebben en bij ontdekking vaak reeds zijn gemetastaseerd. De

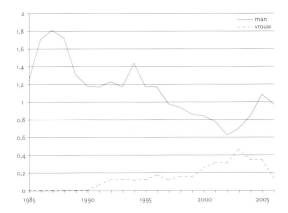

Figuur 3.2.1 Nieuwe gevallen van longcarcinoom per 1000 patiëntjaren gestandaardiseerd voor leeftijd. Trend over jaren (CMR 1985-2006).

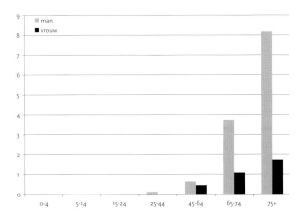

Figuur 3.2.2 Nieuwe gevallen van longcarcinoom per 1000 patiëntjaren. Verdeling naar leeftijd en geslacht (CMR 2002-2006).

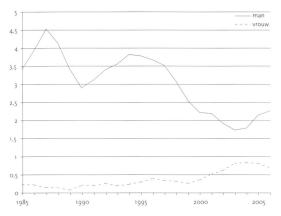

Figuur 3.2.3 Bekende gevallen van longcarcinoom per 1000 patiëntjaren gestandaardiseerd voor leeftijd. Trend over jaren (CMR 1985-2006).

overige zijn niet-kleincellige tumoren waarvan het merendeel, ongeveer 55%, plaveiselcelcarcinomen zijn, 15-20% adenocarcinomen die gewoonlijk ook al in een vroeg stadium metastaseren, en 5% grootcellig ongedifferentieerde tumoren. Plaveiselcelcarcinomen en de kleincellig ongedifferentieerde carcinomen komen vooral centraal in de longen voor, adenocarcinomen vindt men vaker perifeer. Metastasering vindt vooral plaats naar hersenen en botten, verder naar lever en bijnieren. Daarnaast zijn longtumoren berucht vanwege lokale tumordoorgroei en uitbreiding in het mediastinum. Klachten berustend op metastasen of lokale doorgroei zijn in de praktijk nogal eens de eerste manifestaties van de tumor.

In de etiologie van het longcarcinoom speelt het roken van sigaretten een grote rol: het relatief risico van rokers is ongeveer 14. Daarnaast spelen luchtverontreiniging en blootstelling aan bepaalde industriële stoffen een rol. De relatie met astma en COPD en met vogels in huis staat ter discussie.

Epidemiologische gegevens

Het longcarcinoom is de meest voorkomende vorm van kanker bij mannen en treft bijna uitsluitend mensen boven de 50 jaar. In de CMR-gegevens werd deze diagnose in de periode 1985-2006 bij 142 patiënten gesteld, onder wie 21 vrouwen. Dat betekent dat de huisartsen deze diagnose gemiddeld een- à tweemaal per jaar voor het eerst bij een patiënt noteerden. De incidentie daalde voor mannen van ongeveer 1,5 per 1000 in 1985 naar 1 per 1000 twintig jaar later. Het aandeel van vrouwen is in die periode toegenomen tot ongeveer 0,3 per 1000 per jaar (figuur 3.2.1). De leeftijdsverdeling vindt men in figuur 3.2.2.

In afgeronde getallen bedroeg de prevalentie in de CMR de laatste jaren 2 per 1000 mannen per jaar en 0,7 per 1000 vrouwen per jaar (figuur 3.2.3). Opvallende bevinding daarbij is dat de prevalentie voor mannen in de periode 1985-2006 afnam, terwijl deze voor vrouwen juist toenam. De leeftijdsverdeling toonde sterke overeenkomst met die van de incidentie.

Beloop en interventie

Het beloop wordt bepaald door het histologische type van het longcarcinoom en de uitbreiding bij het stellen van de diagnose. Het kleincellig carcinoom komt niet in aanmerking voor chirurgie, wel voor chemotherapie. De gemiddelde levensduur wordt daarmee verlengd van drie naar twaalf maanden. Na vijf jaar is nog slechts 5-10% van deze patiënten in leven. Ook patiënten met centraal gelegen tumoren hebben vaak een slechte prognose. Bij de niet-kleincellige tumoren is curatief chirurgisch ingrijpen alleen succesvol bij de vroeg ontdekte, perifeer gelegen, nog niet in de omgeving doorgegroeide of gemetastaseerde carcinomen. In totaal komt slechts 20% van de patiënten met niet-kleincellige tumoren in aanmerking voor primaire chirurgische resectie, al dan niet aangevuld met radiotherapie. Niet-operabele patiënten kunnen palliatief met radiotherapie of chemotherapie worden behandeld.

Begeleiding is het belangrijkste wat de huisarts de patiënt en de familie te bieden heeft. Van groot belang is het om te praten over de angsten die bij patiënt en gezinsleden heersen. Zo kan men met de vraag zitten of de ziekte leidt tot toenemende benauwdheid en of de patiënt aan verstikking zal overlijden. Bovendien is de patiënt gebaat bij advies en uitleg inzake diagnostische ingrepen en behandeling met cytostatica of radiotherapie. Een bijzonder lastig gespreksthema is de zin of de zinloosheid van nieuwe en steeds voortgezette behandelingen in een fase waarin weinig baat en mogelijk veel lasten van die behandelingen verwacht mogen worden. Het is soms een opluchting als de huisarts dit thema ter tafel durft te brengen. In het algemeen is het aan te bevelen vaste afspraken te maken over begeleiding en controle.

Pijn en kortademigheid kunnen wijzen op lokale doorgroei in intercostale zenuwen, pleura en pericard. Heesheid en stridor wijzen op doorgroei in het mediastinum, met name in respectievelijk n. phrenicus en n. recurrens. Metastasering naar hersenen, botten, lever of nier geven voor die organen specifieke symptomen. Radiotherapie van metastasen kan vaak zinvol zijn. Chemotherapie heeft vooral bij het kleincellig carcinoom een plaats.

Symptomatische farmacotherapie en coördinatie van zorg worden in de loop van de ziekte steeds belangrijker. Meestal zal de relatief jonge mannelijke patiënt verzorgd kunnen worden door zijn partner en eventuele kinderen. Zo nodig zal er thuiszorg geïntroduceerd worden en soms ook fysiotherapie. Als de patiënt zelfs in rust erg benauwd is, kan een thuisbehandeling met zuurstof zinvol zijn.

Prognose en preventie
In geval van een klein carcinoom (T1-T2) zonder tumorpositieve lokale lymfklieren (N0) is de overlevingskans na operatie 50-75%. Indien er wel tumorpositieve lymfklieren zijn, daalt de vijfjaarsoverleving tot rond 40%. Indien niet kan worden geopereerd, is de prognose van het longcarcinoom uitgesproken somber. Vijf jaar na het stellen van de diagnose is dan nog slechts 10% in leven.

Bevolkingsonderzoek blijkt het aantal vroeg ontdekte patiënten niet te verhogen. Het terugdringen van het longcarcinoom kan daarmee in de huisartspraktijk eigenlijk alleen geschieden door systematisch het roken te ontraden.

Profiel
Het longcarcinoom is de meest voorkomende vorm van kanker bij mannen. Etiologisch speelt het roken van sigaretten een belangrijke rol. Curatieve behandeling is slechts bij een klein percentage mogelijk. Preventief is winst te behalen door roken te ontmoedigen.

3.3 NEOPLASMATA VAN HET BOVENSTE DEEL VAN DE TRACTUS DIGESTIVUS

Enkele ziektebeelden
De neoplasmata van de tractus digestivus hebben gemeen dat zij uitgaan van slijmvliezen. De belangrijkste lokalisaties zijn mond, slokdarm en maag (en dunne en dikke darm, zie paragraaf 3.4). In deze paragraaf komt ook het pancreascarcinoom ter sprake. De huisarts heeft, wat de tumoren van het bovenste deel van de tractus digestivus betreft, het frequentst te maken met maagcarcinoom.

In de etiologie van deze tumoren zijn vooral de leeftijd en soms een familiaire predispositie van belang. De grote geografische verschillen in de incidentie van het slokdarm- en maagcarcinoom hebben de aandacht gericht op specifieke voedingsbestanddelen. Alcohol, sterk gekruide, gezouten en gerookte producten en het gebruik van tabak bevorderen mogelijk het ontstaan; groente en fruit (met name citrusvruchten) zouden bescherming bieden.

Voor het maagcarcinoom gelden ook pernicieuze anemie, atrofische en hypertrofische gastritis en intestinale metaplasie als risicofactoren. Er is geen overeenstemming of mensen die twintig jaar of langer geleden een maagresectie hebben ondergaan, een verhoogde kans op maagcarcinoom hebben. Er is toenemend bewijs dat *Helicobacter pylori* bij bepaalde vormen van maagcarcinoom een rol speelt.

In de etiologie van het pancreascarcinoom worden alcohol, roken en chemische stoffen (benzidine!) als boosdoeners genoemd.

Voor alle tumoren van de tractus digestivus geldt dat deze vaak pas in een laat stadium worden herkend. Er kan dan al sprake zijn van gewichtsverlies, anorexie, moeheid en er slecht, grauw uitzien. Alarmerende gegevens die snel in de praktijk zijn te verkrijgen, zijn een (sterk) verhoogde bezinking, een laag Hb en occult bloedverlies in de feces. In vervolg hierop wordt röntgenologisch of endoscopisch onderzoek aangevraagd. Beide diagnostische mogelijkheden hebben voor- en nadelen en bieden op zich geen 100% zekerheid. Anamnese en fysisch-diagnostisch onderzoek geven over het algemeen slechts globaal de richting aan van verder onderzoek.

Een *slokdarmcarcinoom* openbaart zich meestal door slikklachten: vooral vast voedsel blijft achter het sternum steken. Palpabele lymfklieren in hals en supraclaviculair zijn een omineus teken. Hematogene uitzaaiing vindt plaats naar lever en longen.

Het *maagcarcinoom* is een relatief 'stil' carcinoom. Het verraadt zich zelden in een vroeg stadium door specifieke klachten. Anorexie en gewichtsverlies bij ouderen zijn wat dit betreft nog de meest verdachte symptomen. In het merendeel van de gevallen heeft bij ontdekking reeds doorgroei en metastasering op afstand plaatsgevonden. De diagnose wordt gesteld op grond van pathologisch-anatomisch onderzoek van biopten, verkregen bij endoscopie.

Bij een *pancreascarcinoom* is soms een diepe, borende pijn in de bovenbuik een eerste verschijnsel. Vaker is de eerste presentatie een pijnloze ('stille') icterus. Men weet dan vrijwel zeker dat curatieve behandeling is uitgesloten. Het ziektebeeld kan gepaard gaan met de acute ontwikkeling van diabetes, die dan niet als oorzaak van de klachten moet worden gezien.

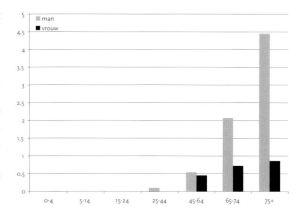

Figuur 3.3.1 Nieuwe gevallen van neoplasmata van het bovenste deel van de tractus digestivus per 1000 patiëntjaren. Verdeling naar leeftijd en geslacht (CMR 2002-2006).

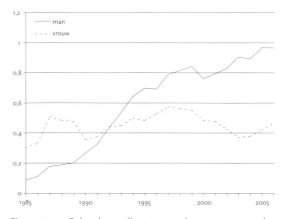

Figuur 3.3.2 Bekende gevallen van neoplasmata van mond en farynx per 1000 patiëntjaren gestandaardiseerd voor leeftijd. Trend over jaren (CMR 1985-2006).

Epidemiologische gegevens

In de CMR-praktijken werd in de periode 1985-2006 bij 82 patiënten een neoplasma van het bovenste deel van de tractus digestivus geregistreerd (19 maal mond/farynx, 25 maal oesofagus, 38 maal maag), tezamen een incidentie van 0,4 per 1000 mannen en 0,2 per 1000 vrouwen per jaar. Daarenboven werd in diezelfde periode 28 maal een pancreascarcinoom vastgesteld (incidentie 0,1 per 1000 patiënten per jaar, voor mannen en vrouwen vrijwel gelijk).

Ongeveer twee derde van de tumoren in het bovenste deel van de tractus digestivus werd bij mannen vastgesteld. Zelden werd de diagnose voor het 45e levensjaar gesteld (figuur 3.3.1). De meest gediagnosticeerde tumor is het maagcarcinoom. Twee van de 38 patiënten met een maagcarcinoom waren jonger dan 45 jaar toen deze diagnose werd gesteld, twee derde 65 jaar of ouder.

Wat de verdeling naar sociale laag betreft, leek er een voorkeur voor de lage sociale laag te bestaan. Bij elk der onderscheiden carcinomen werd deze trend gevonden: hoe lager de sociale laag des te hoger de incidentie.

De prevalentie van het carcinoom van mond/farynx was voor mannen in de loop van de registratieperiode 1985-2006 sterk gestegen en bedroeg de laatste jaren 0,8 per 1000 mannen per jaar. Bij mannen was de prevalentie vrijwel tweemaal zo hoog als voor vrouwen, bij wie de prevalentie in deze periode tamelijk constant bleef (figuur 3.3.2).

Voor het oesofaguscarcinoom bleef de prevalentie

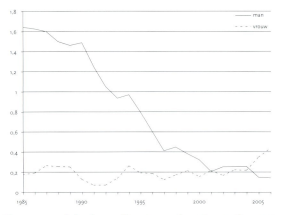

Figuur 3.3.3 Bekende gevallen van neoplasmata van de maag per 1000 patiëntjaren gestandaardiseerd voor leeftijd. Trend over jaren (CMR 1985-2006).

laag: ongeveer 0,1 per 1000, voor mannen wat hoger dan voor vrouwen.

Spectaculair is de daling in de prevalentie van het maagcarcinoom bij mannen sinds 1985 naar momenteel ongeveer 0,2 per 1000 per jaar, gelijk aan de prevalentie voor dit carcinoom bij vrouwen (figuur 3.3.3).

De prevalentie van het pancreascarcinoom blijft door de jaren heen schommelen tussen 0,1 en 0,2 per 1000 per jaar. Het geringe verschil tussen de incidentie en prevalentie bij deze vorm van kanker duidt op een korte levensverwachting na het vaststellen van de diagnose.

Beloop en interventie

Carcinomen van de oesofagus betreffen meestal plaveiselcelcarcinomen. Indien de tumor kleiner is dan 5 cm, is curatieve chirurgische behandeling in principe mogelijk. In andere gevallen gaat men over op een radiotherapeutische behandeling. De stenoseverschijnselen kunnen daarmee goeddeels verdwijnen. Zo niet, dan is het inbrengen van een flexibele buis door de slokdarm de enig resterende oplossing. De vijfjaarsoverleving is in het algemeen gering; slechts enkele procenten van de patiënten haalt deze termijn.

Maagcarcinomen zijn meestal adenocarcinomen. Een klein deel is bij ontdekking chirurgisch curatief te attaqueren en heeft dan vaak een goede vijfjaarsoverleving. Het merendeel wordt echter pas ontdekt als het daarvoor te laat is en metastasering, vooral naar de lever, reeds heeft plaatsgevonden. Dan resteert palliatief chirurgisch ingrijpen, soms in combinatie met bestraling of, zelden, cytostatische therapie. Het ongunstigst zijn de infiltratief en snel groeiende carcinomen die het beeld van de linitis plastica veroorzaken, een uitgebreide, algehele verharding door carcinomateuze ingroei in de spierwand.

Het pancreascarcinoom wordt bijna altijd in een inoperabel stadium ontdekt. De gigantische operatie die voor curatieve behandeling nodig is, maakt chirurgen bovendien terughoudend. De prognose is dan ook ronduit slecht; reeds spoedig na het stellen van de diagnose zullen de meeste patiënten overlijden.

Prognose en preventie

In het algemeen is de prognose van de carcinomen van het bovenste deel van de tractus digestivus infaust. In sommige gevallen blijkt de diagnose wel vroegtijdig te zijn gesteld en is, afhankelijk van aard en lokalisatie van de tumor, curatieve behandeling mogelijk. Vaker blijkt slechts palliatieve behandeling mogelijk en gaan patiënt en familie sneller dan verwacht en gewild de terminale fase van de ziekte in. Wie ontkomt dan aan de vraag of tijdiger opsporing mogelijk was geweest?

Het is weinig opwekkend te moeten constateren dat vroegtijdige opsporing van kwaadaardige aandoeningen van het bovenste deel van de tractus digestivus in de praktijk vrijwel niet lukt. Voor de huisarts resteert uiterste attentie op alarmsignalen, in het bijzonder bij patiënten met een verhoogd risico, bijvoorbeeld vanwege een positieve familieanamnese of overmatig gebruik van zout, alcohol en tabak.

De incidentie van het maagcarcinoom toont in de westerse wereld als een van de weinige een daling over de jaren. Dit heeft mogelijk te maken met voedingsfactoren. Meer inzicht in de relatie met deze factoren kan leiden tot werkelijk preventieve maatregelen. Voor de andere tumoren is niet duidelijk welke preventieve maatregelen de incidentie zouden kunnen doen dalen.

Profiel

Per jaar krijgt een huisarts te maken met één à twee nieuwe patiënten met een carcinoom in het bovenste deel van de tractus digestivus. De prognose is over het algemeen tamelijk somber. Opgaven voor de huisarts zijn: alertheid op alarmsymptomen en het noteren van risicofactoren op patiëntkaarten.

3.4 NEOPLASMATA VAN HET ONDERSTE DEEL VAN DE TRACTUS DIGESTIVUS

Enkele ziektebeelden

In de huisartspraktijk behoren coloncarcinomen en rectumcarcinomen (met maagcarcinoom) tot de frequentst gediagnosticeerde neoplasmata van de tractus digestivus.

Determinanten van carcinomen laag in de tractus digestivus zijn leeftijd, voeding met een laag vezelgehalte, chronische darmontstekingen en genetisch bepaalde aanleg. Bij families met colon- en rectumcarcinomen voor het 45e jaar is de kans groot dat er sprake is van een erfelijke dispositie. Geschat wordt dat 5-10% van alle coloncarcinomen erfelijk is bepaald. Het coloncarcinoom kent twee erfelijke vormen: de zelden voorkomende familiaire adenomateuze polyposis coli (FAP) en het hereditaire nonpolyposis colorectaal carcinoom (HNPCC). Het HNPCC is verantwoordelijk voor 2-6% van alle coloncarcinomen, het FAP voor minder dan 1%. Een FAP-mutatiedrager heeft een lifetime-risico van vrijwel 100%, een HNPCC-drager van 85% op het krijgen van een colorectaal carcinoom. Opvallend is dat hereditaire nonpolyposis carcinomen voor het merendeel in het proximale deel van het colon zijn gesitueerd. Ook colitis ulcerosa en de ziekte van Crohn geven een verhoogd relatief risico, afhankelijk van de duur van de ziekte. Dit risico kan oplopen tot 15 à 20 in vergelijking met mensen zonder deze aandoeningen.

Colon- en rectumtumoren geven meestal pas in een laat stadium symptomen. Algemene verschijnselen zijn gewichtsverlies, anorexie, moeheid en er slecht, grauw uitzien. Soms wordt de arts op het goede spoor gebracht door veranderingen in het defecatiepatroon, bloed bij de ontlasting, onbegrepen bloedverlies per anum of door de alarmerende tekenen van (sub)ileus. Het rectaal toucher mag nooit achterwege blijven omdat een belangrijk deel van de rectumcarcinomen hiermee zijn op te sporen. Sommige huisartsen verrichten vervolgens zelf proctoscopie. Andere zullen, vaak ongeacht de uitkomsten van laboratoriumonderzoek (oplopende bezinking, laag hemoglobinegehalte, occult bloedverlies in de feces), verwijzen voor röntgenologisch onderzoek of coloscopie.

Epidemiologische gegevens

In de CMR-praktijken werd in de periode 1985-2006 bij 160 patiënten een neoplasma van het onderste deel van de tractus digestivus geregistreerd. Dit betrof een coloncarcinoom (*n*=114, 71%) of rectumcarcinoom (*n*=56, 29%). De incidentie bedroeg 0,4 per 1000 per jaar voor het coloncarcinoom en 0,2 per 1000 per jaar voor het rectumcarcinoom. Gemiddeld per praktijk werden er jaarlijks bijna twee patiënten voor het eerst gediagnosticeerd met darmkanker.

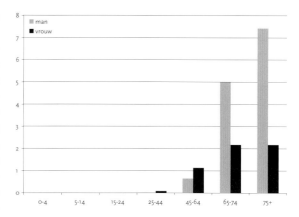

Figuur 3.4.1 Nieuwe gevallen van neoplasmata van colon en rectum per 1000 patiëntjaren. Verdeling naar leeftijd en geslacht (CMR 2002-2006).

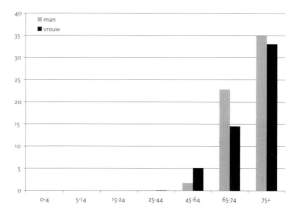

Figuur 3.4.2 Bekende gevallen van neoplasmata van colon en rectum per 1000 patiëntjaren. Verdeling naar leeftijd en geslacht (CMR 2002-2006).

Coloncarcinoom en rectumcarcinoom werden bij vrouwen vrijwel even vaak gediagnosticeerd als bij mannen. Twee derde van de patiënten was ouder dan 65 jaar op het moment dat de diagnose werd gesteld (figuur 3.4.1).

De prevalentie nam met het ouder worden toe. Ruim twee derde van de bekende patiënten was ouder dan 64 jaar, bij vrouwen is ruim de helft zelfs 75 jaar of ouder (figuur 3.4.2). Het relatief gunstige beloop van het rectumcarcinoom dat waarschijnlijk te danken is aan het feit dat vaak reeds vroegtijdig alarmerende klachten optreden, was opvallend in vergelijking met de overige kwaadaardige aandoeningen van de tractus digestivus: het aandeel van deze tumor in de totale prevalentie was aanmerkelijk groter dan het aandeel van deze tumor in de incidentie.

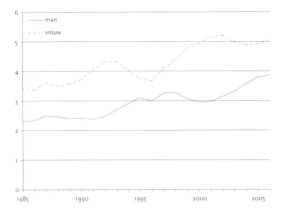

Figuur 3.4.3 Bekende gevallen van neoplasmata van colon en rectum per 1000 patiëntjaren gestandaardiseerd voor leeftijd. Trend over jaren (CMR 1985-2006).

In de loop van de jaren is een geringe toename van de prevalentie zichtbaar. Dat geldt vooral vrouwen, bij wie de prevalentie wat hoger is dan bij mannen (figuur 3.4.3). Gezien het feit dat de incidentie voor beide geslachten vrijwel gelijk is, duidt dit gegeven op een wat gunstiger prognose van deze tumoren bij vrouwen.

Beloop en interventie

Colon- en rectumcarcinomen, bijna altijd adenocarcinomen, zijn weinig gevoelig voor bestraling. Chirurgisch ingrijpen is meestal de enige mogelijkheid. Afhankelijk van vooral de mate van doorgroei in de wand (indeling volgens Dukes) heeft een dergelijke operatie een curatief of palliatief karakter. Voor de patiënt is in eerste instantie vooral van belang of een darmresectie al dan niet een anus praeternaturalis (AP) noodzakelijk maakt. De meesten leren hiermee goed om te gaan, sommigen blijven zelfs met intensieve hulp van huisarts en thuiszorg problemen houden. Chemotherapie lijkt een belangrijke toevoeging die zich de laatste jaren bij deze tumoren een vaste plaats verwerft in het therapeutisch arsenaal. Over het algemeen hebben colon- en rectumcarcinomen een duidelijk betere vijfjaarsoverleving dan de andere maligne tumoren van de tractus digestivus.

Prognose en preventie

In een aantal gevallen blijkt de diagnose rectum- of coloncarcinoom vroegtijdig te zijn gesteld en is curatieve behandeling mogelijk. Vaak echter is men er te laat bij en rest slechts palliatieve behandeling.

Het is weinig opwekkend te moeten constateren dat vroegtijdige opsporing van kwaadaardige aandoeningen van het onderste deel van de tractus digestivus in de praktijk in zijn algemeenheid niet lukt. Bevolkingsonderzoek met gebruikmaking van op zich eenvoudige methoden om occult bloedverlies te detecteren, komt niet in aanmerking vanwege onvoldoende voorspellende waarde (zowel veel fout-positieve als fout-negatieve uitslagen), al staat het steeds opnieuw weer ter discussie. Wel dient speciale aandacht uit te gaan naar mensen die mogelijk behoren tot een familie met een HNPCC. De kans daarop is groot indien er in de familie ten minste drie personen zijn met een colorectaal carcinoom of met een tumor die geassocieerd is met HNPCC (tumor van endometrium, nierbekken, ureter of dunne darm). In een dergelijk geval moet één van die drie personen een eerstegraads familielid zijn van de ander twee, ten minste twee opeenvolgde generaties moeten zijn aangedaan en ten minste één carcinoom moet zijn gediagnosticeerd voor de leeftijd van 50 jaar. Verder moet polyposis coli zijn uitgesloten. Bij ruim 50% van de patiënten die aan deze criteria voldoen, kan men met DNA-onderzoek de specifieke mutatie aantonen. Dit heeft bijvoorbeeld tot gevolg dat met een interval van twee tot drie jaar vanaf het 25e levensjaar colonoscopie wordt gedaan. Vrouwen met deze mutatie hebben een lifetime-risico van 50% op een endometriumcarcinoom. Ook hiervoor is controle geïndiceerd.

De incidentie van de carcinomen van het onderste deel van de tractus digestivus toont in de westerse wereld een lichte stijging, gezien over de jaren. Het is niet duidelijk welke preventieve maatregelen de incidentie zouden kunnen doen dalen.

Profiel

Per jaar krijgt een huisarts in een praktijk van gemiddelde grootte te maken met twee nieuwe patiënten met een carcinoom in het onderste deel van de tractus digestivus en heeft 10-12 patiënten met deze carcinomen in zorg. De prognose is over het algemeen tamelijk somber.

3.5 MAMMACARCINOOM

Ziektebeeld

Het mammacarcinoom is geen ziekte die volgens vaste regels verloopt. Bij jonge patiënten kan de ziekte zich dramatisch snel ontwikkelen en in korte tijd tot metastasering en de dood leiden. Bij ouderen ziet men soms lokaal doorgroei door de huid zonder metastasen op afstand, waarbij de prognose niet onmiddellijk somber is. Het beloop is grillig. Tien jaar of later na operatie kan alsnog metastasering ontstaan.

Een pijnloos mammaknobbeltje kan goedaardig zijn dan wel het eerste signaal van een mammacarcinoom. Op jonge leeftijd is dikwijls palpatoir met waarschijnlijkheid het onderscheid te maken met een fibroadenoom of een cyste (zie paragraaf 3.11). Boven de 50 jaar is bij een, dikwijls door de vrouw zelf gevonden, knobbeltje in de borst de relatieve kans op een carcinoom zo groot dat de afwijking maligne is, tenzij het tegendeel is aangetoond. Andere klachten zijn er in het beginstadium zelden. Een melkachtige afscheiding uit de tepel duidt meestal niet op een maligniteit. Bloed evenwel kan wijzen op een intraductaal carcinoom. Een eczemateuze aandoening van de tepel kan te maken hebben met de ziekte van Paget.

De diagnose wordt soms gesteld op grond van cytologisch onderzoek van door punctie verkregen materiaal, soms nadat de chirurg een biopsie heeft gedaan en soms pas na extirpatie van het knobbeltje. Voor screenend onderzoek en bij niet-verdachte of niet-palpabele afwijkingen is in eerste instantie mammografie aangewezen, eventueel in combinatie met echografie. Screening in het kader van het bevolkingsonderzoek naar borstkanker laat bij 7 op de 1000 onderzochte vrouwen een verdachte afwijking zien, waarvan de helft inderdaad een maligniteit blijkt te zijn. Hoewel hierdoor tumoren in een vroeg, goed behandelbaar stadium ontdekt worden, wordt de huisarts ook regelmatig geconfronteerd met de onrust die dit bevolkingsonderzoek genereert.

In de eerste diagnostische fase van de ziekte is het van groot belang om actief contact te leggen en te onderhouden met patiënte. De vaak in een enkele dag op de zogenoemde mammapoli afgewikkelde diagnostiek inclusief het uitslaggesprek, kan patiënte overrompelen. Een rustige nabespreking met de eigen huisarts kan dan zinvol zijn. Ook daarna moeten de eventuele vervolgafspraken en gesprekken in de kliniek de huisarts er niet van afhouden om goed contact te houden. Integendeel, juist het tempo waarin voor patiënte het leven verandert en beslissingen moeten worden genomen, vraagt om bezinning en bespreking. Ook kan de huisarts een belangrijke bijdrage leveren aan het bespreekbaar maken van de betekenis van de net ontdekte ziekte voor het gezin.

Bij uitgroei van het mammacarcinoom ontstaan lokaal intrekkingen in de huid, peau d'orange, asymmetrie van de mammae en ten slotte ulceratie. Regionaal leidt uitzaaiing tot lymfklierzwellingen in de oksel en parasternaal. Op afstand kunnen overal metastasen ontstaan (long, lever, bot, ovarium, hersenen), waarbij met name de botmetastasen vanwege hun pijnlijkheid en kans op fracturering berucht zijn. Naast allerlei persoonsgebonden en situationele aspecten bepalen aard en uitgebreidheid van de metastasen en, niet te vergeten, van de toegepaste therapie in belangrijke mate de kwaliteit van leven voor patiënten met een mammacarcinoom.

Epidemiologische gegevens

Het mammacarcinoom is veruit de meest voorkomende maligniteit bij vrouwen. Het is tevens een belangrijke doodsoorzaak: 1 op de 20 vrouwen overlijdt tengevolge van dit carcinoom. De incidentie in Nederland is relatief hoog. De toename van de incidentie van het mammacarcinoom in de landelijke cijfers lijkt ook zichtbaar in de cijfers van de CMR (figuur 3.5.1).

De CMR geeft in de periode 1985-2006 een gemiddelde incidentie van 1,4 per 1000 vrouwen per jaar, met de laatste jaren een neiging tot stijgen. Dat betekent dat tweemaal per jaar in een doorsnee huisartspraktijk de diagnose mammacarcinoom wordt gesteld. De kans hierop neemt sterk toe met het stijgen van de leeftijd (figuur 3.5.2). Het is een zeldzaamheid dat een mammacarcinoom bij de man optreedt. In de CMR geschiedde dit in de periode 1985-2006 viermaal.

Het vóórkomen van het mammacarcinoom varieerde in de CMR weinig of niet met de sociale laag.

Opvallend is de langzame stijging in de prevalentie van mammacarcinoom, in de CMR van ongeveer 9 per 1000 vrouwen in 1985 naar 19 per 1000 vrouwen per jaar in 2006 (figuur 3.5.3). Dat is een netto-effect

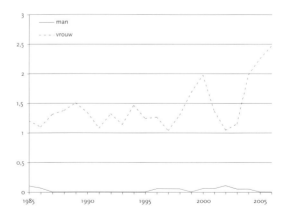

Figuur 3.5.1 Nieuwe gevallen van mammacarcinoom per 1000 patiëntjaren gestandaardiseerd voor leeftijd. Trend over jaren (CMR 1985-2006).

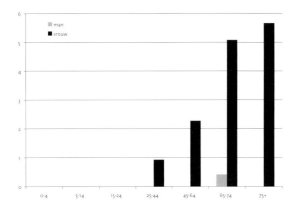

Figuur 3.5.2 Nieuwe gevallen van mammacarcinoom per 1000 patiëntjaren. Verdeling naar leeftijd en geslacht (CMR 2002-2006).

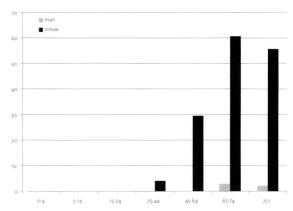

Figuur 3.5.4 Bekende gevallen van mammacarcinoom per 1000 patiëntjaren. Verdeling naar leeftijd en geslacht (CMR 2002-2006).

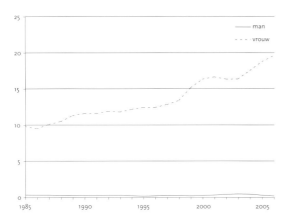

Figuur 3.5.3 Bekende gevallen van mammacarcinoom per 1000 patiëntjaren gestandaardiseerd voor leeftijd. Trend over jaren (CMR 2002-2006).

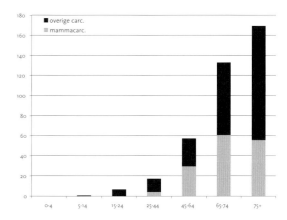

Figuur 3.5.5 Bekende gevallen van mammacarcinoom en overige carcinomen bij vrouwen per 1000 patiëntjaren. Verdeling naar leeftijd (CMR 2002-2006).

van onder andere een toename in de incidentie en een langere overleving na het vaststellen van de diagnose. De leeftijdsverdeling van de prevalentie van mammacarcinoom komt sterk overeen met de incidentie (figuur 3.5.4). Algemeen gesproken heeft bijna de helft van alle bekende vrouwelijke kankerpatiënten in de huisartspraktijk een mammacarcinoom (figuur 3.5.5).

Beloop en interventie

Patiënten bij wie het carcinoom bij ontdekking beperkt blijkt tot de mamma, hebben globaal een kans van 80% om vijf jaar te overleven. Indien de okselklieren reeds zijn aangedaan, daalt dit cijfer tot ongeveer 40%.

De geschiedenis van de behandeling van het mammacarcinoom toont een steeds terughoudender chirurgisch ingrijpen. Van de sterk mutilerende halsted-operatie, waarbij de mamma, de beide pectoralisspieren en de okselklieren werden weggenomen, is men overgegaan op ingrepen waarbij alleen de mamma wordt verwijderd. Bij kleine tumoren zonder bekende lymfklieruitbreiding kan zelfs vaak met een mammasparende ingreep worden volstaan. Niet altijd meer worden alle oksellymfklieren verwijderd; soms wordt een zogenoemde schildwachtprocedure uitgevoerd waarbij één lymfklier zeer uitvoerig wordt onderzocht op aanwezigheid van micrometastasen. Worden deze niet aangetoond, dan volgt er geen okselkliertoilet. Er ontstaat dan geen lymfoedeem van de arm, een van de vervelende late gevolgen van een okselkliertoilet.

Bij metastasering wordt zo mogelijk van anti-oestrogene preparaten (met name tamoxifen) gebruikgemaakt na vaststelling van de oestrogeenreceptorgevoeligheid van de tumor. Daarmee zijn met name postmenopauzaal soms langdurig remissies zonder veel bijwerkingen te realiseren. Premenopauzaal wordt patiënte bij voorkeur een behandeling met cytostatica voorgesteld.

Vrouwen met een mammacarcinoom wordt het gebruik van oestrogenen afgeraden.

Prognose en preventie

Iedere Nederlandse vrouw heeft gerekend vanaf haar geboorte een kans van 12% om gedurende haar leven borstkanker te krijgen.

De kans op het krijgen van mammacarcinoom neemt toe met de leeftijd. Daarnaast hebben de patiënten die reeds een mammacarcinoom hebben doorgemaakt, een duidelijk verhoogd risico, evenals de vrouwen van wie de moeder of zus(sen) deze ziekte kregen (vooral indien voor de menopauze ontdekt). Men schat dat 5% van alle mammacarcinomen het gevolg is van erfelijke aanleg: dit betreft zo'n 1000 families in Nederland. Er zijn meerdere dominant autosomale genen bij betrokken. Hiervan zijn mutaties in het BRCA1- en BCRA2-gen het belangrijkst. Vrouwen met een dergelijke mutatie hebben een risico van 50-80% voor een mammacarcinoom met daarnaast ook nog een kans van 20-50% op een ovariumcarcinoom. Deze mutatie komt vooral bij Joden van Oost-Europese afkomst in sterk verhoogde mate voor: 2% van de vrouwen uit deze groep heeft deze mutatie.

In de volgende gevallen spreekt men van erfelijke belasting:
- drie of meer eerstegraads familieleden, alle leeftijden;
- twee eerstegraads verwanten en één tweedegraads verwant, bijvoorbeeld een nicht of tante via vaders kant;
- twee of meer eerstegraads verwanten, waarvan één jonger dan 45 jaar of één met dubbelzijdig mammacarcinoom;
- een eerstegraads familielid met een mammacarcinoom voor het 35e jaar

Bij vastgestelde erfelijke belasting is genetisch screening geïndiceerd.

Bij groepen met verhoogd risico dient men in ieder geval jaarlijks een mammografie te verrichten.

In het algemeen geldt: hoe jonger, des te noodzakelijker is het om tot snelle diagnostiek te komen. Bij oude patiënten is daarentegen een afweging van belangen op haar plaats en kan zelfs, bijvoorbeeld in een verpleeghuissituatie, beslist worden dat geen aanvullende diagnostiek wordt verricht.

De 'overall' resultaten in de bevolking van zelfonderzoek van de mammae als preventieve actie, vallen sterk tegen. Door het mammografisch bevolkingsonderzoek van vrouwen van 50-75 jaar zal naar verwachting de sterfte wel aanzienlijk gereduceerd worden.

Profiel

Het mammacarcinoom is veruit de meest voorkomende maligne aandoening bij vrouwen, waarbij de huisarts na een diagnostische en curatieve fase een tijd lang weinig actief betrokken is, maar in een eindstadium vaak weer intensief contact heeft met patiënte en haar familie. Vroegtijdige opsporing door mammografische screening is momenteel de beste methode om de morbiditeit en de mortaliteit terug te dringen.

3.6 MALIGNE TUMOREN VAN DE TRACTUS GENITALIS BIJ DE VROUW

Enkele ziektebeelden

Van alle maligniteiten van de tractus genitalis bij de vrouw heeft het cervixcarcinoom de meeste aandacht gekregen vanwege de mogelijkheid voor vroegtijdige opsporing. Vroege diagnostiek is niet goed mogelijk bij het endometriumcarcinoom, dat twee keer zo vaak voorkomt als het cervixcarcinoom. Ook bij het minder vaak voorkomende ovariumcarcinoom zijn er weinig mogelijkheden tot vroege opsporing.

Het *cervixcarcinoom* ontwikkelt zich in het merendeel van de gevallen op het overgangsepitheel tussen endo- en ectocervix. Deze overgangszone ligt tijdens de vruchtbare jaren op de ectocervix, vóór en na deze periode endocervicaal. Het vóórkomen van het cervixcarcinoom is geassocieerd met enkele demografische variabelen en met seksueel gedrag. Een hogere frequentie is gevonden bij vrouwen uit een lager sociaal-economisch milieu, bij op jonge leeftijd seksueel actieve vrouwen en bij vrouwen die frequent van partner wisselden. Er bestaat waarschijnlijk geen etiologisch verband tussen een infectie met herpes genitalis en het optreden van het cervixcarcinoom, wel tussen een infectie met humaan papillomavirus (HPV, met name de typen 16 en 18) en dit carcinoom.

Zeker in het begin zijn er weinig en aspecifieke klachten (abnormaal bloedverlies, contactbloedingen, fluor vaginalis). Het macroscopisch aspect van de cervix is een onbetrouwbare indicator voor de aan- of afwezigheid van een carcinoom. Cervixcytologie van ecto- en endocervix is een eenvoudige en goed door huisarts of praktijkassistente uit te voeren niet-belastende methode van onderzoek die, mits systematisch toegepast zoals in de huidige screening van 30-60-jarige vrouwen, een bijdrage levert aan de vroege opsporing van deze tumor.

Veel minder agressief is het *endometriumcarcinoom*. Meestal is dit een adenocarcinoom. Ook dit carcinoom geeft laat klachten, maar gezien de geringe neiging tot doorgroei blijft curatieve therapie lang mogelijk. Het endometriumcarcinoom komt vooral postmenopauzaal voor en bloedverlies per vaginam in deze periode doet de huisarts allereerst aan deze diagnose denken, zeker wanneer de vrouw geen kinderen heeft of wanneer zij lijdt aan een met dit carcinoom geassocieerde aandoening, zoals adipositas, diabetes of hypertensie. Wanneer een door de huisarts aangevraagde echo een endometriumdikte van minder dan 4 mm laat zien, is de kans op deze afwijking zo gering dat kan worden afgewacht. In andere gevallen zal de diagnose gesteld moeten worden door pathologisch onderzoek van een curettement.

Zeldzamer is het vaststellen van een *ovariumcarcinoom*. Dit carcinoom is een verzamelnaam voor pathologisch-anatomisch verschillende beelden met een eigen ontwikkeling en prognose. Het wordt wel een 'silent killer' genoemd omdat het pas in een laat stadium symptomen geeft. Als bij vage onderbuiksklachten of abnormaal vaginaal bloedverlies met behulp van een vaginaal toucher een adnexzwelling wordt gevonden, is echografie als vervolgonderzoek geïndiceerd. Differentieeldiagnostisch behoren dan ook een cyste of tuba-ovarieel proces tot de mogelijkheden. Bij reeds gemetastaseerde tumoren kan ascites het eerste symptoom zijn.

Apart vermelden wij het bijzonder zeldzame maar sterk in de publiciteit gekomen *clear cell carcinoma van de vagina* bij jonge vrouwen ten gevolge van DES (diethylstilbestrol)-gebruik van de moeder in de zwangerschap. Slechts ongeveer 1 op de 10.000 aan deze stof geëxponeerden ontwikkelt deze tumor.

Epidemiologische gegevens

In een gemiddeld grote praktijk wordt ongeveer eens per twee jaar bij een vrouw een maligniteit van de tractus genitalis vastgesteld. In de periode 1985-2006 werd in de vier CMR-praktijken een dergelijke diagnose bij 56 vrouwen gesteld. Van hen hadden er 8 een cervixcarcinoom, 31 een endometriumcarcinoom en 17

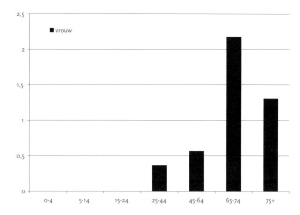

Figuur 3.6.1 Nieuwe gevallen van gynaecologische carcinomen per 1000 patiëntjaren. Verdeling naar leeftijd (CMR 2002-2006).

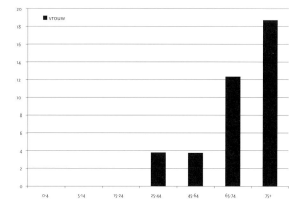

Figuur 3.6.2 Bekende gevallen van gynaecologische carcinomen per 1000 patiëntjaren. Verdeling naar leeftijd (CMR 2002-2006).

een ovariumcarcinoom. De incidentie van deze tumoren tezamen bedroeg 0,4 per 1000 vrouwen per jaar. De verdeling naar leeftijd vindt men in figuur 3.6.1.

Bij onderscheid naar sociale laag werden geen opvallende bevindingen gedaan.

Gemiddeld telt een huisartspraktijk één vrouw per 1000 bekend met een cervixcarcinoom, twee bekend met een uteruscarcinoom en één met een ovariumcarcinoom. De leeftijdsverdeling van de prevalentie van deze maligniteiten is te zien in figuur 3.6.2. Na een aanvankelijke stijging van de prevalentie van de carcinomen van de tractus genitalis bij de vrouw, bedraagt deze de laatste jaren 4 tot 4,5 per 1000 vrouwen per jaar (figuur 3.6.3).

Beloop en interventie

De behandeling van de verschillende gynaecologische tumoren bestaat vaak uit een combinatie van een chi-

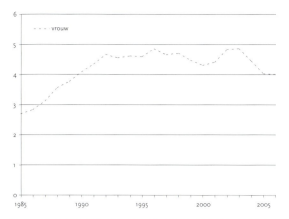

Figuur 3.6.3 *Bekende gevallen van gynaecologische carcinomen per 1000 patiëntjaren gestandaardiseerd voor leeftijd. Trend over jaren (CMR 1985-2006).*

rurgische, radiotherapeutische en/of chemotherapeutische aanpak. Na een radicale behandeling voor een carcinoma in situ van de cervix of voor een endometriumcarcinoom is het vaak mogelijk dat de huisarts na verloop van tijd de verdere begeleiding en controle op zich neemt.

Wanneer doorgroei van het cervixcarcinoom is opgetreden in de parametria of uitbreiding buiten het kleine bekken heeft plaatsgevonden, zal radiotherapie nodig zijn. Bij het endometriumcarcinoom is dit eigenlijk nooit nodig, omdat uitbreiding buiten de uterus zeldzaam is.

Ook patiënten met een van de andere vormen van carcinoom van de tractus genitalis zullen vaak mede onder behandeling van de specialist blijven. Afhankelijk van lokale uitbreiding en metastasering op afstand worden patiënten met ovarium- of vulvacarcinoom na operatie bestraald en krijgen zij hormonale of chemotherapie.

Prognose en preventie

De vroege diagnostiek van het *cervixcarcinoom* door middel van cervixcytologie heeft de prognose van dit carcinoom verbeterd. Wel moet bedacht worden dat met het uitsluitend maken van een cervix-'smear' een aantal cervixcarcinomen wordt gemist. In de literatuur vindt men hiervoor percentages tussen de 8 en 20%. Bovendien bracht de cervixcytologie een belangrijk beleidsprobleem met zich mee. Bij de vroege tekenen van een 'onrustig' overgangsepitheel is de vraag actueel wat de huisarts moet doen. Afwachten, en zo ja, hoe lang kan worden volstaan met controles, of moet hij onmiddellijk verwijzen voor verdere diagnostiek? Dit dilemma heeft te maken met onbekendheid met het natuurlijke beloop. Zelfs bij het carcinoma in situ zal deels geen, deels slechts langzame progressie plaatsvinden naar het invasieve plaveiselcelcarcinoom. Wij weten niet bij wie het een en bij wie het ander zal gebeuren. De huisarts hoeft zich niet in elk geval in dit dilemma te verdiepen, maar zal zich gewoonlijk conformeren aan de adviezen die de uitslag van het cervixuitstrijkje begeleiden, zoals het advies tot nader gynaecologisch onderzoek. Wel is te adviseren om bij een herhaalonderzoek de HPV-status te bepalen.

Het *endometriumcarcinoom* heeft in het algemeen een gunstige prognose, in het bijzonder omdat metastasering en doorgroei door de spierwand van de uterus in de omgeving pas laat of in het geheel niet plaatsvinden. Omdat continue behandeling met oestrogenen (post)menopauzaal waarschijnlijk verband houdt met de ontwikkeling van dit carcinoom, wordt aanbevolen de oestrogenen cyclisch toe te dienen en cyclisch progestativa toe te voegen ter afstoting van het endometrium.

Het *ovariumcarcinoom* heeft alleen een redelijk gunstige prognose indien bij operatie blijkt dat er nog geen doorgroei plaatsvond in de omgeving. Helaas treft men dit zelden aan. De vijfjaarsoverleving van het doorgegroeide en gemetastaseerde ovariumcarcinoom is de laatste jaren dankzij de palliatieve chemotherapie gestegen van 10 naar 30%.

Preventieve maatregelen zijn voor beide laatstgenoemde carcinomen niet bekend.

Profiel

Een huisarts heeft gemiddeld slechts enkele vrouwen met een carcinoom van de tractus genitalis in de praktijk. Naast de taken van tijdige diagnostiek, begeleiding, controle en samenwerking met de specialist bij deze patiënten, heeft hij vooral een taak bij de systematische uitvoering van cervixcytologie in de eigen praktijk, als bijdrage aan de vroege opsporing van het cervixcarcinoom.

3.7 MALIGNE TUMOREN VAN DE TRACTUS GENITALIS BIJ DE MAN

Enkele ziektebeelden

Van de maligne aandoeningen van de tractus genitalis bij de man komt prostaatcarcinoom het meest voor, veel minder vaak testiscarcinoom.

Prostaatcarcinoom betreft meestal een adenocarcinoom in het perifere deel van de prostaat. De etiologie is niet goed bekend. De eerste aanwijzingen voor prostaatcarcinoom bestaan vaak uit klachten (lower urinary tract symptoms; LUTS) die weinig verschillen van die bij prostaathypertrofie: moeilijk op gang komen van de mictie, zwakke straal en nadruppelen. Dit is eigenlijk een laat verschijnsel. De periferie van de prostaat heeft immers andere uitwijkmogelijkheden bij groei dan naar centraal, namelijk naar de urethra. Dat leidt ertoe dat soms de eerste klachten afkomstig zijn van metastasen. Met name kunnen botpijnen het eerste verschijnsel zijn. Lang niet elk prostaatcarcinoom geeft klachten of een afwijkend rectaal toucher. Een deel verloopt subklinisch. Wel zijn bij ongeveer de helft van de patiënten op het moment dat de diagnose wordt gesteld, al tekenen van metastasering te vinden.

Het diagnosticum voor de huisarts is een nauwkeurig rectaal toucher. Wanneer de prostaat niet goed is af te grenzen, de consistentie steviger is dan normaal en harde gedeelten te palperen zijn, is verdenking op een carcinoom op zijn plaats. Ook wanneer de huisarts bij een oudere man prostaathypertrofie, urineretentie of prostatitis constateert, moet prostaatcarcinoom als differentiële mogelijkheid in aanmerking worden genomen. De diagnostiek wordt bij voorkeur uitgebreid met een bepaling van het prostaatspecifieke antigeen (PSA), dat een redelijk goede sensitiviteit heeft, maar tevens nogal wat fout-positieve uitslagen kent. Ook rectale echografie is een waardevolle aanvulling in de diagnostiek. Een combinatie van rectaal toucher, PSA-bepaling en echografie biedt aanzienlijk meer zekerheid over de diagnose dan elk van deze methoden apart. Een definitieve diagnose wordt verkregen door pathologisch-anatomisch onderzoek na punctie.

Testiscarcinoom, de meest voorkomende maligniteit bij mannen tussen 20 en 35 jaar, omvat een aantal pathologisch-anatomische varianten met verschillende ontwikkeling en prognose. Vormafwijkingen van de testis zijn op iedere leeftijd verdacht. De diagnostiek omvat in eerste instantie echografie en laboratoriumbepaling van onder andere alfafoetoproteïne en hCG (humaan choriongonadotrofine; beide veelal negatief bij seminomen en positief bij niet-seminomen). De kans op carcinoomvorming zou bij niet-ingedaalde testes groter zijn dan bij normaal ingedaalde testes.

Epidemiologische gegevens

De incidentie van *prostaatcarcinoom* bedroeg in de CMR gemiddeld 0,6 per 1000 mannen per jaar. Deze

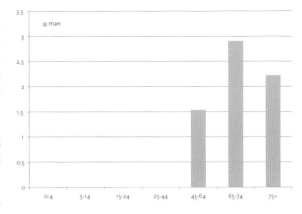

Figuur 3.7.1 *Nieuwe gevallen van prostaatcarcinoom per 1000 mannen per jaar. Verdeling naar leeftijd (CMR 2002-2006).*

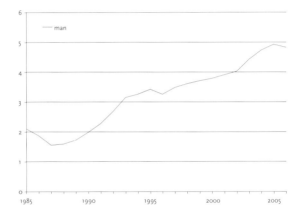

Figuur 3.7.2 *Bekende gevallen van prostaatcarcinoom per 1000 patiëntjaren gestandaardiseerd voor leeftijd. Trend over jaren (CMR 1985-2006).*

incidentie was door de jaren heen vrijwel constant. De 86 nieuw gediagnosticeerde patiënten in de periode 1985-2006 waren allen ouder dan 45 jaar (figuur 3.7.1).

Uit de registratie bleek dat er per jaar drie personen per 1000 mannen bekend waren met een prostaatcarcinoom, een met de leeftijd toenemend aantal. Tussen 1985 en 2006 steeg de prevalentie met een factor drie, van 1,5 per 1000 mannen per jaar naar 4,5 per 1000 per jaar (figuur 3.7.2).

In de periode 1985-2006 werd in de CMR de diagnose *testiscarcinoom* vastgelegd bij 9 mannen, 2 in de leeftijdscategorie 15-24 jaar, 6 in de leeftijdscategorie 25-44 jaar en 1 in de leeftijdscategorie 45-64 jaar. Het aantal met testiscarcinoom bekende patiënten bedroeg in de jaren 1985-2006 gemiddeld 0,7 per 1000 mannen per jaar. Bij een incidentie van één nieuw geval in de tien jaar in een gemiddeld grote huisartspraktijk, heeft de huisarts in diezelfde praktijk gemiddeld één patiënt in zorg die bekend is met deze diagnose.

Beloop en interventie
Bij verdenking op prostaatcarcinoom vindt gewoonlijk verwijzing naar een uroloog plaats. Na vaststellen van de diagnose is het doel van de therapie het uitschakelen van de activiteit van testosteron en het behouden van de urinepassage.

Wanneer het carcinoom tot de prostaat beperkt is gebleven, volgt radicale totale prostatectomie of bestraling. Na totale radicale prostatectomie kunnen (vaak voorbijgaande) complicaties ontstaan, zoals bloedverlies, incontinentie en impotentie.

Bij eenmaal gemetastaseerde prostaatcarcinomen wordt hormonale therapie ingesteld, soms voorafgegaan door radiotherapie. Hormonale therapie biedt thans voor de patiënt bemoedigende mogelijkheden. Met name middelen die de aanmaak van testosteronstimulerende hormonen in de hypofyse uitputten (LHRH-agonisten), blijken bij een belangrijk deel van de patiënten ook op langere termijn effectief, zelfs teruggang van de grootte van botmetastasen kan worden bereikt. Impotentie is een onvermijdelijk gevolg. Soms is tevens een transurethrale resectie nodig om de LUTS tot verdwijnen te brengen.

Chirurgie, in het bijzonder orchidectomie, is veelal de eerste aanpak bij een testiscarcinoom. Radiotherapeutische nabehandeling vindt plaats in geval van een seminoom, chemotherapie in geval van een niet-seminoom met metastasen. Zonder metastasen kan na de orchidectomie met controles worden volstaan.

Prognose en preventie
Na een radicale ingreep is de prognose bij prostaatcarcinoom gunstig. Helaas komt slechts een klein deel van de patiënten voor deze ingreep in aanmerking. Ook bij in opzet curatieve therapie is levenslange controle nodig. Ook na vijf tot tien jaar kan soms toch nog een lokaal recidief of metastasering worden gevonden. Het prostaatcarcinoom is niet zelden bij detectie al uitgezaaid naar regionale lymfklieren en skelet (lumbosacrale wervels). De vijfjaarsoverleving bij bestaande botmetastasen is 10-20%.

Gezien de sterke toename met de leeftijd is prostaatcarcinoom in zekere zin als een verouderingsverschijnsel te beschouwen. Systematisch opsporen houdt een onbekend groot risico in op iatrogene schade bij patiënten die normaal gesproken niet om deze reden onder medische aandacht waren gekomen.

Maatregelen voor primaire preventie zijn bij dit carcinoom niet bekend.

Testiscarcinomen hebben afhankelijk van het type carcinoom een redelijk gunstige vijfjaarsoverleving, bij patiënten met een seminoom wordt deze zelfs door het overgrote deel bereikt.

Profiel
Carcinomen van de tractus genitalis betreffen bij oude mannen vooral de prostaat en bij jongvolwassen mannen de testis. Mictieklachten en hematurie zijn bij het prostaatcarcinoom de belangrijkste symptomen, bij het testiscarcinoom de al dan niet pijnloze zwelling. Lokaal onderzoek, met name het rectaal toucher, is een onmisbaar, soms echter moeilijk te interpreteren diagnostisch hulpmiddel voor de huisarts.

3.8 NEOPLASMATA VAN BLOED EN LYMFE

Ziektebeeld
De kwaadaardige aandoeningen die hun oorsprong in het bloed- en lymfesysteem hebben, komen in de huisartspraktijk met lage incidentie voor. De belangrijkste categorieën zijn de leukemieën en de maligne lymfomen. Voor de huisarts is het vooral van belang om bij bepaalde patiënten aan deze aandoeningen te denken. De diagnose wordt gewoonlijk gesteld door een medisch specialist na complex aanvullend onderzoek.

Leukemieën zijn kwaadaardige aandoeningen van het hematopoëtisch systeem. Het normale proces van proliferatie en rijping van één van de beenmergstamcellen of voorlopers is gestoord. De maligne ontspoorde stamcel staat aan de basis van afwijkende cellijn en cellen. De verschillende soorten leukemie zijn deels terug te voeren op de cellijn waarin de ongeremde groei plaatsvindt, deels op de mate van uitrijping van de cellen. Chronische vormen kennen, in tegenstelling tot de acute vormen, naast ongeremde groei ook differentiatie en uitrijping. Mengbeelden en acute veranderingen (zoals een blastencrisis) komen voor. De oorzaak voor het ontstaan van leukemie is nog grotendeels onbekend en moet worden gezocht in genetische mutaties. In een aantal gevallen kan een relatie worden gelegd tussen het ontstaan van de leukemie en factoren zoals radioactieve straling, carcinogene stoffen (bepaalde chemotherapeutica bijvoorbeeld) en virusinfecties. Meestal blijft de oorzaak onopgehelderd.

De problemen die in eerste instantie aan de huisarts worden gepresenteerd door patiënten bij wie de diagnose uiteindelijk leukemie luidt, zijn weinig specifiek: algehele malaiseklachten, een acute infectieuze aandoening zoals een angina tonsillaris en anemie. Ook purpura of spontane hematomen kunnen de eerste klacht zijn. Indien sprake is van een acute vorm van leukemie wordt de patiënt in korte tijd – binnen dagen tot weken – ernstig ziek en zal de diagnose via een laboratoriumbepaling of na verwijzing naar een specialist worden gesteld. Chronische leukemievormen hebben een meer geprotraheerd verloop en worden soms bij toeval ontdekt. Bij chronische myeloïde leukemie is een vergrote milt een veelvoorkomend symptoom. De diagnose leukemie wordt gesteld op het bloedbeeld en bevestigd door onderzoek van beenmergpunctaat. Geavanceerd immunologisch en genetisch onderzoek completeert de diagnostiek.

Maligne lymfomen vormen een heterogene categorie van ziekten met onderscheiden ernst. De WHO classificeert deze ziekten in vier categorieën: B-celmaligniteiten, T-celmaligniteiten, hodgkin-lymfoom en een categorie zeldzame beelden. In klinisch opzicht is het onderscheid tussen hodgkin-lymfoom, non-hodgkin-lymfoom en plasmacelziekten (met name multiple myeloom of de ziekte van Kahler) van belang vanwege verschillen in epidemiologie, beloop en behandeling. Virale infecties zoals met het epstein-barr-virus en immuundeficiënte ziekten zoals hiv lijken voor het ontstaan van deze ziekten te predisponeren.

Bij maligne lymfomen zijn retrospectief de eerste klachten algehele malaise, energieverlies, koorts, nachtzweten en een of meer gezwollen lymfklieren. Bepaalde kenmerken van de palpabele lymfklieren moeten de huisarts op het spoor van een maligniteit brengen, met name de consistentie (vast-elastisch), de uitbreiding (groter worden, meer klieren in korte tijd aangedaan) en het ontbreken van een goede verklaring voor de klieren zoals een bovenste luchtweginfectie. Voor plasmacelziekten blijkt rugpijn en skeletpijn op andere plaatsen vaak tot de eerste verschijnselen te behoren. De diagnose maligne lymfoom wordt gesteld op basis van het bloedbeeld, beenmergpunctaat, onderzoek van klierbiopten en röntgenologisch onderzoek. Bij een deel van de patiënten wordt het zogenoemde bence-jones-eiwit in de urine aangetroffen.

Epidemiologische gegevens

Leukemie is een ziekte die personen van alle leeftijden kan treffen; wel komen bepaalde vormen vaker in één bepaalde leeftijdsgroep voor (bijvoorbeeld de acute lymfatische leukemie op de kinderleeftijd). Er is geen duidelijk verschil tussen de geslachten. Voor Nederland wordt een incidentiecijfer van 7 à 8 per 100.000 inwoners opgegeven.

Uit de gegevens van de CMR over de periode 1985-2006 bleek dat de diagnose in totaal 32 maal werd geregistreerd, bij 3 patiënten (10%) onder de leeftijd van 15 jaar, bij 11 (34%) op de leeftijd 15-64 jaar en bij 18 patiënten (56%) boven de leeftijd van 65 jaar; 19 patiënten (59%) waren mannen. Dit betekent dat de diagnose in deze vier huisartspraktijken gemiddeld per praktijk eens per drie jaar werd gesteld. De prevalentie bedroeg 0,6 per 1000 per jaar en was het hoogst onder mensen van 65 jaar en ouder.

Het hodgkin-lymfoom treft vooral mensen van 20-30 jaar oud. De diagnosen non-hodgkin-lymfoom en de ziekte van Kahler wordt vooral gesteld bij mensen van 60 jaar en ouder. Voor deze ziekten ligt de incidentie in Nederland op ongeveer 4 per 100.000 per jaar.

Uit de gegevens van de CMR over de periode 1985-2006 bleek dat maligne lymfomen in totaal 51 maal werden geregistreerd, bij 2 patiënten (4%) onder de leeftijd van 15 jaar, bij 22 patiënten (43%) tussen 15 en 64 jaar, 27 (53%) waren ouder; 30 patiënten (59%) waren mannen. Dit betekent dat de diagnose in deze vier huisartspraktijken gemiddeld per praktijk eens per 2 à 3 jaar werd gesteld. De prevalentie bedroeg 0,9 per 1000 per jaar en was het hoogst onder mensen van 65 jaar en ouder.

Beloop en interventie

Patiënten met een acute leukemie worden door de specialist in eerste instantie intensief behandeld met cytostatica. Deze behandeling is gericht op het tot staan brengen van het ziekteproces en wordt gevolgd door zogenoemde consolidatie- en onderhoudstherapie. De therapie bij patiënten met een chronische leukemie kan variëren van observatie met zo nodig symptomatische, ondersteunende behandelingen (zoals bloedtransfusie) tot allogene beenmergtransplantatie. Beenmergtransplantatie wordt bij patiënten gedaan tot de leeftijd van ongeveer 55 jaar. Beenmergtransplantatie biedt in een redelijk percentage genezing. De huisarts kan hierbij betrokken raken wanneer een broer of zus als donor wordt aangezocht. Als complicatie van een beenmergtransplantatie kan een 'graft-versus-host'-reactie optreden.

Bij hodgkin-lymfomen is chemotherapie de eerste keuze van behandelen, bij non-hodgkin-lymformen en de ziekte van Kahler is dit een combinatie van chemotherapie en radiotherapie. De begeleiding door de huisarts van patiënten met leukemie en maligne lymfomen in de verschillende fasen van de aandoening dient in nauw overleg met de behandelend specialist te geschieden. Met name de verhoogde infectieneiging vraagt om een snel inspelen op hierop duidende signalen.

Prognose en preventie

De prognose van leukemie is niet dezelfde voor de diverse typen van de aandoening. De behandeling van acute lymfatische leukemie bij kinderen verloopt het meest succesvol: bij 70-75% van de patiëntjes wordt een definitieve genezing bereikt. De prognose voor chronische lymfatische leukemie is eveneens relatief gunstig. Voor de myeloïde vormen van leukemie is de prognose somber: de therapie vertraagt het optreden van recidieven, maar de meeste patiënten komen niet lang na het stellen van de diagnose te overlijden, meestal aan een foudroyant verlopende infectie.

Dankzij moderne behandelvormen is er voor de ziekte van Hodgkin een kans op genezing van 70%, voor non-hodgkin-lymfomen van ongeveer 60%. Bij de ziekte van Kahler wordt in ongeveer twee derde van de gevallen een klinisch sterke verbetering bereikt, maar de aandoening recidiveert vaak, zodat de gemiddelde overlevingsduur nadat de diagnose is gesteld slechts ongeveer drie jaar is.

De frequentie van voorkomen van leukemie wordt gedeeltelijk bepaald door voorkomen en gebruik van carcinogene agentia in de maatschappij; preventieve maatregelen op dit vlak liggen meer op het terrein van de politiek dan van de huisartsgeneeskunde. Voor de maligne lymfomen zijn geen preventieve maatregelen bekend.

Profiel

Leukemieën en maligne lymfomen zijn kwaadaardige ziekten met een lage incidentie in de huisartspraktijk. Bij vermoeden op deze aandoeningen roept de huisarts de hulp in van een medisch specialist voor de definitieve diagnostiek en voor de behandeling. De prognose van deze ziekten is over het algemeen sterk verbeterd (uitzondering is onder andere de ziekte van Kahler).

3.9 MALIGNE TUMOREN VAN DE HUID

Enkele ziektebeelden

Maligne huidtumoren hebben een relatief goede naam, omdat de behandeling zo vaak effectief is. Dit geldt in het bijzonder voor het basalecelcarcinoom, de meest voorkomende tumor in deze categorie, en het plaveiselcelcarcinoom. Heel anders ligt dit voor het potentieel agressieve en door vroege metastasering verraderlijke melanoom.

Maligne huidtumoren laten zich niet altijd gemakkelijk herkennen. Patiënten zijn enerzijds soms onnodig ongerust over een onschuldige naevus en anderzijds zich nauwelijks bewust van de noodzaak een basalecelcarcinoom te laten behandelen.

In de etiologie van de maligne huidtumoren speelt UV-straling een belangrijk oorzakelijke rol. Het betreft met name de frequentie uit het spectrum die verantwoordelijk is voor de verbranding door zonlicht en zonnebank. Een toename van het zonnebaden is een verklaring voor een toename in incidentie; mogelijk dragen ook veranderingen in de dampkring (aantasting ozonlaag) bij. Keratosis actinica, een huidaandoening bij oudere mensen die in hun leven veel zon kregen, kan maligne ontaarden en op zich lastig te onderscheiden zijn van een maligne huidtumor.

De diagnostiek bestaat, zoals steeds in de dermatologie, als eerste en belangrijkste in nauwkeurig kijken. Aanvullend spelen anamnestische gegevens een rol, met name alarmsymptomen zoals snelle groei, groei na jaren van rust en kleurverandering. Een definitieve diagnose is alleen met pathologisch-anatomisch onderzoek te verkrijgen.

Het *basalecelcarcinoom* betreft in de meest klassieke vorm een gezwelletje in het gelaat met een korstje dat niet genezen wil. Dikwijls wordt er geen medische hulp voor ingeroepen en ontdekt de huisarts het bij toeval. De laesie bestaat uit een opgeworpen, parelmoerkleurige wal met centraal een kratertje met schilfering of ulceratie. De ervaring leert dat allerlei vormen kunnen worden aangetroffen.

Het *plaveiselcelcarcinoom* lijkt in zijn klinische manifestatie op het basalecelcarcinoom. Het doet zich voor als een vaste nodus met centraal tekenen van ulceratie. In tegenstelling tot het basalecelcarcinoom treedt metastasering op, hetgeen de prognose minder goed maakt en de behandeling gecompliceerder. Het plaveiselcelcarcinoom in situ wordt wel als aparte entiteit gezien en heet dan morbus Bowen.

Het *melanoom* is in presentatie en gedrag een geheel ander soort tumor. Vaak gaat een melanoom uit van een moedervlek. Verdikking boven het huidoppervlak, groei, kleurveranderingen (zowel donkerder worden als kleurverlies: amelanotisch melanoom), bloeding en irritatie zijn signalen die wijzen op deze

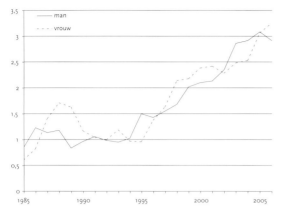

Figuur 3.9.1 Nieuwe gevallen van maligne huidtumoren per 1000 patiëntjaren gestandaardiseerd voor leeftijd. Trend over jaren (CMR 1985-2006).

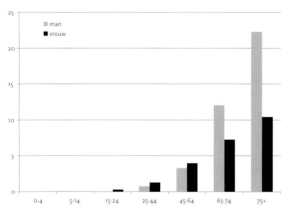

Figuur 3.9.2 Nieuwe gevallen van maligne huidtumoren per 1000 patiëntjaren. Verdeling naar leeftijd en geslacht (CMR 2002-2006).

tumor en op activiteit in deze tumor, activiteit die zich niet alleen lokaal maar mogelijk ook op afstand door metastasering kan afspelen.

Het onderscheid tussen melanoom en gepigmenteerde naevus kan lastig zijn. De meest voorkomende naevus, de naevus naevocellularis, behoort tot de goedaardige huidtumoren. Deze naevus kan sterk lijken op de naevus zoals die voorkomt bij het dysplastisch naevussyndroom, een gewoonlijk familiair voorkomend syndroom waarbij naevi zich tot melanoom kunnen ontwikkelen. Ook de zeldzame naevus pigmentosus et villosus kan maligne ontaarden. Groei, onregelmatige vorm en kleurverschillen binnen een naevus zijn redenen voor nadere diagnostiek.

Epidemiologische gegevens

De CMR kent sinds het jaar 2000 een code voor melanoom, een code voor plaveiselcelcarcinoom en een code voor de overige maligne huidtumoren.

De incidentie van melanomen bedroeg in de periode 2000-2006 ongeveer 0,3 nieuwe gevallen per 1000 per jaar en bleek met de leeftijd toe te nemen. In die zeven jaar werd de diagnose melanoom 24 keer gesteld, 8 maal bij een vrouw en 16 maal bij een man. Alle patiënten waren ouder dan 25 jaar.

De incidentie van plaveiselcelcarcinomen bedroeg in de periode 2000-2006 ongeveer 0,3 nieuwe gevallen per 1000 per jaar en bleek met de leeftijd toe te nemen. In die zeven jaar werd de diagnose plaveiselcelcarcinoom 29 keer gesteld, 18 maal bij een vrouw en 11 maal bij een man. Eén patiënt was jonger dan 25 jaar.

De incidentie van de overige maligne huidtumoren (dit betreft bijna steeds het basalecelcarcinoom) bedroeg in de periode 2000-2006 ongeveer 2,0 nieuwe gevallen per 1000 per jaar en bleek met de leeftijd toe te nemen. In die zeven jaar werd deze code 190 keer gebruikt, 90 maal bij een vrouw en 97 maal bij een man. Alle patiënten waren ouder dan 25 jaar.

Wanneer de maligne huidtumoren bijeen worden genomen, dan blijkt er sprake te zijn van een gestage stijging van de incidentie sinds 1985 (figuur 3.9.1). Zij bleken vaker bij oudere mensen te worden vastgesteld (figuur 3.9.2).

Beloop en interventie

Basalecelcarcinomen metastaseren zelden of nooit. Bijna altijd gaat het om langzaam groeiende tumoren waarvan de patiënt amper last ondervindt. Voor de behandeling komen chirurgie, radiotherapie of cryotherapie in aanmerking. Er bestaan geen wezenlijke verschillen in uiteindelijk resultaat. Bij tijdige behandeling is elk van deze behandelwijzen vrijwel geheel curatief. Veel huisartsen excideren zelf dit type tumor.

Plaveiselcelcarcinomen kunnen wel metastaseren. De kans daarop wordt geschat op 2%, behoudens bij lokalisaties op de lippen of aan de oren, daar zou die aanzienlijk hoger liggen. Behandeling is vaak multidisciplinair.

Wat het *melanoom* betreft geldt als gedragslijn dat ieder serieus vermoeden moet leiden tot een consult bij de dermatoloog. Deze zal, bij pathologisch-anatomische bevestiging van de diagnose, in overleg met de plastisch chirurg en afhankelijk van het stadium waarin de tumor zich bevindt, de behandeling op zich nemen. In principe is de behandeling chirurgisch. Het electieve lymfkliertoilet, dat in het verleden vaak werd gedaan, wordt steeds vaker vervangen door een 'sentinel node'-biopsie. Als de selectief verwijderde schildwachtklier vrij is van tumorweefsel, vindt geen therapeutisch lymfkliertoilet plaats. In minder dan 1% van de gevallen worden dan namelijk nog metastasen in andere stations gevonden.

Naast excisie is er een beperkte plaats voor chemotherapie.

Prognose en preventie

De prognose van een basalecelcarcinoom is, eenmaal behandeld, goed te noemen. De kans op een lokaal recidief is ongeveer 1%. Jaarlijkse nacontroles kunnen goed door de huisarts worden verzorgd.

De prognose van een plaveiselcelcarcinoom is goed, tenzij er metastasering is opgetreden. De kans op een lokaal recidief is ongeveer 8% binnen vijf jaar na de diagnose en eerste behandeling. Bij aangetaste lokale lymfklieren is de vijfjaarsoverleving gedaald tot 25-35% van de patiënten met deze aandoening.

De prognose van het melanoom hangt sterk af van het stadium waarin de patiënt ter behandeling komt. In het eerste rustige stadium van vrijwel geen groei en alleen pigmentverandering is de vijfjaarsoverleving goed te noemen. Wanneer er duidelijk groei en infiltratie is, daalt deze vijfjaarsoverleving al spoedig onder de 50%, en bij reeds aangetaste regionale lymfklieren (stadium drie) tot rond de 10%. Mogelijk is dit een reden om patiënten met gepigmenteerde naevi preventief te instrueren zich te melden bij irritatie, vorm- en kleurveranderingen.

Preventie van maligne huidtumoren betekent vermijden van overmatig zonnen, ook op de zonnebank, en gericht gebruik van zonwerende crèmes.

Profiel

Maligne huidtumoren komen vooral voor bij oude mensen. Zij vormen diagnostisch een uitdaging voor de huisarts; een op tijd gegeven behandeling leidt vrijwel altijd tot een gunstige prognose, behoudens soms bij het melanoom.

3.10 BENIGNE TUMOREN VAN DE HUID

Enkele ziektebeelden

In de CMR wordt het veelvoorkomende subcutane lipoom vastgelegd, het hemangioom, zoals zich dat in de loop van het leven manifesteert (in tegenstelling tot het de naevus flammeus, een hemangioom dat direct bij de geboorte zichtbaar is), en, onder eenzelfde code, enkele benigne huidtumoren zoals het huidfibroom, de epitheelcyste en het cornu cutaneum. De verruca seborrhoica wordt apart beschreven in paragraaf 12.17. Naevus pigmentosus wordt met een eigen code bij de huidziekten gecodeerd, actinische keratose wordt gerangschikt onder de overige huidaandoeningen (zie paragraaf 12.18).

Over het algemeen groeien de benigne huidtumoren langzaam, geven zij weinig klachten en zijn cosmetische bezwaren de belangrijkste reden om de huisarts te bezoeken. Soms speelt ongerustheid een rol. De slogan 'laat elk knobbeltje aan je huisarts zien' doet ook patiënten met een onschuldig fibroom of een al jaren rustige naevus bij de huisarts belanden.

De diagnostiek is vaak niet moeilijk. Zelden is er twijfel over het goedaardige karakter van de laesie.

Epidemiologische gegevens

In de registratie kan een gestage toename van de incidentie van benigne huidtumoren, zoals het huidfibroom, de epitheelcyste en het cornu cutaneum, worden geconstateerd in de periode 1985-2006, een toename die zowel mannen als vrouwen betrof (figuur 3.10.1). De verdeling van de incidentie van benigne huidtumoren naar leeftijd en geslacht is te zien in figuur 3.10.2. De cijfers tonen een lage frequentie op kinderleeftijd en een tamelijk constant hoge frequentie op volwassen leeftijd, waarbij de diagnose op volwassen leeftijd anderhalf maal vaker bij vrouwen dan bij mannen wordt gesteld.

De incidentie van *lipomen* lag in de jaren 1985-2006 gemiddeld op 2,8 per 1000 voor mannen en 2,4 per 1000 voor vrouwen, door de jaren heen tamelijk constant (figuur 3.10.3). Op volwassen leeftijd en bij ouderen bleek de incidentie hiervan ongeveer tweemaal hoger dan in jongere leeftijdsgroepen (figuur 3.10.4).

De incidentie van (niet-congenitale) hemangiomen is laag, ongeveer 0,3 per 1000 voor beide seksen ongeveer gelijk en voorkomend in alle leeftijdsgroepen. De registratie betrof 77 personen in de periode 1985-2006, hetgeen een registratie betekent van ongeveer eenmaal per jaar per praktijk.

Beloop en interventie

Behandeling van benigne huidtumoren zal meestal vanwege cosmetische bezwaren plaatsvinden. Verwijdering in toto met vervolgens pathologisch-ana-

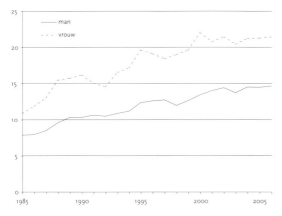

Figuur 3.10.1 Nieuwe gevallen van benigne huidtumoren per 1000 patiëntjaren gestandaardiseerd voor leeftijd. Trend over jaren (CMR 1985-2006).

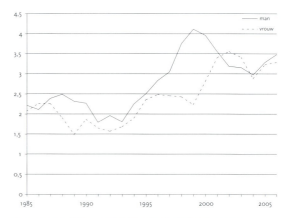

Figuur 3.10.3 Nieuwe gevallen van lipomen per 1000 patiëntjaren gestandaardiseerd voor leeftijd. Trend over jaren (CMR 1985-2006).

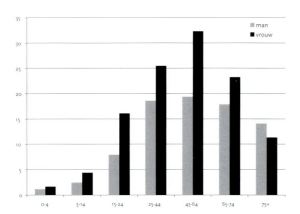

Figuur 3.10.2 Nieuwe gevallen van benigne huidtumoren per 1000 patiëntjaren. Verdeling naar leeftijd en geslacht (CMR 2002-2006).

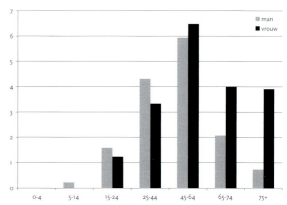

Figuur 3.10.4 Nieuwe gevallen van lipomen per 1000 patiëntjaren. Verdeling naar leeftijd en geslacht (CMR 2002-2006).

tomisch onderzoek, of behandeling met de elektrocauter komt in aanmerking. Het pathologisch-anatomisch onderzoek zal zelden verrassingen aan het licht brengen. Wel is het een zinvolle feedback op de diagnostiek van de huisarts en een hulpmiddel bij de definitieve geruststelling van de patiënt.

De behandeling van het (niet-congenitale) hemangioom kan desgewenst bij de dermatoloog plaatsvinden en bestaat dan uit injecties van corticosteroïden in het hematoom of uit een laserbehandeling.

Prognose en preventie

Voor benigne huidtumoren is de prognose gunstig en hebben preventieve maatregelen geen betekenis. Controle op langere termijn is niet nodig.

Profiel

Benigne huidtumoren komen vooral voor op volwassen leeftijd en behoren diagnostisch en therapeutisch tot het terrein van de huisarts. Bij tumoren die chirurgisch worden verwijderd, is de diagnose door middel van pathologisch-anatomisch onderzoek te verifiëren.

3.11 BENIGNE MAMMATUMOREN EN MASTOPATHIE

Ziektebeeld

Het belang van een correcte diagnose van een benigne mammatumor en van mastopathie ligt vooral in de differentiatie met het mammacarcinoom.

Het *fibroadenoom* is verreweg de meest voorkomende goedaardige tumor van de mamma. Het is een benigne gezwel van de borstklier ontstaan door gezamenlijke groei van bindweefsel en melkgangepitheel. Zeldzamer oorzaken van mammazwellingen zijn lipomen en vetnecrosen.

Mastopathie is een moeilijk te definiëren begrip. Het is een verzamelnaam voor goedaardige aandoeningen van het klierweefsel van de mammae waarbij meestal cyclusgerelateerde klachten van de borsten bestaan. Bij alle vrouwen vertonen de borsten cyclische veranderingen in volume en consistentie. Bij een klein deel geeft dit aanleiding tot klachten, meestal in de laatste vijf tot tien dagen voor de menstruatie. Deze cyclische mastodynie gaat vaak ook gepaard met vochtretentie en kan dan opgevat worden als onderdeel van een premenstrueel syndroom. Het borstklierweefsel is in dat geval vaak diffuus knobbelig en gezwollen. Men kan dit hele beeld opvatten als een versterkte reactie van de mammae op normale hormonale prikkels. De klachten verdwijnen meestal na de menopauze. Als de verschijnselen van kleine pijnlijke zwellingen diffuus over beide borsten optreden en op en neer gaan met de cyclus zonder neiging tot solitaire uitgroei, dan mag men de vrouw geruststellen. Van belang is dan een goede uitleg over het karakter van deze aandoening.

Bij een patiënte met een solitaire knobbeltje in de borst zijn leeftijd, anamnese en fysische diagnostiek van belang om tot een inschatting te komen. Hoe jonger de vrouw, hoe kleiner de kans dat er sprake is van een maligniteit. Bij postmenopauzale vrouwen is een palpabele mamma-afwijking maligne tenzij het tegendeel kan worden aangetoond. Komen in de familie van patiënte vrouwen met een mammacarcinoom voor dan geldt dit als een belangrijke risicofactor (zie paragraaf 3.5).

Essentieel zijn een zorgvuldige inspectie, palpatie van beide mammae en onderzoek van regionale lymfklierstations. Verdachte verschijnselen zijn: een harde tumor vast aan onderlaag of huid, intrekkingen en lokaal opgezette lymfklieren. Geruststellende bevindingen zijn: een klein, glad, goed afgrensbaar en beweeglijk tumortje en geen palpabele lymfklieren. Een geïsoleerde cyste is in geval van mastopathie palpatoir soms moeilijk te onderscheiden van een fibroadenoom.

Als men alle onderzoeksbevindingen in overweging heeft genomen, kan er twijfel blijven bestaan over de aard van de palpabele afwijking. In dat geval moet nader onderzoek worden verricht. In eerste aanleg zal dat een mammografie zijn, aangevuld met echografie als de radioloog dat nodig vindt. Met echografie is het onderscheid tussen cysteuze en solide tumoren uitstekend te maken. Blijft er dan toch nog onzekerheid, dan kan MRI-onderzoek uitsluitsel geven over de aard van de afwijking. Dankzij dit onderzoek kan een aantal cytologische puncties en biopsieën achterwege blijven. Bij blijvende verdenking zal pathologisch-anatomisch onderzoek na extirpatie van het mammatumortje pas een definitieve diagnose mogelijk maken.

Epidemiologische gegevens

De geregistreerde incidentie voor benigne mammatumoren (in de praktijk zijn dit vrijwel steeds fibroadenomen) bedroeg gemiddeld 1,5 per 1000 vrouwen per jaar, met een tijdelijke daling in de incidentie eind jaren negentig (figuur 3.11.1). De hoogste incidenties werden gevonden in de vruchtbare levensfase (figuur

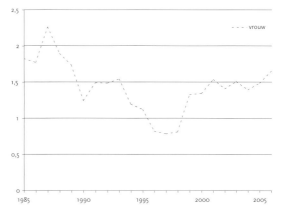

Figuur 3.11.1 Nieuwe gevallen van benigne mammatumoren per 1000 patiëntjaren gestandaardiseerd voor leeftijd. Trend over jaren (CMR 1985-2006).

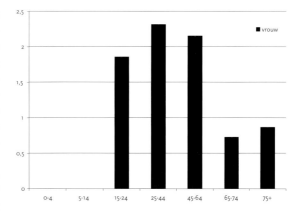

Figuur 3.11.2 Nieuwe gevallen van benigne mammatumoren per 1000 patiëntjaren. Verdeling naar leeftijd (CMR 2002-2006).

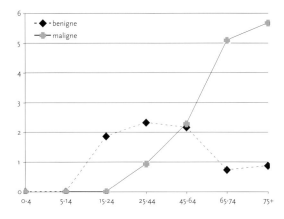

Figuur 3.11.3 Verhouding tussen benigne en maligne mammatumoren bij onderscheid naar leeftijd (CMR 2002-2006).

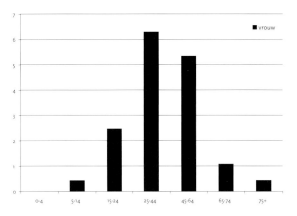

Figuur 3.11.4 Nieuwe gevallen van mastopathie per 1000 patiëntjaren. Verdeling naar leeftijd (CMR 2002-2006).

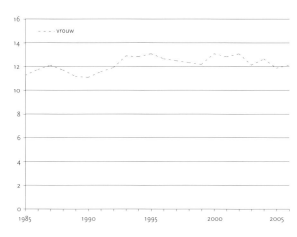

Figuur 3.11.5 Bekende gevallen van mastopathie per 1000 patiëntjaren gestandaardiseerd voor leeftijd. Trend over jaren (CMR 1985-2006).

3.11.2), in tegenstelling tot de situatie bij maligne tumoren van de mamma (figuur 3.11.3).

De incidentie van mastopathie bedroeg gemiddeld 3,8 per 1000 vrouwen per jaar. In de periode 1985-2006 veranderde de jaarincidentie vrijwel niet. De leeftijdsverdeling lijkt sterk op die van benigne mammatumoren (figuur 3.11.4). De hoogste leeftijdsspecifieke incidentie was 6,2 per 1000 vrouwen van 25-44 jaar.

De prevalentie van mastopathie is hoog, gemiddeld 12,2 per 1000 vrouwen per jaar, door de jaren heen constant (figuur 3.11.5). In de leeftijdsgroep 44 tot 65 jaar bereikte de prevalentie een top van 27 per 1000 vrouwen van die leeftijdsgroep. De hoogte van deze prevalentie en het feit dat deze top in een latere leeftijdsgroep valt dan bij de incidentie, laat zien dat patiënten met deze klachten vaak jarenlang onder de aandacht van de huisarts blijven.

Beloop en interventie

Op zich zijn benigne mammatumoren van weinig klinische betekenis. Ook zonder ingrijpen worden complicaties zelden gezien.

De tumor behoudt een doorsnede van maximaal ongeveer 1-3 cm en blijft pijnloos. Alleen het fibroadenoma giganteum, een zeldzame, snel groeiende variant bij jonge vrouwen, vormt hierop een uitzondering. Toch worden er vaak diagnostische ingrepen gedaan op grond van onzekerheid over de afgrenzing met maligne aandoeningen. Hoewel na iedere negatieve uitslag ('geen maligniteit aantoonbaar') de kans op het vinden van een kwaadaardige aandoening geringer wordt, zal soms pas rust ontstaan als na chirurgische verwijdering ook het pathologisch-anatomisch onderzoek geruststellend is.

Mastopathie is een aandoening die in de regel in de postmenopauze vanzelf overgaat. Zoals vermeld is uitleg over de aard van de kwaal belangrijk, omdat de kans groot is dat de vrouw die het betreft, er premenopauzaal jaren klachten van heeft. Belangrijk is het te benadrukken dat er geen verband is tussen mastopathie en het later optreden van borstkanker.

Bij pijnlijke mastopathie geeft men soms een sub-50-combinatiepil. Bij een aantal patiënten geeft dit verlichting, maar de in deze pil aanwezige oestrogenen maken dat deze therapie vaak niet doeltreffend is. Meer kans op succes heeft men met progestativa.

In zeer moeilijk behandelbare gevallen kan men

zijn toevlucht nemen tot de prolactineremmer bromocriptine, hoewel de bijwerkingen hiervan niet gering zijn. Het antigonadotrope middel danazol heeft ook een duidelijk effect op mastopathie, maar kan amenorroe, androgene verschijnselen en vochtretentie tot gevolg hebben. Ook tamoxifen, een anti-oestrogene stof, is weliswaar redelijk effectief maar verhoogt de kans op endometriumcarcinoom en heeft veel bijwerkingen (menorragie, climacteriële verschijnselen). Het gevaar is dus groot dat deze middelen erger zijn dan de kwaal. Vrijwel steeds, zo luidt de conclusie, zijn de beste interventies bij mastopathie goede voorlichting en (herhaalde) geruststelling door de huisarts na adequaat onderzoek.

Prognose en preventie
Per definitie is er een goede prognose; er is geen relatie tussen het vóórkomen van fibroadenomen of mastopathie en het optreden van kwaadaardige mamma-aandoeningen.

De groei van een fibroadenoom wordt bevorderd door oestrogenen. Er is kans dat een palpabel tumortje ontstaat onder invloed van bijvoorbeeld de anticonceptiepil. Dit op zich is geen reden om het gebruik van de pil te stoppen.

Profiel
Het grootste deel van de benigne mammatumoren bestaat uit fibroadenomen en mastopathie, op zich onschuldige aandoeningen, waarbij een maligniteit altijd overwogen moet worden. Hoe jonger de patiënte hoe groter de kans is dat het om een benigne tumor gaat.

3.12 UTERUS MYOMATOSUS

Ziektebeeld
Het myoom van de uterus, in de volksmond vleesboom genoemd, is een goedaardige tumor van het gladdespierweefsel van de uterus. Vrijwel altijd zijn er meerdere myomen tegelijk aanwezig. De diagnose wordt gesteld indien een of meer goed afgrensbare gladde, harde zwellingen van de uterus palpabel zijn, of indien er een fors vergrote vaste uterus bestaat zonder aanwijzingen voor een graviditeit of maligniteit. Echografisch onderzoek kan medebepalend zijn voor de diagnostiek en het beleid. Gewoonlijk is er ook de beschikking over een echogram. Myomen kan men onderverdelen naar lokalisatie: intramuraal, subsereus en submuceus.

De precieze genese is onbekend, maar oestrogenen spelen een rol bij het ontstaan en de groei van myomen. Na de menopauze groeien myomen dan ook niet meer, evenmin ontstaan er nieuwe myomen. Myomen kunnen leiden tot menstruatiestoornissen, maar veel vrouwen met myomen hebben die klachten niet. Bij de groep die wel klachten heeft, komen tussentijds bloedverlies en menorragieën voor die tot anemie kunnen leiden. Het intramurale type leidt vooral tot menorragieën door vergroting van het cavum uteri en door een toegenomen bloedtoevoer naar de uterus. Het submuceuze type kan metrorragieën veroorzaken door lokaal de normale uitrijping van het endometrium te belemmeren. Andere symptomen die zich kunnen voordoen, zijn roze afscheiding in aansluiting aan de menses, secundaire dysmenorroe, diepe dyspareunie, vage onderbuikspijn en mictieklachten in de vorm van 'urgency' en pollakisurie.

Anamnese en gynaecologisch onderzoek vormen de pijlers voor het stellen van de diagnose. Niet altijd is het eenvoudig om door middel van een vaginaal toucher onderscheid te maken met een ovariumtumor. Bij twijfel is echografie een zinvolle diagnostische aanvulling. Een vergrote uterus kan ook de vraag naar het bestaan van zwangerschap oproepen. Het gaat immers vaak om vrouwen in de premenopauze zonder (betrouwbare) anticonceptie en met een onregelmatige cyclus. Met een zwangerschapstest is dit probleem op te lossen.

Epidemiologische gegevens
Uit bevindingen van obducties kan men afleiden dat ongeveer één op de drie vrouwen tussen het 35e en 55e jaar een uterus myomatosus ontwikkelt. Hieruit blijkt dat het in de meerderheid van de gevallen een symptoomloze aandoening is.

In de CMR daalde het aantal nieuwe gevallen door de jaren heen van gemiddeld 3 naar ruim 1 per 1000 vrouwen per jaar (figuur 3.12.1). Dit hangt mogelijk samen met het niet meer routinematig controleren van vrouwen die orale anticonceptie gebruiken. Bij deze controles vond destijds vaak een vaginaal toucher plaats en zo werden nog wel eens symptoomloze myomen ontdekt. Duidelijk zichtbaar is dat uterus myomatosus een aandoening in zowel de fertiele fase als in de eerste menopauzale jaren is (figuur 3.12.2).

Het aantal patiënten dat bij de huisarts onder controle stond in verband met uterus myomatosus, bedroeg een veelvoud van de incidentie met overigens eenzelfde leeftijdsverdeling: per jaar betrof dit ongeveer 10 per 1000 vrouwen van 25-44 jaar en 28 per

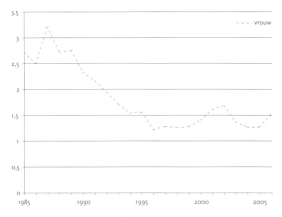

Figuur 3.12.1 Nieuwe gevallen van uterus myomatosus per 1000 patiëntjaren gestandaardiseerd voor leeftijd. Trend over jaren (CMR 1985-2006).

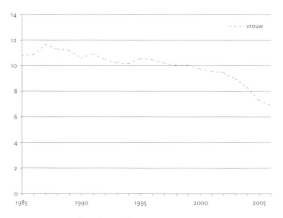

Figuur 3.12.3 Bekende gevallen van uterus myomatosus per 1000 patiëntjaren gestandaardiseerd voor leeftijd. Trend over jaren (CMR 1985-2006).

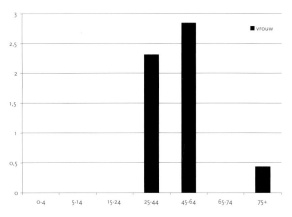

Figuur 3.12.2 Nieuwe gevallen van uterus myomatosus per 1000 vrouwen per jaar. Verdeling naar leeftijd (CMR 2002-2006).

1000 vrouwen van 45-64 jaar. De prevalentie daalde van gemiddeld 10 per 1000 vrouwen per jaar eind jaren tachtig naar 8 per 1000 per jaar de laatste jaren (figuur 3.12.3).

Beloop en interventie

Als men voor het eerst een vergrote uterus heeft gepalpeerd en de diagnose eventueel zeker is gesteld met behulp van echografie, dan is een controletoucher na een aantal maanden gewenst, tenzij klachten tot eerder ingrijpen noden. Het controletoucher geeft een indruk over de groeisnelheid van de uterus en opent de mogelijkheid de eerder gestelde diagnose te herzien. De vervelendste complicatie van een myoom is een snelle groei met een toegenomen kans op pijnlijke ischemische necrose van het myoom. Bovendien kan een sterke vergroting van de uterus druk- en verdringingsverschijnselen in het kleine bekken veroorzaken die operatief ingrijpen noodzakelijk maken. Na de menopauze schrompelen of verharden de myomen spontaan door het wegvallen van de stimulatie door oestrogenen, en geven zij gewoonlijk geen problemen meer. Er wordt dus bij klachten naar gestreefd om deze periode te overbruggen.

De in te stellen therapie is afhankelijk van leeftijd, kinderwens, klachten en type myoom. Vormt dysmenorroe de belangrijkste klacht dan kan men vaak met prostaglandinesynthetaseremmers volstaan.

Bij menorragieën en tussentijds bloedverlies heeft de huisarts een aantal mogelijkheden tot zijn beschikking. Orale anticonceptiva in de vorm van een sub-50-preparaat zijn niet gecontra-indiceerd en kunnen worden toegepast, vaak met succes. Ook progestagenen – continu of intermitterend van dag 15 tot 25 van de cyclus toegediend – zijn effectief, geven een atrofie van het endometrium en remmen mogelijk de groei van de myomen. Een levonorgestrelhoudend IUD is een andere mogelijkheid om met een progestatieve stof bloedverlies te verminderen. Ook prostaglandinesynthetaseremmers en tranexaminezuur verminderen het bloedverlies als ze de eerste drie dagen van de menstruatie worden gebruikt. Een eventueel bijkomend voordeel is dat ze een kinderwens niet in de weg staan. Als bloedingen met de besproken middelen niet in te dammen zijn en aanleiding geven tot anemie, dan kan men gebruikmaken van een GnRH ('gonadotropin-releasing hormone')-analogon. Deze stof induceert de hormonale toestand van de menopauze en leidt derhalve frequent tot opvliegers en vaginale droogheid. De indicatie is beperkt tot vrouwen die binnenkort de menopauze verwachten. Patiënten in een andere fase van hun leven kunnen dan beter verwezen worden voor operatieve behandeling.

Bij het submuceuze type is hysteroscopische verwijdering van een of meer myomen vaak goed mogelijk, bij het intramurale type komt myoomenucleatie in aanmerking. Bij deze ingrepen blijft de uterus behouden. Zwangerschap blijft dan tot de mogelijkheden behoren. Steeds minder vaak wordt er overgegaan tot uterusextirpatie. Gynaecologen zijn in dit opzicht terughoudender geworden, mede door de reeds genoemde alternatieven.

Prognose en preventie

Gezien de gewoonlijk gunstige prognose van uterus myomatosus is het zaak om te veel of te vroeg medisch ingrijpen te voorkomen. In preventief opzicht betekent dit dat de huisarts bij vrouwen met menstruatiestoornissen die tevens neigen tot hoge medische consumptie, extra aandacht moet schenken aan de beleving van de klachten en terughoudend moet zijn met het bespreken van operatief ingrijpen als behandeloptie. Temeer omdat blijkens CMR-onderzoek vrouwen die een hysterectomie hebben ondergaan, vaker met onschuldige klachten bij de huisarts komen zonder dat ernstige of chronische ziekten hiervoor verantwoordelijk gesteld kunnen worden.

Profiel

Uterus myomatosus komt vooral voor tussen het 45e en 54e jaar. In een minderheid van de gevallen leidt deze aandoening tot hinderlijke menstruatiestoornissen. De huisarts kan deze stoornissen met goede uitleg en relatief eenvoudige medicamenten behandelen, en kan ertoe bijdragen dat onnodige uterusextirpaties worden voorkomen.

3.13 OVERIGE NEOPLASMATA

Iedere huisartspraktijk kent patiënten met een zeldzame vorm van kanker. Volgens CMR-gegevens behoren daartoe onder andere: hersentumoren, carcinomen van farynx, larynx en nier. Elk van deze kwam per praktijk minder dan eens per vijf jaar voor (zie paragraaf 3.1 en tabel 3.1.1). Deze getallen staan in schril contrast met de frequentie waarmee de aandacht van de huisarts voor deze maligne aandoeningen wordt gevraagd. Zo speelt de angst voor een hersentumor nogal eens mee in consulten van patiënten met langdurige hoofdpijn, hebben patiënten geleerd dat een wat langer durende keelpijn of heesheid kan wijzen op de aanwezigheid van kanker en vraagt een pijnloze hematurie om een gedegen verdere analyse.

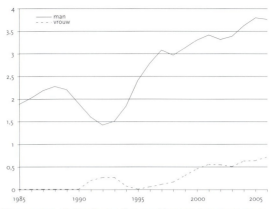

Figuur 3.13.1 Bekende gevallen van blaascarcinoom per 1000 patiëntjaren gestandaardiseerd voor leeftijd. Trend over jaren (CMR 1985-2006).

Blaascarcinomen hebben weliswaar een lage incidentie (0,4 per 1000 mannen en 0,1 per 1000 vrouwen per jaar) maar een hoge prevalentie. De prevalentie bedroeg de laatste jaren ongeveer 3,5 per 1000 mannen en 0,5 per 1000 vrouwen per jaar, wijzend op verbeterde behandelmogelijkheden (figuur 3.13.1).

Van de categorie 'overige maligniteiten' werd gemiddeld eenmaal per jaar per CMR-praktijk gebruikgemaakt. In twee derde van de gevallen betrof het mensen ouder dan 65 jaar. Onder deze code werden onder andere die patiënten geregistreerd bij wie metastasen waren aangetoond zonder dat de primaire tumor was gelokaliseerd. Dit was bijvoorbeeld het geval wanneer patiënt en familie in overleg met de huisarts hadden besloten om, bij aantoonbare metastasen, af te zien van nader onderzoek omdat dit te belastend werd geacht en eventuele bevindingen therapeutisch geen consequenties zouden hebben. Andere maligniteiten in de categorie 'overig' zijn botsarcomen en schildkliercarcinoom dat diagnostisch soms moeilijk is te onderscheiden van goedaardige noduli van de schildklier (zie paragraaf 4.2).

Het cholesteatoom wordt in de classificatie niet tot deze rubriek gerekend, maar gecodeerd bij otitis media chronica (zie paragraaf 6.17).

Tumoren die elders worden besproken, zijn:
- struma nodosa non toxica (paragraaf 4.2);
- stembandpoliepen (paragraaf 8.7);
- neuspoliepen (paragraaf 8.13);
- mastopathie inclusief solitaire mammacyste (paragraaf 3.11).

3.14 BESCHOUWING

Als een patiënt door zijn huisarts verwezen wordt wegens *verdenking op een maligniteit*, breekt er voor beiden een onzekere tijd aan. Voor de patiënt is de onzekerheid van de diagnostische fase vaak moeilijker te dragen dan de zekerheid kanker te hebben. De huisarts vraagt zich vaak af of hij patiënt niet eerder had moeten verwijzen. Zogenoemde alarmsymptomen zijn weinig sensitief en weinig specifiek (abnormaal bloedverlies, abnormale knobbels, verandering in defecatiepatroon, slikklachten, voortdurend hoesten of heesheid, verandering in wrat of moedervlek, niet-genezende zweer). Hoewel dergelijke symptomen op zich een 'niet-pluis'-gevoel geven, ontleent de huisarts een gevoelde noodzaak tot verder onderzoek vooral ook aan zijn voorkennis van deze patiënt. In de eerste plaats zijn dit de leeftijd en de familieanamnese. Bij veel kwaadaardige aandoeningen werd in dit hoofdstuk een toename gezien van de incidentie met de leeftijd. Bij enkele tumoren kwam de familieanamnese als risicofactor naar voren; met name geldt dit het mammacarcinoom en het coloncarcinoom. Ten tweede kan het de huisarts opvallen dat de patiënt er veel slechter is gaan uitzien, vermagerd lijkt of bleek. Ook kan opvallen dat de patiënt ineens (vaak) komt met vage klachten en in spankracht is veranderd. Een gericht 'fingerspitzengefühl' voor deze signalen is de huisarts behulpzaam bij de vroegdiagnostiek van tumoren. Echter, het is onvermijdelijk dat er retrospectief vaak een 'doctor's delay' is tussen de eerste gepresenteerde klacht en de later vastgestelde maligniteit.

In de *diagnostische fase* en daarna kan de huisarts een actieve rol aannemen en zo de basis leggen voor een vertrouwensrelatie, die zo belangrijk is voor latere fasen in het ziekteproces. Het is bekend dat veel van de informatie tijdens een slechtnieuwsgesprek niet door de patiënt wordt opgepikt. Nadat de patiënt van de specialist de diagnose te horen heeft gekregen, ligt er een taak voor de huisarts om hierover met de patiënt door te praten. In deze gesprekken moeten niet alleen technische aspecten van de diagnose aan de orde komen, maar ook emotionele. Bij de patiënt leven vragen als: Ga ik dood aan mijn ziekte? Hoe lang heb ik te leven? Hoeveel pijn krijg ik? Vaak zijn meerdere gesprekken nodig om de patiënt inzicht te geven in zijn ziekte en hem de kans te geven existentiële levensvragen aan de orde te stellen. De huisarts is in een goede positie om zich op te stellen als trait-d'union tussen de diverse specialisten met wie de patiënt te maken krijgt, en de patiënt en diens naasten. Het is belangrijk dat huisarts en specialisten geen tegenstrijdige boodschappen afgeven en dezelfde taal spreken. Zo nodig onderneemt de huisarts stappen om dit te bewerkstelligen. Voor de patiënt is het een geruststellende gedachte te weten dat zijn huisarts zijn belangenbehartiger wil zijn. Niet alleen het leven van de patiënt verandert ingrijpend, ook dat van zijn naasten. Vaak gaat alle zorg uit naar de patiënt. Maar ook de naaste familie heeft verdriet en heeft moeite met de verwerking van het slechte nieuws. De huisarts moet hier aandacht aan besteden

Als er *uitzaaiingen* gaan optreden, de conditie van de patiënt achteruitgaat en er complicaties optreden, wordt duidelijk dat de mogelijkheden van curatief handelen afnemen. Er komt een fase waarin het beleid op palliatie is gericht. Soms komt de patiënt zelf tot deze conclusie, maar het kan ook voorkomen dat een patiënt dit niet onder ogen kan of durft te zien en aandringt op behandelingen die geen zin meer hebben en vaak de kwaliteit van leven aantasten. Als er in de voorgaande tijd een vertrouwensband is ontstaan, lukt het de huisarts meestal de patiënt duidelijk te maken dat er een nieuwe fase is aangebroken. Voor de patiënt is het vaak moeilijk te accepteren dat allerlei controles niet langer nodig zijn. De energie die de patiënt eerst gebruikt heeft om de behandeling van zijn ziekte te ondergaan, moet hij nu inzetten om te accepteren dat genezing niet mogelijk is en dat het einde nabij is. De huisarts kan de patiënt en zijn omgeving bij deze verandering van perspectief steunen. Het is hierbij wel zaak de patiënt niet het gevoel te geven dat hij nu opgegeven is. Als dit in het verleden nog niet gebeurd is, moet met de patiënt en zijn naasten besproken worden wat hun wensen en verwachtingen zijn. Wil de patiënt tot het uiterste thuisblijven? Welke eventuele levensverlengende behandelingen wil hij in de toekomst nog ondergaan? Wil hij bijvoorbeeld kunstmatige voeding, als hij zelf niet meer tot inname in staat is? Wil hij euthanasie als de toestand verslechtert?

In de *palliatieve fase* moet de huisarts zorg dragen voor een adequate behandeling van hinderlijke somatische klachten en symptomen, zoals pijn, jeuk, obstipatie. Het kan zinvol zijn hierbij gebruik te maken van een palliatief consult. De integrale kankercentra hebben hiervoor in alle regio's huisartsen opgeleid. In deze fase is het ook vaak nodig om de hulp van de thuiszorg in te roepen. De terminale fase vraagt vaak om een grote intensiteit van deze zorg. Een aparte tak is de technische thuiszorg, die bijvoorbeeld apparatuur en kunde levert voor pijnbestrijding met een infuuspomp.

Niet alleen de somatische klachten vereisen aandacht. Voor veel patiënten is het hele proces van lichamelijk verval psychisch moeilijk te accepteren. Daarnaast is er angst voor wat de patiënt nog te wachten staat. De houding van de huisarts moet zo zijn dat patiënt dit kan uiten. Desgewenst kan de huisarts wijzen op de mogelijkheid om te spreken met een geestelijke verzorger.

Indien euthanasie aan de orde is, legt de huisarts contact met een SCEN-arts (Steun en Consultatie bij Euthanasie in Nederland). Het inroepen van hulp van vrijwilligers van de Hulpgroep Thuis Sterven (of Vrijwillige Terminale Zorg) kan een belangrijke bijdrage leveren de naasten van de patiënt in diens laatste levensfase enigszins te ontlasten.

Coördinatie van zorg houdt ook in het informeren van collega-huisartsen en overdracht van de verantwoordelijkheid voor ernstig zieke patiënten aan de collega's die de avond- en weekenddienst verzorgen, desgewenst met het verzoek de eigen huisarts te berichten bij verslechtering.

Maligne aandoeningen vormen na hart- en vaatziekten de belangrijkste *doodsoorzaak*. In Nederland werd in 2005 bij ruim 21.700 mannen en ruim 18.600 vrouwen maligne aandoeningen als doodsoorzaak vastgelegd (voor hart- en vaatziekten zijn deze cijfers respectievelijk ruim 21.700 en 22.500). De sterfte ten gevolge van kanker bedroeg bijna 32% van de totale sterfte (hart- en vaatziekten bijna 30%). Bij mannen betreft het vooral longcarcinoom (bijna 30% van de gevallen), prostaatcarcinoom (ruim 11%) en coloncarcinoom (ongeveer 10%). Bij vrouwen mammacarcinoom (bijna 18% van de sterfgevallen ten gevolge van een maligniteit), longcarcinoom (ruim 16%) en coloncarcinoom (ruim 12%).

Primaire preventie leverde tot op heden weinig op. Te weinig was tot voor kort bekend over de etiologie van maligne tumoren om bruikbare aanbevelingen te doen. Een uitzondering moet gemaakt worden voor roken, met name het roken van sigaretten, en voor bepaalde industriële producten (aniline, asbest) waartegen heel goed maatregelen zijn te nemen. Maar het lijkt erop dat de geneeskunde thans op de drempel staat van een grote verandering in dit opzicht.

De mogelijkheden om genetische kenmerken geassocieerd met het ontstaan van kanker in beeld te brengen, nemen snel toe. Zo'n 5% van alle gevallen van mamma- en coloncarcinoom is het gevolg van bekende familiaire genetische mutaties. Personen met zo'n mutatie hebben een grote kans een maligniteit te ontwikkelen. Er zijn in Nederland meer dan 1000 families bekend met erfelijk mammacarcinoom. Omdat genetisch onderzoek kostbaar is, wordt dit alleen gedaan bij mensen met een belaste familieanamnese. Wat onder een positieve familieanamnese wordt verstaan, is per carcinoom verschillend

Secundaire preventie, de vroege opsporing van kanker, kan gericht zijn op de totale bevolking of op mensen met een verhoogd risico. Het eerste is tot nog toe sterk omstreden. Bevolkingsonderzoek naar longcarcinoom en coloncarcinoom bleek te veel fout-positieve en fout-negatieve uitslagen op te leveren, en geen gunstige kosten-batenopbrengst te hebben. De screening op cervixcarcinoom lijkt meer geaccepteerd, maar tegenstanders blijven wijzen op het feit dat ook deze vorm van preventie niet voldoet aan de strenge WHO-criteria. De effectiviteit van de screening op mammacarcinoom is onderwerp van een voortdurend wetenschappelijk debat.

Onder *tertiaire preventie* wordt verstaan het voorkómen van complicaties en van onnodige invaliditeit. Diverse activiteiten in het kader van palliatieve zorg zijn te beschouwen als tertiaire preventie. Dit gebied is volop in ontwikkeling. Er is behoefte aan wetenschappelijk onderzoek naar de effecten van palliatieve zorg en aan goede scholing van studenten en praktiserende artsen op dit gebied.

4 Ziekten van hormonale aard, van de stofwisseling en van het bloed

4.1 INLEIDING

Dit hoofdstuk is niet lang, maar er worden enkele voor de huisarts erg belangrijke aandoeningen besproken. Het kwantitatieve belang ligt niet zozeer in de incidentiecijfers (zie de tabellen 4.1.1 en 4.1.2), maar in de prevalentiecijfers: in de rangorde van rubrieken naar frequentie van voorkomen bezetten de aandoeningen uit dit hoofdstuk een tweede plaats, na de aandoeningen van de tractus circulatorius. Het gaat in dit hoofdstuk onder andere om adipositas, vetstofwisselingsstoornissen en diabetes. Vooral het aantal bekende gevallen is aanzienlijk en de behandeling en controle van deze patiënten vragen veel aandacht in de huisartspraktijk. Voor de huisarts zijn vooral zorginhoudelijke aspecten van belang: adipositas, vetstofwisselingsstoornissen en diabetes mellitus (en dat geldt ook voor hypertensie) komen vaak in combinatie voor; het zijn belangrijke risicofactoren voor het optreden van met name hart- en vaatziekten; zoals comorbiditeit bij allerlei aandoeningen compliceren zij de behandeling en beïnvloeden de prognose daarvan in ongunstige zin. De huisarts ziet deze drie, samen met hypertensie, dan ook meer als risico-indicatoren dan als 'ziekten'; het noteren ervan in de probleemlijsten van patiënten is essentieel.

In de eerste paragraaf van dit hoofdstuk worden de schildklieraandoeningen behandeld. Aan de orde komen zowel hyper- en hypothyreoïdie als het niet-toxisch struma en de in de CMR zelden geregistreerde thyreoïditis. De volgende paragrafen betreffen het hierboven kort besproken drietal: diabetes mellitus, adipositas en vetstofwisselingsstoornissen. Deze worden gevolgd door een paragraaf over jicht, die goed door de huisarts is te diagnosticeren en te behandelen. In de paragraaf hierna worden de anemieën besproken waarbij aandacht wordt gevraagd voor het nauwkeurig differentiëren tussen de verschillende vormen van bloedarmoede. Daarna volgt een paragraaf 'overige aandoeningen'. Het hoofdstuk wordt besloten met een korte beschouwing, waarin aandacht voor de controle en bewaking van patiënten met chronische aandoeningen en over de relatie van de huisarts met de tweede lijn.

Tabel 4.1.1 Nieuwe en bekende gevallen van ziekten van hormonale aard en van de stofwisseling per 1000 patiëntjaren (CMR 1985-2006).

	Incidentie		Prevalentie	
	Mannen	Vrouwen	Mannen	Vrouwen
overgewicht 25<QI≤30	6,1	7,7	57,8	85,8
adipositas QI>30	2,4	2,9	35,8	64,2
hypercholesterolemie	3,3	3,2	28,8	27,5
diabetes mellitus type 1	0,2	0,2	3,6	5,3
diabetes mellitus type 2	2,9	3,0	23,7	25,5
jicht	2,7	1,0	10,0	2,8
hyperthyreoïdie	0,2	0,7	1,3	5,0
struma nodosa non toxica	0,1	0,9	0,6	7,3
hypothyreoïdie	0,2	1,2	1,3	10,0
andere thyreoïdstoornissen	< 0,1	0,1	< 0,1	0,4

Tabel 4.1.2 Nieuwe gevallen van ziekten van bloed en bloedvormende organen per 1000 patiëntjaren (CMR 1985-2006).

	Mannen	Vrouwen
ijzergebreksanemie	1,8	8,1
anemie in de graviditeit	0,0	2,2
megaloblastaire anemie	0,2	0,1
purpura, hemorragie, stollingsstoornissen	0,2	0,4

4.2 SCHILDKLIERAANDOENINGEN

Enkele ziektebeelden

Wanneer het gehalte aan vrij schildklierhormoon (het zogenoemde vrije T4) in het bloed te hoog of te laag is, raakt het lichaam ontregeld en ontstaan kenmerkende klachten en verschijnselen.

Een tekort aan schildklierhormoon heet hypothyreoïdie. Deze kan primair dan wel secundair zijn. Bij primaire *hypothyreoïdie* is de schildklier niet in staat voldoende hormoon te produceren, hoewel de hypofyse voldoende schildklierstimulerend hormoon afgeeft. In het bloed herkent men dit aan een laag vrij T4 en een hoog TSH. Wanneer (wat zelden voorkomt) de hypofyse onvoldoende TSH produceert, leidt dit tot secundaire hypothyreoïdie waarbij zowel het TSH als het vrije T4 laag zijn.

Tot de klassieke verschijnselen van hypothyreoïdie zijn te rekenen: vermoeidheid, spierzwakte, lethargie, koude-intolerantie, lage stem, gewichtstoename, perifeer oedeem (myxoedeem), obstipatie, opgeblazen gezicht en haarverlies (laterale zijde van de wenkbrauwen). Bij vrouwen komen menorragieën voor. Bij bloedonderzoek kan het cholesterol verhoogd zijn, vooral de LDL-fractie. Bij hypothyreoïdie zijn, evenals bij hyperthyreoïdie, de symptomen gewoonlijk vaag en leidt de combinatie van symptomen en klinische verschijnselen tot de verdenking op een schildklieraandoening.

Bij de primaire vorm van hypothyreoïdie is vrijwel altijd een auto-immuunziekte de oorzaak. De meest voorkomende vorm is de thyreoïditis van Hashimoto. Hierbij is de schildklier niet pijnlijk en matig vergroot. Naast deze primaire vorm van hypothyreoïdie ziet de huisarts secundaire iatrogene vormen, zoals bij patiënten die vroeger met jodium-131 zijn behandeld, die een (sub)totale schildklierextirpatie hebben ondergaan, of die vroeger in het hoofd-halsgebied zijn bestraald. Ook het gebruik van bepaalde medicijnen kan een hypofunctie veroorzaken. Voorbeelden zijn lithium en medicijnen met jodiumhoudende stoffen, zoals amiodaron.

Als bij bloedonderzoek een normale hoeveelheid vrij T4 wordt gevonden met een verhoogd TSH-gehalte, spreekt men van een subklinische hypothyreoïdie. De betekenis hiervan is vooralsnog niet duidelijk. Als deze configuratie aanwezig is, kan deze dan verantwoordelijk zijn voor vage klachten? Is er een verhoogd risico voor hart- en vaatziekten? Onderzoek naar het effect van vroegtijdige substitutie heeft tot nu toe niet tot duidelijke conclusies geleid

Een teveel aan vrij schildklierhormoon leidt tot het klinische syndroom *thyreotoxicose*. Meestal (in 90% van de gevallen) wordt dit veroorzaakt door een te hard werkende schildklier ofwel hyperthyreoïdie. Andere oorzaken zijn thyreoïditis, ectopische hormoonproductie bij bepaalde tumoren en het slikken van thyroxine bevattende preparaten, bijvoorbeeld om af te vallen. In dat laatste geval spreekt men van thyreotoxicosis factitia.

Thyreotoxicose wordt gekenmerkt door de volgende symptomen: nervositas, emotionele labiliteit, tremor, transpireren, vermagering ondanks toename van de eetlust, tachycardie, diarree, warmte-intolerantie, spierzwakte en algehele vermoeidheid. Bij vrouwen is er vaak oligo- of amenorroe. Bij ouderen kunnen hartklachten in de vorm van angina pectoris of hartfalen worden geluxeerd. Als de klassieke symptomen van thyreotoxicose aanwezig zijn, is het niet moeilijk dit beeld te onderkennen. De huisarts moet het meestal doen met minder uitgesproken symptomen, die zich bovendien sluipend kunnen ontwikkelen. Daarenboven wordt elk van de genoemde klachten afzonderlijk frequent gepresenteerd zonder dat er sprake is van een schildklieraandoening.

De meest voorkomende oorzaak van thyreotoxicose is zoals gezegd *hyperthyreoïdie*. In ongeveer 80% van de gevallen gaat het daarbij om de ziekte van Graves (ook de ziekte van Basedow genoemd). Dit is een auto-immuunziekte, die ook wel het diffuus toxisch struma wordt genoemd. Het hierbij optredende diffuse struma kan asymmetrisch zijn. De grootte van het struma heeft prognostische betekenis; hoe groter het struma, des te kleiner de kans dat er met thyreostatica blijvende genezing optreedt. Naast de hierboven genoemde symptomen, komt er bij deze ziekte bij een derde van de patiënten exophthalmos voor. Zelden vindt men bovendien tekenen van hartfalen. Het toxisch nodulair struma is in frequentie de tweede veroorzaker van primaire hyperthyreoïdie. Het is verantwoordelijk voor 10-15% van alle vormen van hyperthyreoïdie; het is bij bejaarden de meest voorkomende vorm. Als derde categorie van oorzaken van hyperthyreoïdie moeten bepaalde stoffen en medicijnen worden genoemd. Jodiumhoudende stoffen in hoge dosis werken thyreostatisch, maar in lagere doseringen kan jodium ook een verhoogde schildklierhormoonproductie induceren. Dit mechanisme is verantwoordelijk voor de af en toe optredende hyperthyreoïdie na toediening van jodiumhoudende contrastmiddelen, zoals dat onder andere gebeurt bij hartkatheterisatie. Amiodaron, dat voor 30% uit jodium bestaat, kan zowel een hyper- als een hypofunctie geven.

Thyreoïditis komt in drie typen voor: acuut (zeer zeldzaam), subacuut en chronisch. Ondanks de gemeenschappelijke factor van de ontsteking, zijn er grote verschillen in klinisch beeld en etiologie.

De thyreoïditis van Quervain is de meest voorkomende subacute vorm. De oorzaak is een virale infectie. De patiënt heeft koorts, de schildklier is pijnlijk en matig diffuus vergroot, en er bestaat een sterk verhoogde BSE. In het begin kan er enige thyreotoxicose bestaan doordat in de schildklier opgeslagen hormoon door beschadiging versneld in de bloedbaan komt. Later ontstaat er vaak enige tijd hypothyreoïdie, omdat de herstellende schildklier niet in staat is voldoende hormoon te produceren. Dit hele proces neemt ongeveer drie maanden in beslag. Volledige genezing is gebruikelijk, in ongeveer 5% van de gevallen ontstaat er een permanente hypothyreoïdie. Een andere subacute vorm – de stille of pijnloze lymfocytaire thyreoïditis – is veel zeldzamer. De oorzaak is onbekend. De schildklier is diffuus vergroot en niet pijnlijk, er is geen koorts en de BSE is niet of licht verhoogd. De thyreotoxische fase duurt één tot drie maanden, en wordt vaak gevolgd door een korte hypothyreote fase. Deze vorm komt met enige regelmaat voor bij vrouwen binnen één jaar postpartum. Er is een verhoogde kans op recidief bij de volgende zwangerschap.

De chronische thyreoïditis, vernoemd naar Hashimoto en Riedel, is zeldzaam en heeft een auto-immuunbasis.

Hyper- en hypothyreoïdie zijn bij bejaarden moeilijk van elkaar en van andere aandoeningen te differentiëren. Een hyperthyreoïdie kan zich verhullen in apathie, verward gedrag, algehele zwakte met spieratrofie of atriumfibrilleren dat slecht of niet reageert op de gebruikelijke therapie. Een hypothyreoïdie kan schuilgaan achter verschijnselen van een depressie, een dementieel beeld, desoriëntatie, ataxie en paresthesieën. Los daarvan kunnen bijwerkingen van medicijnen zoals bètablokkers en bèta-2-sympathicomimetica ten onrechte doen denken aan hypo- of hyperthyreoïdie.

Een *struma* op zich hoeft weinig of geen betekenis te hebben, zo lang er geen druk op de trachea of heesheid optreedt en er sprake is van euthyreoïdie (normaal TSH). Wel zal de huisarts verder onderzoek laten verrichten indien hij in de schildklier een of meer noduli palpeert (denk aan schildkliercarcinoom), indien er een afwijkend TSH-gehalte wordt gevonden en indien er bijkomende klachten zijn zoals pijn in de hals, slikklachten en koorts.

Epidemiologische gegevens

In de CMR worden onderscheiden: hyperthyreoïdie, hypothyreoïdie, struma nodosa non toxica (schildkliervergroting zonder functiestoornis) en overige thyreoïdstoornissen. Onder deze laatste code vallen met name de thyreoïditisbeelden. Het schildkliercarcinoom wordt niet apart geregistreerd.

De incidentie van schildklieraandoeningen was niet hoog en onderging in de jaren 1986-2006 niet veel verandering. Hyperthyreoïdie en struma nodosa non toxica kwamen met een frequentie voor van circa één nieuwe patiënt per 1000 per jaar, hypothyreoïdie heeft een incidentie die ongeveer de helft hiervan bedraagt. De verschillende incidenties varieerden nauwelijks met de sociale laag. Alle schildklieraandoeningen werden aanmerkelijk vaker bij vrouwen dan bij mannen geregistreerd.

Hyperthyreoïdie kwam als nieuwe diagnose ongeveer vijfmaal vaker bij vrouwen voor dan bij mannen, door de jaren redelijk constant (figuur 4.2.1). Ook de prevalentie bleef in de jaren 1985-2006 redelijk constant (figuur 4.2.2). Zowel incidentie als prevalentie nam met de leeftijd toe (figuur 4.2.3). Een groot deel van de eenmaal gediagnosticeerde patiënten blijft onder de aandacht. Dat betreft in het bijzonder ruim 1,5% van de vrouwen van 65-74 jaar en onder de mensen van 75 jaar en ouder ruim 2,5% van de vrouwen en 0,5% van de mannen.

De diagnose *hypothyreoïdie* werd in de vier CMR-praktijken in de periode 1985-2006 bij 196 patiënten (168 vrouwen, 28 mannen) nieuw geregistreerd. Een diagnose dus die ongeveer viermaal per jaar per praktijk wordt gesteld. De incidentie nam in de loop der ja-

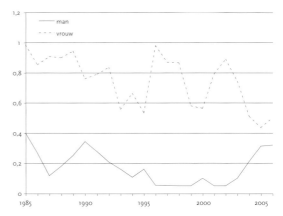

Figuur 4.2.1 Nieuwe gevallen van hyperthyreoïdie per 1000 patiëntjaren gestandaardiseerd voor leeftijd. Trend over jaren (CMR 1985-2006).

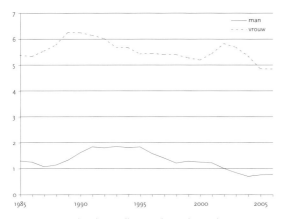

Figuur 4.2.2 Bekende gevallen van hyperthyreoïdie per 1000 patiëntjaren gestandaardiseerd voor leeftijd. Trend over jaren (CMR 1985-2006).

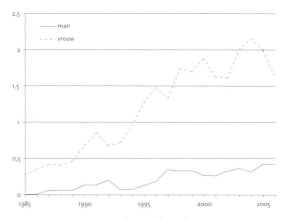

Figuur 4.2.4 Nieuwe gevallen van hypothyreoïdie per 1000 patiëntjaren gestandaardiseerd voor leeftijd. Trend over jaren (CMR 1985-2006).

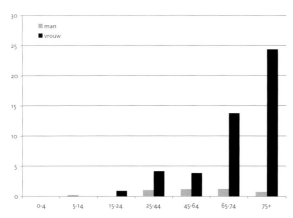

Figuur 4.2.3 Bekende gevallen van hyperthyreoïdie per 1000 patiëntjaren. Verdeling naar leeftijd en geslacht (CMR 2002-2006).

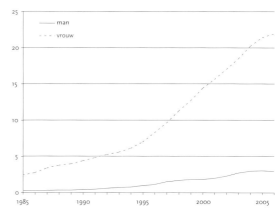

Figuur 4.2.5 Bekende gevallen van hypothyreoïdie per 1000 patiëntjaren gestandaardiseerd voor leeftijd. Trend over jaren (CMR 1985-2006).

ren toe (figuur 4.2.4). Gezien de gestage stijging in de prevalentiecijfers werden patiënten bekend met een hypothyreoïdie in de CMR de laatste jaren steeds beter onder controle gehouden (figuur 4.2.5). Het betrof vooral vrouwen van 45 jaar en ouder. Onder vrouwen van 65 jaar en ouder bedroeg de prevalentie ongeveer 5% (figuur 4.2.6).

De incidentie van het *niet-toxisch struma* is ongeveer net zo groot als voor hyperthyreoïdie werd gevonden. Ook hier varieerde het aantal nieuwe gevallen per jaar nauwelijks en bedroeg 0,9 per 1000 per jaar voor vrouwen en 0,1 per 1000 per jaar voor mannen. Deze diagnose werd wat vaker in de leeftijdsgroep 45-64 jaar gesteld dan in de andere leeftijdsgroepen.

De incidentie van *thyreoïditis* beperkte zich tot 22 patiënten (18 vrouwen, 4 mannen) in de periode 1986-2006 in de vier praktijken, dat wil zeggen: ongeveer één nieuwe patiënt per praktijk in vijf jaar.

Beloop en interventie

Bij *thyreotoxicose* moet voorafgaand aan therapie nader onderzoek naar de oorzaak worden gedaan. Gezien de lage incidentie van deze aandoening zullen de meeste huisartsen patiënten hiervoor naar de internist verwijzen. Vaak zullen TSH-stimulerende immunoglobulinen (TSI) worden bepaald en wordt een isotopenscan van de schildklier gemaakt om beter inzicht in oorzaak en prognose te krijgen.

Soms blijkt dat een expectatief beleid moet worden gevoerd. Dit komt in aanmerking bij 'self-limiting' vormen. De thyreoïditis van Quervain en de pijnloze lymfocytaire thyreoïditis zijn voorbeelden van

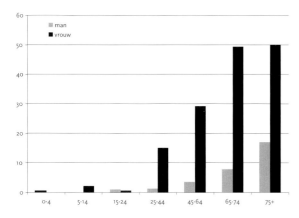

Figuur 4.2.6 *Bekende gevallen van hypothyreoïdie per 1000 patiëntjaren. Verdeling naar leeftijd en geslacht (CMR 2002-2006).*

ziekten die een voorbijgaande thyreotoxische fase kennen en daarna een tijdelijke hypothyreoïdie. Als wel behandeling nodig is, heeft men de keus uit medicamenteuze therapie, behandeling met radioactief jodium en (sub)totale thyreoïdectomie. Als de keus op medicijnen valt, is het van belang onderscheid te maken tussen vormen waarbij de thyreotoxicose wordt veroorzaakt door lekkage en de 'echte' hyperthyreoïdie. Bij lekkage is het geven van thyreostatica zinloos, omdat de schildklierproductie toch al laag is. Symptomatische therapie met bètablokkers is soms nodig. Bij hyperthyreoïdie wordt er een combinatietherapie gegeven. De schildklier wordt eerst stilgelegd met een thyreostaticum: de eerste keus is hierbij thiamazol, de tweede keus is carbimazol. Zodra het vrije T4 in het bloed genormaliseerd is, wordt l-thyroxine aan de medicatie toegevoegd. Na één jaar wordt een poging ondernomen of het mogelijk is de medicatie te staken. Bij de ziekte van Graves is er een recidiefpercentage van rond de 50%, bij een multinodulair struma is dit zelfs meer dan 90%.

Bij recidieven kiest men dan meestal voor radioactief jodium. Er wordt opgegeven dat tien jaar na deze behandeling 15-70% van de behandelde patiënten hypothyreoïdie heeft ontwikkeld. Bij patiënten met hyperthyreoïdie en compressie- of obstructieklachten is subtotale thyreoïdectomie aangewezen. De kans op hypothyreoïdie is in dat geval na tien jaar zo'n 50%.

Hypothyreoïdie kan zowel in de diagnostische als de therapeutische fase door de huisarts worden behandeld. Verwijzing vindt plaats als er een centrale oorzaak voor het schildklierlijden bestaat, bij patiënten met cardiale problemen, met name bij hartfalen en angina pectoris, en bij vrouwen die zwanger zijn of dat willen worden.

De behandeling van hypothyreoïdie geschiedt met l-thyroxine. Op geleide van het klinisch beeld en de schildklierfunctie (TSH- en vrij-T4-gehalte) kan de huisarts door langzaam ophogen van de dosis de optimale instelling bereiken en patiënten gewoonlijk levenslang blijven begeleiden.

Struma nodosa non toxica behoeft zelden behandeling. Chirurgisch ingrijpen vindt plaats wanneer er mechanische bezwaren zijn van de kant van trachea of oesofagus (stridor, hoestbuien, slikklachten), er heesheid optreedt omdat het struma druk geeft op de n. recurrens of wanneer de patiënt ernstige cosmetische bezwaren ervaart.

Prognose en preventie

In het algemeen is de prognose van de besproken schildklieraandoeningen goed. Bij onbehandelde hyperthyreoïdie is wel de thyreotoxische crisis beschreven, waarbij verschijnselen optreden zoals tachycardie, hartdecompensatie, hyperkinesie, koorts en braken, waardoor de patiënt in shock kan raken.

Afhankelijk van het grondlijden kunnen er voorbijgaande of blijvende functiestoornissen optreden. Als er sprake is van blijvende hypothyreoïdie, moet de patiënt levenslang gesubstitueerd worden en dus ook levenslang onder medische controle blijven.

Hetzelfde geldt voor een aantal mensen met (multi)nodulair struma die geen gebruikmaken van radioactief jodium of operatie.

Een nog niet genoemde vorm van secundaire preventie is de hielprik bij pasgeborenen om de zeldzame vorm van congenitale hypothyreoïdie op te sporen. Dit ziektebeeld stond vroeger bekend als cretinisme wegens de ermee gepaard gaande dwerggroei. Dankzij de vroege herkenning met directe behandeling door l-thyroxine maken kinderen met deze aandoening een volstrekt normale ontwikkeling door.

Profiel

Aandoeningen van de schildklier komen opvallend vaker voor bij vrouwen dan bij mannen, manifesteren zich voor het eerst na het 25e levensjaar en laten met name wat prevalentie betreft een duidelijke toename zien met het ouder worden. Hypo- en hyperfunctie zijn over het algemeen goed te behandelen, waarbij de huisarts de juiste instelling door de jaren heen kan controleren aan de hand van het klinisch beeld en laboratoriumparameters.

4.3 DIABETES MELLITUS

Ziektebeeld

Diabetes mellitus is een complexe chronische aandoening. In de praktijk worden diabetes type 1 en type 2 onderscheiden. Bij type 1 treedt een destructie op van bètacellen in de eilandjes van Langerhans, waardoor een absoluut tekort aan insuline ontstaat. Deze vorm ontstaat vaker op jongere leeftijd. Bij kinderen zou een virusinfectie de aanleiding zijn, bij volwassenen een auto-immuunreactie, maar opgehelderd is dat geenszins. Het ziektebeeld ontstaat veelal in korte tijd, waarbij de snel optredende hyperglykemie leidt tot klachten en kan resulteren in ketoacidose en uiteindelijk in een coma. Behandeling is slechts mogelijk door middel van insulinetherapie. Bij type-2-diabetes is er sprake van een disfunctie van de bètacellen en van insulineresistentie in lever-, spier- en vetweefsel. Het gevolg is een relatief insulinetekort. Dit type wordt vaak gezien op een leeftijd boven 40 jaar bij mensen met overgewicht. Ook van type-2-diabetes is de etiologie onduidelijk. Zowel genetische als omgevingsfactoren spelen een rol.

In tegenstelling tot type 1 kent type 2 in aanvang een sluipend beloop. Klachten treden pas op indien zich na jaren een duidelijke hyperglykemie heeft ontwikkeld. Vanwege het ontbreken van specifieke klachten in het begin van de ziekte wordt de diagnose veelal pas na jaren gesteld. Klassieke symptomen die wijzen op het langer bestaan van hyperglykemie zijn polyurie, polydipsie, gewichtsverlies, moeheid en spierzwakte. Ook jeuk en visusstoornissen kunnen optreden door de langzaam ontstane hyperglykemie. Pathofysiologisch is een verhoogde bloedglucosespiegel echter niet het enige kenmerk van dit type diabetes. Er is een associatie met verhoogde spiegels van vrije vetzuren en triglyceriden, en een verlaagd HDL-cholesterol. Daarnaast worden bij type-2-diabetes ook hypertensie en centrale adipositas frequent gezien. Dit heet ook wel 'syndroom X' of insulineresistentiesyndroom.

De behandeling van type-2-diabetes is aanvankelijk meestal goed mogelijk door middel van orale antidiabetica of zelfs enkel door aanpassing van het dieet.

Diabetes mellitus kan op de langere termijn leiden tot veel complicaties door de optredende microangiopathie, macroangiopathie en neuropathie. Voetproblemen, retinopathie, nefropathie en manifeste hart- en vaatziekten zijn hiervan de bekendste. Stringente behandeling van de bloedglucosespiegel en andere risicofactoren kan het ontstaan van complicaties reduceren.

Ongeveer de helft van de patiënten met diabetes type 2 wordt ontdekt naar aanleiding van klassieke klachten, de andere helft komt aan het licht bij keuringen, periodieke controles of naar aanleiding van screening bij andere aandoeningen, zoals recidiverende infecties, hypertensie of hypercholesterolemie. Ook het gericht screenen door de huisarts van familiair belaste patiënten, patiënten met overgewicht dan wel patiënten met tekenen van macrovasculaire schade is nogal eens succesvol. De diagnose wordt gesteld op grond van een verhoogde nuchtere bloedglucosespiegel. De afkappunten uit de herziene NHG-standaard (1999) zijn vermeld in tabel 4.3.1.

Tabel 4.3.1 Glucosegehalte in capillair bloed waarboven sprake is van diabetes mellitus dan wel van een gestoorde glucosetolerantie (eenheid: mmol/l).

	Nuchter	Twee uur na belasting
normaal	≤5,5	≤7,7
gestoorde glucosetolerantie	>5,6 en <6,0	
diabetes mellitus	≥6,0	≥11,0

Epidemiologische gegevens

In hooggeïndustrialiseerde landen wordt een stijging van de incidentie van diabetes mellitus waargenomen en wordt de incidentie de laatste jaren geschat op ongeveer 3 per 1000 patiënten per jaar.

In de CMR-praktijken was de incidentie van diabetes mellitus type 2 gemiddeld rond 3 per 1000 patiënten per jaar, voor mannen en vrouwen weinig verschillend. De incidentietoename tot 5 per 1000 per jaar in de jaren 1998-2001 is mede te danken aan een screeningsprogramma onder mensen met een verhoogd risico op diabetes (figuur 4.3.1).

Voor diabetes mellitus type 1 toonde de CMR in de periode 1985-2006 een incidentie van 0,2 per 1000, voor mannen en vrouwen gelijk. De diagnose diabetes mellitus type 1 werd in deze periode bij 0-4-jarigen driemaal gesteld, in de leeftijdsgroep 5-14 jaar viermaal en in de leeftijdsgroep van 15-24 jaar tweemaal. Van alle nieuwe gevallen van diabetes in de periode 1985-2006 ging het in 6% van de gevallen om diabetes mellitus type 1 en in 94% van de gevallen om diabetes mellitus type 2.

De incidentie van diabetes mellitus type 2 neemt toe met het stijgen van de leeftijd en bedraagt onder mensen van 65 jaar en ouder ongeveer 12 per 1000 per jaar (figuur 4.3.2).

Er bestond een hogere incidentie van diabetes in de lagere sociale laag.

De prevalentie van diabetes mellitus type 2 bleek in diezelfde periode opgelopen tot 40 per 1000 per jaar, voor mannen en vrouwen gelijk (figuur 4.3.3). Dit betekent een geleidelijke stijging in de periode 1985-2006 met een factor twee van het aantal patiënten dat op jaarbasis bij de huisartsen bekend is met deze ziekte. Hierin weerspiegelt zich een combinatie van factoren: de wereldwijd gesignaleerde stijging van de incidentie, de explicietere aandacht voor deze ziekte en het nauwgezette controlesysteem in de vier CMR-praktijken.

In de leeftijdsgroep 65-74 jaar was 10% van de patiënten bekend met diabetes mellitus type 2, onder de groep van 75 jaar en ouder bleek dit 13% voor beide geslachten (figuur 4.3.4). In een gemiddelde huisartspraktijk wordt dus jaarlijks bij ongeveer negen patiënten de diagnose diabetes type 2 gesteld, en zijn er ongeveer 75 in zorg die al langer met deze diagnose bekend zijn.

De prevalentie van diabetes mellitus type 1 bedroeg in de vier CMR-praktijken in de periode 1986-2006 voor mannen 3-4 per 1000 per jaar en voor vrouwen ruim 5 per 1000 per jaar. Dit was een tamelijk constant beeld door de jaren heen (figuur 4.3.5).

Beloop en interventie
In de periode van ontdekking van de diabetes heeft de huisarts frequent contact met de patiënt. Gegevens uit

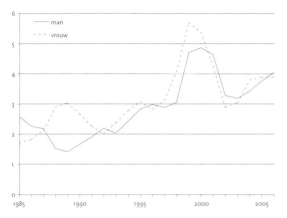

Figuur 4.3.1 Nieuwe gevallen van diabetes mellitus type 2 per 1000 patiëntjaren gestandaardiseerd voor leeftijd. Trend over jaren (CMR 1985-2006).

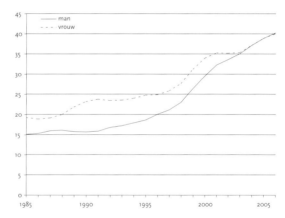

Figuur 4.3.3 Bekende gevallen van diabetes mellitus type 2 per 1000 patiëntjaren gestandaardiseerd voor leeftijd. Trend over jaren (CMR 1985-2006).

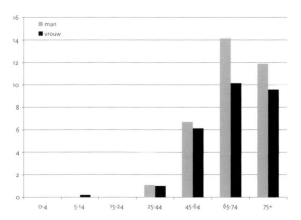

Figuur 4.3.2 Nieuwe gevallen van diabetes mellitus type 2 per 1000 patiëntjaren. Verdeling naar leeftijd en geslacht (CMR 2002-2006).

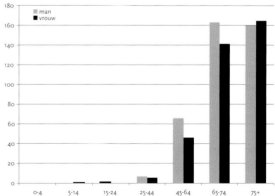

Figuur 4.3.4 Bekende gevallen van diabetes mellitus type 2 per 1000 patiëntjaren. Verdeling naar leeftijd en geslacht (CMR 2002-2006).

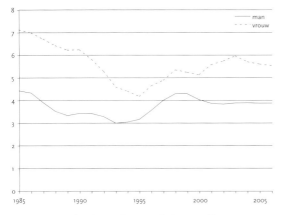

Figuur 4.3.5 *Bekende gevallen van diabetes mellitus type 1 per 1000 patiëntjaren gestandaardiseerd voor leeftijd. Trend over jaren (CMR 1985-2006).*

anamnese en algemeen lichamelijk onderzoek, laboratoriumgegevens, risicofactoren en eventuele complicaties worden vastgelegd. In het bijzonder is het noodzakelijk een oogheelkundig onderzoek te (laten) verrichten. Bij de keuze van behandeling spelen allerlei factoren een rol, zoals type diabetes, leeftijd, mate van hyperglykemie, het overgewicht, andere risicofactoren op hart- en vaatziekten en reeds aanwezige complicaties van diabetes mellitus.

Patiënten met type-1-diabetes worden meestal gecontroleerd door een internist/endocrinoloog. In het ziekenhuis verzorgt een diabetesverpleegkundige een complete diabeteseducatie aan deze patiënten, onder andere over het zichzelf toedienen van insuline en zelfcontrole. In geval van (dreigende) ontregeling en intercurrente ziekten kan de huisarts met deze groep te maken krijgen.

Bij het merendeel van de patiënten met diabetes mellitus type 2 zal de huisarts de behandeling, begeleiding en controle op zich nemen. Gestreefd wordt naar een nuchter bloedglucosegehalte onder 7 mmol/l en een HbA1C kleiner dan 7%. In eerste instantie wordt getracht dit te bereiken met behulp van uitsluitend dieetmaatregelen en het stimuleren van bewegen. Daarbij zijn bloedsuikers tot 15 mmol/l aanvankelijk acceptabel. Het dieet wijkt in principe niet af van de voorschriften voor een gezonde voeding. Snel resorbeerbare koolhydraten dienen beperkt te worden. Verder is het dieet koolhydraatrijk, vetarm en bij overgewicht energiebeperkt. Het inschakelen van de diëtist hierbij is gewenst. Dit regime wordt de eerste drie maanden gevolgd, waarbij ook aandacht wordt gegeven aan andere aspecten, zoals lichamelijke inspanning, het stoppen met roken en voetverzorging. Blijft het bloedsuikergehalte na deze periode boven de streefwaarde, dan volgt behandeling met orale bloedglucoseverlagende middelen. Heeft een maximale orale therapie onvoldoende effect, dan wordt overgestapt op behandeling met insuline, al dan niet in combinatie met orale bloedglucoseverlagende middelen. De kans op ernstige ontregeling in de beginperiode van diabetes mellitus type 2 is gering, behalve wanneer de klinische situatie door een ernstige ziekte of dehydratie verslechterd is. In hoeverre zelfcontrole voor type-2-patiënten de prognose gunstig kan beïnvloeden, staat ter discussie. In de CMR-praktijken passen slechts weinig van deze patiënten zelfcontrole toe. Te verwachten valt dat dit aantal de komende jaren zal toenemen, mede door het toenemend insulinegebruik in deze groep patiënten.

Na deze eerste tijd van frequente contacten volgt de periode met systematische driemaandelijkse controles: driemaal per jaar een controle van ten minste de (nuchtere) bloedglucosewaarde, de bloeddruk en het gewicht, en eenmaal per jaar een uitgebreide controle met speciale aandacht voor risicofactoren en complicaties (roken, vetstofwisselingsstoornissen, ischemische hartziekten, retinopathie, nefropathie, neuropathie, diabetische voet).

Bijzondere aandacht vragen de complicaties van diabetes mellitus. De opzet van deze systematische zorg vereist een gestructureerde aanpak, waarin de praktijkassistente een belangrijke rol kan spelen. Patiënten met diabetes lopen een significant verhoogd risico op (vroege) atherosclerose met als gevolg hart- en vaataandoeningen, zoals hartinfarct, angina pectoris, CVA en claudicatio intermittens. Het zijn deze gevolgen die in hoofdzaak verantwoordelijk zijn voor de verminderde levensverwachting van patiënten met diabetes in vergelijking met leeftijdgenoten zonder diabetes.

Diabetische retinopathie is in Nederland de belangrijkste oorzaak van blindheid bij volwassenen. Jaarlijkse controles bij de oogarts dienen te worden geregeld, tenzij de huisarts door specialisatie de fundoscopie zelf goed beheerst. Verlies van gezichtsvermogen door retinopathie kan met laserbehandeling afgeremd of voorkomen worden. Verder komen cataract en maculadegeneratie vaker bij patiënten met diabetes mellitus voor dan bij mensen zonder deze ziekte.

Diabetische neuropathie uit zich in verschijnselen zoals tintelen, doofheid, pijn en krachtsverlies aan de benen, in geïsoleerde uitval van bijvoorbeeld een oogspierzenuw, of in tekenen van autonome neuropathie zoals impotentie, bemoeilijkte lediging van de blaas, incontinentie, hartritmestoornissen en orthostatische hypotensie. De pijnperceptie kan verminderen waardoor bijvoorbeeld een hartinfarct of cholecystitis gemist kan worden. De insufficiënte circulatie aan de benen zorgt samen met de perifere neuropathie soms voor ernstige voetproblemen (ulcusvorming, diepe infecties, gangreen). Systematische controle en behandeling kan mogelijk amputatie voorkomen.

Diabetische nefropathie, in de zin van terminaal nierfalen, behoort in de huisartspraktijk tot de weinig frequent optredende late complicaties. Vroegtijdige signalering kan geschieden door berekening van de creatinineklaring en het meten van (micro)albuminurie.

Prognose en preventie

De levensverwachting van de diabetespatiënt is korter dan die van de overige bevolking. De mortaliteit ligt vooral hoger door het optreden van hart- en vaatziekten. Voor de patiënt met diabetes type 1 heeft het rigoureus volhouden van adequate en nauwgezette behandeling met handhaving van de bloedglucosewaarden binnen nauwe grenzen een gunstig effect op het in de tijd uitstellen van het optreden van deze en andere complicaties. Voor de patiënten met diabetes type 2 geldt naar alle waarschijnlijkheid hetzelfde, maar daar is het behandelen van de overige risicofactoren, zoals roken, verhoogde bloeddruk en lipidenafwijkingen, effectiever ter voorkoming van macrovasculaire complicaties. Strengheid van behandelen moet in de praktijk overigens met wijsheid worden toegepast; een flexibele opstelling wordt in het bijzonder gevraagd bij de zeer hoogbejaarde die door een al te strak regime letterlijk de resterende jus van het leven afgeroomd ziet.

In gezinsgeneeskundig opzicht is de erfelijke basis van type-2-diabetes reden om het voorkomen van deze ziekte bij ouders, broers en zussen van patiënten vast te leggen.

In het gezin heeft de aanwezigheid van een diabetespatiënt veel gevolgen. Het is zaak de gezinsleden goed te informeren over de ziekte en de eventuele gevolgen teneinde coöperatie te verkrijgen bij de behandeling (dieet, leefstijl) en vroegtijdige signalering (en eerste behandeling) van ontsporingen (hypo's) mogelijk te maken. In andere opzichten moet de diabetespatiënt gewoon gezinslid (kunnen) zijn en geen uitzonderingspositie krijgen.

Zwangerschap bij mensen met diabetes mellitus moet met bijzondere zorgen worden omgeven, gezien de verminderde levensvatbaarheid van de vrucht, de verhoogde kans op congenitale afwijkingen en de complicaties van de kant van de diabetes. De vruchtbaarheid kan (bij mannen en vrouwen) verminderd zijn.

Maatschappelijke consequenties van diabetes ondervindt de patiënt bijvoorbeeld bij keuringen voor een baan, het rijbewijs en verzekeringen (ziektekosten, invaliditeit, pensioen). Hulp bij allerlei praktische vragen hierover en over de ziekte zelf wordt gegeven door de Diabetes Vereniging Nederland, die tevens dienstverlening en service met betrekking tot hulpmiddelen in het pakket heeft.

De aanbeveling tot vroege opsporing van mensen met diabetes mellitus in groepen met een verhoogd risico hierop, zoals onder andere in de NHG-standaard Diabetes mellitus staat, is nog onvoldoende geadstrueerd met kosteneffectiviteitsstudies in de huisartspraktijk. Ook is (nog) niet duidelijk wat in de huisartspraktijk de meest efficiënte vorm hiervoor zou zijn.

Profiel

Diabetes mellitus is een chronische aandoening die kan leiden tot ernstige complicaties met als gevolg een verminderde kwaliteit van leven en verkorting van de levensverwachting. Diabetes type 2 kan goed door de huisarts worden behandeld en gecontroleerd, mits de organisatie van de zorg en de samenwerking met anderen systematisch worden gestructureerd. Gestreefd moet worden naar een optimale regulering van het bloedglucosegehalte, alsmede van de overige aspecten van het cardiovasculair risicoprofiel.

4.4 ADIPOSITAS

Ziektebeeld

Steeds meer wordt duidelijk dat niet alleen de mate van overgewicht belangrijk is als risicofactor voor de gezondheid, maar vooral ook de plaats in het lichaam waar het overtollige vet is gelokaliseerd. Zo is met name de abdominale vetafzetting een belangrijke risicofactor voor het krijgen van onder andere diabetes en hart- en vaatziekten. Men kan het type vetzucht bepalen uit het quotiënt van de middel- en de heupomtrek. Wanneer dit quotiënt groter is dan 1,00 bij mannen of 0,80 bij vrouwen is er sprake van een verhoogde intra-abdominale vetafzetting. Voor het gemak wordt dit type vetzucht benoemd als het 'appel'-type. Bij vetafzetting rond de heupen, leidend tot geringere waarden van het genoemde quotiënt, spreekt men van het 'peer'-type adipositas.

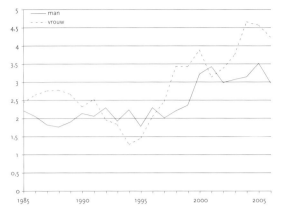

Figuur 4.4.1 Nieuwe gevallen van adipositas (QI>30) per 1000 patiëntjaren gestandaardiseerd voor leeftijd. Trend over jaren (CMR 1985-2006).

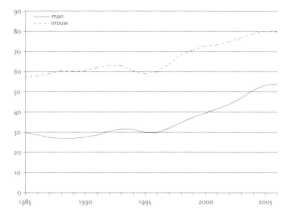

Figuur 4.4.3 Bekende gevallen van adipositas per 1000 patiëntjaren gestandaardiseerd voor leeftijd. Trend over jaren (CMR 1985-2006).

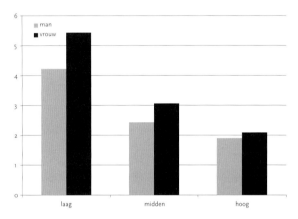

Figuur 4.4.2 Nieuwe gevallen van adipositas (QI>30) per 1000 patiëntjaren gestandaardiseerd voor leeftijd. Verdeling naar sociale laag (CMR 2002-2006).

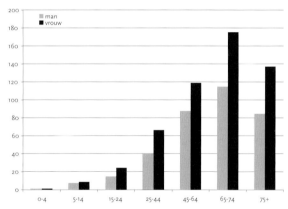

Figuur 4.4.4 Bekende gevallen van adipositas (QI>30) per 1000 patiëntjaren. Verdeling naar leeftijd en geslacht (CMR 2002-2006).

De mate van overgewicht wordt bepaald met behulp van de quetelet-index (gewicht gedeeld door het kwadraat van de lengte; QI). In de CMR wordt onderscheid gemaakt tussen overgewicht (QI 25-30 kg/m^2) en adipositas (QI>30 kg/m^2). Overgewicht en adipositas worden gecodeerd wanneer het door de huisarts wordt vastgesteld, onafhankelijk van de vraag of het probleem door de patiënt ter sprake is gebracht.

Aan adipositas ligt een stoornis in de balans tussen opname en verbruik van energie ten grondslag. In de meeste gevallen is er geen organische stoornis in het spel. Lang niet altijd zal een patiënt die volgens de genoemde norm te dik is, gemotiveerd zijn iets aan het overgewicht te doen. Anderzijds ontmoet de huisarts ook mensen die zichzelf te dik vinden en daar wat aan willen doen terwijl zij de daarvoor staande norm niet overschrijden. De wetenschappelijke en de subjectieve maatstaven komen niet overeen en hulpverlening wordt in die gevallen meer een kunst dan een kunde.

Epidemiologische gegevens

Hoewel de CMR ook een code kent voor overgewicht (QI 25-30 kg/m^2), beperkt deze bespreking zich tot adipositas, gedefinieerd als een quetelet-index van >30 kg/m^2. De incidentie van adipositas bewoog zich lange tijd rond de 2-2,5 per 1000 patiënten per jaar. Vanaf ongeveer 1996 doet zich een stijging voor in de incidentie naar ongeveer 3,5 per 1000 per jaar. Bij vrouwen startte deze stijging enkele jaren eerder dan bij mannen (figuur 4.4.1). Adipositas is, zoals ook bijvoorbeeld in de populaire pers te lezen is, een in de huidige maatschappij in kwantiteit sterk toegenomen probleem.

De incidentie verdeeld naar leeftijd en geslacht liet zien dat adipositas in alle leeftijdsgroepen wordt geregistreerd.

Nieuwe gevallen van adipositas werden in de lagere sociale laag vaker geregistreerd dan in de hogere sociale lagen (figuur 4.4.2).

Omdat adipositas vaak een blijvend kenmerk is van de patiënt, zijn hoge cijfers voor de prevalentie te verwachten. In de periode 1985-2006 bleek de prevalentie gestegen van 30 naar 50 per 1000 mannen, en van 60 naar 75 per 1000 vrouwen per jaar (figuur 4.4.3). Vanaf 45 jaar stonden 8-9% van de mannen en 12-17% van de vrouwen bij de CMR-artsen geregistreerd met adipositas (figuur 4.4.4). Daarenboven, bleek uit hier niet grafisch weergegeven CMR-cijfers, stonden ongeveer 15% van de mannen en 20% van de vrouwen ouder dan 45 jaar geregistreerd met een chronisch overgewicht (QI 25-30 kg/m^2). Volgens deze registratie had ruim één op de vijf mannen en één op de drie vrouwen van 45 jaar en ouder permanent een quetelet-index hoger dan 25!

Beloop en interventie

Een matig overgewicht wordt gewoonlijk niet als een op zichzelf staande risicofactor gezien, echter wel in combinatie met abdominale vetzucht. Een dergelijke vetverdeling, onafhankelijk van de mate van overgewicht, verhoogt de kans op onder andere hart- en vaatziekten en diabetes type 2, vooral bij gelijktijdig voorkomen van andere factoren, zoals hypertensie, hypercholesterolemie en roken. Overgewicht is geassocieerd met diverse andere aandoeningen. Met behulp van CMR-gegevens werd een verband gevonden met diabetes, hypertensie, aandoeningen van het bewegingsapparaat, menstruatiestoornissen, functionele klachten en huidaandoeningen.

De behandeling van adipositas is vaak moeilijk. Bij een gerichte aanpak kan een analyse van de eetgewoonten, op basis van door de patiënt in een dagboek aangeleverde gegevens, behulpzaam zijn. Geregelde controle zal nodig zijn. Het voorkomt frustratie als vooraf het streefgewicht, de frequentie van controleren en de termijn worden vastgesteld die huisarts en patiënt nodig achten om het doel te bereiken. Zelfhulpgroepen, zoals er onder andere één sinds 1976 in een van de praktijken bestaat, kunnen daarbij behulpzaam zijn. Voor medicatie in de vorm van eetlustremmers is geen plaats, en in de vorm van lipaseremmende middelen zelden, mede omdat deze weinig effectief zijn en vaak bijwerkingen geven.

Prognose en preventie

Het is niet zo dat een patiënt met overgewicht gedoemd is de rest van het leven adipeus te zijn. Wel blijkt retrospectief vaak dat mensen met overgewicht op latere leeftijd al op jongvolwassen leeftijd een belangrijke gewichtstoename doormaakten. Dit kan een reden zijn om reeds op jonge leeftijd anticiperend aandacht te besteden aan adipositas, mogelijk reeds op het consultatiebureau voor zuigelingen en kleuters, in het bijzonder bij belaste families.

Preventieve maatregelen ten aanzien van dieet en eetgewoonten zijn vaak het meest effectief wanneer zij in overleg met de andere gezinsleden genomen en door hen ondersteund worden. Voorlichting over adipositas in het algemeen, over de risico's ervan en over de mogelijkheden tot afvallen, is niet alleen een taak voor de huisarts. Ook voor scholen, de media en de overheid is een belangrijke educatieve rol weggelegd.

Profiel

Adipositas komt steeds vaker voor, neemt toe met de leeftijd en is vooral voor mensen met een vetverdeling volgens het 'appel'-type een risicofactor om diabetes mellitus en hart- en vaatziekten te krijgen. De huisarts kan een bijdrage leveren aan de bestrijding van vetzucht door deze bijtijds actief te signaleren en door gerichte voorlichting en ondersteuning bij pogingen tot vermagering.

4.5 STOORNISSEN IN DE VETSTOFWISSELING

Ziektebeeld

Van de stoornissen in de vetstofwisseling wordt in deze paragraaf in hoofdzaak hypercholesterolemie besproken.

Traditioneel wordt in de CMR de code voor hypercholesterolemie toegekend bij een gemiddelde waarde van 7,0 mmol/l of hoger na drie bepalingen met ten minste één week tussenpauze. Deze grens kwam overeen met het 90e percentiel in de verdeling van cholesterolwaarden in de bevolking. In de praktijk wordt de code ook toegekend indien elders de diagnose is gesteld.

De huisarts heeft actief aandacht voor het cholesterolgehalte bij mensen die bekend zijn met een of meer van de volgende risicofactoren: familiaire hypercholesterolemie, hartziekten in de anamnese, eerstegraads familieleden met coronaire vaatziekten voor het 60e levensjaar, hypertensie en diabetes mellitus. Soms wordt de aandacht van de huisarts op het cholesterolgehalte gericht naar aanleiding van een keuring of komt een verhoogd cholesterolgehalte als verrassing aan het licht na een hartinfarct. Hypercholesterolemie op zich geeft geen klachten. Familiaire hypercholesterolemie (FH) en familiaire gecombineerde hyperlipidemie (FCH) zijn de meest voorkomende erfelijke vormen. Soms ziet men bij FH-patiënten xanthomen, kenmerkende cholesterolafzettingen (knobbelige verdikkingen) op met name de achillespees, op de hiel en op de pezen op de handrug. Zeldzaam zijn xanthomen onder de knie, aan de elleboog of op de voet. FCH wordt gekenmerkt door overproductie in de lever van cholesterol en vet. Meestal zijn bij iemand met FCH het cholesterol- en het triglyceridengehalte verhoogd, vaak in combinatie met een verlaagd HDL-cholesterolgehalte onder de 1,0 mmol/l. Xanthomen komen niet voor bij mensen met FCH.

Een te hoog cholesterolgehalte in het bloed is een onafhankelijke risicofactor voor het krijgen van coronaire vaatziekten, naast roken, diabetes mellitus, hypertensie en ernstig overgewicht. De hoogte van het cholesterolgehalte en de mate van atherosclerose zijn wel gerelateerd. Bij een levensverwachting van ten minste nog vijf jaar is behandeling van hypercholesterolemie volgens bepaalde criteria kosteneffectief te noemen en wordt actieve behandeling geadviseerd. Cerebrovasculaire aandoeningen zijn epidemiologisch niet geassocieerd met een hypercholesterolemie. Wel worden mensen met cerebrovasculaire aandoeningen tegenwoordig behandeld met statinen, omdat ook bij hen de kans op een recidief na een eenmaal doorgemaakt CVA door behandeling wordt verlaagd.

Aangezien het cholesterolgehalte alléén onvoldoende zicht geeft op het risico van de patiënt, wordt gewoonlijk een vetprofiel bepaald. Normaal is het cholesterol voor 75% gebonden aan het LDL ('low density'-lipoproteïne) en voor 20% aan het HDL ('high density'-lipoproteïne). De LDL-fractie is verantwoordelijk voor het atherogene effect, terwijl HDL hiertegen beschermt. De triglyceriden zijn gebonden aan de VLDL-fractie ('very low density'-lipoproteïne). Verhoging van deze fractie is geen onafhankelijke risicofactor, maar gaat vaak gepaard met een verlaagd HDL-gehalte. Ook bij patiënten met niet goed ingestelde diabetes mellitus type 2 is het triglyceridengehalte dikwijls te hoog en dient eerst de diabetes goed te worden behandeld, alvorens het afwijkende lipidenspectrum te behandelen. Bij vrouwen dient men bij een afwijkend lipidenspectrum ook te denken aan hypothyreoïdie.

Etiologisch spelen erfelijkheid (familiaire hypercholesterolemie) en voedingsfactoren (inname van cholesterol zelf, verzadigde vetzuren en een te hoog aantal calorieën in het algemeen) de belangrijkste rol.

Epidemiologische gegevens

De CMR-gegevens betreffende vetstofwisselingsstoornissen zijn onvolledig omdat zij niet berusten op systematische aandacht van de huisarts voor deze risicofactor. Gebruik van statinen is op zich geen reden tot registratie onder de code voor hyperlipidemie. Statinen worden immers voorgeschreven na een doorgemaakte ischemische aandoening, onafhankelijk van de hoogte van het cholesterol.

Bij beschouwing van de incidentie door de jaren heen valt een top in de incidentie in de jaren 1988-1990 op en een geleidelijke daling daarna tot ruim 2,5 per 1000 per jaar voor beide geslachten (figuur 4.5.1). De verklaring voor de genoemde tijdelijke toename heeft waarschijnlijk te maken met het beschikbaar komen van nieuwe cholesterolverlagende middelen en het gemeengoed worden van het cholesterolthema ten gevolge van de aandacht in de media. De incidentie betreft vooral de leeftijdsgroep van 45-74 jaar (figuur 4.5.2).

De verschillen bij verdeling naar sociale laag waren gering.

Patiënten bekend met een vetstofwisselingsstoornis werden in de CMR vooral gevonden boven de leeftijd van 45 jaar (figuur 4.5.3). De prevalentie bleek vele malen hoger te liggen dan de incidentie. Dat wijst op een cumulatief effect; de patiënt met een vetstofwisselingsstoornis blijft vele jaren in zorg. Onder 65-74-jarigen stonden 9% van de mannen en 12% van de vrouwen met een chronische vetstofwisselingsstoornis geregistreerd.

De prevalentie van vetstofwisselingsstoornissen is mede onder invloed van de toegenomen aandacht en de systematische controle van de vaak medicamenteus behandelde hypercholesterolemie in de periode 1985-2006 belangrijk gestegen, van ongeveer 10 per 1000 per jaar naar 40 per 1000 per jaar (figuur 4.5.4).

Beloop en interventie

Het cholesterolgehalte kan met enkel een dieet ongeveer 10% dalen, met medicamenten ongeveer 30% (cholesterolsyntheseremmers). De behandeling begint

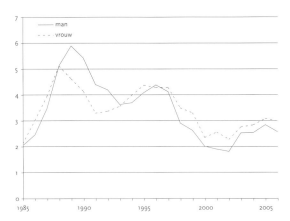

Figuur 4.5.1 Nieuwe gevallen van hypercholesterolemie per 1000 patiëntjaren gestandaardiseerd voor leeftijd. Trend over jaren (CMR 1985-2006).

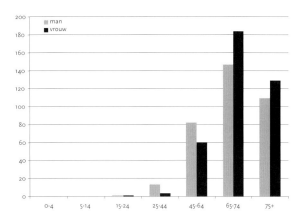

Figuur 4.5.3 Bekende gevallen van hypercholesterolemie per 1000 patiëntjaren. Verdeling naar leeftijd en geslacht (CMR 2002-2006).

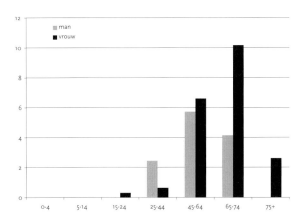

Figuur 4.5.2 Nieuwe gevallen van hypercholesterolemie per 1000 patiëntjaren. Verdeling naar leeftijd en geslacht (CMR 2002-2006).

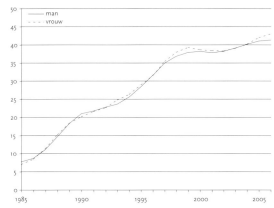

Figuur 4.5.4 Bekende gevallen van hypercholesterolemie per 1000 patiëntjaren gestandaardiseerd voor leeftijd. Trend over jaren (CMR 1985-2006).

bij de primaire preventie met 6-12 maanden interventie gericht op leefstijlverandering (stoppen met roken, gewichtsnormalisatie, meer lichaamsbeweging, gezonde voeding, alcoholbeperking) en, indien van toepassing, stringente regulatie van hypertensie en diabetes mellitus. Verbetering van de kwaliteit van het eten en van het eetgedrag kan de huisarts nastreven in samenwerking met een diëtist. Het doel bij secundaire/tertiaire preventie is om het cholesterolgehalte te doen dalen tot 5 mmol/l of minder.

Indien algemene maatregelen onvoldoende effect sorteren, gelden als criteria voor medicamenteuze behandeling de levensverwachting (ten minste vijf jaar), de hoogte van het cholesterolgehalte en het risicoprofiel. Behandeld worden de patiënten tussen 18 en 70 jaar (mannen) of 75 jaar (vrouwen) indien zij bekend zijn met cardiovasculaire ziekten en een verhoogd serumcholesterolgehalte, patiënten met hypercholesterolemie die ten gevolge van een combinatie van risicoindicatoren een duidelijk verhoogd risico op hart- en vaatziekten hebben, en patiënten met familiaire hyperlipoproteïnemie. Voor de medicamenteuze behandeling vormen de statinen de eerste keus. Boven de 10 mmol/l kan de huisarts een patiënt desgewenst voor nadere diagnostiek en behandeling naar een lipidenpoli verwijzen.

Prognose en preventie

Het is zeer de vraag of de huisarts ten aanzien van hypercholesterolemie een actief opsporingsbeleid moet voeren onder de gehele patiëntenpopulatie. Vroegtijdige opsporing bij risicogroepen, gevolgd door advisering en zo nodig behandeling, lijkt meer de aangewezen weg.

Het is vastgesteld dat een daling van het cholesterol de kans op coronaire vaatziekten vermindert. Als vuistregel geldt dat een verlaging van het serumcholesterol met 1 mg/l (2,6 mmol/l) gepaard gaat met een reductie van 2% van het risico. Toch is de winst uiteindelijk beperkt. Wanneer 100 patiënten worden behandeld met cholesterolverlagende middelen, zal bij twee tot acht van hen een aandoening zoals een hartinfarct worden voorkomen na ongeveer vijf jaar behandelen. Ook de gemiddelde overlevingswinst is gering en wordt geschat op twintig dagen na vijf jaar behandelen en op vier maanden na tien jaar behandelen. Deze geringe reductie van sterfte kan ook als volgt worden uitgedrukt. Bij vijf jaar behandelen van 100 personen met cholesterolverlagende middelen, mag worden verwacht dat 96 personen ook zonder behandeling niet zouden zijn overleden, drie overlijden er ondanks de behandeling en de winst bestaat uit de overleving van één persoon méér dan in de situatie dat deze 100 niet zouden zijn behandeld. Op dit moment lijkt het er dus op dat het medicamenteus verlagen van het cholesterolgehalte voor patiënt en gemeenschap hoge kosten inhoudt bij relatief geringe baten.

Individuele preventieve adviezen ten aanzien van leefgewoonten zijn door de huisarts zonder veel extra moeite te geven aan mensen die roken, overgewicht hebben of gebrek aan lichaamsbeweging, en aan hen die naar de huidige inzichten een onvoldoende gevarieerde en uitgebalanceerde voeding gebruiken. In geval van hypercholesterolemie kan de huisarts passende maatregelen ten aanzien van de levensgewoonten ter sprake brengen zonder iemand alleen op grond van een laboratoriumuitslag tot patiënt te maken.

Profiel

Hypercholesterolemie is geen ziekte, maar een behandelbare risicofactor voor het krijgen van atherosclerotische hart- en vaatziekten, zeker bij een samengaan met hypertensie, diabetes mellitus, overgewicht, roken en/of een belaste (familie)anamnese.

4.6 JICHT

Ziektebeeld

Hoewel de klassieke beschrijvingen van jicht vaak betrekking hadden op mannen uit de hogere stand, is jicht zeker niet uitsluitend een ziekte van mannen en welgestelden. Het klinisch beeld was reeds in de oudheid bekend: recidiverende aanvallen van hevige pijn in één gewricht. Betrof dit de voet, dan sprak men van podagra ('het pootje'). Men schat dat ongeveer in twee derde van de gevallen de monoartritis het MTP (metatarsophalangeale)-gewricht van de grote teen betreft, daarnaast vooral voet, enkel, knie en zelden pols en hand. Oorzaak is de afzetting van urinezuurkristallen in het getroffen gewricht. Deze afzetting vindt soms ook plaats in onderhuids bindweefsel, pezen in de buurt van gewrichten, aan de randen van de oorschelp (tophi) en in de nier (uraatstenen).

De huisarts treft een patiënt aan met een warm, roodgezwollen en zeer pijnlijk gewricht. Algemene verschijnselen zoals koorts zijn zeldzaam. Verwarring met erysipelas of tendinitis is mogelijk. Zelden zijn er meer gewrichten betrokken.

De diagnose kan met zekerheid gesteld worden door het microscopisch vaststellen van dubbelbrekende kristallen in het gewrichtsvocht na een punctie. De huisarts zal de diagnose echter in het algemeen stellen op het klinisch beeld.

Epidemiologische gegevens

Figuur 4.6.1 laat zien dat het aantal registraties van jicht bij mannen is toegenomen tot 3,5 per 1000 mannen, en bij vrouwen vrijwel constant is gebleven op ongeveer 1 per 1000. De diagnose werd in de oudere leeftijdsgroepen vaker gesteld dan in de jongere (figuur 4.6.2).

Patiënten bekend met jicht, dat wil zeggen met recidiverende aanvallen of die chronisch medicatie tegen deze aanvallen gebruiken, werden in toenemende mate geregistreerd, met name onder mannen. De prevalentie bleek in de periode 1985-2006 opgelopen tot 16 per 1000 mannen terwijl de prevalentie onder vrouwen iets was toegenomen tot 4 per 1000 vrouwen (figuur 4.6.3). De leeftijdsverdeling van de prevalente gevallen was conform die van de incidentie.

Bij de patiënten in de leeftijdsgroep 65-74 jaar was 4,5% van de mannen en 1,5% van de vrouwen vanwege jicht onder controle van de huisarts, in de leeftijdsgroep van 75 jaar en ouder 7% van de mannen en 3% van de vrouwen (figuur 4.6.4).

Beloop en interventie

Onbehandeld gaat een acute jichtaanval na één tot enkele weken voorbij, met behandeling is binnen enkele dagen de grootste pijn verdwenen. Zelden blijft het bij één aanval. De frequentie waarmee nieuwe aanvallen optreden, wisselt van persoon tot persoon. Zeer zeld-

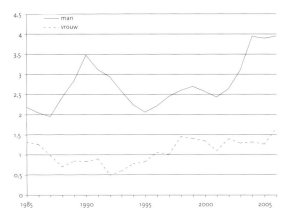

Figuur 4.6.1 Nieuwe gevallen van jicht per 1000 patiëntjaren gestandaardiseerd voor leeftijd. Trend over jaren (CMR 1985-2006).

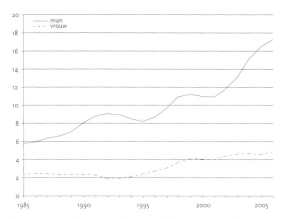

Figuur 4.6.3 Bekende gevallen van jicht per 1000 patiëntjaren gestandaardiseerd voor leeftijd. Trend over jaren (CMR 1985-2006).

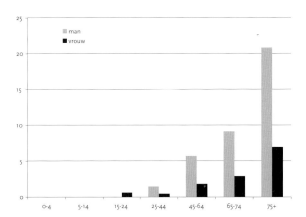

Figuur 4.6.2 Nieuwe gevallen van jicht per 1000 patiëntjaren. Verdeling naar leeftijd en geslacht (CMR 2002-2006).

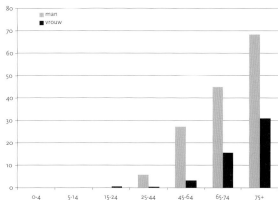

Figuur 4.6.4 Bekende gevallen van jicht per 1000 patiëntjaren. Verdeling naar leeftijd en geslacht (CMR 2002-2006).

zaam is het beloop waarbij de patiënt uiteindelijk pijnlijke, gedeformeerde gewrichten heeft.

De acute aanval kan met succes worden behandeld met een NSAID of met prednison. Ook colchicine is in de acute fase een prima middel met snelle werking maar met smalle therapeutische breedte en gerede kans op gastro-intestinale bijwerkingen. Langdurige behandeling met een urinezuurverlagend middel zoals allopurinol komt in aanmerking als er sprake is van gewrichtsbeschadiging door jicht, van tophi of van vaker dan driemaal per jaar getroffen worden door een pijnaanval. Waarschijnlijk moet allopurinol niet al tijdens de aanval worden voorgeschreven aangezien het de pijnperiode aanzienlijk kan verlengen door een mobilisatie van urinezuurdepots in het lichaam. Behandeling met allopurinol dient, eenmaal begonnen, jaren te worden volgehouden.

De behandeling, de begeleiding en controle van de jichtpatiënt kunnen geheel door de huisarts geschieden. Zelden is advies van een intramuraal werkend collega nodig.

Prognose en preventie

Lange tijd werden purinerijke voeding en alcohol gezien als oorzaken bij de ontwikkeling van jicht. Er werden diëten bedacht waarbij soberheid op de voorgrond stond. Van de preventieve of therapeutische waarde van deze diëten is maar weinig overgebleven. Een advies om alcoholgebruik te stoppen is mogelijk wel effectief.

De wel beschreven relatie tussen jicht en diuretica berust waarschijnlijk op een relatie tussen jicht en hart- en vaatziekten. Stoppen met diuretica heeft naar verwachting geen effect op de frequentie van de jichtaanvallen, aandacht voor cardiovasculaire risicofactoren bij patiënten met een (eerste) jichtaanval is wel aangewezen.

Uit onderzoek in open populaties is duidelijk geworden dat ongeveer 10% van de volwassenen een asymptomatische hyperurikemie heeft. Van deze groep zal slechts een derde deel binnen tien jaar een jichtaanval krijgen. Profylactische behandeling van asymptomatische hyperurikemie is daarom niet geïndiceerd.

Profiel
Jicht geeft een acute artritis van met name het basisgewricht van de grote teen waarbij de urinezuurstofwisseling een rol speelt. De aanvallen kunnen symptomatisch goed worden behandeld. Een dieet heeft zelden zin. Voor een profylactische behandeling gelden slechts beperkte indicaties.

4.7 ANEMIE

Ziektebeeld
De meest voorkomende oorzaak van bloedarmoede is ijzergebrek. Door een verminderde inname, een verminderde resorptie, toegenomen verlies of problemen bij de assemblage van het ijzer in het hemoglobinemolecuul ontstaat een hypochrome, microcytaire anemie. Bij kleine kinderen is de oorzaak hiervan meestal te herleiden tot de combinatie van een te geringe inname en een beperkte resorptie van ijzer in de darm, in het bijzonder tijdens de op die leeftijd frequent optredende infectieziekten. Bij vrouwen in de vruchtbare leeftijd zijn ijzerverlies door de menstruaties en een sterk verhoogde behoefte aan ijzer tijdens zwangerschap de belangrijkste oorzaken van het ontstaan van anemie. Volwassen mannen hebben zelden bloedarmoede. Bij hen moet de oorzaak vooral gezocht worden in aandoeningen van het maag-darmkanaal. Ook bij bejaarden ligt hier vaak de oorzaak. Bloedarmoede kan bij hen een symptoom zijn van een maligne of een andere chronische aandoening.

Megaloblastaire anemieën komen minder frequent voor, in hoofdzaak bij patiënten van middelbare leeftijd en ouderen. Aan de voornaamste vertegenwoordiger van deze categorie, de pernicieuze anemie, ligt een resorptiestoornis van vitamine B_{12} ten grondslag. Deze ontstaat door het ontbreken van de zogenoemde 'intrinsic factor' bij een chronische, atrofische gastritis (dikwijls op auto-immuunbasis) of na een maagresectie. Klachten die de huisarts op het spoor brengen van deze diagnose zijn: algemene (spier)zwakte, pijnlijke tong en dof gevoel en prikkelingen in de benen. Soms wijzen klachten van verwardheid of geheugenverlies op een vitaminedeficiëntie. Megaloblastaire anemie kan ook berusten op een foliumzuurtekort dat vooral voorkomt bij een deficiënte voeding, zoals bij chronisch alcoholmisbruik en bij het gebruik van bepaalde geneesmiddelen.

Andere vormen van anemie, zoals hemolytische anemie, hemoglobinopathie en sikkelcelanemie, vormen in de huisartspraktijk zeldzame, met name bij allochtone bevolkingsgroepen voorkomende, diagnostische problemen.

Lichte vormen van bloedarmoede en langzaam ontstane ernstiger vormen geven weinig of geen klachten. Dit kan vooral in de geriatrie een valkuil zijn. Anderzijds is gebleken dat klachten zoals moeheid en bleek zien weinig sensitieve indices zijn voor het bestaan van bloedarmoede. Dit betekent dat de diagnose anamnestisch of à vue gewoonlijk niet is te stellen. Bepaling van het hemoglobinegehalte brengt uitkomst. Men moet voorzichtig zijn met de interpretatie van uitslagen in het randgebied van normaal. Te gemakkelijk wordt een eenmalig iets verlaagde waarde gehanteerd als verklaring voor de vage klachten van de patiënt die de aanleiding tot de bepaling vormden. Tevens moet ervoor worden gewaakt om een werkelijk verlaagd Hb als een opzichzelfstaand gegeven te accepteren. Bij zwangeren moet men rekening houden met lagere waarden ten gevolge van fysiologische hydremie.

Bij onbegrepen microcytaire anemie of een microcytaire anemie die na behandeling niet verbetert, is het raadzaam het ferritinegehalte te bepalen. Indien het ferritinegehalte verlaagd is, is er een ijzergebrek. Indien het normaal of verhoogd is, noopt deze bevinding tot verdere diagnostiek, met name naar chronische aandoeningen en maligniteiten.

Megaloblastaire anemieën moeten zorgvuldig als zodanig gediagnosticeerd zijn voordat men met behandelen begint. De reden hiervan is dat de diagnose pernicieuze anemie moeilijk of niet meer is te bevestigen wanneer reeds vitamine B_{12} is toegediend. Verder kan een behandeling met foliumzuur een gecombineerde strengziekte luxeren bij tegelijk bestaan van een vitamine-B_{12}-deficiëntie. Naast (onder andere) telling en beoordeling van erytrocyten en bepaling van de celconstanten (MCV, MCH, MCHC), kunnen vitamine B_{12} en foliumzuur rechtstreeks in het klinisch-chemisch laboratorium worden bepaald.

Epidemiologische gegevens

Anemie wordt in de CMR geregistreerd wanneer er sprake is van een hemoglobinegehalte minder dan 7,0 mmol/l bij vrouwen of minder dan 7,5 mmol/l bij mannen, tenzij de anemie obligaat bij een ziekte voorkomt zoals in het geval van leukemie. Voor kleine kinderen gelden de normaalwaarden van het laboratorium als referentie.

Per jaar werden gemiddeld acht nieuwe gevallen van *ijzergebreksanemie* geregistreerd per 1000 vrouwen en twee per 1000 mannen (figuur 4.7.1). De leeftijdgespecificeerde incidentie vertoont voor mannen en vrouwen een verschillende curve. Voor mannen is deze U-vormig, het hoogst aan het begin en aan het eind van het leven, bij vrouwen ziet men daarenboven een duidelijke verheffing in de vruchtbare leeftijd (fi-

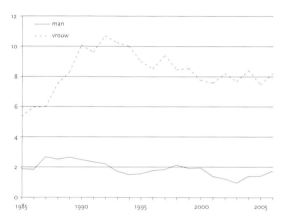

Figuur 4.7.1 Nieuwe gevallen van ijzergebreksanemie per 1000 patiëntjaren gestandaardiseerd voor leeftijd. Trend over jaren (CMR 1985-2006).

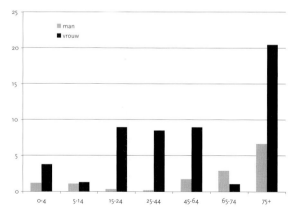

Figuur 4.7.2 Nieuwe gevallen van ijzergebreksanemie per 1000 patiëntjaren. Verdeling naar leeftijd en geslacht (CMR 2002-2006).

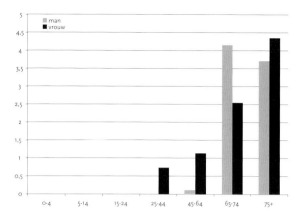

Figuur 4.7.3 Bekende gevallen van megaloblastaire anemie per 1000 patiëntjaren. Verdeling naar leeftijd en geslacht (CMR 2002-2006).

guur 4.7.2). Tussen 15 en 65 jaar werd deze diagnose bijna uitsluitend bij vrouwen gesteld en betrof het waarschijnlijk vooral anemie ten gevolge van cyclusstoornissen.

Bij verdeling naar sociale laag was de incidentie van ijzergebreksanemie, voor zover het vrouwen betrof, het hoogst in de lagere sociale laag.

Met incidentiecijfers van 0,2 per 1000 mannen per jaar en 0,1 per 1000 vrouwen per jaar bleek *megaloblastaire anemie* vooral een ziektebeeld te zijn van oudere mensen, met name mannen. In de periode 1985-2006 werd de diagnose 51 maal gesteld, 33 maal (65%) bij een man en in 29 gevallen (57%) bij mensen van 75 jaar en ouder. Gemiddeld bedroeg de incidentie 0,1 per 1000 per jaar. Gezien de meestal benodigde levenslange behandeling is de prevalentie van megaloblastaire anemie hoger dan de incidentie en die nam met de leeftijd toe (figuur 4.7.3). In een gemiddeld grote huisartspraktijk wordt de diagnose megaloblastaire anemie dus slechts eens per 2-3 jaar gesteld, maar heeft de huisarts wel op jaarbasis 2-3 patiënten met deze aandoening in zorg.

De incidentie van *anemie in de zwangerschap* toonde uiteraard een duidelijke piek tussen 25 en 44 jaar. In de periode 1985-2006 bedroeg de gemiddelde jaarlijkse incidentie bijna 6,0 per 1000 vrouwen van 25-44 jaar oud.

Beloop en interventie

Met een adequate behandeling met voldoende lang voortgezet ijzer is het hemoglobinegehalte bij een lichte of matig ernstige ijzergebreksanemie te normaliseren. Controle van het Hb vindt na ongeveer zes weken plaats. Wanneer het Hb tijdens behandeling niet wil stijgen, moet de diagnose worden herzien. Oorzaken kunnen in dat geval zijn: voortgaand occult bloedverlies (maligniteiten, stollingsstoornis, salicylaatgebruik), resorptiestoornissen, een anemie met andere oorzaak dan aanvankelijk gedacht of een combinatie van enkele vormen van anemie.

Behandeling met vitamine B_{12} dient alleen te worden gestart indien de diagnose zeker is. De behandeling met intramusculaire injecties, eens per twee maanden of oraal in afwezigheid van resorptiestoornissen, moet levenslang worden voortgezet.

Verwijzing van een patiënt met een anemie naar een medisch specialist zal vooral geschieden wanneer er verdenking bestaat op een onderliggende ernstige aandoening, zoals een carcinoom van de tractus digestivus, en wanneer er bij een ernstige anemie een indicatie bestaat voor bloedtransfusie.

Prognose en preventie

De oorzaak van een ijzergebreksanemie enerzijds en de opname en resorptie van ijzer anderzijds bepalen of een Hb zich na adequate behandeling vlot herstelt. Zo mag volledig herstel worden verwacht van een anemie bij een volwassen vrouw ten gevolge van tijdelijk overvloedige menses. Bij patiënten met reumatoïde artritis of een carcinoom van de tractus digestivus daarentegen is volledige en duurzame normalisatie van Hb gewoonlijk niet te verkrijgen.

Bestrijding van overmatig menstrueel bloedverlies kan een recidief in de toekomst voorkomen.

Profiel

IJzergebreksanemie komt vooral voor bij vrouwen in hun vruchtbare periode. Megaloblastaire anemie komt vooral voor bij oude mensen. Huisartsgeneeskundig is anemie een vrijwel steeds oplosbaar en behandelbaar probleem, tenzij de anemie een symptoom is van een ernstige en/of chronische aandoening.

4.8 OVERIGE AANDOENINGEN VAN HORMONALE AARD, VAN DE STOFWISSELING EN VAN HET BLOED

In de CMR worden de codes voor overige aandoeningen van hormonale aard en van de stofwisseling slechts nu en dan gebruikt. De incidentie hiervan bedraagt 0,1-0,2 per 1000 patiënten per jaar. Onder deze rubriek vallen onder andere xanthelasmata, pubertas praecox, acromegalie en andere hypofysestoornissen; verder hyperparathyreoïdie en aandoeningen van de bijnieren zoals de ziekte van Cushing.

Purpura wordt in de CMR ongeveer eens per jaar per praktijk geregistreerd (zie tabel 4.1.2). Met purpura worden zichtbare bloedingen in de huid bedoeld van verschillende etiologie. Purpura is voor de huisarts een alarmerend verschijnsel dat noopt tot verder onderzoek. Daarbij kan een gebrek aan trombocyten aan het licht komen, een stoornis in een of meer stollingsfactoren of een immuunstoornis zoals waarschijnlijk is bij de purpura van Henoch-Schönlein (een syndroom bij kinderen met gewoonlijk een gunstige prognose, gekenmerkt door purpura, nierafwijkingen, gewrichts- en buikklachten).

De erfelijke bloederziekte hemofilie werd in de CMR in de periode 1985-2006 geen enkele maal vastgesteld. In diezelfde periode werd polycytemie bij twee patiënten geregistreerd en overige ziekten van het bloed (onder andere hemoglobinopathieën, zoals sikkelcelanemie en thalassemie) bij 31 patiënten (incidentie 0,1 per 1000 patiëntjaren).

Aandoeningen van hormonale aard, van de stofwisseling en van het bloed die elders worden besproken, zijn:
- leukemie (paragraaf 3.8);
- stoornissen van menstruatie en vruchtbaarheid (hoofdstuk 10);
- erythroblastosis foetalis (paragraaf 11.6);
- osteoporose (paragraaf 13.15).

4.9 BESCHOUWING

Van de besproken aandoeningen behoren adipositas en diabetes mellitus tot de meest frequente chronische problemen in de huisartspraktijk. Adipositas kan gelden als voorbeeld van een aandoening waarbij de huisarts een anticiperende houding past, met name door patiënten te attenderen op de ontwikkeling van overgewicht en op de daaraan verbonden risico's. Het blijkt voor de huisarts echter moeilijk om een patiënt blijvend te motiveren; tijdelijke successen in gewichtsvermindering worden vaak gevolgd door terugvallen in oude eetgewoonten. Anticiperen betekent 'vooruitlopen op': vooruitlopen op klachten, ziekten en complicaties door vroegtijdig maatregelen te treffen bij patiënten met een verhoogd risico. Zo zal een anticiperend werkende huisarts familieleden van patiënten met een ernstige vorm van hypercholesterolemie vragen hun cholesterolgehalte te laten controleren.

Bij diabetes mellitus is het zinvol om te anticiperen op dreigende ontregelingen van het bloedsuikergehalte. De huisarts kan daartoe patiënten informeren over te verwachten effecten bij een ongeregeld leven, bij stress en koortsende ziekten. Ook behoort het tot de taak van de huisarts om patiënten te overtuigen van het belang van een geregelde (zelf)controle (preventie van late complicaties) en om hen jaarlijks te attenderen op de influenzavaccinatie. Een vaste structuur waarin huisarts en patiënt zich kunnen vinden, is bepalend voor het succes. De zorg voor patiënten met diabetes mellitus is in toenemende mate een kwestie van samenwerken. Naast de huisarts kunnen in de eerste lijn betrokken zijn: de praktijkassistente, de praktijkverpleegkundige, de diabetesverpleegkundige, de wijkverpleegkundige en de diëtist.

Een aantal van de in dit hoofdstuk besproken aandoeningen ligt op het terrein van zowel de huisartsgeneeskunde als de specialistische (vooral interne) geneeskunde. Er bestaat bij deze aandoeningen vaak een regelmatig contact met medisch specialisten. Het verdient aanbeveling te komen tot een samenwerkingsrelatie waarbij de huisarts de medisch specialist kan consulteren. Het is zaak dat huisarts en specialist elkaar kennen en weten wat ze wel en niet van elkaar mogen verwachten. Soms liggen hier echter belemmerende factoren, zoals een onjuiste beeldvorming met generalisaties. Vaak blijken verschillen van inzicht hun wortels te hebben in verschillen voortkomend uit het feit dat de populatie waarvoor men werkt een andere is (huisarts algemene populatie, specialist geselecteerde populatie), de aard van de medische problemen anders is (bij de huisarts vage symptomen en ziekten in een beginstadium, bij de specialist langer bestaande ziekten met een meer uitgekristalliseerd klinisch beeld) en de uitgangspunten voor diagnostiek en therapie anders zijn. Samenwerking betekent dan ook de inzet van twee verschillende competenties met respect voor die verschillen.

Goede behandeling van patiënten met chronische aandoeningen vormt een uitdaging, niet alleen medisch, maar vooral ook voor de praktijkorganisatie en de intercollegiale samenwerking. Doel is het bereiken van een systematische, geregelde en langdurige follow-up. In medisch opzicht neemt naast het primaire doel – het behandelen van de aandoening – de secundaire preventie van complicaties een grote plaats in. Voor de praktijkassistente die de planning verzorgt en toezicht houdt op het nakomen van afspraken, is in dezen een centrale organisatorische rol weggelegd.

5 Psychische en psychiatrische stoornissen

5.1 INLEIDING

Huisartsen maken onderscheid tussen 'grote' en 'kleine' psychiatrie. Onder 'grote' psychiatrie worden de psychiatrische aandoeningen verstaan die opname in een psychiatrisch ziekenhuis noodzakelijk maken, of het leven van de patiënt ontwrichten dan wel normaal sociaal contact onmogelijk maken. Voorbeelden zijn de acute en chronische psychosen, ernstige depressies en ernstige persoonlijkheidsstoornissen. Veel vaker heeft de huisarts echter te maken met mensen met minder ernstige psychische stoornissen, de kleine psychiatrie. Tot deze categorie worden de functionele stoornissen gerekend die in de CMR tot de meest frequent geregistreerde aandoeningen behoren. In tabel 5.1.1 wordt een overzicht gegeven van de incidenties van de aandoeningen behorend tot dit hoofdstuk.

In de rangorde van frequentie van voorkomen van alle aandoeningen bezetten de psychische en psychiatrische stoornissen tezamen bij mannen een vijfde en bij vrouwen een derde plaats, zowel in de rangorde van de nieuwe als in de rangorde van de bekende gevallen.

Dit hoofdstuk opent met een bespreking van functionele klachten, gevolgd door een paragraaf over depressies en een paragraaf over angststoornissen. Na verslaving, toegespitst op alcoholverslaving, komt de grote psychiatrie aan de beurt. De incidentie hiervan is in de huisartspraktijk weliswaar niet groot, maar iedere huisarts maakt een aantal acuut psychiatrische situaties mee die grote indruk maken en in het geheugen gegrift blijven. Dat geldt zeker ook voor suïcides. Bovendien houdt de huisarts ten behoeve van de nazorg en begeleiding vaak nog lang en frequent contact met deze patiënten.

De in vergelijking tot de huidige DSM (Diagnostic and Statistic Manual of Mental Disorders) verouderde indeling van de E-lijst rekent enuresis en dementie, die vervolgens in dit hoofdstuk aan bod komen, tot de rubriek psychische en psychiatrische stoornissen. Afgesloten wordt met een paragraaf 'overige psychische en psychiatrische stoornissen' en een beschouwing waarin wordt ingegaan op het huisartsgeneeskundig handelen bij psychische en psychiatrische stoornissen.

In dit hoofdstuk komt vanwege een lage incidentie in de huisartspraktijk een aantal belangrijke aandoeningen niet in een aparte paragraaf aan de orde. Dit geldt onder andere voor de posttraumatische stress-stoornis, andere verslavingen dan alcoholverslaving, de bipolaire stemmingsstoornis en delirante beelden. Ook slaapproblemen worden niet behandeld, niet vanwege een lage incidentie, maar vanwege onvoldoende goed gedefinieerde criteria in de door de CMR-artsen gebruikte classificatie.

Tabel 5.1.1 Nieuwe en bekende gevallen van enkele psychische en psychiatrische stoornissen per 1000 patiëntjaren (CMR 1985-2006).

	Incidentie		Prevalentie	
	Mannen	Vrouwen	Mannen	Vrouwen
functionele klachten	57,0	91,2	95,1	183,1
depressie	3,5	6,5	9,9	17,5
angststoornissen	1,0	2,0	3,3	6,2
hyperventilatie	3,1	5,1	3,6	5,7
leer- en gedragsstoornissen	4,8	3,1	9,9	5,3
alcoholverslaving	2,1	1,0	9,2	3,7
drugsverslaving	0,4	0,1	1,4	0,6
psychosen (o.a. schizofrenie, organische psychosen)	0,5	0,6	3,4	4,5
dementie	0,9	1,9	2,5	6,3

5.2 FUNCTIONELE KLACHTEN

Ziektebeeld

Door de CMR-artsen worden voor de diagnose functionele klachten twee criteria gehanteerd die beide vervuld dienen te zijn. Allereerst moeten bij adequaat (eventueel specialistisch) onderzoek geen lichamelijke afwijkingen zijn te vinden die de klachten kunnen verklaren. Daarnaast moet het op grond van anamnese of aan de huisarts bekende levensomstandigheden waarschijnlijk zijn dat het ontstaan en in stand blijven van de klachten gerelateerd is aan de leefwijze en de sociale context van de patiënt. Functionele klachten zijn te beschouwen als de resultante van een proces waarin de patiënt zich niet opgewassen weet tegen de eisen die het leven op enig moment stelt. De patiënt is zich daarbij niet bewust dat de lichamelijk klacht in die dynamiek ontstaat en in stand wordt gehouden en als het ware een uitweg vormt uit het spanningsveld dat ontstaan is tussen de eisen die het leven stelt en het eigen probleemoplossend vermogen.

De oorspronkelijke omschrijving van deze code in de CMR kent termen waarvan er ook nu nog enkele worden gebruikt: psychoneurose met somatische symptomen, nerveuze klachten, psychogene, functionele klachten, hypochondrie, neurasthenie, overspannenheid. De huidige omschrijving van functionele klachten die van de twee bovengenoemde criteria gebruikmaakt, komt in de buurt van wat in de DSM-IV wordt benoemd met ongedifferentieerde somatoforme stoornis (een of meer medisch onverklaarde lichamelijke klachten die niet aan een bekende somatische of psychische aandoening kunnen worden toegeschreven en klinisch lijden of beperkingen in het functioneren veroorzaken).

In de CMR blijken functionele klachten ongeveer 90% van alle geregistreerde episoden van psychische stoornissen te vormen. Inhoudelijk is het een bont scala van psychische en somatische verschijnselen waarvoor medische hulp wordt ingeroepen. Dit kan voor een enkel symptoom zijn, maar kenmerkend is de combinatie van *lichamelijke* klachten (moeheid, hoofdpijn, duizeligheid, hartkloppingen, maag-darmklachten, spier- en zenuwpijnen, gynaecologische bezwaren, huidsymptomen zoals jeuk en transpireren) met *psychische* klachten (moedeloosheid, neerslachtigheid, angst, onrust, gejaagdheid, slaapstoornissen, apathie, vergeetachtigheid, humeurigheid, prikkelbaarheid). Karakteristiek is naast de diffuse aard het wisselende karakter van de klachten. Bij nadere exploratie wordt een relatie gevonden tussen enerzijds het ontstaan en het in stand blijven van de medisch onbegrepen lichamelijke klachten en anderzijds de leefwijze en de sociale context van de patiënt. Bij afwezigheid van die relatie kan van een aparte symptoomcodering gebruik worden gemaakt, zoals voor moeheid en hoofdpijn een enkele maal gebeurt.

Functionele klachten worden in de CMR als chronische aandoening geregistreerd indien voor deze klachten veelvuldig en over de jaren heen steeds weer frequent medische hulp wordt ingeroepen. Dit benadert in zijn meest uitgesproken vorm wat in de DSM-IV wordt benoemd met somatisatiestoornis (acht of meer medisch onverklaarde lichamelijke klachten die een aantal jaren bestaan en niet aan een bekende somatische aandoeningen kunnen worden toegeschreven). Van veelvoorkomend maar tijdelijk levensverschijnsel zijn functionele klachten in geval van chroniciteit te zien als exponenten van gedrag waarbij patiënten permanent lijken te beschikken over een te gering eigen probleemoplossend vermogen, vaak gecombineerd met persisteren in hoge en irreële verwachtingen van de probleemoplossende mogelijkheden van de gezondheidszorg. Dit complex van gedrag, opvattingen en verwachtingen kan worden beschouwd als een min of meer blijvend persoonskenmerk van die patiënten.

De *oorzaak* van functionele klachten is zeer divers. Enerzijds kan er sprake zijn van een aanleg, een constitutie die hiertoe voorbeschikt en dan dikwijls familiair is. Anderzijds kan de oorzaak voornamelijk in de buitenwereld liggen en moeten de verschijnselen en klachten gezien worden als een onbewuste reactie op de eisen die het leven op enig moment stelt. Door velen wordt aangenomen dat functionele klachten vooral wijzen op het onder druk staan door uitwendige levensomstandigheden, op 'stress'. Het verdient echter de voorkeur deze te beschouwen als een gevolg van discrepantie tussen iemands belastbaarheid of draag*kracht* ten aanzien van de symptomen enerzijds en diens belasting of draag*last* anderzijds. Uit een daarop gericht onderzoek in een van de CMR-praktijken is gebleken dat de oorzaak van het inroepen van medische hulp voor functionele klachten voornamelijk gezocht moet worden in de draagkracht en de persoonlijkheidsstructuur van de patiënten. Dit geldt met name bij het veelvuldig inroepen van medische hulp indien deze klachten door de huisarts als chronische aandoening worden geregistreerd.

Epidemiologische gegevens

De meeste mensen hebben in de loop van hun leven af en toe een kortere of langere periode te kampen met functionele klachten. In de 'top tien' van de CMR neemt deze categorie de tweede plaats in, direct na verkoudheid. In de loop van de registratieperiode liet het aantal nieuwe episoden van functionele klachten een geleidelijke matige daling van de incidentie zien, voor mannen naar ongeveer 40 per 1000 per jaar, voor vrouwen naar ongeveer 70 per 1000 per jaar (figuur 5.2.1). Het verschil in incidentie tussen mannen en vrouwen is bij die daling verhoudingsgewijs vrijwel even groot gebleven.

Het presenteren van nieuwe episoden van functionele klachten hing sterk samen met leeftijd en geslacht. De incidentie was laag bij kinderen en klom bij vrouwen van 15-24 jaar vrij plotseling naar een hoog niveau en nam in de oudere leeftijdsgroepen geleidelijk af. Bij mannen was er een veel langzamer stijging vanaf de vroege jeugd naar een top op de leeftijd van 25-44 jaar, waarna een daling optrad (figuur 5.2.2). Ditzelfde patroon werd voor mannen en vrouwen gevonden bij de klachten moe, slap, hangerig en hoofdpijn, voor zover deze niet als functionele klachten maar als symptoomcode werden geregistreerd. De incidentiecijfers waren in de periode 2002-2006 voor moeheid 8 per 1000 mannen en 14 per 1000 vrouwen per jaar, en voor hoofdpijn 4 per 1000 mannen en 6 per 1000 vrouwen per jaar.

Een seizoensinvloed was in de CMR-cijfers niet aantoonbaar. Ook was er nauwelijks een verband met de sociale laag (figuur 5.2.3).

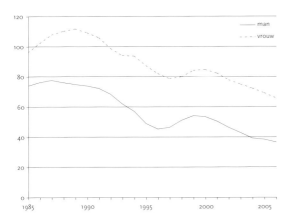

Figuur 5.2.1 Nieuwe gevallen van functionele klachten per 1000 patiëntjaren gestandaardiseerd voor leeftijd. Trend over jaren (CMR 1985-2006).

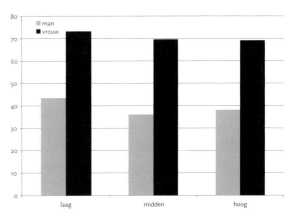

Figuur 5.2.3 Nieuwe gevallen van functionele klachten per 1000 patiëntjaren gestandaardiseerd voor leeftijd. Verdeling naar sociale laag (CMR 2002-2006).

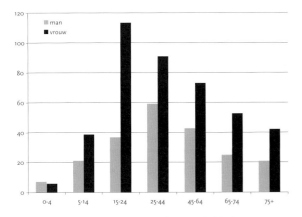

Figuur 5.2.2 Nieuwe gevallen van functionele klachten per 1000 patiëntjaren. Verdeling naar leeftijd en geslacht (CMR 2002-2006).

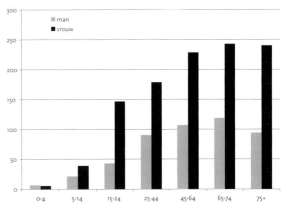

Figuur 5.2.4 Bekende gevallen van functionele klachten per 1000 patiëntjaren. Verdeling naar leeftijd en geslacht (CMR 2002-2006).

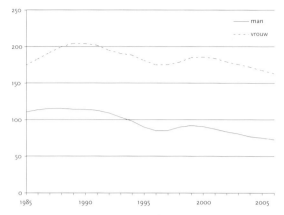

Figuur 5.2.5 *Bekende gevallen van functionele klachten per 1000 patiëntjaren gestandaardiseerd voor leeftijd. Trend over jaren (CMR 1985-2006).*

Het chronisch hebben van functionele klachten wordt met name vanaf de puberteit geregistreerd en is daarna hoogprevalent bij volwassenen en ouderen. Vanaf de leeftijd van 45 jaar is ongeveer 12% van de mannen en 24% van de vrouwen als zodanig geregistreerd (figuur 5.2.4). In de loop van de jaren is de prevalentie van functionele klachten niet veel veranderd. Ongeacht de leeftijd is de laatste jaren ongeveer 9% van de mannen en 16% van de vrouwen bij de huisarts geregistreerd met functionele klachten die, gezien het chronisch karakter, als een vorm van blijvend gedrag kunnen worden gezien (figuur 5.2.5).

Beloop en interventie

Slechts voor een gedeelte van de functionele klachten in de bevolking wordt medische hulp ingeroepen. Mensen hebben vaak al ervaring met dergelijke klachten en weten bijvoorbeeld dat de klachten periodiek opvlammen en weer overgaan. Geruststelling door de huisarts in een periode van toename van de klachten is belangrijk. Om dit te kunnen doen zal dikwijls (opnieuw) een lichamelijk onderzoek nodig zijn. Dit 'nodig zijn' geldt zowel voor de patiënt als voor de arts. Beiden behoeven de hernieuwde bevestiging dat het inderdaad een functionele klacht betreft. Aangaande aanvullend onderzoek doet de huisarts er goed aan, ter vermijding van onnodige somatische fixatie, terughoudend te zijn met laboratoriumbepalingen en met verwijzing naar medisch specialisten en paramedici. Eenzelfde terughoudendheid geldt voor de door veel artsen bij functionele klachten voorgeschreven tranquillizers.

Als verwijzing toch nodig blijkt, is het belangrijk om als huisarts het stuur zo veel mogelijk zelf in handen te houden en aan de geconsulteerde specialist(en) slechts hun mening en advies te vragen. Naast somatisch onderzoek is ook een exploratie van de leefwijze en de sociale context nodig om de inbedding van de klachten in het leven van de patiënt op het spoor te komen. Deze diagnostiek en het leggen van relaties tussen de levenssituatie en het optreden (en verdwijnen) van de klachten zijn van groot belang voor de patiënt. Een dergelijke exploratie kan het beste door patiënt en arts samen worden ondernomen. De huisarts neemt daarbij door de continuïteit van zijn relatie met patiënten en door zijn voorkennis van de patiënten en hun milieu een zeer gunstige positie in. Een benadering van klacht, leefwijze en sociale context analoog aan de benadering vanuit de somatische diagnostiek, concreet, gedetailleerd en gesteld in termen van gedrag, biedt daarbij de beste kansen op acceptatie door de patiënt en op succes.

Er is risico van somatische fixatie wanneer door patiënt en/of arts overmatige en eenzijdige aandacht wordt geschonken en betekenis gehecht aan de somatische uitingen op zichzelf, waardoor deze als het ware een geïsoleerd en eigen leven gaan leiden en hun psychosociale achtergrond onbereikbaar wordt. Als een dergelijk proces – dat meestal tot stand komt in een wisselwerking tussen patiënt en omgeving – enige tijd heeft geduurd, is dit dikwijls moeilijk of niet meer terug te draaien.

Bij longitudinale analyse van de CMR-gegevens is gebleken dat een groot gedeelte van de bevolking in de loop der jaren een of enkele episoden met functionele klachten doormaakt. Tevens bleek echter dat de kans op verwijzing naar medisch specialisten en op ziekenhuisopnamen toenam met het aantal episoden van functionele klachten. In de registratie nam bij deze patiënten tegelijkertijd de frequentie toe van gangbare somatische diagnosen. Dit trad mogelijk op door de herhaalde contacten die patiënten met functionele klachten hebben, waarbij dan ook andere aandoeningen gemakkelijk aan de orde komen.

Prognose en preventie

Het is in de regel achteraf moeilijk te zeggen waaraan verbetering of verdwijning van de klachten moet worden toegewezen: aan de geruststelling, het zich kunnen uiten c.q. het zich serieus genomen, geaccepteerd of begrepen voelen, of aan inzicht in eventueel opgespoorde associaties tussen leefwijze of sociale context en het optreden of in stand blijven van de functionele klacht. Het staat echter wel vast dat de meeste van deze klachten vroeger of later verdwijnen of hun hinderlijk en ongerustmakend karakter verliezen. Dit geldt zelfs voor veel patiënten die jarenlang een frequent beroep op de huisarts hebben gedaan voor chronische functionele klachten, zoals blijkt uit de afname van de prevalentie hiervan bij het ouder worden (zie figuur 5.2.4).

Bij longitudinale onderzoeken met het CMR-materiaal zijn statistisch significante verbanden in frequentie van functionele klachten tussen gezinsleden vastgesteld. Dit geldt in het bijzonder tussen moeders en kinderen. Vooral voor jonge kinderen (jonger dan 10 jaar) van moeders met veel functionele klachten wordt de hulp van de huisarts voor allerlei somatische aandoeningen duidelijk vaker ingeroepen. Het is van belang dat huisartsen hiermee rekening houden bij het bepalen van hun beleid. Hier liggen misschien ook mogelijkheden voor preventie.

Profiel

Functionele klachten vormen zowel kwantitatief als kwalitatief een uiterst belangrijke probleemcategorie. Door volwassenen wordt hiervoor zeer frequent medische hulp ingeroepen. Van de huisarts wordt veel gevraagd aangaande het diagnostisch en therapeutisch vermogen, en aangaande de beschikbaarheid van tijd, begrip, geduld en frustratietolerantie. Het gaat hier om typisch huisartsgeneeskundige aandoeningen, omdat huisartsen het leeuwendeel van deze gezondheidsstoornissen zonder hulp van anderen behandelen of begeleiden en daarbij de regie in handen houden.

5.3 DEPRESSIE

Ziektebeeld

Depressie is een ziektebeeld met wisselende ernst, dat wordt gerekend tot de affectieve stoornissen. De kernsymptomen van het beeld zijn een sombere stemming en verlies van interesse of plezier (anhedonie). Vrijwel iedereen heeft deze symptomen wel eens in meer of mindere mate ervaren. Huisartsen zullen dan ook niet gemakkelijk op een eerste presentatie van deze klachten de diagnose depressie stellen en verzamelen eerst meer informatie. De persoon van de patiënt, diens levensgeschiedenis en leefwijze combineert een huisarts met het aanhouden van de klachten over een sombere stemming en anhedonie in vervolgconsulten en de eventuele aanwezigheid van bijkomende klachten, zoals moeheid, slaapproblemen, verlies van concentratie en een negatief zelfbeeld. De huisarts maakt een inschatting van de ernst en vraagt in dat kader naar suïcidegedachten. Al pratende komt men vaak gebeurtenissen, omstandigheden of persoonlijke (coping)eigenschappen op het spoor die het optreden van een depressie op dit bepaalde moment in het leven van de patiënt begrijpelijk maken. Of deze associaties een voldoende verklaring vormen voor het optreden van depressie is een ander verhaal. Dikwijls kan daarover pas achteraf wat worden gezegd. Vroeger sprak men in zulke gevallen, waarbij het optreden van de depressie goed te begrijpen leek, van reactieve of neurotische depressie. Men onderscheidde deze van de zogenoemde endogene depressie die men vooral biologisch en familiair bepaald achtte. Men heeft dit onderscheid in de classificaties laten vallen omdat de reacties op therapie niet anders zijn voor de ene of voor de andere vorm. Dat geldt momenteel om dezelfde reden voor het onderscheid naar ernst. Het ontbreken van overtuigend wetenschappelijk bewijs betekent niet dat de huisarts zich bij de keuze voor een aanpak en een behandeling niet toch mede laat leiden door de vraag of de depressie endogene kenmerken heeft en mild of ernstig is.

Het bovenstaande laat zien dat de huisarts zich bij de diagnostiek van depressie niet strikt laat leiden door de richtlijnen van de DSM. Dat is ook goed te begrijpen. De DSM leidt na een inventarisatie van geprecodeerde symptomen en van de duur van die symptomen op hetzelfde moment nog tot een diagnose. De huisarts neemt de tijd en betrekt het beloop van de klacht en de context van de patiënt in een diagnostisch proces, dat zich zo over enkele weken kan uitstrekken. Een huisarts zal dus zelden of nooit gebruikmaken van diagnostische instrumenten in de vorm van vragenlijsten, maar volgt liever zelf het beloop in de tijd van het klinische beeld en van de mate van beperkingen in het functioneren. Deze twee verschillende werkwijzen resulteren overigens niet tot belangrijke discrepanties in de benoeming. Onderzoek onder patiënten uit de CMR liet zien dat de huisartsdiagnosen van depressie zeer goed overeenkwamen met deze diagnose indien gesteld met een meetinstrument dat de DSM-richtlijnen volgt.

Van depressie te onderscheiden zijn:
- de bipolaire stoornis waarbij naast ernstige depressieve episoden manische episoden voorkomen;
- de psychotische depressie waarbij naast een ernstige depressie hallucinaties en wanen voorkomen;
- dysthymie waarbij patiënten een lichte maar per-

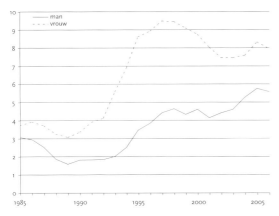

Figuur 5.3.1 Nieuwe gevallen van depressie per 1000 patiëntjaren gestandaardiseerd voor leeftijd. Trend over jaren (CMR 1985-2006).

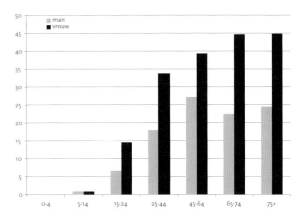

Figuur 5.3.3 Bekende gevallen van depressie per 1000 patiëntjaren. Verdeling naar leeftijd en geslacht (CMR 2002-2006).

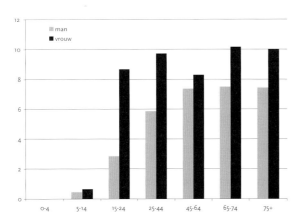

Figuur 5.3.2 Nieuwe gevallen van depressie per 1000 patiëntjaren. Verdeling naar leeftijd en geslacht (CMR 2002-2006).

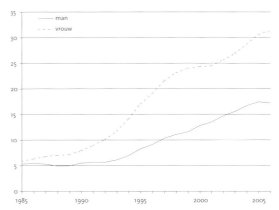

Figuur 5.3.4 Bekende gevallen van depressie per 1000 patiëntjaren gestandaardiseerd voor leeftijd. Trend over jaren (CMR 1985-2006).

sistent depressieve stemming houden gedurende twee jaar of langer.

Differentieeldiagnostisch kan het moeilijk zijn om depressie te onderscheiden van functionele klachten. Een sombere stemming kan passen bij een functionele klacht, onverklaarde somatische klachten kunnen passen bij een depressie. Zeker moet depressie worden overwogen bij patiënten met steeds wisselende klachten en frequent spreekuurbezoek, bij patiënten die klagen over aanhoudende moeheid, nervositeit of slapeloosheid, vooral als zij daarbij steeds om slaaptabletten of kalmerende middelen vragen. Bij patiënten met angst is er nogal eens comorbiditeit met een depressie. Bij ouderen is het onderscheid met een beginnende dementie lastig, mede omdat juist in deze fase ouderen een vlakke en initiatiefloze indruk maken.

Epidemiologische gegevens

Hoewel de CMR in haar uit de jaren zestig van de vorige eeuw stammende classificatiesysteem codes kent voor endogene depressie, reactieve depressie en neurotische depressie, zijn deze drie voor het vervolg bijeengenomen. De moderne nomenclatuur kent immers het onderscheid dat destijds werd gemaakt niet meer. In het vervolg wordt kortheidshalve enkel van 'depressie' gesproken.

Gemiddeld werden er in de CMR tot ongeveer 1993 per 1000 patiënten drie tot vier nieuwe episoden van depressie per jaar geregistreerd. In de periode daarna stijgt de incidentie naar 4-5 per 1000 mannen en ongeveer 8 per 1000 vrouwen (figuur 5.3.1).

De leeftijdsverdeling toont dat depressie vanaf het 15e levensjaar tamelijk frequent wordt gediagnosticeerd. Daarbij is in alle leeftijdsgroepen de incidentie bij vrouwen hoger dan bij mannen (figuur 5.3.2).

De sociale laag bleek nauwelijks van invloed. Ook kon vrijwel geen invloed van het seizoen op de incidentie worden aangetoond.

In alle leeftijdsgroepen vanaf 15 jaar is een aantal patiënten bekend met depressie en blijft daarvoor langer dan één jaar onder behandeling bij de huisarts (figuur 5.3.3). Zoals te verwachten, gezien de gestegen incidentie, nam ook het aantal patiënten dat wegens depressie langdurig door de huisarts wordt begeleid de laatste tien jaar toe (figuur 5.3.4).

Beloop en interventie

Voor ongeveer een derde van alle patiënten met een depressie in de eerstelijn geldt dat zij in hun leven ten minste eenmaal een recidief doormaken, terwijl in 5-10% van de gevallen het beloop zelfs een chronisch karakter kent. Bij ongeveer twee derde van de patiënten blijft het bij een eenmalige episode.

De eerste stap bij de behandeling bestaat uit voorlichting. Uitleg over het feit dat depressie veel voorkomt en dat de precieze oorzaak vaak niet duidelijk is, kan de patiënt helpen om zich minder schuldig te voelen. De volgende stappen zijn afhankelijk van de ernst, de gevolgen voor het functioneren, het beloop en de eigen voorkeur van de patiënt. Er wordt een keuze gemaakt tussen begeleiding, begeleiding ondersteund met antidepressiva en, als derde optie, steunende gesprekken of psychotherapie.

Bij begeleiding is een actieve houding van de huisarts belangrijk en dienen duidelijke afspraken over vervolgcontacten te worden gemaakt. Het beloop wordt nauwlettend gevolgd en indien nodig wordt het beleid aangepast. Belangrijk is ook dat de patiënt samen met de huisarts een aantal haalbare concrete doelen opstelt en actief deelneemt aan plezierige activiteiten.

Afhankelijk van de mate van disfunctioneren, de voorgeschiedenis (recidieven) en het beloop van de depressie kan ondersteuning met antidepressiva gewenst zijn. In toenemende mate blijkt de eerste keus in de huisartspraktijk te vallen op de SSRI's ('selective serotinine re-uptake inhibitors') die even effectief en andere, mogelijk minder, bijwerkingen vertonen dan de klassieke tricyclische antidepressiva. De werking van al deze middelen op de stemming wordt meestal pas na drie tot vier weken waarneembaar. De huisarts dient de patiënt hierover te informeren, vooral ook omdat juist in het begin van de behandeling bijwerkingen een reden kunnen vormen om de medicatie vroegtijdig te staken. Bij reciderende depressie kan het nodig zijn antidepressiva jarenlang te continueren. Bij een bipolaire stoornis wordt de behandeling zowel therapeutisch als profylactisch ondersteund met lithium.

Niet-medicamenteuze therapie vormt een goed alternatief voor een behandeling met antidepressiva. In de directe vergelijking met antidepressiva blijkt psychotherapie even effectief. Huisartsen zullen overigens over het algemeen zelf geen psychotherapie toepassen en verwijzen hiervoor.

Prognose en preventie

Voor meer dan de helft van de patiënten in de eerste lijn kent depressie een gunstig beloop zonder recidieven. Wel blijken veel patiënten nog jaren later meer psychische klachten te hebben en minder goed te functioneren dan mensen zonder depressie. Het is daarom van belang dat de huisarts op de hoogte is van depressieve episoden in de voorgeschiedenis. Naast een adequate en lang genoeg volgehouden medicamenteuze of psychotherapeutische behandeling kan een goede begeleiding in de jaren na een depressie mogelijk recidieven voorkomen. Indien er toch een recidief optreedt, is er meer kans op vroege herkenning en zo nodig vroegtijdige behandeling, hetgeen voor de patiënt een onnodig lange periode met opnieuw veel leed kan voorkomen.

Inschatten van een suïciderisico is niet eenvoudig. De huisarts zal bij deze verdenking de patiënt motiveren om gespecialiseerde hulp te accepteren en de naasten in te lichten.

Profiel

Depressie is een met het toenemen van de leeftijd vaker geregistreerd ziektebeeld dat varieert qua ernst en duur. In meer dan de helft van de gevallen betreft het een eenmalige episode. In ernstige gevallen is er risico op recidieven, sociaal isolement en suïcide. Begeleiding, al dan niet ondersteund met antidepressiva, gesprekstherapie en soms verwijzing, vormen de behandelmogelijkheden voor de huisarts.

5.4 ANGSTSTOORNISSEN

Ziektebeeld

Angststoornissen vormen een groep aandoeningen met als centraal kenmerk buitensporige angst, vrees of ontzetting. De patiënt die het betreft, lijdt er zeer onder en ervaart belangrijke beperkingen in zijn functioneren.

Angststoornissen worden in de DSM-IV-classificatie onderverdeeld in gegeneraliseerde angststoornis, paniekstoornis met of zonder agorafobie, sociale fobie, specifieke fobie, obsessief-compulsieve stoornis en posttraumatische stressstoornis.

De CMR-classificatie is iets minder fijnmazig. Er wordt onderscheid gemaakt tussen gegeneraliseerde angststoornis, fobie, obsessief-compulsieve stoornis en hyperventilatie. Het hyperventilatiesyndroom wordt niet meer als een valide concept beschouwd en wordt in de DSM-IV toegerekend aan de paniekstoornissen (in de CMR wordt hyperventilatie echter nog gecodeerd bij de functionele klachten, zie paragraaf 5.2). De posttraumatische stressstoornis die in de DSM-IV tot de angststoornissen wordt gerekend, wordt in de CMR onder een van de codes voor depressie vastgelegd.

De meeste patiënten met een angststoornis zullen bij een bezoek aan de huisarts zich niet primair met hun angst presenteren. Het is van belang aan een angststoornis te denken als een patiënt met grote frequentie met wisselende functionele klachten het spreekuur bezoekt, moeilijk of slechts kortdurend is gerust te stellen, klaagt over moeheid, slaapproblemen, prikkelbaarheid, en vraagt om rustgevende of slaapmedicatie.

De verschillende vormen hebben hun eigen karakter.

Een *gegeneraliseerde angststoornis* wordt gekenmerkt door buitensporige, aanhoudende angst of bezorgdheid met betrekking tot diverse aspecten van het leven ('free floating anxiety'). Deze angst is overheersend en kan moeilijk in de hand worden gehouden en gaat gepaard met symptomen van motorische spanning, verhoogde autonome prikkelbaarheid (droge mond, hartkloppingen) en rusteloosheid. Als deze symptomen ten minste zes maanden hebben geduurd, mag van een gegeneraliseerde angststoornis worden gesproken.

Een *paniekstoornis* wordt gekenmerkt door recidiverende paniekaanvallen waarbij men tussen de aanvallen door bang is weer een nieuwe paniekaanval te krijgen. Angst voor de angst leidt tot een vicieuze cirkel. Een paniekaanval is een duidelijk afgegrensde periode van hevige angst waarbij als symptomen kunnen optreden: gevoel van ademnood of verstikking, pijn of naar gevoel op de borst, hartkloppingen, beven, tintelingen, duizeligheid tot gevoel flauw te vallen, misselijkheid, derealisatie en depersonalisatiegevoelens. De duur kan variëren van enkele minuten tot uren. Een paniekstoornis gaat vaak gepaard met agorafobie.

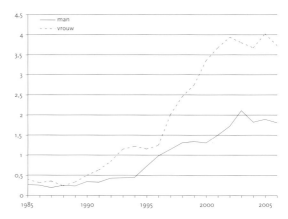

Figuur 5.4.1 Nieuwe gevallen van angststoornissen per 1000 patiëntjaren gestandaardiseerd voor leeftijd. Trend over jaren (CMR 1985-2006).

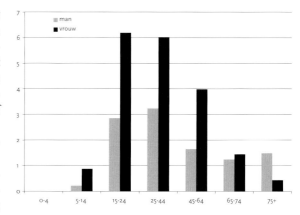

Figuur 5.4.2 Nieuwe gevallen van angststoornissen per 1000 patiëntjaren. Verdeling naar leeftijd en geslacht (CMR 2002-2006).

Agorafobie ontstaat als de persoon die aan paniekaanvallen lijdt, situaties of plaatsen waar deze aanvallen optreden tracht te vermijden. Agorafobie kan zich ook geïsoleerd voordoen; er is wel angst, maar er wordt niet voldaan aan de criteria voor een paniekstoornis.

Een *specifieke fobie* wordt gekenmerkt door hevige, aanhoudende angst voor een specifiek object, bijvoorbeeld spinnen, slangen of bloed, of voor een specifieke situatie, zoals hoogten (hoogtevrees) of kleine ruimten (claustrofobie). Het object of de situatie wordt derhalve vermeden of doorstaan met hevige angst.

Een *sociale fobie* wordt gekenmerkt door aanhoudende angst voor één of meer situaties waarin men moet functioneren of iets presteren en waarbij men te maken krijgt met onbekenden of een mogelijke kritische beoordeling door anderen; men is bang zich be-

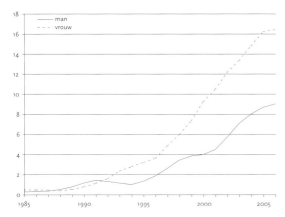

Figuur 5.4.3 Bekende gevallen van angststoornissen per 1000 patiëntjaren gestandaardiseerd voor leeftijd. Trend over jaren (CMR 1985-2006).

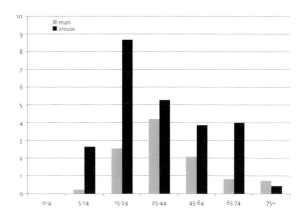

Figuur 5.4.5 Nieuwe gevallen van hyperventilatiesyndroom per 1000 patiëntjaren. Verdeling naar leeftijd en geslacht (CMR 2002-2006).

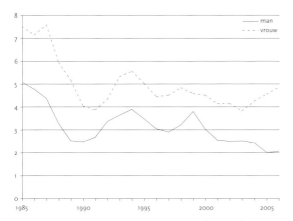

Figuur 5.4.4 Nieuwe gevallen van hyperventilatiesyndroom per 1000 patiëntjaren gestandaardiseerd voor leeftijd. Trend over jaren (CMR 1985-2006).

lachelijk te maken door blozen of trillende handen. Deze situaties worden zo veel mogelijk vermeden.

Bij de *obsessief-compulsieve stoornis* gaat het om terugkerende, door de patiënt als opgedrongen ervaren dwanggedachten (obsessies) die door dwanghandelingen (compulsies) moeten worden beheerst. Als de patiënt zich ertegen probeert te verzetten, treden een enorme spanning en angst op. Tegen beter weten in worden handelingen uitgevoerd die een tijdelijke angstreducerende functie hebben: bijvoorbeeld wassen, controleren, tellen of bidden.

Angststoornissen gaan vaak samen met een depressie. Dit is in ruim de helft van de gevallen het geval. Bij een derde gaat de depressie vooraf aan de angststoornis, bij de rest komt de depressie tegelijk met of na de angststoornis.

Aangezien de patiënt zich meestal met lichamelijke klachten aanmeldt, doet de huisarts een beknopt oriënterend lichamelijk onderzoek. Als er geen positieve aanwijzingen zijn voor een lichamelijk lijden, is aanvullend onderzoek niet noodzakelijk. Wel gaat de huisarts na of er nog andere psychische klachten bestaan: hierbij valt te denken aan depressie, hallucinaties of wanen, alcohol- of drugsproblemen. Ook worden differentieeldiagnostische mogelijkheden overwogen. Dit geldt met name de vraag of de angst in redelijke verhouding staat tot de uitlokkende prikkel of gebeurtenis. Indien dit niet het geval is, kan er sprake zijn van hypochondrie. Hypochondrie wordt gekenmerkt door een overmatige preoccupatie met de vrees een ernstige ziekte te hebben ondanks adequaat onderzoek en zonder dat er voldoende gronden voor aanwezig zijn. Hypochondrie hoort formeel volgens de DSM-IV niet tot de angststoornissen, maar tot de somatisatiestoornissen.

Epidemiologische gegevens

Veel patiënten met angststoornissen zullen zich presenteren met lichamelijke klachten. Deze klachten zullen door de CMR-artsen veelal als functionele klachten worden gecodeerd. Men is terughoudend om de patiënt de 'zwaardere' codes van de angststoornissen toe te kennen. Dit verklaart waarschijnlijk de aanvankelijk lage incidentie van angststoornissen in de registratie. Vanaf 1990 is er, onder invloed van algemeen toegenomen medische belangstelling voor dit onderwerp en nieuwe therapierichtlijnen, een duidelijk toename van de incidentie zichtbaar, bij mannen tot 1-2 nieuw gevallen per 1000 per jaar, bij vrouwen stijgend tot bijna 4 per 1000 per jaar (figuur 5.4.1). Registratie van angststoornissen vond plaats bij volwassenen van alle leeftijden met een opvallend hoge registratie bij vrouwen van 15-44 jaar (figuur 5.4.2). De prevalentie van angststoornissen nam in de periode 1985-2005 sterk toe tot ongeveer 8 per 1000 mannen en ruim 16 per 1000 vrouwen (figuur 5.4.3).

Voor het interpreteren van gegevens is het belangrijk erop te wijzen dat vanaf 1985 een aparte code voor het hyperventilatiesyndroom wordt gebruikt. De geregistreerde incidentie van hyperventilatie toonde de laatste jaren een tamelijk stabiel patroon en bedroeg ruim 2 per 1000 mannen en ruim 4 per 1000 vrouwen per jaar (figuur 5.4.4). Hyperventilatie treft mannen en vrouwen in alle leeftijdsgroepen. De hoogste incidentie wordt gezien bij jonge vrouwen van 15-24 jaar (figuur 5.4.5).

Beloop en interventie

Wat betekent de angststoornis voor de patiënt in zijn dagelijks leven? In welke mate wordt zijn leven erdoor beïnvloed? Het beleid van de huisarts wordt in belangrijke mate gestuurd door het antwoord op deze vragen.

Bij de minder ernstige gevallen kan uitleg en verklaring van de begeleidende lichamelijke klachten, angstreducerend werken. Bij ernstiger vormen van de angststoornissen is psychotherapie aangewezen: cognitieve gedragstherapie geeft de beste resultaten. Het doel is de patiënt anders te leren aankijken tegen de ervaren verschijnselen; irrationele cognities worden door huiswerk opgespoord en kunnen door kritische bespreking gecorrigeerd worden. Ter overbrugging en ter ondersteuning kan de huisarts medicatie voorschrijven. In de acute fase van paniekstoornissen verlichten benzodiazepinen op korte termijn de symptomen, maar deze komen terug als er verder niets gedaan wordt. Hierdoor bestaat er gevaar voor gewenning. Als de hevigheid van de lichamelijke sensaties voor langere termijn cognitieve gedragstherapie in de weg staat, verdienen antidepressiva de voorkeur. Wel moeten patiënten weten dat de werking van deze middelen pas na twee tot vier weken intreedt. De combinatie van psychotherapie en medicatie blijkt het meest effectief.

Prognose en preventie

De paniekstoornis, agorafobie, specifieke fobie en obsessief-compulsieve stoornis hebben in het algemeen een gunstig beloop als ze adequaat worden behandeld. De prognose van de gegeneraliseerde angststoornis en hypochondrie is matig. Het leven van de patiënt kan een tijdlang verregaand derailleren en door angst beheerst worden. Pas na intensieve therapie lukt het de patiënt enigszins grip op zijn angsten te krijgen en om ermee te leren leven.

Door vroegtijdige signalering, door patiënt en/of huisarts, kan getracht worden ernstige terugval te voorkomen. De huisarts moet alert zijn bij frequent spreekuurbezoek met steeds wisselende klachten, of als de patiënt bij onschuldige symptomen niet gerustgesteld kan worden. In de beginfase van de angststoornis zijn er meer mogelijkheden tot beïnvloeding dan later, wanneer de klachten langer hebben geduurd of enkele malen recidiveerden.

Profiel

Een angststoornis is een label dat de huisarts pas na ampele overweging geeft. Soms zijn enkele verhelderende en inzichtgevende gesprekken voldoende; in ernstiger gevallen zijn de consequenties langdurige begeleiding, medicatie en, bij onvoldoende effect, verwijzing.

5.5 ALCOHOL- EN DRUGSVERSLAVING

Ziektebeeld

Van schadelijk alcoholgebruik is sprake indien gemiddeld door een vrouw meer dan twee eenheden alcohol per dag genuttigd worden, en door een man meer dan drie eenheden. Zeker zo belangrijk als deze gewoonlijk aangegeven grens is de betekenis van alcohol in iemands leven. Alcoholisten worden wel omschreven als mensen die met regelmaat zodanig drinken dat zij daarvan nadelige gevolgen ondervinden. Voor een verslaafde gelden de volgende kenmerken:
- controleverlies, het niet meer kunnen stoppen na één of twee consumpties;
- abstinentieverschijnselen bij onthouding; heimelijk drinken;
- black-outs, het niet meer weten wat de avond tevoren gebeurd is;
- zucht, hunkering naar alcohol;
- veranderde alcoholtolerantie of gewenning.

Alcoholverslaving kan een verscheidenheid aan klachten geven, zoals maagproblemen, vermoeidheid, hoofdpijn, slechte eetlust, angst, onrust en slaapstoornissen. Het zijn niet bepaald klachten die de huisarts direct aan alcohol doen denken, maar het zijn wel signalen van onwelbevinden. Fobieën en hyperventilatie zijn de bijzondere aandacht waard omdat angst nogal eens uitnodigt tot alcohol. Alcohol versterkt echter na uitwerking angstgevoelens zodat een neerwaartse spiraal in gang wordt gezet.

De patiënt vraagt zelden expliciet hulp voor een alcoholprobleem, wel voor klachten die met het drinken samenhangen. Desgevraagd wordt de problematiek meestal ontkend. Als een patiënt zelf het drinken ter sprake brengt, is het vaak ten gevolge van sociale problematiek op de werkvloer of in het persoonlijk leven. Soms komt het probleem de huisarts ter ore door klachten van huisgenoten, soms via de vertrouwensarts die bijvoorbeeld geattendeerd is op verwaarlozing van de kinderen in het gezin. Belangrijke signalen voor de huisarts zijn een alchollucht die de patiënt verspreidt, een opvallend opgeblazen gelaat, herhaalde en langdurige maag-darmstoornissen, chronisch gebruik van tranquillizers, veelvuldig spreekuurbezoek met wisselend vage klachten en herhaaldelijk optredende ongevallen. Een actieve opstelling van de huisarts helpt het probleem op tafel te krijgen.

Soms zullen gestoorde leverfuncties alcoholmisbruik doen vermoeden. Gestoorde ASAT (SGOT) en ALAT (SGPT) wijzen in de richting van een alcoholhepatitis. De betrouwbaarste en gevoeligste laboratoriumparameters zijn gamma-GT en MCV. Naarmate de alcoholconsumptie toeneemt, geven deze parameters hogere waarden aan. Afwijkende laboratoriumwaarden op zich zijn geen bewijs voor alcoholabusus, noch sluiten normale laboratoriumwaarden dit uit.

Diagnostisch is het van belang een indruk te krijgen van het drinkgedrag (hoeveel, wanneer, hoe vaak, onder welke omstandigheden), de schadelijke effecten op lichamelijk, psychisch en sociaal functioneren en de alcoholafhankelijkheid (vragen naar schuldgevoel, kritiek van de omgeving, gevoel te moeten minderen en drankgebruik 's ochtends).

Wat *drugsverslaving* betreft zijn de meeste harddrugsgebruikers verslaafde polydrugsgebruikers met middelen zoals cocaïne, heroïne, methadon, alcohol en benzodiazepinen. Xtc is als amfetaminederivaat vooral populair op houseparty's en berucht om het optreden van acute intoxicaties. Cannabis wordt als softdrug op grote schaal door Nederlandse jongeren gebruikt en levert relatief weinig gezondheidsproblemen op. Bij gevoelige personen kan het gebruik leiden tot psychiatrische ontregelingen, zoals psychosen, angststoornissen en afhankelijkheid.

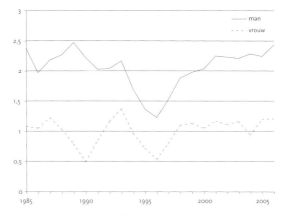

Figuur 5.5.1 *Nieuwe gevallen van alcoholverslaving per 1000 patiëntjaren gestandaardiseerd voor leeftijd. Trend over jaren (CMR 1985-2006).*

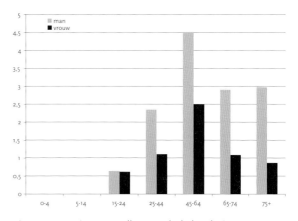

Figuur 5.5.2 *Nieuwe gevallen van alcoholverslaving per 1000 patiëntjaren. Verdeling naar leeftijd en geslacht (CMR 2002-2006).*

Epidemiologische gegevens

In Nederland schat men het aantal excessieve drinkers (dagelijks >80 g alcohol, dat is ongeveer acht glazen per dag) op 700.000, onder wie 300.000 verslaafden in engere zin. Per huisartspraktijk komt dit neer op gemiddeld 175 mensen met ernstige alcoholproblematiek, afhankelijk van regio en urbanisatie. Slechts een deel van deze mensen is als zodanig bij de huisarts bekend. Opvallend is dat de huisarts wel een groot aantal mensen met een alcoholprobleem kent die niet onder behandeling staan van gespecialiseerde instellingen. Blijkbaar is de huisarts voor deze groep een meer nabije hulpverlener.

Er was in de CMR in de loop der tijd een licht fluctuerend aantal geregistreerde alcoholisten (figuur 5.5.1).

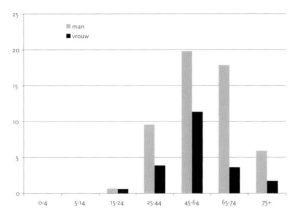

Figuur 5.5.3 Bekende gevallen van alcoholverslaving per 1000 patiëntjaren. Verdeling naar leeftijd en geslacht (CMR 2002-2006).

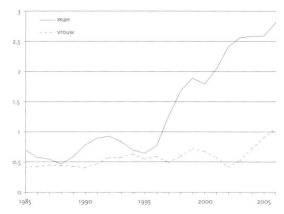

Figuur 5.5.5 Bekende gevallen van drugsverslaving per 1000 patiëntjaren gestandaardiseerd voor leeftijd. Trend over jaren (CMR 1985-2006).

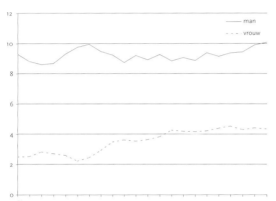

Figuur 5.5.4 Bekende gevallen van alcoholverslaving per 1000 patiëntjaren gestandaardiseerd voor leeftijd. Trend over jaren (CMR 1985-2006).

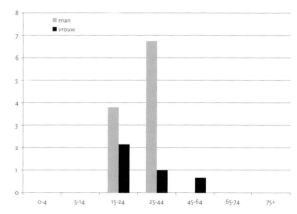

Figuur 5.5.6 Bekende gevallen van drugsverslaving per 1000 patiëntjaren. Verdeling naar leeftijd en geslacht (CMR 2002-2006).

Alcoholproblemen werden vanaf de leeftijdsgroep 15-24 jaar geregistreerd, met een top in de leeftijdsgroep 45-64 jaar. Daarbij was het aantal mannen vanaf 25 jaar tweemaal zo groot als het aantal vrouwen (figuur 5.5.2).

De sociale laag had alleen bij mannen enige invloed: er waren meer alcoholisten in de laagste sociale laag.

Van de chronisch alcoholverslaafden was in de CMR-registratie ongeveer 70% man. De prevalenties van ongeveer 18 per 1000 mannen in de leeftijd van 45 tot 74 jaar zijn daarbij de hoogst geregistreerde leeftijdsspecifieke prevalenties. In die leeftijdsgroepen bedroeg de prevalentie bij vrouwen ongeveer 7 per 1000 per jaar (figuur 5.5.3). In de loop der jaren bleef het aantal chronisch verslaafde mannen in de registratie opmerkelijk constant. Het aantal chronisch verslaafde vrouwen is wel geleidelijk aan iets gestegen (figuur 5.5.4).

Drugsverslaving werd in de CMR vooral onder 15-44-jarigen als nieuw gegeven vastgelegd. Eind jaren negentig deed zich een stijging in de incidentie voor bij mannen die in de prevalentiecijfers is terug te vinden (figuur 5.5.5). Onder 15-24-jarigen bedroeg de prevalentie in de periode 2002-2006 bij mannen 4 per 1000 en bij vrouwen 2 per 1000 per jaar, onder 25-44-jarigen was dit bijna 7 per 1000 mannen en 1 per 1000 vrouwen per jaar (figuur 5.5.6).

Beloop en interventie
Langdurig alcoholmisbruik kan leiden tot hepatitis, pancreatitis, levercirrose, polyneuritis, (cardio)

myopathie, cerebrale beschadiging (epilepsie, cerebellaire atrofie, syndroom van Korsakov en Wernicke) en psychiatrische stoornissen. Alcoholmisbruik leidt bij vrouwen door een gemiddeld kleinere lichaamslengte, hoger vetgehalte en trager afbraakmechanisme eerder tot leverfunctiestoornissen. Een decompensatio cordis als gevolg van een alcoholcardiomyopathie bij relatief jonge mensen komt waarschijnlijk vaker voor dan men denkt. Van de ontwenningsverschijnselen is het delirium, twee tot vier dagen na stoppen met drinken, het meest dramatisch. Een delirium kan ook optreden bij verminderd alcoholgebruik in combinatie met koorts, bijvoorbeeld bij een griep, pneumonie of mononucleosis infectiosa. Differentiatie ten opzichte van een symptomatische psychose is vooral moeilijk als huisarts en omgeving niet op de hoogte zijn van het alcoholgebruik.

Van groot belang zijn de sociale gevolgen van alcoholmisbruik. De patiënt moet van werkkring veranderen of verliest zijn baan, contacten worden verbroken en financieel lopen de zaken uit de hand. Huwelijks- en gezinsproblemen kunnen zowel oorzaak als gevolg van alcoholmisbruik zijn. Ook als er geen duidelijke traumatische zaken zoals verwaarlozing en mishandeling in het geding zijn, zullen de 'onbetrouwbaarheid' van de dronken vader of moeder en de begeleidende ruzies het gevoel van veiligheid bij de kinderen doen wankelen. Het zijn vooral dergelijke trieste situaties die het beeld over de alcoholist zo defaitistisch inkleuren.

Het vergt ervaring en kunde om patiënten met een alcoholprobleem te bereiken, om het probleem bespreekbaar te maken zonder afweer op te roepen en om deze patiënten voor behandeling te motiveren. De huisarts moet zorgvuldig overwegen of hij patiënten met een alcoholprobleem zelf kan en wil behandelen. Door het alcoholprobleem als zodanig te onderscheiden (en niet als afgeleid probleem), door de relatie tussen alcoholmisbruik en klachten aan te geven en door de eigen mogelijkheden en de rol als hulpverlener te expliciteren, kan de huisarts een goede start van de interventie bewerkstelligen. Geheel stoppen met drinken is voorwaarde en doel van de behandeling. Kalmerende middelen (chloordiazepoxide) zijn ter coupering van ontwenningsverschijnselen (tremoren, slaapproblemen, hoofdpijn, maag-darmklachten) in de acute fase geïndiceerd, gedurende ongeveer zeven dagen in een aflopende dosering. Middelen zoals disulfiram dragen soms bij om het 'droogstaan' vol te houden. Een aantal patiënten vindt baat bij niet-professionele organisaties zoals de AA (Alcoholics Anonymous).

Zichzelf als huisarts niet competent achten voor deze stappen, conflicten met patiënt of andere gezinsleden, of het op de voorgrond staan van ernstige psychosociale problematiek kunnen reden zijn patiënten te verwijzen. Ook na verwijzing behoudt de huisarts een begeleidende rol, zo mogelijk in samenwerking met behandelaar(s) uit een gespecialiseerde instelling voor alcoholverslaafden.

Bij chronisch drugsgebruik zal de rol van de huisarts vooral bestaan uit vroege signalering, het verlenen van somatische zorg en het op tijd verwijzen van de patiënt naar de categorale verslavingszorg. Aandacht voor de vaak aanwezige psychiatrische comorbiditeit is van belang. Het is voor de huisarts moeilijk om bij drugsverslaafden de hulpvraag juist in te schatten: gaat het om reële lichamelijke of psychiatrische problematiek of is de hulpvraag bedoeld om psychofarmaca te bemachtigen. Daarom is het maken van duidelijke afspraken over wie medicatie, in het bijzonder psychofarmaca, voorschrijft een bijzonder aandachtspunt in het hulpverleningsproces.

Prognose en preventie
Prognostisch zal veel afhangen van het doorzettingsvermogen van de patiënt en van de ervaren steun van de direct betrokkenen. Een verhoogd risico op alcoholmisbruik hebben mensen die werkzaam zijn in de horeca, zakenlieden, vertegenwoordigers, zeelieden, journalisten, alleenstaanden, gescheiden mensen, werklozen en mannen. Ook in bepaalde families ziet men meer alcoholmisbruik dan in andere, hetgeen waarschijnlijk duidt op aangeleerd gedrag. Een verhoogd risico op drugsgebruik hebben vooral kwetsbare jongeren, met school- en gezinsproblemen, gedetineerden, daklozen en prostituees.

Er kan voor de huisarts een taak liggen in het signaleren van het stapsgewijze en vaak onopvallende proces van een enkel glaasje naar excessief drinken, van incidenteel naar structureel gebruik van drugs. Een vroege interventie verhoogt de kans op succes aanzienlijk. De huisarts heeft zeker een taak bij de voorlichting, bijvoorbeeld aan zwangeren over de schadelijke gevolgen van alcoholmisbruik voor de vrucht, aan patiënten met epilepsie en diabetes mellitus (risico op insult en hypo) en bij het voorschrijven van medicijnen die in combinatie met alcohol problematisch of gevaarlijk zijn (anticoagulantia).

Profiel

Verslaving aan alcohol en drugs komt vooral voor bij volwassen mannen en sinds medio jaren tachtig wat de alcohol betreft ook in toenemende mate bij volwassen vrouwen. De desastreuze repercussies voor patiënt, partner en kinderen maken het de moeite waard te blijven volharden in het moeizame opsporen en motiveren tot stoppen.

5.6 GROTE PSYCHIATRIE

Enkele ziektebeelden

De 'grote' psychiatrie neemt in de huisartspraktijk getalsmatig een kleine plaats in. Het gaat daarbij om ernstige psychiatrische aandoeningen, zoals acute en chronische psychosen (bijvoorbeeld schizofrenie en organische psychosen), ernstige depressies (zie voor bespreking paragraaf 5.3), ernstige eetstoornissen (anorexia nervosa en boulimia nervosa) en om ernstige persoonlijkheidsstoornissen (bijvoorbeeld borderline, de afhankelijke en de antisociale – vroeger met de term psychopathie aangeduide – persoonlijkheidsstoornis). De diagnostische zuiverheid van deze categorieën is beperkt, al vindt registratie dikwijls pas plaats nadat een psychiater de diagnose heeft gesteld, of het beeld onmiskenbaar is naar klassiek psychiatrische opvattingen. In deze paragraaf wordt niet gesproken over criminaliteit of situaties die door alcohol, medicijngebruik of drugs uit de hand zijn gelopen. Een samengaan hiervan met een psychiatrisch beeld is zeker mogelijk.

Het contact van de huisarts met psychotische patiënten kent twee zeer verschillende momenten: de acute crisissituatie en de begeleiding in rustiger tijden. In de acute crisissituatie krijgt de huisarts gewoonlijk een alarmerend telefoontje van familieleden of buren over het gedrag van de patiënt. Er moet wat gebeuren, men voelt zich bedreigd. Hoewel er al langdurige en bizarre verschijnselen zijn, wordt hulp pas ingeroepen als de situatie acuut escaleert, bijvoorbeeld omdat de patiënt de deur niet meer open wil doen, of tot niets meer komt door steeds herhaalde rituelen.

De huisarts treft dan een patiënt aan die het contact met de werkelijkheid heeft verloren en in gedrag, taal, houding en beweging uitdrukking geeft aan het verkeren in een andere wereld. Vaak beangstigt het ongebruikelijke en oninvoelbare de omgeving, maar de psychotische of ernstig ontspoorde neurotische patiënt is in de regel niet gevaarlijk voor de omgeving en meestal ook niet voor zichzelf. Uitzondering hierop zijn de crises van patiënten met een ernstige antisociale persoonlijkheid.

Wanneer de huisarts in een dergelijke situatie arriveert, blijkt het moeilijk om met de patiënt in contact te komen. Het kan nuttig zijn de omstanders te vragen naar elders te gaan. Lang niet altijd lukt het zich een oordeel te vormen over de toestand van de patiënt. Vaak moet onder druk van een uit de hand gelopen situatie worden gehandeld. Een uitgebreide en betrouwbare anamnese is dan niet te verkrijgen, evenmin als een lichamelijk onderzoek. Dat betekent dat differentiatie naar psychiatrisch beeld niet nauwkeurig mogelijk is, evenmin als het opsporen van een eventuele onderliggende somatische aandoening. Dikwijls kan de patiënt niet meer voor zichzelf zorgen, put zich uit en lijdt onder emoties die hij of zij niet meer de baas kan. De hamvraag is dan of thuisbehandeling verantwoord kan geschieden. Wanneer de huisarts over weinig gegevens beschikt, de patiënt nauwelijks of niet kent en er geen andere behandelaar of therapeut bekend is, is thuisbehandeling vrijwel onmogelijk. Lokaal verschillende regels bepalen hoe de huisarts een opname regelt, veelal zal dit geschieden via de crisisdienst van de GGZ. Daarentegen kan de huisarts proberen een goed bekende patiënt, die met enige regelmaat decompenseert en al eerder met medicamenten en begeleiding te helpen was, thuis te houden.

De hulp van de huisarts aan psychotische patiënten buiten de crisissituatie heeft een geheel ander karakter. Een aantal patiënten blijft in een stabiele, rustige fase en behoeft weinig of geen begeleiding. Andere patiënten voelen soms zoveel fundamentele angst en onveiligheid dat het verlangen naar en het zich vastklampen aan een vertrouwenspersoon begrijpelijk is. Een dergelijke rol kan de huisarts op zich nemen, alleen of in samenwerking met een maatschappelijk werkende, GGZ-medewerker of psychiater. De huisarts zal de patiënt dan op gezette tijden spreken, inname en effect van eventuele medicatie beoordelen, en pogen vroege tekenen van destabilisatie op te sporen. In deze contacten kan de patiënt soms oninvoelbare, bizarre belevingen en onvervulbare wensen uiten. De huisarts zal hiertegenover zelden of nooit een inzichtgevende of veranderingsgerichte strategie stellen. Belangrijker aspecten van de begeleiding door de huisarts van dergelijke patiënten en hun thuismilieu zijn het steun en voorlichting geven en het blijven beoordelen of de situatie verantwoord is.

Epidemiologische gegevens

Het aantal patiënten dat voor het eerst als schizofreen wordt gediagnosticeerd, is gering. In de vier CMR-praktijken betrof dit in de periode 1985-2006 slechts 16 patiënten, 8 mannen en 8 vrouwen. De diagnose werd vooral in de leeftijdsklasse 15-44 jaar voor het eerst geregistreerd. Daarnaast heeft iedere praktijk een aantal reeds bekende schizofreniepatiënten. De prevalentie ligt op ongeveer 1 per 1000 patiënten per jaar, voor mannen en vrouwen vrijwel gelijk (tabel 5.6.1). Organische psychosen worden van schizofrenie onderscheiden omdat etiologisch een somatische oorzaak aanwijsbaar is. Organische psychosen werden vooral in de oudste leeftijdscategorie vastgesteld. Het onderscheid met de groep 'overige psychosen' is niet steeds scherp te bepalen.

In tabel 5.6.1 staan de eetstoornissen (anorexia nervosa en boulimia nervosa) apart opgenomen. Deze diagnosen worden pas na rijp beraad gesteld, indien, zoals eerder gezegd, bevindingen en verschijnselen overeenkomen met klassieke psychiatrische opvattingen. De incidentie betrof voornamelijk vrouwen en bedroeg in de leeftijdsgroep 15-24 jaar 1,9 per 1000 per jaar en in de leeftijdsgroep van 25-44 jaar 0,5 per 1000 per jaar. In de periode 1985-2006 bleek dat er gemiddeld eens per twee jaar in een praktijk de diagnose eetstoornis werd geregistreerd en dat er gemiddeld drie vrouwen jaarlijks onder actieve zorg stonden in verband met een al langer bekende eetstoornis (prevalentie 2,1 per 1000 vrouwen per jaar, in de leeftijdsgroep 15-24 jaar bedroeg de prevalentie 5,1 per 1000 per jaar, in de leeftijdsgroep 25-44 jaar 3,7 per 1000 per jaar).

Tabel 5.6.1 Nieuwe gevallen van enkele psychiatrische aandoeningen per 1000 patiëntjaren (CMR 1985-2006).

	Incidentie		Prevalentie	
	Mannen	Vrouwen	Mannen	Vrouwen
schizofrenie	0,1	0,1	1,2	1,2
organische psychosen	0,1	0,2	0,2	0,3
overige psychosen	0,3	0,4	2,0	3,0
eetstoornissen	< 0,1	0,4	< 0,1	2,1
persoonlijkheidsstoornissen	0,2	0,1	1,1	0,4

Beloop en interventie

De beschreven psychiatrische diagnosen vormen meestal een blijvend kenmerk van patiënten. Vooraf valt nauwelijks te voorspellen of psychotische patiënten na een crisisperiode en eventuele psychiatrische opname goed zelfstandig thuis zullen kunnen functioneren. Veel zal afhangen van het sociale netwerk waarin patiënt verkeert. Maatschappelijk gezien vormt een psychiatrische opname meestal nog steeds een probleem in de kennissenkring, in de buurt en op het werk. Regelmatige controle is nuttig wanneer de patiënt op medicatie is ingesteld. Bij therapieontrouw is de kans groot op terugval in een psychose. Depotneuroleptica hebben in dit opzicht natuurlijk een belangrijk voordeel. Tijdens een controle heeft het de voorkeur om direct te vragen naar klachten en verschijnselen en zijn de antwoorden op rechtstreekse vragen naar hallucinaties, dwanggedachten en gevoelens van vervreemding soms onthullend.

In acute crisissituaties kan een sederend neurolepticum parenteraal noodzakelijk zijn. Tranquillizers alleen zijn meestal onvoldoende werkzaam. Een psychiatrische opname moet soms acuut worden geregeld. Dit is meestal niet eenvoudig, zeker niet wanneer de crisis zich in het weekend voordoet. Soms is het nodig dat de huisarts in afwachting van vervoer bij de patiënt blijft.

Prognose en preventie

Het is de ervaring van de CMR-artsen dat het merendeel van de psychotische patiënten die in een psychiatrisch centrum zijn opgenomen, binnen een jaar na opname wordt ontslagen. Ontslag betekent niet altijd terugkeer naar de woonsituatie van voorheen. De huisarts zal een deel van deze patiënten uit de praktijk zien gaan in verband met verhuizing, bijvoorbeeld naar familie of vanwege beschermd wonen elders.

Psychotherapeutische behandeling van ernstig neurotische patiënten helpt de meesten van hen om met vallen en opstaan en soms met maar langzaam uitdovende restverschijnselen zelfstandig te leven.

Aanknopingspunten voor preventie kan de huisarts vinden door het gezin te beschouwen als systeem van communicatie en beïnvloeding. Wanneer bijvoorbeeld in sterke mate conflictvermijding, overcontrole of starheid in de onderlinge rollen en verhoudingen is te constateren, of wanneer er sprake is van ernstige ontsporingen zoals verwaarlozing, seksueel misbruik en mishandeling, en wanneer alarmerende signalen van buiten het gezin komen, kan het tot de rol van de huisarts behoren om een gesprek hierover te openen en het gezin te motiveren hulp te vragen. Soms moet zo nodig de vertrouwensarts worden ingeschakeld.

Profiel

Grote psychiatrie wordt gekenmerkt door crises bij volwassenen. De huisarts is dan vaak de eerst aangewezene om hulp te bieden. Daarnaast heeft de huisarts, al dan niet samen met een psychiater of psychotherapeut, enkele chronisch psychiatrische patiënten in zorg.

5.7 TENTAMEN SUICIDII

Ziektebeeld

Een poging tot zelfdoding waarvoor medische hulp wordt ingeroepen, is meestal een dramatische gebeurtenis. Deze kan allerlei vormen aannemen. Het kan – zoals meestal – gaan om het innemen van een grote dosis medicamenten, maar ook bijvoorbeeld om pogingen polsslagaders door te snijden.

Epidemiologische gegevens

In Nederland worden jaarlijks ongeveer 25.000 suïcidepogingen gedaan, ongeveer 1500 mensen overlijden aan suïcide.

In de CMR bleef het aantal gevallen van suïcidepogingen in de loop van de jaren vrij constant en laag. Soms ondernemen patiënten meer dan een poging. Elk van die pogingen wordt als 'nieuw geval' in de CMR vastgelegd. Dit verklaart schommelingen in de incidentiegegevens en ook de uitschieter in de incidentie onder vrouwen de laatste jaren (figuur 5.7.1). De incidentie is voor beide geslachten ongeveer even hoog. In totaal werden in de periode 1985-2006 in de vier praktijken 70 suïcidepogingen geregistreerd bij mannen en 93 bij vrouwen. Dit komt per praktijk neer

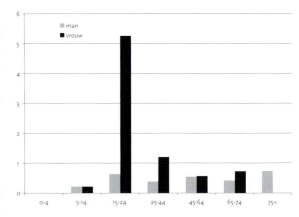

Figuur 5.7.2 Tentamen suicidii per 1000 patiëntjaren. Verdeling naar leeftijd en geslacht (CMR 2002-2006).

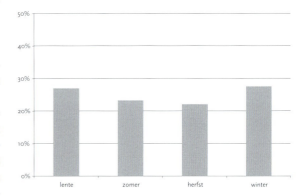

Figuur 5.7.3 Tentamen suicidii in procenten van de totale incidentie. Verdeling naar seizoen (CMR 1985-2006).

op één, soms zelfs twee gevallen per jaar. Van de patiënten behoorde bijna 30% tot de leeftijdsgroep 15-24 jaar en 60% tot de leeftijdsgroep 25-64 jaar (figuur 5.7.2). De meeste pogingen werden in winter en lente ondernomen, in de herfst gebeurde dit het minst vaak (figuur 5.7.3).

Beloop en interventie

Vaak moet een tentamen suicidii worden gezien als een schreeuw om hulp. De huisarts heeft meestal een tijdlang vrij intensieve bemoeienis met deze patiënten en hun huiselijke omgeving, die gewoonlijk sterk betrokken is bij de gebeurtenis en/of de daaraan voorafgaande of daaropvolgende conflicten. Dikwijls zal de huisarts een aantal gesprekken voeren en met deze patiënten een tijdlang contact houden. In een aantal gevallen is een verwijzing naar maatschappelijk werkende, psycholoog, GGZ of psychiater op zijn plaats.

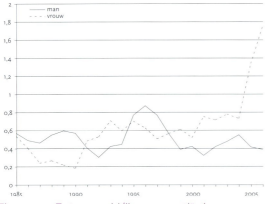

Figuur 5.7.1 Tentamen suicidii per 1000 patiëntjaren gestandaardiseerd voor leeftijd. Trend over jaren (CMR 1985-2006).

Prognose en preventie

Bij een poging tot zelfdoding is de kans op recidief in het algemeen klein. In de meeste gevallen gaat het niet om ernstige psychopathologie en herstelt het geestelijk evenwicht zich later weer. Dit neemt niet weg dat deze patiënten wel degelijk hulp, aandacht en begrip nodig hebben, omdat de poging betekent dat hun nood zo hoog was gestegen dat het water hen aan de lippen kwam. In een aantal gevallen heeft men evenwel te maken met ernstige psychiatrische stoornissen, zoals beginnende schizofrenie en vooral diepe depressies. Sommige van deze patiënten zullen er bij een volgende poging in slagen om een eind aan hun leven te maken.

Profiel

Pogingen tot zelfdoding zijn dramatische gebeurtenissen, waarmee een huisarts één of enkele malen per jaar zal worden geconfronteerd. Het betreft vooral jonge mensen.

5.8 ENURESIS NOCTURNA

Ziektebeeld

Enuresis ('bedwateren') wil zeggen onzindelijkheid voor urine op een leeftijd dat het gebruikelijk is dat kinderen beheersing hebben over hun blaas. Voor allochtone kinderen van een aantal etnische achtergronden gelden de hier gepresenteerde gegevens voor kinderen van Nederlandse afkomst niet. Doorgaans is een kind op de leeftijd van 3,5 jaar overdag droog en op 4-4,5 jarige leeftijd ook 's nachts. Zoals bij allerlei mijlpalen in de normale ontwikkeling treedt ook hier een zekere spreiding op. Het is pas verantwoord van enuresis nocturna te spreken als het kind 5 jaar of ouder is en minimaal tweemaal per week gedurende ten minste drie maanden 's nachts in bed plast.

De meeste kinderen met enuresis hebben geen somatische of psychosociale problemen. Zij vormen als het ware de laatste percenten van de 'normaalverdeling' van het kenmerk 's nachts droog worden. Het betreft vaak kinderen uit families waar vader en/of moeder zelf ook laat zindelijk werden. Een kind heeft 40% kans op enuresis indien één ouder, en 70% kans indien beide ouders enuresis hebben gehad. Een andere categorie betreft kinderen met een kleine blaascapaciteit. Deze kinderen moeten overdag opvallend vaak plassen. Anders dan vaak wordt gedacht, is er geen relatie tussen bedplassen en 'te diep' slapen.

Bij secundaire enuresis – het opnieuw 's nachts nat worden nadat dit langere tijd niet voorkwam – kan sprake zijn van een infectie van de urinewegen, een anomalie van blaas en/of urinewegen, diabetes mellitus, een neurologische stoornis, of – en dan mogelijk in combinatie met encopresis – van hardnekkige obstipatie. Deze bevindingen zijn evenwel zeer zeldzaam in vergelijking met het opnieuw een periode 's nachts nat zijn voor of na spannende gebeurtenissen (de geboorte van een broertje of zusje, verhuizing, sinterklaas).

Epidemiologische gegevens

Het aantal nieuwe gevallen in de CMR toonde in de loop der jaren enige wisselingen (figuur 5.8.1). Jongens presenteerden vaker enuresis dan meisjes. De verhouding is ongeveer 2:1. De hoogste incidentie

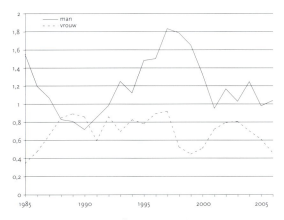

Figuur 5.8.1 Nieuwe gevallen van enuresis per 1000 patiëntjaren gestandaardiseerd voor leeftijd. Trend over jaren (CMR 1985-2006).

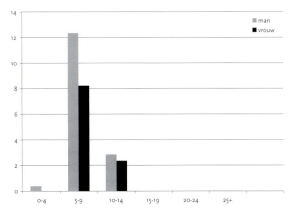

Figuur 5.8.2 Nieuwe gevallen van enuresis per 1000 patiëntjaren. Verdeling naar leeftijd en geslacht (CMR 2002-2006).

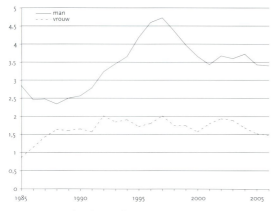

Figuur 5.8.3 Bekende gevallen van enuresis per 1000 patiëntjaren gestandaardiseerd voor leeftijd. Trend over jaren (CMR 1985-2006).

werd – zoals uit de normale zindelijkheidsontwikkeling verwacht mag worden – gevonden in de leeftijdsklasse 5-14 jaar (figuur 5.8.2).

De prevalentie van enuresis lag in de periode 1985-2006 gemiddeld op 3,2 per 1000 voor mannen en 1,6 per 1000 voor vrouwen (figuur 5.8.3). Het grootste aantal bekende gevallen kwam voor in de leeftijdsklasse 5-14 jaar. In die leeftijdsgroep stonden ongeveer 20 per 1000 jongens en 9 per 1000 meisjes bij de huisarts geregistreerd met enuresis. Dit nam bij de 15-24-jarigen af tot 2 per 1000 zowel voor jongens als voor meisjes van die leeftijd.

Beloop en interventie

Na anamnese en urinecontrole vormen het geven van uitleg, geruststelling en het afwachten van het natuurlijke beloop de belangrijke therapeutische pijlen op de huisartsgeneeskundige boog. In de leeftijd van 6-10 jaar wordt jaarlijks ongeveer 15% van de bedplassende kinderen droog zonder behandeling.

Er moet worden gewaakt voor te sterke psychologisering van het probleem, en het lijkt weinig zinvol om een behandeling te starten voordat het kind de leeftijd van 6 jaar heeft bereikt. Onbehandeld heeft enuresis nocturna een goede prognose, maar te lang wachten met behandelen kan het zelfvertrouwen van het kind aantasten.

Soms is het een oplossing het kind zonder luiers te laten slapen. Straffen is geen effectieve methode om het kind van bedplassen af te helpen. Positieve prikkels werken beter. Betrek het kind bij de voorgestelde therapie. Het kind moet droog worden, niet de ouders. Het uitzetten van nat en droog op een kalender in de vorm van regen en zonneschijn kan een periode lang stimulerend werken. Ook de ervaring dat men in een vreemde omgeving 's nachts niet nat blijkt te zijn (logeerpartij), kan heel belangrijk zijn.

Wanneer de hinder zodanige vormen aanneemt dat een interventie wenselijk is, komen gedragstherapeutische maatregelen gebaseerd op blaastraining en positieve ondersteuning van de ouders als eerste in aanmerking. Een voorbeeld daarvan is blaastraining met behulp van een matje met wekker ('plaswekker').

Bij onvoldoende effect kunnen geneesmiddelen soms uitkomst bieden. Vroeger werd imipramine voorgeschreven, tegenwoordig wordt meestal desmopressine gebruikt. Soms kan het nuttig zijn desmopressine te combineren met het gebruik van een plaswekker. Ook tijdelijk gebruik van desmopressine, bijvoorbeeld als de angst om buitenshuis in bed te plassen groot is, kan nuttig zijn. Het is dan verstandig enkele dagen tevoren te beginnen, omdat gebleken is dat meer dan de helft van de kinderen pas na een paar dagen gebruik 's nachts droog is.

Prognose en preventie

Enuresis is een symptoom dat gewoonlijk binnen afzienbare termijn spontaan verdwijnt. In een hoogst enkel geval blijft de klacht periodiek terugkeren. Wanneer de huisarts al te rigoureuze zindelijkheidstraining en strafexpedities bij het falen van deze training op het spoor komt, kan een pleidooi voor een minder Spartaanse aanpak erger voorkomen.

Profiel

Enuresis is een symptoom dat vooral voorkomt bij kinderen en dat gewoonlijk vanzelf overgaat bij een expectatief beleid. De kleine groep hardnekkige bedplassers kan door een systematische gedragstherapeutische aanpak worden geholpen.

5.9 ONTWIKKELINGSSTOORNISSEN

Enkele ziektebeelden

Onder de *ontwikkelingsstoornissen* vallen het achterblijven van de mentale ontwikkeling, leerstoornissen, spraakstoornissen gedragsstoornissen en pervasieve ontwikkelingsstoornissen.

Wanneer het intellectueel functioneren van een kind duidelijk beneden gemiddeld ligt en dit leidt tot beperkingen in diens functioneren, spreekt men van een verstandelijke beperking. Bij globaal de helft van de kinderen is er een genetische oorzaak, zoals het syndroom van Down. Vaak is echter de oorzaak niet bekend. Problemen bij de bevalling vormen minder vaak de oorzaak dan ouders denken. Onder de leerstoornissen vallen vooral lees-, reken- en schrijfstoornissen. Codering geschiedt pas na zorgvuldig onderzoek. Men moet immers in gedachten houden dat de variatie van normaal op deze terreinen bijzonder breed is, en dat niet alleen de talenten van het kind maar ook de kwaliteit van de leeromgeving in ogenschouw moeten worden genomen.

Spraakstoornissen betreffen meestal stotteren en slissen bij het schoolgaande kind, soms bij peuter en kleuter het ernstig vertraagd op gang komen van de spraak.

De ontwikkelingsstoornissen waar de huisarts heden ten dage het meest mee geconfronteerd wordt, zijn de pervasieve ontwikkelingsstoornissen en de aandachts- of gedragsstoornissen.

Tot de pervasieve, dat wil zeggen in alle domeinen aanwezige, ontwikkelingsstoornissen worden de autismespectrumstoornissen gerekend: autisme, PDD-NOS ('pervasive developmental disorder – not otherwise specified'; waarbij niet aan alle criteria voor autisme voldaan wordt) en de stoornis van Asperger (waarbij de taalontwikkeling intact is). Bij autisme is sprake van gestoord vermogen tot wederkerige sociale relaties (geen oogcontact, geen behoefte aan lichamelijke aanraking), van gestoorde verbale en non-verbale communicatie en beeldend vermogen (doen-alsof-spelletjes), en van stereotiep gedrag (repeterende bewegingen, rituelen). Ouders van autistische kinderen komen meestal bij de huisarts als het kind 2-3 jaar is, vaak vanwege uitblijven van de spraak. Overigens hebben de meeste moeders al langer de indruk dat iets niet in orde is met hun kind.

ADHD ('attention deficit hyperactivity disorder') wordt gekenmerkt door hyperactiviteit, impulsiviteit en verhoogde afleidbaarheid. De diagnose is lastig te stellen en pas met enige zekerheid wanneer het kind ouder dan 5 jaar is. Vaak komen de ouders al eerder bij de huisarts vanwege conflicten thuis en later problemen op school. Het betreft vier keer vaker jongens dan meisjes. Bij de helft van de kinderen staan de impulsiviteit en hyperreactiviteit op de voorgrond, bij de anderen vooral de aandachtszwakte. Belangrijk voor de diagnose is dat de symptomen het functioneren van het kind belemmeren, voor het 7e levensjaar aanwezig waren en aanwezig zijn in meer dan één situatie. Wanneer er alleen thuis hyperactief gedrag is, zal de huisarts eerder denken aan opvoedingsproblematiek.

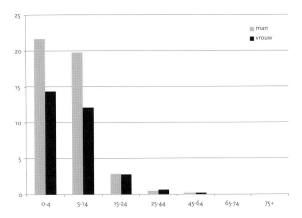

Figuur 5.9.1 Nieuwe gevallen van ontwikkelingsstoornissen per 1000 patiëntjaren. Verdeling naar leeftijd en geslacht (CMR 2002-2006).

Epidemiologische gegevens

Verstandelijke beperking wordt in de CMR geregistreerd met een lage incidentie van ongeveer 0,1 per 1000 patiënten per jaar en met getalsmatig wat meer mannen dan vrouwen. De prevalentie van mentale retardatie bedraagt in de CMR de laatste jaren ongeveer 4,5 per 1000 per jaar en varieert weinig over de onderscheiden leeftijdscategorieën.

De incidentie van *spraakstoornissen, gedragsstoornissen* en *leermoeilijkheden*, bedroeg in de CMR in de periode 2002-2006 voor kinderen van 0-14 jaar 20,5 per 1000 jongens en 12,1 per 1000 meisjes per jaar (figuur 5.9.1).

Pervasieve ontwikkelingsstoornissen worden in de CMR pas sinds 2006 als zodanig geregistreerd. Voorheen werden die in een restrubriek vastgelegd. Betrouwbare cijfers over langere tijd verzameld, zijn voor deze druk van het boek dus nog niet voorhanden.

Beloop en interventie

Vaak is kort na de geboorte zichtbaar dat een kind aan een syndroom lijdt waar een verstandelijke beperking onderdeel van is. Deze kinderen komen direct onder de aandacht van de kinderarts, zodat de huisarts geen taak heeft op het gebied van verwijzen. Bij sommige kinderen met een verstandelijke beperking zijn er geen uiterlijke kenmerken en ontdekt men, meestal de ouders, geleidelijk aan dat het kind achterblijft in ontwikkeling. De taak van de huisarts is dan om bij vermoeden op achterblijvende ontwikkeling te verwijzen voor diagnostiek en in latere fasen ouders en kind bij te staan bij het vinden van de juiste voorzieningen en begeleiding op het gebied van wonen, leren en accepteren van de beperking. Afhankelijk van de mate van de stoornis en de steun en sterkte van het primaire leefmilieu kunnen mensen met een verstandelijke beperking een min of meer zelfstandig leven thuis leiden, of in een gezinsvervangend tehuis. Soms is plaatsing in een instelling voor zwakzinnigen onontkoombaar.

Andere ontwikkelingsstoornissen worden veelal opgespoord door leerkrachten, artsen van het consultatiebureau, wijkverpleegkundigen en schoollogopedisten in dienst van een GGD. Bij kinderen met ontwikkelingsstoornissen ziet men vaak dat de zaak wordt gecompliceerd door comorbiditeit zoals angst- en dwangstoornissen, depressie en persoonlijkheidsstoornissen en, op latere leeftijd, alcohol- en drugsmisbruik. Als behandeling nodig is, zal de huisarts deze kinderen gericht verwijzen naar een kinderarts (met name in geval van achterblijven van de fysiologische ontwikkeling), logopedist (bij spraakstoornissen), psycholoog of psychiater (bij gedrags- en leerstoornissen). Omdat er aanwijzingen zijn dat interventie vóór het 4e jaar de prognose van autisme verbetert, is het van belang om bij vermoeden hierop snel door te verwijzen naar de jeugdzorg of bij ernstige symptomen naar de kinderpsychiater.

Bij milde ADHD kan de huisarts in eerste instantie volstaan met uitleg en opvoedingsadviezen, en eventuele verwijzing naar de jeugdzorg voor thuisbegeleiding. Bij ernstige vormen verwijst de huisarts naar de kinderarts of, wanneer er tevens sprake is van angststoornis of agressief gedrag, naar de psychiater. In de tweede lijn worden kinderen boven de vijf jaar meestal medicamenteus behandeld met methylfenidaat of dexamfetamine. Voorwaarden voor een behandeling met dit medicament zijn dat de diagnose nauwkeurig is gesteld en dat het kind wordt begeleid en geregeld teruggezien.

Prognose en preventie

In geval van een verstandelijke beperking bepalen met name bijkomende zaken, zoals cerebrale schade, epilepsie of een hartaandoening, de prognose in somatische zin. In sociaal opzicht komt een moeilijke periode als de ouders van een kind met een verstandelijke beperking niet meer voor opvang kunnen zorgen.

De meeste andere ontwikkelingsstoornissen hebben een goede prognose. Het kind kan het stotteren leren hanteren, leert zijn gedrag aanpassen en kan met positieve stimulatie weer goed meekomen op school.

Soms zal men met vallen en opstaan en pas na herhaald overleg van de betrokken hulpverleners met de ouders en de leerkrachten tot een bevredigende aanpak kunnen komen. Zelden houdt dit een plaatsing van het kind in op een school voor gespecialiseerd onderwijs. Bij ongeveer de helft van de kinderen met ADHD blijven de symptomen in de adolescentie aanwezig. Kinderen met autisme genezen niet, maar kunnen zich wel verder ontwikkelen. Toch hebben de meeste autistische volwassenen hulp nodig voor hun dagelijks functioneren.

Naast de patiënt vragen de ouders of verzorgers van deze kinderen de aandacht van de huisarts. Dat geldt hun noden, vragen en zorgen in de actuele situatie, maar soms ook jaren later nog onverwerkt verdriet.

Profiel

Ontwikkelingsstoornissen kunnen opvallend weinig of juist bijzonder ernstige problemen geven en betreffen vooral schoolgaande kinderen. De huisarts die wat de diagnostiek en behandeling betreft vaak een bescheiden rol heeft, is voor patiënt en familie vaak als raadgever en begeleider een onmisbaar persoon, met name vanwege de vele praktische gevolgen van deze stoornissen en vanwege eventuele verwerkingsproblematiek.

5.10 DEMENTIE

Ziektebeeld

De achteruitgang van het recente geheugen waarmee het ouder worden gepaard gaat, zich uitend in het vergeten van gewone, dagelijkse dingen, is ieder bekend en wordt als 'normaal' geaccepteerd. Het dementeringsproces, een langzaam voortschrijdend cerebraal functieverlies met meestal irreversibel verloop, is een schrikbeeld voor zowel mensen die ouder worden als voor hun omgeving.

In het begin van het proces is de vraag aan de huisarts vaak of de vergeetachtigheid van de partner, of van moeder of vader, een eerste verschijnsel van dementie kan zijn. Soms komt de huisarts voor het eerst met de dementie van een patiënt in aanraking door een crisissituatie, bijvoorbeeld naar aanleiding van een bijna-ongeval. De vragen die dan meteen opkomen, zijn of zelfstandig wonen (nog) verantwoord is en of de verzorging nog wel adequaat is.

Verlies van geheugen, met name voor recente gebeurtenissen, en inprentingsstoornissen kunnen de eerste symptomen zijn van dementie. Het verdere verloop en de uitbreiding van de hersenfunctiestoornissen (taalgebruik, eenvoudige handelingen, oriëntatie, aandacht, begripsvermogen, oordeelsvermogen) dienen het aanvankelijke vermoeden echter te bevestigen. Andere symptomen, zoals decorumverlies, depressieve stemming, agitatie en paranoïde verschijnselen, kunnen het beeld completeren. Bij een sluipend begin en langzaam progressieve algemeen dementiële symptomen heeft men waarschijnlijk te maken met de ziekte van Alzheimer (corticale dementie), in geval van een snel progressief beeld waarbij ook neurologische uitvalsverschijnselen optreden (motorische stoornissen, pseudobulbaire verschijnselen) met een multi-infarct (subcorticale) dementie.

Wanneer dergelijke patiënten thuis wonen, weten partner en kinderen de patiënt vaak te helpen met alledaagse zaken zoals lichamelijke verzorging en toiletgang. Een moeilijk punt komt als meer zorg en inzet nodig zijn dan kinderen, familie en vrienden kunnen leveren, of als de spil in de verzorging (de gezonde partner, een van de kinderen) uitvalt. Als dementerende patiënten alleen wonen, wordt dit punt al eerder bereikt.

De chronische, langzaam voortschrijdende dementie moet onderscheiden worden van organische psychosyndromen, zoals delirium en depressie. Bij dementie staan naast cognitieve stoornissen vooral geheugenstoornissen op de voorgrond, beide toenemend ernstig in de loop van maanden. Slechts bij een klein deel van deze patiënten ligt de oorzaak in een somatische aandoening (onder andere ernstige anemie, diabetes mellitus, dehydratie, hypothyreoïdie, medicatie, insufficiënte voeding) of in de psychosociale omstandigheden (sociale isolatie, slechte huisvesting). Bij delirium gaan cognitieve stoornissen vooral met bewustzijnsstoornissen gepaard, en toont de symptomatologie dagschommelingen. Hier is het beeld een reactie op een diversiteit van ziekteprocessen (zoals infectie, hartritmestoornis, stofwisselingsstoornis, verhoogde intracraniële druk, intoxicatie door genees- of genotmiddelen of het abrupt staken van gebruik hiervan).

Epidemiologische gegevens

Dementie komt vrijwel uitsluitend voor bij mensen boven de 65 jaar. In de periode 1985-2006 werd in de CMR-praktijken bij slechts 5 patiënten vóór het 65e levensjaar de diagnose dementie gesteld. De incidentie was in die periode gemiddeld 1 per 1000 mannen en 2

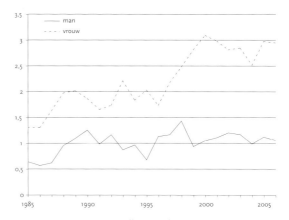

Figuur 5.10.1 *Nieuwe gevallen van dementie per 1000 patiëntjaren gestandaardiseerd voor leeftijd. Trend over jaren (CMR 1985-2006).*

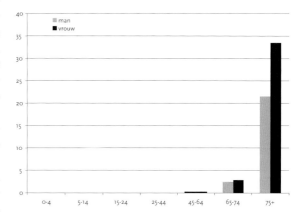

Figuur 5.10.2 *Nieuwe gevallen van dementie per 1000 patiëntjaren. Verdeling naar leeftijd en geslacht (CMR 2002-2006).*

per 1000 vrouwen per jaar. De incidentie liet door de jaren heen bijna een verdubbeling zien bij vrouwen en bleef vrijwel onveranderd bij mannen (figuur 5.10.1).

Zoals te verwachten, is de incidentie het hoogst in de oudste leeftijdscategorie (figuur 5.10.2). Er was geen invloed van de sociaaleconomische status aantoonbaar.

De prevalentie van dementie nam geleidelijk aan toe (figuur 5.10.3). In de periode 2002-2006 bedroeg de prevalentie van dementie in de CMR in de leeftijdsgroep van 65-74 jaar 9 per 1000 voor mannen en 13 per 1000 voor vrouwen. In de oudste leeftijdsgroep was dit ongeveer 65 per 1000 mannen en 114 per 1000 vrouwen van 75 jaar en ouder. Door het relatief groter wordende aandeel van bejaarden in de totale bevolking en een langzaam toenemende levensduur van

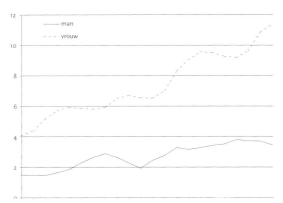

Figuur 5.10.3 Bekende gevallen van dementie per 1000 patiëntjaren gestandaardiseerd voor leeftijd. Trend over jaren (CMR 1985-2006).

deze bejaarden (de zogenoemde dubbele vergrijzing) mag men aannemen dat de huisarts in de toekomst meer demente bejaarden in de praktijk zal hebben dan nu het geval is.

Beloop en interventie

De zich geleidelijk steeds meer uit de realiteit van het leven terugtrekkende dementiepatiënt vraagt voor de dagelijkse verzorging veel inzet van familie, buren, thuiszorg en wijkverpleegkundigen. Het toenemend beroep op de draagkracht van de verzorger(s) weegt met name steeds zwaarder omdat het proces onomkeerbaar is en het contact met de patiënt steeds minder wordt. Soms neemt de weerstand van de patiënt tegen de verzorging toe. Ook lichamelijke stramheid, het niet zien van gevaren (drempels, vuur), het niet meer aangeven van honger of dorst en soms een (gedeeltelijke) incontinentie leggen grote druk op de verzorging. Begeleiding door de huisarts omvat voorlichting over het ziektebeeld aan de verzorgers, uitleg over mogelijke gedragingen van de patiënt en coördinatie van de zorg. Erop toezien dat deze verzorgers zelf voldoende steun krijgen bij hun taak is niet alleen in hun belang maar ook in dat van degene die zij verzorgen. Daarnaast blijft aandacht nodig voor intercurrente aandoeningen bij de patiënt zelf.

Bij voorkeur blijft de zorg gericht op handhaving en optimalisering van de zelfstandigheid van de patiënt in de eigen sociale omgeving. Wanneer dat niet meer haalbaar blijkt, kan dagbehandeling in een verpleeghuis, groeps- of dagopvang in een verzorgingshuis of deelname in een lokaal project van 'meerzorg' thuis een oplossing zijn. Dat is ook acceptabel voor partner en familie omdat de patiënt nog gedeeltelijk in de vertrouwde leefomgeving kan blijven. Een veel grotere inbreuk vormt een definitieve opname in een psychogeriatrisch tehuis, hoezeer allen ook doordrongen kunnen zijn van de onvermijdelijkheid hiervan. Een dergelijke opname kan tot rouwreacties bij huisgenoten aanleiding geven, hoewel het ook een opluchting kan betekenen in een langzaamaan onhoudbaar geworden situatie. Later in het verwerkingsproces is de familie dan ook vaak juist erg tevreden over deze stap.

De primaire en meest voorkomende vormen van dementie zijn niet curatief te behandelen. De plaats van geneesmiddelen is nog onvoldoende uitgekristalliseerd. Wel lijkt het soms mogelijk door stimulering van lichamelijke en geestelijke functies en een goede lichamelijke conditie verdere achteruitgang te vertragen. Behandeling van de secundaire vormen van dementie is afhankelijk van de vraag of er een onderliggende oorzaak is. In die – overigens zeldzame – gevallen kunnen dan wel eens spectaculaire verbeteringen worden bereikt.

Prognose en preventie

De levensverwachting van dementiepatiënten wordt door deze ziekte in negatieve zin beïnvloed, en in het bijzonder bij multi-infarctdementie sterk bekort. De symptomatologie wordt in de loop van de tijd toenemend ernstig, uiteindelijk soms resulterend in een aan bed gekluisterd persoon die volledig verzorgingsbehoeftig is en met wie vrijwel geen communicatie meer mogelijk is.

Preventie van dementie is niet mogelijk. Vroege detectie is zinvol om naasten en mantelzorgers te helpen al vroegtijdig een reële kijk op de situatie te ontwikkelen, en om bijtijds gepaste hulp te kunnen inzetten. Dat vereist wel dat de diagnose dementie in het contact met de naasten als zodanig wordt genoemd. Terughoudendheid hierin, bijvoorbeeld door te spreken van een cognitieve stoornis, kan een rem zijn op het proces van acceptatie dat de naasten moeten doormaken.

Profiel

Dementie is een aandoening van oude mensen gekenmerkt door achteruitgang van cerebrale functies. Het legt een zware last op de naaste omgeving. Dementie verkort de levensverwachting.

5.11 IRRITABLE BOWEL SYNDROME

Het 'irritable bowel syndrome' (IBS) is onder diverse namen bekend, zoals het syndroom van de prikkelbare darm, spastisch colon en spastische dikke darm. IBS wordt in de CMR gecodeerd bij patiënten met een combinatie van ten minste enkele weken aanwezige en door de huisarts als functioneel geduide buikklachten, zoals een opgeblazen gevoel in de buik, wisselend buikpijn, een veranderd defecatiepatroon (zowel richting diarree als richting obstipatie, alsmede ook de afwisseling tussen deze), met veranderde karakteristieken van de ontlasting.

Buikklachten die kunnen worden geduid als IBS komen frequent voor. Slechts een minderheid van de mensen bezoekt daarvoor de huisarts. Waarom dat zo is, is niet precies bekend, maar uit onderzoek is wel gebleken dat mensen die medische hulp inroepen voor IBS-klachten vaker last hebben van onderliggend psychisch lijden, zoals depressie of angst.

De feitelijke veranderingen van patroon en karakteristiek van de ontlasting variëren van persoon tot persoon en in de tijd. Defeceren geeft vaak tijdelijk verlichting van de buikklachten. De klachten zijn vaak langdurig, maar wisselend in intensiteit. Bij lichamelijk onderzoek blijkt de buik lokaal gevoelig bij palperen, soms is het colon descendens (vaker dan het colon ascendens) duidelijk palpabel en de patiënt geeft daarbij pijn aan. Er bestaat geen specifieke test om de diagnose te stellen.

Een goede anamnese en uitleg over de aard en het beloop van de klachten zijn daarom van groot belang om de patiënt inzicht te geven in het ziektebeeld en hem daarmee te kunnen geruststellen. Dat lukt niet altijd. Hoewel aanvullend onderzoek (röntgen, coloscopie) weinig of geen bijdrage levert aan de diagnose en niet kosteneffectief is, ontkomt de huisarts er soms niet aan om de patiënt met een gerichte vraagstelling te verwijzen naar de specialist.

De pathofysiologie van IBS is onbekend. Associaties met voeding, darmmotiliteit, viscerale gevoeligheid en psychische factoren worden verondersteld, maar zijn wetenschappelijk niet bewezen.

IBS is een aandoening waarbij voor de klachten geen medisch-biologische verklaring kan worden gegeven. De aandoening is te onderscheiden van de code functionele klachten zoals besproken in paragraaf 5.2, omdat voor het vastleggen van deze aandoening niet is vereist dat het ontstaan of in stand blijven van de klachten gerelateerd is aan de leefwijze en de sociale context van de patiënt.

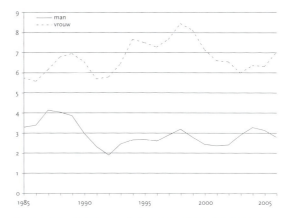

Figuur 5.11.1 Nieuwe gevallen van spastisch colon per 1000 patiëntjaren gestandaardiseerd voor leeftijd. Trend over jaren (CMR 1985-2006).

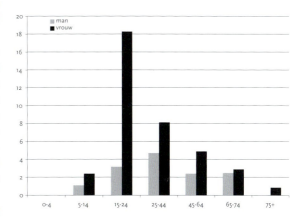

Figuur 5.11.2 Nieuwe gevallen van spastisch colon per 1000 patiëntjaren. Verdeling naar leeftijd en geslacht (CMR 2002-2006).

Epidemiologische gegevens

De incidentie van IBS bedroeg in de periode 1985-2006 voor mannen 2-3 per 1000 per jaar en voor vrouwen 6-7 per 1000 per jaar (figuur 5.11.1). De diagnose werd vooral op jongvolwassen leeftijd voor het eerst gesteld, het meest frequent bij vrouwen van 15-24 jaar (figuur 5.11.2).

De klachten kunnen wisselend lang aanhouden en de bemoeienis van de huisarts kan enkele jaren aanhouden, vandaar dat de prevalentie wat hoger ligt dan de incidentie. De laatste jaren bedroeg de prevalentie ongeveer 4 per 1000 mannen en 10 per 1000 vrouwen (figuur 5.11.3).

Beloop en interventie

De klachten van IBS variëren in de tijd. Sommige pa-

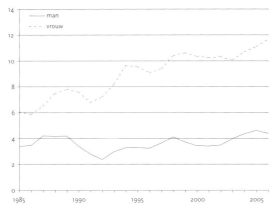

Figuur 5.11.3 Bekende gevallen van spastisch colon per 1000 patiëntjaren gestandaardiseerd voor leeftijd. Trend over jaren (CMR 1985-2006).

tiënten hebben enkele keren per jaar enkele weken last maar zijn het merendeel van de tijd klachtenvrij, bij andere zijn de klachtenvrije perioden kort of afwezig en varieert de ernst van de klachten van week tot week. Gewoonlijk dooft het beeld in de loop van enkele jaren uit.

De eerste stap in het beleid is uitleg geven over de weliswaar lastgevende maar verder onschuldige aard van de klachten. IBS is niet geassocieerd met chronische darmziekten zoals de ziekte van Crohn, colitis ulcerosa en coloncarcinoom, alleen coeliakie wordt vaker gediagnosticeerd bij patiënten met IBS-klachten. Dieetadviezen betreffen het inzichtelijk maken van voedingsgewoonten die klachten kunnen uitlokken. Te denken valt aan overmatig gebruik van suikerbevattende frisdranken, kool en uien. Het gebruik van meer of juist minder voedingsvezels dient te worden besproken en is afhankelijk van de klachten en de ervaringen van de patiënt. Bij langdurig bestaande klachten kan psychologische hulp in de vorm van gedragstherapie worden geadviseerd. Het wetenschappelijk bewijs voor de effectiviteit van dergelijke maatregelen is in beperkte mate geleverd. Farmacologisch ingrijpen is onnodig. Van middelen zoals spasmolytica en psychofarmaca is een gunstige werking bij dit syndroom niet bewezen.

Prognose en preventie

IBS-patiënten hebben een normale levensverwachting. Omdat de symptomen gewoonlijk uitdoven, wacht hen vele jaren zonder deze klachten.

Effectieve preventieve maatregelen zijn niet bekend.

Profiel

IBS komt vooral op jongvolwassen leeftijd voor. Het kent een in de tijd en ernst wisselend beloop met uiteindelijk een goede prognose. Er is geen bewezen effectieve therapie.

5.12 OVERIGE PSYCHISCHE EN PSYCHIATRISCHE STOORNISSEN

Seksuele problemen werden in de CMR in de periode 1985-2006 met een incidentie van 1,7 per 1000 mannen en 1,0 per 1000 vrouwen per jaar geregistreerd. De vaak indirecte wijze waarop hulp wordt gevraagd, doet vermoeden dat er sprake is van een onderschatting van het werkelijke aantal gevallen. Tot de meest frequent naar voren gebrachte problemen behoren libidoverlies, dyspareunie, anorgasmie, impotentie en conflicten over ongelijke behoeften van partners. Met een zorgvuldige anamnese en lichamelijk onderzoek kan de huisarts tot een probleemformulering komen. Het hangt van veel factoren af of de huisarts het vervolg zelf aanpakt dan wel verwijst naar gespecialiseerde hulpverlening.

Slaapstoornissen werden in dit hoofdstuk niet apart besproken. Hoewel de CMR een symptoomcode hiervoor kent, wordt deze code niet vaak gebruikt. Een incidentie van 0,9 per 1000 patiëntjaren in de periode 1985-2006 is laag en is beduidend lager dan het aantal presentaties van slaapstoornissen in de spreekkamer van de huisarts. Dat er in werkelijkheid veel vaker voor slaapstoornissen hulp wordt ingeroepen terwijl dit niet in de cijfers van de registratie wordt weerspiegeld, vindt zijn oorsprong in het feit dat slaapstoornissen veelal als passend bij een andere aandoening voorkomen, zoals depressie en angst, of als functionele klacht kunnen worden beschouwd en dan ook als zodanig worden geregistreerd.

Emoties voorafgaand aan en psychische reacties volgend op ziekte en ingrijpende gebeurtenissen worden niet geregistreerd. Het moge duidelijk zijn dat de 'incidentie' van deze emoties en reacties bijzonder hoog is. De huisarts heeft onder andere veel te maken met angst bij ernstige ziekten (kanker, hart) en met de psychische gevolgen van het bekend worden van een ernstige ziekte. Het bespreken van deze emoties en reacties met patiënten en hun begeleiding behoort tot het dagelijks werk van huisartsen.

5.13 BESCHOUWING

Psychische en psychiatrische stoornissen komen in de huisartspraktijk op alle leeftijden voor: enuresis en ontwikkelingsstoornissen worden vooral bij kinderen vastgesteld, functionele klachten en alcoholverslaving bij (jong)volwassenen, dementie bij ouderen. Ernstige, acute psychische stoornissen werden betrekkelijk zelden geregistreerd. Veruit het grootste aandeel in de incidentie komt op rekening van functionele aandoeningen. Het merendeel van de gepresenteerde klachten weet de huisarts zonder hulp van buitenaf af te handelen. Daarbij staan twee vaardigheden met betrekking tot het huisartsgeneeskundig handelen op de voorgrond: het hanteren van de arts-patiëntrelatie en het adequaat psychosociaal handelen.

In iedere huisartspraktijk leven angstige, onrustige, veeleisende, moeilijk invoelbare, gesloten en afhankelijke patiënten, karakteristieken die de relatie tussen huisarts en patiënt onder druk kunnen zetten. Het kan bij patiënten die veel aandacht eisen, nodig zijn aard en frequentie van contacten zo nodig in de vorm van een 'contract' te reguleren. Soms kan het een opgave zijn open te staan voor telkens herhaalde functionele of bizarre klachten. Toch kan de moeite om opnieuw naar het verhaal te luisteren en om niet-realistische verwachtingen bij te stellen, leiden tot een relatie met minder spanning en tot wederzijds begrip, hetgeen van onschatbaar voordeel kan zijn.

Lang niet altijd lukt het de huisarts bij psychische klachten in eerste instantie een duidelijke diagnose te stellen. Vaak wordt de aard van de aandoening pas goed duidelijk wanneer de relatie gewonnen heeft aan vertrouwen. Dan kan de persoonlijke levensgeschiedenis worden verteld. Dit kan bijdragen aan begrip voor ontstaan, betekenis en rol van de psychische en functionele klachten. Het systeemdenken neemt daarbij een centrale plaats in. Daarbij wordt uitgegaan van de gedachte dat mensen voortkomen uit en leven in gezinnen of andere samenlevingsverbanden die zich gedragen als interactiesystemen met eigen regels en grenzen, en die hun stempel drukken op de individuele leden. Veel inzicht kan de huisarts krijgen door de aanleiding tot de klachten en de gevolgen ervan te leren kennen, en te weten hoe gezinsleden daarop reageren en reageerden. Van belang is ook de bestudering van het voorkomen van dergelijke klachten en de daarbij optredende emoties bij de overige gezinsleden en van de mate waarin men in het gezin met elkaar bezig is, hoeveel vrijheid en onderlinge verbondenheid er is. Na het individu en het primaire leefmilieu komt vaak als vanzelfsprekend de verdere sociale context waarin patiënt leeft aan de orde.

Het zicht krijgen op de structuur van de systemen waarin mensen leven, de betekenis van klachten binnen die structuur, zowel op een bepaald moment als in de loop van de tijd, zijn diagnostische activiteiten die tegelijkertijd therapeutisch kunnen zijn én het begrip van de huisarts voor zijn patiënten sterk kunnen vergroten. Diagnostiek heeft bij psychische en functionele klachten dan ook vaak een andere betekenis dan het komen tot de vaststelling van een eenduidig ziektebeeld of classificeerbare aandoening. Dit neemt niet weg dat vage en moeilijk te duiden eerste verschijnselen uiteindelijk soms geboekt moeten worden als behorend bij een individuele verslaving, depressie, psychopathie of dementie. Soms gaan er jaren overheen voordat dit duidelijk wordt; anderzijds verdwijnen ernstige psychische verschijnselen dikwijls zonder gerichte interventie. De tijd blijkt om meer dan één reden een belangrijk hulpmiddel voor de huisarts te zijn.

Bij de behandeling van psychische klachten moet de huisarts soms geneesmiddelen voorschrijven die het functioneren van de patiënt sterk beïnvloeden. Met name de neuroleptica (geïntroduceerd in de jaren vijftig), de benzodiazepinen (geïntroduceerd in de jaren zestig) en de huidige krachtige antidepressiva en serotonine-2-receptorblokkeerders hebben de mogelijkheden enorm uitgebreid. De schaduwkant van deze ontwikkelingen heeft de huisarts evenwel ook goed leren kennen: de tamelijk zeldzame gevallen waarin neurolepticagebruik leidt tot extrapiramidaal gestoorde mensen met wie moeilijk contact is te krijgen, de tamelijk frequent voorkomende gevallen van aan benzodiazepinen verslaafden met een afgevlakt emotioneel leven, en, eveneens nogal vaak voorkomend, het oppotten en verhandelen van tranquillizers en slaapmiddelen. Indicaties voor het gebruik van tranquillizers en slaapmiddelen moeten dan ook met grote terughoudendheid worden gesteld. Bij gebruik van neuroleptica en antidepressiva zijn de gewenste effecten vaak zoveel waard dat deze opwegen tegen de bijwerkingen.

Patiënten die deze middelen chronisch gebruiken, kunnen door de huisarts worden begeleid, waarbij onder andere de therapietrouw wordt nagegaan. Bovendien kan onnodig lang gebruik worden tegengegaan, terwijl medicatie snel kan worden bijgesteld als een recidief dreigt. Tot slot kan worden voorkomen dat bijwerkingen, zoals sufheid en moeheid, en paradoxale reacties, zoals opwinding en slapeloosheid, ten onrechte gezien worden als nieuwe symptomen. Kortom: psychische en psychiatrische stoornissen vormen voor de huisarts een veelzijdig, een belangrijk en een voor zijn functie specifiek gebied.

6 Ziekten van het zenuwstelsel en de zintuigen

6.1 INLEIDING

In dit hoofdstuk worden eerst enkele neurologische aandoeningen besproken en daarna aandoeningen van ogen en oren. Een overzicht van het aantal nieuwe gevallen vindt men in de volgende tabellen: *neurologische aandoeningen* in tabel 6.1.1, *oogaandoeningen* in tabel 6.1.2 en *ooraandoeningen* in tabel 6.1.3.

Neurologische aandoeningen hebben in de huisartspraktijk een lage incidentie. Enkele aandoeningen van oren en ogen daarentegen hebben een incidentie van meer dan 10 per 1000 per jaar. Dit laatste geldt bijvoorbeeld cerumen, otitis media acuta, otitis externa, otitis media met effusie en conjunctivitis.

Een aantal aandoeningen in dit hoofdstuk worden, eenmaal gediagnosticeerd, een vast kenmerk van patiënten. Zo heeft de huisarts patiënten in de praktijk met epilepsie, de ziekte van Parkinson, migraine, cataract, glaucoom, otitis media chronica en doofheid. Het relatief grote belang van de ziekten van zenuwstelsel en zintuigen wordt geïllustreerd door het feit dat deze ziekten in de rangorde van bekende aandoeningen voor mannen een derde en voor vrouwen een vierde plaats bezetten.

De opbouw van dit hoofdstuk is als volgt. Van de neurologische aandoeningen worden de ziekte van Parkinson en epilepsie als eerste besproken. Hierop volgen convulsies (in hoofdzaak koortsconvulsies), migraine en brachialgie (tevens omvattend carpaletunnelsyndroom). CVA (cerebrovasculair accident) wordt bij de ziekten van de tractus circulatorius in paragraaf 7.10 besproken en HNP (hernia nuclei pulposi) bij de ziekten van het bewegingsapparaat in paragraaf 13.3.

Van de aandoeningen van het oog worden de ontstekingen en de stoornissen in het zien apart besproken. Blefaritis, hordeolum en conjunctivitis zijn gewoonlijk huisartsgeneeskundige aandoeningen. Bij een iridocyclitis of keratitis wordt daarentegen meestal het oordeel van een oogarts gevraagd. Dit geldt ook voor de behandeling van cataract, strabisme en glaucoom.

Van de ooraandoeningen worden eerst cerumen, otitis externa, otitis media met effusie en otitis media acuta besproken. Naast deze worden otitis media chronica, slechthorendheid, de ziekte van Ménière en duizeligheid in een aparte paragraaf besproken, gevolgd door een paragraaf 'overige aandoeningen' in deze rubriek.

Het hoofdstuk wordt afgesloten met een korte beschouwing, waarin de nadruk ligt op de diagnostische hulpmiddelen voor de huisarts en op de begeleiding van patiënten die door een ernstige neurologische aandoening zijn geïnvalideerd.

In dit hoofdstuk komt vanwege een lage incidentie in de huisartspraktijk een aantal belangrijke aandoeningen niet in een aparte paragraaf aan de orde. Dit geldt onder andere multiple sclerose, neuromusculaire ziekten en blindheid.

Tabel 6.1.1 Nieuwe en bekende gevallen van neurologische aandoeningen per 1000 patiëntjaren (CMR 1985-2006).

	Incidentie		Prevalentie	
	Mannen	Vrouwen	Mannen	Vrouwen
polyneuropathie	4,2	4,0	9,0	7,2
cervicobrachialgie	3,5	4,9	3,7	5,0
carpaletunnelsyndroom	1,2	4,3	1,3	4,4
migraine	1,2	3,7	4,7	22,0
epilepsie	0,4	0,4	5,7	5,3
ziekte van Parkinson	0,3	0,3	1,8	1,6
facialisparese	0,5	0,3	0,5	0,5
trigeminusneuralgie	0,1	0,2	0,6	0,6
multiple sclerose	< 0,1	0,1	0,7	0,8
convulsies	0,9	0,7	0,9	0,8

Tabel 6.1.2 Nieuwe en bekende gevallen van aandoeningen van het oog per 1000 patiëntjaren (CMR 1985-2006).

	Incidentie		Prevalentie	
	Mannen	Vrouwen	Mannen	Vrouwen
conjunctivitis	23,1	29,4	23,1	29,4
hordeolum	3,0	3,8	3,0	3,8
blefaritis	2,4	3,4	2,4	3,4
chalazion	1,1	1,4	1,1	1,4
dacryocystitis	0,3	0,4	0,3	0,4
iritis	0,3	0,3	0,3	0,3
herpes keratitis	0,3	0,2	0,3	0,2
aandoeningen van traanafvoergang	0,1	0,2	0,1	0,2
ulcus corneae	0,1	0,1	0,1	0,1
refractieafwijkingen	3,9	5,3	3,9	5,3
cataract	3,2	5,0	13,3	24,4
strabismus	0,6	0,7	1,9	2,0
glaucoom	0,6	0,6	5,5	4,8
amblyopie, blindheid	0,5	0,4	3,9	3,4

Tabel 6.1.3 Nieuwe en bekende gevallen van aandoeningen van het oor en vestibulair apparaat per 1000 patiëntjaren (CMR 1985-2006).

	Incidentie		Prevalentie	
	Mannen	Vrouwen	Mannen	Vrouwen
cerumen	47,5	47,0	47,5	47,0
otitis media acuta	24,1	22,3	24,1	22,3
otitis externa	16,9	16,1	16,9	16,1
otitis media met effusie	16,8	19,6	18,3	21,4
duizeligheid	6,5	11,0	6,7	11,9
doofheid	3,4	3,0	34,8	32,3
otitis media chronica	0,7	0,6	5,5	4,9
cholesteatoom	0,1	0,1	0,5	1,3
ziekte van Ménière	0,1	0,1	1,3	1,0
otosclerose	< 0,1	0,1	0,5	1,0

6.2 ZIEKTE VAN PARKINSON

Ziektebeeld

De ziekte van Parkinson is een chronische, langzaam progressieve aandoening van het centrale zenuwstelsel, zich kenmerkend door stoornissen in houding en motoriek, door vegetatieve symptomen en, in een later stadium, door cognitieve stoornissen. De symptomen ontwikkelen zich vaak heel geleidelijk en kunnen uiteindelijk een karakteristiek beeld geven. Opvallend in dat beeld is een langzame, in het begin vaak eenzijdige, ritmische tremor van vier tot acht bewegingen per seconde, de typische 'pillendraai'- of 'geldtel'-bewegingen. Het hoofd wordt meestal stilgehouden. De tremor is in rust aanwezig en kan tijdelijk afwezig zijn bij een gerichte, doelbewuste beweging. Ook in de slaap is de tremor weg. Vaak verergeren emoties het beven. Daarnaast bestaan er bewegingsarmoede imponerend als starheid (hypokinesie), mimiekarmoede en traagheid van beweging (bradykinesie). De patiënt heeft steeds meer tijd nodig voor dagelijkse activiteiten, zoals opstaan, aankleden en schrijven. Het langzame aan- en uitkleden en moeite met omdraaien in bed kunnen vroege verschijnselen zijn. Ook complexe fijnere bewegingen (zoals bij sluitingen met kleine knoopjes) gaan steeds moeilijker en 'onhandiger'. Micrografie is een welhaast pathognomonisch kenmerk. De houding van de parkinsonpatiënt met overheersen van een flexiepatroon is karakteristiek. Bij stilstaan en omdraaien raakt de patiënt gemakkelijk uit zijn evenwicht. Bij lopen valt op dat de pas kleiner wordt, tot schuifelen toe. De start is onverhoeds, bijna vallend, propulsief. Soms stopt de patiënt plotseling ('freezing'). Deze verschijnselen kunnen afwezig zijn, bijvoorbeeld bij paniek maar ook zonder reden, zodat gemakkelijk misverstanden kunnen optreden over de echtheid van de loopstoornissen (kinesia paradoxa). De typische rigiditeit, het gevolg van een verhoogde spiertonus, is merkbaar als ritmisch verhoogde weerstand bij passieve bewegingen: het 'tandradfenomeen'. Er kunnen verder minder kenmerkende symptomen optreden, zoals pijnklachten op verschillende plaatsen in het bewegingsapparaat, dementiële symptomen, kwijlen, mictieklachten, obstipatie, vette huid, koude- of juist warmte-intolerantie.

Het is niet duidelijk wat de oorzaak van de ziekte is. Pathologisch-anatomisch is het meest kenmerkend de bijna volledige degeneratie van de substantia nigra in het mesencephalon. Mede hierdoor raakt het dopaminerge systeem gestoord, dat van zo groot belang is voor het coördineren van onze motoriek. Uitbreiding van de degeneratie tot de kern van de n. vagus verklaart de stoornissen in het autonome zenuwstelsel.

De term 'parkinsonisme' verwijst naar een op de ziekte van Parkinson lijkend beeld dat kan optreden bij arteriosclerosis cerebri, intoxicaties (koolmonoxide) of als bijwerking van met name neuroleptica. Dit symptomencomplex reageert minder goed op antiparkinsonmiddelen. 'Parkinsonisme' bij arteriosclerosis

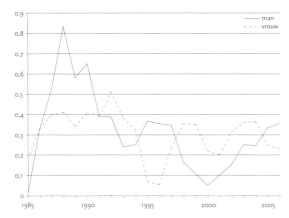

Figuur 6.2.1 Nieuwe gevallen van de ziekte van Parkinson per 1000 patiëntjaren gestandaardiseerd voor leeftijd. Trend over jaren (CMR 1985-2006).

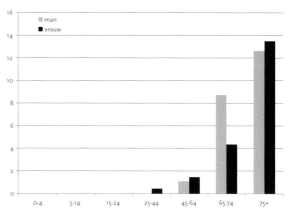

Figuur 6.2.2 Bekende gevallen van de ziekte van Parkinson per 1000 patiëntjaren. Verdeling naar leeftijd en geslacht (CMR 2002-2006).

cerebri wordt in de CMR onder dezelfde code geregistreerd als de ziekte van Parkinson; 'parkinsonisme' door intoxicaties en als bijwerking van geneesmiddelen vallen hier niet onder.

De diagnose ziekte van Parkinson wordt op grond van het klinisch beeld gesteld. Bij de differentiële diagnose moet gedacht worden aan intentietremor die alleen optreedt bij doelgericht handelen, en aan de benigne essentiële tremor (soms seniele tremor genoemd), die vaak al vanaf veel jongere leeftijd aanwezig is, sterk familiair bepaald is en vooral optreedt bij bepaalde houdingen. Andere oorzaken van tremoren zijn nervositas, overmatig alcohol- of cafeïnegebruik, hyperthyreoïdie en medicamenteuze tremoren door bijvoorbeeld sympathicomimetica.

Epidemiologische gegevens

In de CMR is sprake van een wat fluctuerende lage incidentie van de ziekte van Parkinson (figuur 6.2.1). Het aantal nieuwe gevallen bedroeg 77 in de periode 1985-2006 in de vier praktijken tezamen, 40 mannen en 37 vrouwen. Van deze patiënten waren er 60 (78%) ouder dan 65 jaar, 3 waren er jonger dan 45 jaar. In een gemiddeld grote praktijk zal een huisarts ongeveer eens per jaar een nieuwe patiënt met de ziekte van Parkinson registreren.

Meer dan 80% van de patiënten bekend met de ziekte van Parkinson is ouder dan 65 jaar en van hen is 61% ouder dan 75 jaar. Het is dus een aandoening van de 'oude-ouderen'. Onder 75-plussers bedraagt de prevalentie 10 per 1000 mannen en 12 per 1000 vrouwen per jaar (figuur 6.2.2). Door de jaren heen bleek de prevalentie te schommelen tussen 1,5 en 2,5 per

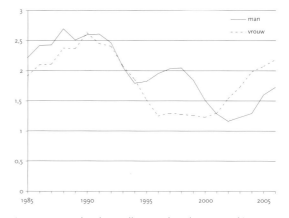

Figuur 6.2.3 Bekende gevallen van de ziekte van Parkinson per 1000 patiëntjaren gestandaardiseerd voor leeftijd. Trend over jaren (CMR 1985-2006).

1000 per jaar, voor mannen en vrouwen globaal gelijk (figuur 6.2.3).

Beloop en interventie

De huisarts vermoedt de diagnose op grond van de anamnese en het klinisch beeld. Ter bevestiging van dit vermoeden zal de huisarts de patiënt verwijzen naar een neuroloog, die dan tevens stapsgewijs de therapie (anticholinergica, amantadine, dopamine, B-selectieve MAO-remmers) voorstelt. Daarbij kan het bij de oudere patiënt moeilijk zijn een evenwicht te vinden tussen therapeutisch en toxisch effect. Een te vroeg gestarte behandeling met L-dopa met decarboxylaseremmers houdt zelfs gevaar in voor irreversibele neurologische neveneffecten (athetose). Depressie treft parkinsonpatiënten vaak als comorbiditeit. De combinatie van antidepressiva en antiparkinsonmiddelen leidt vaak tot bijwerkingen.

Door overleg tussen huisarts en neuroloog kan aan het controlebeleid vorm worden gegeven. De rol van de huisarts is vooral gelegen in het begeleiden van patiënt en gezinsleden, onder andere door het bespreekbaar maken van de gevolgen van de ziekte voor het dagelijks leven.

De motoriekstoornissen, met name het 'freezing'-effect, maken op den duur dat deze patiënten niet alleen kunnen zijn, met als gevolg dat zij nogal eens de jongste bewoners van een verzorgingshuis zijn. Essentieel voor thuis kunnen wonen is de hulp van partner of inwonend familielid. Ook wijkverpleegkundige en fysiotherapeut kunnen hieraan een bijdrage leveren.

Prognose en preventie

Per definitie is hier sprake van een progressieve, invaliderende aandoening. De mate van achteruitgang in functies is individueel zeer verschillend en niet goed te voorspellen. Voor de komst van de moderne antiparkinsonmiddelen was de prognose betreffende het hulpbehoevend worden veel ongunstiger dan tegenwoordig. Toch is ook tegenwoordig nog een deel van de bekende patiënten merkbaar tot ernstig geïnvalideerd. Als schaduwkant van de moderne therapie moeten de bijwerkingen van de medicatie worden genoemd, zoals dyskinesieën en vermindering van het therapeutisch rendement na langdurig gebruik, leidend tot paradoxe zogenoemde 'on-off'-effecten. Ook wordt een aantal mentale veranderingen aan de therapie toegeschreven. Het is onderwerp van onderzoek of de oorzaak van dit laatste gezocht moet worden in de aandoening of de behandeling.

Preventie is onmogelijk zo lang de oorzaak van de ziekte niet bekend is. Wel is parkinsonisme ten gevolge van medicatie, met name van fenothiazinen en andere neuroleptica, door verstandig gebruik te beperken.

Profiel

Een langzaam progressieve degeneratieve neurologische aandoening voornamelijk van (hoog)bejaarden, met typerende symptomen op het gebied van motoriek en houding. Medicamenteuze therapie kan hulpbehoevendheid uitstellen.

6.3 EPILEPSIE

Ziektebeeld

Epilepsie is een recidiverende, aanvalsgewijs optredende verandering van de elektrische activiteit van de hersenen die leidt tot een insult waarvan de verschijnselen afhangen van de lokalisatie, verspreiding en intensiteit van die elektrische veranderingen. Deze verschijnselen kunnen sterk uiteenlopen, van onwillekeurige bewegingen of gedragsveranderingen tot bewustzijnsstoornissen.

Er worden vier hoofdvormen onderscheiden: de gegeneraliseerde epilepsie, de partiële of focale epilepsie, de speciale syndromen en een groep niet-classificeerbare aanvallen. De partiële en gegeneraliseerde epilepsie worden onderverdeeld in een symptomatische en een idiopathische vorm. Bij de symptomatische vorm is de epilepsie het gevolg van een hersenbeschadiging, zoals kan voorkomen na een infectie, trauma of bij een tumor. Bij een eerste epileptisch insult, met name bij volwassenen, moet een dergelijke oorzaak worden uitgesloten. De oorzaak van de idiopathische vorm is per definitie onbekend. Wel wordt vaak een erfelijke component aangetroffen. Aanvallen kunnen worden uitgelokt door moeheid, slaapgebrek, koorts, een trauma, intoxicatie (met name door alcohol), bepaalde lichtflitsen of computerspelletjes.

Het klassieke voorbeeld van een gegeneraliseerde epilepsie is de 'grand-mal'-aanval met bewustzijnsdaling, tonisch-klonische trekkingen in armen en benen, tongbeet en incontinentie. Een dergelijke aanval is vaak al voorbij als de gealarmeerde huisarts arriveert. Na de aanval resteert kortdurend nog een postictale verwardheid, maar patiënten herstellen doorgaans heel snel. Wanneer zonder tussenpozen aanvallen optreden, spreekt men van een status epilepticus, een toestand die bij alle vormen van epilepsie kan voorkomen. Andere vormen van epilepsie zoals absences bij kinderen, zijn relatief zeldzaam in de huisartspraktijk.

Vaker dan met een eerste presentatie van epilepsie heeft de huisarts in zijn praktijk te maken met bekende patiënten die soms al jarenlang anti-epileptica gebruiken en vrijwel nooit epileptische aanvallen hebben. Wel kunnen bij hen bijwerkingen van de anti-epileptische medicatie optreden. Bovendien is er een twee- tot driemaal verhoogde kans op aangeboren afwijkingen, vooral neuralebuisdefecten bij zwangeren die anti-epileptica gebruiken.

De anamnese – bij bewustzijnsstoornissen ook de heteroanamnese – vormt de hoekstoen van de diagno-

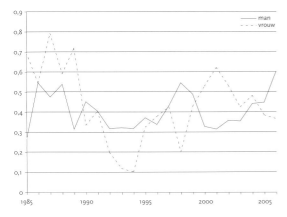

Figuur 6.3.1 Nieuwe gevallen van epilepsie per 1000 patiëntjaren gestandaardiseerd voor leeftijd. Trend over jaren (CMR 1985-2006).

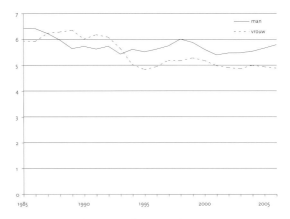

Figuur 6.3.3 Bekende gevallen van epilepsie per 1000 patiëntjaren gestandaardiseerd voor leeftijd. Trend over jaren (CMR 1985-2006).

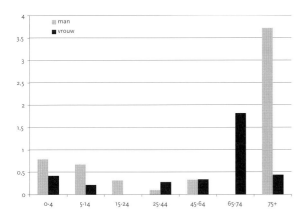

Figuur 6.3.2 Nieuwe gevallen van epilepsie per 1000 patiëntjaren. Verdeling naar leeftijd en geslacht (CMR 2002-2006).

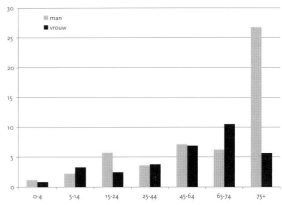

Figuur 6.3.4 Bekende gevallen van epilepsie per 1000 patiëntjaren. Verdeling naar leeftijd en geslacht (CMR 2002-2006).

se. Aanvullend onderzoek volgt na verwijzing naar een neuroloog. Dan zijn vooral EEG-bevindingen van belang voor de definitieve classificatie van de epilepsie.

Een eenmalige epileptische aanval of uitsluitend epileptische manifestaties op een EEG zijn op zich niet voldoende voor de diagnose epilepsie. Indien het bij één insult blijft, wordt dit incident in de CMR geregistreerd onder de code convulsie (zie paragraaf 6.4).

Epidemiologische gegevens

Het aantal patiënten in de CMR bij wie voor het eerst de diagnose epilepsie werd gesteld, was niet groot. Het betrof in vier praktijken in de periode 1985-2006 53 nieuwe gevallen bij mannen en 61 bij vrouwen, een incidentie van 0,4 per 1000 per jaar. Dit getal bleef in de registratieperiode tamelijk stabiel (figuur 6.3.1).

De incidentie is verdeeld over alle leeftijdsgroepen en is aan begin en aan het einde van het leven wat hoger dan daar tussenin. Er is wat de incidentie betreft, behoudens bij de oudste leeftijdsgroepen waar het evenwel kleine absolute aantallen betreft, sprake van slechts geringe man-vrouwverschillen (figuur 6.3.2).

Het aantal met epilepsie bekende patiënten ligt aanmerkelijk hoger dan het aantal nieuw gediagnosticeerde patiënten per jaar. Gemiddeld ging het om 5-6 patiënten per 1000 per jaar, over alle leeftijdsgroepen verdeeld en voor mannen en vrouwen vrijwel gelijk (figuur 6.3.3 en figuur 6.3.4).

Beloop en interventie

Gewoonlijk worden epilepsiepatiënten vanwege hun epilepsie niet door de huisarts begeleid en gecontroleerd, maar door de neuroloog. Echter, deze ziet hen vaak ook weinig indien de patiënt goed ingesteld is en met medicatie aanvalsvrij is.

De acute epileptische aanval wordt bij voorkeur gecoupeerd met een benzodiazepine, een status epilepticus met intraveneus clonazepam. Continue medicamenteuze behandeling is gericht op het voorkomen van nieuwe aanvallen. De keuze van het anti-epilepticum is afhankelijk van de soort epilepsie en is nogal eens een kwestie van trial-and-error. Deze keuze wordt gewoonlijk door een neuroloog of epileptoloog bepaald. De laatste jaren heeft monotherapie de voorkeur.

De eenmaal goed ingestelde patiënt zal vaak jarenlang dagelijks medicijnen moeten innemen, een belasting die voor sommigen te groot kan blijken. Het plotseling op eigen initiatief staken van deze medicatie zal waarschijnlijk insulten uitlokken. Tegelijkertijd wordt steeds meer geschreven over het stoppen van medicatie. Vooral bij een aantal kinderepilepsieën blijkt het goed mogelijk om zonder problemen de medicatie in de puberteit geleidelijk te beëindigen. Ook na enige aanvalsvrije jaren kan echter nog een recidief optreden.

Over een veelvoud van praktische kwesties krijgt de huisarts vragen voorgelegd: Mag een kind met epilepsie op zwemles? Hoe zit het met de erfelijkheid? Welke interacties geven anti-epileptica met andere geneesmiddelen (anticonceptiepil, antibiotica)? Hoe zit het met een beroepskeuze? Met het behalen van het rijbewijs? Wat zijn de regels met betrekking tot autorijden? Over veel van deze vragen van epilepsiepatiënten bestaat er uitstekend voorlichtingsmateriaal.

Prognose en preventie

Na een eerste epileptisch insult wordt bij ongeveer een kwart van de betrokkenen de diagnose epilepsie gesteld. Geschat wordt dat tien jaar na het stellen van de diagnose ongeveer 60% van deze patiënten ten minste vijf jaar aanvalsvrij is, en na twintig jaar ongeveer 70%. Deze cijfers zijn echter niet zonder meer van toepassing op patiënten in de huisartspraktijk, omdat ze ontleend zijn aan gegevens van patiënten onder controle bij een neuroloog.

Preventie richt zich op het voorkomen van schadelijke gevolgen van epilepsie en van de behandeling daarvan. Voorbeelden hiervan zijn preconceptionele advisering en eventueel prenatale diagnostiek bij vrouwen met epilepsie die zwanger willen worden. Ook het voorkomen van hersenletsel door het dragen van een valhelm is een voorbeeld.

Profiel

Epilepsie kent vele varianten en komt op alle leeftijden bij beide geslachten voor. De huisarts wordt vooral in de beginfase bij deze aandoening betrokken. Later zijn het in hoofdzaak routinecontacten in verband met chronisch gebruikte medicatie. Geleidelijk stoppen met deze medicatie is te overwegen als de patiënt vijf jaar of langer aanvalsvrij is geweest.

6.4 CONVULSIES

Ziektebeeld

Onder een convulsie wordt het acute klinische beeld verstaan van een insult dat berust op intracerebrale elektrische ontladingen. Convulsies treden eenmalig of binnen één episode enkele malen achter elkaar op. Bij volwassenen kunnen deze berusten op een intracerebraal proces (trauma, infectie, tumor), hoewel soms geen oorzaak wordt gevonden (idiopathisch). Bij kleine kinderen worden convulsies in de meeste gevallen veroorzaakt door snel oplopende koorts.

Koortsconvulsies of koortsstuipen komen voor vanaf de leeftijd van drie maanden tot ongeveer vijf jaar en bestaan uit plotseling optredende tonisch-klonische trekkingen, soms na een korte slaapperiode. Deze trekkingen houden gewoonlijk slechts enkele minuten aan. De ouders bellen in paniek de dienstdoende arts. Soms denken zij dat hun kind stervende is. Bij aankomst, hoe snel ook, treft de huisarts in het algemeen het kind niet meer stuipend aan. Wel kan het trekkerig, doodsbleek en suf zijn. Bij onderzoek worden geen neurologische afwijkingen gevonden, met name geen tekenen van meningeale prikkeling. Meestal zijn er wel tekenen van een virale bovenste luchtweginfectie. Retrospectief kan de diagnose koortsconvulsie worden gesteld indien het insult niet langer duurde dan 15 minuten, geen recidief is in dezelfde koortsperiode, geen focale kenmerken heeft en niet voorkomt bij een kind met langer dan 24 uur koorts. Ook dienen aanwijzingen te ontbreken voor een neurologische aandoening of een infectie van het centrale zenuwstelsel.

Gesproken wordt van een atypische convulsie wanneer niet aan de zojuist genoemde voorwaarden wordt voldaan, wanneer het een kind betreft jonger dan 3 maanden of ouder dan 5 jaar, wanneer sprake is van een cerebraal beschadigd kind of wanneer frequent recidieven optreden. In deze situaties volgt meestal een verwijzing naar kinderarts of (kinder)neuroloog. Er is dan een kans op het (later) ontwikkelen van epilepsie

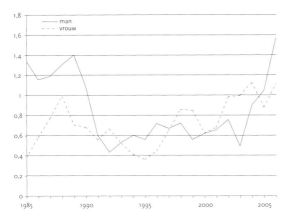

Figuur 6.4.1   Nieuwe gevallen van convulsies per 1000 patiëntjaren gestandaardiseerd voor leeftijd. Trend over jaren (CMR 1985-2006).

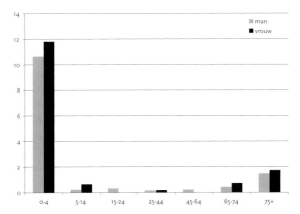

Figuur 6.4.2   Nieuwe gevallen van convulsies per 1000 patiëntjaren. Verdeling naar leeftijd en geslacht (CMR 2002-2006).

bij deze kinderen. Bij de typische koortsconvulsie is dit niet het geval.

Affect-respiratoire krampen, door de Engelsen karakteriserend 'breathholding spells' genoemd, zijn geen convulsies maar kunnen daarvoor in eerste instantie worden aangezien. Breathholding spells komen voor bij huilen of grote emoties van sommige heftig reagerende kleine kinderen. De adem stokt, het kind verliest het bewustzijn en wordt soms cyanotisch. Zelden vertoont het kind dan ook een epileptiform insult. De prognose hiervan is gunstig, het gaat vanzelf over wanneer de kinderen ouder worden. Uitleg en geruststelling van de ouders is alles wat nodig is.

Epidemiologische gegevens

Het aantal nieuwe gevallen van convulsies varieerde in de CMR in de loop der jaren rond een gemiddelde van 0,8 per 1000 per jaar. De stijging na 2005 is naar verwachting een toevalsbevinding (figuur 6.4.1). Zoals te verwachten was de incidentie veruit het hoogst bij 0-4-jarigen (figuur 6.4.2). Het betreft hier waarschijnlijk typische koortsconvulsies. Onder dezelfde noemer worden echter ook de overige eenmalige convulsies gecodeerd. Dit geldt met name de andere leeftijdsgroepen.

De verschillen in incidentie naar sociale lagen en seizoenen zijn gering.

Beloop en interventie

Een convulsie op volwassen leeftijd vereist adequate diagnostiek, die gewoonlijk na verwijzing door een neuroloog zal worden verricht.

Het beloop van een koortsconvulsie is per definitie gunstig. Het couperen van een nog in gang zijnde koortsconvulsie kan gebeuren met behulp van een benzodiazepine (rectaal, intraveneus, of oraal in druppelvorm). Het wegebben van de trekkingen mag binnen enkele minuten worden verwacht. Telefonisch kan worden geadviseerd het kind op schoot te nemen. Is bij aankomst van de huisarts de convulsie reeds over en is een koortsconvulsie anamnestisch vrijwel zeker, dan is geruststelling van ouders en andere te hulp geroepen omstanders op zijn plaats. Gewoonlijk treedt er geen recidief op in dezelfde koortsperiode. Bij een klein aantal kinderen treedt herhaling op in nieuwe perioden met koorts. Antipyretica werken te traag om het snel stijgen van de temperatuur teniet te doen. Een rectiole diazepam, bewaard in de koelkast, kan door de ouders als vroege behandeling van een recidief worden gegeven. Systematische profylactische behandeling kan men beter vermijden gezien de nadelen van continu gebruik van anti-epileptica.

Prognose en preventie

Bij volwassenen is de prognose afhankelijk van een eventueel gediagnosticeerde oorzaak van de convulsie. Na een typische koortsconvulsie is de prognose uitstekend. De kans op het later optreden van een epilepsie niet verhoogd.

In het CMR-materiaal is een groep personen bij wie ooit een convulsie was opgetreden en die van 1967 tot 1983 te volgen was, nader bekeken op het krijgen van epilepsie. Slechts twee van deze 57 personen ontwikkelden later epilepsie. In beide gevallen betrof het kinderen met atypische aanvallen. Slechts één van de twee had meer dan één aanval gehad. Daarentegen ontwikkelden 13 kinderen met meer dan één aanval geen epilepsie. Deze gegevens stemmen overeen met de bevindingen van anderen die kinderen met convulsies gedurende langere tijd volgden. Men schat dat van de kinderen die een atypische convulsie doormaken, ongeveer 20% later epilepsie ontwikkelt.

Profiel

De meeste convulsies in de huisartspraktijk zijn koortsconvulsies, een voor ouders angstaanjagend gebeuren bij zeer jonge kinderen, lijkend op een insult dat maximaal enkele minuten duurt, in het algemeen eenmalig optreedt en een gunstige prognose heeft. De huisarts kan gelukkig vrijwel steeds de angstige verwachtingen weerspreken en geruststelling bieden.

6.5 MIGRAINE

Ziektebeeld

Tot voor kort werd migraine verklaard als gevolg van vasodilatatie van cerebrale arteriën na een fase van vasoconstrictie. De neurotransmitters noradrenaline en serotonine zouden daarbij een hoofdrol spelen. Thans lijkt de pathofysiologie gecompliceerder en toont zij tevens analogie met die van een epileptisch fenomeen, waarbij een extinctiegolf zich over de cerebrale cortex verspreidt.

Voor de huisarts verandert de nieuwe theorie weinig aan het probleem dat migraine niet altijd gemakkelijk is af te grenzen van andere vormen van hoofdpijn, met name van spanningshoofdpijn. Bij migraine passen verschijnselen, zoals het aanvalsgewijs optreden en eenzijdigheid van de hoofdpijn, het pijnvrij zijn tussen de aanvallen in, focale neurologische prikkelings- of uitvalsverschijnselen (met name de prodromale aura van visusstoornissen en paresthesieën), en vegetatieve symptomen, zoals misselijkheid en braken. In geval van tegelijkertijd optreden van de meeste van deze verschijnselen spreekt men van een klassieke migraineaanval, in frequentie variërend van eens of vaker per week tot eens per twee of drie maanden of nog minder. Soms melden deze patiënten aan de aanval voorafgaande stemmings- en gevoelsveranderingen (eufoor, gespannen, vermoeid). Na prodromen van neurologische aard (flitsen voor de ogen, wazig zien, tintelingen) volgt een kloppende hoofdpijn met braken, misselijkheid en prikkelbaarheid. De duur van een aanval varieert van 4 tot 72 uur. Vaak komen deze

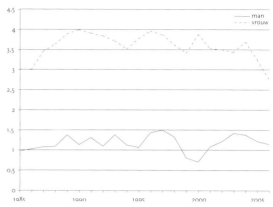

Figuur 6.5.1 Nieuwe gevallen van migraine per 1000 patiëntjaren gestandaardiseerd voor leeftijd. Trend over jaren (CMR 1985-2006).

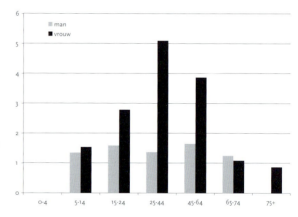

Figuur 6.5.2 Nieuwe gevallen van migraine per 1000 patiëntjaren. Verdeling naar leeftijd en geslacht (CMR 2002-2006).

patiënten uit families waarin migraine voorkomt. Als uitlokkende factoren worden stress en bepaalde voedingsmiddelen (rode wijn, kaas, chocolade) genoemd. Verder is er een samenhang met veranderingen in vrouwelijke geslachtshormoonspiegels.

Een bijzondere vorm komt voor bij kinderen met cyclische buikpijn en braken tot acetonemisch braken toe. De diagnose migraine wordt dan soms pas veel later gesteld.

Migraine is een diagnose die de huisarts dikwijls pas na verloop van tijd stelt. Na uitdieping van de anamnese biedt vooral een analyse van frequentie en aard van de hoofdpijnaanvallen inzicht in de aandoening. De patiënt kan hiertoe gegevens in een dagboek noteren. Hiermee zijn ook eventueel uitlokkende factoren op te sporen die handvatten voor interventie bie-

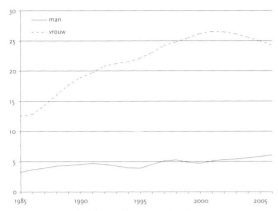

Figuur 6.5.3 Bekende gevallen van migraine per 1000 patiëntjaren gestandaardiseerd voor leeftijd. Trend over jaren (CMR 1985-2006).

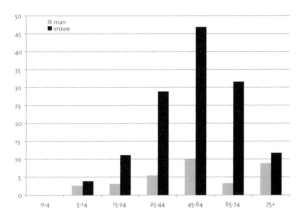

Figuur 6.5.4 Bekende gevallen van migraine per 1000 patiëntjaren. Verdeling naar leeftijd en geslacht (CMR 2002-2006).

den. Aan de andere kant dient de huisarts attent te zijn op 'formes frustes' van migraine; situaties waarin tijdelijke uitvalsverschijnselen, lichtflitsen, hemianopsie en dergelijke optreden zonder bijpassende hoofdpijn.

Epidemiologische gegevens

In de CMR stelt de huisarts de diagnose migraine jaarlijks bij 3-4 per 1000 vrouwen en 1 per 1000 mannen, een door de jaren heen opmerkelijk constante incidentie (figuur 6.5.1).

De incidentie was op jongvolwassen leeftijd het hoogst. Bij vrouwen werd de diagnose in de leeftijdsgroep van 25-44 jaar bij 5 per 1000 per jaar gesteld (figuur 6.5.2). Uit figuur 6.5.2 wordt duidelijk dat in vrijwel alle leeftijdsgroepen de incidentie onder vrouwen hoger is dan onder mannen, met een man-vrouwratio van 1:4 in de leeftijdsgroep 25 tot 44 jaar. De incidentie toonde nauwelijks variatie tussen de onderscheiden sociale lagen.

De prevalentie bleek in de periode 1985-2006 van ongeveer 15 naar 25 per 1000 vrouwen opgelopen, bij mannen van ongeveer 3 naar 6 per 1000 (figuur 6.5.3). De hoogste prevalentie werd gevonden bij vrouwen van 45-64 jaar. In die leeftijdsgroep was ruim 4% van de vrouwen geregistreerd vanwege chronische recidiverende migraine. Er waren enkele kinderen in de schoolgaande leeftijd die de code voor chronische migraine kregen (figuur 6.5.4).

Beloop en interventie

De ene patiënt zal weinig frequent aanvallen hebben, terwijl een ander zijn leven blijkt te hebben ingericht naar zijn migraineaanvallen. Migraineaanvallen nemen in hevigheid en frequentie af en doven vaak na vele jaren langzaam helemaal uit. Het lijkt dat ernst en duur van de hoofdpijn zijn te beïnvloeden maar dat de ziekte als zodanig een beloop heeft dat zich over vele jaren uitstrekt.

Opsporen en vermijden van factoren die een aanval provoceren, kenmerken de eerste stappen in het beleid. Sommigen weten met ontspanningsoefeningen de duur en ernst van een aanval in te perken. De medicamenteuze behandeling van migraine bestaat in bestrijding van de acute klachten: een anti-emeticum oraal of rectaal en een halfuur later een pijnstiller in voldoende hoge dosering. Bij onvoldoende effect komt een 5-hydroxytryptamineantagonist (triptan) of ergotamine in aanmerking, waarbij de huisarts nadrukkelijk waarschuwt voor de ongewenste (gastro-intestinale en vasoconstrictieve) neveneffecten en het optreden van ergotamineafhankelijke hoofdpijn. Bij die patiënten die frequent aanvallen hebben, kan men een profylactische therapie geven. Er zijn enkele middelen in de handel voor deze profylaxe. Het is vaak een kwestie van trial-and-error om het geschikte medicament te vinden, en niet altijd blijkt dat er te zijn.

Het kan van groot belang zijn om uitlokkende momenten op te sporen. Dit kan de patiënt het vertrouwen geven zelf iets aan de ziekte te kunnen doen. Er zijn patiënten die aanvallen van migraine krijgen na inname van voedingsmiddelen zoals kaas, chocolade, rode wijn en citrusvruchten. Orale anticonceptiva kunnen verergering van de migraine geven. Voor aanvallen in de pilvrije periode is doorslikken een bruikbaar alternatief.

Het merendeel van de patiënten wordt door de eigen huisarts behandeld. Verwijzing naar een neuroloog vindt niet vaak plaats, en in die gevallen meestal vanwege het uitsluiten van andere aandoeningen, bijvoorbeeld wanneer de migraine gepaard gaat met passagère focale neurologische verschijnselen.

Prognose en preventie

Het is onwaarschijnlijk dat migrainepatiënten extra risico lopen op andere ziekten. In het licht van de vaattheorie is wel gezocht naar verband met andere arteriele vaatziekten, maar een associatie hiermee werd niet gevonden.

Voor preventie van migraine als zodanig zijn geen aanknopingspunten. Aanvalspreventie is mogelijk door vermijding van uitlokkende factoren en door middel van medicatie.

Profiel

De diagnose migraine wordt op anamnestische gronden gesteld, meestal bij (jong)volwassenen en duidelijk vaker bij vrouwen dan bij mannen. De aanvallen neigen tot vermindering in ernst en frequentie. De behandeling bestaat uit bestrijding van de meest hinderlijke symptomen, zelden uit het instellen van permanente medicatie.

6.6 CERVICOBRACHIALGIE, CARPALETUNNELSYNDROOM EN POLYNEUROPATHIE

Ziektebeelden

Cervicobrachialgie verwijst naar uitstralende pijn in één arm, soms met tintelen in de vingers. Motorische uitvalsverschijnselen zijn meestal afwezig. Vooral 's nachts kan de pijn zeer hevig zijn en het slapen belemmeren.

Men maakt veelal onderscheid in een radiculair en pseudoradiculair beeld. Radiculaire pijn wordt veroorzaakt door compressie van een of meer uittredende zenuwwortels. Zowel discusdegeneratie, spondylartrose als prolaps van een hernia nuclei pulposi kunnen aanleiding geven tot deze wortelcompressie. Bij pseudoradiculaire pijn is er een diffuse uitstralende pijn vanuit het kapsel van een gewricht of vanuit een spier. Men neemt aan dat een verhoogde spierspanning (gespannenheid) en een ongunstige houding een rol spelen in de ontstaanswijze.

Is er een sterke toename van de pijn bij bewegingen in de nek, in het bijzonder bij hyperextensie en lateroflexie, en is er een toename bij hoesten, niezen en persen of motorische of sensibele uitval, dan wordt een radiculair syndroom waarschijnlijker op basis van een cervicale hernia nuclei pulposi (HNP). De niveaus C6-C7 en C5-C6 zijn het meest frequent aangedaan. Zelden is er tevens motorische uitval met eenzijdig verzwakte triceps- (C6-C7) of bicepsreflex (C5-C6). De diagnose pseudoradiculair beeld wordt gesteld op grond van de anamnese en een pijnlijke, in bewegingen beperkte nek zonder neurologische afwijkingen.

Cervicobrachialgieën blijken in de praktijk moeilijk afgrensbare ziektebeelden met individueel een groot verschil in pijnbeleving. Een röntgenologisch aangetoonde discopathie kan de klinische verdenking op wortelcompressie ondersteunen, maar om deze aan te tonen is MRI- of CT-scanning noodzakelijk. Als differentieeldiagnose gelden het 'thoracic outlet'-syndroom en het carpaletunnelsyndroom.

Het *carpaletunnelsyndroom*, een beklemming van de n. medianus onder het carpale ligament, geeft in zijn typische vorm klachten van tintelen, pijn en/of gevoelloosheid in de door de n. medianus verzorgde huid aan de handpalmzijde van duim, wijsvinger, middelvinger en de helft van de ringvinger. Ook hier staat nachtelijke pijn op de voorgrond. Het begint meestal eenzijdig, maar komt ook dubbelzijdig voor. Overbelasting van de pols, hypothyreoïdie en hormonale invloeden in zwangerschap en menopauze spelen een rol in de etiologie. Reumatoïde artritis, synovitis en tendinitis kunnen eveneens de ruimte in de tunnel verkleinen en op deze wijze druk uitoefenen op de n. medianus. Het lichamelijk onderzoek is meestal zonder afwijkingen en de provocatietests van Tinel en Phalen blijken in de praktijk weinig diagnostische betekenis te hebben.

De anamnese is dus van groot belang; een neurofysiologisch onderzoek (geleidingstests), waarbij de geleiding over de n. medianus wordt gemeten, kan zo nodig het vermoeden bevestigen en dient tevens om een polyneuropathie uit te sluiten.

Andere 'entrapment'-neuropathieën zoals van de nervus ulnaris, radialis, cutaneus femoris lateralis (met het klinisch beeld van de meralgia paraesthetica), peroneus en tibialis worden in de CMR onder overige aandoeningen van het perifere zenuwstelsel geregistreerd.

Polyneuropathie is een aandoening van de distale uiteinden van de perifere zenuwen, zich vooral uitend in symmetrische sensibiliteitsstoornissen, soms ook in motorische en vegetatieve stoornissen. De voeten zijn erger en eerder aangedaan dan de handen (sok-,

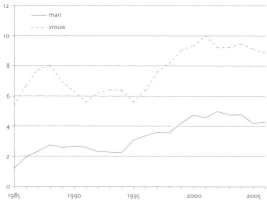

Figuur 6.6.1 Nieuwe gevallen van cervicobrachialgie inclusief carpaletunnelsyndroom per 1000 patiëntjaren gestandaardiseerd voor leeftijd. Trend over jaren (CMR 1985-2006).

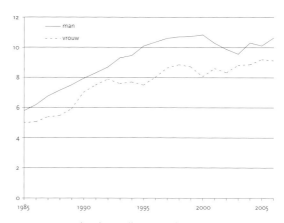

Figuur 6.6.3 Bekende gevallen van polyneuropathie per 1000 patiëntjaren gestandaardiseerd voor leeftijd. Trend over jaren (CMR 1985-2006).

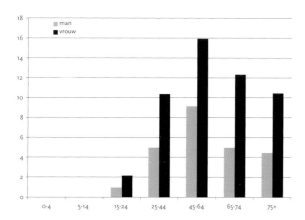

Figuur 6.6.2 Nieuwe gevallen van cervicobrachialgie inclusief carpaletunnelsyndroom per 1000 patiëntjaren. Verdeling naar leeftijd en geslacht (CMR 2002-2006).

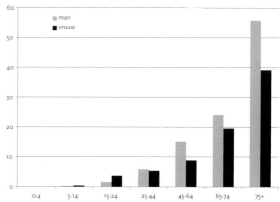

Figuur 6.6.4 Bekende gevallen van polyneuropathie per 1000 patiëntjaren. Verdeling naar leeftijd en geslacht (CMR 2002-2006).

handschoenfenomeen). Vooral diabetes en ook vitamine-B-deficiëntie (alcohol, medicijnen, intoxicaties) zijn verantwoordelijk voor ongeveer de helft van de polyneuropathieën.

Bij onderzoek zijn aan de voeten vitale (pijn, grove tast, temperatuur) en gnostische (dieptegevoel, fijne tast) stoornissen te objectiveren en vertraagde of afwezige knie- en achillespeesreflexen. Neurofysiologische (geleidings)tests bekrachtigen de diagnose.

Epidemiologische gegevens

Cervicobrachialgie (inbegrepen het *carpaletunnelsyndroom*) kwam in de CMR regelmatig voor. De incidentie bij vrouwen bedraagt ongeveer 7 per 1000 per jaar, de laatste jaren wat meer. Het verschil in incidentie tussen vrouwen en mannen is groot gebleven, ongeveer een factor twee (figuur 6.6.1). De hoogste incidentie werd gevonden onder mensen van 45-65 jaar (figuur 6.6.2). Uit de opsplitsing van de code in 1997 bleek in de periode 1997-2006 40% van de registraties het carpaletunnelsyndroom te betreffen, 60% cervicobrachialgie.

Van *polyneuropathie* worden jaarlijks ongeveer vier nieuwe gevallen per 1000 patiënten geregistreerd, voor mannen en vrouwen ongeveer gelijk. De prevalentie is in de periode 1985-2006 gestegen van circa 6 per 1000 naar 9 per 1000 per jaar en wordt bij mannen wat vaker geregistreerd dan bij vrouwen (figuur 6.6.3). Deze aandoening bleek met het toenemen van de leeftijd vaker bekend te zijn (figuur 6.6.4).

Beloop en interventie

De therapie bij *cervicobrachialgie* kent verschillende mogelijkheden. Warmte en analgetica zorgen voor verlichting van pijn en opheffen van spierspasmen. Bij een slechte houding met protractie van de schouders en gespannen spieren kunnen houdings- en ontspanningsoefeningen aangewezen zijn. Overigens is, zelfs in geval van een radiculair beeld, het beloop binnen vier tot zes weken gunstig. Recidieven kunnen voorkomen. Slechts bij grote uitzondering is bij wortelcompressie als gevolg van een HNP met onhoudbare of aanhoudende klachten neurochirurgisch ingrijpen nodig.

Ook het *carpaletunnelsyndroom* kent een gunstig beloop. Rust, ondersteund door een nachtspalk, is de eerst aangewezen therapie, eventueel gevolgd door een injectie in de tunnel met een corticosteroïd. Helpt dit alles onvoldoende, dan kan het retinaculum chirurgisch worden gekliefd.

Bij *polyneuropathie* is het beloop afhankelijk van de onderliggende aandoening. In het algemeen is het niet zo rooskleurig. Bij diabetes betekent therapie een zo scherp mogelijke instelling; vaak echter verdwijnt daarmee de hinderlijke polyneuropathie niet. Alcoholpolyneuropathie is gebaat met het stoppen van de alcoholinname en het toedienen van vitamine B. Voor elke neurogene perifere stoornis geldt dat deze slecht reageert op de gebruikelijke pijnstillers, inclusief NSAID's, eventueel wel effectief zijn tricyclische antidepressiva en anti-epileptica.

Prognose en preventie

De prognose van *cervicobrachialgie* en *carpaletunnelsyndroom* is goed. Preventieve maatregelen zijn niet bekend, behalve in arbeidsomstandigheden met een specifieke polsbelasting.

Bij *polyneuropathie* breiden de verschijnselen zich geleidelijk aan uit, van de tenen naar de voeten en onderbenen en vaak in een laat stadium ook naar de vingers en handen. Met name de loopfunctie raakt bemoeilijkt. De sensibiliteitsvermindering geeft aanleiding tot onopgemerkte verwondingen. Preventief is eer te behalen door het zorgen voor een gezonde voeding bij alcoholmisbruik en bij anderszins schamele eters; meer dan een wens zal dit in de praktijk vaak niet blijken. Wel kan men bij medicatie zoals INH, sommige cytostatica en langdurig nitrofurantoïnegebruik, bijtijds pyridoxine suppleren.

Profiel

Cervicobrachialgie en carpaletunnelsyndroom zijn aandoeningen van de perifere zenuwen in de arm waarvan vooral het carpaletunnelsyndroom nachtelijke pijn veroorzaakt. Beide aandoeningen komen het meest voor tussen de 45 en 65 jaar. Polyneuropathie treft vooral patiënten boven de 65 en is geassocieerd met diabetes mellitus en vitamine-B-deficiëntie.

6.7 BLEFARITIS, HORDEOLUM EN CHALAZION

Ziektebeelden

Aandoeningen van de oogleden betreffen meestal infecties, gezwelletjes of kleine anatomische afwijkingen. Met dit laatste worden vooral het entropion en ectropion bedoeld. Beide laatste zijn aandoeningen die in de CMR geregistreerd worden onder de code voor 'overige ziekten van het oog' en worden in deze paragraaf niet besproken.

Blefaritis is een ontsteking van de ooglidranden, meestal door stafylokokken, ontstaan op basis van seborroïsch eczeem, zelden op basis van psoriasis of dermatitis na gebruik van bijvoorbeeld cosmetica. De patiënt klaagt over gezwollen, rode ooglidranden met korsten en schilfers aan de wimpers, jeuk en branderig gevoel op de ogen. Pathologisch-anatomisch is er een ontsteking van de follikels van de oogharen.

Een *hordeolum* of 'strontje' is een infectie van talgkliertjes langs de haarwortels van de wimpers aan de buitenzijde van het ooglid. Bij inspectie is een folliculitis zichtbaar, een rode zwelling, dikwijls reeds met een gele punt door verettering.

Een *chalazion* of 'gerstekorrel' ontstaat door af-

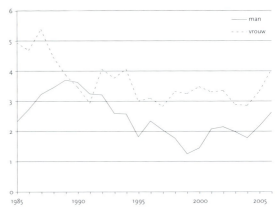

Figuur 6.7.1 Nieuwe gevallen van blefaritis per 1000 patiëntjaren gestandaardiseerd voor leeftijd. Trend over jaren (CMR 1985-2006).

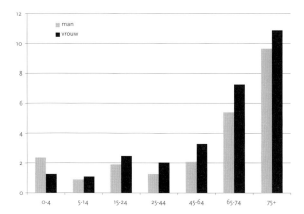

Figuur 6.7.2 Nieuwe gevallen van blefaritis per 1000 patiëntjaren. Verdeling naar leeftijd en geslacht (CMR 2002-2006).

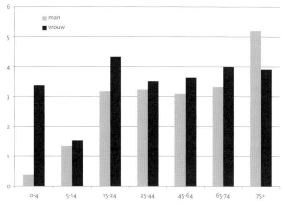

Figuur 6.7.4 Nieuwe gevallen van hordeolum per 1000 patiëntjaren. Verdeling naar leeftijd en geslacht (CMR 2002-2006).

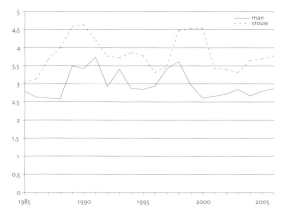

Figuur 6.7.3 Nieuwe gevallen van hordeolum per 1000 patiëntjaren gestandaardiseerd voor leeftijd. Trend over jaren (CMR 1985-2006).

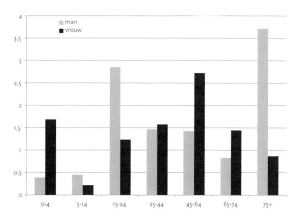

Figuur 6.7.5 Nieuwe gevallen van chalazion per 1000 patiëntjaren. Verdeling naar leeftijd en geslacht (CMR 2002-2006).

sluiting van een van de kliertjes van Meibom, die aan de binnenzijde van het ooglid liggen, en uit zich als een cyste of pijnloos hard gezwelletje in het (boven)ooglid.

Epidemiologische gegevens

Het aantal nieuwe gevallen van *blefaritis* fluctueerde in de CMR door de jaren rond een gemiddelde van drie nieuwe gevallen per 1000 per jaar, wat hoger voor vrouwen dan voor mannen (figuur 6.7.1). Er was sprake van een hogere incidentie in de oudste leeftijdsgroepen (figuur 6.7.2). Bij onderscheid naar seizoen werden slechts geringe verschillen gevonden. In de hoogste sociale laag bleek de incidentie wat geringer dan in de lagere.

Voor het *hordeolum* werd door de jaren een tamelijk constant aantal nieuwe gevallen gevonden van ongeveer 3 per 1000 per jaar, bij vrouwen steeds wat hoger dan bij mannen (figuur 6.7.3). Hordeolum werd in alle leeftijdsgroepen gezien (figuur 6.7.4). De incidentie bleek weinig te variëren bij onderscheid naar seizoen of sociale laag.

Voor *chalazion* werd een incidentie gevonden van 1,1 per 1000 mannen en 1,4 per 1000 vrouwen per jaar. De incidentie bleef door de jaren vrijwel constant. Chalazion werd in alle leeftijdsgroepen geregistreerd (figuur 6.7.5).

Beloop en interventie

Blefaritis is een vaak zeer hardnekkige aandoening die nauwgezette behandeling door de patiënt vraagt. Regelmatig schoonmaken van de oogleden met een nat watje, eventueel gedrenkt in wat babyshampoo, geduldig wegpoetsen van schilfers en eventueel aanbrengen van een antibioticumbevattende zalf zijn de belangrijkste toegepaste therapeutische maatregelen. Chronische vormen worden wel met een corticoïdzalf behandeld.

Een *hordeolum* kan behandeld worden met een warm oogkompres, eventueel met een antibioticumbevattende oogzalf ter voorkoming van verspreiding van de infectie. Het hordeolum rijpt uit en ontlast zich, of er treedt resorptie op van het infectieuze materiaal. Zelden is het nodig te incideren. In de CMR bleek het aantal verwijzingen hiervoor te verwaarlozen.

Een *chalazion* verettert zelden of nooit. De klachten van het chalazion zijn voornamelijk esthetisch van aard. Toch kan met name een klein chalazion daarenboven visusklachten veroorzaken door druk op de oogbol. Verwijdering kan geschieden door een intralaesionale injectie met een corticoïd, dan wel door middel van incisie en excochleatie. De huisarts kan dit zelf met behulp van een chalaziontangetje of zal de patiënt hiervoor verwijzen naar een oogarts.

Prognose en preventie

Wanneer cosmetica een rol spelen bij het ontstaan van een blefaritis, ligt het voor de hand deze te mijden. Wanneer een seborroïsch eczeem of psoriasis ten grondslag ligt aan de ontsteking, is er gerede kans op latere recidieven. Instructie voor vroegtijdige behandeling door patiënten zelf kan uitbreiding voorkomen. Een hordeolum geneest gewoonlijk restloos. Preventieve maatregelen zijn niet bekend. Chalazion verdwijnt bij conservatieve behandeling meestal niet.

Profiel

Blefaritis, hordeolum en chalazion zijn alledaagse aandoeningen van de oogleden die op alle leeftijden voorkomen en met eenvoudige maatregelen zijn te behandelen.

6.8 CONJUNCTIVITIS

Ziektebeeld

Conjunctivitis is veruit de meest voorkomende oogontsteking in de huisartspraktijk. Presentatie aan de huisarts geschiedt vanwege subjectieve hinder en dikwijls ook uit ongerustheid, gezien de vaak gehoorde opmerking: 'Ik heb maar twee ogen...'

Naar oorzaak worden een virale, bacteriële en allergische genese onderscheiden. Virale infecties hebben gewoonlijk een lichte of matige conjunctivitis tot gevolg. Een adenovirusbesmetting daarentegen kan opvallen door heftigheid van het klinisch beeld met snelle uitbreiding over beide ogen en hoge graad van besmettelijkheid: in één gezin kunnen dan verschillende gezinsleden kort na elkaar worden getroffen. Zelden zetten de preauriculaire klieren op. Bij een patiënt met een conjunctivitis dient de huisarts gespitst te zijn op het tijdig ontdekken van een herpes-simplex-infectie (zie paragraaf 2.9).

Bacteriële infecties worden slechts bij uitzondering niet veroorzaakt door 'gewone' bacteriën zoals stafylokokken, streptokokken en *Haemophilus influenzae*. Uitzonderingen zijn conjunctivitis gonorrhoica zoals neonaten durante partu kunnen oplopen (blennorroe) en infecties met *Chlamydia trachomatis*, waarvan de heftige folliculaire reactie en papillaire hypertrofie van de conjunctiva tarsi in leerboeken beschreven staat. De CMR-artsen konden zich een dergelijk beeld evenwel niet herinneren, zodat we aannemen dat het tot de 'witte raven' behoort. Conjunctivitis op allergische basis berust vaak op contact met bekende allergenen zoals graspollen, stuifmeel, huisstof en dierlijke producten.

De diagnose conjunctivitis wordt gesteld op grond van de anamnese en het klinisch beeld. De klachten zijn roodheid van het oog, branderig gevoel, jeuk, tranen en afscheiding. Het is op basis van deze gegevens niet goed mogelijk om betrouwbaar een virale, bacteriële of allergische genese te onderscheiden.

De beschreven conjunctivitisbeelden hebben als gemeenschappelijk kenmerk het symptoom 'het rode oog'. Onder deze symptoomdiagnose valt nog een aantal belangrijke afwijkingen. Met name het eenzijdige rode oog moet tot alertheid manen. De diagnose subconjunctivale bloeding, spontaan of na een trauma, levert gewoonlijk weinig problemen op. Een andere diagnose is episcleritis, een (sub)conjunctivale roodheid met conjunctivale zwelling en lokale drukpijn. Het is een oppervlakkige ontsteking van de sclera, op basis van een immunologische reactie die meestal spontaan herstelt. Soms zijn corticoïdbevattende oogdruppels nodig. Bij een iritis of iridocyclitis bestaat er niet alleen een verschuifbare, oppervlakkige roodheid, maar ook een diepe, niet-verschuifbare paarse roodheid, een teken van ontsteking van de sclera. De patiënt klaagt niet alleen over pijn, maar heeft ook last van fotofobie en de visus is veelal verminderd. Dit laatste is bij een conjunctivitis niet het geval. In het aangedane oog is de pupil vernauwd. In een later stadium kan er een onregelmatige pupil ontstaan door adhesies van de iris

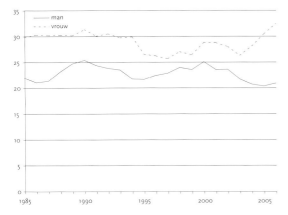

Figuur 6.8.1 Nieuwe gevallen van conjunctivitis per 1000 patiëntjaren gestandaardiseerd voor leeftijd. Trend over jaren (CMR 1985-2006).

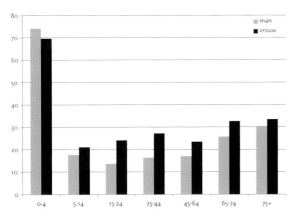

Figuur 6.8.2 Nieuwe gevallen van conjunctivitis per 1000 patiëntjaren. Verdeling naar leeftijd en geslacht (CMR 2002-2006).

aan de lens. Pijn kan ook wijzen op acuut glaucoom, een aandoening die vooral boven de leeftijd van 65 jaar wordt aangetroffen (zie paragraaf 6.12). Keratitis sicca is een andere, frequent optredende mogelijkheid. In ernstiger gevallen zijn met fluoresceïne cornea-erosies zichtbaar. Veelal zal de huisarts bij afwezigheid van afwijkingen bij onderzoek op de anamnese de diagnose stellen en de behandeling starten met kunsttranen, daarbij de mogelijkheid van het syndroom van Sjögren in het achterhoofd houdend. Cornealaesies en een herpes keratitis zijn met fluoresceïne aantoonbaar. Bij de laatste kan tevens de sensibiliteit van de cornea verminderd zijn.

Onder de code voor conjunctivitis wordt in de CMR ook het beeld van de 'lasogen' geregistreerd, een keratoconjunctivitis ten gevolge van ultraviolette straling zoals ook kan optreden bij gebruik van een hoogtezon zonder speciale bril of bij 'sneeuwblindheid'. Wanneer conjunctivitis een symptoom is van hooikoorts, volgt uitsluitend registratie van hooikoorts.

Epidemiologische gegevens

Het aantal nieuwe gevallen van conjunctivitis is hoog in de CMR met een incidentie van gemiddeld 25 nieuwe gevallen per 1000 per jaar, voor vrouwen wat hoger dan voor mannen (figuur 6.8.1). De incidentie bleek voor de onderscheiden leeftijdscategorieën weinig van het gemiddelde af te wijken. Alleen de leeftijdsgroep 0-4 jaar toonde een duidelijk hogere incidentie (figuur 6.8.2).

Bij onderscheid naar sociale laag of seizoen kwamen geen opvallende verschillen in de geregistreerde incidenties aan het licht.

Beloop en interventie

Vaak zal een conjunctivitis met eenvoudige maatregelen te behandelen zijn: regelmatig schoonmaken van beide ogen, eventueel ondersteund met een middel dat vasoconstrictie en decongestie bewerkt (fenylefrine, nafazoline) of adstringerend en antiseptisch werkt (zinksulfaat).

Wanneer na enkele dagen het oog nog pus blijft afscheiden of wanneer er verdenking bestaat op gonorroe, wordt, in het laatste geval nadat een kweek is afgenomen, behandeld met druppels of zalf met een antibioticum. Antibioticumbevattende oogdruppels dienen frequent, elke paar uur, te worden toegepast, zalf twee- tot viermaal per dag. Ook de combinatie van druppels overdag en zalf voor de nacht wordt vaak toegepast. Alternatief voor fusidinezuur, waartegen resistentie is ontstaan, is vooral chlooramfenicol. Bij kortdurend (maximaal een week) lokaal gebruik, zoals gewoonlijk in de oogheelkunde, leidt chlooramfenicol niet tot hematologische bijwerkingen die, hoewel zeldzaam, wel bij langdurig en oraal gebruik zijn beschreven.

Bij een allergische conjunctivitis is vermijding c.q. eliminering van het allergeen een eerste vereiste. Als dit niet mogelijk is, kan meestal worden volstaan met bovenstaande maatregelen, eventueel gecombineerd met een antihistaminicum lokaal als oogdruppel of per os.

Lasogen kunnen door de huisarts behandeld worden met koude oogkompressen en analgetica. Ook kan men eenmalig verdovende oogdruppels geven. Geregelde en vooral langdurige toepassing hiervan leidt tot een vertraagde genezing van het cornea-epitheel.

Verdenking op een herpes- of chlamydia-infectie zal gewoonlijk leiden tot verwijzing naar een oogarts.

Prognose en preventie
In het merendeel van de gevallen verdwijnen de klachten van een conjunctivitis binnen enkele dagen. Restverschijnselen worden niet gezien. Het dragen van een veiligheidsbril bij lassen, skiën of gebruik van hoogtezon en zonnebank draagt bij aan de preventie van het optreden van lasogen.

Profiel
Conjunctivitis is een op alle leeftijden veelvoorkomende oogaandoening die gewoonlijk, al dan niet ondersteund door eenvoudige middelen, binnen enkele dagen geneest. Het is een taak van de huisarts om ernstige andere aandoeningen uit te sluiten.

6.9 STRABISME

Ziektebeeld
Strabisme of scheelzien is de gangbare benaming voor een afwijkende, niet-symmetrische oogstand. Gevolg is dat een voorwerp niet beiderzijds tegelijkertijd op de fovea centralis wordt geprojecteerd, waardoor fusie in het centrale zenuwstelsel niet tot stand komt.

Er zijn twee vormen van strabisme: de niet-paralytische en de, vooral bij ouderen en bij patiënten met diabetes optredende, paralytische vorm. Bij de niet-paralytische vorm blijft de hoek tussen de assen van beide ogen in alle blikrichtingen hetzelfde, bij de paralytische vorm wordt deze scheelziensshoek groter bij kijken in de richting waarin de verlamde spier had moeten werken. De non-paralytische vorm wordt ook wel concomiterend (begeleidend) strabisme genoemd en wordt veroorzaakt door een te zwakke fusiekracht, waardoor het binoculaire zien met diepteperceptie verloren gaat. De oogstand kan daarbij convergent of divergent zijn. Er ontstaat diplopie, die omzeild wordt door het straberende oog niet meer te gebruiken (suppressie), of doordat het scheelziende oog nieuwe corresponderende punten vormt op het netvlies (abnormale retinale correspondentie). Zo kan bij een anatomisch volledig normaal oog functieverlies (amblyopie), tot blindheid toe, ontstaan. Hetzelfde gebeurt bij paralytisch strabisme, zij het dat dan verlamming van een of meer uitwendige oogspieren de aanleiding is. Wanneer een dergelijke verlamming op

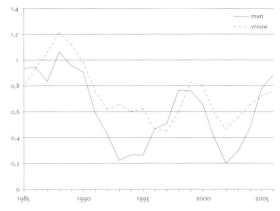

Figuur 6.9.1 Nieuwe gevallen van strabisme per 1000 patiëntjaren gestandaardiseerd voor leeftijd. Trend over jaren (CMR 1985-2006).

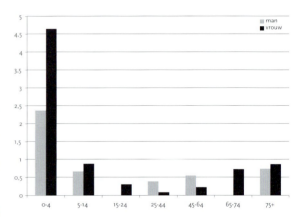

Figuur 6.9.2 Nieuwe gevallen van strabisme per 1000 patiëntjaren. Verdeling naar leeftijd en geslacht (CMR 2002-2006).

latere leeftijd plotseling ontstaat, is onderzoek naar de oorzaak nodig.

Strabisme valt vaak op in een periode van vermoeidheid of zwakte, bijvoorbeeld na een kinderziekte, zeker als het binoculaire zien al labiel is als gevolg van een refractieafwijking. Deze refractieafwijking is meestal hypermetropie. Kinderen met hypermetropie moeten namelijk continu accommoderen om een beeld scherp op hun retina te krijgen. Accommodatie en convergentie zijn onverbrekelijk met elkaar verbonden. Deze convergerende kracht geeft aanleiding tot convergent strabisme.

Epidemiologische gegevens
Het aantal nieuwe gevallen van strabisme in de CMR is in de loop van de registratieperiode 1985-2006 vrij

constant en bedroeg gemiddeld 0,6 per 1000 per jaar (figuur 6.9.1).

Zoals te verwachten, bleek de incidentie vooral in de jongste leeftijdscategorieën hoog. Daarna werd deze diagnose nog slechts incidenteel geregistreerd (figuur 6.9.2).

De verschillen in incidentie bij onderscheid naar seizoen bleken gering. Bij onderscheid naar sociale laag werd in het geheel geen verschil in incidentie gevonden.

Beloop en interventie

Veel baby's zijn kort na de geboorte scheel. Na zes maanden moeten de ogen recht staan, zo niet, dan is behandeling nodig. Betreft het een niet-paralytisch scheelzien, dan moet het scheelziende oog heropgevoed worden om functieverlies te voorkomen; hiertoe wordt het goede oog afgeplakt. Hoe eerder dit gebeurt, des te groter de kans op succes. Na het 6e jaar heeft deze maatregel geen zin meer. Uiteraard worden tevens aanwezige refractieafwijkingen met een bril gecorrigeerd. Bij blijvend concomiterend strabisme kan uiteindelijk operatief een rechte oogstand worden verkregen.

Bij een paralytisch strabisme hangt de behandeling primair af van de oorzaak. Operatieve correctie is vaak goed mogelijk.

Prognose en preventie

De huisarts moet bedacht zijn op de aanwezigheid van strabisme in geval van een positieve familieanamnese voor amblyopie of strabisme en indien, bij kleuters en schoolgaande kinderen, er een verschil in visus is tussen beide ogen.

Opsporing van strabisme kan met eenvoudige tests gebeuren: door beoordeling van de stand van corneareflexbeeldjes zowel in rust als bij het volgen van een vinger of lampje, en door de afdekproef. Daarbij worden beide ogen om beurten afgedekt en worden eventuele instelbewegingen genoteerd, zowel van het afgedekte als van het niet-afgedekte oog. Afdekken met behulp van een prisma maakt onderzoek vanaf twee-, driejarige leeftijd mogelijk.

De genoemde technieken worden toegepast bij het preventief geneeskundig onderzoek op consultatiebureaus voor zuigelingen en kleuters. In de praktijk van de huisarts zijn zij vaak lastiger goed uit voeren dan het op papier lijkt.

Profiel

Scheelzien is een aandoening van baby's en jonge kinderen die, vroegtijdig opgespoord, niet tot functieverlies van een van de ogen hoeft te leiden.

6.10 REFRACTIEAFWIJKINGEN

Enkele ziektebeelden

Deze heterogene groep oogafwijkingen heeft als gemeenschappelijk kenmerk een onvoldoende gezichtsscherpte, die kan verbeteren door correctie met een bril of contactlenzen. De drie belangrijkste vormen zijn presbyopie, myopie en hypermetropie.

Presbyopie treedt op na het 40e jaar. De lens heeft zoveel van zijn accommodatievermogen verloren dat het nabijheidspunt buiten de 'armlengte' komt te liggen. Dit kan gecompenseerd worden met een positieve bril. Boven 65 jaar stopt de progressie.

Myopie of bijziendheid berust op een te lange oogas: het beeld wordt vóór de retina geprojecteerd. Met een negatieve bril – glas in het centrum dunner dan perifeer – is dit te verhelpen. Na het 21e jaar blijft de mate van myopie vrijwel constant.

Hypermetropie of verziendheid berust op een te korte oogas, waardoor het beeld achter het netvlies wordt geprojecteerd. De lens moet extra accommoderen om een scherp beeld te vormen. Men moet aan deze diagnose denken bij jongvolwassenen die klagen over hoofdpijn en snelle vermoeidheid. Om het accommodatievermogen te blijven stimuleren, zal men slechts krap corrigeren met positieve glazen.

Bij myopie (en zelden bij hypermetropie) kan *astigmatisme* voorkomen. Door een ongelijkmatige breking van de cornea ontstaat er een vertekend beeld in één richting. Correctie vindt plaats met cilindrische glazen.

Epidemiologische gegevens

Er wordt in de CMR geen onderscheid gemaakt tussen de verschillende refractieafwijkingen. De incidentie varieerde in de loop der jaren en lijkt de laatste jaren te dalen naar 3 per 1000 mannen per jaar en 5 per 1000 vrouwen per jaar (figuur 6.10.1). In de leeftijdsgroep 5-14 jaar lag deze incidentie het hoogst (figuur 6.10.2). De geregistreerde incidentie zal de werkelijke incidentie overigens niet zo goed weerspiegelen omdat velen met refractieklachten direct naar een opticien gaan of, zoals in geval van de leesbril, deze op de markt of in het grootwinkelbedrijf aanschaffen.

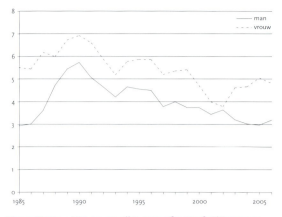

Figuur 6.10.1 Nieuwe gevallen van refractieafwijkingen per 1000 patiëntjaren gestandaardiseerd voor leeftijd. Trend over jaren (CMR 1985-2006).

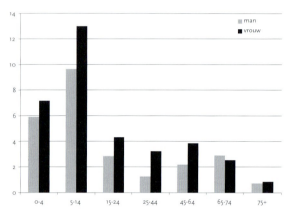

Figuur 6.10.2 Nieuwe gevallen van refractieafwijkingen per 1000 patiëntjaren. Verdeling naar leeftijd en geslacht (CMR 2002-2006).

Beloop en interventie

Correctie van refractieafwijkingen is slechts nodig bij klachten. Het niet-corrigeren van een refractiestoornis geeft geen toename van de afwijking, behalve bij jonge kinderen; hier dreigt amblyopie vooral bij eenzijdige afwijkingen en bij sterk astigmatisme. Kinderen onder de leeftijd van 6 jaar met refractieafwijkingen worden verwezen naar een orthoptist of oogarts.

Refractieafwijkingen worden niet veroorzaakt of verergerd door televisiekijken of veel lezen bij slecht licht. Ingrijpen op deze punten heeft geen therapeutische of preventieve waarde.

Prognose en preventie

Gewoonlijk is bij jongeren enkele jaren na vaststelling van de refractieafwijking herziening van de correctie nodig.

Zelden ontstaan er moeilijkheden. Alleen bij een brilsterkte van zeven of meer dioptrieën bestaat er een kans op spontane netvliesloslatingen, reden om deze patiënten te adviseren zich regelmatig oogheelkundig te laten controleren. Netvliesloslatingen van geringe omvang zijn immers met behulp van lasertherapie uitstekend te behandelen, terwijl loslating over een groot oppervlak tot gedeeltelijke of totale uitval van het gezichtsvermogen kan leiden.

Profiel

Refractieafwijkingen komen veel voor. Periodiek geneeskundig onderzoek op de basisschool en bezoek op eigen initiatief aan een opticien leiden er mede toe dat de bemoeienis van de huisarts beperkt blijft.

6.11 CATARACT

Ziektebeeld

Cataract of 'grauwe (grijze) staar' is een lenstroebeling ten gevolge van verandering van eiwitsamenstelling en/of watergehalte. Er zijn verschillende vormen van cataract: congenitaal, bij chronische ontsteking, na trauma, door langdurig gebruik van corticosteroïden, bij stofwisselingsziekten zoals diabetes mellitus, maar de meest voorkomende is het seniel cataract.

Als er visusklachten optreden, is het proces al vrij ver gevorderd. Dikwijls zijn beide ogen aangetast. Aanvankelijk heeft de patiënt alleen problemen bij zien in de verte en niet bij lezen. De meest gehoorde klacht betreft slecht zien bij direct invallend licht. Daardoor worden lopen in zonlicht buiten en autorijden 's avonds moeilijk. De lenstroebeling verstrooit het licht en de patiënt zal pogingen ondernemen om zijn ogen hiertegen af te schermen.

Bij inspectie, zeker bij gerichte belichting met een smalle lichtbundel, valt de troebeling van de lens op. Differentieeldiagnostisch komt de 'groene staar' in aanmerking: het glaucoom. Dit kan door meting van de oogboldruk worden vastgesteld.

Epidemiologische gegevens

In de CMR is het aantal nieuwe gevallen opvallend gestegen tot de laatste jaren 4 per 1000 mannen en ongeveer 6-7 per 1000 vrouwen (figuur 6.11.1).

Cataract is overwegend een ouderdomsziekte. In

ZIEKTEN VAN HET ZENUWSTELSEL EN DE ZINTUIGEN

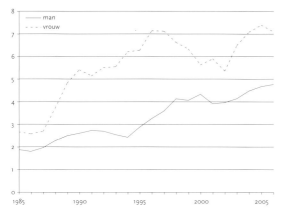

Figuur 6.11.1 Nieuwe gevallen van cataract per 1000 patiëntjaren gestandaardiseerd voor leeftijd. Trend over jaren (CMR 1985-2006).

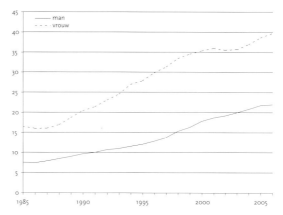

Figuur 6.11.3 Bekende gevallen van cataract per 1000 patiëntjaren gestandaardiseerd voor leeftijd. Trend over jaren (CMR 1985-2006).

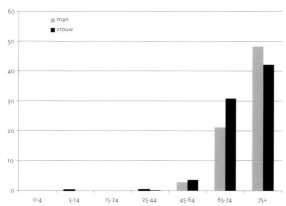

Figuur 6.11.2 Nieuwe gevallen van cataract per 1000 patiëntjaren. Verdeling naar leeftijd en geslacht (CMR 2002-2006).

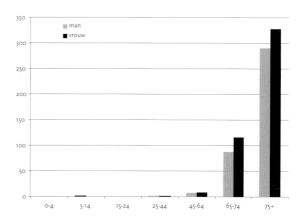

Figuur 6.11.4 Bekende gevallen van cataract per 1000 patiëntjaren. Verdeling naar leeftijd en geslacht (CMR 2002-2006).

slechts 15% van de 1127 nieuwe gevallen in de periode 1985-2006 bleek de patiënt jonger dan 65 jaar te zijn (figuur 6.11.2).

Onderscheid naar seizoen liet geen verschil zien. Bij onderscheid naar sociale laag bleek de incidentie in de laagste sociale laag wat hoger dan in de hogere sociale lagen.

Zoals te verwachten bij een blijvende aandoening zoals cataract, is de prevalentie aanzienlijk hoger dan de incidentie. In de registratieperiode 1985-2006 nam de prevalentie gestaag toe tot ruim 35 per 1000 vrouwen en 20 per 1000 mannen per jaar (figuur 6.11.3). Van de mensen ouder dan 75 jaar is de laatste jaren ongeveer 25% van de mannen en ruim 30% van de vrouwen in die leeftijdsgroep met cataract bij de huisarts bekend (figuur 6.11.4).

Beloop en interventie

Cataract is een meestal langzaam progressieve aandoening. Zo lang de visus voor patiënt acceptabel blijft, hoeft niet te worden ingegrepen. Plaatsing van de lichtbron achter de patiënt en het gebruik van een loep zijn praktische hulpmiddelen, evenals boeken met grote letters.

Visuscontrole kan bij deze patiënten beter geschieden aan de hand van landolt-ringen dan met de letterkaart volgens Snellen. Bij deze laatste kan immers herkenning van een deel van de letter al voldoende zijn voor een correcte benoeming.

Het moment van ingrijpen hangt af van de subjectief ondervonden hinder, zoals bij lezen of hobby's, en wordt dus in belangrijke mate door de patiënt bepaald. Operatie houdt een lensextractie in met aansluitend implantatie van een intraoculair plastic kunstlensje. Als dit laatste niet lukt, kan de afake patiënt geholpen worden met een staarbril, een bril met sterk positieve lenzen die beeldvergroting geeft (alles is dichterbij dan voordien), maar ook beperking van het gezichtsveld.

Prognose en preventie
Maatregelen die het ontstaan van cataract kunnen voorkomen of de progressie tegengaan, zijn niet bekend.

Profiel
Cataract is een langzaam progressieve troebeling van de lens bij ouderen, in het bijzonder bij hoogbejaarden. Visusstoornissen vormen een indicatie voor operatief ingrijpen.

6.12 GLAUCOOM

Ziektebeeld
Bij glaucoom (groene staar) bestaat er een verhoogde intraoculaire druk, meestal door een belemmering van afvoer van het oogkamerwater. Een druk van 21-30 mmHg is suspect, bij herhaling >30 mmHg is bewijzend voor de diagnose. De verhoogde druk leidt in het gebied van de papil tot ischemie, necrose en dus weefselverlies. Na maanden tot jaren wordt dit waarneembaar in uitval van delen van het gezichtsveld, visusklachten en een pathologische papilexcavatie bij fundoscopie. Dit laatste is de enige bevinding bij normaledrukglaucoom. Indien gezichtsvelduitval wordt gevonden, is men eigenlijk al te laat omdat de schade het eerst optreedt in het perifere gezichtsveld dat voor de huisarts niet goed te onderzoeken is.

Er zijn vier hoofdvormen.

De meest voorkomende is *glaucoma simplex*, ook wel primair chronisch of openkamerhoekglaucoom genoemd. Het begint boven 45 jaar en zou bij 1% van mensen boven deze leeftijd voorkomen. De druk in beide ogen stijgt geleidelijk; dit verloopt aanvankelijk zonder symptomen. Na vijf tot tien jaar treedt gezichtsvelduitval op. Onbehandeld kan deze vorm tot blindheid leiden.

Acuut glaucoom is zeldzaam, maar moet direct herkend worden om blijvende schade aan het oog te voorkomen. Een bestaande nauwe kamerhoek (geschat wordt dat 1% van de mensen boven de 40 jaar dit heeft) kan door pupilverwijding totaal worden afgesloten. Hevige emoties en medicamenten kunnen luxerende momenten zijn. De oogdruk stijgt tot 60-80 mmHg. De patiënt voelt hevige pijn in het oog, ziet wazig en soms kleurige kringen rond een lichtbron, is vaak misselijk en braakt. De cornea ziet er door oedeem dof uit, het oog is rood, de pupil lichtstijf. Onbehandeld leidt deze vorm binnen enkele dagen tot irreversibele blindheid. Perifere iridectomie reguleert de druk blijvend. Meestal ondergaat het niet-aangedane oog profylactisch dezelfde behandeling; er is anders grote kans dat het eenzelfde aanval zal krijgen.

Secundair glaucoom is een nevensymptoom bij andere oogaandoeningen: ontstekingen, na trauma, facogeen (lenszwelling, subluxatie), facolytisch.

Congenitaal glaucoom of buphthalmus (runderoog) is al aanwezig bij de geboorte en berust op een autosomaal recessieve aanlegstoornis van kamerhoek en trabeculair systeem.

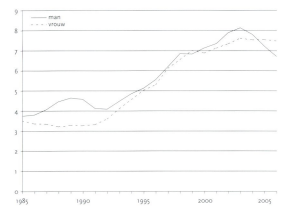

Figuur 6.12.1 Bekende gevallen van glaucoom per 1000 patiëntjaren gestandaardiseerd voor leeftijd. Trend over jaren (CMR 1985-2006).

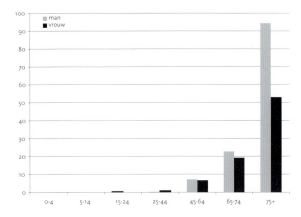

Figuur 6.12.2 Bekende gevallen van glaucoom per 1000 patiëntjaren. Verdeling naar leeftijd en geslacht (CMR 2002-2006).

In de CMR wordt glaucoom pas geregistreerd na bevestiging van de diagnose door een oogarts.

Epidemiologische gegevens

De incidentie van glaucoom was niet groot. In de CMR werden in de periode 1985-2006 86 nieuwe gevallen geregistreerd bij mannen (10 jonger dan 45 jaar) en 78 bij vrouwen (3 jonger dan 45 jaar), een incidentie die de laatste jaren is opgelopen tot ongeveer 0,7 per 1000 per jaar. In een gemiddelde huisartspraktijk wordt de diagnose minder dan tweemaal per jaar gesteld.

De diagnose komt, eenmaal gesteld, op de probleemlijst te staan. De prevalentie bedroeg 6-7 per 1000 patiënten per jaar, voor mannen en vrouwen vrijwel gelijk (figuur 6.12.1). Leeftijdsspecifiek liep de prevalentie op naar gemiddeld 20 per 1000 patiënten van 65-74 jaar en naar 93 per 1000 mannen en 50 per 1000 vrouwen van 75 jaar en ouder (figuur 6.12.2).

Beloop en interventie

De verschijnselen van glaucoom worden meestal pas na verloop van tijd duidelijk. Onbehandeld nemen gezichtsvelduitval en visusstoornissen toe tot blindheid.

Het principe van de behandeling – die tot het terrein van de oogarts behoort – bestaat in verlaging van de oogboldruk. Op elegante wijze lukt dit meestal met bèta-2-sympathicolytica in oogdruppelvorm. Overigens gelden hiervoor dezelfde contra-indicaties als bij oraal gebruik van deze middelen. De bèta-2-sympathicolytica hebben voor een deel de vroeger veelgebruikte miotica zoals pilocarpine vervangen, die als nadelen hebben: pupilvernauwing en de noodzaak om ongeveer elke zes uur te druppelen. Voor beide middelen geldt dat het effect in hoge mate afhangt van de therapietrouw.

Operatief ingrijpen zal meestal plaatsvinden bij glaucoom op de kinderleeftijd en na een acute glaucoomaanval. Ook glaucoma simplex dat niet of niet meer op medicatie reageert, vormt een indicatie. Doel is het maken van een toegang voor het oogkamervocht naar de subconjunctivale ruimte zodat daar resorptie kan plaatsvinden. In toenemende mate wordt hierbij gebruikgemaakt van laserstralen.

Prognose en preventie

Wanneer met behandeling een oogboldruk van 20 mmHg of iets meer kan worden bereikt en behouden, neemt de gezichtsvelduitval niet toe en ontstaat een stabiele situatie. Oogboldruk en therapietrouw moeten regelmatig worden gecontroleerd.

De kans op de ontwikkeling van glaucoom is familiair verhoogd. De huisarts kan hierop anticiperen door in deze families regelmatig de oogboldruk te (laten) meten bij personen boven de 40 jaar.

Bij opticiens wordt in toenemende mate een screenende drukmeting uitgevoerd, waardoor de taak van de huisarts beperkt kan blijven tot controle en, zo nodig, verwijzing van die personen bij wie bij herhaling een verhoogde oogboldruk wordt gevonden.

Profiel

Glaucoom doet zich voor in verschillende vormen, het meest als het zich geleidelijk ontwikkelende openkamerhoekglaucoom bij ouderen. De huisarts kan de diagnose vroegtijdig stellen door gericht oogheelkundig onderzoek bij patiënten met verhoogd risico. Door medicamenteuze en soms door chirurgische behandeling wordt progressie voorkomen.

6.13 CERUMEN

Ziektebeeld

Cerumen of oorsmeer is een fysiologisch product van de cerumen- en talgklieren in de gehoorgang. Cerumen is waterafstotend en beschermt de gehoorgang tegen infecties. Er is grote individuele variatie in kwantiteit en samenstelling van het oorsmeer. Bij overmatige hoeveelheid en/of vaste consistentie kan oorsmeer de gehoorgang afsluiten en klachten veroorzaken van slechter horen en abnormale gehoorsensaties. Bij ouderen kunnen harde, afsluitende proppen bij toeval worden gevonden; langzaam gewend aan een verminderd gehoor, klaagt een bejaarde niet over doofheid. Dragers van een gehoorapparaat hebben meer kans op het ontstaan van een cerumenprop.

De diagnose wordt gesteld op basis van otoscopische bevindingen.

Epidemiologische gegevens

In de CMR is een tamelijk constante hoge incidentie te zien van de diagnose cerumenproppen (figuur 6.13.1). Per jaar werd deze diagnose gemiddeld 45 maal gesteld per 1000 personen, in vrijwel gelijke mate bij mannen en vrouwen. Met het stijgen van de leeftijd werd voor cerumen vaker de hulp van de huisarts ingeroepen (figuur 6.13.2).

De incidentie is vrijwel praktijk- en seizoensonafhankelijk. Ook met de sociale laag varieert de incidentie nauwelijks.

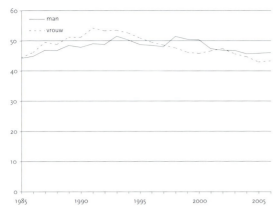

Figuur 6.13.1 Nieuwe gevallen van cerumen per 1000 patiëntjaren gestandaardiseerd voor leeftijd. Trend over jaren (CMR 1985-2006).

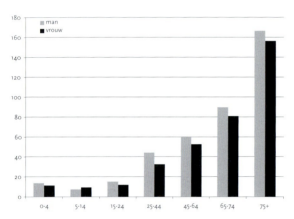

Figuur 6.13.2 Nieuwe gevallen van cerumen per 1000 patiëntjaren. Verdeling naar leeftijd en geslacht (CMR 2002-2006).

Beloop en interventie

Een cerumenprop is een onschuldig euvel en behoeft slechts eenvoudige behandeling. Het uitspuiten van oren met water op lichaamstemperatuur (om prikkeling van het evenwichtsorgaan te voorkomen) is een behandeling die goed door de praktijkassistente is uit te voeren. Hard spuiten heeft geen zin en kan leiden tot irritatie van de gehoorgang. Het uitspuiten wordt vergemakkelijkt door een dag tevoren een aantal malen (sla)olie in de gehoorgang te laten druppelen of wat lauw warm water een kwartier voor het uitspuiten.

Een trommelvliesperforatie of de verdenking daarop is een contra-indicatie voor uitspuiten. Oorproppen kunnen in dat geval instrumenteel verwijderd worden. Dit is precisiewerk dat onder goede belichting met een cerumenhaakje met succes door de huisarts kan worden gedaan.

Prognose en preventie

Klachten door cerumenproppen recidiveren nogal eens bij sommige personen, soms hardnekkig aan dezelfde kant; anderen hebben deze nooit. Het is aannemelijk dat een seborroïsche huid predisponeert tot het krijgen van deze aandoening.

Cerumenproppen zijn niet te voorkomen. Het ontstaan heeft niet te maken met een gebrek aan hygiene, zoals patiënten soms denken. Krabeffecten en de soms daaropvolgende infectie van de gehoorgang zijn wel te voorkomen door patiënten elke poging te ontraden om zelf cerumen te verwijderen met een wattenstaafje of lucifer.

Profiel

Klachten over cerumen komen zeer frequent voor, vaker bij ouderen dan bij jongeren en zijn gewoonlijk eenvoudig te verhelpen met uitspuiten van de oren.

6.14 OTITIS EXTERNA

Ziektebeeld

Otitis externa is een aandoening van de uitwendige gehoorgang. Pathofysiologisch is er sprake van een huidontsteking. Vaak betreft het een bacteriële infectie (met name *Pseudomonas*, stafylokokken), soms blijft een kweek negatief, zelden worden schimmels gekweekt. Deze ontsteking ontstaat gemakkelijk als gevolg van vocht in de gehoorgang (zwemmen!), indien er (door krabben of peuteren) sprake is van kleine verwondingen of een pre-existente huidaandoening (chronisch eczeem, psoriasis, irritatie door gehoorapparaat of haarspray). De patiënt klaagt over jeuk, pijn, otorroe en soms een verminderd gehoor. Bij onderzoek is er lichte drukpijn op de tragus en soms een oedemateus gezwollen oorschelp. Bij otoscopie kan men een droge schilfering vinden of een gehoorgang die is afgesloten door secreet dat al dan niet kwalijk riekt.

Differentieeldiagnostisch moet gedacht worden aan spontane trommelvliesperforatie, bijvoorbeeld bij kinderen na een acute otitis media (deze wordt meestal voorafgegaan door oorpijn) en aan een furunkel in de gehoorgang (dan staat de pijn meer op de voorgrond).

ZIEKTEN VAN HET ZENUWSTELSEL EN DE ZINTUIGEN

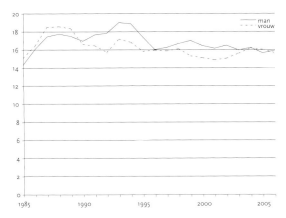

Figuur 6.14.1 Nieuwe gevallen van otitis externa per 1000 patiëntjaren gestandaardiseerd voor leeftijd. Trend over jaren (CMR 1985-2006).

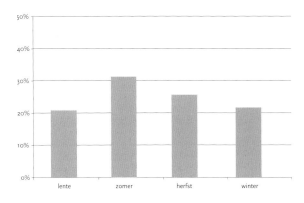

Figuur 6.14.3 Nieuwe gevallen van otitis externa in procenten van de totale incidentie. Verdeling naar seizoen (CMR 1985-2006).

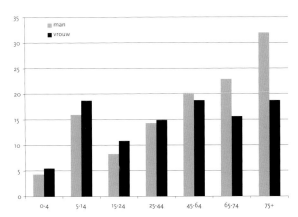

Figuur 6.14.2 Nieuwe gevallen van otitis externa per 1000 patiëntjaren. Verdeling naar leeftijd en geslacht (CMR 2002-2006).

Epidemiologische gegevens

Het aantal nieuwe gevallen van otitis externa laat over de totale registratieperiode een vrij constant beeld zien van ongeveer 16 nieuwe gevallen per 1000 patiënten per jaar, voor zowel mannen als vrouwen (figuur 6.14.1).

In de CMR werd vanwege otitis externa door patiënten uit alle leeftijdsgroepen de hulp van de huisarts ingeroepen (figuur 6.14.2).

Opvallend was de hogere incidentie in de zomer, naar verwachting omdat in dit jaargetijde meer wordt gezwommen (figuur 6.14.3). Otitis externa kwam het meest voor in de lagere sociale klasse.

Per 1000 patiënten leden er 1-2 aan een chronisch recidiverende otitis externa.

Beloop en interventie

Otitis externa behoort tot de kleine kwalen en behoeft slechts eenvoudige behandeling. Reiniging van de gehoorgang kan door de praktijkassistente worden uitgevoerd. Een (mogelijke) trommelvliesperforatie vormt een contra-indicatie voor uitspuiten met water. In dat geval en als er sprake is van veel pijn kan uitzuigen uitkomst bieden.

Gewoonlijk is een behandeling gedurende enkele dagen met oordruppels afdoende. Eerste keuze zijn oordruppels die een combinatie bevatten van azijnzuur, dat lokaal een antibacterieel zuur milieu bewerkstelligt, en hydrocortison of triamcinolonacetonide dat de zwelling van de gehoorgang en jeuk ter plaatse tegengaat. De druppels kan men direct in de gehoorgang druppelen of aanbrengen op een oortampon. Van preparaten die een antibioticum bevatten, al dan niet in combinatie met corticosteroïden, is geen beter resultaat te verwachten.

Wanneer een gehoorapparaat wordt gedragen, is het reinigen van de oordop en het tijdelijk niet dragen van het gehoorapparaat vaak afdoende. Otitis externa kan predisponeren tot het ontstaan van erysipelas of cellulitis in het gezicht.

Prognose en preventie

Otitis externa recidiveert nogal eens bij sommige personen, terwijl anderen nooit last hebben. Preventie bestaat vooral in niet meer krabben of peuteren met welk voorwerp dan ook (wattenstaafjes!). Het preventief effect van het eenmalig toepassen van oordruppels na zwemmen of baden is niet bewezen.

Profiel

Otitis externa is een op alle leeftijden voorkomende aandoening die op eenvoudige wijze kan worden behandeld. De aandoening recidiveert soms, vooral door peuteren.

6.15 OTITIS MEDIA MET EFFUSIE

Ziektebeeld

Bij de problemen rondom de tuba Eustachii ging vroeger de aandacht met name uit naar 'tubacatarre', een aandoening die werd geacht vooral voor te komen bij jongvolwassenen na een neusverkoudheid. De therapie was doorblazen van de tuba met een politzerballon waarmee door knijpen in de ballon lucht onder druk in de neus werd geperst. Tegenwoordig is de aandacht meer gericht op jonge kinderen en op otitis media met effusie (OME), voorheen wel otitis media serosa of 'glue ears' genoemd. Bij OME is sprake van ophoping van sereus, meer of minder taai, helder of troebel, soms gelig vocht in de trommelholte. De oorzaak is nog niet goed bekend. De symptomen zijn een verstopt gevoel in het oor, soms met een sensatie van druk, oorsuizen of een knappend, borrelend geluid bij neussnuiten. Bij jonge kinderen is deze aandoening volstrekt symptoomloos, al blijkt de gehoorscherpte bij nader onderzoek soms duidelijk verminderd.

Geassocieerd met het optreden van OME zijn familiaire dispositie en het frequent doormaken van bovenste luchtweginfecties. Risicocategorieën voor persisteren van OME en een gecompliceerd beloop daarvan zijn kinderen met palatoschisis, kinderen met het syndroom van Down en kinderen met een gecompromitteerd immuunsysteem.

Het trommelvlies kan wat ingetrokken zijn, maar vertoont meestal geen veranderingen. Soms ziet men een vloeistofspiegel of luchtbelletjes door het trommelvlies. In de regel is echter weinig of niets te zien en is de anamnese doorslaggevend voor de diagnose. De aandoening is gemakkelijk en met grote zekerheid vast te stellen door middel van impedantietympanometrie zoals onder andere de kno-arts verricht.

Mede vanwege de gehoorsvermindering wordt bij langdurige dubbelzijdige OME een vertraging van de taalontwikkeling gevreesd, maar hiervan bleek bij follow-up van kinderen tot hun 7e of 8e levensjaar, onafhankelijk van de behandeling die deze kinderen kregen, geen sprake.

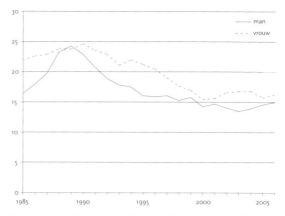

Figuur 6.15.1 Nieuwe gevallen van otitis media met effusie per 1000 patiëntjaren gestandaardiseerd voor leeftijd. Trend over jaren (CMR 1985-2006).

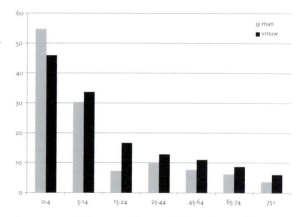

Figuur 6.15.2 Nieuwe gevallen van otitis media met effusie per 1000 patiëntjaren. Verdeling naar leeftijd en geslacht (CMR 2002-2006).

Epidemiologische gegevens

Bij deze aandoening moeten de cijfers van de CMR beschouwd worden als minimumgetallen. Er is geen sprake geweest van systematische opsporing. Na een top in de incidentie eind jaren tachtig, is de incidentie de laatste jaren ongeveer 15 per 1000 per jaar voor mannen en voor vrouwen (figuur 6.15.1). De oorzaken van de tijdelijke verhoging in de incidentie hebben waarschijnlijk mede gelegen in een toenemende aandacht voor het gehoor op zuigelingen- en kleuterbureaus (invoering van gehoorscreening) en op school, en in een groot optimisme ten aanzien van de behandeling van deze aandoening met trommelvliesbuisjes. Blijkens de cijfers werd de hoogste incidentie gevonden bij jonge kinderen met een piek bij 0-4-jarigen (figuur 6.15.2).

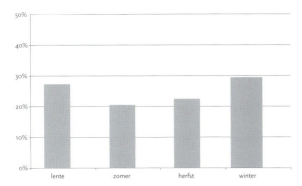

Figuur 6.15.3 Nieuwe gevallen van otitis media met effusie in procenten van de totale incidentie. Verdeling naar seizoen (CMR 1985-2006).

Analyse naar jaargetijde wijst op een gering overwegen in winter en voorjaar (figuur 6.15.3). Dit gegeven en de hoge incidentie bij basisschoolkinderen wijzen op een verband met infecties van de bovenste luchtwegen.

In de hogere sociale lagen is de diagnose minder vaak gesteld.

Blijkens systematische bevolkingsonderzoeken met moderne elektronische apparatuur komt kortdurende otitis media met effusie bij jonge kinderen veel vaker voor, met piekprevalenties rond het 2e en 5e levensjaar. In Nijmegen werd bij longitudinaal onderzoek otitis media met effusie gevonden bij 20-30% van alle 2-4-jarigen, bij de helft van hen dubbelzijdig. In de eerste zeven levensjaren maken vier van de vijf kinderen minstens eenmaal een episode otitis media met effusie door.

Beloop en interventie

Otitis media met effusie blijkt in de regel binnen enkele maanden spontaan over te gaan. In geval van OME bij 0-4-jarigen die dubbelzijdig is en langer dan drie maanden functiestoornissen van het gehoor geeft, is verwijzen naar een kno-arts te overwegen. Deze kan paracentese verrichten, de trommelholte leegzuigen, adeno(tonsillec)tomie verrichten, en/of plastic beluchtingsbuisjes ('boordeknoopjes') in het trommelvlies plaatsen. Bij oudere kinderen kan langer worden afgewacht. Persisteren van klachten van het gehoor en van de sociale consequenties die dit kan hebben, zijn leidraad voor een eventuele verwijzing. Het is echter de vraag in hoeverre verwijzen noodzakelijk is, omdat otitis media met effusie meestal in de loop van de tijd spontaan verdwijnt.

Prognose en preventie

In het Nijmeegse bevolkingsonderzoek werd gevonden dat de kans op spontane genezing vrijwel constant 50% was per drie maanden follow-up. Er was echter bij kleine kinderen ook een flinke, hoewel met het stijgen van de leeftijd afnemende kans op recidieven. Bij een follow-up tot op de leeftijd van 7-8 jaar bleken de kinderen met dubbelzijdige, enkele maanden lang persisterende OME geen achterstand te vertonen ten aanzien van taalbegrip, taalgebruik en schoolprestaties, los van de vraag of bij hen wel of geen trommelvliesbuisjes waren geplaatst.

Behandeling (ook wat betreft buisjes) is dan ook gericht op symptoomverlichting, waaronder gehoorsverbetering op de korte termijn, maar wordt niet gerechtvaardigd door langetermijneffecten.

Profiel

Otitis media met effusie kan vermoedelijk het beste beschouwd worden als een onderdeel of gevolg van bovenste luchtweginfecties. De frequentie bij kleine kinderen is tot voor kort sterk onderschat. Het natuurlijk beloop is gunstig.

6.16 OTITIS MEDIA ACUTA

Ziektebeeld

Onder acute middenoorontsteking (ook wel als OMA aangeduid) wordt verstaan een infectie van het middenoor, met een plotseling begin en een duur korter dan drie weken. De meest voorkomende verwekkers zijn pneumokokken (40%). In 40% van de gevallen wordt geen specifieke verwekker gevonden. Het is echter zeer waarschijnlijk dat verkoudheidsvirussen het belangrijkste etiologische agens zijn. OMA wordt bijna altijd voorafgegaan door een neusverkoudheid. De infectie bereikt de trommelholte via de buis van Eustachius.

De meest op de voorgrond staande symptomen zijn oorpijn, verminderd gehoor en koorts. Bij kleine kinderen staan huilen, stoornissen in de algemene toestand en van het maag-darmkanaal op de voorgrond.

Bij inspectie met de oorspiegel is het trommelvlies rood. In het begin ziet men alleen uitgezette bloedvaten in de periferie en langs de hamersteel, later wordt het trommelvlies diffuus vurig rood en kan het gaan bomberen. In late gevallen kan men pus zien doorschemeren. Spontane perforatie komt nogal eens voor.

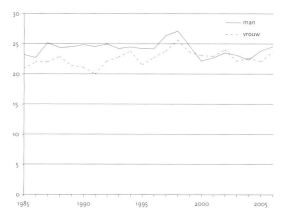

Figuur 6.16.1 Nieuwe gevallen van otitis media acuta per 1000 patiëntjaren gestandaardiseerd voor leeftijd. Trend over jaren (CMR 1985-2006).

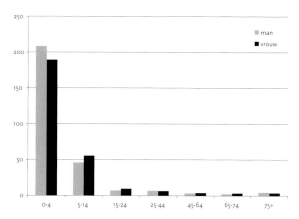

Figuur 6.16.2 Nieuwe gevallen van otitis media acuta per 1000 patiëntjaren. Verdeling naar leeftijd en geslacht (CMR 2002-2006).

De diagnose OMA wordt gesteld op het trommelvliesbeeld.

Epidemiologische gegevens

Otitis media acuta is een van de meest voorkomende kinderziekten waarvoor hulp van de huisarts wordt ingeroepen. Dit hulp inroepen gebeurt nogal eens 's avonds of 's nachts. De gegevens van de CMR tonen een opvallend constant beeld. Gemiddeld lag de incidentie op 23 per 1000 per jaar voor mannen en voor vrouwen (figuur 6.16.1).

Acute middenoorontsteking is typisch een ziekte van kleine kinderen. De incidentie was het hoogst bij 0-4-jarigen en zakte daarna snel. Er was hier nauwelijks verschil tussen jongens en meisjes. Bij volwassenen kwam OMA slechts zelden voor (figuur 6.16.2).

Kenmerkend voor deze aandoening is het recidiverende karakter bij sommige kinderen. Uit een longitudinaal follow-uponderzoek van een cohort CMR-kinderen bleek dat 'overall' gezien bijna 20% van hen in hun tweede tot vierde levensjaar eenmaal of meermalen per jaar acute middenoorontsteking kreeg. Bij nadere analyse van ruim 300 kinderen die gedurende hun zes eerste levensjaren werden gevolgd, bleek voor ongeveer 40% van hen nooit hulp te zijn ingeroepen voor deze ziekte, voor ongeveer 20% slechts eenmaal en voor ongeveer 40% meerdere malen. Vijf van deze laatste kinderen hadden meer dan tienmaal otitis media acuta!

De sociale laag waartoe de kinderen behoren heeft blijkens de CMR geen duidelijke invloed. Het seizoen daarentegen wel. Middenoorontsteking bleek vooral in winter en voorjaar voor te komen, hetgeen begrijpelijk is gezien het verband met verkoudheid (figuur 6.16.3).

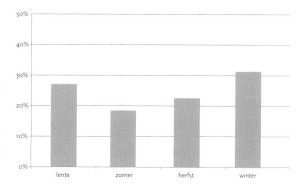

Figuur 6.16.3 Nieuwe gevallen van otitis media acuta in procenten van de totale incidentie. Verdeling naar seizoen (CMR 1985-2006).

In een aantal gevallen zijn de CMR-artsen niet verder gekomen in hun diagnostiek dan tot het registreren dat hun hulp werd ingeroepen voor *oorpijn*. Het ging hierbij om 462 patiënten in de periode 1986-2005, een incidentie van 1,7 per 1000 per jaar, ofwel ongeveer vijfmaal per praktijk per jaar. De verdeling over seizoen en leeftijd wees erop dat ook dit vermoedelijk gevallen van bovenste luchtweginfecties zijn geweest.

Beloop en interventie

Vroeger was het voor ouders gebruikelijk bij oorpijn van kinderen te volstaan met een druppeltje warme slaolie, zo nodig aangevuld met een eenvoudige pijnstiller. Uit follow-uponderzoeken van honderd jonge en honderd oude gezinnen in de jaren zestig en de vergelijking van deze gegevens met die van de CMR is gebleken dat vroeger inderdaad veel minder vaak medische hulp werd ingeroepen voor middenoorontsteking (evenals voor verkoudheid). Daarop is een tijd gevolgd waarin in Nederland – in tegenstelling tot de Angelsaksische landen – op grote schaal na verwijzing paracentese werd toegepast. Uit huisartsenonderzoek in 1959-1960 bleek dit in bijna de helft van de gevallen te gebeuren. Daarna kwam een periode waarin vrijwel stelselmatig antibiotica werden voorgeschreven. Onderzoek van Nederlandse huisartsen en kno-artsen heeft echter duidelijk aangetoond dat bij meer dan 90% van de gevallen volstaan kan worden met de – vroeger reeds door ouders toegepaste – symptomatische therapie. Bij kinderen van 2 jaar en ouder zijn de klachten slechts in een gering aantal gevallen na drie dagen niet over en kan een antibioticum uitkomst bieden. Bij kinderen jonger dan 2 jaar wacht men korter af en start men eerder met een antibioticum.

Een spontane trommelvliesperforatie ten gevolge van OMA sluit zich gewoonlijk zonder behandeling na enkele dagen. Het lijkt zaak dit te controleren en zo nodig te blijven vervolgen, omdat zich soms een chronisch loopoor ontwikkelt. Aangeraden wordt om na twee weken persisteren van een loopoor antibiotica te geven. Blijkt bij controle na gebruik van de antibiotica de perforatie nog aanwezig, dan volgt verwijzing naar een kno-arts.

Mastoïditis kwam vroeger nogal eens voor als complicatie van OMA en leidde soms zelfs tot intracraniële complicaties. Mastoïditis is tegenwoordig echter zeer zeldzaam.

Prognose en preventie
Zoals hierboven reeds vermeld, kan OMA beschouwd worden als een vrij onschuldige kinderziekte die in de regel spoedig spontaan geneest. Dit neemt niet weg dat sommige kinderen geplaagd worden door (soms frequente) recidieven. Hoe jonger de leeftijd waarop OMA zich openbaart, des te groter de kans hierop. Het zijn vooral als 'exsudatief' of 'catarraal' aangeduide kinderen neigend tot frequente luchtweginfecties, die onder recidieven te lijden hebben. Het is wel zeker dat tonsillectomie, waarop ouders van deze kinderen soms aandringen, hierbij van geen enkel nut is. Hetzelfde kan vermoedelijk ook gezegd worden van adenotomie, al is dit minder zeker. De belangrijkste hoop en troost die de huisarts deze ouders kan geven is dat de kans op (het herhalen van) OMA recht evenredig afneemt met het stijgen van de leeftijd. De verklaring hiervan is waarschijnlijk dat de buis van Eustachius in de loop van de jaren relatief nauwer en langer wordt en schuin omhoog gaat lopen, zodat hij minder toegankelijk is voor infecties. Daarnaast speelt een toenemende immunologische afweer vermoedelijk een rol.

Profiel
OMA is een – als onderdeel van luchtweginfecties – zeer dikwijls voorkomende, tot recidiveren neigende ziekte van kleine kinderen. Bij het opgroeien daalt de frequentie snel. De behandeling kan in de regel symptomatisch zijn en – als vroeger – aan de ouders worden toevertrouwd.

6.17 OTITIS MEDIA CHRONICA EN CHOLESTEATOOM

Ziektebeeld
Bij chronische middenoorontsteking worden klinisch twee varianten onderscheiden. Bij de ene variant bestaat een perforatie van het trommelvlies met mucopurulente afscheiding uit het oor. De andere variant betreft de restsituatie van de eerste variant als er een persisterende maar droge trommelvliesperforatie is blijven bestaan.

Bij een cholesteatoom is meestal sprake van een foetide afscheiding bij een trommelvliesperforatie, waarbij de afscheiding berust op een constante productie door het epitheel van het trommelvlies. De geproduceerde massa dreigt het middenoor te vullen en het omgevende bot aan te tasten.

De eerste symptomen van zowel de chronische middenoorontsteking als het cholesteatoom zijn een purulente, foetide afscheiding, een zogenoemd 'loopoor', met gehoorsvermindering. Later toont een chronische middenoorontsteking enkel een verminderd gehoor op basis van een droge trommelvliesperforatie. Pijn is geen kenmerk van deze aandoeningen en wijst op complicaties. De diagnose wordt gesteld op de volgende bevindingen: chronische otorroe en/of perforatie van het trommelvlies. Een cholesteatoom is in een rustige fase herkenbaar aan het typisch glanzend-witte aspect van een beslag op het bovenste kwadrant van het trommelvlies.

Epidemiologische gegevens
De frequentie van chronische otitis media varieert in de loop van de jaren enigszins in de CMR, en be-

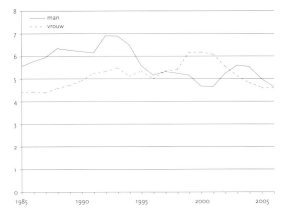

Figuur 6.17.1 Bekende gevallen van otitis media chronica per 1000 patiëntjaren gestandaardiseerd voor leeftijd. Trend over jaren (CMR 1985-2006).

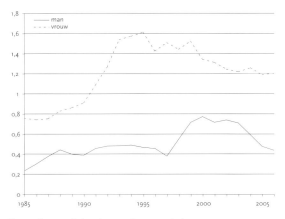

Figuur 6.17.3 Bekende gevallen van cholesteatoom per 1000 patiëntjaren gestandaardiseerd voor leeftijd. Trend over jaren (CMR 1985-2006).

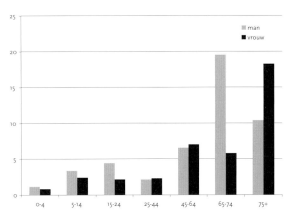

Figuur 6.17.2 Bekende gevallen van otitis media chronica per 1000 patiëntjaren. Verdeling naar leeftijd en geslacht (CMR 2002-2006).

draagt gemiddeld 0,6 per 1000 per jaar voor mannen en vrouwen. De aandoening werd in alle leeftijdsgroepen als incidentie vastgelegd. De prevalentie bedroeg ongeveer 5 per 1000 per jaar (figuur 6.17.1). De prevalentie nam met de leeftijd toe tot 10 per 1000 per jaar bij 65-74-jarigen en 13 per 1000 per jaar bij mensen ouder dan 75 jaar (figuur 6.17.2).

Voor het cholesteatoom gold in de periode 1985-2006 een incidentie van ongeveer 0,1 per 1000 per jaar, voor mannen en vrouwen gelijk. Het betrof 31 patiënten, 13 mannen, 18 vrouwen. Van hen waren er 13 jonger dan 25 jaar, 10 in de leeftijdsgroep 25-44 jaar en 8 ouder dan 45 jaar. Door de jaren heen bedroeg de prevalentie ongeveer 1,2 per 1000 vrouwen en 0,4 per 1000 mannen (figuur 6.17.3).

Beloop en interventie

Otitis media chronica geneest zelden of nooit spontaan. De behandeling kan in de regel conservatief zijn en bestaat uit regelmatige reiniging van de gehoorgang en gebruik van oordruppels met antibiotica en/of corticosteroïden.

Cholesteatoom moet operatief worden behandeld door de kno-arts. Soms betekent dit een poliklinische reiniging onder microscopie, soms een ingrijpende sanering van het middenoor en mastoïd.

Mogelijke complicaties van het cholesteatoom zijn aantasting van de gehoorbeentjes en het binnenoor, facialisparalyse en uitbreiding naar de schedelholte. Het sluipende karakter van deze ziekte vergt bijzondere waakzaamheid van de huisarts.

Prognose en preventie

Zoals gezegd, is meestal hulp van de oorarts bij deze ziekten nodig. Het cholesteatoom heeft na uitruiming een recidiefkans van ongeveer 25% en moet dus gecontroleerd worden. Voor de huisarts is een taak weggelegd bij de vroege opsporing en bewaking van deze soms verraderlijke aandoening.

Profiel

Twee, tegenwoordig nog maar betrekkelijk zelden, op alle leeftijden voorkomende ernstige oorziekten, die niet spontaan genezen en waakzaamheid van de huisarts vereisen.

6.18 SLECHTHORENDHEID

Ziektebeeld

Doofheid betekent in het spraakgebruik dat een gesprek op normale conversatietoon niet of niet goed mogelijk is. Absolute doofheid zonder enige geluidswaarneming is in de huisartspraktijk een zeldzaamheid. Meestal gaat het om hard- of slechthorendheid. De gevolgen daarvan zijn afhankelijk van de mate van slechthorendheid, enkel- of dubbelzijdigheid van de kwaal en de leeftijd bij ontstaan.

Slechthorendheid presenteert zich op alle leeftijden en heeft diverse oorzaken. Bij kinderen zijn het de ouders die merken dat hun kind niet of weinig op geluid reageert. Doofheid in de familie en gebruik van ototoxische stoffen zijn belangrijke aandachtspunten in de anamnese. Opsporing van slechthorendheid geschiedt bij pasgeborenen met behulp van elektroaudiometrie ('brainstem evoked response audiometry'), een betrouwbare, niet-invasieve methode.

Slechthorendheid bij volwassenen gaat opvallen wanneer woorden gehoord maar verkeerd begrepen worden, frequent gevraagd wordt om woorden te herhalen, radio en televisie steeds harder worden gezet en de mond van de spreker nauwlettend in de gaten wordt gehouden. Afgezien van tubadisfunctie bij verkoudheden zijn op volwassen leeftijd de belangrijkste oorzaken van slechthorendheid: presbyacusis, lawaaitrauma, otosclerose en chronische otitis media. Otosclerose is een langzaam progressieve, vaak familiair voorkomende vorm van geleidingsdoofheid. De oorzaak is waarschijnlijk abnormale botvorming van het labyrintkapsel rond het ovale venster, leidend tot fixatie van de stapes.

Bij ouderen gaat slechthorendheid nogal eens gepaard met oorsuizen. Het verminderd gehoor blijkt vooral storend te zijn in een lawaaiige omgeving of in druk gezelschap. Als oorzaak is vooral te denken aan presbyacusis (ouderdomshardhorendheid), maar ook aan een zeldzame aandoening zoals de ziekte van Ménière. Slechthorendheid door cerumen is eenvoudig te diagnosticeren en te behandelen. Dit komt op alle leeftijden voor.

Met behulp van stemvorkproeven en audiometrie is een indruk te krijgen van respectievelijk de aard en de mate van slechthorendheid. Gecombineerd met de gegevens uit anamnese en otoscopie is het beleid goed uit te stippelen. Voordelen van eenvoudige audiometrie door de huisarts zijn objectivering van de klachten, het vastleggen van metrische gegevens (met name over de ernst en het toongebied van het gehoorverlies) en daardoor vergelijkbaarheid van de uitkomsten op verschillende tijdstippen.

Epidemiologische gegevens

De code voor slechthorendheid wordt in de CMR toegekend bij een gehoorverlies van 30 dB of meer aan ten minste één oor in combinatie met sociale hinder die daarvan ondervonden wordt. In de praktijk wordt deze code vooral gebruikt voor perceptiedoofheid bij presbyacusis en lawaaidoofheid. Otosclerose kent een eigen code. Geleidingsdoofheid bij cerumen, otitis media acuta of otitis media met effusie wordt beschouwd als behorend bij de (midden)ooraandoening en wordt niet als slechthorendheid geregistreerd.

Het aantal nieuwe gevallen van slechthorendheid

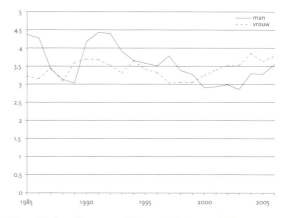

Figuur 6.18.1 Nieuwe gevallen van slechthorendheid per 1000 patiëntjaren gestandaardiseerd voor leeftijd. Trend over jaren (CMR 1985-2006).

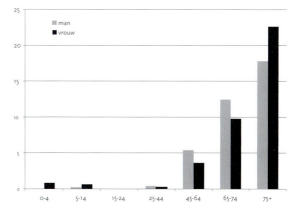

Figuur 6.18.2 Nieuwe gevallen van slechthorendheid per 1000 patiëntjaren. Verdeling naar leeftijd en geslacht (CMR 2002-2006).

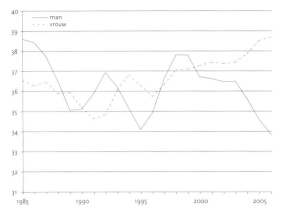

Figuur 6.18.3 Bekende gevallen van slechthorendheid per 1000 patiëntjaren gestandaardiseerd voor leeftijd. Trend over jaren (CMR 1985-2006).

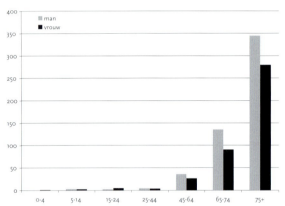

Figuur 6.18.4 Bekende gevallen van slechthorendheid per 1000 patiëntjaren. Verdeling naar leeftijd en geslacht (CMR 2002-2006).

bleef tamelijk constant in de periode 1985-2006 en bedroeg de laatste jaren ongeveer 3 per 1000 per jaar voor mannen en 3,5 per 1000 per jaar voor vrouwen (figuur 6.18.1).

Met het stijgen van de leeftijd werd een gestage toename gevonden van de incidentie, tot ongeveer 20 per 1000 per jaar in de oudste leeftijdsgroep (figuur 6.18.2).

De diagnose otosclerose werd in de CMR 22 maal gesteld in de periode 1985-2006 in de vier praktijken tezamen, 6 maal bij een man, 16 maal bij een vrouw.

Met een gemiddelde prevalentie van ruim 33 per 1000 patiënten behoort slechthorendheid tot de frequent voorkomende chronische aandoeningen in de huisartspraktijk. Door de jaren heen veranderde de prevalentie weinig. De daling bij mannen vanaf 2004 is waarschijnlijk een toevalsbevinding (figuur 6.18.3). In de leeftijdsgroep 65-74 jaar is 13% van de mannen en 9% van de vrouwen bekend met slechthorendheid, in de oudste leeftijdsgroep is dit opgelopen tot 35% voor de mannen en 28% voor de vrouwen (figuur 6.18.4).

Beloop en interventie

Presbyacusis en lawaaidoofheid, de belangrijkste vormen van slechthorendheid in deze paragraaf, genezen niet. Presbyacusis neemt in de loop van de jaren in ernst langzaam toe. Voorlichting aan patiënt, zijn partner en zijn huisgenoten richt zich vooral op instructie over het spreken – niet hard maar duidelijk articulerend, met het gezicht goed verlicht naar de patiënt toe – en op hulpmiddelen, zoals telefoonversterker en aanpassing van de voordeurbel (lagetonenbel, aansluiting op een lichtsignaal). Pas als een gesprek in een rustige omgeving met deze instructies niet goed meer mogelijk is, wordt het aanschaffen van een gehoorapparaat urgent. Na verwijzing naar een kno-arts of audiologisch centrum kan de patiënt een of enkele hoortoestellen proberen. Een verlies van 35 dB wordt hiervoor meestal als referentie gebruikt. Het lukt echter lang niet altijd om het gehoorverlies goed te compenseren.

Prognose en preventie

Met het stijgen van de leeftijd neemt de mate van slechthorendheid toe.

Preventie is, behalve ten aanzien van lawaaidoofheid, niet mogelijk. Wel kan men er vroeg bij zijn door attent te zijn op signalen van beginnende slechthorendheid en op signalen die huisgenoten geven.

Profiel

Slechthorendheid treft met het stijgen van de leeftijd een aanzienlijk gedeelte van de bevolking. Door een actief beleid, adequate informatie en gericht verwijzen kan de huisarts bijdragen aan de kwaliteit van leven van deze patiënten.

6.19 Duizeligheid en de ziekte van Ménière

Ziektebeeld

Duizeligheid is een veelgehoorde klacht op het spreekuur van de huisarts die nauwkeurig dient te worden uitgevraagd. Meestal gaat het om vaag omschreven gevoelens van onstandvastigheid en lichtheid in het hoofd die al langere tijd bestaan. De klacht heeft zowel somatische als functionele aspecten; in de diagnostiek wordt nagegaan wat het aandeel van elk van beide is.

Een acuut optredende aanval van duizeligheid onderscheidt zich van het bovenbeschreven beeld, en leidt soms zelfs tot een spoedvisite. Draaiduizeligheid duidt in de meeste gevallen op een stoornis in het vestibulaire systeem en is een symptoom bij een drietal ziektebeelden. Het meest frequent komt de zogenoemde *benigne paroxismale positieduizeligheid* (BPPD) voor als gevolg van plotse veranderingen van de stand van het hoofd, zoals bij bukken en omdraaien. Deze aanvallen van duizeligheid duren kort, van enkele seconden tot enige minuten en verdwijnen vanzelf binnen een aantal weken. Meer dramatisch verloopt de aanval van duizeligheid bij de *neuritis vestibularis* als gevolg van een acute, eenzijdige uitval van het labyrint. Deze heftige aanval met vegetatieve klachten kan gedurende enkele dagen aanhouden, waarbij patiënten zich beroerd voelen en vaak ook angstig zijn. Er treden hierbij geen gehoorstoornissen op en het ziektebeeld dooft geleidelijk binnen enkele weken uit. De oorzaak is onbekend, alhoewel men een relatie vermoedt met luchtweginfecties. Minder vaak gaat het om de *ziekte van Ménière* met acute draaiduizelingen, oorsuizen, verminderd gehoor, misselijkheid, braken en nystagmus. De patiënt is atactisch, voelt zich ellendig en de aanval duurt enkele uren tot dagen. De frequentie van de aanvallen neemt in de loop van enkele dagen af.

Naast de genoemde drie aandoeningen kan draaiduizeligheid ook een symptoom zijn bij een bloeding of infarct of een TIA in het verzorgingsgebied van de a. vertebralis en de a. basilaris. Als er geen andere neurologische symptomen, zoals dysartrie, dubbelzien of uitvalsverschijnselen optreden, is de diagnose moeilijk. Tot de zeer zeldzame oorzaken van draaiduizeligheid behoren tumoren, met name het acusticusneurinoom, zeker als er ook sprake is van progressief gehoorverlies.

Duizeligheidsklachten kunnen verder als fenomeen bij een scala van aandoeningen of situaties optreden. Bij duizeligheidsklachten van oudere mensen is de kans groot dat basilaris- of vertebralisinsufficiëntie een rol speelt. De klachten treden bijvoorbeeld op bij het achteroverhouden van het hoofd (scheren), verdwijnen vervolgens, maar kunnen zich gemakkelijk herhalen. Ook kan er sprake zijn van orthostatische duizeligheid of van multiple sensore disfunctie. Differentieeldiagnostisch moet men in de huisartspraktijk ook rekening houden met duizeligheid als begeleidend verschijnsel bij infecties (virale bovenste luchtweginfecties), bij cardiale aandoeningen (hartritmestoornissen, ischemie), als bijwerking van geneesmiddelen, en met psychogene duizeligheid bij hyperventilatie en stress. Ook alcoholgebruik en roken kunnen tot duizeligheid leiden. Tot extreem zeldzame oorzaken behoren tumoren.

Met een goede anamnese en beperkt lichamelijk onderzoek lukt het de huisarts in de meeste gevallen om juiste beslissingen te nemen over beleid en behandeling. In de anamnese komen vragen aan de orde naar de aard van de duizeligheid, naar ontstaan, duur en frequentie, uitlokkende factoren en begeleidende symptomen, zoals gehoorverlies, oorsuizen, drukgevoel op het oor, misselijkheid, al dan niet met braken, hoofdpijn of bewustzijnsstoornissen.

Het lichamelijk onderzoek omvat onder andere inspectie van oren en ogen (nystagmus), bloeddrukmeting, beoordeling van hart, pols en carotiden, en een oriënterend neurologisch onderzoek. Gehoorverlies is met een audiogram te objectiveren.

Epidemiologische gegevens

In de CMR wordt de code voor duizeligheid gebruikt wanneer deze klacht na diagnostisch onderzoek door de huisarts geen symptoom blijkt te zijn van een duidelijk omschreven ziekte. Duizeligheid als verschijnsel, bijvoorbeeld bij een ritmestoornis of hyperventilatie, wordt dus niet als zodanig in de registratie opgenomen.

Het aantal nieuwe gevallen van de klacht duizeligheid is in de registratieperiode bij mannen tamelijk constant gebleven op 6 per 1000 per jaar, en is voor vrouwen langzaam gestegen tot 14 per 1000 per jaar

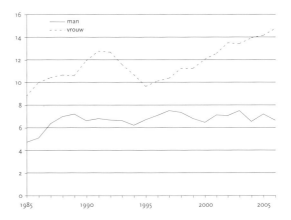

Figuur 6.19.1 Nieuwe gevallen van duizeligheid per 1000 patiëntjaren gestandaardiseerd voor leeftijd. Trend over jaren (CMR 1985-2006).

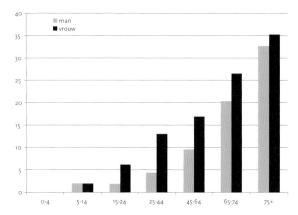

Figuur 6.19.2   Nieuwe gevallen van duizelgheid per 1000 patiëntjaren. Verdeling naar leeftijd en geslacht (CMR 2002-2006).

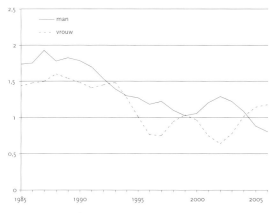

Figuur 6.19.3   Bekende gevallen van de ziekte van Ménière per 1000 patiëntjaren gestandaardiseerd voor leeftijd. Trend over jaren (CMR 1985-2006).

(figuur 6.19.1). Wat de leeftijdsverdeling betreft is er gestage toename van het incidentiecijfer met het ouder worden (figuur 6.19.2).

Bij onderscheid naar sociale laag werd een gebruikelijk beeld gevonden: de incidentie bleek iets lager te zijn in de hogere lagen.

Naast de klacht duizeligheid is de *ziekte van Ménière* in de registratie opgenomen. Deze diagnose werd weinig frequent gesteld: in totaal in de periode 1986-2006 bij 16 mannen en 21 vrouwen, overeenkomend met een incidentie van 0,1 per 1000 per jaar, in het merendeel van de gevallen bij patiënten ouder dan 45 jaar. Het aantal patiënten bekend met de ziekte van Ménière bedraagt 1,3 per 1000 per jaar voor mannen en 1,1 per 1000 per jaar voor vrouwen. Dat komt neer op 3-4 van dergelijke patiënten per praktijk. De prevalentie is in de periode 1985-2006 licht gedaald (figuur 6.19.3).

Beloop en interventie

Duizeligheid verloopt gewoonlijk in aanvallen, meestal van korte duur. Medicamenteuze behandeling is dan overbodig. Uitleg en geruststelling zijn meestal voldoende wanneer de klachten naar alle waarschijnlijkheid berusten op insufficiëntie van de aa. vertebrales of basilares, op paroxismale positieduizeligheid of op psychogene oorzaken.

Bij herhaalde of langer aanhoudende duizeligheidsklachten zonder duidelijke oorzaak worden ter voorkoming van recidieven nogal eens antihistaminica gegeven of andere vertigomiddelen. Sommige patiënten blijven deze medicamenten gebruiken tot jaren na het optreden van verschijnselen. Zeker bij oudere patiënten kunnen deze middelen ongewenste bijwerkingen hebben. Kritische evaluatie van tijd tot tijd is op zijn plaats.

Bij de *ziekte van Ménière* nemen de aanvallen gewoonlijk in de loop van de tijd af. Dit is een geruststelling die de huisarts kan geven aan deze patiënten, die (terecht) bang zijn voor herhaling van de aanvallen. Gehoorverlies is meestal wel blijvend en dikwijls progressief. Ook het oorsuizen kan blijven bestaan.

De acute aanval wordt behandeld met antihistaminica. Het is de vraag of een onderhoudsbehandeling met deze middelen of met andere vertigomiddelen de frequentie van aanvallen en het risico bij deze ziekte op gehoorsvermindering kan verlagen.

Prognose en preventie

De prognose hangt natuurlijk af van de oorzaak van duizeligheid en van eventuele gevolgen. Zelden liggen er in de huisartspraktijk aan duizeligheid ernstige ziekten ten grondslag. Wel kan duizeligheid bij ouderen gepaard gaan met valneiging en is er een verhoogd risico wat betreft het optreden van fracturen.

Hoewel een aanval van duizeligheid vaak maar kort duurt, kan het wel een recidiverend probleem zijn. Sommige patiënten hebben bijna doorlopend klachten. Vaak is er dan sprake van een samengaan van functionele componenten en verminderde cerebrale doorbloeding.

Onderhoudsbehandeling met medicijnen bij hardnekkige duizeligheid beoogt het voorkomen van aanvallen. Sommige patiënten zweren bij hun geneesmiddel, maar of onderhoudstherapie werkelijk preventieve waarde heeft, staat geenszins vast.

Profiel

Duizeligheid is een met de leeftijd toenemende, veelvoorkomende, soms moeilijk te duiden klacht in de huisartspraktijk, waarvan de prognose in de regel gunstig is en die symptomatisch kan worden behandeld.

6.20 OVERIGE AANDOENINGEN VAN ZENUWSTELSEL EN ZINTUIGEN

Van de *neurologische stoornissen* bleek multiple sclerose een zelden gestelde diagnose (incidentie minder dan 0,1 per 1000 patiënten per jaar); in de periode 1985-2006 ging het in vier praktijken om 12 vrouwen en 5 mannen, ofwel een nieuw geval per vijf jaar in een gemiddeld grote huisartspraktijk. Van deze patiënten waren er 13 tussen de 25 en 44 jaar oud, en 4 tussen 45 en 64 jaar oud.

Facialisparese (incidentie 0,4 per 1000 patiënten per jaar) werd in die periode vastgelegd bij 64 mannen en 44 vrouwen, ofwel ongeveer één geval per praktijk per jaar, waarvan 90% ouder dan 25 jaar.

Trigeminusneuralgie (incidentie ruim 0,1 per 1000 patiënten per jaar) werd in diezelfde periode vastgesteld bij 16 mannen en 24 vrouwen, in 80% van de gevallen tussen 25 en 65 jaar.

De rubriek 'overige ziekten van het centrale zenuwstelsel' kwam weinig voor, 0,3 nieuw geval per 1000 patiënten per jaar. De uiteenlopende aandoeningen die deze code omvat, onder andere spastische diplegie, neurogene spieratrofie, syndroom van Guillain-Barré, amyotrofische laterale sclerose en encefalitis kwamen elk derhalve slechts met geringe frequentie voor. Bijna de helft van deze gevallen deed zich voor bij mensen van 65 jaar en ouder.

Meningitis niet door meningokokken veroorzaakt (zie voor meningokokkenmeningitis paragraaf 2.19) werd in de periode 1985-2006 geregistreerd met een frequentie van 0,1 per 1000 patiënten per jaar. Acht van de 32 gevallen in deze periode betrof kinderen jonger dan 5 jaar.

De code voor 'restless legs' behaalde een incidentie van 0,4 per 1000 per jaar voor mannen en 0,8 per 1000 per jaar bij vrouwen. De prevalentie van deze aandoening steeg in de periode 1985-2006 langzaam aan naar ruim 0,8 per 1000 mannen en 1,6 per 1000 vrouwen per jaar (figuur 6.20.1). Vrijwel alle patiënten met deze aandoening waren ouder dan 25 jaar.

Symptoomcodes zoals paresthesieën, tremor, ataxie en onverklaard vallen bij ouderen werden gebruikt wanneer diagnostiek niet tot een duidelijke kli-

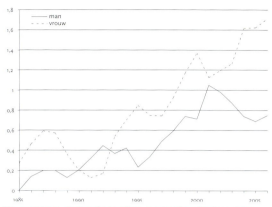

Figuur 6.20.1 Bekende gevallen van 'restless legs' per 1000 patiëntjaren gestandaardiseerd voor leeftijd. Trend over jaren (CMR 1985-2006).

nische entiteit leidde; indien dat wel het geval was, werd de desbetreffende ziekte gecodeerd.

Neurologische aandoeningen die elders worden besproken zijn:
- hersentumoren (paragraaf 3.13);
- dementie (paragraaf 5.10);
- cerebrovasculaire aandoeningen (paragraaf 7.10);
- spina bifida (paragraaf 11.7);
- hernia nuclei pulposi (paragraaf 13.3);
- schedelletsel (paragraaf 14.7).

Van de *oogaandoeningen* werden onder andere aandoeningen van traanklier en traanafvoergang, keratitis sicca, keratitis herpetica, iritis, iridocyclitis, ulcus corneae, amblyopie en blindheid niet apart besproken (voor frequentiegegevens zie tabel 6.1.2). In een restrubriek met onder andere ectropion, entropion, diabetische retinopathie en ablatio retinae bleek de incidentie 5 per 1000 patiënten per jaar. Corpora aliena van het oog worden besproken in paragraaf 14.4.

Van de *ooraandoeningen* werd mastoïditis vanwege de geringe incidentie niet apart besproken. Vroeger werd dit soms als complicatie bij een otitis media acuta gezien. De code 'overige ziekten van het oor en mastoïd' bleek een incidentie te hebben van 0,2 per 1000 per jaar.

6.21 BESCHOUWING

De meeste aandacht in dit hoofdstuk ging uit naar de ziekten van ogen en oren. Mensen zijn in hun functioneren erg afhankelijk van hun zintuigen, en stoornissen hierin worden als sterk belemmerend ervaren. Zeker bij ouderen kan dit grote problemen opleveren.

Nauwkeurige diagnostiek helpt de huisarts te differentiëren naar door hemzelf behandelbare aandoeningen en die waarbij specialistische hulp nodig wordt geacht. Voorwaarde voor adequate diagnostiek is onder andere dat de huisarts beschikt over goed instrumentarium en de vaardigheid dit te hanteren en de daarmee verkregen bevindingen te interpreteren.

Visusbepaling, het testen van oogbewegingen, pupilreactie op licht, onderzoek van de gezichtsvelden en gebruik van fluoresceïnestrips zijn oogheelkundige basisvaardigheden. De diagnostische mogelijkheden voor het oog worden door speciaal geïnteresseerde en getrainde huisartsen uitgebreid met fundoscopie en oogboldrukmeting, beide meestal gecombineerd door gebruik van een spleetlamp, kleuring van de cornea met Bengaals rood en kaarten voor kleurenzien en stereoscopisch zien. Het in eigen beheer laten verrichten van fundusfotografie waarbij de huisarts de foto beoordeelt en het beleid bepaalt, behoort misschien tot de toekomstige mogelijkheden.

Wat de kno-heelkunde betreft vormen de analyse van gehoorverlies door middel van otoscopie, stemvorkproeven en audiometrie basisvaardigheden, en is impedantiemeting van het trommelvlies een hulpmiddel voor speciaal geïnteresseerde huisartsen.

Daarnaast, maar niet ter sprake gekomen in dit hoofdstuk, beschikt de huisarts over therapeutische hulpmiddelen, zoals oorspuit en haakjes om een corpus alienum uit neus of gehoorgang te verwijderen, en een oogboortje en -beiteltje om corpora aliena van de cornea te verwijderen (dit laatste wordt besproken in paragraaf 14.4).

Een aantal aandoeningen van zenuwstelsel en zintuigen is door de huisarts goed te behandelen. Soms echter is genezen niet mogelijk en moeten aanpassingen voor blijvende handicaps gevonden worden, bijvoorbeeld bij patiënten die ten gevolge van de ziekte van Parkinson of door multiple sclerose sterk geïnvalideerd raken. Zeker geldt dat voor patiënten met spierdystrofie, amyotrofische laterale sclerose en andere in dit hoofdstuk niet apart behandelde zeldzame neurologische ziekten. In overleg met wijkverpleegkundige, ergotherapeut, fysiotherapeut en revalidatiearts kunnen vaak noodzakelijke en nuttige aanpassingen worden gevonden. De acceptatie van een rolstoel kan daarbij bijzonder moeilijk zijn en ervaren worden als het inleveren van de laatste resten zelfstandigheid. De psychologische begeleiding van patiënten met langzaam progressieve, invaliderende ziekten stelt hoge eisen aan de huisarts. De hulp van anderen – maatschappelijk werkende, eerstelijnspsycholoog of GGZ-medewerker – kan dikwijls niet worden gemist. In dergelijke gevallen dient de aandacht van de huisarts ook expliciet gericht te zijn op de leden van het thuismilieu van de patiënt, die mede onder de ziekte kunnen lijden.

In dit kader is het goed te wijzen op de mogelijkheden die de huisarts moet kennen voor dove en blinde patiënten. Voor kinderen zijn er bijzondere instituten waar aangepast en gericht onderwijs wordt gegeven. Voor bejaarden met ernstige visuele en/of auditieve stoornissen zijn hulpmiddelen te vinden die de gevolgen van de handicap, met name sociale isolatie, doen verminderen. Te denken valt aan een sterke leesloep, boeken met zeer grote lettertekens, omzetting van geluid in zichtbare signalen (lampje dat aan en uit gaat wanneer op de deurbel gedrukt wordt of de telefoon gaat) en krachtige versterking van bijvoorbeeld de telefoon.

7 Ziekten van de tractus circulatorius

7.1 INLEIDING

Hart- en vaatziekten hebben een relatief groot aandeel in de morbiditeit en de mortaliteit. Aandoeningen van het hart en de arteriële bloedvaten beïnvloeden in het algemeen de validiteit en de levensverwachting van patiënten sterk, die van de veneuze bloedvaten veel minder.

De incidentie van aandoeningen van hart en arteriële vaten in de CMR is af te lezen uit tabel 7.1.1. De incidenties tonen globaal gesproken slechts geringe verschillen tussen beide geslachten. Onder de diagnose hypertensie werden meer vrouwen dan mannen in de registratie opgenomen. Daarentegen bleek de incidentie van hartinfarct en angina pectoris bij mannen hoger dan bij vrouwen. Tabel 7.1.2 geeft een overzicht van de incidenties van aandoeningen van de veneuze bloedvaten. Uit de tabel blijkt een groot verschil in incidentie van aandoeningen van de veneuze vaten tussen beide geslachten.

Het merendeel van de ziekten van de tractus circulatorius zal niet restloos verdwijnen. Integendeel, meestal blijven deze ziekten na vaststelling permanente kenmerken van patiënten. Dat draagt ertoe bij dat de prevalentie van deze ziekten hoog is, zoals van coronaire hartziekten, cerebrovasculaire aandoeningen, hartritmestoornissen en hypertensie (tabel 7.1.1). In de rangorde naar frequentie van voorkomen neemt de prevalentie van ziekten van de tractus circulatorius bij de CMR zelfs de eerste plaats in.

Bij de bespreking van ziekten in dit hoofdstuk komt het hart als eerste aan bod: klepgebreken, hartinfarct, angina pectoris, decompensatio cordis en ritmestoornissen. Deze worden gevolgd door hypertensie, CVA en perifeer arteriële aandoeningen. Er wordt aandacht besteed aan vroege diagnostiek, systematische behandeling en controle, en aan samenwerking met medisch specialisten. Vervolgens worden aandoeningen van veneuze vaten besproken: varicose, flebitis, ul-

Tabel 7.1.1 Nieuwe en bekende gevallen van cardiale en arteriële aandoeningen per 1000 patiëntjaren (CMR 1985-2006).

	Incidentie		Prevalentie	
	Mannen	Vrouwen	Mannen	Vrouwen
hypertensie	3,5	3,8	45,7	71,2
decompensatio cordis	2,5	2,7	11,1	13,1
atriumfibrilleren	1,9	2,1	11,9	11,4
myocardinfarct	3,3	2,0	25,6	10,9
angina pectoris	2,8	2,2	26,9	18,8
CVA	2,2	2,6	12,1	11,8
TIA	1,1	1,3	5,0	6,7
claudicatio intermittens	1,4	0,9	11,4	6,0
longembolie	0,4	0,4	0,4	0,4
overige arteriële vaatziekten	1,0	0,8	4,0	2,9
ectopische hartritmen	0,9	1,0	2,0	2,2
paroxismale tachycardie	0,6	1,3	1,7	3,7
perniones	0,6	2,1	0,7	2,5
klepgebrek zonder reuma	0,9	1,0	6,5	7,2
klepgebrek met reuma	< 0,1	< 0,1	0,3	0,7

Tabel 7.1.2 Nieuwe en bekende gevallen van veneuze aandoeningen per 1000 patiëntjaren (CMR 1985-2006).

	Incidentie		Prevalentie	
	Mannen	Vrouwen	Mannen	Vrouwen
aambeien	7,1	10,0	8,2	11,1
varices	3,2	9,4	23,6	95,8
tromboflebitis	0,6	2,0	0,7	2,1
ulcus cruris	0,4	1,1	0,4	1,3
veneuze trombose	0,6	0,6	0,6	0,7

cus cruris, veneuze trombose en aambeien.

Het hoofdstuk wordt afgesloten met een paragraaf 'overige aandoeningen van de tractus circulatorius' en een korte beschouwing. Hierin wordt aandacht gegeven aan onder andere de nazorg na een infarct of een coronair-chirurgische ingreep, en de controle en begeleiding van patiënten met een chronische hart- en vaatziekte.

In dit hoofdstuk komt vanwege een lage incidentie in de huisartspraktijk een aantal belangrijke aandoeningen niet in een aparte paragraaf aan de orde. Dit geldt onder andere aangeboren hartaandoeningen, cardiomyopathie en aneurysma aortae.

7.2 KLEPGEBREKEN VAN HET HART

Ziektebeeld

Bij de *verworven klepgebreken* van het hart wordt van oudsher onderscheid gemaakt tussen reumatische en niet-reumatische klepgebreken. Acuut reuma als oorzaak van (meestal mitralis)kleppathologie komt in Nederland nauwelijks nog voor. *Congenitale klepvitia* zijn in de classificatie in een andere rubriek ondergebracht. Zij vormen een onderdeel van de congenitale aandoeningen van de tractus circulatorius. In de periode 1985-2006 werd deze code 46 maal gebruikt (incidentie van 0,2 per 1000 per jaar), in 83% van de gevallen bij kinderen van 0-4 jaar.

Verworven klepgebreken worden vaak pas op oudere leeftijd ontdekt als er, al dan niet toevallig, een souffle wordt gehoord bij de auscultatie van het hart. Met een gedegen fysisch-diagnostisch onderzoek kan men gewoonlijk al een goede indruk van het klepvitium krijgen. Met echografie kan op een non-invasieve manier de hemodynamische ernst van de afwijking worden bepaald. Aandoeningen van aortaklep en van mitralisklep zijn dan de meest voorkomende uitkomsten.

Aortaklepstenose is het meest voorkomende klepgebrek, soms in combinatie met aortaklepinsufficiëntie. Deze laatste komt als geïsoleerde aandoening zelden voor. Meer dan 80% van de patiënten met aortastenose betreft mannen. In de rijke westerse landen worden de meeste gevallen veroorzaakt door een degeneratieve verkalking van de aortaklep bij oudere mensen met voorheen een normale klep.

Mitralisklepstenose berust voornamelijk, zoals gezegd, op het doorgemaakt hebben van acuut reuma. Twee derde van alle patiënten is vrouw.

Mitralisklepinsufficiëntie wordt gewoonlijk veroorzaakt door ischemisch hartlijden, door een vergroot atrium of door een vergrote linkerventrikel. Bij een chronische doorbloedingsstoornis kan er door fibrose en verkorting een disfunctie van de papillairspier ontstaan, bij een infarct kan deze spier ruptureren.

Epidemiologische gegevens

De diagnose *klepgebrek zonder acuut reuma in de anamnese* werd in de periode 1985-2006 bij 266 patiënten vastgesteld (incidentie 1,0 per 1000 per jaar), met een vrijwel gelijke man-vrouwverhouding. In een gemiddeld grote huisartspraktijk mag men 2-3 nieuwe gevallen per jaar verwachten.

De prevalentie van deze aandoening is in de periode 1985-2006 vrijwel verdrievoudigd en bedroeg de laatste jaren ongeveer 10 per 1000 vrouwen en 9 per 1000 mannen per jaar. Van deze patiënten is 90% ouder dan 45 jaar.

De diagnose *klepgebrek met acuut reuma in de anamnese* werd in de periode 1985-2006 slechts 8 keer gesteld (incidentie minder dan 0,1 per 1000 per jaar). De incidentie en ook de prevalentie hiervan zijn dus aanzienlijk geringer en de patiënten zijn gemiddeld wat jonger dan bij de klepgebreken zonder acuut reuma in de anamnese.

Beloop en interventie

De meeste gevallen van aortastenose hebben geen of weinig hemodynamische gevolgen. Als de klep een hemodynamisch relevante vernauwing heeft, is er gewoonlijk een langdurige asymptomatische fase. Symptomen ontstaan in de regel na het 60e levensjaar. Eenmaal gediagnosticeerd controleert men regelmatig door middel van echo de linkerventrikelfunctie en de systolische gradiënt. Blijft deze goed, dan kan men met chirurgisch ingrijpen wachten tot er – vaak in korte tijd – symptomen ontstaan: angina pectoris, syncope, decompensatio cordis. In de asymptomatische fase van aortastenose wordt zware inspanning ontraden vanwege de kans op plotselinge hartdood.

Ook bij aorta-insufficiëntie wordt gewacht met operatie zo lang als de linkerventrikelfunctie en de ernst van de klachten het toelaten.

Mitralisklepstenose wordt meestal op jonge leeftijd opgelopen en geeft voor de leeftijd van 50 jaar ernstige problemen, zoals hartfalen. Chirurgisch ingrijpen is nodig.

Bij mitralisklepinsufficiëntie is het beloop meestal langzaam progressief. Ook hier is het beleid om op geleide van de linkerventrikelfunctie en de symptomen het juiste moment voor operatie te kiezen. De klep dient zo mogelijk vervangen te worden voordat er groot functieverlies van de linkerventrikel is opgetreden. Veelal zal klepvervanging bij mitralisinsufficiëntie samen moeten gaan met coronairchirurgie.

Prognose en preventie

Leeftijd op zich is geen contra-indicatie voor hartklepchirurgie. Wel bepalen de algemene conditie van de patiënt en begeleidende ziekten (comorbiditeit) in belangrijke mate mede de prognose.

Bij alle (behandelde en niet-behandelde) klepgebreken dient de behandelend (huis)arts te denken aan endocarditisprofylaxe.

Profiel

Dankzij het vrijwel verdwenen zijn van acuut reuma zijn klepgebreken vooral aandoeningen van de oude dag geworden. Met de vergrijzing van de populatie en de toegenomen chirurgische behandelmogelijkheden zijn deze aandoeningen echter geenszins minder belangrijk geworden.

7.3 MYOCARDINFARCT

Ziektebeeld

Meestal presenteert een patiënt met een hartinfarct een hevige en langdurige angineuze pijnaanval, die, in tegenstelling tot de klassieke angina pectoris, juist in rust optreedt. De pijn gaat gepaard met transpireren, misselijkheid, braken en soms een gevoel van doodsangst. De drukkende of snoerende pijn wordt op het sternum gelokaliseerd en kan uitstralen naar keel, onderkaak, armen, tussen de schouderbladen en naar de bovenbuik. Sommige patiënten blijken in de voorafgaande weken een verergering van hun angina pectoris te hebben gehad, bij anderen komt het infarct als donderslag bij heldere hemel.

In een aantal gevallen, zeker waar het oudere en vrouwelijke patiënten betreft, is de klinische manifestatie minder typisch. Het infarct verschuilt zich dan als het ware achter klachten van dyspnoe, het optreden van een ritmestoornis, collaps, of zelfs een banaal aandoend 'griepje'. In situaties waarbij de pijn in de bovenbuik wordt aangegeven, kan het beeld lijken op maagpijn of een acute gastro-enteritis. In geval van acute dood is er meestal sprake van ventriculaire ritmestoornissen of asystolie.

Men neemt aan dat een infarct ontstaat op de plaats waar een atherosclerotische plaque enigszins losraakt. Op deze beschadigde endotheelwand vormt zich een trombus waarbij tevens stoffen vrijkomen met een spastisch effect op de vaatwand. Door afsluiting van het coronairvat necrotiseert een groter of kleiner deel van het myocard, afhankelijk van lokalisatie en collateraalvorming in het coronaire vaatbed.

Acute pijn op de borst is een van de meest frequente redenen voor een spoedvisite in de huisartspraktijk. Men kan een situatie aantreffen waarbij angst en onrust van de patiënt en paniek van de omgeving op de voorgrond staan.

Het lichamelijk onderzoek is primair gericht op vitale functies, zoals bloeddruk, hartritme en ademhaling. Differentieeldiagnostisch is in de acute fase afgrenzing van instabiele angina pectoris niet mogelijk. De diagnose wordt achteraf duidelijk als uit nader onderzoek duidelijk is geworden of er al dan niet een beschadiging van de hartspier is opgetreden. Aneurysma dissecans kan sterke gelijkenis vertonen met een infarct. Pericarditis en longembolie kunnen soms moeilijkheden opleveren bij de diagnostiek, evenals aandoeningen van maag en galblaas. Ten slotte kan het hyperventilatiesyndroom verraderlijk zijn, enerzijds omdat het pijn op de borst kan geven, anderzijds omdat het ook als gevolg van een infarct kan optreden.

Anamnese en klinisch beeld zijn doorslaggevend voor het handelen van de huisarts en voor de beslissing tot onmiddellijke ziekenhuisopname. Wanneer een acuut coronair syndroom is vastgesteld, wordt de patiënt met spoed verwezen naar een ziekenhuis waar bij voorkeur een percutane transluminale coronairangiografie (PTCA) kan worden uitgevoerd. Hierbij geldt hoe sneller de patiënt het ziekenhuis bereikt, des te kleiner de omvang van de beschadiging van de hartspier. In twijfelgevallen kan de huisarts een ECG maken. Laboratoriumonderzoek (troponinen, creatinekinasen) is in de acute situatie thuis van minder belang. Dit ligt anders indien de klachten langer bestaan en er geen ziekenhuisopname plaatsvindt. Dan zijn zowel laboratoriumgegevens als ECG, die ook informatie over lokalisatie en grootte van het infarct geven, wel belangrijk voor diagnose, prognose en follow-up.

Epidemiologische gegevens

Het aantal nieuwe gevallen van myocardinfarct liet in de CMR in de registratieperiode een dalende tendens zien. De incidentie bedroeg voor mannen de laatste jaren gemiddelde 3 per 1000 per jaar, voor vrouwen 2 per 1000 per jaar (figuur 7.3.1).

Er was een geleidelijke sterke toename van de incidentie met het stijgen van de leeftijd. Bij mannen

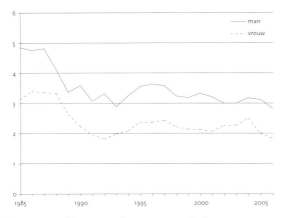

Figuur 7.3.1 Nieuwe gevallen van myocardinfarct per 1000 patiëntjaren gestandaardiseerd voor leeftijd. Trend over jaren (CMR 1985-2006).

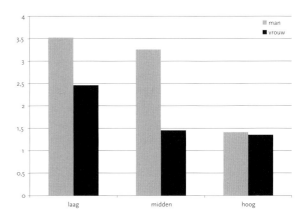

Figuur 7.3.3 Nieuwe gevallen van myocardinfarct per 1000 patiëntjaren gestandaardiseerd voor leeftijd. Verdeling naar sociale laag (CMR 2002-2006).

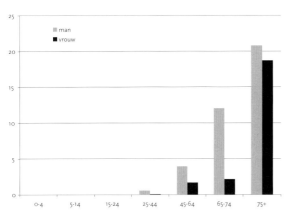

Figuur 7.3.2 Nieuwe gevallen van myocardinfarct per 1000 patiëntjaren. Verdeling naar leeftijd en geslacht (CMR 2002-2006).

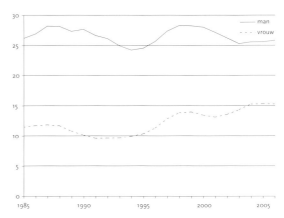

Figuur 7.3.4 Bekende gevallen van myocardinfarct per 1000 patiëntjaren gestandaardiseerd voor leeftijd. Trend over jaren (CMR 1985-2006).

zette deze stijging 15 tot 20 jaar eerder in dan bij vrouwen (figuur 7.3.2).

Wel is er een opmerkelijk trend in incidentie bij verdeling van sociale klasse: hoe hoger de sociale laag des te lager de incidentie (figuur 7.3.3).

Patiënten die een infarct doormaken, worden in de CMR in het daaropvolgende jaar voor het eerst en vervolgens systematisch geregistreerd als bekend met deze aandoening. Figuur 7.3.4 laat zien dat bij een vrijwel gelijk gebleven prevalentie voor mannen die voor vrouwen licht is gestegen. Die verandering maakt dat het aandeel van mannen daalde van 71% naar 65%, dat van vrouwen overeenkomstig steeg van 29% naar 35%. Figuur 7.3.5 laat de leeftijdsverdeling zien van deze patiënten. Men ziet dat de prevalentie vanaf de leeftijd van 45 jaar vooral mannen betrof. In de leeftijdsgroep 65 tot 75 jaar overtrof het aantal mannen bekend met een infarct dat van de vrouwen enkele malen. Onder mannen van 75 jaar en ouder is het van ruim 16% van deze mannen bekend dat zij eerder een hartinfarct doormaakten, bij vrouwen van 75 jaar en ouder is dit ruim 10%.

Beloop en interventie

Geconfronteerd met een patiënt met een acuut hartinfarct moet de huisarts onmiddellijk een aantal beslissingen nemen met betrekking tot medicamenteuze interventie en ziekenhuisopname. Pijnbestrijding staat op de voorgrond. Nitroglycerine sublinguaal kan een eerste maatregel zijn. Is het effect onvoldoende dan kan een morfinepreparaat i.v. worden gespoten. Onderzoek heeft aangetoond dat snelle behande-

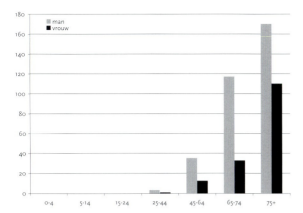

Figuur 7.3.5 Bekende gevallen van myocardinfarct per 1000 patiëntjaren. Verdeling naar leeftijd en geslacht (CMR 2002-2006).

ling, liefst binnen vier tot zes uur na het begin van de klachten, een gunstig effect heeft op mortaliteit en prognose. Ook een lage dosis acetylsalicylzuur, direct gegeven, heeft waarschijnlijk een gunstig effect op de prognose. Ter wille van een zo maximaal mogelijke inperking van het infarctgebied wint een actieve aanpak steeds meer terrein, bijvoorbeeld door middel van percutane transluminale coronairangiografie en een dotterbehandeling of plaatsing van stents

Na ontslag uit het ziekenhuis neemt de patiënt vaak deel aan een revalidatieprogramma dat in het ziekenhuis al is begonnen. Dit kan een gunstige invloed hebben op de lichamelijke conditie en op het overwinnen van angst om de dagelijkse activiteiten te hervatten. De huisarts kan hierbij een stimulerende en voorlichtende functie vervullen. Dit geldt des te meer wanneer een patiënt kiest voor reactivering thuis. Voor het welslagen van revalidering is de houding van partner en huisgenoten van doorslaggevend belang. Hierop kan de huisarts gericht invloed uitoefenen.

Op langere termijn is de bemoeienis van de gezondheidszorg met een infarctpatiënt zeer wisselend. Iemand met een hartinfarct moet niet automatisch als een chronische patiënt worden beschouwd. Controles zijn gericht op het evalueren van eventuele klachten (met name van angina pectoris, decompensatio cordis, ritme- en geleidingsstoornissen), het chronisch gebruik van medicijnen (met name in het kader van tertiaire preventie) en de mate van lichamelijke belasting die iemand aan kan zonder pijn op de borst of dyspnoe te krijgen. In dit kader wordt bijzondere aandacht gegeven aan de bekende risicofactoren voor hart- en vaatziekten. De gebruikelijke en langdurig gegeven medicamenteuze behandeling met onder andere acetylsalicylzuur en bètablokker, aangevuld met een cholesterolverlagend middel en soms een ACE-remmer, is gericht op tertiaire preventie en dient te worden gecontroleerd. In het kader van deze tertiaire preventie wordt gestreefd naar een cholesterol van 5 mmol/l of lager.

Prognose en preventie

Van de patiënten die door een hartinfarct worden getroffen, overlijdt een op de drie. De mortaliteit is sterk gedaald en is thans ten opzichte van 1970 gehalveerd. Die daling is vooral terug te vinden onder hen die met een hartinfarct in het ziekenhuis zijn opgenomen. Een deel van de hartinfarctpatiënten overlijdt acuut, hoofdzakelijk als gevolg van een falende pompfunctie en een hartruptuur. De mortaliteit in de periode na ontslag uit het ziekenhuis is klein. Op langere termijn wordt de prognose vooral bepaald door de leeftijd van de patiënt, de infarctgrootte en de kwaliteit van de linkerventrikel.

Het spreekt vanzelf dat factoren die een verhoogd risico inhouden wat betreft het krijgen van hart- en vaatziekten, ook na het hartinfarct hun betekenis niet hebben verloren voor het verdere beleid en de prognose. Hart- en vaatziekten krijgen veel aandacht in de media. Voorlichting over dit ziektebeeld is echter een medaille met twee kanten. Enerzijds wordt directe herkenning van het beeld beoogd, waardoor geen tijdverlies optreedt en onmiddellijk hulp wordt ingeroepen. Anderzijds is, mede onder invloed van voorlichting, het aantal mensen met angst voor of in het hart vele malen groter dan het aantal patiënten met een feitelijke hartkwaal.

Profiel

Ongeveer twee derde van de hartinfarcten treedt op boven het 65e jaar. Mannen worden vaker getroffen dan vrouwen. De rol van de huisarts betreft adequate acute hulp, controle en begeleiding na de acute fase, preventie en voorlichting zowel voor als na het incident.

7.4 ANGINA PECTORIS

Ziektebeeld

Angina pectoris is een klachtencomplex waarin pijn op de borst centraal staat. Een typische anamnese vermeldt een aan inspanning gebonden pijnsensatie, enkele minuten tot een kwartier durend, midden op de borst achter het sternum, soms aangeduid als een zwaar, beklemmend, drukkend of snoerend gevoel, soms als 'benauwdheid'. Lichamelijke inspanning, traplopen, tegen de wind in fietsen, plotselinge overgangen van warm naar koud (sneeuwruimen) en emoties lokken de pijnaanval uit. Uitstraling naar (de linker)arm (vooral binnenzijde), hals en kaken treedt vaak op. In rust verdwijnt de pijn binnen enkele minuten.

Een typische anamnese voorspelt met redelijke betrouwbaarheid de diagnose. Het snel verdwijnen van de klachten na sublinguaal nitroglycerine (of een snel werkend nitraat) en het beloop in de tijd helpen eventuele onzekerheid daarover te verkleinen. Men spreekt van instabiele angina pectoris als de klachten in rust optreden of als bij een bekende patiënt de angineuze klachten in korte tijd bij minder inspanning langduriger optreden. Differentieeldiagnostisch is afbakening ten opzichte van een infarct moeilijk en een patiënt met instabiele angina pectoris zal veelal met spoed worden verwezen.

Atypische klachten kunnen diagnostische problemen geven. Valkuilen zijn bijvoorbeeld uitstraling naar de rechterarm, bovenbuik of het gebied tussen de schouderbladen, en een zwaar gevoel in de linkerarm bij inspanning zonder duidelijke pijn op de borst. Pijn bij inspanning die bij voortzetting van die inspanning verdwijnt, duidt op het zogenoemde 'walk-through'-fenomeen, een aanpassing van de coronaire doorbloeding na aanvankelijke ischemie. Bij diabetespatiënten veroorzaakt ischemie van het myocard vaak geen angina pectoris en ook vrouwen hebben bij ischemie vaker een atypische presentatie.

De pathofysiologische basis van angina pectoris is een acute reversibele ischemie van het myocard. Bijna altijd bestaat er een ernstige vernauwing in een of meer coronairarteriën en is angina pectoris een (vaak de eerste) manifestatie van coronaire sclerose. Naast vaatvernauwing kunnen lokale spasmen en neerslag van trombocytenaggregaten op de veranderde vaatwand een rol spelen bij het verminderde zuurstofaanbod, zoals na een zware maaltijd, evenals soms bij anemie of intoxicatie (koolmonoxide).

Niet alleen een verminderd aanbod, ook een toegenomen behoefte aan zuurstof draagt bij aan het ontstaan van een aanval van angina pectoris. Dit ziet men bij gestegen hartfrequentie of verhoogde perifere weerstand. Deze situaties treden niet alleen op bij lichamelijke inspanning, angst en emotie, maar ook bij ventrikelhypertrofie, klepafwijkingen, ritmestoornissen, hypertensie, hyperthyreoïdie en anemie.

Bij de anamnese is het van belang te vragen naar tekenen van instabiele angina pectoris, zoals een in korte tijd toegenomen intensiteit, frequentie en/of duur van de pijnaanvallen in vergelijking met de eerdere situatie. Volgen de klachten een voor patiënt vertrouwd patroon, dan spreekt men van stabiele angina pectoris.

De huisarts stelt de diagnose op de anamnese eventueel aangevuld met een (inspannings-)ECG. Een normaal ECG sluit de diagnose angina pectoris niet uit. ST-T-veranderingen ondersteunen de diagnose weliswaar, maar bieden in therapeutisch opzicht geen richtsnoer voor het handelen. Worden bijkomende aandoeningen op het ECG gevonden dan kunnen deze uiteraard wel richting aan de behandeling geven.

Invasieve diagnostiek, zoals thalliumscintigrafie en coronairangiografie, komen alleen in aanmerking wanneer therapeutische ingrepen zoals cardiochirurgie of ballondilatatie worden overwogen.

Epidemiologische gegevens

In de periode 1985-2006 werd de laatste jaren een incidentie vastgelegd van ongeveer 2,5 nieuwe gevallen per 1000 patiënten, voor mannen en vrouwen vrijwel gelijk (figuur 7.4.1).

Wat de relatie met de leeftijd betreft komen de CMR-gegevens overeen met de internationale literatuur: bij mannen een stijging met de leeftijd vanaf het 25e levensjaar, bij vrouwen hetzelfde maar met een vertraging van 10-15 jaar (figuur 7.4.2).

Bij onderscheid naar sociale laag is de incidentie voor mannen het hoogst in de lage sociale laag, voor vrouwen in de middelste sociale laag, een patroon dat

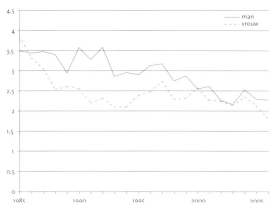

Figuur 7.4.1 Nieuwe gevallen van angina pectoris per 1000 patiëntjaren gestandaardiseerd voor leeftijd. Trend over jaren (CMR 1985-2006).

ZIEKTEN VAN DE TRACTUS CIRCULATORIUS

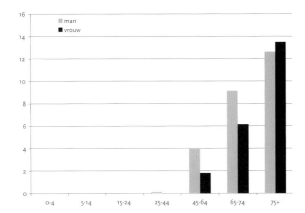

Figuur 7.4.2 Nieuwe gevallen van angina pectoris per 1000 patiëntjaren. Verdeling naar leeftijd en geslacht (CMR 2002-2006).

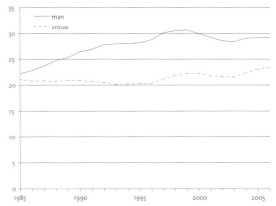

Figuur 7.4.4 Bekende gevallen van angina pectoris per 1000 patiëntjaren gestandaardiseerd voor leeftijd. Trend over jaren (CMR 1985-2006).

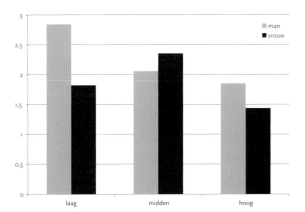

Figuur 7.4.3 Nieuwe gevallen van angina pectoris per 1000 patiëntjaren gestandaardiseerd voor leeftijd. Verdeling naar sociale laag (CMR 2002-2006).

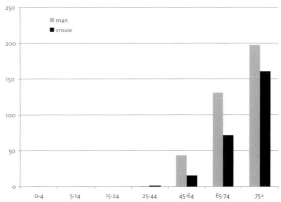

Figuur 7.4.5 Bekende gevallen van angina pectoris per 1000 patiëntjaren. Verdeling naar leeftijd en geslacht (CMR 2002-2006).

iets afwijkt van wat bij het hartinfarct werd gevonden (figuur 7.4.3). In de CMR-gegevens was invloed van het seizoen zichtbaar, met name de zomer scoorde laag.

De prevalentie was hoog en bedroeg in de laatste jaren bijna 30 per 1000 mannen en 22 per 1000 vrouwen (figuur 7.4.4). De prevalentie vertoonde een sterke toename na het 65e levensjaar. In die hoogste leeftijdsgroepen zijn gemiddeld 20% van de mannen en 16% van de vrouwen bij de huisarts bekend met angina pectoris (figuur 7.4.5).

Beloop en interventie

Wanneer de diagnose angina pectoris (waarschijnlijk) is, zal de huisarts de bekende risicofactoren voor coronaire hartziekten inventariseren: hypertensie, roken, hyperlipidemie, adipositas, diabetes, een belaste familieanamnese, meer dan normale stress en minder lichaamsbeweging dan gewenst. Algemene interventie richt zich op deze factoren, in het bijzonder omdat angina pectoris een voorbode kan zijn van myocardinfarct en hartfalen.

Bij verder oriënterend onderzoek moet men vooral alert zijn op andere signalen van hart- en vaatziekten, zoals beginnende decompensatio cordis, ritmestoornissen, klepgebreken en perifere circulatiestoornissen.

Therapie beoogt het voorkomen en couperen van aanvallen, het verminderen van klachten, en het verbeteren van de functionele validiteit. De meest gebruikte medicamenten zijn kort- en langwerkende nitraten, acetylsalicylzuur, bètablokkers, calciumantagonisten of combinaties hiervan. De keuze wordt vooral bepaald door bijkomende aandoeningen en optredende bijwerkingen. Door geleidelijke training kan de inspanningstolerantie dikwijls aanzienlijk worden vergroot.

Verwijzing is geïndiceerd als er behoefte is aan risicostratificatie door middel van fietsergometrie. Verwijzing is ook geïndiceerd bij het optreden van angina pectoris op jonge leeftijd en als er complicerende factoren zoals ritmestoornissen, souffles of collaps in het spel zijn. Zoals vermeld, wordt een patiënt met instabiele angina pectoris meestal peracuut verwezen. Belangrijke pijlen op de specialistische boog zijn de coronaire bypassoperatie, ballondilatatie en het plaatsen van stents.

Prognose en preventie

De prognose van angina pectoris is wisselend en onvoorspelbaar en wordt op lange termijn bepaald door ernst en lokalisatie van de vaatafwijkingen en door de ventrikelfunctie. Sommige patiënten vertonen nauwelijks enige progressie van klachten over vele jaren, andere geven sterke schommelingen aan. Instabiele perioden gelden als alarmsituatie, de uitkomst is onzeker: een nieuw evenwicht of voorbode van een hartinfarct. Jaarlijks zal een klein deel van de patiënten met angina pectoris een myocardinfarct krijgen of een acute hartdood sterven.

Preventie bestaat vooral uit bestrijding van genoemde risicofactoren voor coronaire hartziekten.

Medicamenteuze therapie levert waarschijnlijk een positieve bijdrage aan de prognose. Coronair-chirurgisch ingrijpen is een belangrijk hulpmiddel geworden dat zowel de levensverwachting als de kwaliteit van leven in gunstige zin beïnvloedt.

Profiel

Angina pectoris is een uiting van voorbijgaande ischemie van het myocard, meestal door coronaire sclerose. Het manifesteert zich met het stijgen van de leeftijd vaker, bij mannen eerder dan bij vrouwen, en duidelijk frequenter in lagere sociale lagen. De prognose is onzeker. Interventie via leefregels, medicijnen en coronaire chirurgie kan beloop en prognose beïnvloeden.

7.5 DECOMPENSATIO CORDIS

Ziektebeeld

Decompensatio cordis ('hartfalen') is een klinisch syndroom dat ontstaat als het hart niet in staat is om voldoende bloed rond te pompen om de perifere organen voldoende te doorstromen, of daartoe slechts in staat is met behulp van bepaalde compensatiemechanismen.

Men onderscheidt twee vormen van hartfalen, die ook gemengd kunnen voorkomen. Bij de systolische disfunctie is het contraherend vermogen van de ventrikel onvoldoende. Dit uit zich in een verminderde ejectiefractie. Bij de diastolische disfunctie is de vulling in de diastole bij een normale vullingsdruk onvoldoende; dit komt door toegenomen stijfheid en weerstand van de ventrikel. Omdat bij beide vormen het effectieve circulerend bloedvolume afneemt, worden neurohumorale compensatiemechanismen geactiveerd, die de belasting voor het hart nog verder opvoeren. Er ontstaat zo een vicieuze cirkel met progressieve beschadiging van het hart.

Hartfalen wordt als een klinisch syndroom gedefinieerd; er mag slechts dan van hartfalen gesproken worden als een patiënt naast pathologie van het hart ook klachten heeft of heeft gehad. Klinisch is het beeld bij hartfalen zeer veelzijdig. De symptomen kunnen bij een patiënt van dag tot dag sterk verschillen. Voor het stellen van de diagnose kan niet op een gouden standaard worden teruggegrepen. Uit anamnese, lichamelijk onderzoek, aanvullend onderzoek en beloop ontstaat op enige moment een configuratie die het mogelijk maakt om van hartfalen te spreken.

Van het aanvullend onderzoek zijn bepaling van het natriuretisch peptide BNP en echografie het meest informatief. De testeigenschappen van BNP voor het uitsluiten van hartfalen zijn goed, de positieve voorspellende waarde is beperkt. Deze bepaling heeft belangrijke toegevoegde waarde bij een verdenking op hartfalen. De echo geeft informatie over de grootte en dikte van de ventrikel en over de systolische functie uitgedrukt als de ejectiefractie. Ook klepafwijkingen die de oorzaak van het hartfalen kunnen zijn, zijn met echografie goed aan te tonen. Op een thoraxfoto pleiten een cor-thorax-ratio >0,50, longoedeem, pleuravocht of een veneuze redistributie voor hartfalen Een normaal ECG sluit hartfalen vrijwel uit, een afwijkend ECG is minder informatief.

Er bestaat een acute en een chronisch vorm van hartfalen. Bij de acute vorm, de asthma cardiale, is de eerste presentatie vaak 's nachts. Men ziet een acuut benauwde rechtopzittende patiënt die soms schuimend vocht opgeeft. Bij lichamelijk onderzoek vallen crepitaties op over de longen. Een hartinfarct kan de oorzaak zijn. Bij patiënten met COPD kan de differentiatie van een pulmonale oorzaak lastig zijn. Bij chronisch hartfalen is er dikwijls sprake van een sluipend en langzaam progressief beeld. Het komt vooral bij oudere patiënten voor. De eerste symptomen zijn weinig kenmerkend. Patiënt is snel vermoeid, heeft een geringe inspanningstolerantie en heeft wat perifeer oedeem. De snelle vermoeibaarheid en kortademigheid worden vaak als behorend bij de leeftijd beschouwd.

Bij de grote meerderheid van de patiënten met hartfalen is er sprake van een tekortschieten van de linkerventrikel; door een verhoogde druk in het linkeratrium en longvaatbed ontstaan er klachten van de kant van de longen (dyspnoe, niet goed plat kunnen liggen, prikkelhoest) en door de daling van de output een verminderde arteriële doorbloeding (moe, suf). Door de verhoogde druk in het longvaatbed kan ook de rechterventrikel mee gaan doen. Bij rechtsdecompensatie staan stuwingsverschijnselen op de voorgrond: leverstuwing, oedeem, verhoogde centraalveneuze druk en nycturie.

Diverse oorzaken kunnen ten grondslag liggen aan het ontstaan van hartfalen: een te grote belasting (hypertensie, longaandoeningen), functieverlies van de hartspier (coronairlijden, hartinfarct, cardiomyopathie door bijvoorbeeld alcohol en infiltratieve processen) en stoornissen in de vulling (mitralisstenose). Decompensatie kan bovendien worden uitgelokt door anemie en hyperthyreoïdie ('high output failure') en ritmestoornissen, in het bijzonder atriumfibrilleren. Ook het gebruik van veel zout ineens (zoute haring), het stoppen van diuretica of het gebruik van calciumantagonisten of NSAID's kunnen bij gecompromitteerde patiënten een decompensatio cordis uitlokken.

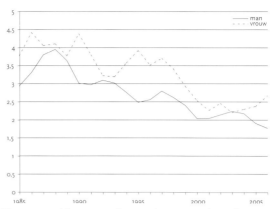

Figuur 7.5.1 Nieuwe gevallen van decompensatio cordis per 1000 patiëntjaren gestandaardiseerd voor leeftijd. Trend over jaren (CMR 1985-2006).

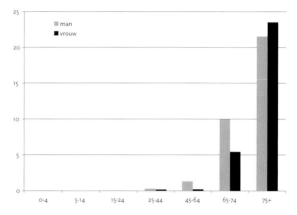

Figuur 7.5.2 Nieuwe gevallen van decompensatio cordis per 1000 patiëntjaren. Verdeling naar leeftijd en geslacht (CMR 2002-2006).

Epidemiologische gegevens

De incidentie van decompensatio cordis in de CMR is de laatste tien jaren langzaam iets gedaald naar ongeveer 2 nieuwe gevallen per 1000 per jaar voor beide geslachten (figuur 7.5.1).

De incidentie van hartfalen nam toe met de leeftijd. Bij mannen stijgt die incidentie 10-15 jaar eerder dan bij vrouwen. In de hoogste leeftijdsgroep zijn ongeveer 22 patiënten per 1000 jaarlijks in zorg wegens hartfalen (figuur 7.5.2).

De laagste incidentie werd bij vrouwen in de hoogste sociale laag aangetroffen, voor mannen differentieert de sociale laag weinig (figuur 7.5.3).

De prevalentie van hartfalen bleef door de tijd tamelijk constant met gemiddeld 11 mannen en 15 vrouwen per 1000 per jaar (figuur 7.5.4). Met name onder patiënten van 75 jaar en ouder liep het aantal met deze diagnose bekende patiënten in de CMR aanzienlijk op: één op de zeven à acht patiënten in deze leeftijdsgroep stond in de CMR-praktijken geregistreerd met chronisch hartfalen (figuur 7.5.5).

Beloop en interventie

Indien mogelijk moeten de factoren die de decompensatie hebben uitgelokt, worden geëlimineerd. Bij hyperthyreoïdie en anemie is dat meestal goed mogelijk. Als atriumfibrilleren de oorzaak is, kan cardioversie, of als dat niet mogelijk is hartfrequentieregulatie, de toestand verbeteren. Als hartfalen door coronaire ischemie veroorzaakt wordt, geeft een grotere coronaire doorstroming na een bypass- of dotterbehandeling vaak verbetering van de hartfunctie. In veel gevallen is het echter niet mogelijk de oorzakelijke factor te beïn-

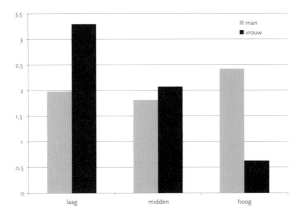

Figuur 7.5.3 Nieuwe gevallen van decompensatio cordis per 1000 patiëntjaren gestandaardiseerd voor leeftijd. Verdeling naar sociale laag (CMR 2002-2006).

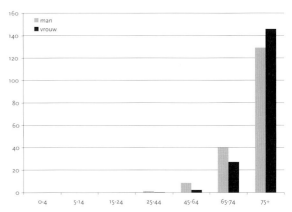

Figuur 7.5.5 Bekende gevallen van decompensatio cordis per 1000 patiëntjaren. Verdeling naar leeftijd en geslacht (CMR 2002-2006).

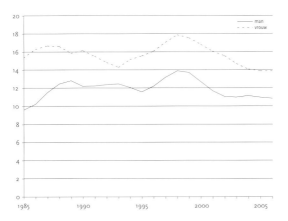

Figuur 7.5.4 Bekende gevallen van decompensatio cordis per 1000 patiëntjaren gestandaardiseerd voor leeftijd. Trend over jaren (CMR 1985-2006).

vloeden. Dan moet er naar gestreefd worden met leefregels en medicatie de toestand zo stabiel mogelijk te houden.

Bij asthma cardiale, de acute linksdecompensatie, geeft de huisarts als eerste hulp sublinguaal nitroglycerine met forse doses intraveneus toegediende loopdiuretica. De toediening van extra zuurstof is nuttig. In geval van pijn (hartinfarct als oorzaak van de decompensatie!) kan morfine worden gegeven. Voorzichtigheid hiermee is met name bij COPD-patiënten geboden vanwege de kans op ademhalingsdepressie.

Na zo'n aanval of als hartfalen zich sluipend heeft ontwikkeld, is het van belang de neurohumorale ontregeling tegen te gaan die verantwoordelijk is voor verdere progressie van het ziektebeeld. Patiënten met ernstige klachten moeten hun zout- en vochtinname beperken, moeten bij overgewicht afvallen, en zich beperken in alcoholgebruik. Met diuretica wordt zo veel mogelijk overtollig vocht verwijderd. Diuretica hebben wel effect op de symptomen, maar verbeteren niet de prognose op langere termijn. Medicijnen die de neurohumorale disfunctie bestrijden, doen dit wel. Bij de therapie gaat het om het eindproduct van het RAAS-systeem, het angiotensine II, te blokkeren en om de verhoogde activiteit van het sympathische zenuwstelsel te verminderen. Het RAAS-systeem wordt met ACE-remmers geblokkeerd en, als deze niet getolereerd worden, door angiotensine-II-antagonisten. De overmatige stimulatie van het sympathische zenuwstelsel – een belangrijke oorzaak van de progressie van hartfalen en acute hartdood door ritmestoornissen – kan worden tegengegaan door bètablokkers te geven. Wel dient dit heel nauwkeurig getitreerd te worden. Bij mensen met ernstig hartfalen is ook de zin aangetoond van het geven van spironolacton om de effecten van aldosteron te antagoneren. Ook het aloude digoxine heeft nog zijn indicaties: vooral atriumfibrilleren met hartfalen door snel kamervolgen. Als laatste stap in de medicamenteuze behandeling kunnen nitraten worden toegevoegd. Met de genoemde therapeutische maatregelen is het mogelijk de prognose enigszins te verbeteren. Hiervoor moet de patiënt dagelijks een aantal medicijnen slikken. Omdat het veelal bejaarde patiënten betreft die ook voor andere kwalen behandeld worden, is het medicatieschema vaak ingewikkeld en belastend. Patiënten dienen goed geïnstrueerd te worden. Dit houdt onder andere in dat ze zich dagelijks moeten wegen; als het gewicht in korte tijd met meer dan 1,5 kg toeneemt, moet men extra diuretica nemen.

Zowel bij het gebruik van diuretica als ACE-remmers moet men bedacht zijn op bloeddrukdaling, nierfunctiestoornissen en elektrolytstoornissen. Voor een adequate onderhoudsbehandeling is regelmatige controle nodig, bijvoorbeeld eens per drie maanden. Behalve aan anamnese en therapietrouw (zoutbeperking!) zal dan aandacht worden besteed aan gewicht, bloeddruk, pols en stuwingsverschijnselen (oedeem). Eens per jaar kunnen kalium en nierfunctie worden gecontroleerd, op indicatie aangevuld met andere onderzoeken

Patiënten met hartfalen hebben vaak geen eetlust en cachexie dreigt. De aandoening speelt hierin een rol, maar ook de medicatie: ACE-remmers veranderen de smaak vaak in negatieve zin.

Prognose en preventie

Hartfalen heeft een zeer slechte prognose, slechter dan de meeste maligniteiten. De kwaliteit van leven is bij patiënten met NYHA-klasse III en IV ernstig aangetast.

In een stabiele fase is de ernst van de decompensatie af te meten aan het prestatievermogen van de patiënt. Hoe ver en hoe lang kan deze lopen, in hoeverre lukt trappenlopen? Een langzame inperking van de actieradius met toename van moeheid en kortademigheid, vaak te objectiveren aan een moeilijker in de hand te houden gewicht, zijn tekenen van verslechtering van de toestand. Medicatie moet dan worden uitgebreid, voor- en nadelen van de verschillende preparaten moeten tegen elkaar worden afgewogen.

In het terminale stadium van een decompensatio cordis doen zich tal van problemen voor. Vaak is het een balanceren tussen twee kwaden: voldoende vocht leidt tot dyspnoe en oedeem met alle gevaren van dien (onder andere ulcus cruris), te sterke ontwatering tot zouttekort en toenemende uremie. Door een slechte perifere circulatie en immobiliteit dreigt decubitus te ontstaan. De medicatie bestaat vaak uit diverse medicamenten met gevaar voor interacties, vergissingen en onverwachte neveneffecten bij verandering van dosis of middel. Het is duidelijk dat deze patiënten tot aan hun overlijden buitengewone zorg van de huisarts vragen. Het aantal opnamen en heropnamen van patiënten met hartfalen ligt hoog. Door de patiënt goede informatie over zijn kwaal te geven en door een goede samenwerking tussen cardioloog en huisarts, kan het aantal opnamen afnemen. De sleutel is om bij toename van klachten in een vroeg stadium maatregelen te treffen.

Preventie is ten dele mogelijk door bestrijding van de bekende risicofactoren voor hart- en vaatziekten. De belangrijkste zijn coronaire hartziekte en hypertensie.

Profiel

Een zich soms acuut presenterende, langzaam progressieve aandoening van oudere mensen met slechte prognose. De huisarts kan door nauwgezette controle en op het individu afgestemde medicatie de kwaliteit van leven en de levensduur bevorderen.

7.6 ATRIUMFIBRILLEREN

Ziektebeeld

Atriumfibrilleren (boezemfibrilleren) is een ritmestoornis, die een irregulaire hartslag veroorzaakt ten gevolge van elektrische chaos in de boezems (frequentie 400-600 per minuut). Door de refractaire periode van de AV-knoop bereikt slechts een deel van de elektrische prikkels uit de boezems de kamers, waardoor deze onregelmatig geactiveerd worden met een frequentie van 150 tot 180 per minuut. Als de kamerfrequentie lager is, dan is er sprake van een verminderde AV-geleiding door een aandoening van het geleidingssysteem of onder invloed van medicatie. Bij atriumfibrilleren levert het atrium geen effectieve bijdrage meer aan de ventrikelvulling; de cardiale output vermindert hierdoor met 20-25%. Door de stase van bloed in de atria, is er een verhoogde kans op trombo-emboliën; voor 70% betreft dit een ischemisch CVA, voor 30% gaat het om arteriële embolieën elders.

Atriumfibrilleren komt chronisch en paroxismaal voor. Bij de paroxismale vorm worden perioden van atriumfibrilleren afgewisseld met perioden dat er een sinusritme bestaat. Drukveranderingen en vergroting van de atria predisponeren tot atriumfibrilleren. Bekende oorzaken zijn: langdurige hypertensie, coronaire hartziekten, hartklepaandoeningen, hartfalen, hyperthyreoïdie en COPD. Ook acute en chronische alcoholinname predisponeert tot atriumfibrilleren. Paroxismaal atriumfibrilleren wordt soms uitgelokt door hartoperaties, myocardinfarct, koorts, anemie en longembolie. Bepaalde medicijnen kunnen ook atriumfibrilleren uitlokken; voorbeelden zijn bètasympathicomimetica en thyreomimetica. Bij ongeveer 20% van de patiënten met atriumfibrilleren wordt geen

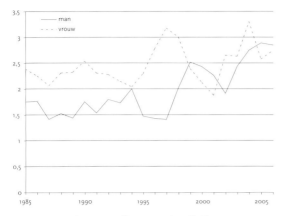

Figuur 7.6.1 Nieuwe gevallen van atriumfibrilleren per 1000 patiëntjaren gestandaardiseerd voor leeftijd. Trend over jaren (CMR 1985-2006).

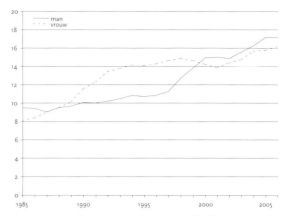

Figuur 7.6.3 Bekende gevallen van atriumfibrilleren per 1000 patiëntjaren gestandaardiseerd voor leeftijd. Trend over jaren (CMR 1985-2006).

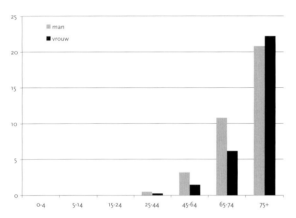

Figuur 7.6.2 Nieuwe gevallen van atriumfibrilleren per 1000 patiëntjaren. Verdeling naar leeftijd en geslacht (CMR 2002-2006).

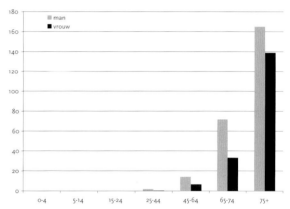

Figuur 7.6.4 Bekende gevallen van atriumfibrilleren per 1000 patiëntjaren. Verdeling naar leeftijd en geslacht (CMR 2002-2006).

oorzaak gevonden: men spreekt van 'lone atrial fibrillation'.

Vaak gaat paroxismaal atriumfibrilleren na enige tijd over in chronisch atriumfibrilleren. Structurele veranderingen in de boezem zijn hiervan de oorzaak.

Atriumfibrilleren geeft dikwijls geen specifieke klachten, vooral bij ouderen wordt het vaak bij toeval ontdekt. Klachten die bij atriumfibrilleren voorkomen, zijn moeheid, afname van de inspanningstolerantie, hartkloppingen, duizeligheid, kortademigheid en wegrakingen. Bij patiënten met een TIA of een CVA moet aan een embolie op basis van atriumfibrilleren bij een vergroot atrium worden gedacht.

De diagnose kan worden vermoed als bij onderzoek een irregulaire en een snelle pols wordt gevoeld. Bij gelijktijdige auscultatie en palpatie valt vaak een polsdeficit op. De diagnose moet met een ECG worden bevestigd om frequente extrasystolen niet te verwarren met atriumfibrilleren.

Is de diagnose gesteld, dan is het zaak op zoek te gaan naar bijkomende cardiale problemen en naar de oorzaak. Wat is de bloeddruk? Is de ictus buiten de medioclaviculaire lijn of heffend? Zijn er souffles of extra tonen over het hart te horen? Zijn er crepitaties of rhonchi over de longen? Is de centraal-veneuze druk verhoogd? Is de lever vergroot? Bestaat er perifeer oedeem?

Epidemiologische gegevens

De incidentie van atriumfibrilleren is in de periode 1985-2006 iets gestegen naar ongeveer 2,5 per 1000 patiënten per jaar (figuur 7.6.1). De incidentie neemt sterk toe met de leeftijd. Dit geldt in het bijzonder de oudste leeftijdscategorie (figuur 7.6.2).

In de CMR is de prevalentie van atriumfibrilleren in de periode 1985-2006 toegenomen van ongeveer 9 naar ongeveer 15 per 1000 per jaar (figuur 7.6.3). Ook hier geldt een sterke toename met de leeftijd. Van de vrouwen van 75 jaar en ouder is bijna 14% met atriumfibrilleren bij de huisarts bekend, voor mannen van die leeftijd geldt dit voor ongeveer 16% (figuur 7.6.4).

Beloop en interventie

Er zijn diverse redenen waarom atriumfibrilleren een minder gewenste toestand is. Er is vaak een hoge polsfrequentie en een verminderd hartminuutvolume. Hierdoor neemt de inspanningstolerantie af. Bij gecompromitteerde patiënten kan er hierdoor angina pectoris en hartfalen ontstaan. Ook is de kans op trombo-embolieën verhoogd. De kans op het krijgen van een herseninfarct als er geen reumatische hartklepaandoening bestaat, bedraagt circa 4,5% per jaar. Dit percentage stijgt bij patiënten ouder dan 75 jaar, bij hypertensie, diabetes mellitus, hartfalen en een voorgeschiedenis van TIA of CVA. Bij multipele factoren kan de kans oplopen tot 15% per jaar.

Antitrombotische medicatie is bij zowel paroxismaal als chronisch atriumfibrilleren aangewezen. Daarnaast verdient uiteraard de oorzaak die tot atriumfibrilleren heeft geleid, alle aandacht en waar mogelijk moet deze worden behandeld of weggenomen. Dit is bijvoorbeeld mogelijk als de oorzaak drinken van veel koffie of alcohol is, hyperthyreoïdie, anemie of klepafwijkingen. Maar meestal is zo'n gerichte aanpak niet mogelijk en moet men beslissen of men het atriumfibrilleren accepteert of dat men het sinusritme probeert te herstellen door middel van cardioversie. Elektrocardioversie lukt in 90% van de gevallen, chemische cardioversie in 50%. Echter, bij de meerderheid van de patiënten blijft het sinusritme slechts kort gehandhaafd: na een jaar is er bij 50-90% van de patiënten opnieuw sprake van atriumfibrilleren. De kans op blijvend succes is het grootst bij patiënten jonger dan 60 jaar en bij patiënten bij wie atriumfibrilleren net ontstaan is.

Prognose en preventie

Als atriumfibrilleren korter dan 48 uur bestaat, kan een poging tot cardioversie worden gedaan zonder dat patiënt ontstold is met een coumarinepreparaat. Heeft het atriumfibrilleren langer dan 48 uur geduurd, dan moet patiënt eerste ontstold zijn om de kans op trombo-embolieën te verkleinen.

Vooral bij patiënten met structurele afwijkingen in de atria zal atriumfibrilleren aanvaard moeten worden. De therapie is dan toegespitst op hartfrequentieregulatie en trombo-embolische profylaxe.

Hartfrequentieregulatie kan geschieden met bètablokkers, calciumantagonisten of digoxine. De comorbiditeit bepaalt de keuze. Bij therapieresistente gevallen is het een enkele keer nodig om de AV-knoop te ableren; daarna heeft de patiënt echter een pacemaker nodig.

Om trombo-embolische complicaties te voorkomen zijn coumarinepreparaten de eerste keus. Ze beschermen beter dan aspirine, zelfs als men de verhoogde kans op bloedingen in aanmerking neemt. Een nadeel is dat er maandelijks bloedcontrole moet plaatsvinden. Contra-indicaties voor coumarinen zijn ernstig alcoholmisbruik, gastro-intestinaal bloedverlies in de voorgeschiedenis, dementie en valneiging.

Profiel

Chronisch atriumfibrilleren komt vooral bij bejaarde patiënten voor. Door een sterk verhoogde kans op met name herseninfarcten is antistolling met coumarine nodig. Door het wegvallen van een gecoördineerde atriumcontractie is de vulling van de ventrikels minder en hierdoor is het hartminuutvolume verlaagd. Dit leidt tot een verminderde inspanningstolerantie.

7.7 RITMESTOORNISSEN

Enkele ziektebeelden

De mate waarin patiënten hartritmestoornissen ervaren is heel verschillend. Terwijl de ene patiënt iedere afwijkende hartslag voelt, worden bij een ander uitgebreide ritmestoornissen gevonden zonder dat de patiënt zich hiervan bewust is. Een snelle of irregulaire hartactie vormt dikwijls een bron van ongerustheid en angst. Onaangename gevoelens in de hartstreek zijn emotioneel beladen en worden in verband gebracht met ernstige hartziekten en acuut sterven.

Het ervaren van hartkloppingen betekent niet veel anders dan het zich bewust zijn van de hartslag. De arts probeert in eerste instantie onderscheid te maken tussen enerzijds hartbonzen, een voelbare hartslag, die regulair is en met een normale frequentie, en anderzijds hartkloppingen met een snelle en/of irregulaire hartactie. De patiënt bezoekt het spreekuur meestal op het moment dat er geen actuele klachten zijn. Palpitaties zullen reden zijn voor de huisarts om te zoeken naar een oorzaak of aanleiding. Op basis van een gerichte anamnese (vragen naar omstandigheden waaronder de hartkloppingen optreden; ritme en snelheid van de hartactie, al dan niet plots begin en einde; reactie op hoesten en persen; gebruik van koffie, alcohol en geneesmiddelen; bijkomende klachten, zoals duizeligheid) lukt het dikwijls om met waarschijnlijkheid een diagnose te stellen.

Onschuldige extrasystolen en paroxismale supraventriculaire tachycardieën worden in de CMR gecodeerd als ritmestoornissen. Boezemfibrilleren wordt in paragraaf 7.6 besproken.

Extrasystolen. De patiënt ervaart extrasystolen niet zozeer als een te vroeg vallende slag. De extra vulling van de daarop komende slag geeft een heftiger slaggolf die door de patiënt wordt beschreven als een onaangenaam gevoel in de borst of het gevoel alsof er een luchtbel door het hart gaat. De diagnose onschuldige extrasystolen wordt ondersteund als de patiënt kan melden dat de klachten in rust optreden en bij inspanning verdwijnen. Pathofysiologisch is er sprake van een focus dat op één of meer plaatsen in het myocard, zowel in boezem (atriale premature complexen) als kamer (ventriculaire premature complexen) een prikkel tot contractie kan geven buiten de normale prikkelgeleiding om. Premature atriale complexen kunnen op het ECG worden gezien als een vroege P-golf met een afwijkende morfologie. Ventriculaire premature complexen zijn zichtbaar op het ECG als bizarre, brede QRS-complexen die niet worden voorafgegaan door een P-golf. Continue registratie van hartactie bij personen zonder klachten heeft duidelijk gemaakt dat bijna iedereen af en toe extrasystolen heeft. Het is daarom moeilijk onderscheid te maken tussen fysiologie en pathologie. Soms treden extrasystolen zo frequent op dat zij om de slag voorkomen (bigeminie), maar dat heeft klinisch gewoonlijk geen consequenties. Dat is wel het geval indien de extrasystolen enkele malen achtereen in roffels optreden zodat er tijdelijk een verlaging van het hartminuutvolume is.

Onderscheid tussen extrasystolen van supraventriculaire of ventriculaire oorsprong is vrijwel uitsluitend te maken met behulp van een ECG.

Paroxismale supraventriculaire tachycardie is in het algemeen onschuldig, maar wordt door patiënten ervaren als vervelend en soms als beangstigend. Vooral bij de eerste aanval kan er een paniekgevoel optreden. Pathofysiologisch ontstaat een supraventriculaire tachycardie als de prikkel van de AV-knoop teruggeleid wordt naar de boezem, waardoor een cirkelvormig elektrisch circuit ontstaat. Dit extra circuit is waarschijnlijk te beschouwen als een variatie op de normale prikkelgeleiding en niet als symptoom van een hartziekte.

Klinisch worden de aanvallen gekenmerkt door een plotseling begin en een even plotseling einde. Klassiek is de polyurie die na de aanval optreedt als gevolg van het verhoogde aanbod van bloed aan de nieren. Tijdens de aanval is de polsfrequentie meestal rond de 140-160 regulaire slagen per minuut.

Een sinustachycardie, gedefinieerd als een hartfrequentie van meer dan 100 slagen per minuut, dient te worden beschouwd als een fysiologische reactie op externe oorzaken, zoals stress, koorts en hyperthyreoïdie, en onderscheidt zich door een minder snelle hartactie en geen plotselinge verbetering zoals bij een supraventriculaire tachycardie. Het onderscheid tussen paroxismale supraventriculaire tachycardie en andere, potentieel riskante tachycardieën kan zonder cardiogram moeilijk zijn. Snel boezemfibrilleren of -fladderen verloopt in het algemeen met een minder abrupt begin en einde. Bij boezemfibrilleren kan bovendien een polsdeficit bestaan dat bij andere tachycardieën niet gebruikelijk is. Ventriculaire tachycardieën komen met name voor als complicatie bij andere hartziekten, zoals een infarct.

Bij de anamnese en het lichamelijk onderzoek dienen cardiale problemen, zoals angina pectoris en hartfalen, te worden uitgesloten, terwijl men ook rekening dient te houden met aandoeningen zoals anemie, koorts, intoxicaties, longproblemen en hyperthyreoïdie. Tijdens klachten is met een ECG vrijwel altijd de juiste diagnose te stellen. Bij onzekerheid over de diagnose kan worden gekozen voor een 24-48-uurs continue registratie (holter-registratie) of een vorm van telemetrie.

Een ECG is een effectieve methode om ritme- en geleidingsstoornissen vast te stellen. In elke CMR-praktijk is een huisarts die ECG's beoordeelt, met een cardioloog als consulent. Om de vaardigheid in het beoordelen van ECG's te handhaven en te bevorderen, komen deze huisartsen maandelijks met een groep collega's bijeen om samen met deze cardioloog de gemaakte ECG's te bespreken.

Epidemiologische gegevens

Het aantal nieuwe gevallen van ritmestoornissen schommelde in de registratieperiode rond de 2 per 1000 mannen per jaar en 2,5 per 1000 vrouwen per jaar (figuur 7.7.1).

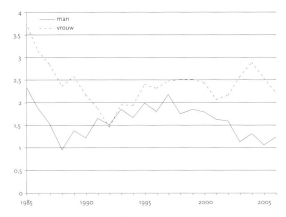

Figuur 7.7.1 Nieuwe gevallen van hartritmestoornissen per 1000 patiëntjaren gestandaardiseerd voor leeftijd. Trend over jaren (CMR 1985-2006).

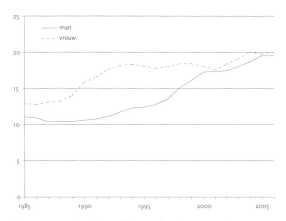

Figuur 7.7.3 Bekende gevallen van hartritmestoornissen per 1000 patiëntjaren gestandaardiseerd voor leeftijd. Trend over jaren (CMR 1985-2006).

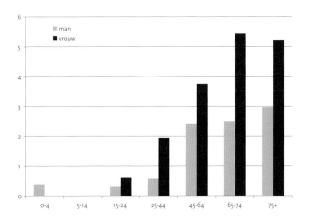

Figuur 7.7.2 Nieuwe gevallen van hartritmestoornissen per 1000 patiëntjaren. Verdeling naar leeftijd en geslacht (CMR 2002-2006).

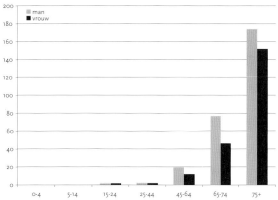

Figuur 7.7.4 Bekende gevallen van hartritmestoornissen per 1000 patiëntjaren. Verdeling naar leeftijd en geslacht (CMR 2002-2006).

De frequentie van ritmestoornissen bleek toe te nemen met het stijgen van de leeftijd (figuur 7.7.2). De incidentie bleek in ongeveer een derde van de gevallen te berusten op supraventriculaire tachycardieën en in twee derde van de gevallen op extrasystolen.

Er werden geen seizoensinvloeden gevonden en, bezien naar sociale laag, geen relevante verschillen in incidentie.

Het prevalentiecijfer was ongeveer tweemaal zo hoog als het incidentiecijfer en bedroeg de laatste jaren ongeveer 4 per 1000 voor mannen en 6 per 1000 voor vrouwen (figuur 7.7.3). In de leeftijdsgroep 65-74 jaar waren bijna 8% van de mannen en ruim 4% van de vrouwen bekend met een ritmestoornis. Bij mensen ouder dan 75 jaar was dit gestegen tot respectievelijk 17% en 15% (figuur 7.7.4).

Beloop en interventie

Extrasystolen en paroxismale supraventriculaire tachycardie hebben geen vaststaand beloop. Soms blijft het bij één of enkele aanvallen, soms steken de klachten jarenlang met een zekere regelmaat de kop op. Uitleg en geruststelling nemen de eerste plaats in bij de behandeling. De verzekering dat deze ritmestoornissen geen verband hebben met een ernstige hartaandoening, kan therapeutisch werken. Beperking van het drinken van koffie, van roken en van het gebruik van alcohol is aan te raden.

Een aanval van paroxismale tachycardie kan worden geremd door vagusprikkeling. De valsalva-manoeuvre is hiervoor bruikbaar, evenals het drinken van een glas koud water. Indien noodzakelijk kan de aanval gecoupeerd worden door het intraveneus toedienen van verapamil onder controle van het ECG.

Als medicamenteuze therapie wordt overwogen, moet de vraag worden gesteld of de klachten hinderlijk genoeg zijn om daarvoor dagelijks gedurende lange tijd antiaritmische middelen te slikken. Het middel moet niet erger worden dan de kwaal! Naast het couperen van aanvallen kan worden gekozen voor onderhoudsbehandeling. Klachten van frequente extrasystolen waarbij achterliggende factoren zijn uitgesloten, kunnen symptomatisch worden behandeld met lage doses bètablokkerende middelen, mits hiervoor geen contra-indicatie bestaat. Bij langdurige en frequente aanvallen van supraventriculaire tachycardieën waarbij de patiënt subjectief veel hinder ondervindt, is de laserablatie waarbij de aberrante bundel wordt geëlimineerd, de eerste keuzebehandeling boven medicamenteuze therapie.

Prognose en preventie
De prognose van de besproken ritmestoornissen is gunstig. Het zijn geen voorboden van ernstige aandoeningen, en in het merendeel van de gevallen zijn de klachten na enkele aanvallen langdurig of zelfs blijvend verdwenen.

Dat geldt niet voor andere hier verder buiten beschouwing gebleven ritmestoornissen. De behandeling en prognostische waarde van bijvoorbeeld atriumfibrilleren of -flutter bij een decompensatio cordis of van ventriculaire tachycardie bij een hartinfarct vormen een wezenlijk ander verhaal.

Specifieke preventieve maatregelen anders dan beperken of opgeven van koffie- en alcoholgebruik, zijn er niet.

Profiel
Extrasystolen en supraventriculaire tachycardieën zijn onschuldige ritmestoornissen met een gunstige prognose die in de meeste gevallen door de huisarts met eenvoudige maatregelen goed zijn te behandelen. De incidentie neemt toe met het stijgen van de leeftijd.

7.8 SYNCOPE

Ziektebeeld
Syncope betekent: flauwvallen, in onmacht vallen. Deze term beschrijft een symptoom en is van toepassing als er anamnestisch sprake is van een kortdurende bewustzijnsdaling, soms gepaard met trekkingen in armen en benen zonder verdere neurologische verschijnselen, en direct gevolgd door volledig herstel.

Vaak blijkt een gevoel van slapte aan de aanval vooraf te zijn gegaan met geeuwen, zweten, licht gevoel in het hoofd, duizeligheid en een neiging tot braken. Er is een amnesie voor de gebeurtenis zelf. Na terugkeer van het bewustzijn houdt de patiënt een moe gevoel, maar hij is aanspreekbaar en helder, er zijn geen functionele stoornissen en bij fysisch-diagnostisch onderzoek kunnen als opvallende bevindingen vaak alleen bleekheid, een langzame pols en een lage bloeddruk worden geconstateerd. In een gesprek na de aanval geven patiënten dikwijls aan dat zij last hadden van de warmte, erg emotioneel waren, lang hadden moeten staan of al enige uren niet hadden gegeten of gedronken. In de huisartspraktijk kan een venapunctie de aanleiding zijn. Syncope op het toilet komt ook nogal eens voor bij obstipatie of een aanval van gastro-enteritis en bij mannen die 's nachts zijn opgestaan om staand te plassen.

De diagnose is in zulke gevallen vasovagale syncope waaraan waarschijnlijk een plotselinge daling van de bloeddruk en/of een acuut veranderde verdeling van het circulerend volume ten grondslag ligt. Twijfel aan deze diagnose moet ontstaan wanneer het beloop anders is dan geschetst, zoals bij een voorafgaand trauma of een aanzienlijk langere duur van de bewusteloosheid, wanneer bevindingen worden gedaan zoals neurologische uitvalsverschijnselen of een ritme- of geleidingsstoornis, en wanneer patiënt bekend is met een aandoening zoals diabetes of epilepsie. Bij ouderen moet, zeker bij herhalingen, het syndroom van Adams-Stokes en de zogenoemde 'sick-sinus' in de differentiële diagnose worden betrokken. Soms kan met een 24-uurs ECG-registratie één van deze diagnosen worden gesteld.

Epidemiologische gegevens
Syncope wordt in de CMR alleen dan geregistreerd als er geen oorzakelijke pathologie is geconstateerd. Volgens CMR-cijfers van 1985-2006 steeg de incidentie geleidelijk tot bijna 7 per 1000 vrouwen en 5 per 1000 mannen (figuur 7.8.1). Bij mannen bleek de incidentie groter te worden met het toenemen van de leeftijd. Dit duidt op een hogere prevalentie van organische pathologie. Bij vrouwen toonde de groep van 15 tot 25 jaar een tussentijds topje (figuur 7.8.2), wijzend op de syncope als functionele klacht.

In de hoge sociale laag werd deze diagnose minder vaak geregistreerd dan in de lagere.

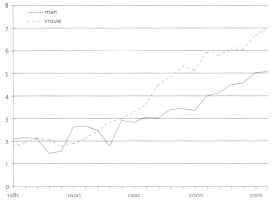

Figuur 7.8.1 Nieuwe gevallen van syncope per 1000 patiëntjaren gestandaardiseerd voor leeftijd. Trend over jaren (CMR 1985-2006).

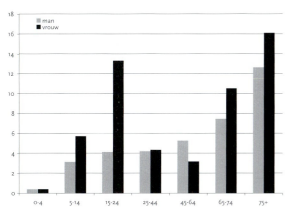

Figuur 7.8.2 Nieuwe gevallen van syncope per 1000 patiëntjaren. Verdeling naar leeftijd en geslacht (CMR 2002-2006).

Beloop en interventie

De bewustzijnsdaling duurt enige seconden tot enkele minuten. Herstel treedt snel op en er zijn geen objectieve restverschijnselen. Een ander beloop noopt tot herziening van de diagnose.

Door de benen van de patiënt hoog te leggen, treedt al spoedig een betere vaatvulling op en een stijging van de bloeddruk. Medicatie is niet nodig, geruststelling en uitleg echter wel. Vooral de omstanders kunnen dusdanig geschrokken zijn dat zij aandringen op (in dit geval) onnodig verder medisch onderzoek.

Prognose en preventie

Een syncope geeft geen aanleiding tot nare gevolgen op de lange duur, maar niet bij iedereen blijft het bij een eenmalig gebeuren. De praktijk leert dat sommigen gemakkelijk een recidief krijgen. Dikwijls worden dan verhalen verteld over anderen in de familie die aan hetzelfde euvel leden.

Aanknopingspunten voor preventie van recidieven kan men in de anamnese vinden: niet lang onbeweeglijk staan in een warme omgeving, bijtijds eten en drinken, bespreken van emotionele factoren.

Profiel

Syncope is een kortdurend bewustzijnsverlies, veelal zonder oorzakelijke aandoening en zonder objectieve gevolgen, zodat geruststelling meestal op zijn plaats is.

7.9 HYPERTENSIE

Ziektebeeld

Hypertensie is een al jaren intensief bestudeerde risicofactor voor het optreden van cardiale en (cerebro)vasculaire ziekten. Op zichzelf is hypertensie geen ziekte, geen nosologische eenheid waarvan het ontstaan bekend is, integendeel: vrijwel nooit is er een oorzaak aanwijsbaar en daarom heet de hypertensie 'essentieel' of ook wel primair.

Een grens tussen normale en verhoogde bloeddruk is altijd arbitrair. Volgens de WHO-criteria is de bloeddruk verhoogd wanneer deze hoger dan of gelijk is aan 140 mmHg systolisch en/of 90 mmHg diastolisch. Ook De NHG-standaard Cardiovasculair risicomanagement spreekt van hoge bloeddruk als de diastolische bloeddruk 90 mmHg of hoger is en de systolische bloeddruk 140 mmHg of hoger. Bij toename van de bloeddruk neemt de kans op cardiale en vasculaire complicaties toe, hetgeen consequenties heeft voor de behandeling.

Regulering van de bloeddruk berust op een ingewikkeld samenspel van onder andere arteriële weerstand, circulerend bloedvolume, cardiale output, autonoom zenuwstelsel, baroreceptoren en renine-angiotensinesysteem. Bij mensen met essentiële hypertensie is op het niveau van deze mechanismen geen specifiek verschil met normotensieven aan te wijzen. Dat betekent dat de diagnose uitsluitend wordt gesteld op basis van de bloeddruk, niet op basis van een specifiek tekort of defect.

Niet-essentiële, ofwel secundaire, hypertensie wordt in ongeveer 5% van de gevallen gevonden, de incidentie ervan neemt toe met de leeftijd. Oorzaken zijn onder meer aortastenose en nierarteriestenose.

De vaststelling van de hoogte van de bloeddruk bij

zijn patiënten verdient de volle aandacht van de huisarts, zeker ook omdat hypertensie niet leidt tot specifieke symptomen. Alleen bij ernstige, maligne hypertensie (snel ontstaan, stijgend tot boven 130 mmHg diastolisch) zijn er klachten zoals bonzende hoofdpijn en visusstoornissen (visusstoornissen en proteïnurie zijn obligaat voor de diagnose maligne hypertensie).

Eerder werd in Nederland het beleid bij de behandeling van hoge bloeddruk in een aparte richtlijn behandeld. Een correcte diagnose was daarom van belang en vereiste meerdere metingen op verschillende tijdstippen. Fysiologische variabiliteit bij de patiënt (biologische dagschommelingen, emoties, pijn, een volle blaas), factoren van de kant van de dokter (haast, afleesfouten) en afwijkingen aan de bloeddrukmeter kunnen het uiteindelijke resultaat sterk beïnvloeden. Standaardisering van de meting is van groot belang.

In de meest recente richtlijn is een verlaging van het totale cardiovasculaire risico het uitgangspunt. Daarbij wordt niet alleen gekeken naar de bloeddruk, maar ook naar andere risicofactoren voor het ontwikkelen van hart- en vaatziekten. Daarmee is het belang van een zeer nauwkeurige bloeddrukbepaling enigszins afgenomen. Dat doet echter niets af aan het belang van een zorgvuldige bloeddrukmeting, met name om onnodige ongerustheid of overbehandeling te voorkomen.

Hoewel de voorspellende waarde van familiaire predispositie tot het ontwikkelen van hypertensie niet groot is (in de literatuur geschat op 20%), heeft dit gegeven voor de huisarts praktische consequenties, met name geldt het als hulpmiddel om bij deze risicogroep hypertensie vroegtijdig te kunnen opsporen.

Epidemiologische gegevens

De CMR-artsen registreren de diagnose hypertensie wanneer na tweemaal meten bij ten minste drie verschillende gelegenheden een gemiddelde diastolische bloeddruk wordt gevonden van 100 mmHg of meer. Dit criterium voor registratie van hypertensie bleef onveranderd in de totale registratieperiode.

Het aantal nieuwe patiënten steeg in de periode 1985-2006 van ongeveer 4 per 1000 naar ruim 8 per 1000 per jaar (figuur 7.9.1). De toenemende aandacht voor behandeling van patiënten met een verhoogd cardiovasculair risico heeft geleid tot een verdere toename van de prevalentie van hypertensie.

Er is een geleidelijke stijging van de leeftijd waarop de diagnose hypertensie wordt gesteld. Dit komt overeen met veranderingen in inzicht in opsporing en behandeling. Werd aanvankelijk de nadruk gelegd op

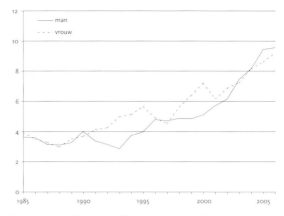

Figuur 7.9.1 Nieuwe gevallen van hypertensie per 1000 patiëntjaren gestandaardiseerd voor leeftijd. Trend over jaren (CMR 1985-2006).

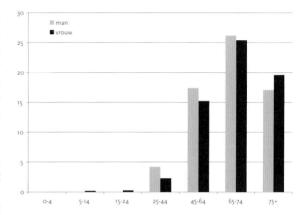

Figuur 7.9.2 Nieuwe gevallen van hypertensie per 1000 patiëntjaren. Verdeling naar leeftijd en geslacht (CMR 2002-2006).

opsporing en behandeling bij personen onder de 60 jaar, in de jaren tachtig werd duidelijk dat het risico juist bij ouderen het hoogst is. De leeftijdsspecifieke incidentiecijfers variëren tussen 15 en 25 per 1000 bij mensen van 45 jaar en ouder (figuur 7.9.2). De nieuwe patiënten met hypertensie bleken het minst afkomstig uit de hoge sociale laag (figuur 7.9.3).

De groep patiënten bekend met hypertensie overtreft getalsmatig de groep nieuwe patiënten vele malen: patiënten zijn dikwijls vele jaren onder behandeling van hun huisarts. De prevalentie nam in de loop der jaren voor mannen toe van ongeveer 50 per 1000 naar 80 per 1000 per jaar, voor vrouwen van ongeveer 80 naar ruim 100 per 1000 per jaar (figuur 7.9.4).

De prevalentie nam toe met de leeftijd. Bij vrouwen werd steeds een hogere prevalentie geregistreerd

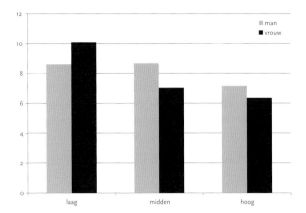

Figuur 7.9.3 Nieuwe gevallen van hypertensie per 1000 patiëntjaren gestandaardiseerd voor leeftijd. Verdeling naar sociale laag (CMR 2002-2006).

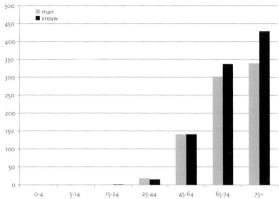

Figuur 7.9.5 Bekende gevallen van hypertensie per 1000 patiëntjaren. Verdeling naar leeftijd en geslacht (CMR 2002-2006).

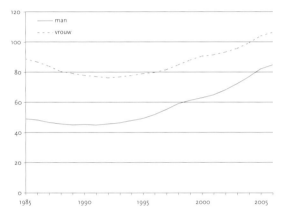

Figuur 7.9.4 Bekende gevallen van hypertensie per 1000 patiëntjaren gestandaardiseerd voor leeftijd. Trend over jaren (CMR 1985-2006).

dan bij mannen. In de oudste leeftijdsgroepen staat meer dan een kwart van de mannen en een derde van de vrouwen onder controle van de huisarts in verband met hypertensie (figuur 7.9.5).

Beloop en interventie

Hypertensie is gerelateerd aan het optreden van cardiale en vasculaire ziekten, met name cerebrovasculaire aandoeningen, en in mindere mate aan myocardinfarct, angina pectoris, decompensatio cordis, perifere arteriële insufficiëntie en het optreden van nierinsufficiëntie. Bij de behandeling van hypertensie wordt rekening gehouden met andere aanwezige risicofactoren. Hiervoor zijn tabellen ontwikkeld waarmee het absolute risico en daarmee de indicatie tot behandeling kan worden vastgesteld. De leefgewoonten (drop-en alcoholgebruik), roken, overgewicht en de mate van lichaamsbeweging worden met de patiënt besproken.

Behandeling van hypertensie omvat op de eerste plaats het advies om te stoppen met roken. De gezondheidswinst van het stoppen met roken is immers groter dan van medicamenteuze hypertensiebehandeling. Daarnaast wordt aandacht gegeven aan lichamelijke activiteit, dieetsamenstelling (wat betreft de calorie-inname en overmatig vet-, zout- en alcoholgebruik) en medicamenteuze behandeling. In de NHG-standaard Cardiovasculair risicomanagement wordt een behandelingsmodel gehanteerd dat is gebaseerd op het totale cardiovasculaire risico. Daarvoor zijn tabellen ontwikkeld die bij de primaire preventie kunnen worden gehanteerd. Voor elke individuele patiënt kan op basis van de risicofactoren het absolute risico voor het optreden van hart- en vaatziekten worden berekend. Wanneer voor behandeling van hoge bloeddruk wordt gekozen, wordt gestreefd naar een bloeddruk <140 mmHg. De streefwaarde wordt met name bij ouderen niet gehaald. In dat geval dient een bloeddrukdaling van ten minste 10 mmHg te worden bereikt. Bij hypertensie onder de 40 jaar of verdenking op secundaire hypertensie is een voorafgaand specialistisch onderzoek te overwegen.

Voor een medicamenteuze therapie wordt vooral gebruikgemaakt van diuretica, ACE-remmers, angiotensine-II-antagonisten en calciumantagonisten. Bètablokkers worden niet meer als middel van eerste keus beschouwd bij de behandeling van hypertensie. De behandeling wordt meestal langdurig, levenslang, voortgezet. Tussentijdse evaluatie van de effecten van de behandeling is nodig.

Behandelen van hypertensie betekent zorg dragen voor controle en follow-up, waarbij ook op vaste tijden alle andere risicofactoren in beeld worden gebracht. Een duidelijke uitleg over het doel van de behandeling draagt bij aan de therapietrouw van de patiënt.

Door de sterk toegenomen prevalentie van hypertensie wordt de taak in veel praktijken niet meer uitgeoefend door de huisarts. Steeds vaker worden aparte spreekuren opgezet met hulp van doktersassistenten en praktijkondersteuners. Herhaalafspraken op datum en uur met notitie hiervan in het afsprakenboek, controle op het nakomen van de afspraak en opbellen bij verstek laten gaan om een nieuwe datum overeen te komen, zijn daarbij nuttige praktijkprocedures.

Prognose en preventie
De bloeddruk neemt geleidelijk toe met de leeftijd, Hoe lager de leeftijd waarop de bloeddrukverhoging begon, des te hoger de kans dat men langdurig hypertensief blijft. Primaire preventie op jonge leeftijd richt zich vooral op de bevordering van een gezonde leefstijl en preventie van overgewicht.

De meeste baat van behandeling is te verwachten bij patiënten met hypertensie met fors verhoogde bloeddrukwaarden en een of meer risicofactoren. Indien eenmaal een behandeling is ingesteld, dient deze in de meeste gevallen levenslang te worden voortgezet. Met de patiënt dienen goede afspraken te worden gemaakt over regelmatige controles om de therapietrouw te bevorderen. Dat geldt ook voor adviezen aan hypertensiepatiënten om te stoppen met roken of er niet aan te beginnen, regelmatig bewegen, het streven naar een voor de lengte passend lichaamsgewicht en naar een normaal cholesterolgehalte van het serum.

De huisarts kan mensen met een verhoogd cardiovasculair risico systematisch opsporen door het toepassen van de methode van 'case-finding'. Dit wil zeggen: bloeddrukmeting bij elke spreekuurbezoeker bij wie dit niet recentelijk geschiedde. Een te hoge bloeddruk is de eerste stap bij het vastleggen van het totale cardiovasculaire risicoprofiel. De aandacht van de huisarts moet in het bijzonder uitgaan naar families waarvan leden bekend zijn met hypertensie of hart- en vaatziekten. Mensen met een eenmalig gemeten lage bloeddruk en een normaal gewicht hebben slechts een geringe kans om hypertensief te worden en hun bloeddruk hoeft dan ook niet regelmatig te worden gecontroleerd. Daarom is aan te bevelen eenmaal gemeten risicofactoren goed te registreren, juist ook indien deze normaal zijn.

Profiel
Hypertensie is een van de belangrijkste risicofactoren voor cardiale en (cerebro)vasculaire ziekten, in de CMR vooral geregistreerd in de lagere sociale laag. Door adequate behandeling en door systematische follow-up van patiënten, met name uit hiermee belaste families, kan de huisarts bijdragen aan een vermindering van de tol die deze 'welvaartsziekten' eisen.

7.10 CEREBROVASCULAIRE AANDOENINGEN

Ziektebeeld
Bij cerebrovasculaire aandoeningen ontstaan neurologische uitvalsverschijnselen door verstoringen in de cerebrale bloedvoorziening. De aard en mate waarin cerebrale functies uitvallen, hangen samen met de locatie en omvang van het getroffen gebied.

Men spreekt van een 'transient ischemic attack' (TIA) wanneer de verschijnselen binnen 24 uur verdwenen zijn, en van een cerebrovasculair accident (CVA) wanneer blijvende uitval optreedt. Onderscheiden worden bloedige en onbloedige CVA's. Bloedingen kunnen ontstaan door traumata (onder andere subduraal hematoom), aneurysmata (onder andere subarachnoïdale bloeding) en vaatdegeneratie zoals bij hypertensie (apoplexie). Meestal gaat het echter om onbloedige stoornissen. De belangrijkste oorzaak hiervan is een lumenvernauwing van de arteriële bloedvaten door atherosclerose of emboliëen vanuit het hart, zoals bij atriumfibrilleren of een hartinfarct. De circulatie kan ook tekortschieten door een forse daling van de bloeddruk, zoals bij overdosering van antihypertensiva, bloedverlies of narcose.

Een TIA is meestal het gevolg van een doorbloedingsstoornis van de a. carotis. De patiënt presenteert zich met spraakstoornissen en vluchtige hemiparesen, soms gecombineerd met sensibiliteitsstoornissen in de arm, been of gelaat. Blindheid van een oog (amaurosis fugax) komt voor bij een minderheid van de patiënten. Zeldzamer zijn doorbloedingsstoornissen van de a. basilaris, waarbij de optredende paresen en sensibiliteitsstoornissen vaak niet tot een lichaamshelft zijn beperkt, er uitval van een gezichtsveld is en sprake is van andere hersenstamstoornissen, zoals dysartrie, dysfagie en diplopie. Aangezien de uitvalsverschijnselen meestal weer voorbij zijn als de huisarts de patiënt ziet, is de anamnese het belangrijkste instrument voor het stellen van de diagnose TIA.

Een insufficiënte circulatie in het stroomgebied van de a. cerebri media is de meest voorkomende oorzaak van CVA. De patiënt presenteert zich met een halfzijdige verlamming waarbij de arm meestal ernstiger getroffen is dan het been. Er kan hemianopsie optreden, en – in geval van een laesie in de dominante hemisfeer – afasie. Het bewustzijn is intact en de patiënt is zich bewust van zijn situatie. Een val kan de aanleiding zijn geweest om de dokter te waarschuwen; het hemibeeld onthult dan de oorzaak van die val.

Een patiënt met een cerebrale bloeding (apoplexie) wordt door de huisarts meestal comateus aangetroffen, met wangzakblazen en een dwangstand van het hoofd. Gebruik van antistolling of acetylsalicylzuur versterkt het vermoeden op een bloeding. Heteroanamnestisch hoort men dat patiënt klaagde over hevige hoofdpijn en braken. Ook een subarachnoïdale bloeding door lekkage uit een aneurysma van de basale arteriën uit zich door hevige hoofdpijn, misselijkheid en braken. Slechts in een minderheid van de gevallen verliest de patiënt daarbij het bewustzijn. Lokale neurologische uitvalsverschijnselen en een meningeaal prikkelingsbeeld treden laat (na 8-24 uur) of niet op. Bij minder uitgesproken symptomen kan de diagnose subarachnoïdale bloeding dan ook moeilijk te stellen zijn.

Bij verdenking op een TIA of CVA kan een eerste oriëntatie (ook per telefoon) ten aanzien van de motoriek van gelaat en extremiteiten en van de spraak een indicatie voor neurologische uitval bieden, en dus argumenten geven voor een direct nader onderzoek. De huisarts verricht een oriënterend neurologisch onderzoek om een indruk over de ernst van de uitval te krijgen, en een cardiaal onderzoek met aandacht voor de bloeddruk, atriumfibrilleren en andere ritmestoornissen. Desgewenst kan een ECG cardiale fysisch-diagnostische bevindingen objectiveren. Ter opsporing van latente paresen doet men de proef van Barré: de patiënt houdt de armen recht voor zich uit met de handpalmen omhoog en de vingers gesterkt. De ogen zijn gesloten. Bij uitzakken en/of pronatie van één arm is er sprake van een lichte parese. Aanvullend bloedonderzoek (bloedglucose, cholesterol) kan zinvol zijn.

In zeldzame gevallen worden de verschijnselen veroorzaakt door intracerebrale afwijkingen, zoals een tumor, cerebrale metastasen of een subduraal hematoom. Meestal ontwikkelen de neurologische stoornissen zich hierbij geleidelijker dan bij een CVA. Verdenking hierop of diagnostische onzekerheid maakt nader specialistisch onderzoek gewenst. Hoe jonger de patiënt, des te vaker is er sprake van diagnostische onzekerheid en des te eerder is een verwijzing nodig.

Epidemiologische gegevens

In de CMR worden de cerebrovasculaire stoornissen zoals TIA of CVA geregistreerd.

De incidentie van *TIA*'s bedroeg in de periode 1985-2006 ongeveer 1,5 per 1000 per jaar, voor mannen zowel als voor vrouwen (figuur 7.10.1). Vooral ouderen werden getroffen: meer dan 8 van de 10 patiënten waren ouder dan 65 jaar (figuur 7.10.2). De prevalentie nam licht toe tot 6 per 1000 mannen en 8 per 1000 vrouwen (figuur 7.10.3). Onder de 65-74-jarigen is ruim 2% van de mannen en 1% van de vrouwen bekend met een TIA, in de leeftijdsgroep van de mensen ouder dan 75 jaar liep dit op tot ruim 6% van de mannen en bijna 9% van de vrouwen (figuur 7.10.4).

De incidentie nam af met het stijgen van de sociale klasse, een patroon dat ook werd gezien bij hartinfarcten, angina pectoris en decompensatio cordis.

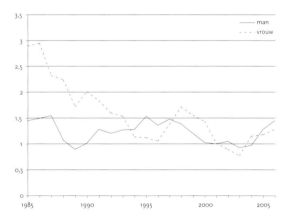

Figuur 7.10.1 Nieuwe gevallen van TIA per 1000 patiëntjaren gestandaardiseerd voor leeftijd. Trend over jaren (CMR 1985-2006).

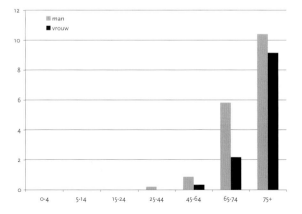

Figuur 7.10.2 Nieuwe gevallen van TIA per 1000 patiëntjaren. Verdeling naar leeftijd en geslacht (CMR 2002-2006).

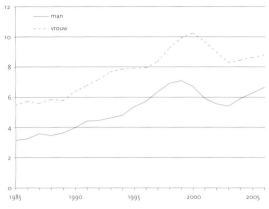

Figuur 7.10.3 Bekende gevallen van TIA per 1000 patiëntjaren gestandaardiseerd voor leeftijd. Trend over jaren (CMR 1985-2006).

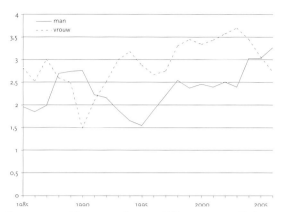

Figuur 7.10.5 Nieuwe gevallen van CVA per 1000 patiëntjaren gestandaardiseerd voor leeftijd. Trend over jaren (CMR 1985-2006).

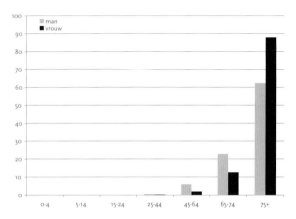

Figuur 7.10.4 Bekende gevallen van TIA per 1000 patiëntjaren. Verdeling naar leeftijd en geslacht (CMR 2002-2006).

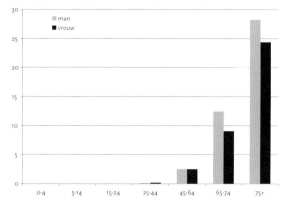

Figuur 7.10.6 Nieuwe gevallen van CVA per 1000 patiëntjaren. Verdeling naar leeftijd en geslacht (CMR 2002-2006).

De incidentie van CVA's bedroeg in de periode 1985-2006 gemiddeld ongeveer 2,2 per 1000 per jaar voor mannen en 2,6 per 1000 voor vrouwen (figuur 7.10.5). Er bleek een scherpe stijging van de leeftijdsspecifieke incidentie vanaf 65 jaar (figuur 7.10.6). De prevalentie nam in de periode 1985-2006 licht toe tot ruim 15 per 1000 voor zowel mannen als vrouwen (figuur 7.10.7). Onder de 65-74-jarigen is 6% van de mannen en 4% van de vrouwen bekend met een CVA, in de leeftijdsgroep van de mensen ouder dan 75 jaar liep dit op tot 16% van de mannen en 11% van de vrouwen (figuur 7.10.8).

Beloop en interventie

Uit retrospectief onderzoek van CMR-gegevens bleek dat van de patiënten die een TIA doormaakten, 13% later een CVA ontwikkelde, in de helft van de gevallen binnen twee jaar na de TIA. In 8% van alle CVA-patiënten bleek in de voorafgaande periode een TIA te zijn gediagnosticeerd. Patiënten met een TIA liepen wel een zesmaal zo grote kans op het krijgen van een CVA in de volgende jaren als leeftijdgenoten, maar de grote meerderheid van hen kreeg geen CVA.

De behandeling van een TIA is gericht op het verkleinen van deze kans. De belangrijkste interventies zijn medicamenteuze behandeling met salicylaten, stoppen met roken, regulering van bestaand atriumfibrilleren en de behandeling van een eventuele hypertensie. Onderzoek van de aa. carotides met behulp van echo is gericht op stenosering van deze arteriën. In een gering percentage van de TIA's is bij aangetoonde stenosering carotischirurgie een behandelalternatief.

Is er sprake van een hemibeeld dan wordt de patiënt gewoonlijk opgenomen in een ziekenhuis voor

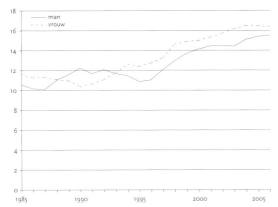

Figuur 7.10.7 Bekende gevallen van CVA per 1000 patiëntjaren gestandaardiseerd voor leeftijd. Trend over jaren (CMR 1985-2006).

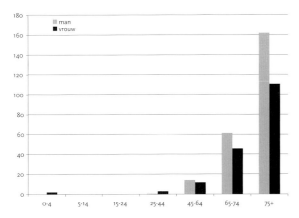

Figuur 7.10.8 Bekende gevallen van CVA per 1000 patiëntjaren. Verdeling naar leeftijd en geslacht (CMR 2002-2006).

nadere diagnostiek, trombolyse als opname binnen drie uur na ontstaan van de symptomen is gerealiseerd, en start van de revalidatie. Na de ziekenhuisopname vergen verpleging en verzorging veel ondersteuning van het thuisfront en een lange adem om patiënt te kunnen revalideren. Bij een gezonde partner (of in het verzorgingshuis) kan men trachten zo snel mogelijk samen met wijkverpleegkundige, fysiotherapeut en ergotherapeut een revalidatie in eigen omgeving te bewerkstelligen. Omdat de psychische toestand van de patiënt van groot belang is voor het slagen, speelt de mogelijkheid om thuis te kunnen blijven vaak een gunstige rol bij het herstel. Daarbij let de huisarts op de draagkracht van de verzorgers, in het bijzonder van de partner. Binnen enkele dagen wordt de patiënt uit bed gehaald, brengt hij de dag door in een stoel en wordt daarbij zo veel mogelijk gestimuleerd de ADL-activiteiten zelfstandig te hervatten. Bij ernstige CVA's moet men in het acute stadium voldoende aandacht besteden aan de preventie van decubitus, contracturen van de verlamde extremiteit, verslikproblemen en urineretentie. Overigens zal uitgebreide neurologische uitval nogal eens leiden tot opname in een verpleeghuis.

Soms zal ook gekozen worden voor dagrevalidatie, vooral wanneer fatische stoornissen de communicatie bemoeilijken en daarmee ook de betrokkenheid van de partners op elkaar. Een van de belangrijke functies van een logopedist blijkt het stimuleren en bemoedigen van patiënten en hun omgeving. Een fysiotherapeut neemt dikwijls het oefenen van de ADL-functies op zich en beoordeelt dan ook aanpassingen in huis. De toestand van de patiënt is in de regel na een jaar min of meer stationair; behandelingen worden dan niet meer continu gegeven, maar afhankelijk van de situatie. Een deel van de patiënten wordt door een sterke behoefte aan verzorging na een CVA in een ziekenhuis opgenomen. De huisarts kan mede beoordelen wat na ontslag het beste voor de patiënt is: thuis, het verzorgingshuis of het verpleeghuis.

Geheel anders ligt de situatie wanneer men een patiënt comateus aantreft met sterke verdenking op een apoplexie. Deze patiënten overlijden vaak binnen 48 uur. Met ondersteuning van de omgeving, vooral bestaande in de bereidheid zo nodig aanwezig te zijn, kan de patiënt dikwijls rustig thuis sterven. De huisarts dient vooral te letten op een volle blaas die aanleiding kan geven tot onrust van de patiënt; voor andere complicaties is de gegeven tijd te kort.

Prognose en preventie

De prognose is wisselend. Een CVA is een uiting van een slechte vasculaire status. In een kwart van de gevallen treedt dan ook binnen het jaar een recidief op. In het CMR-onderzoek bleek ongeveer 25% van de patiënten binnen een maand te zijn overleden. De prognose is slechter naarmate de patiënt ouder is. Overleeft men de acute situatie, dan treedt in het eerste halfjaar de meeste verbetering op, met bij ongeveer 30% een nagenoeg compleet herstel. De beenfunctie herstelt zich over het algemeen beter dan die van de arm. Dit houdt in dat de meeste patiënten weer aan het lopen komen, al dan niet met hulpmiddelen. Een hemianopsie verbetert daarentegen weinig, maar de patiënt leert deze te compenseren. De prognose van afasie is zeer wisselend. De mate van herstel bij een CVA blijkt, naast van de ernst, zeer sterk afhankelijk te zijn van het doorzettingsvermogen van de patiënt en diens sociale omgeving.

Patiënten met atriumfibrilleren en een vergroot linkeratrium of een mitralisinsufficiëntie lopen een grote kans op emboliëen. Zij komen voor behandeling met orale anticoagulantia in aanmerking. Vooral bij een familieanamnese belast met CVA's dient men als huisarts extra alert te zijn op het nemen van preventieve maatregelen, bijvoorbeeld screening en behandeling van hypertensie.

Profiel

Cerebrovasculaire aandoeningen komen vooral voor bij oudere patiënten. Een TIA wordt meestal niet gevolgd door een CVA, maar vormt hiervoor wel een risicofactor. Preventie omvat stoppen met roken, behandelen van hypertensie en atriumfibrilleren, en het geven van acetylsalicylzuur na een TIA.

Een volledig CVA is een dramatische bedreiging van het leven en, bij overleven, van de zelfstandigheid. Voor het behoud van deze zelfstandigheid moeten patiënt en omgeving zich veel inspanning getroosten.

7.11 PERIFEER ARTERIËLE VAATZIEKTEN EN LONGEMBOLIE

Ziektebeelden

Onder perifeer arteriële vaatziekten worden in de CMR geregistreerd: claudicatio intermittens, arteriosclerose, longemboliëen en enkele zeldzaamheden zoals arteriële trombose, ziekte van Raynaud en de ziekte van Buerger (trombangiitis obliterans).

Claudicatio intermittens, het ziektebeeld waar het hier vooral om gaat, is een symptomencomplex. Het ontleent zijn naam ten onrechte aan keizer Claudius, die hinkte. Kenmerkend is het optreden van pijn in een of beide kuiten bij lopen. Na kortdurende rust zakt de pijn ('etalageziekte'), maar keert terug bij verder lopen. Veel patiënten consulteren de huisarts pas als zij frequenter, en bij lopen over kortere afstanden klachten krijgen. Claudicatio intermittens kan een van de eerste klinische manifestaties zijn van een voortgeschreden atherosclerose van de aorta abdominalis en/of grotere bekken- en beenarteriën, en is daarvan niet zelden langere tijd het enige symptoom. De karakteristieke klachten zijn te verklaren door afsluiting van een of meer arteriën door atheromateuze plaques. Zeldzaam is een volledige hoge afsluiting (a. femoralis, a. iliaca), al of niet door een trombus of embolie. De patiënt meldt dan acuut ontstane hevige pijn in één been. Bij onderzoek vindt men dat dit koud en wit is: een spoedgeval voor de vaatchirurg.

Meestal is het niet moeilijk claudicatieklachten te onderscheiden van loopklachten ten gevolge van neurologische aandoeningen, gewrichtsafwijkingen en veneuze insufficiëntie. Met de gebruikelijke anamnestische (klachten, familieanamnese, risicofactoren) en fysisch-diagnostische benadering bereikt de huisarts een hoge negatief-voorspellende waarde: hij kan zonder (geavanceerde) instrumentele technieken met voldoende zekerheid een arteriële obstructie uitsluiten, met name door zorgvuldige palpatie van de a. tibialis posterior en de a. dorsalis pedis. Afwezigheid van pulsaties pleit niet zonder meer voor een perifeer arterieel vaatlijden.

Ter bevestiging van het vermoeden van een arteriële obstructie staan thans niet-invasieve onderzoektechnieken ter beschikking zoals de 'dopplerstethoscoop' waarmee men de systolische bloeddruk aan de enkel en arm kan vaststellen. Het quotiënt, de enkel-armindex, representeert een maat voor de graad van obstructie. Bij een enkel-armindex van minder dan 85% dan wel driemaal gemeten minder dan 90% is obstructie waarschijnlijk.

Longemboliëen zijn gevreesd wanneer zij acuut en massaal optreden. De eerste verschijnselen zijn pijn in de zij vastzittend aan de ademhaling, niet durven doorzuchten, neiging tot hoesten, en soms ophoesten van bloed. Aan massale longemboliëen kan een patiënt acuut overlijden, kleine emboliëen, gering in aantal, kunnen symptoomloos verlopen.

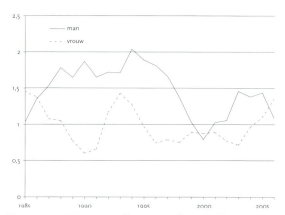

Figuur 7.11.1 Nieuwe gevallen van perifeer arteriële aandoeningen per 1000 patiëntjaren gestandaardiseerd voor leeftijd. Trend over jaren (CMR 1985-2006).

ZIEKTEN VAN DE TRACTUS CIRCULATORIUS

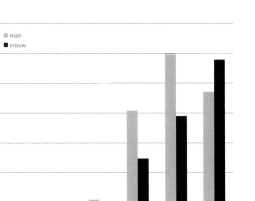

Figuur 7.11.2 Nieuwe gevallen van perifeer arteriële aandoeningen per 1000 patiëntjaren. Verdeling naar leeftijd en geslacht (CMR 2002-2006).

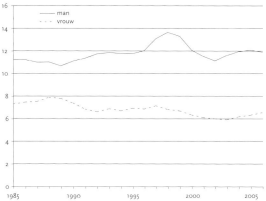

Figuur 7.11.4 Bekende gevallen van perifeer arteriële aandoeningen per 1000 patiëntjaren gestandaardiseerd voor leeftijd. Trend over jaren (CMR 1985-2006).

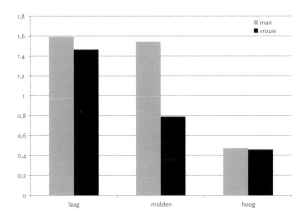

Figuur 7.11.3 Nieuwe gevallen van perifeer arteriële aandoeningen per 1000 patiëntjaren gestandaardiseerd voor leeftijd. Verdeling naar sociale laag (CMR 2002-2006).

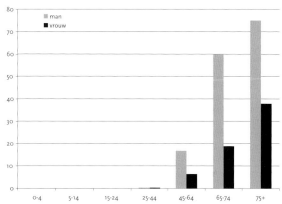

Figuur 7.11.5 Bekende gevallen van perifeer arteriële aandoeningen per 1000 patiëntjaren. Verdeling naar leeftijd en geslacht (CMR 2002-2006).

Epidemiologische gegevens

De incidentie van *claudicatio intermittens* bedroeg in de periode 1985-2006 gemiddeld 1,4 per 1000 mannen per jaar en 0,9 per 1000 vrouwen per jaar, een door de jaren heen tamelijk constante bevinding (figuur 7.11.1). De diagnose werd vooral vanaf de leeftijd van 45 jaar gesteld, in ongeveer 4% van de gevallen waren de patiënten jonger (figuur 7.11.2). In de hogere sociale laag werd de laagste incidentie gevonden (figuur 7.11.3).

De prevalentie was door de jaren heen tamelijk constant en bedroeg 11 per 1000 mannen en 6 per 1000 vrouwen per jaar (figuur 7.11.4). In de leeftijdsgroep 65-74 jaar was ongeveer 6% van de mannen en 2% van de vrouwen bekend met claudicatio intermittens, onder mensen van 75 jaar en ouder waren deze cijfers respectievelijk 7% en 4% (figuur 7.11.5).

Longembolieën waren in de periode 1985-2006 betrekkelijk zeldzaam. Het betrof in de vier CMR-praktijken 98 mensen, 47 mannen en 51 vrouwen, hetgeen leidde tot een incidentiecijfer van 0,4 per 1000 per jaar. Bijna 60% van deze patiënten was ouder dan 65 jaar. In een gemiddeld grote huisartspraktijk wordt de diagnose longembolie ongeveer eenmaal per jaar gesteld.

Beloop en interventie

Over het natuurlijk beloop van perifeer arteriële vaatziekten is weinig bekend. Asymptomatische gevallen komen waarschijnlijk veel voor. Manifeste claudicatieklachten gaan samen met een grote kans op vasculair lijden elders. Het is zeer de vraag of een indeling naar ernst (met behulp van de enkel-armindex) tegelijkertijd een fasering van een onvermijdelijk progressief beloop representeert.

Met niet-invasieve screening kan perifeer arterieel vaatlijden in een nog asymptomatisch stadium worden opgespoord. De prognostische betekenis hiervan voor het later ontstaan van manifeste claudicatio intermittens respectievelijk andere hart- en vaataandoeningen is (nog) niet duidelijk.

Met een conservatieve behandeling is voor patiënten vaak veel te bereiken: stoppen met roken en dagelijks een eind wandelen tot voorbij de pijngrens zijn daarbij de belangrijkste maatregelen. Dit regime moet lang worden volgehouden. Hierdoor ontwikkelen zich in een tijdsbestek van drie tot zes maanden waarschijnlijk collateralen, verbetert de circulatie en ziet men de klachten aanzienlijk afnemen. Dit geldt minder of niet voor patiënten met een hoge afsluiting, die veel eerder voor vaatchirurgie in aanmerking komen. Ondersteunend kan daarbij de beïnvloeding zijn van andere risicofactoren voor hart- en vaatziekten, zoals overgewicht, te hoog cholesterolgehalte, hypertensie en diabetes mellitus.

Vaatverwijdende farmaca hebben geen zin, acetylsalicylzuur misschien wel.

In een minderheid van de gevallen zal deze benadering tot onvoldoende resultaat leiden. Indicaties voor vaatchirurgische behandeling zijn het persisteren van ernstige klachten, duidelijke progressie van de ernst, ontstaan van arteriële ulcera of gangreen. Patiënten met pijn in rust dienen onmiddellijk te worden verwezen.

Prognose en preventie

In de huisartspraktijk valt de prognose van claudicatio in de regel mee. Nogal eens wordt met een conservatief regime stilstand en zelfs teruggang van de klachten bereikt. Het is op voorhand niet uit te maken bij welke kleine groep patiënten een onverbiddelijke progressie optreedt met kans op complicaties. De prognose wordt in ongunstige zin beïnvloed door diabetes mellitus en door doorgaan met roken.

Aangenomen wordt dat de algemene preventieve adviezen ter voorkoming van hart- en vaatziekten ook hier van nut zijn. Het effect van secundair preventieve behandeling met plaatjesaggregatieremmers (onder andere acetylsalicylzuur) is momenteel in onderzoek.

Profiel

Perifeer arteriële aandoeningen manifesteren zich in stijgende mate vanaf middelbare leeftijd, vroeger en meer bij mannen dan bij vrouwen. De prognose is vaak niet ongunstig wanneer dagelijks flink wordt gewandeld en niet (meer) gerookt.

7.12 VARICOSE

Ziektebeeld

Varices, spataderen, zijn uitgezette en meestal gekronkelde venen. Varices kunnen gepaard gaan met symptomen van veneuze insufficiëntie. Het veneuze systeem bestaat uit een oppervlakkig en een diep gedeelte, met elkaar verbonden door talrijke vv. perforantes. De kleppen in het veneuze systeem richten de bloedstroom van oppervlakkig naar diep en van distaal naar proximaal. De kuitspieren functioneren hierbij als zuig-perspomp. Bij ontspanning van de kuitspieren treedt in de venen een drukdaling op, waardoor bloed uit het oppervlakkige gedeelte via de vv. perforantes naar het diepe systeem wordt gezogen. Lekkende kleppen ontregelen dit mechanisme, zodat een continu te hoge druk in het veneuze systeem ontstaat die de afvoer belemmert. De klachten op korte termijn zijn weinig specifiek; een moe, gespannen gevoel in voeten of kuiten en 'restless legs'. Is er tevens vocht in de benen met pijn op de voorzijde van de tibia, dan worden veneuze stoornissen waarschijnlijker. Varices hoeven medisch gezien alleen behandeling indien er klachten zijn of symptomen van chronische veneuze insufficiëntie.

Het onderscheid met pijn door arteriële oorzaken is meestal niet moeilijk. Daarentegen kan oedeem, vooral bij ouderen, het moeilijk maken om te differentiëren tussen decompensatio cordis en veneuze insufficiëntie.

Cosmetische aspecten doen sommige mensen met minimale en nauwelijks zichtbare afwijkingen om behandeling vragen, terwijl anderen met uitgebreide varices de dokter niet consulteren.

Epidemiologische gegevens

De incidentie van varicose was in de periode 1985-2006 bij mannen tamelijk constant en bedroeg gemiddeld 3 nieuwe gevallen per 1000 per jaar. Bij vrouwen bedroeg de incidentie in de laatste jaren 8 per 1000 per jaar (figuur 7.12.1). Vanaf jongvolwassen leeftijd nam het aantal patiënten bij wie de CMR-artsen voor het eerst de diagnose stelden, gestaag toe. Dit gold voor beide geslachten. Varicose werd vooral op jonge leeftijd vaker bij vrouwen dan mannen geregistreerd (figuur 7.12.2).

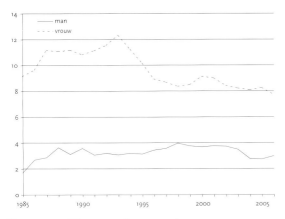

Figuur 7.12.1 Nieuwe gevallen van varicose per 1000 patiëntjaren gestandaardiseerd voor leeftijd. Trend over jaren (CMR 1985-2006).

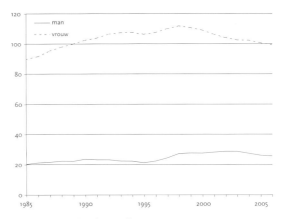

Figuur 7.12.3 Bekende gevallen van varicose per 1000 patiëntjaren gestandaardiseerd voor leeftijd. Trend over jaren (CMR 1985-2006).

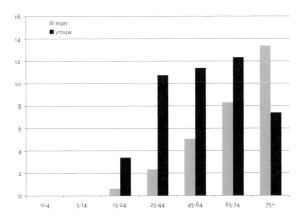

Figuur 7.12.2 Nieuwe gevallen van varicose per 1000 patiëntjaren. Verdeling naar leeftijd en geslacht (CMR 2002-2006).

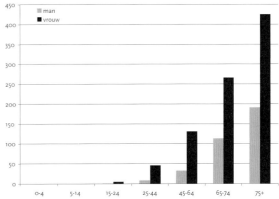

Figuur 7.12.4 Bekende gevallen van varicosis per 1000 patiëntjaren. Verdeling naar leeftijd en geslacht (CMR 2002-2006).

Wanneer de diagnose eenmaal is gesteld, blijft een patiënt vaak levenslang behept met deze aandoening. Dit, tezamen met een incidentie die met de leeftijd toeneemt, verklaart dat het aantal bekende patiënten hoog is: ongeveer 10% van de vrouwen en 2% van de mannen is bekend met varices (figuur 7.12.3). De prevalentie stijgt sterk met de leeftijd. Van alle mannen van 65-74 jaar blijkt de laatste jaren 11% bekend met varicose, van alle vrouwen van die leeftijd ruim 26%, boven de 65 jaar zelfs meer dan 19% van de mannen en 42% van de vrouwen (figuur 7.12.4).

Beloop en interventie

De belangrijkste gevolgen na verloop van tijd zijn die van een chronisch veneuze insufficiëntie. Een continu te hoge veneuze druk veroorzaakt interstitiële vochttoename, een gestoorde weefselperfusie en schade aan de arteriolen. Men ziet dan aan de onderbenen oedeem en huidveranderingen ontstaan, zoals hyperpigmentatie, 'atrofie blanche', orthostatisch eczeem, cellulitis en als ernstigste complicatie ulcus cruris. Tevens kunnen oppervlakkige tromboflebitiden en een bloedende varix als complicaties optreden.

Van alle patiënten bij wie de CMR-artsen varicose registreerden, is berekend dat ongeveer 20% van deze patiënten ooit tevens voor een ulcus cruris of een tromboflebitis hulp zocht. Van deze complicaties van varicose kwam tromboflebitis op jongere leeftijd voor dan ulcus cruris. Beide aandoeningen bleken ongeveer driemaal vaker voor te komen bij vrouwen met, dan bij vrouwen zonder varices.

De therapie is gericht op het verlichten van klachten en het verkleinen van de kans op een recidiefulcus. Voor de meeste patiënten zijn steunkousen de eerst aangewezen behandeling. De huisarts kan het moment van aanvragen van een nieuw paar steunkousen gebruiken om te informeren naar klachten en om de huid van de onderbenen te inspecteren. De tevredenheid van de patiënt over de steunkousen bepaalt mede het beleid.

Prognose en preventie
Erfelijke familiaire aanleg, leeftijd en hormonale invloeden zijn de belangrijkste predisponerende factoren. Een doorgemaakte diepe veneuze trombose speelt etiologisch de belangrijkste rol bij secundaire varices. Primaire preventie is niet goed mogelijk, wel kan men maatregelen treffen om progressie te voorkomen, zoals geregeld lopen, vooral als men veel zittend of staand werkt, en dragen van steunkousen gedurende de zwangerschap.

Profiel
Klachten, cosmetische aspecten en mogelijkheden om verergering te voorkomen zijn redenen van patiënten met varices, vaak oudere vrouwen, om hulp van de huisarts te vragen. Gewoonlijk bestaat er een chronische veneuze insufficiëntie die met steunkousen behandeld kan worden. Daarbij moet men bedacht blijven op het optreden van ulcus cruris of tromboflebitis.

7.13 TROMBOFLEBITIS

Ziektebeeld
Een tromboflebitis is een oppervlakkige aderontsteking. De lokale ontsteking, meestal in het been, toont zich als een vaste, rode, gezwollen, warme en drukpijnlijke streng. Het gaat niet om een ontsteking door een micro-organisme maar om een aseptische ontstekingsreactie door een stolsel in een oppervlakkige varix. In de ontstaanswijze spelen stasis en beschadiging van de venenwand (trauma) een belangrijke rol.

Pijn of angst voor een trombosebeen brengen de patiënt bij de dokter. De diagnose is gemakkelijk op het klinisch beeld te stellen.

Of men bij een tromboflebitis in de armen of bij een tromboflebitis migrans, beide zeldzaam, inderdaad aan het bestaan van een carcinoom moet denken, is onzeker.

Epidemiologische gegevens
Sinds 1985 was er bij vrouwen sprake van een geleidelijke daling in de geregistreerde frequentie van tromboflebitis tot ongeveer 1,4 per 1000 per jaar. De incidentie voor mannen bleef ongeveer 0,6 per 1000 per jaar (figuur 7.13.1). De incidentie nam met de leeftijd toe tot 75 jaar (figuur 7.13.2).

Beloop en interventie
Een tromboflebitis geneest spontaan door obliteratie van de vene. Binnen enkele weken resteert er hooguit een induratie. Ter preventie van trombusaangroei wordt een comprimerend verband aangelegd. Patiënt moet vooral blijven lopen. Ook kan incisie van de ontstoken varix met uitdrukken van het stolsel verlichting van de pijn geven. Men kan ook pijnstillers geven.

Hoewel patiënten aan allerlei zalven een genezende en verzachtende werking toekennen, staat van geen

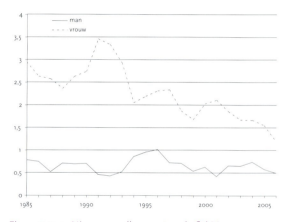

Figuur 7.13.1 Nieuwe gevallen van tromboflebitis per 1000 patiëntjaren gestandaardiseerd voor leeftijd. Trend over jaren (CMR 1985-2006).

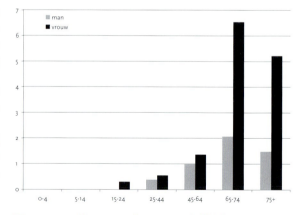

Figuur 7.13.2 Nieuwe gevallen van tromboflebitis per 1000 patiëntjaren. Verdeling naar leeftijd en geslacht (CMR 2002-2006).

van deze lokale middelen de werkzaamheid onomstotelijk vast.

Complicaties in de vorm van een diepe veneuze trombose of een longembolie treden zelden of nooit op. Er is geen reden om bij deze aandoening antistolling voor te schrijven.

Prognose en preventie
Waarschijnlijk voorkomt het dragen van goed aangemeten steunkousen stilstand van de bloedstroom in de venen en beschermt de kous tegen traumata. Daardoor wordt de kans op een tromboflebitis verkleind. Lopen bevordert de circulatie, lang stilstaan daarentegen leidt tot stase en oedeem.

Profiel
Tromboflebitis is een onschuldige ontstekingsreactie op basis van een lokaal stolsel in een oppervlakkige varix. De aandoening komt vooral voor bij vrouwen en stijgt bij hen sterk in frequentie met de leeftijd. De aandoening geneest vanzelf, hetgeen wordt bespoedigd door een ambulant compressieverband, zo nodig aangevuld met een pijnstiller.

7.14 ULCUS CRURIS VENOSUM

Ziektebeeld
Een ulcus cruris of 'open been' is een defect van de huid van het onderbeen tot in de subcutis of dieper met weinig neiging tot genezing. Het ulcus wordt in het typische geval gevonden in het mediale enkelgebied. Van alle ulcera cruris is minstens 90% op basis van chronische veneuze insufficiëntie. Het onderscheid met een meestal zeer pijnlijk ulcus door arteriële stoornissen is op oudere leeftijd niet altijd gemakkelijk, omdat veel veneuze ulcera tevens gepaard gaan met een minder goede arteriële doorbloeding. Voelt men duidelijke arteriële pulsaties aan de voeten, dan ligt een arterieel ulcus niet erg voor de hand. Bij diabetes mellitus kunnen neuropathie en microangiopathie leiden tot arteriële ulcera cruris met behoud van voetpulsaties.

Het ulcus cruris venosum is in het begin vaak erg pijnlijk. Een ulcus kan echter pijnloos verlopen, zodat de arts pas gewaarschuwd wordt als het toch te lang gaat duren, of de gebruikte zalven (uierzalf!) gezorgd hebben voor overgevoeligheidsreacties.

Epidemiologische gegevens
In de loop van de periode 1985-2006 is er in de CMR met name bij vrouwen een daling opgetreden in het

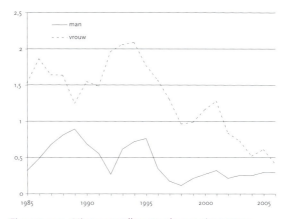

Figuur 7.14.1 *Nieuwe gevallen van ulcus cruris per 1000 patiëntjaren gestandaardiseerd voor leeftijd. Trend over jaren (CMR 1985-2006).*

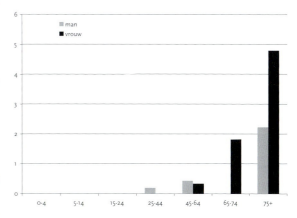

Figuur 7.14.2 *Nieuwe gevallen van ulcus cruris per 1000 patiëntjaren. Verdeling naar leeftijd en geslacht (CMR 2002-2006).*

aantal nieuwe gevallen van ulcus cruris venosum tot 0,6 per 1000 vrouwen per jaar, nauwelijks nog de helft van wat in de periode 1985-1995 werd vastgelegd. Voor mannen gold een gemiddelde van 0,4 per 1000 per jaar (figuur 7.14.1). Het betrof meestal patiënten ouder dan 45 jaar en het aantal gevallen steeg met de leeftijd (figuur 7.14.2).

Beloop en interventie
Het primaire doel van de therapie is het herstel van het defecte spierpompmechanisme door een goed compressieverband en het advies aan de patiënt om te blijven lopen (ambulante compressietherapie). Overigens mag bij gelijktijdig bestaan van arteriële problemen de druk in het compressieverband niet te hoog zijn. De lokale behandeling van het ulcus, bij voorkeur met

een indifferente zalf, is van ondergeschikt belang. De ulcusranden worden beschermd met een dun laagje zinkolie. De verzorging van het ulcus en het aanleggen van het verband is een dankbare taak voor een hiertoe geschoolde praktijkassistente of wijkverpleegkundige. Het is van groot belang dat het compressieverband vakkundig en zorgvuldig wordt aangelegd. Als na zes tot tien weken het ulcus dicht is en het oedeem verdwenen, wordt een steunkous aangemeten door een ervaren bandagist.

Gewoonlijk kan de aandoening op de beschreven wijze in de eerste lijn behandeld worden. Slechts een enkele keer wordt een ulcus gecompliceerd door een contactdermatitis, een cellulitis of erysipelas.

Prognose en preventie

Het ulcus cruris venosum neigt tot recidiveren. Omdat een ulcus cruris venosum een gevolg is van langdurige diepe veneuze insufficiëntie, zullen goed passende steunkousen de kans op het ontstaan verkleinen. Overigens lijkt er ook een zekere predispositie te bestaan. Sommige mensen krijgen ondanks steunkousen in de loop van hun leven meerdere ulcera.

Op het preventieve vlak hebben de volgende maatregelen zin: veel lopen, goede schoenen, gewichtsvermindering en stoppen met roken.

Voor diabetische ulcera geldt daarenboven het streven naar stringente normoglykemie.

Profiel

Het ulcus cruris is bijna altijd een uiting van een chronisch diepe veneuze insufficiëntie en treft vrouwen vaker dan mannen. Ter preventie zijn steunkousen aangewezen.

7.15 DIEPE VENEUZE TROMBOSE

Ziektebeeld

Een diepe veneuze trombose is een trombose van het diepe veneuze systeem. Op het niveau van de vena poplitea, zich al dan niet uitbreidend tot in de vena femoralis (en de v. iliaca), leidt deze tot het klinisch beeld van het trombosebeen. Hieraan gaat vaak een kuitvenetrombose vooraf die, zeker als het daarbij blijft, op zich weinig klachten hoeft te geven.

Bij de vorming van een trombus zijn veranderingen in de bloedstroom, de bloedsamenstelling en de bloedvatwand etiologisch van belang (trias van Virchow). De volgende factoren zijn in de praktijk geassocieerd met een verhoogd risico op diepe veneuze trombose: oudere leeftijd, familiaire belasting (erfelijke stoornis in bepaalde stollingsfactoren), operatieve ingrepen (met name in het kleine bekken), traumata van been en bekken, gipsimmobilisatie en langdurige bedrust, zwangerschap en kraamperiode, een slechte lichamelijk conditie, carcinomen en oestrogeenmedicatie (bijvoorbeeld OAC en bij prostaatcarcinoom). In ongeveer de helft van de gevallen is een oorzaak te vinden.

Fysische diagnostiek heeft bij diepe veneuze trombose vrijwel geen diagnostische betekenis. Verloopt enerzijds een kleinere diepe veneuze trombose vaak subklinisch, anderzijds kan in twee derde van de klinisch duidelijk verdachte gevallen met verfijnde onderzoekmethoden geen trombose aangetoond worden. Niet de uitgebreidheid van de trombus maar de mate van obstructie door de trombus bepaalt hoeveel klachten een patiënt heeft. Klinische verdenking ontstaat bij pijnklachten in de kuit met roodheid, warmte en oedemateuze verandering van het been, zoals zwelling en een glanzend gespannen huid. Bij palpatie is de kuit gevoelig. Het teken van Homan is een onbetrouwbaar diagnosticum. Lichte temperatuurverhoging en polsversnelling completeren het klassieke beeld. Differentieeldiagnostisch kunnen een gebarsten baker-cyste, een zweepslag, tromboflebitis en cellulitis voor moeilijkheden zorgen.

Een klinische verdenking wordt bevestigd of uitgesloten met behulp van echografie. Echografie is meestal ongeschikt om een kuitvenetrombose te visualiseren. Een kuitvenetrombose leidt echter zelden of nooit tot longembolie. Omdat een kuitvenetrombose kan ascenderen moet de echografie na ongeveer vijf dagen worden herhaald. Bij tweemaal een normale uitslag hoeft geen behandeling met antistolling te worden gegeven. Een bekkenvenetrombose breidt zich vanuit het bekken naar distaal uit en kan aanvankelijk ook een negatieve uitslag op de echo geven.

Epidemiologische gegevens

Diepe veneuze trombose kwam niet vaak voor. De gemiddelde incidentie bedroeg in de periode 1985-2006 0,6 per 1000 patiënten per jaar, voor mannen en vrouwen ongeveer gelijk (figuur 7.15.1).

Het betrof patiënten ouder dan 15 jaar en met name patiënten in de oudste leeftijdsgroep (figuur 7.15.2).

Beloop en interventie

Het precieze natuurlijke beloop van de kuitvenetrombose in de huisartspraktijk is onbekend. Het grootste

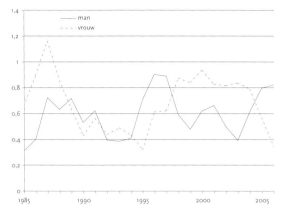

Figuur 7.15.1 Nieuwe gevallen van diepe veneuze trombose per 1000 patiëntjaren gestandaardiseerd voor leeftijd. Trend over jaren (CMR 1985-2006).

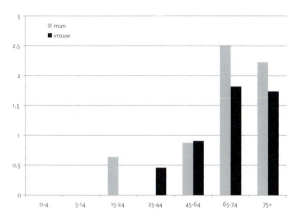

Figuur 7.15.2 Nieuwe gevallen van diepe veneuze trombose per 1000 patiëntjaren. Verdeling naar leeftijd en geslacht (CMR 1985-2006).

gevaar voor een longembolie bestaat bij een diepe veneuze trombose proximaal van de knieholte. Dit gegeven heeft geleid tot het advies om bij trombose vanaf de v. poplitea antistolling toe te passen. Heparine met een laag moleculairgewicht biedt, zeker in geval huisarts en medisch specialist diagnostiek en behandeling onderling afstemmen, de mogelijkheid tot thuisbehandeling.

Door een therapie met anticoagulantia wordt de trombus waarschijnlijk niet opgelost. Daarom leidt een trombosebeen ondanks antistolling vaak tot blijvende schade aan de kleppen, met als gevolg een chronische veneuze insufficiëntie. Klachten hiervan treden meestal enkele jaren na het trombosebeen op. Daarom is het aanmeten van steunkousen een noodzakelijk onderdeel van de behandeling. Tevens heeft de huisarts een taak om te bewaken dat de antistolling na drie tot zes maanden wordt gestaakt.

Prognose en preventie

Het trombosebeen heeft een goede prognose. De slechte naam van de aandoening wordt vooral bepaald door dodelijk verlopende longembolieën, maar deze treden vaak juist onverwacht op zonder voorafgaande klachten van een trombosebeen. Daarnaast is er de epidemiologisch aangetoonde relatie tussen diepe veneuze trombose en carcinomen, die op hun beurt, indien aanwezig, natuurlijk de prognose bepalen.

Het tromboserisico wordt enerzijds bepaald door exogene factoren. Preventie ten aanzien van deze factoren is mogelijk bijvoorbeeld door spaarzaam bedrust voor te schrijven, vroege mobilisatie na te streven en profylactisch gebruik van anticoagulantia bij patiënten met een verhoogd risico. Dit laatste is in de ziekenhuizen vrijwel standaard na grote operaties. Anderzijds is er een toenemend aantal erfelijke of verworven stollingsafwijkingen die de kans op trombose verhogen waaronder de factor-V-Leiden-mutatie en een verhoogd homocysteïnegehalte. Eerdere veneuze trombose is een risico voor het optreden van een recidief. Aan patiënten met een verhoogd risico is het gebruik van OAC en oestrogenen af te raden.

Profiel

Een met de leeftijd stijgend, maar betrekkelijk zelden voorkomende aandoening. De huisarts moet op een klinisch beeld varen dat veel onzekerheid laat over de juistheid van de diagnose. Echografie is aangewezen zodat men gericht met antistolling kan beginnen.

Een vervelende complicatie op termijn is het posttrombotisch syndroom dat met steunkousen is te behandelen.

7.16 HEMORROÏDEN

Ziektebeeld

Hemorroïden of 'aambeien' zijn gezwollen arterioveneuze shunts op de grens van rectum en anus. Deze shunts gaan uit van de a. haemorrhoidalis superior en vormen drie tot zes kleine kussentjes die zich gedragen als submuceus gelegen zwellichamen. Samen met de kringspier zorgen zij voor een adequate afsluiting van de anus. Door nog niet volledig opgehelderde oorzaken kan zwelling van deze kussentjes en uitzakking uit de anus plaatsvinden. Dit gebeurt zo vaak dat aambeien bijna als normaal te beschouwen zijn.

Veroudering en elasticiteitsverlies van bindweefsel, defecatieproblemen en drukverhoging worden als mogelijke oorzakelijke factoren genoemd.

Aambeien geven lang niet altijd klachten. Patiënten consulteren de huisarts bij een drukgevoel in de anus, anaal bloedverlies en/of jeuk. Bij onderzoek is vaak een perianale dermatitis waar te nemen.

Hemorroïden die onder alle omstandigheden inwendig blijven, worden eerstegraads aambeien genoemd. Bij rectaal toucher zijn deze vaak niet te voelen, wel zijn zij met proctoscopie à vue te brengen. Bij graad twee prolabeert de aambei bij persen buiten de anaalring maar is gemakkelijk te reponeren, bij graad drie is de aambei blijvend uitgezakt. Het onderscheid met een anusprolaps, waarbij het slijmvlies van de anus bij persen circulair tot buiten de anus komt, is meestal niet moeilijk. Bloed dat bij hemorroïden wordt verloren is meestal helderrood. Intermitterend anaal bloedverlies gedurende langere tijd moet de huisarts wantrouwend maken. De huisarts kan zonder te laxeren proctoscopie verrichten wanneer hij een afwijking in het anale kanaal vermoedt. Hiertoe kan hij zowel een disposable proctoscoop met een externe lichtbron, alsook een proctoscoop met ingebouwde lichtbron gebruiken. De ervaring leert dat eerstegraads hemorroïden, poliepen en maligniteiten hierbij goed kunnen worden onderscheiden. Het gebied van het anale kanaal tot het distale deel van het rectum is goed te overzien.

Pijn is geen symptoom van ongecompliceerde aambeien. Wel kan pijn optreden bij trombosering van een hemorroïd. Deze trombosen kunnen niet alleen in hemorroïden optreden, maar ook in perianaal gelegen venen. Deze perianale trombose is zichtbaar als een blauw doorschijnende zwelling even buiten de anus. In tegenstelling tot een getromboseerde hemorroïd is er geen verbinding met binnen de anaalring. Indien geen trombose gevonden wordt bij een patiënt met pijn, moet gezocht worden naar een andere oorzaak, zoals een fissura ani.

Epidemiologische gegevens
Bij aambeien is hoogstwaarschijnlijk sprake van een groot ijsbergfenomeen. De presentatie van aambeien in de CMR in de periode 1985-2006 bedroeg gemiddeld ruim 6 nieuwe gevallen per 1000 mannen en 10 per 1000 vrouwen (figuur 7.16.1).

In figuur 7.16.2 is te zien dat hemorroïden vanaf de jongvolwassen leeftijd in alle leeftijdsklassen werden geregistreerd. Onder jongvolwassenen werden

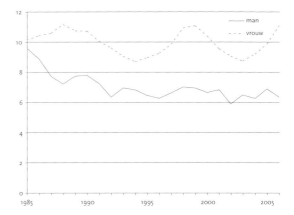

Figuur 7.16.1 Nieuwe gevallen van hemorroïden per 1000 patiëntjaren gestandaardiseerd voor leeftijd. Trend over jaren (CMR 1985-2006).

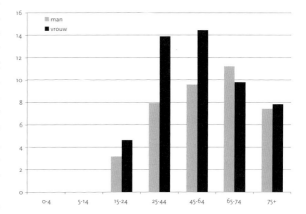

Figuur 7.16.2 Nieuwe gevallen van hemorroïden per 1000 patiëntjaren. Verdeling naar leeftijd en geslacht (CMR 2002-2006).

hemorroïden bij vrouwen vaker geregistreerd dan bij mannen, in de oudere leeftijdscategorieën zijn de geslachtsverschillen gering. In de registratie werden geen verschillen gevonden tussen de sociale lagen. Ook werd de incidentie niet beïnvloed door het seizoen.

Beloop en interventie
Gezien het uitgebreid voorkomen van hemorroïden in de bevolking, bestaat er een lucratieve handel in zelfmedicatiepreparaten. Aangezien de klachten veelal slechts kortdurend bestaan en spontaan kunnen verdwijnen, dient het beleid van de huisarts terughoudend te zijn bij de kleine groep patiënten die voor deze aandoening hulp inroept.

In het algemeen zal het voldoende zijn uitleg te

geven over de aard van de klachten en over het natuurlijk beloop. Deze uitleg kan vergezeld gaan van adviezen en leefregels, waarvan de meeste op ervaring berusten, zoals afkoeling met ijs (dikwijls bij aambeien in het kraambed toegepast). Belangrijk is te wijzen op een 'natuurlijke' defecatie waarbij drang als gevolg van de defecatiereflex wordt opgevolgd. Er wordt aangenomen dat veel problemen rond obstipatie en hemorroïden samenhangen met het onderdrukken van deze defecatiereflex, waarna later de defecatie door actief persen moet worden opgewekt. Optimaliseren van de consistentie van de ontlasting door een celluloserijk dieet, voldoende drinken en toename van lichaamsbeweging kunnen bijdragen aan het herstel van een natuurlijke defecatie.

Lokale medicatie is puur symptomatisch. Jeuk kan bestreden worden met een indifferent middel in de vorm van zalf, eventueel gedurende korte tijd aangevuld met een corticosteroïd. Het in de reclame wel gepropageerde gebruik van zetpillen dient te worden ontraden: een zetpil komt boven de anaalring terecht waar geen klachten worden gevoeld. Bij pijn is eigenlijk altijd sprake van trombosering, een gewone aambei doet geen pijn. Een lokaal anestheticum, bijvoorbeeld lidocaïnegel, is dan ook, nog afgezien van de kans op sensibilisatie, bij aambeien niet geïndiceerd.

Indien de klachten persisteren en lokale symptomatische therapie faalt, is behandeling met sclerotherapie te overwegen, of het ligeren van de aambei met een rubber ringetje. Chirurgische verwijdering van aambeien en sfincterotomie worden zelden meer toegepast, met name omdat bij een te rigoureuze aanpak het gevaar bestaat van 'soiling': het verliezen van vocht en lucht door de anus als gevolg van een aantasten van het afsluitingsmechanisme.

Een patiënt met perianale trombose kan door de huisarts snel van zijn pijn worden verlost door incisie en verwijdering van de trombus.

Prognose en preventie

Zelfs bij uitgebreide hemorroïden zal het natuurlijk beloop in de regel gunstig zijn. Als rest van vroegere hemorroïden en perianale trombosen blijven vaak huidplooien over, mariscae, die door veel mensen voor aambeien worden aangezien.

Preventie is misschien mogelijk door het volgen van de defecatiereflex en het gebruik van een celluloserijke voeding. Ook een minder zittend leven werkt misschien preventief.

Profiel

Aambeien, typisch een probleem van de volwassen leeftijd, zijn gezien de frequentie van voorkomen in de bevolking als een normaal verschijnsel te beschouwen. Klachten leiden tot presentatie aan de huisarts, die gewoonlijk kan volstaan met uitleg en leefregels, al dan niet ondersteund door lokale, symptomatische therapie. Invasief chirurgische behandeling wordt zelden toegepast.

7.17 OVERIGE AANDOENINGEN VAN DE TRACTUS CIRCULATORIUS

In de categorie 'overige hartziekten' worden onder andere gevallen van endocarditis, myocarditis, pericarditis, cardiomyopathie, syndroom van Wolff-Parkinson-White (WPW) en aritmie door organische afwijkingen vastgelegd. Er werd niet vaak gebruikgemaakt van deze categorie: de incidentie bedroeg 0,6 per 1000 patiënten per jaar. Wel had de huisarts een aantal mensen in deze categorie in zorg: de prevalentie bedroeg ongeveer 2,5 per 1000 per jaar.

Endocarditis lenta is een zelden voorkomende ernstige aandoening die aanleiding kan geven tot embolieën. Endocarditisprofylaxe wordt gegeven aan patiënten met aangeboren of verworven hartafwijkingen en aan patiënten met een klepprothese bij invasieve diagnostische en therapeutische ingrepen in het bijzonder op tandheelkundig gebied. Voor deze profylaxe wordt de voorkeur gegeven aan penicilline parenteraal of per os.

Myocarditis treedt gewoonlijk op als begeleidend verschijnsel bij infecties en geeft, ook op het ECG, geen ziektespecifieke verschijnselen. Bij een pericarditis is dit wel het geval.

Pericarditis heeft vaak een virale oorzaak en heeft dan een gunstige prognose. Wanneer een andere aandoening, bijvoorbeeld een maligniteit, aan de pericarditis ten grondslag ligt, bepaalt deze de prognose.

Cardiomyopathieën zijn ziekten van het myocard, die aanleiding geven tot cardiale disfunctie. Zij worden in een aantal vormen geclassificeerd. Elke vorm kan door een groot aantal afwijkingen worden veroorzaakt. Men spreekt van een gedilateerde, hypertrofische en een restrictieve cardiomyopathie. De hypertrofische vorm berust vaak op een autosomale dominante genetische afwijking met incomplete penetrantie. Dit type kan zich al in de puberteit ontwikkelen.

Het *WPW-syndroom* is een elektrocardiografische diagnose. Dikwijls hebben patiënten geen klachten. Soms leidt de hierbij voorkomende extra prikkelgeleiding tot supraventriculaire – en als gevolg daarvan ventriculaire – tachycardieën.

Orthostatische hypotensie wordt in de CMR apart gecodeerd. In de periode 1985-2006 werd 66 maal van deze code gebruikgemaakt, een incidentie van 0,2 per 1000 per jaar, voor mannen en vrouwen vrijwel gelijk.

De codes voor 'overige ziekten van de bloedvaten' worden gebruikt om oesofagusvarices, aneurysma en de ziekte c.q. het fenomeen van Raynaud te registreren. Het aantal nieuwe gevallen in deze categorie was gering: de incidentie was voor mannen 0,6 per 1000 per jaar, voor vrouwen 0,3 per 1000 per jaar.

Perniones (wintertenen, -voeten, -vingers, -handen) geven aan voeten en/of handen roodheid en pijn door een lokale doorbloedingsstoornis. In de CMR daalde de incidentie van dit verschijnsel in de loop van de periode 1985-2006 bij vrouwen van 2,8 in de jaren tachtig naar 1,4 per 1000 per jaar nu. Voor mannen bleef de incidentie tamelijk constant en bedroeg ongeveer 0,6 per 1000 per jaar.

Wat de 'overige symptomen' betreft bleek het vooral te gaan om oedeem waarvoor geen verklaring werd gevonden. De cijfers hiervoor, en enkele andere niet uitvoerig besproken aandoeningen, bleven in de gehele registratieperiode laag en vrijwel constant.

Aandoeningen van hart en vaten die elders werden besproken zijn:
- epistaxis (paragraaf 8.2);
- letsels van vaten (geregistreerd bij het desbetreffende trauma, hoofdstuk 14).

7.18 BESCHOUWING

Hart- en vaatziekten vormen de belangrijkste doodsoorzaak in de westerse wereld. Acute situaties, zoals bij een hartinfarct, CVA of aanval van asthma cardiale, brengen, ook voor geroutineerde huisartsen, spanning met zich mee. Het zijn rechtstreekse confrontaties met dreigende dood. De huisarts moet met beperkte middelen een diagnose stellen en snel een aantal belangrijke beslissingen nemen. Dergelijke situaties spelen zich vaak in avonduren of weekend af. Dat op zich is al lastig. Onbekendheid met de patiënt kan een extra handicap zijn.

Anamnese en fysische diagnostiek zijn de pijlers voor de diagnostiek van hart- en vaatziekten in de huisartspraktijk. In kwantitatieve zin bepalen controle en begeleiding van chronische patiënten met hart- en vaatziekten een belangrijk deel van het werk van de huisarts.

Patiënten die recent een infarct doormaakten of coronaire chirurgie ondergingen, vormen wat begeleiding betreft een aparte groep. Een geschokt vertrouwen in het eigen lichaam, de angst voor herhaling en grote bezorgdheid bij huisgenoten maken deze patiënten onzeker en behoedzaam. De huisarts kan een belangrijke rol spelen bij de revalidatie, onder andere door gesprekken en het stimuleren van gedoseerd bewegen in een schema dat langzaamaan meer belasting toelaat.

Controle van hypertensiepatiënten vereist, evenals bij andere chronische (hart- en vaat)aandoeningen, een nauwgezette praktijkvoering. Doelen zijn het volgen van de ontwikkeling van de aandoening met aandacht voor risicofactoren, de vroegtijdige opsporing van complicaties en van bijkomende pathologie, en de ondersteuning van de compliantie met een ingestelde therapie. Patiënten moeten daartoe op gezette tijden worden gezien. Een waterdicht afsprakensysteem, met registratie van contacten en eventueel oproepen van patiënten die hun controleafspraak vergeten zijn (maar bijvoorbeeld wel herhalingsrecepten aanvragen), kan hiervoor een goede basis zijn. Wie een hartinfarct of CVA doormaakte, heeft een verhoogd risico voor het krijgen van een nieuwe hart- en vaataandoening. Dat is reden om juist deze personen goed te begeleiden en te controleren. Bij het systematisch nagaan en noteren van parameters, zoals gewicht, bloeddruk en chronisch gebruikte medicatie, kan de praktijkassistente een centrale rol vervullen. De interpretatie van deze gegevens en daarop gebaseerde interventie vormen een zaak voor de huisarts. Vaak zijn geen exacte grenzen voor verandering van beleid aan te geven, zoals bij de vraag hoe lang met anticoagulantia of digoxine moet worden doorgegaan, of de vraag wanneer een poging tot stoppen met antihypertensiva ondernomen moet (kan) worden.

In het algemeen maakt de snelle ontwikkeling van cardiologie en cardiochirurgie het niet eenvoudig om goed op de hoogte te blijven van indicaties voor behandeling en van de therapeutische mogelijkheden. Het bijhouden van literatuur, georganiseerde nascholing en contacten met specialisten kunnen daarbij helpen.

In dit hoofdstuk zijn ten eerste de zo in de belangstelling staande arteriële hart- en vaatziekten besproken. Zij zijn uitingen van eenzelfde onderliggend pathofysiologisch proces, de arteriosclerose. Het is dan ook begrijpelijk dat behandeling en preventie veelal op eenzelfde pakket aan maatregelen neerkomt.

Ten tweede werden in dit hoofdstuk de aandoeningen van het veneuze systeem besproken. Zowel de incidentie als de prevalentie van deze aandoeningen zijn, met name bij vrouwen, niet gering. Specialistische hulpverlening speelt hierbij echter een veel minder grote rol. Diagnostiek, behandeling en begeleiding zijn in hoofdzaak een taak van de huisarts.

De diagnostiek is meestal gemakkelijk, met uitzondering van die bij diepe veneuze trombose. Met betrekking tot de bijdrage van de huisarts aan de bestrijding van het ongemak van veneuze aandoeningen werd vooral gewezen op het belang van nauwkeurig aanmeten van steunkousen.

8 Ziekten van de tractus respiratorius

8.1 INLEIDING

De aandoeningen van de luchtwegen worden onderscheiden naar lokalisatie. Als grens tussen bovenste en onderste luchtwegen wordt het strottenhoofd aangehouden: tot en met de larynx worden ziekten en klachten toegerekend aan de bovenste luchtwegen. Het aandeel van ziekten van de luchtwegen in de totale incidentie bedraagt rond de 30%. Deze komen daarmee in de rangorde van frequentie van voorkomen op de eerste plaats. Veel van de aandoeningen van de bovenste luchtwegen vormen dan ook dagelijkse kost voor de huisarts.

Het aantal nieuwe gevallen van aandoeningen van de bovenste luchtwegen zoals vastgelegd in de CMR, staat vermeld in tabel 8.1.1. Het aantal episoden verkoudheid, al dan niet met koorts, is hoog. Verkoudheidsklachten behoren tot de meest gepresenteerde klachten in de huisartspraktijk.

De onderste luchtwegen vormen een continuüm met de hoger gelegen gedeelten. Aandoeningen van de lager gelegen gedeelten kunnen in aansluiting op een bovenste luchtwegaandoening ontstaan. Het aantal nieuwe gevallen van aandoeningen van de onderste luchtwegen (tabel 8.1.2) ligt aanzienlijk lager dan dat bij de bovenste luchtwegen (waarbij wel bedacht moet worden dat een aantal longaandoeningen – onder andere longcarcinoom en tuberculose – in een andere rubriek van de classificatie vallen). Astma en COPD zijn, zo is te zien, niet zozeer vanwege de incidentie, maar vanwege de prevalentie van belang. De zorg voor mensen met deze beide aandoeningen betreft in een normaal grote huisartspraktijk bij elkaar ongeveer 100 personen.

In dit hoofdstuk komen als eerste neusbloeding en verkoudheden aan de orde, gevolgd door sinusitis en tonsillitis. De luchtwegen worden naar beneden gevolgd met tracheïtis, acute bronchitis en longontsteking. De laatste paragrafen handelen over allergische rinitis, hooikoorts, astma en COPD.

Tabel 8.1.1 Nieuwe en bekende gevallen van bovenste luchtwegaandoeningen per 1000 patiëntjaren (CMR 1985-2006).

	Incidentie		Prevalentie	
	Mannen	Vrouwen	Mannen	Vrouwen
verkoudheid zonder koorts	103,8	141,6	103,8	141,6
verkoudheid met koorts incl. influenza	56,7	59,1	56,7	59,1
tonsillitis	15,0	21,0	15,0	21,0
sinusitis acuta	14,4	23,0	14,4	23,0
epistaxis	4,6	3,2	4,6	3,2
hyperactieve rinitis (hooikoorts)	4,1	5,7	20,0	25,8
allergische rinitis	4,2	4,9	13,7	16,0

Tabel 8.1.2 Nieuwe en bekende gevallen van onderste luchtwegaandoeningen per 1000 patiëntjaren (CMR 1985-2006).

	Incidentie		Prevalentie	
	Mannen	Vrouwen	Mannen	Vrouwen
astma	3,1	3,2	23,3	26,6
COPD	2,8	1,6	30,9	18,1
acute bronchitis	19,6	22,2	19,6	22,2
pneumonie	9,9	9,1	9,9	9,1
laryngitis	3,2	4,5	3,2	4,5
pseudokroep	1,7	0,8	1,7	0,8
pneumothorax	0,4	0,1	0,4	0,1
pleuritis	0,1	0,1	0,1	0,1

Na een paragraaf 'overige ziekten van de tractus respiratorius' wordt het hoofdstuk afgesloten met een beschouwing, waarin aandacht voor het natuurlijke beloop van luchtweginfecties en voor veranderingen in voorkomen en therapeutisch ingrijpen in de loop van enkele decennia.

In dit hoofdstuk komt vanwege een lage incidentie in de huisartspraktijk een aantal belangrijke aandoeningen niet in een aparte paragraaf aan de orde. Dit geldt onder andere voor pneumothorax, pleuritis, bronchiëctasieën en pneumoconiose.

8.2 EPISTAXIS

Ziektebeeld

Iedereen zal wel eens een neusbloeding meemaken. Voor een eenmalig optredende neusbloeding die door ingrijpen van de patiënt of vanzelf stopt, roept men meestal de hulp van de huisarts niet in. Recidiverende en ongewoon heftige en moeilijk te stoppen neusbloedingen worden meestal wel aan de huisarts gepresenteerd.

Bij jongeren ontstaat de neusbloeding vaak als gevolg van een verkoudheid of een trauma. Bij een traumatische epistaxis onderscheidt men microtraumata (neuspeuteren) en geweldstraumata. Bij microtraumata komt het bloed bijna altijd uit de locus Kiesselbachi, die wordt gevormd door enige distaal en vóór in de neus oppervlakkig op het septum gelegen bloedvaatjes. Indien bij een geweldstrauma de neusbloeding mede het gevolg is van een fractuur, dan wordt de fractuur geregistreerd en wordt de bloedneus niet ook nog eens apart als epistaxis vastgelegd.

Op oudere leeftijd treden neusbloedingen vooral spontaan op, niet alleen vanuit de locus Kiesselbachi maar ook uit het proximale gebied van de neus. Vooral bij gebruik van anticoagulantia en trombocytenaggregatieremmers kunnen neusbloedingen zeer hevig zijn, mede ook ten gevolge van bestaande arteriosclerose. De paniek waarmee men bij de huisarts komt is meestal groot, soms is een huisvisite noodzakelijk. Het bloedverlies lijkt, gemeten aan het aantal zakdoeken en dergelijke, meestal groter dan het werkelijk is. Daarentegen moet men bij langdurig en aanhoudend bloedverlies er juist op bedacht zijn dat het bloedverlies groter is dan men geneigd is te denken. Het kan dan zelfs aanleiding zijn voor het ontstaan van een anemie.

Recidiverende eenzijdige bloedneuzen kunnen bij jongeren wijzen op de aanwezigheid van een corpus alienum, bij ouderen op een maligniteit.

Patiënten hebben de neiging het hoofd achterover te houden. Het bloed loopt achter de mondkeelholte in waardoor misselijkheid en braken van ingeslikt bloed kunnen optreden. In alle ellende wordt dan vaak de neus te hoog of gedurende te korte tijd achtereen dichtgeknepen, zodat geen adequate bloedstelping kan ontstaan.

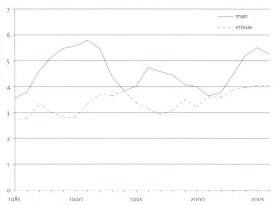

Figuur 8.2.1 Nieuwe gevallen van epistaxis per 1000 patiëntjaren gestandaardiseerd voor leeftijd. Trend over jaren (CMR 1985-2006).

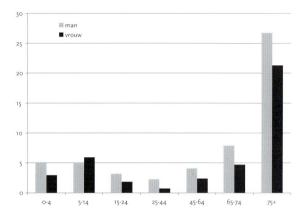

Figuur 8.2.2 Nieuwe gevallen van epistaxis per 1000 patiëntjaren. Verdeling naar leeftijd en geslacht (CMR 2002-2006).

Epidemiologische gegevens

In de CMR werden gemiddeld per jaar vier nieuwe gevallen van epistaxis geregistreerd per 1000 patiënten, wat vaker bij mannen dan bij vrouwen. Sinds 1985 is er sprake van een tamelijk constant beeld (figuur 8.2.1). In figuur 8.2.2 is in de verdeling naar leeftijd en geslacht een (kleine) top te zien op kinderleeftijd, wanneer traumata en neuspeuteren een grote rol zullen spelen, en is er een toename zichtbaar bij de alleroudsten, waarbij vaatsclerose en gebruik van anticoagulantia van betekenis zullen zijn.

Beloop en interventie

Zowel bij contacten per telefoon als tijdens het rechtstreekse contact met de patiënt is het eerste advies de neus goed uit te snuiten om stolsels te verwijderen.

Daarna dient de neus gedurende ten minste tien minuten stevig te worden dichtgeknepen, onder het benige gedeelte met het hoofd licht naar voren gebogen. In het algemeen is deze methode voldoende om de bloeding te stoppen. Indien de bloeding, ook na herhaling van deze manoeuvre, blijft bestaan, kan de huisarts de neus tamponneren met een gaastampon. Bij proximale bloedingen bij ouderen, bij wie doorgeschoten antistolling, vaatsclerose of mogelijk een verhoogde bloeddruk een rol kunnen spelen, lukt ook dan het stelpen van de bloeding vaak niet. De patiënt wordt daarop naar een kno-arts verwezen, maar ook voor deze arts blijkt de bloedstelping nogal eens een bijzonder moeilijk karwei.

Bij recidiverende epistaxis uit de locus Kiesselbachi kunnen de oppervlakkig gelegen vaatjes, eventueel na ontzwelling met adrenaline of neusdruppels, het beste gecoaguleerd worden door voorzichtig aanstippen met trichloorazijnzuur of door gebruik van een hoogfrequent coagulatieapparaat. Te rigoureuze coagulatie geeft gevaar voor necrose waarbij zelfs een perforatie van het septum kan optreden.

Prognose en preventie

Bij distale, eenmalig optredende epistaxis kan de huisarts de bloeding bijna altijd op eenvoudige wijze stelpen. De recidiefkans is in het algemeen niet groot.

Proximale bloedingen kunnen, zeker bij ouderen, moeilijk te stelpen zijn en gezien de comorbiditeit en, in veel gevallen, de gebruikte medicatie vrij gemakkelijk recidiveren.

Zelden bepalen bijzondere bevindingen zoals een corpus alienum of carcinoom de prognose.

Profiel

Enige malen per jaar wordt een huisarts geconsulteerd vanwege een bloedneus. Er is een diversiteit van oorzaken (microtraumata, verkoudheid, geweldstrauma, arteriosclerose, hypertensie, medicatie). Deze oorzaken, variërend in frequentie van voorkomen naar de leeftijd van de patiënt, bepalen de keuze van behandeling en bepalen de prognose.

8.3 VERKOUDHEID

Ziektebeeld

Verkoudheid is een van de meest voorkomende aandoeningen waarvoor hulp van de huisarts wordt ingeroepen. De gebruikelijke verschijnselen zijn: neusverstopping, waterige afscheiding uit de neus, niezen, nasale spraak, en soms hoofdpijn. Deze zijn het gevolg van een infectie met een van de vele soorten virussen (rino-, adeno-, coronavirus) die deze aandoening kunnen verwekken. Afkoeling ('kouvatten') behoort niet tot de etiologie van verkoudheden. Mogelijk worden gevoelens van kouwelijkheid, rillerigheid en onwelbevinden bij aanvang van de verkoudheid in het spraakgebruik verward met de oorzaak. De lichaamstemperatuur kan licht verhoogd zijn.

Na enige dagen kan de waterige rinorroe worden gevolgd door een gekleurde mucopurulente afscheiding, die slechts zelden op een bacteriële superinfectie van het neusslijmvlies berust. De infectie van de neus-keelholte kan afdalen naar lager gelegen delen van de bovenste luchtwegen, zoals larynx en trachea. Heesheid en vooral hoesten zijn hiervan het gevolg, aanvankelijk zonder, maar later gepaard met het opgeven van sputum. Evenals bij de neus is dit aanvankelijk helder waterig of slijmerig, maar het kan later troebel of gekleurd worden, soms door bacteriële superinfectie. Na opklaren van deze klachten, meestal binnen een week, kan hoesten als restverschijnsel nog langere tijd aanhouden. Bronchitis en pneumonie treden zelden op als complicatie van een verkoudheid.

Bij koorts wordt door de CMR-artsen de codering 'verkoudheid' vervangen door 'verkoudheid met koorts of griep' (zie paragraaf 8.4).

Epidemiologische gegevens

Verkoudheid is de aandoening die in de CMR het vaakst wordt vastgesteld. Dit geldt voor alle jaren. In de jaren 1985-2006 bedroeg het aantal nieuwe gevallen per 1000 per jaar in de eerste helft van deze periode ongeveer 180 bij vrouwen en 140 bij mannen, in de tweede helft gemiddeld ongeveer 110 bij vrouwen en 80 bij mannen (figuur 8.3.1). De daling met 30-40% heeft waarschijnlijk te maken met het feit dat bepaalde geneesmiddelen, zoals neusdruppels en hoestdranken, niet langer werden vergoed en als zelfzorgmiddelen vrij verkrijgbaar werden gesteld.

Voor deze aandoening wordt vooral bij kleine kinderen de hulp van de huisarts ingeroepen. Bij hen ligt de incidentie op ongeveer 220 per 1000 per jaar. Na de kleuterleeftijd blijft de incidentie in alle leeftijdsgroepen vrijwel constant. In alle leeftijdsgroepen behalve de allerjongsten werd door vrouwen wat vaker voor verkoudheden hulp gevraagd dan door mannen (figuur 8.3.2).

Er is blijkens figuur 8.3.3 een verband met de soci-

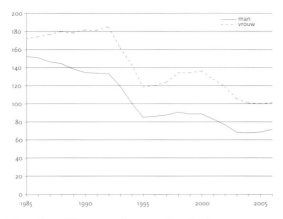

Figuur 8.3.1 Nieuwe gevallen van verkoudheid per 1000 patiëntjaren gestandaardiseerd voor leeftijd. Trend over jaren (CMR 1985-2006).

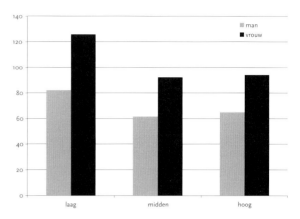

Figuur 8.3.3 Nieuwe gevallen van verkoudheid per 1000 patiëntjaren gestandaardiseerd voor leeftijd. Verdeling naar sociale laag (CMR 2002-2006).

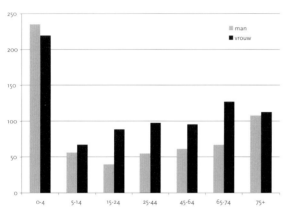

Figuur 8.3.2 Nieuwe gevallen van verkoudheid per 1000 patiëntjaren. Verdeling naar leeftijd en geslacht (CMR 2002-2006).

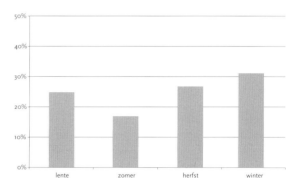

Figuur 8.3.4 Nieuwe gevallen van verkoudheid in procenten van de totale incidentie. Verdeling naar seizoen (CMR 1985-2006).

ale laag. In de lagere sociale laag wordt voor verkoudheden het meest frequent medische hulp ingeroepen. Het is een aandoening die in de zomer duidelijk minder vaak wordt gepresenteerd, in de winter het meest frequent (figuur 8.3.4). Waarschijnlijk komt dit mede door de gemakkelijkere verspreiding van het virus bij grote dichtheid van menselijke contacten in afgesloten ruimten via druppelinfecties en via zakdoeken, handdoeken en deurknoppen.

Beloop en interventie
Een verkoudheid duurt enkele dagen tot een week, al dan niet met behulp van symptomatische middelen die zwelling van het neusslijmvlies of hoofdpijn en eventuele stoornissen van het algemeen welbevinden verminderen.

Complicaties die kunnen optreden zijn otitis media, sinusitis en lagere luchtweginfecties zoals bronchitis of pneumonie. De in het algemeen geringe kans hierop wordt vergroot door anatomische (vernauwing afvoergang sinus) of constitutionele weerstandsverminderende factoren. Omdat deze complicaties meestal van bacteriële aard zijn, is causale antimicrobiële therapie theoretisch mogelijk maar in de praktijk veelal niet noodzakelijk.

Prognose en preventie
Verkoudheid is een 'self-limiting' kwaal, die in de loop van het leven zeer frequent terugkeert. Bescherming door vaccinatie is niet mogelijk door de vele in de bevolking verspreide virusvarianten die de oorzaak kunnen zijn.

Profiel

Verkoudheid is een vooral bij kleine kinderen zeer veelvuldig voorkomende en in de loop van het leven telkens recidiverende, in principe onschuldige kwaal. De zeer sterke verbreiding in de gemeenschap maakt deze aandoening echter van groot belang voor de huisarts. Complicaties worden weinig gezien.

8.4 GRIEP EN GRIEPACHTIGE BEELDEN

Ziektebeeld

De CMR-artsen registreren onder eenzelfde code zowel de echte griep (influenza) als op deze griep lijkende beelden, die feitelijk gewone verkoudheden zijn gepaard met koorts. Het verschil tussen verkoudheid zonder en verkoudheid met koorts is feitelijk alleen het gegeven dat er sprake is van temperatuurverhoging. De verwekkers zijn bij beide eender, maar gevoelens van malaise staan bij de aanwezigheid van koorts veelal meer op de voorgrond.

Influenza presenteert zich meestal karakteristiek: een peracuut begin met koude rillingen, hoofdpijn, spierpijn in de rug en ledematen, en pijnen achter de ogen. Patiënten voelen zich belabberd. Pas in de loop van de eerste dagen volgen de bekende respiratoire symptomen: niezen, loopneus en hoesten. De acute verschijnselen verdwijnen gewoonlijk reeds na enkele dagen, maar karakteristiek is een opvallend langdurige reconvalescentieperiode. Elk jaar, eind oktober of begin november, roepen huisartsen risicopatiënten op om zich te laten vaccineren tegen influenza. In sommige praktijken met veel oude mensen kan dit aantal oplopen tot een kwart van de praktijkbevolking.

Een echte influenza-epidemie is een forse belasting voor een huisartspraktijk, vanwege het hoge aantal verzoeken om visites aan huis. Het begint met enkele gevallen van 'verkoudheid met koorts', maar groeit in twee weken uit tot een onmiskenbare epidemie, die zijn piek pas na vier tot zes weken bereikt om daarna weg te ebben.

De ernst en uitgebreidheid van de epidemie hangt af van de stam van het virus, de effectiviteit van vaccinatie met betrekking tot deze stam, de in de bevolking aanwezige afweerstoffen en het seizoen. In sommige epidemieën worden vooral jongeren getroffen.

Epidemiologische gegevens

De incidentie van griep en griepachtige beelden was in de periode 1985-2006 vrijwel constant en bedroeg ongeveer 60 nieuwe gevallen per 1000 per jaar voor beide geslachten (figuur 8.4.1).

De verdeling over de leeftijden komt overeen met die van verkoudheid zonder koorts. De hoogste incidentie wordt gevonden in de jongste leeftijdsgroep (figuur 8.4.2).

Het verband met de sociale laag is analoog aan dat bij verkoudheid zonder koorts, de hoogste presentaties werden geregistreerd in de lage sociale laag (figuur 8.4.3).

Ook verkoudheid met koorts kwam duidelijk het minst vaak voor in de zomer, maar ook in de herfst was de frequentie minder dan in winter en lente, in tegenstelling tot verkoudheid zonder koorts (figuur 8.4.4).

Bij het hierboven besprokene moet men in acht nemen dat klassieke influenza, vastgesteld tijdens

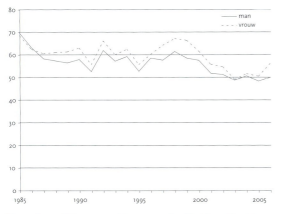

Figuur 8.4.1 Nieuwe gevallen van verkoudheid met koorts per 1000 patiëntjaren gestandaardiseerd voor leeftijd. Trend over jaren (CMR 1985-2006).

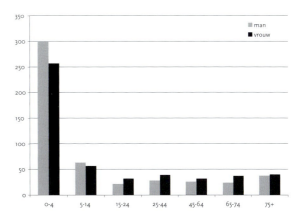

Figuur 8.4.2 Nieuwe gevallen van verkoudheid met koorts per 1000 patiëntjaren. Verdeling naar leeftijd en geslacht (CMR 2002-2006).

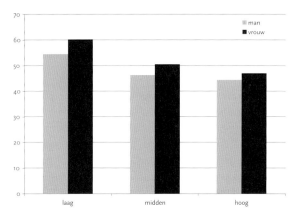

Figuur 8.4.3 Nieuwe gevallen van verkoudheid met koorts per 1000 patiëntjaren gestandaardiseerd voor leeftijd. Verdeling naar sociale laag (CMR 2002-2006).

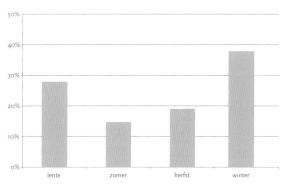

Figuur 8.4.4 Nieuwe gevallen van verkoudheid met koorts in procenten van de totale incidentie. Verdeling naar seizoen (CMR 1985-2006).

duidelijke epidemieën, in de registratie bij de thans besproken rubriek is geteld. Influenza gedraagt zich epidemiologisch anders dan 'verkoudheid met koorts'. Slechts van tijd tot tijd doen zich influenza-epidemieën voor, verwekt door bepaalde stammen van het virus. Deze epidemieën geven, indien de antigene eigenschappen van het virus dusdanig zijn veranderd dat de gebruikelijke vaccinatie niet toereikend is, nu en dan aanleiding tot pandemieën waarvan de verspreiding over de wereldbevolking virologisch en serologisch kan worden gevolgd. De absolute sterfte kan dan aanzienlijk zijn, niet alleen bij oude en verzwakte mensen, maar ook bij jongeren. Berucht in deze zijn foudroyante influenzapneumonieën ten gevolge van superinfectie met stafylokokken. Ook in de CMR zijn dergelijke gevallen sporadisch voorgekomen.

Beloop en interventie

Verkoudheid met koorts gaat uiteraard meer gepaard met stoornissen van de algemene toestand dan verkoudheid zonder koorts, en leidt eerder tot symptomatische behandeling. Het duurt ook langer voordat volledig herstel optreedt.

Ook de kans op complicaties is groter wanneer er temperatuurverhoging is, met name bij ouderen en mensen met verminderde weerstand door andere oorzaken. Bij deze groepen moet men bijtijds geëigende antibiotica toedienen.

Prognose en preventie

De prognose van verkoudheid met koorts is in het algemeen gunstig. Preventie is in de praktijk niet mogelijk.

Preventie van influenza is daarentegen mogelijk door toediening van een vaccin met een op de epidemiologische situatie van dat moment toegesneden samenstelling. Jaarlijkse griepvaccinatie is aangewezen voor patiënten met:
- luchtwegaandoeningen (astma, COPD), pneumoconiose, longcarcinoom;
- hartaandoeningen (hartinfarct, angina pectoris, decompensatio cordis, klepvitium);
- diabetes mellitus;
- nierdialyse, niertransplantatie;
- chronische stafylokokkeninfecties (furunculosis) bij patiënt en/of diens gezinsleden.

Verder wordt vaccinatie aanbevolen in geval van:
- verminderde afweer (behandeling met radio- of chemotherapie, na beenmergtransplantatie, hiv-positieven);
- verblijf in verpleeg- of verzorgingshuis, inclusief instellingen voor verstandelijk gehandicapten.

En voor:
- personeel werkzaam in de zorg;
- alle mensen van 60 jaar en ouder.

Profiel

Verkoudheid met koorts is een aandoening waarvoor de hulp van de huisarts veelvuldig wordt ingeroepen, vooral bij kleine kinderen en in de lagere sociale lagen. In het algemeen is de prognose ook zonder behandeling gunstig, terwijl behandeling slechts symptomatisch kan zijn. Influenza-epidemieën en -pandemieën steken om de zoveel jaren de kop op, waarbij vooral ouderen en verzwakten slachtoffer worden.

8.5 SINUSITIS

Ziektebeeld

Sinusitis wordt meestal voorafgegaan door een neusverkoudheid. Door zwelling van het neusslijmvlies en verminderde functie van het trilhaarepitheel raakt de sinusopening verstopt en stagneert de drainage van slijm naar de neus. Een ontsteking van het slijmvlies in de sinus kan het gevolg zijn. In ongeveer 75% van de gevallen wordt sinusitis veroorzaakt door een bacterie gesuperponeerd op een virale bovenste luchtweginfectie. Ook allergie is een belangrijke etiologische factor. Ook neusverstopping door andere oorzaken (anatomische afwijkingen, poliepen) kan een (recidiverende) sinusitis tot gevolg hebben. Het gaat bijna steeds om een sinusitis maxillaris. Ontstekingen van alleen sinus frontalis, ethmoidalis en sphenoidalis zijn zeldzaam.

Klachten van eenzijdige maxillaire pijn, pijn bij bukken, pijn aan tanden of kiezen en purulente rinorroe die is voorafgegaan door een verkoudheid, wijzen sterk in de richting van een sinusitis acuta. Andere mogelijke symptomen zijn vage hoofdpijn, eenzijdige neusverstopping, onaangename reuksensaties, gevoel van slijm in de keel en een subfebriele temperatuur. Bij onderzoek kan sprake zijn van een drukgevoelige sinus, postnasale drip en, zelden, gezwollen wang of oogleden. Vaak is een purulente afscheiding in de neus zichtbaar. Zelden, vooral bij twijfel over de diagnose, wordt röntgenonderzoek aangevraagd.

De criteria voor de diagnose sinusitis acuta zijn niet nauw omschreven; veelal wordt de diagnose gesteld op basis van de combinatie van een aantal genoemde klachten en bevindingen.

Differentieeldiagnostisch moet bij een kind gedacht worden aan een corpus alienum in de neus, bij volwassenen aan een dentogene aandoening, bij ouderen aan de (zeldzame) mogelijkheid van een carcinoom. Ook functionele klachten (spierspanningshoofdpijn) kunnen sterk lijken op klachten van een sinusitis. Bij ernstig zieke kinderen met ooglidoedeem kan sprake zijn van een sinusitis ethmoidalis of sphenoidalis, waarbij kans op intracerebrale uitbreiding bestaat.

Epidemiologische gegevens

In de CMR werden minder nieuwe gevallen van sinusitis bij mannen geregistreerd dan bij vrouwen. De incidentie bedroeg gemiddeld ongeveer 13 per 1000 mannen per jaar en 22 per 1000 vrouwen per jaar en is tamelijk constant door de jaren heen (figuur 8.5.1). Het ziektebeeld kwam met een duidelijk opvallend hoge frequentie voor tussen 25 en 45 jaar, en toonde

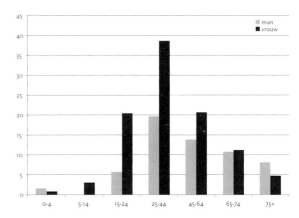

Figuur 8.5.2 Nieuwe gevallen van sinusitis per 1000 patiëntjaren. Verdeling naar leeftijd en geslacht (CMR 2002-2006).

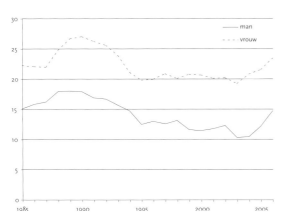

Figuur 8.5.1 Nieuwe gevallen van sinusitis per 1000 patiëntjaren gestandaardiseerd voor leeftijd. Trend over jaren (CMR 1985-2006).

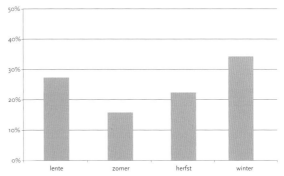

Figuur 8.5.3 Nieuwe gevallen van sinusitis in procenten van de totale incidentie. Verdeling naar seizoen (CMR 1985-2006).

een naar de beide uiteinden van de leeftijdsverdeling sterk afnemende incidentie (figuur 8.5.2).

Er was duidelijk verschil in voorkomen naar seizoen: in de zomer kwam sinusitis minder frequent voor, eenzelfde seizoensverschil als bij verkoudheid (figuur 8.5.3). De verschillen in voorkomen tussen de onderscheiden sociale lagen waren minimaal.

Beloop en interventie

Een acute sinusitis veroorzaakt vaak hinderlijke klachten die soms lang aanhouden. Normaal gesproken klaart het beeld na zeven dagen op, na vier weken is vrijwel iedereen klachtenvrij.

In de behandeling staat het bevorderen van drainage uit de sinus centraal; dit kan met behulp van stomen en decongestieve neusdruppels. Eenvoudige analgetica kunnen voor de patiënt een dankbare ondersteuning van de behandeling zijn. Een breedspectrumantibioticum komt in aanmerking indien de klachten lang aanhouden en in geval van ernstige ziekteverschijnselen. Indien sprake is van allergie, anatomische afwijkingen of poliepen als oorzaak van een (recidiverende) sinusitis, ligt een daarop gerichte behandeling voor de hand.

Verwijzing naar de kno-arts is aangewezen bij voortdurende hinderlijke klachten, evenals in geval van therapieresistente sinusitis acuta, bij frequent recidiverende sinusitiden of bij ernstige complicaties. Zelden komt het tot operatief ingrijpen (poliepectomie, correctie neustussenschot).

Prognose en preventie

Patiënten met een acute sinusitis genezen vrijwel altijd zonder restklachten, bij recidiverende sinusitis komt soms pas na operatief ingrijpen een einde aan de klachten. Ernstige complicaties zijn ook bij sinusitis ethmoidalis of sphenoidalis zeldzaam. De kans op recidieven wordt vooral bepaald door de lokale anatomische verhoudingen en het bestaan van een allergische rinitis. Het tijdig toepassen van eenvoudige huismiddeltjes (stomen) en het kortdurend gebruik van neusdruppels bij een verkoudheid kunnen het ontstaan van een sinusitis mogelijk voorkomen. Mogelijk is inspiratoir 'ophalen' van de neus in preventief opzicht aanzienlijk beter dan het onder drukverhoging uitsnuiten, maar in sociaal opzicht ligt dit anders!

Profiel

Sinusitis acuta is een gevolg van slijmvlieszwelling in neus en neusbijholten en komt vooral voor op jongvolwassen leeftijd. In de zomer worden de minste gevallen gezien. De diagnostiek en behandeling behoren vrijwel geheel tot het terrein van de huisarts. De aandoening geneest vrijwel altijd met eenvoudige middelen.

8.6 TONSILLITIS ACUTA

Ziektebeeld

Acute tonsillitis, ook wel angina (tonsillaris) genoemd, wordt nogal eens verward met faryngitis, maar dat verschil is meer van theoretisch dan praktisch belang omdat het in beide gevallen om dezelfde verwekkers gaat en het beloop niet wezenlijk anders is.

Acute tonsillitis kenmerkt zich door vrij plotseling beginnende pijn bij slikken, vaak met koorts die hoog kan oplopen en een gevoel van algehele malaise. Anders dan bij faryngitis zijn er geen voorafgaande tekenen van neusverkoudheid en anders dan bij onderste luchtwegaandoeningen is er geen hoesten. Bij onderzoek worden opgezette, sterk doorbloede tonsillen gezien, vaak met pushaardjes of beslag, en worden pijnlijke, gezwollen submandibulaire lymfklieren gevonden. De ziekteduur is kort en wisselt van enkele dagen tot een week. Bij kinderen kunnen buikpijn of oorpijn de eerste verschijnselen zijn. Soms treedt roodvonk op bij een tonsillitis door streptokokken (zie paragraaf 2.4). Faryngitis geeft keelklachten in het kader van een afdalende bovenste luchtweginfectie. Deze begint met neusverkoudheid en zakt af tot de farynx, waar eerst keelpijn en later heesheid als symptomen worden geuit.

Adenovirussen, (para)influenza, respiratoir syncytieel virus en andere virussen zijn voor ongeveer driekwart van de tonsillitiden verantwoordelijk. Bekende bacteriële verwekkers zijn bètahemolytische streptokok groep A, *H. influenzae* en soms pneumokokken. Op grond van het klinisch beeld is niet goed te differentiëren tussen virale en bacteriële tonsillitis. Er is 50% kans op een streptokokkeninfectie indien hoest afwezig is, de koorts 38,5° of meer bedraagt, er exsudaat in de keel is, en pijnlijke opgezette lymfklieren gelegen voor de m. sternocleidomastoideus te voelen zijn. Faryngitis wordt voor vrijwel in 100% van de gevallen door virussen veroorzaakt, waarbij de vele typen rinovirussen een hoofdrol spelen.

Tonsillitis is vaak een typische 'gezinsbesmetting'

en kan periodiek kleine endemietjes in de praktijk veroorzaken. De vroeger zo gevreesde complicaties acuut reuma en glomerulonefritis zijn uiterst zeldzaam geworden. Dit komt niet zozeer door het frequent gebruik van antibiotica, als wel door veranderingen in virulentie, gezinsomvang, economische omstandigheden en hygiënische gewoonten. Overigens duiden recente veranderingen van de antigene eigenschappen van streptokokken erop dat deze complicaties mogelijk weer vaker gaan optreden.

Differentieeldiagnostisch moet in de eerste plaats het reeds genoemde onderscheid gemaakt worden met verkoudheid c.q. faryngitis. Verder kan mononucleosis infectiosa gepaard gaan met een opvallende tonsillitis evenals enkele andere specifieke virale infecties, waaronder cytomegalie. Ten slotte moet men bij een atypisch beloop de mogelijkheid van een systeemaandoening zoals acute leukemie en agranulocytose ten gevolge van geneesmiddelen in gedachte houden.

Epidemiologische gegevens
In de periode 1985-2006 bleef het aantal nieuwe gevallen tamelijk constant op ongeveer 20 per 1000 vrouwen en 15 per 1000 mannen per jaar (figuur 8.6.1). Tonsillitis werd vooral gediagnosticeerd bij jonge kinderen en jongvolwassenen (figuur 8.6.2).

Een invloed van de sociale laag of het seizoen op het voorkomen was niet duidelijk aantoonbaar.

Beloop en interventie
In het algemeen is sprake van een aandoening die vanzelf overgaat. Als symptomatische therapie wordt ruim drinken en het zo nodig gebruiken van eenvoudige analgetica geadviseerd. In het algemeen zijn antibiotica niet nodig. Dat is wel het geval wanneer sprake is van een verhoogde kans op complicaties, bij een ernstige keelinfectie of ernstige vorm van roodvonk. Een verhoogd risico op complicaties bestaat bij patiënten met sterk verminderde weerstand, patiënten met acuut reuma in de voorgeschiedenis en kwetsbare patiënten in gesloten gemeenschappen (kostschool, kazerne) tijdens een streptokokkenepidemie. Er is sprake van een ernstige infectie bij een ernstig zieke patiënt of bij een peritonsillair infiltraat of -abces. Dan is er sprake van hevige keelpijn en vaak hoge koorts bij een zieke patiënt die zijn mond niet goed kan openen, moeilijk spreekt en vrijwel niet bij machte is om zelfs gewoon speeksel door te slikken. Als er reeds een eenzijdig bomberende peritonsillaire zwelling aanwezig is, zal geïncideerd moeten worden om de pus te laten

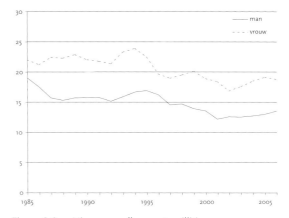

Figuur 8.6.1 Nieuwe gevallen van tonsillitis per 1000 patiëntjaren gestandaardiseerd voor leeftijd. Trend over jaren (CMR 1985-2006).

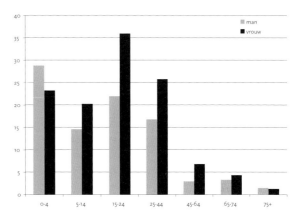

Figuur 8.6.2 Nieuwe gevallen van tonsillitis per 1000 patiëntjaren. Verdeling naar leeftijd en geslacht (CMR 2002-2006).

afvloeien. Bij de keuze van antibiotica heeft smalspectrumpenicilline en bij overgevoeligheid daarvoor erytromycine de voorkeur boven breedspectrumpenicilline, vooral gezien de aard van de verwekkers. Terzijde zij aangetekend dat ampicilline in geval van een tonsillitis die berust op mononucleosis infectiosa praktisch altijd een 'rash' geeft.

De omvangrijke literatuur over de waarde of zinloosheid van tonsillectomie heeft aan actualiteit maar ten dele ingeboet. Weliswaar zijn de aantallen van deze ingreep gedaald, toch vinden er in Nederland per jaar nog vele ingrepen aan neus- en/of keelamandelen plaats. Strikte indicaties worden daarbij niet altijd gehanteerd. De enige absolute indicatie is het bestaan van een obstructief slaapapnoesyndroom (OSAS) door hypertrofische tonsillen. Een dergelijk syndroom is echter zeldzaam. Daarnaast wordt als indicatie het bewezen optreden van meerdere tonsillitiden per jaar opgegeven. Een peritonsillair abces is geen absolute indicatie meer, aangezien parenterale behandeling met antibiotica eenzelfde effect kan sorteren. Ook de preventie van acute glomerulonefritis en acuut reuma komt thans niet meer voor in de lijst met indicaties. Op indicaties voor adenotomie wordt op deze plaats niet ingegaan.

Prognose en preventie

De prognose van tonsillitis is goed. Vroeger gevreesde complicaties komen vrijwel niet meer voor.

Preventie is niet goed mogelijk, aangezien voor de virale verwekkers geen afdoende behandeling bestaat en er een groot aantal asymptomatische dragers van hemolytische streptokokken in de bevolking voorkomt.

Profiel

Tonsillitis acuta is een meestal ongecompliceerd verlopende en gewoonlijk door een virus veroorzaakte infectie. Jonge kinderen en jongvolwassenen tonen de hoogste incidentiecijfers. De therapie kan veelal symptomatisch blijven. In uitzonderingsgevallen zijn antibiotica geïndiceerd; tonsillectomie is zelden nodig.

8.7 LARYNGITIS EN TRACHEÏTIS

Ziektebeelden

In de CMR worden laryngitis en tracheïtis onder dezelfde code geregistreerd. Ook voor niet-psychogene heesheid waarbij geen nadere diagnose gesteld kan worden en voor stembandknobbeltjes wordt van deze code gebruikgemaakt.

Laryngitis subglottica is een aandoening bij peuters. De pseudokroepaanval treedt meestal op in de late avonduren bij kinderen die overdag gewoon gespeeld hebben, vaak al wat verkouden waren en dan wakker worden met een typische, reeds door de telefoon te herkennen blafhoest. Er is een inspiratoire stridor en heesheid. Het kind maakt daarbij geen zieke indruk. De ongerustheid bij de ouders is voor de huisarts vaak meer de indicatie tot huisbezoek dan onzekerheid over de diagnose. Talrijke virussen kunnen pseudokroepaanvallen veroorzaken, waaronder het para-influenzavirus, het adenovirus en het respiratoir syncytieel virus. De benauwdheid is daarbij het gevolg van ontstekingsoedeem op subglottisch niveau en kan door angstgevoelens toenemen.

Door luisteren, algemene inspectie en lichamelijk onderzoek kan men pseudokroep gemakkelijk differentiëren van levensbedreigende andere ziekten zoals acute tracheobronchiolitis en epiglottitis. Acute tracheobronchiolitis wordt bij zuigelingen vooral door het respiratoir syncytieel virus veroorzaakt en kan tot ernstige dyspnoe met neusvleugelen en respiratoire intrekkingen en cyanose leiden. De CMR-artsen herinneren zich allen diverse gevallen van deze aandoening. Dit in tegenstelling tot het veel zeldzamere beeld van epiglottitis, dat, naar schatting, per praktijk hooguit eens in de tien jaar werd meegemaakt.

Laryngitis bij volwassenen treedt op als onderdeel van een bovenste luchtweginfectie en leidt tot heesheid, schorre stem, hoesten en keelpijn.

Tracheïtis is gewoonlijk de descenderende voortzetting van een virale laryngitis. De patiënt heeft een schrale, droge hoest en geeft daarbij substernaal pijn aan; ook heesheid is een vaak voorkomend symptoom. Wanneer heesheid bij een volwassene na vier tot zes weken niet verdwijnt, dient men bedacht te zijn op een beginnend larynxcarcinoom, waarbij vooral roken, met name in combinatie met overmatig alcoholgebruik, een extra risicofactor vormt. Habituele heesheid komt nogal eens voor en kan berusten op een verkeerd stemgebruik of op psychogene factoren. Ten gevolge van langdurig verkeerd stemgebruik kunnen stembandknobbeltjes ontstaan, die ofwel na stemtherapie vanzelf verdwijnen of pas na microchirurgisch ingrijpen. Een stembandpoliep lijkt histologisch veel op deze knobbeltjes maar wordt meestal groter en geeft daardoor meer klachten, waarvoor verwijzing en behandeling door de kno-arts geïndiceerd is.

Epidemiologische gegevens

Het aantal nieuwe gevallen van laryngitis-tracheïtis varieerde weinig en bedroeg voor vrouwen ongeveer 4 per 1000 per jaar en voor mannen 3 per 1000 per jaar (figuur 8.7.1). Laryngitis-tracheïtis werd in alle leeftijdsgroepen geregistreerd (figuur 8.7.2).

De incidentie van laryngitis subglottica was door de jaren heen tamelijk constant, maar de incidentie was, anders dan bij laryngitis-tracheïtis, bij jongens hoger dan bij meisjes (figuur 8.7.3). De aandoening werd bijna uitsluitend bij kinderen vastgesteld, in het bijzonder in de jongste leeftijdsgroep (figuur 8.7.4). Zomers bleek er een daling in de incidentie op te treden. In de diverse sociale lagen was het voorkomen vrijwel gelijk.

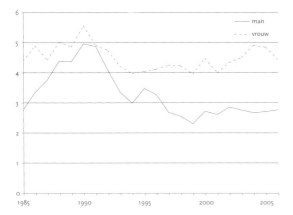

Figuur 8.7.1 Nieuwe gevallen van laryngitis-tracheïtis per 1000 patiëntjaren gestandaardiseerd voor leeftijd. Trend over jaren (CMR 1985-2006).

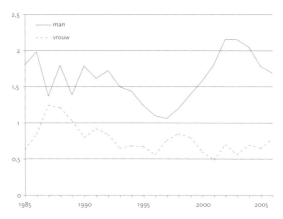

Figuur 8.7.3 Nieuwe gevallen van laryngitis subglottica per 1000 patiëntjaren gestandaardiseerd voor leeftijd. Trend over jaren (CMR 1985-2006).

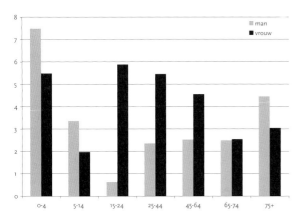

Figuur 8.7.2 Nieuwe gevallen van laryngitis-tracheïtis per 1000 patiëntjaren. Verdeling naar leeftijd en geslacht (CMR 2002-2006).

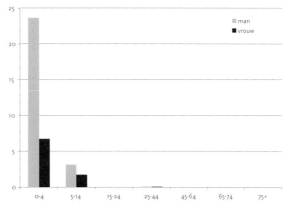

Figuur 8.7.4 Nieuwe gevallen van laryngitis subglottica per 1000 patiëntjaren. Verdeling naar leeftijd en geslacht (CMR 2002-2006).

Beloop en interventie

Laryngitis en tracheïtis behoren tot de virale bovenste luchtweginfecties en behoeven geen antibiotische behandeling. Symptomatische bestrijding van (keel)pijn met een eenvoudig analgeticum wordt soms door patiënten gewenst. Bij heesheid zijn het advies tot zwijgen en niet roken vaak moeilijk op te volgen. Fluisteren verergert de klachten. Persisterende heesheid kan een reden zijn voor doorverwijzing naar een kno-arts.

Bij pseudokroep bestaat de behandeling in geruststelling van ouders en kind. Het effect van stomen is wetenschappelijk niet aangetoond. Er zijn aanwijzingen dat in, niet vaak voorkomende, ernstige gevallen van pseudokroep (onder andere gekenmerkt door intrekkingen, verminderd ademgeruis en cyanose) corticosteroïden van nut kunnen zijn.

Prognose en preventie

Meestal wordt na enkele dagen volledig herstel bereikt. Bij pseudokroep is het kind de volgende morgen reeds opgeknapt, al hoort men soms nog een wat hese stem.

Herhaling treedt bij pseudokroep nogal eens op. Door goede uitleg van het ziektebeeld en instructie over de handelwijze bij een recidief kan de huisarts de ouders onnodige onrust en zichzelf avondvisites besparen.

Profiel

Laryngitis en tracheïtis zijn onschuldige virale luchtweginfecties.

Laryngitis subglottica is een bij kleine kinderen vooral in de wintermaanden frequent voorkomende, voor ouders sterk alarmerende aandoening die goed reageert op geruststelling.

8.8 ACUTE BRONCHITIS

Ziektebeeld

Acute bronchitis is de frequentst voorkomende aandoening van de lagere luchtwegen. Het slijmvlies van de bronchuswand (meerlagig cilindrisch trilhaarepitheel) is geïrriteerd, soms beschadigd en geïnfiltreerd met micro-organismen. In het algemeen zijn bacteriën niet in staat het slijmvlies op eigen kracht te destrueren. Virussen kunnen dit wel, en bacteriële infecties zijn dan ook meestal secundair aan een virale ontsteking.

Onder bijzondere omstandigheden (cytostatica) of bij invasie met een bijzondere bacterie, zoals de tuberkelbacil, kan er sprake zijn van een primaire bacteriële infectie.

Doorgaans begint een acute bronchitis met neusverkoudheid en andere tekenen van een virale infectie. Factoren zoals roken, een corpus alienum, een bronchustumor, COPD of andere aandoeningen van de onderste luchtwegen versterken de kans op acute bronchitis. Hoesten en opgeven van sputum wijzen erop dat de bronchi betrokken zijn bij de luchtweginfectie. Daarnaast kunnen klachten worden geuit zoals dyspnoe, met name bij inspanning, en een piepende ademhaling. Etterige, 'groene' verkleuring van het sputum past bij een (secundair) bacteriële genese, maar onderzoek leert dat hieraan bepaald geen absolute waarde kan worden toegekend.

Bij lichamelijk onderzoek levert auscultatie van de longvelden de belangrijkste informatie: verspreide rhonchi en soms een verlengd exspirium. In het algemeen is op basis van anamnese en lichamelijk onderzoek de diagnose te stellen.

Een bovenste luchtweginfectie, obstructieve longaandoening en pneumonie zijn de belangrijkste beelden waarvan gedifferentieerd moet worden.

Epidemiologische gegevens

Acute bronchitis komt frequent voor. In de CMR daalde in de periode 1985-2006 het aantal nieuwe gevallen enigszins naar gemiddeld 19 per 1000 vrouwen en 17 per 1000 mannen per jaar (figuur 8.8.1). Vooral jonge kinderen en oude mensen werden getroffen door deze infectie van de onderste luchtwegen (figuur 8.8.2).

Het aantal nieuwe gevallen bereikte een top in de

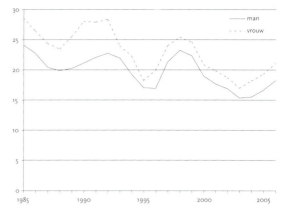

Figuur 8.8.1 *Nieuwe gevallen van acute bronchitis per 1000 patiëntjaren gestandaardiseerd voor leeftijd. Trend over jaren (CMR 1985-2006).*

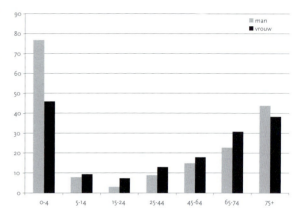

Figuur 8.8.2 *Nieuwe gevallen van acute bronchitis per 1000 patiëntjaren. Verdeling naar leeftijd en geslacht (CMR 2002-2006).*

winter, terwijl in de zomer het kleinste aantal gevallen werd gediagnosticeerd – passend bij de rol van virusinfecties in de genese (figuur 8.8.3).

De diagnose werd in de sociaal lagere klasse het frequentst gesteld.

Beloop en interventie

Een bronchitis behoeft gewoonlijk geen specifieke behandeling. Men kan het natuurlijke beloop afwachten ook al kan men op basis van klachten en fysische diagnostiek niet zeker zijn van de (virale, bacteriële) genese. Zo nodig kan, afhankelijk van de klachten van de patiënt, bronchusverwijdende medicatie worden toegevoegd.

In de praktijk wordt acute bronchitis niettemin wel eens behandeld met een breedspectrumantibioti-

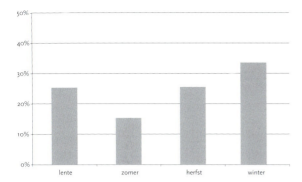

Figuur 8.8.3 *Nieuwe gevallen van acute bronchitis in procenten van de totale incidentie. Verdeling naar seizoen (CMR 1985-2006).*

cum op basis van onder andere leeftijd, comorbiditeit en conditie van de patiënt.

Bijkomende risicofactoren dienen in het beleid te worden betrokken; een episode van acute bronchitis geeft aanleiding te adviseren te stoppen met roken. Indien er sprake is van onderliggende aandoeningen (met name cardiale problemen) of van complicaties (pneumonie) is antimicrobiële interventie van meet af aan geïndiceerd.

Prognose en preventie

Bij kleine kinderen is het gebruikelijk dat een acute bronchitis restloos geneest. Het is zeer de vraag of kinderen die een of enkele episoden van acute bronchitis doormaken, een grotere kans dan gemiddeld hebben op het ontwikkelen van astma. Een recidiverende bronchitis dient aanleiding te zijn tot nader onderzoek, bijvoorbeeld een longfunctietest en een röntgenfoto van de longen.

Ook bij oudere patiënten zal de aandoening gewoonlijk zonder restverschijnselen genezen. Toch zal ook bij hen zeker een recidiverend optreden van de ziekte aanleiding moeten geven tot het instellen van nadere diagnostiek, waarbij het doel vooral vroegdiagnostiek van een bronchuscarcinoom is (zie paragraaf 3.2) en het anticiperen op een zich ontwikkelende chronische bronchitis (zie paragraaf 8.11). Vooral bij rokers dient men op zijn hoede te zijn.

Profiel

Acute bronchitis is een vooral bij kleine kinderen en oude mensen en in de koudere jaargetijden frequent voorkomende, met eenvoudige middelen goed te diagnosticeren en doorgaans ook met succes te behandelen aandoening.

8.9 PNEUMONIE

Ziektebeeld

Er bestaan diverse soorten pneumonieën, zich uitend in verschillende klinische beelden. Naar vorm en uitgebreidheid van de ontsteking van het longweefsel werd vroeger wel onderscheid gemaakt in bronchopneumonie (verspreide kleinere haarden) en kroepeuze pneumonie (een gehele kwab massaal geïnfiltreerd). Deze laatste vorm komt tegenwoordig nog maar zelden voor, waarschijnlijk door verbetering van de sociale omstandigheden en door vermindering van de aanvalsdruk van pneumokokken, mogelijk ook door coupering van het beloop door de gebruikelijke vroegtijdige toediening van antibiotica bij ernstige luchtweginfecties. Op dit moment is de indeling in verwekkers belangrijker. Er wordt dan onderscheid gemaakt tussen de 'community-acquired' pneumonieën die de huisarts in zijn populatie zal zien en waarbij de pneumokok de belangrijkste verwekker is, en andere pneumonieën. Andere bacteriële verwekkers in de huisartsenpopulatie zijn *H. influenzae* en *Legionella*. Overigens zijn vaccinaties tegen *H. influenzae* type b sinds 1993 en tegen pneumokokken sinds 2006 opgenomen in het Rijksvaccinatieprogramma, hetgeen de genese van pneumonieën naar verwachting zal doen veranderen. Niet-bacteriële verwekkers zijn influenza, *Mycoplasma* en *Chlamydia*. Bij patiënten met een gestoord immuunsysteem, zoals bij aids, moet de *Pneumocystis carinii* in de differentiële diagnose worden betrokken. Bij een eerste pneumonie en nog nadrukkelijker bij recidieven van een pneumonie bij rokers zal de huisarts rekening houden met een achterliggende oorzaak, zoals een bronchuscarcinoom.

De huisarts moet aan de mogelijkheid van een pneumonie denken als de patiënt koorts heeft en een ziekere indruk maakt dan verwacht bij een virale luchtweginfectie, klaagt over pijn in de zij, vastzittend aan de ademhaling, en wanneer het sputum purulent of sanguinolent is. In het bijzonder wordt met de mogelijkheid van pneumonie rekening gehouden bij neusvleugelende zieke kleine kinderen en bij onrustige verwarde oude patiënten.

Bij het lichamelijk onderzoek versterken een verhoogde temperatuur, een verhoogde pols- en ademfrequentie en een verlaagde bloeddruk het vermoeden op pneumonie. Voor de verdere diagnostiek is vooral auscultatie van de longen belangrijk. Het gaat om het vaststellen van inspiratoir crepiteren en van fijne, kleinblazige en klinkende rhonchi. Een enkele keer is er

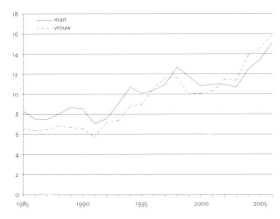

Figuur 8.9.1 Nieuwe gevallen van pneumonie per 1000 patiëntjaren gestandaardiseerd voor leeftijd. Trend over jaren (CMR 1985-2006).

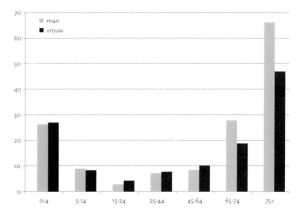

Figuur 8.9.2 Nieuwe gevallen van pneumonie per 1000 patiëntjaren. Verdeling naar leeftijd en geslacht (CMR 2002-2006).

pleurawrijven of bronchiaal ademen. Deze auscultatoire bevindingen hebben waarschijnlijk een grote interdoktervariatie en ontlenen hun betekenis vooral aan de combinatie ervan met de klinische indruk. Bij percussie wordt in sommige gevallen een demping gevonden, maar de sensitiviteit van dit onderzoek is laag. In een aantal gevallen kan een (sterk) verhoogde BSE de sleutel zijn om een onderscheid te kunnen maken tussen een pneumonie en een onschuldige luchtweginfectie. Meer dan een clinicus, die in het ziekenhuis kan beschikken over röntgendiagnostiek, is de huisarts voor de diagnose pneumonie aangewezen op zijn zintuigen.

Epidemiologische gegevens

Het aantal nieuwe gevallen van pneumonie is niet erg hoog. Het gemiddeld aantal nieuwe gevallen in de CMR is in de periode 1985-2006 gestegen van 6-7 naar ongeveer 14 per 1000 per jaar (figuur 8.9.1).

Pneumonie is typisch een aandoening van de beide uiteinden van de levensloop. Uit figuur 8.9.2 is af te lezen dat pneumonie vooral voorkwam bij ouderen en bij jonge kinderen. Bij jongvolwassenen kwam deze ziekte slechts zelden voor. Bij oudere patiënten overheersten de mannen, hetgeen vermoedelijk samenhangt met hun (vroegere) rookgewoonten.

De incidentie bleek vooral bij mannen te verschillen naar sociale laag en was het laagst in de hoge sociale laag. De diagnose werd vooral in koudere jaargetijden gesteld (figuur 8.9.3).

Beloop en interventie

Pneumonie kan een ernstige aandoening zijn, afhankelijk van de virulentie van de verwekker en de weer-

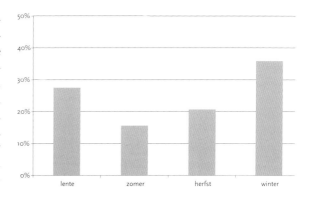

Figuur 8.9.3 Nieuwe gevallen van pneumonie in procenten van de totale incidentie. Verdeling naar seizoen (CMR 1985-2006).

stand van de patiënt. In Engeland werd deze ziekte vroeger wel 'the old man's friend' genoemd, omdat zij een barmhartig levenseinde betekende. De komst van de antibiotica heeft de frequentie doen dalen van een pneumonie als de 'laatste ziekte'.

Aangezien pneumokokken de meest voorkomende verwekkers zijn, worden pneumonieën door de huisarts behandeld met penicilline of als dit niet mogelijk is met een macrolide. Bij ernstig zieke patiënten bij wie de resorptie een probleem kan zijn, kan beter gekozen worden voor een breedspectrumantibioticum, zoals amoxicilline, doxycycline of co-trimoxazol. Bij een verdenking op een andere verwekker bij een atypische pneumonie is het beter te overleggen met een internist-infectioloog. Bij verdenking op *Legionella* zal de huisarts de patiënt insturen. Dat laatste zal ook en dan met grote spoed gebeuren bij een verdenking op een superinfectie met stafylokokken (een dramatisch snel ziek wordende patiënt bekend met griep) of bij een patiënt zonder milt.

Prognose en preventie

Bij gezonde mensen en bij adequate behandeling is de prognose gunstig. Voor zeer ouden en verzwakten is pneumonie ook thans nog vaak een terminale aandoening. Bedlegerigheid bevordert de kans op longontsteking. Wisselligging, regelmatig expectoreren, goed ventileren, overeind zitten en mobiliseren kunnen helpen deze kans te verminderen.

Het is mogelijk patiënten te vaccineren met pneumokokkenvaccin. In veel landen gebeurt dit bij alle 65-plussers. De meerwaarde van deze vaccinatie is echter niet bewezen. Categorieën die hiervoor wel in aanmerking komen, zijn kinderen met mucoviscidose en mensen met een miltextirpatie.

Profiel

Pneumonie komt vooral voor bij oude mensen en kleine kinderen, en met name in winter en lente. Het is vaak een onschuldige, maar soms een ernstige en potentieel zelfs levensbedreigende ziekte, waarvan de behandeling tot het domein van de huisarts kan worden gerekend.

8.10 ALLERGISCHE EN HYPERREACTIEVE RINITIS

Ziektebeeld

Patiënten met hooikoorts krijgen jaarlijks in lente en vroege zomer klachten van jeuk en waterige afscheiding van ogen en neus, neusverstopping, niesbuien, kriebel in de keel en een vol gevoel in het hoofd. Deze klachten berusten op een type I IgE-gemedieerde allergie voor grassen, pollen en stuifmeel. De reactie tussen IgE en deze allergenen leidt tot het vrijkomen van histamine en een aantal andere mediatoren die in de huid jeuk en in de slijmvliezen verhoogde slijmvorming bewerkstelligen.

De diagnose wordt gesteld op grond van anamnese en klinisch beeld. Verder onderzoek is in de huisartspraktijk zelden nodig. Indien gewenst kan bevestiging verkregen worden met een intracutane priktest. Bij onduidelijke anamnese en slechts vage klachten kan met name uit een negatieve huidtest geen conclusie worden getrokken. Bepaling van het op inhalatie-allergenen gebaseerde IgE (Phadiatop®) of totaal-IgE in serum bevestigt het bestaan van een type I-allergie; een RAST-test maakt conclusies mogelijk over specifieke allergenen.

Wanneer op hooikoorts lijkende klachten in andere seizoenen of het gehele jaar door optreden, kan er sprake zijn van een hyperreactieve rinitis. Pathofysiologisch vindt eenzelfde proces plaats als bij hooikoorts, zij het dat het allergeen in dit geval meestal afkomstig is van de huisstofmijt (*Dermatophagoides pteronyssinus*). Deze aandoening moet gedifferentieerd worden van rhinitis medicamentosa, een met neusverstopping en vol gevoel gepaard gaande aandoening als gevolg van te langdurig en te vaak gebruiken van ontzwellende neusdruppels.

Epidemiologische gegevens

De incidentie van *hooikoorts* vertoonde in de periode 1985-2006 een stijging tot ongeveer 6 nieuwe gevallen per 1000 vrouwen en 4 per 1000 mannen per jaar

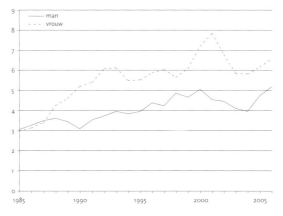

Figuur 8.10.1 Nieuwe gevallen van hooikoorts per 1000 patiëntjaren gestandaardiseerd voor leeftijd. Trend over jaren (CMR 1985-2006).

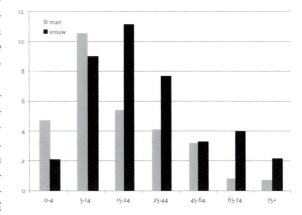

Figuur 8.10.2 Nieuwe gevallen van hooikoorts per 1000 patiëntjaren. Verdeling naar leeftijd en geslacht (CMR 2002-2006).

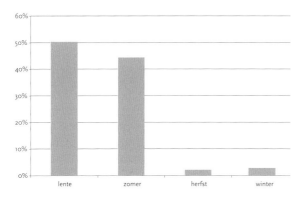

Figuur 8.10.3 Nieuwe gevallen van hooikoorts in procenten van de totale incidentie. Verdeling naar seizoen (CMR 1985-2006).

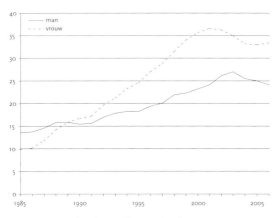

Figuur 8.10.4 Bekende gevallen van hooikoorts per 1000 patiëntjaren gestandaardiseerd voor leeftijd. Trend over jaren (CMR 1985-2006).

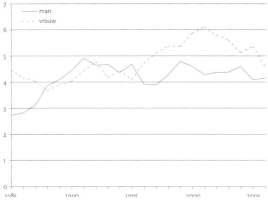

Figuur 8.10.5 Nieuwe gevallen van hyperreactieve rinitis per 1000 patiëntjaren gestandaardiseerd voor leeftijd. Trend over jaren (CMR 1985-2006).

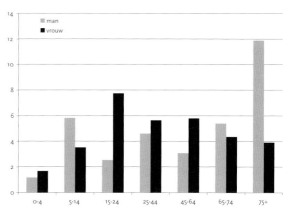

Figuur 8.10.6 Nieuwe gevallen van hyperreactieve rinitis per 1000 patiëntjaren. Verdeling naar leeftijd en geslacht (CMR 2002-2006).

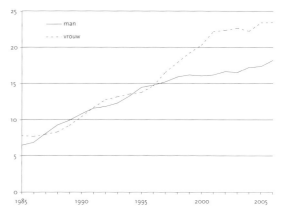

Figuur 8.10.7 Bekende gevallen van hyperreactieve rinitis per 1000 patiëntjaren gestandaardiseerd voor leeftijd. Trend over jaren (CMR 1985-2006).

(figuur 8.10.1). Hooikoorts werd met name op jongvolwassen leeftijd geregistreerd, bij mannen vooral op de leeftijd van 5-14 jaar, bij vrouwen op de leeftijd van 15-24-jaar (figuur 8.10.2).

Zoals te verwachten, was de incidentie het hoogst in de lente en de zomer (figuur 8.10.3).

Bij verdeling van de incidentie naar sociale laag werden geen relevante verschillen gevonden.

Het aantal bekende gevallen bedroeg per jaar ongeveer 34 per 1000 vrouwen en 25 per 1000 mannen (figuur 8.10.4). De verdeling naar leeftijd en geslacht van de prevalentie van hooikoorts leek sterk op die van de incidentie.

Het aantal nieuwe gevallen van *hyperreactieve rinitis* vertoonde in de jaren 1985-2006 een tamelijk constant beeld en bedroeg ongeveer 4 per 1000 mannen en 5 per 1000 vrouwen per jaar (figuur 8.10.5). Hyperreactieve rinitis werd in alle leeftijdsgroepen geregistreerd (figuur 8.10.6).

De prevalentie steeg in de jaren 1985-2006 gestaag naar ongeveer 23 per 1000 vrouwen en 17 per 1000 mannen (figuur 8.10.7).

Beloop en interventie
Hooikoortsklachten nemen snel af na de bloei van bomen, grassen en planten, dus na het verdwijnen van de allergenen uit de lucht. Wanneer de klachten zich voor het eerst manifesteren, zijn zij vaak mild en kan het verdwijnen van de allergenen worden afgewacht. Indien de klachten al enkele jaren zijn opgetreden, meldt de betrokkene zich dikwijls al vroeg in het seizoen. Met behulp van antihistaminica (probeer welk middel de minste sedatie geeft) is de hinder enige tijd, soms een heel seizoen lang, voldoende in te perken. Voldoen deze niet, dan bieden lokale middelen uitkomst (antihistaminica of corticosteroïden in een neusspray, effectief na enkele dagen). Een enkele keer is het nodig corticoïden systemisch toe te dienen, om de moeilijkste periode te overbruggen. Desensibilisatie, te beginnen ruim vóór het seizoen en enige jaren achtereen te herhalen, geeft vaak een teleurstellend resultaat. Gewoonlijk ziet men na een aantal jaren de ernst van de hooikoortsklachten echter ook spontaan afnemen. Vijftien tot twintig jaar na het begin van de klachten is het ziektebeeld vrijwel uitgedoofd.

Behandeling en beloop van hyperreactieve rinitis lijken sterk op wat voor hooikoorts werd beschreven. Natuurlijk vindt geen afname van klachten plaats bij seizoenswisseling. Wel kan sanering van met name de slaapkamer de klachten soms verminderen. Bij allergie voor huisdieren is wegdoen van het dier de meest effectieve maatregel. Men dient te waarschuwen tegen het verleidelijke maar voor de neus funeste chronisch gebruik van ontzwellende neusdruppels. Corticosteroïden in een neusspray en zo nodig poliepectomie verdienen de voorkeur.

Prognose en preventie
Na aanvankelijke toename van de ernst is de prognose uiteindelijk gunstig.

Een allergische constitutie ziet de huisarts in eenzelfde gezin nogal eens tot verschillende uitingsvormen komen. Zowel bij de hooikoortslijder als bij zijn familieleden kunnen constitutioneel eczeem, neuspoliepen, allergische rinitis, voedselallergie, astma of urticaria optreden.

Het staat vrijwel vast dat borstvoeding een beschermende, primair preventieve werking heeft op het optreden van allergische aandoeningen van het type I.

Profiel
Hooikoorts en hyperreactieve rinitis zijn betrekkelijk vaak voorkomende type I-gemedieerde allergische aandoeningen van vooral jongvolwassenen. De incidentie van hooikoorts is het hoogst in de zomermaanden. De klachten verminderen na enige jaren en zijn met symptomatische therapie meestal voldoende te bestrijden.

8.11 ASTMA

Ziektebeeld
Astma wordt gekarakteriseerd door een intermitterend beloop, waarbij een inflammatoir proces leidt tot bronchusobstructie. Door bronchospasme, zwelling van de mucosa en slijmproductie ontstaat een meestal reversibele luchtwegvernauwing. Aan dit proces liggen als pathofysiologische mechanismen allergie en bronchiale hyperreactiviteit ten grondslag. Specifieke allergenen die vaak zijn betrokken bij astma, betreffen huisstofmijt, huisdieren en pollen. Hyperreactieve bronchusobstructie kan worden uitgelokt door diverse aspecifieke prikkels, zoals overgang van warm naar koud (of omgekeerd), tabaksrook, stof, virale infecties, lichamelijke inspanning, en medicijnen, zoals bètablokkers, aspirine, NSAID's en ACE-remmers.

Kenmerkend voor klassiek astma is het aanvalsgewijs optreden van dyspnoe met piepen op de borst, al dan niet met hoest en sputumproductie. Deze episoden worden afgewisseld met klachtenvrije perioden. Bij kinderen jonger dan 4 jaar is de presentatie vaak anders: volzitten, piepen en nachtelijke hoestbuien zijn symptomen die de huisarts op het spoor zetten. De diagnose astma stelt de huisarts dan ook vaak pas in de loop van de tijd. Ook andere informatie draagt daaraan bij, zoals eerdere episoden van constitutioneel eczeem en een familie waarin atopische uitingen voorkomen. Differentieeldiagnostisch zal gedacht worden aan recidiverende verkoudheden, atypische pneumonie en kinkhoest. Na een infectie met respiratoir syncytieel virus vertonen jonge kinderen tot 4 jaar oud een periode met bronchiale hyperreactiviteit zonder dat dit later op astma blijkt te berusten. Bij oudere kinderen kan zich iets dergelijks voordoen na een infectie met *Mycoplasma pneumoniae*.

Bij oudere kinderen en volwassenen is bij twijfel

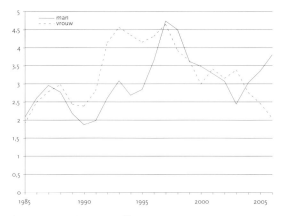

Figuur 8.11.1 Nieuwe gevallen van astma per 1000 patiëntjaren gestandaardiseerd voor leeftijd. Trend over jaren (CMR 1985-2006).

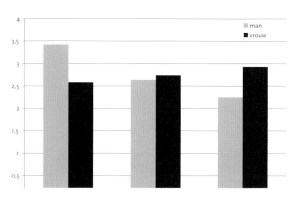

Figuur 8.11.3 Nieuwe gevallen van astma per 1000 patiëntjaren gestandaardiseerd voor leeftijd. Verdeling naar sociale laag (CMR 2002-2006).

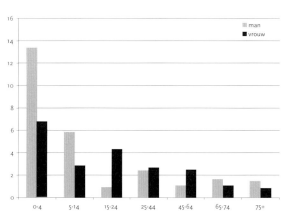

Figuur 8.11.2 Nieuwe gevallen van astma per 1000 patiëntjaren. Verdeling naar leeftijd en geslacht (CMR 2002-2006).

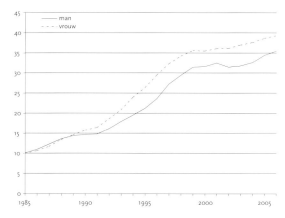

Figuur 8.11.4 Bekende gevallen van astma per 1000 patiëntjaren gestandaardiseerd voor leeftijd. Trend over jaren (CMR 1985-2006).

de piekstroommeter ('peakflow'-meter) een bruikbaar diagnostisch instrument. Allereerst kan daarmee reversibiliteit worden aangetoond na inhalatie van bronchusverwijders (veelal een bèta-2-sympathicomimeticum), hetgeen indicatief is voor astma. Daarnaast kan bij twijfel variabiliteit worden aangetoond door het meten van verschillen tussen dag en nacht. Als er een verschil in de piekstroom van ten minste 15% ten opzichte van de uitgangswaarde is, wordt dit beschouwd als een aangetoonde reversibiliteit of variabiliteit.

Bij alle nieuwe patiënten met astma wordt aanvullend allergisch onderzoek verricht om na te gaan welke allergenen vermeden moeten worden. Een multi-RAST-test (Phadiatop®) of huidtests in de praktijk zijn daartoe geëigend. Bij een positieve uitslag van de multi-RAST kan verder gedifferentieerd worden op de meest voorkomende allergenen of op allergenen die anamnestisch als verdacht naar voren zijn gekomen.

Voor een rokende astmapatiënt, die op latere leeftijd COPD krijgt met kenmerken van astma en COPD, wordt de term *astma met persisterende bronchusobstructie* gebruikt. Er kan dan bij lage waarden nog enige reversibiliteit zijn.

Epidemiologische gegevens

Het aantal nieuwe gevallen van astma steeg in de periode 1985-2006 van ongeveer 2,5 per 1000 per jaar tijdelijk naar ruim 4 per 1000 per jaar en bedroeg daarna ongeveer 3 per 1000 per jaar (figuur 8.11.1).

Astma trad voor het eerst vooral op bij jonge kinderen (figuur 8.11.2). Uit dezelfde figuur wordt tevens duidelijk dat het aantal nieuwe gevallen van astma tot

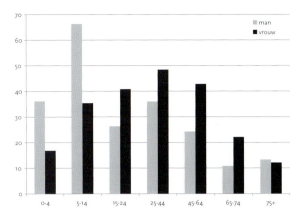

Figuur 8.11.5 Bekende gevallen van astma per 1000 patiëntjaren Verdeling naar leeftijd en geslacht (CMR 2002-2006).

de leeftijd van 15 jaar voor jongens hoger was dan voor meisjes.

De relatie van de incidentie met de sociale laag is lastig te duiden: een stijging van sociale laag ging in de CMR-cijfers gepaard met een daling van de incidentie van astma bij mannen en een stijging bij vrouwen (figuur 8.11.3). Waarschijnlijk is deze bevinding als artefact te duiden, gezien de kleine absolute aantallen waarop de bevinding berust.

De prevalentie steeg in de periode 1985-2006 tot ongeveer 33 per 1000 mannen en 38 per 1000 vrouwen per jaar (figuur 8.11.4). Uit figuur 8.11.5 kan men opmaken dat in de CMR het astmabeeld bij jongeren dikwijls als prevalente aandoening verdween als deze ouder werden. De hoogste prevalenties werden gevonden bij jongens in de leeftijdsgroep 5-14 jaar en deze bedroeg daar ruim 6%, en bij vrouwen in de leeftijdsgroep 25-44 jaar en deze bedroeg daar ongeveer 5% (figuur 8.11.5).

Beloop en interventie

Tot de niet-medicamenteuze behandeling behoort het dringend advies niet met roken te beginnen of dit te staken. Saneren is een zinvolle maatregel bij allergie voor de huisstofmijt of voor huisdieren. Als beroepsfactoren een rol spelen, kan de arbodienst worden ingeschakeld om tot aanpassing of verandering van werk te komen. Verder behoort ook een griepvaccinatie te worden aangeboden.

De medicamenteuze behandeling bestaat uit inhalatiemiddelen. Hierbij kan een onderscheid gemaakt worden tussen symptomatische en preventieve therapie.

Bij intermitterend astma, waarbij de patiënt minder dan een keer per week klachten heeft, kan gebruik worden gemaakt van een bronchusverwijder. Meestal zal dit een bèta-2-sympathicomimeticum zijn; bij mensen boven de 60 jaar kan ook een anticholinergische inhalatie worden gegeven. Onderhoudsbehandeling met uitsluitend bronchusverwijders bij mensen met ernstiger vormen van astma, kan tot een versnelde achteruitgang van de longfunctie leiden.

Bij ernstiger vormen van astma zal daarom altijd preventieve therapie moeten worden toegepast, meestal in de vorm van een inhalatiecorticosteroïd. Afhankelijk van de ernst kan ook een van de symptomatische inhalatiemiddelen worden toegevoegd. De langwerkende bèta-2-sympathicomimetica zijn hier geschikt voor.

Patiënten met een intermitterend astma moeten geïnstrueerd worden zich te melden als er sprake is van toename of dagelijks gebruik van bronchusverwijders. Bij deze ernstiger vormen van astma verdient het aanbeveling eens per drie tot zes maanden een controle af te spreken. Hierbij wordt gelet op de ervaren beperkingen in het dagelijks functioneren en of er 's nachts ook klachten optreden. Afhankelijk van de bevindingen kan de therapie aangepast worden. Als ondanks een hoge dosis inhalatiecorticosteroïden de patiënt niet klachtenvrij is, moet een consultatieve verwijzing naar de longarts worden overwogen.

Prognose en preventie

Zeer globaal kan men stellen dat de helft van de kinderen met astma op volwassen leeftijd geen of vrijwel geen klachten meer zal hebben. Met inhalatiecorticosteroïden kan het merendeel van de patiënten met astma zonder veel beperkingen door het leven.

Profiel

Astma begint bij jonge kinderen en vergt dan van de huisarts veel tijd, zowel om geleidelijk tot een diagnose te komen als om tot een adequate voorlichting en behandeling te komen. De bemoeienis wordt in de loop van het leven over het algemeen veel minder.

8.12 COPD (CHRONIC OBSTRUCTIVE PULMONARY DISEASE)

Ziektebeeld

COPD (chronic obstructive pulmonary disease) is een overwegend chronische, progressieve longaandoening waarbij de longfunctie versneld achteruitgaat. De levensverwachting is verminderd. Roken is verreweg de belangrijkste risicofactor. De eerste symptomen doen zich vooral boven de leeftijd van 40 jaar voor. Dyspnoe en chronisch hoesten, al dan niet met het opgeven van slijm, zijn de centrale symptomen. Vaak staat de mildheid van gepresenteerde klachten in geen verhouding tot de ernst van de longfunctiestoornis. Verdere achteruitgang van de longfunctie is in sterke mate afhankelijk van het rookgedrag.

In de praktijk ziet de huisarts een breed scala aan COPD-patiënten: enerzijds is er de patiënt zonder klachten of noemenswaardige exacerbaties, anderzijds is er de altijd kortademige, ernstig beperkte patiënt met frequente exacerbaties die ziekenhuisopnamen noodzakelijk kunnen maken, zuurstoftherapie thuis en continue orale steroïdmedicatie met alle nadelige gevolgen van dien. Bij rokers boven de 40 jaar met recidiverende luchtweginfecties, moet de diagnose COPD overwogen worden.

De piekstroom ('peakflow') geeft bij COPD geen goede informatie over de longfunctie. De verhouding tussen de eensecondewaarde (FEV_1) en de geforceerde vitale capaciteit (FVC) geeft dit wel. De diagnose COPD wordt bevestigd door afwezigheid van reversibiliteit na toediening van bronchusverwijders en door een gestoorde longfunctie (ratio tussen FEV_1 en FVC minder dan 0,7). Een normale FEV_1 sluit COPD uit, evenals een FEV_1/FVC-ratio van meer dan 0,7.

Differentieeldiagnostisch moeten astma, hartfalen, restrictieve longziekten (longfibrose, stoflongen) en interstitiële longaandoeningen (extrinsieke allergische alveolitis) worden overwogen.

Net als bij astma is ook bij COPD bronchusobstructie een centraal kenmerk. De pathogenese is echter verschillend. Bij astma is die variabel en voorbijgaand, bij COPD vrijwel continu in dezelfde mate aanwezig. Door een chronisch cellulair ontstekingsinfiltraat treden op den duur structurele afwijkingen op in de zin van hypertrofie van muceuze klieren en verlies van elastische retractiekracht (emfyseem).

Epidemiologische gegevens

De incidentie van COPD liet in de periode 1985-2006 enige daling zien bij mannen en vrouwen (na een tijdelijke stijging bij vrouwen in het begin van deze periode). De incidentie bedroeg in de laatste jaren van deze periode gemiddeld 2 per 1000 mannen en ruim 1 per 1000 vrouwen (figuur 8.12.1). Het zijn vooral de oudere mannen bij wie de diagnose voor het eerst werd gesteld (figuur 8.12.2).

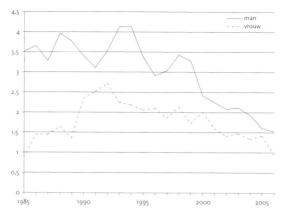

Figuur 8.12.1 Nieuwe gevallen van COPD per 1000 patiëntjaren gestandaardiseerd voor leeftijd. Trend over jaren (CMR 1985-2006).

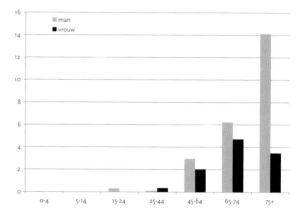

Figuur 8.12.2 Nieuwe gevallen van COPD per 1000 patiëntjaren. Verdeling naar leeftijd en geslacht (CMR 2002-2006).

COPD werd het minst vastgesteld bij patiënten behorende tot de hoge sociale laag (figuur 8.12.3).

De prevalentie van COPD is in de registratieperiode voor mannen en vrouwen dichter bij elkaar komen te liggen en bedroeg de laatste jaren ongeveer 28 per 1000 mannen en 20 per 1000 vrouwen (figuur 8.12.4). De figuur van het aantal bekende gevallen van COPD verdeeld naar leeftijd en geslacht spreekt voor zich. COPD is typisch een aandoening van oudere mannen (figuur 8.12.5).

Om zicht te houden op het aantal exacerbaties van COPD door het jaar heen is hiervoor een aparte code ingevoerd. Exacerbaties bleken vooral een probleem dat bij oude mannen werd vastgesteld (figuur 8.12.6). In de zomer werd het laagste aantal exacerbaties gevonden (figuur 8.12.7).

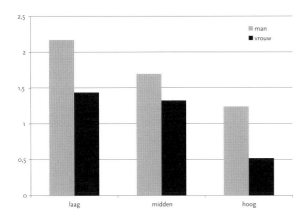

Figuur 8.12.3 Nieuwe gevallen van COPD per 1000 patiëntjaren gestandaardiseerd voor leeftijd. Verdeling naar sociale laag (CMR 2002-2006).

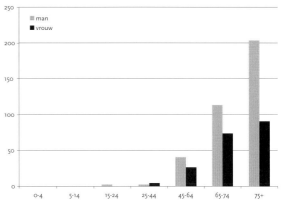

Figuur 8.12.5 Bekende gevallen van COPD per 1000 patiëntjaren. Verdeling naar leeftijd en geslacht (CMR 2002-2006).

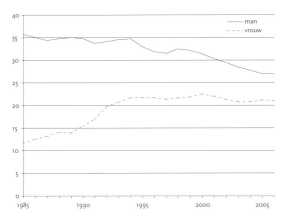

Figuur 8.12.4 Bekende gevallen van COPD per 1000 patiëntjaren gestandaardiseerd voor leeftijd. Trend over jaren (CMR 1985-2006).

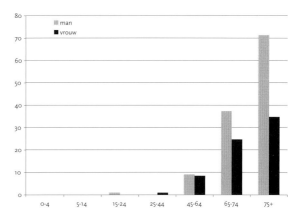

Figuur 8.12.6 Aantal exacerbaties van COPD per 1000 patiëntjaren. Verdeling naar leeftijd en geslacht (CMR 2002-2006).

Beloop en interventie

Meer nog dan bij astma is bij COPD stoppen met roken de basis van de behandeling. De patiënt moet ook jaarlijks een griepvaccinatie krijgen.

Over de therapie bij COPD staat wetenschappelijk minder vast dan bij astma. Het lijkt er niet op dat inhalatiecorticosteroïden de achteruitgang van de longfunctie kunnen tegengaan. Hetzelfde geldt voor het gebruik van acetylcysteïne. Mogelijk dat deze middelen bij een subgroep van COPD-patiënten zin hebben. Een proefbehandeling met inhalatiecorticosteroïden wordt aanbevolen bij een snelle longfunctiedaling, bij een voorgeschiedenis met astma en atopie, en bij frequente exacerbaties. In deze laatste categorie kan ook een proefbehandeling met acetylcysteïne worden gegeven.

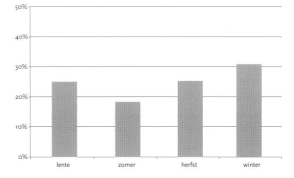

Figuur 8.12.7 Aantal exacerbaties van COPD in procenten van het totale aantal. Verdeling naar seizoen (CMR 1985-2006).

Verder worden de klachten symptomatisch behandeld met bronchusverwijders zoals ipratropiumbromide en bèta-2-sympathicomimetica. Als één bronchusverwijder onvoldoende effect heeft, kan die met een bronchusverwijder met een ander werkingsprincipe worden gecombineerd. Als nachtelijke dyspnoe op de voorgrond staat, is een langwerkend preparaat geïndiceerd.

Bij COPD-patiënten moet aandacht aan de inhalatietechniek worden besteed: heeft de patiënt wel voldoende inspiratiekracht en is er voldoende coördinatievermogen. Bij twijfel hieraan kan het nodig zijn over te stappen op een dosisaerosol met inhalatiekamer.

Bij exacerbaties moet niet te snel naar antibiotica worden gegrepen. Redenen om wel een antibioticum te geven zijn: als de patiënt een zeer slechte longfunctie heeft (FEV_1<30% van de voorspelde waarde), of bij een temperatuur boven de 38,5 °C met algemeen ziekzijn. De meeste exacerbaties kunnen met verhoging of uitbreiding van de inhalatietherapie worden bestreden. Bij onvoldoende effect hiervan kan dit aangevuld worden met een kuur orale corticosteroïden.

Een complicatie van COPD is hartfalen, het cor pulmonale. Het is bij deze patiënten vaak lastig uit te maken of de nachtelijke kortademigheid met hoesten en piepen door het hart of door de longen wordt veroorzaakt. Behandel bij twijfel met een diureticum.

Prognose en preventie
De prognose van een COPD-patiënt wordt voor een belangrijk deel bepaald door het rookgedrag en het tijdstip van ontdekken. Het komt voor dat mensen met reeds een zeer slechte longfunctie zich voor het eerst met klachten op dit gebied bij de huisarts melden.

De relatie tussen COPD en het longcarcinoom verloopt via de gemeenschappelijke risicofactor roken.

Profiel
COPD is een ernstige longaandoening met een hoge incidentie bij oudere mannen in de laagste sociale laag. Preventie bestaat uit het ontraden van roken.

8.13 OVERIGE ZIEKTEN VAN DE TRACTUS RESPIRATORIUS

Neuspoliepen werden in de periode 1985-2007 met een incidentie van ongeveer 0,7 per 1000 per jaar geregistreerd.

Pneumothorax is een weinig gestelde diagnose in de CMR: in de periode 1985-2006 werd deze diagnose in de vier praktijken 47 maal voor het eerst gesteld bij mannen (incidentie 0,4 per 1000 mannen per jaar) en 16 maal bij vrouwen (incidentie 0,1 per 1000 vrouwen per jaar). Meestal betrof het jongvolwassenen.

Ook pleuritis werd zelden geregistreerd: in de periode 1985-2006 8 maal bij mannen en 8 maal bij vrouwen (incidentie 0,1 per 1000 per jaar voor beide geslachten); twee derde van deze patiënten was op het moment van de diagnose ouder dan 45 jaar.

Uitzonderlijke diagnosen waren bronchiëctasieën: 4 gevallen in de periode 1985-2006 in de vier praktijken, en pneumoconiose (stoflongen door silicium, koolstof, asbest en dergelijke): 6 gevallen in de periode 1985-2006.

Indien niet tot een diagnose kan worden besloten, worden wel symptoomcodes gebruikt. Een voorbeeld hiervan is 'hypertrofie van adenoïd en/of tonsillen'. De code hiervoor werd gemiddeld bij 3,0 mannen en bij 2,4 vrouwen per 1000 per jaar geregistreerd, waarbij het in ruim 87% van de gevallen kinderen betrof tot 14 jaar.

Tot de overige symptomen van de onderste luchtwegen behoren dyspnoe, hoesten, het opgeven van sputum en hemoptoë. De codes hiervoor worden gebruikt indien geen nadere diagnose kan worden gesteld. Elk van deze symptomen werd zelden gecodeerd: tezamen gemiddeld bij vier à vijf patiënten per praktijk per jaar.

Luchtwegaandoeningen die elders werden besproken zijn:
- tuberculose (paragraaf 2.19);
- longcarcinoom (paragraaf 3.2);
- hyperventilatiesyndroom (paragraaf 5.4);
- longembolie (paragraaf 7.11).

8.14 BESCHOUWING

Iedere huisarts raakt in de praktijk zeer vertrouwd met luchtwegaandoeningen en krijgt daardoor een duidelijk beeld van de prognose van elk van deze ziekten. Door de hoge frequentie van voorkomen kan hij het beloop goed observeren. Afwijkingen daarin zullen opvallen. Door hierop te anticiperen bij de voorlichting aan patiënten zal bij bovenste luchtweginfecties vaak het natuurlijke beloop kunnen worden afgewacht. In toenemende mate wordt ervoor gepleit te volstaan met symptomatische therapie. Men realiseert zich steeds duidelijker enerzijds dat veel infecties van virale oorsprong zijn en anderzijds dat antibiotica naast hun effectiviteit bij bacteriële infecties ook nadelen bezitten. Preventief verstrekken van antibiotica lijkt achterhaald omdat complicaties zoals acuut reuma en glomerulonefritis na tonsillitis veel minder vaak voorkomen dan vroeger.

Veranderingen in het epidemiologisch patroon hebben zich met name voorgedaan in de eerste helft van de twintigste eeuw. Het aantal patiënten met tuberculose nam snel af. De verwachting dat het een verdwijnende ziekte zou zijn, kwam niet uit. Differentieeldiagnostisch is tuberculose ook nu nog een serieuze kandidaat die de huisarts, afhankelijk van de praktijksituatie, nu en dan zal tegenkomen.

Toen na de Tweede Wereldoorlog penicilline ter beschikking kwam, veranderde ook het beeld van de longontsteking. Men raakte gewend aan de goede behandelbaarheid van deze vroeger levensbedreigende aandoening, hetgeen misschien mede oorzaak was van een achteraf te frequent behandelen van ook bovenste luchtweginfecties met antibiotica.

Onduidelijk is in hoeverre een toename van luchtverontreiniging het epidemiologisch patroon van luchtwegaandoeningen heeft veranderd. Onderzoeken wijzen op een vaker voorkomen van astma en COPD in streken met een hoge graad van luchtverontreiniging. De onduidelijkheid op het terrein van de etiologie van deze aandoeningen lijkt versterkt nu er aanwijzingen zijn dat een streven naar een schone, allergeenvrije omgeving het ontstaan van astma eerder lijkt te bevorderen dan te voorkomen. De bijdrage van het roken van met name sigaretten, een vorm van 'interne luchtvervuiling', aan de etiologie is wel duidelijk. Deze factor is ook sterk gerelateerd aan het ontstaan van longcarcinoom en andere maligniteiten van de luchtwegen.

De diagnostiek van astma en van COPD kan lastig zijn. De anamnese is niet altijd betrouwbaar en objectieve bevindingen, zoals longfunctiemeting, wisselen ook zonder interventie vrij sterk in de tijd.

In de CMR-cijfers vonden wij voor de meeste aandoeningen van de luchtwegen duidelijk naar leeftijd te onderscheiden frequenties van voorkomen. Verkoudheid met en zonder koorts, laryngitis, asthma bronchiale en vergrote adenoïden en tonsillen kwamen op kinderleeftijd vaak voor. Aandoeningen van de onderste luchtwegen, zoals acute bronchitis en pneumonie, onderscheidden zich door hun voorkeur voor zowel de jongste als de oudste leeftijdscategorieën. Daarentegen bleken sinusitis en allergische rinitis vooral aandoeningen van volwassenen. COPD kwam bijna uitsluitend voor bij ouderen. Hebben deze opvallende verschillen behalve met de ontwikkeling van anatomie en immuniteit te maken met een leeftijdgebonden gevoeligheid voor bepaalde aandoeningen? Intrigerend zijn ook de grote verschillen tussen de geslachten, met name bij astma en COPD.

Zeker is dat mede door grotere bekendheid met het natuurlijke beloop het medisch ingrijpen veranderingen onderging. In het bijzonder kan gewezen worden op de sterk afgenomen frequentie van tonsillectomie. Verder heeft het inzicht in infectie en bronchusobstructie als onderliggend mechanisme bij astma en COPD geleid tot een verminderd gebruik van antibiotica en een toename van het gebruik van corticoïden en bronchodilatantia. Het beschikbaar komen van inhalatiepreparaten heeft eraan bijgedragen dat de behandeling van deze aandoeningen meer en meer in de huisartspraktijk kan geschieden. Een steeds vaker gebruikt hulpmiddel ter evaluatie van de ernst van de aandoening en de effectiviteit van de therapie is de longfunctiemeting. Door herhaald meten kan hiermee beter zicht worden verkregen op het beloop van de aandoening en op provocerende momenten.

Het verleggen van een groter deel van de verantwoordelijkheid voor de opvang van exacerbaties naar de patiënt zelf kan vaak gerealiseerd worden door goede voorlichting, instructie en begeleiding van de kant van de huisarts. Zeker jonge patiënten voelen daar baat bij omdat zij zelf meer controle over hun ziekte krijgen.

Het epidemiologisch inzicht in astma en COPD kan vooral verdiept worden door meer kennis van het aantal complicaties, van de invloed hiervan op het dagelijks leven, en van het beloop op langere termijn. Juist de huisartspraktijk is geschikt voor dergelijke longitudinale studies.

9 Ziekten van de tractus digestivus

9.1 INLEIDING

Er bestaat een grote diversiteit aan ziekten en functiestoornissen van de tractus digestivus. Tabel 9.1.1 laat een overzicht zien van de incidentie en, waar verschillend van de incidentie, de prevalentie van een aantal ziekten van de tractus digestivus.

De hoogste incidenties worden gevonden aan het begin (mond) en einde (anus) van de tractus digestivus. Daarbij dient rekening te worden gehouden met het feit dat een aantal maag-darmziekten elders in de registratie wordt genoteerd, zoals gastro-enteritis (zie paragraaf 2.8).

In dit hoofdstuk wordt globaal de anatomie van de tractus digestivus van boven naar beneden gevolgd. Na ziekten van mondholte en tanden volgt een paragraaf over de ziekten van de oesofagus en vervolgens het ulcuslijden. Appendicitis en diverticulose worden gevolgd door obstipatie, galsteenlijden, hernia inguinalis en fissura ani. Het hoofdstuk wordt afgesloten met een paragraaf 'overige aandoeningen' en met een korte beschouwing waarin aandacht wordt geschonken aan de 'acute buik' en aan functionele buikklachten.

In dit hoofdstuk komt vanwege een lage incidentie in de huisartspraktijk een aantal aandoeningen niet in een aparte paragraaf aan de orde. Dit geldt onder andere pylorusstenose, anusatresie en andere congenitale afwijkingen van de tractus digestivus, de ziekte van Crohn, colitis ulcerosa, levercirrose en de ziekten van de pancreas. Ook wordt het 'irritable bowel syndrome' niet besproken dat – op grond van de classificatie – is ingedeeld bij de functionele klachten (zie paragraaf 5.11)

9.2 ZIEKTEN VAN DE TANDEN

Ziektebeeld

De huisarts is gewoonlijk weinig gespitst op ziekten van de tanden, aangezien het vooral gaat om cariës, waarvan diagnostiek en behandeling op het terrein van de tandarts liggen. Soms kan een klacht over tanden of kiezen een symptoom zijn van een andere aandoening. Zo kan een sinusitis maxillaris zich uiten als 'kiespijn'. Huisarts en tandarts hebben verder raakvlakken waar het patiënten betreft die antistolling gebruiken, in aanmerking komen voor endocarditisprofylaxe (zie paragraaf 7.17) of beginnende tandwortelabcessen hebben.

Tabel 9.1.1 Nieuwe en bekende gevallen van de tractus digestivus per 1000 patiëntjaren (CMR 1985-2006).

	Incidentie		Prevalentie	
	Mannen	Vrouwen	Mannen	Vrouwen
dyspepsie	15,1	17,5	20,1	21,2
ziekten van de tanden	6,7	8,2	6,7	8,2
ziekten van het steunweefsel van de tanden	3,3	5,1	3,3	5,1
ziekten van de mondholte	5,6	8,2	5,6	8,2
speekselstenen	0,3	0,6	0,3	0,6
ziekten van de oesofagus	1,4	1,4	3,5	2,9
ulcus ventriculi	0,4	0,3	0,9	0,6
ulcus duodeni	1,2	0,6	4,5	2,0
galstenen	0,6	2,1	1,3	5,0
cholecystitis	0,3	0,4	0,3	0,4
appendicitis	0,9	0,7	0,9	0,7
ziekte van Crohn, colitis ulcerosa	0,2	0,1	1,9	2,0
diverticulitis	0,9	1,4	2,8	5,9
levercirrose	0,1	0,1	0,4	0,5
hernia inguinalis	3,9	0,5	5,7	0,9
hernia diaphragmatica	0,7	0,5	4,9	6,7
fissura ani	3,2	5,1	3,4	5,2
obstipatie	6,5	12,1	7,1	13,6

De incidentiecijfers in de CMR geven geen betrouwbaar beeld van het voorkomen van tandaandoeningen, in het bijzonder niet omdat tandartsen en huisartsen niet gewend zijn om met elkaar te corresponderen. Wel krijgt de huisarts gewoonlijk bericht van ingrepen die door de kaakchirurg geschieden. Een verstandskiesbehandeling bijvoorbeeld wordt in de CMR onder de hier besproken code opgenomen. De incidentiecijfers hebben in hoofdzaak hierop betrekking.

Epidemiologische gegevens

Het aantal nieuwe gevallen van ziekten van de tanden waarmee de huisarts werd geconfronteerd, varieerde in de periode van 1985-2006 licht rond 6 per 1000 per jaar (figuur 9.2.1).

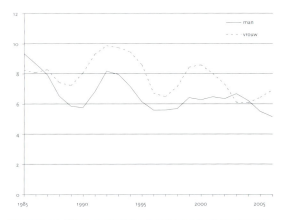

Figuur 9.2.1 Nieuwe gevallen van ziekten van de tanden per 1000 patiëntjaren gestandaardiseerd voor leeftijd. Trend over jaren (CMR 1985-2006).

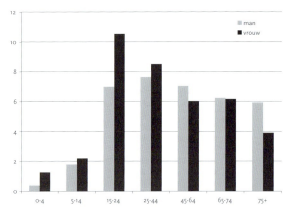

Figuur 9.2.2 Nieuwe gevallen van ziekten van de tanden per 1000 patiëntjaren. Verdeling naar leeftijd en geslacht (CMR 2002-2006).

Duidelijk is het verschil tussen de diverse leeftijdsgroepen. Adolescenten en jongvolwassenen toonden een hogere incidentie dan de andere leeftijdsgroepen en dit gold in het bijzonder jonge vrouwen in de leeftijd van 15 tot 24 jaar (figuur 9.2.2).

Er waren geen duidelijke verschillen in incidentie tussen de seizoenen. In de hoogste sociale laag werd de hoogste gepresenteerde incidentie gevonden. Dit gegeven wijst erop dat in de CMR vooral andere tandproblemen onder de code 'ziekten van de tanden' worden geregistreerd dan cariës, die, zoals bekend uit landelijke gegevens, juist een hoge incidentie heeft in de lagere sociale laag van de bevolking.

Beloop en interventie

Interventie door de huisarts beperkt zich gewoonlijk tot verwijzing naar de tandarts. Dit betreft verwijzingen voor bijvoorbeeld een tandwortelabces of onbehandelde cariës.

Prognose en preventie

Preventie van tandproblemen (met name cariës) vangt aan op de babyleeftijd. Er wordt geadviseerd om vanaf de leeftijd dat de eerste tanden verschijnen, de tanden te poetsen met fluorhoudende peutertandpasta.

Een belangrijke bijdrage aan de preventie van tandproblemen mag verwacht worden van het terugdringen van al dan niet zoete 'tussendoortjes' (de fles als zoethoudertje bij kleine kinderen!) en waarschijnlijk ook van dagelijks ten minste tweemaal tandenpoetsen.

Profiel

Ziekten van de tanden behoren tot het terrein van tandarts en kaakchirurg. De huisarts heeft hiermee het vaakst te maken in de groep jongvolwassenen.

9.3 ZIEKTEN VAN DE MONDHOLTE

Ziektebeelden

In de CMR worden onderscheiden de ziekten van de mondholte in strikte zin, de ziekten van het steunweefsel van de tanden en van de speekselstenen.

Aften zijn de meest voorkomende *aandoening van de mondholte*. Het zijn oppervlakkige slijmvliesdefecten met regelmatige rand en omgeven door een rode hof. De oorzaak blijft onduidelijk. De patiënt heeft veel pijn, waardoor het eten belemmerd kan worden. Bij kleine kinderen moet men bij een stomatitis ulcerosa bedacht zijn op een primo-infectie met het herpesvirus. Aan de rand van de geconflueerde grote ulcera ziet men hierbij speldenknopgrote blaasjes, spoedig overgaand in epitheeldefecten. Bij aften zijn de zweren groter en minder talrijk, er is geen koortsige ziektetoestand en de patiënt is meestal ouder.

Minder vaak dan aften komen glossitis, mucokèle en xerostomie voor. Bij een glossitis wordt een gladde rode tong gezien vanwege het verlies aan papillen. Vaak is het een begeleidend verschijnsel van andere ziekten, zoals anemie. Een mucokèle is een onschuldige erwtgrote zwelling van het wangslijmvlies met een glazig aspect. Bij xerostomie zijn de slijmvliezen droog en ervaart de patiënt een branderig gevoel. Het kan een onderdeel zijn van het syndroom van Sjögren, maar zeer zeker moet gedacht worden aan bijwerking van medicijnen, zoals antidepressiva.

Van de *ziekten van het steunweefsel van de tanden* komt gingivitis het meest voor. Het is een ontsteking van het tandvlees waarbij de patiënt pijn heeft en soms koorts. Bij onderzoek worden lokale bloedingen in het gezwollen tandvlees gezien en soms lymfklierzwellingen in de hals. Een slechte mondhygiëne waarbij tandplaques bestaan, kan een gingivitis doen ontstaan. Daarnaast kan gingivitis een uiting zijn van andere aandoeningen, zoals schimmelinfecties van de mond, diabetes, mononucleosis en besmetting met hiv, en van langdurig gebruik van geneesmiddelen (anti-epileptica, antibiotica).

Andere aandoeningen van het steunweefsel zijn parodontose en pijn door disfunctie van het kaakgewricht. Parodontose ontstaat door ophoping van voedsel en bacteriën tussen tandvlees en tanden, waarbij in deze 'pockets' een ontsteking kan ontstaan die gepaard gaat met pijn, infiltraten of zelfs abcessen (parodontitis). Door parodontose ontstaat vaak foetor ex ore en op de duur losstaan en verlies van tanden. Pijn door disfunctie van het kaakgewricht kan optreden als gevolg van stoornissen in articulatie of occlusieafwijkingen van het gebit. Vaak treedt ook pijn en spasme op van kauwspieren. Oorzaken kunnen zijn: tandenknarsen, nagelbijten of altijd aan één kant kauwen.

Speekselstenen verstoppen de afvoergang van een speekselklier waardoor deze opzwelt en pijn gaat doen, vooral bij het eten. Differentieeldiagnostisch komt bof in aanmerking. Vooral bij een niet-pijnlijke, blijvende zwelling van de parotis dient men bedacht te zijn op maligniteiten, zoals het beruchte menggezwel.

Epidemiologische gegevens

Het aantal geregistreerde aandoeningen van de mondholte is in de periode 1985-2006 vrijwel stabiel geble-

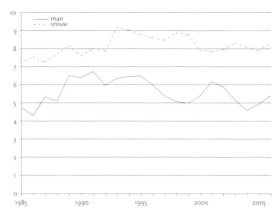

Figuur 9.3.1 Nieuwe gevallen van ziekten van de mondholte per 1000 patiëntjaren gestandaardiseerd voor leeftijd. Trend over jaren (CMR 1985-2006).

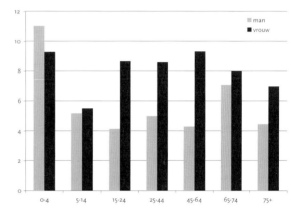

Figuur 9.3.2 Nieuwe gevallen van ziekten van de mondholte per 1000 patiëntjaren. Verdeling naar leeftijd en geslacht (CMR 2002-2006).

ven. Het betrof gemiddeld 8 nieuwe gevallen per 1000 vrouwen per jaar en ruim 5 per 1000 mannen per jaar (figuur 9.3.1).

In figuur 9.3.2 is zichtbaar dat de aandoeningen van de mondholte op alle leeftijden werden geregistreerd.

De incidentie van aandoeningen van het steunweefsel van tanden is eveneens vrijwel constant gebleven en bedroeg gemiddeld 3 per 1000 mannen en 5 per 1000 vrouwen per jaar, met een verdeling naar leeftijd en geslacht die sterk lijkt op die van de ziekten van de mondholte.

De incidentie van speekselstenen bedroeg 0,3 per 1000 mannen en 0,6 per 1000 vrouwen per jaar. Speekselstenen werden op alle leeftijden, behoudens bij de allerjongsten, geregistreerd; twee derde van de gevallen deed zich voor bij patiënten tussen 25 en 64 jaar oud.

Beloop en interventie
Aandoeningen in de mondholte gaan met veel ongemak gepaard; niet alleen heeft de patiënt pijn, hij kan vaak ook niet normaal eten.

Aften genezen vanzelf, maar recidiveren bij sommige mensen vaak. Een symptoomgerichte therapie, bijvoorbeeld aanstippen met een lidocaïnebevattend product, kan verlichtend werken. Kleine kinderen met stomatitis door een herpesvirus kunnen daar flink ziek van zijn: het speeksel loopt hen uit de mond en zij weigeren alle voedsel. Het gaat echter na enige dagen vanzelf over.

Voor gingivitis en parodontose is het verwijderen van tandplaque door een tandarts de belangrijkste therapie. In de acute fase van een gingivitis en bij stomatitis kan tijdelijk waterstofperoxide- of chloorhexidinemondspoeling worden voorgeschreven. Bij pijn door het disfunctiesyndroom van het kaakgewricht is gerichte advisering aangewezen: kauwen aan de aangedane kant, vermijden van tandenknarsen en nagelbijten, oefenen van de kauwspieren. Bij persisteren kan de tandarts tijdelijk een plaatje op de kiezen aanbrengen.

Speekselstenen kunnen soms spontaan oplossen (al dan niet na stimuleren van de speekselproductie met behulp van het kauwen van kauwgom) of naar buiten gemasseerd worden. Lukt dit niet, dan is verwijdering door een medisch specialist aangewezen.

Prognose en preventie
De prognose van aandoeningen van de mondholte is gewoonlijk gunstig. Van dagelijkse tandhygiëne en regelmatige controle door de tandarts mag een preventieve werking worden verwacht ten aanzien van tandvleesaandoeningen.

Profiel
Aften en gingivitis zijn de meest aan de huisarts gepresenteerde aandoeningen van de mondholte. Aandoeningen van de mondholte komen op alle leeftijden voor en genezen gewoonlijk spoedig, spontaan dan wel met symptomatische therapie of na hulp van de tandarts.

9.4 ZIEKTEN VAN DE OESOFAGUS

Ziektebeeld
De anatomische positie en de functionele eigenschappen van de oesofagus maken dat de differentiatie tussen oesofagusaandoeningen en ischemische hartziekten lastig kan zijn. Ook met tractus digestivusaandoeningen onder het diafragma is het onderscheid op anamnestische gronden soms niet trefzeker te maken. Klachten die aan oesofagusaandoeningen doen denken, zijn moeite met slikken en het gevoel dat het eten niet goed wil zakken (dysfagie), branderig gevoel vanuit het epigastrio tot laag-substernaal en bij momenten opstijgend door de gehele slokdarm (pyrosis), terugvloed van voedsel uit de maag (regurgitatie) en pijn substernaal die soms in aanvallen komt en krampend van karakter kan zijn. In dit laatste geval wordt op grond van de uitkomsten van gericht diagnostisch onderzoek wel gesproken van 'non-cardiac chest pain'. Pijn bij slikken (odynofagie) past meestal niet bij een oesofagusprobleem maar bij pathologie van de mondkeelholte.

Refluxoesofagitis berust op het onvoldoende functioneren van het afsluitmechanisme tussen cardia en oesofagus ter hoogte van het diafragma, al dan niet in combinatie met een hiatus hernia. Bij abdominale drukverhoging vloeit er maaginhoud in het onderste oesofagussegment. Het meerlagig plaveiselepitheel van de oesofagus is niet bestand tegen de lage zuurgraad van de maaginhoud. Het gevolg is een lokale chemische ontstekingsreactie.

De klachten (dysfagie, pyrosis, regurgitatie) treden op na de maaltijd, bij persen, bukken en houdingsverandering. Soms, uitgelokt door koude of juist hete spijzen, begeleiden slokdarmspasmen de refluxoesofagitis. Deze geven een niet aan inspanning gebonden retrosternale pijn, die lijkt op angineuze pijn. Een enkele keer ziet de huisarts een zuigeling met refluxoesofagitis. Deze kinderen vertonen een groeiachterstand, huilen veel, weigeren voedsel, er kan wat bloed bij teruggegeven voeding zitten en soms is er een ijzergebreksanemie. Refluxoesofagitis komt vaker voor bij geretardeerde kinderen (syndroom van Down).

Volwassenen met refluxoesofagitis melden vaak dat melk, een Rennie® of andere antacida de klachten doen verminderen. Alcohol, roken van sigaretten en medicijnen (tetracyclinen, doxycycline) verergeren de klachten. Als gevolg van een chronisch ontstekingsproces in de oesofagus kunnen slikklachten, chronische hoest en passagestoornissen optreden.

Passagestoornissen zijn reden om nader onderzoek te laten verrichten, waarbij oesofagoscopie de voorkeur geniet boven röntgenonderzoek.

Een *barrett-oesofagus* is een endoscopische diagnose en berust op metaplasie van cilindrisch epitheel van de fundus van de maag of van de dunne darm. Het ontwikkelt zich bij 10-20% van de mensen met gastro-oesofageale reflux; men vermoedt dat galzuur ook een rol speelt bij het ontstaan. De barrett-oesofagus geeft een 40 tot 80 keer verhoogde kans op een adenocarcinoom van de oesofagus (zie voor oesofaguscarcinoom paragraaf 3.3).

Een interessante waarneming is dat bij 20-30% van de patiënten bij wie een *Helicobacter pylori* wordt geëradiceerd, symptomen van gastro-oesofageale reflux ontstaan: de Helicobacter-infectie zorgt ervoor dat er minder maagzuur wordt gemaakt.

Differentieeldiagnostische beelden betreffen oesofagusdivertikel, oesofagusstricturen, oesofagusvarices (levercirrose), sclerodermie, achalasie en opportunistische infecties, zoals candidiasis bij patiënten met een carcinoom of aids. Deze beelden zijn zeldzaam. Voor de huisarts geldt dan ook dat niet het onderscheid met deze beelden, maar vooral met ischemische hartziekten aandacht krijgt. Ter beschikking staan de voorgeschiedenis van de patiënt, het type pijn, de uitstraling, de omstandigheden van optreden en een proefbehandeling met (isosorbidedi)nitraat. Als hiermee geen onderscheid kan worden gemaakt, moet nadere diagnostiek (onder andere ECG, laboratorium) uitsluitsel brengen.

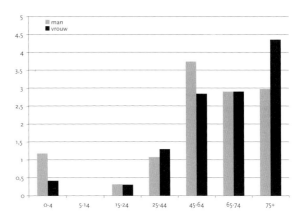

Figuur 9.4.2 *Nieuwe gevallen van ziekten van de oesofagus per 1000 patiëntjaren. Verdeling naar leeftijd en geslacht (CMR 2002-2006).*

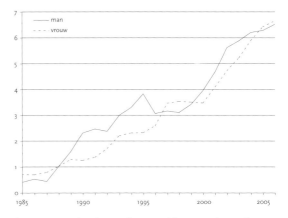

Figuur 9.4.3 *Bekende gevallen van ziekten van de oesofagus per 1000 patiëntjaren gestandaardiseerd voor leeftijd. Trend over jaren (CMR 1985-2006).*

Epidemiologische gegevens

De incidentie van geregistreerde oesofaguspathologie nam in de periode 1985-2006 gestaag toe tot 1,7 per 1000 patiëntjaren, voor mannen en vrouwen vrijwel gelijk (figuur 9.4.1). Daarbij gaat het in het bijzonder om (reflux)oesofagitis. Carcinomen en bijvoorbeeld etsingen van de slokdarm worden respectievelijk bij de maligne tumoren en traumata geregistreerd. Tot de leeftijd van 45 jaar was de incidentie van oesofagitis lager dan 1 per 1000, na het 45e levensjaar loopt de incidentie op naar ongeveer 3 per 1000 (figuur 9.4.2).

De prevalentie nam in de periode 1985-2006 gestaag en fors toe tot thans 6-7 per 1000 per jaar, voor mannen en vrouwen vrijwel gelijk (figuur 9.4.3).

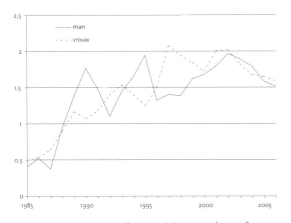

Figuur 9.4.1 *Nieuwe gevallen van ziekten van de oesofagus per 1000 patiëntjaren gestandaardiseerd voor leeftijd. Trend over jaren (CMR 1985-2006).*

Beloop en interventie

De behandeling van oesofagitis omvat als eerste eenvoudige maatregelen, zoals het verhogen van het hoofdeinde van het bed, vermijden van knellende kleding, niet roken, geen alcohol, vermageren bij dikke mensen en het stoppen van potentieel schadelijke medicatie.

Bij de medicamenteuze behandeling wordt gebruikgemaakt van antacida, H_2-antagonisten, slijmvliesbeschermende middelen en protonpompremmers. Het komt nauwelijks voor dat adequate medicamenteuze behandeling niet tot de gewenste klachtreductie leidt. Wel is het moeilijk te bepalen hoe lang deze effectieve medicatie moet worden voortgezet. Veel patiënten leren een voor hen werkzame medicamenteuze therapie 'on demand' te gebruiken.

Zeldzaam zijn de gevallen waarbij oesofaguschirurgie als laatste optie moet worden voorgesteld.

Een barrett-oesofagus wordt gewoonlijk periodiek endoscopisch gecontroleerd. De effectiviteit van deze controles afgemeten aan de prognose van deze patiënten (ontstaan oesofaguscarcinoom, sterfte) staat niet vast, hoewel observationele studies laten zien dat hiermee dysplasie kan worden opgespoord en behandeld.

Als een oesofagitis niet (meer) op de gebruikelijke behandeling met protonpompremmers reageert, is soms bij herhaling endoscopie nodig om de plaatselijke situatie te beoordelen. Bij passagestoornissen op basis van stricturen is het soms bij herhaling nodig om de versmalde doorgang op te rekken. Ook kan men zo een maligniteit op het spoor komen.

Prognose en preventie

Oesofagitis heeft bij adequate behandeling gewoonlijk een goede prognose. Bij recidief van de aandoening of opnieuw klachten is dezelfde aanpak gewoonlijk weer effectief. Zelden leidt oesofagitis tot erosies en ulceraties met als gevolg anemie of stricturen.

Ter voorkoming van het ontstaan of recidiveren van klachten ten gevolge van aandoeningen van de oesofagus is het nuttig een normale quetelet-index te handhaven, en alcohol, sigaretten en bepaalde medicamenten te mijden.

Profiel

Oesofagitis komt met het stijgen van de leeftijd vaker voor, moet van cardiale problematiek worden gedifferentieerd, kan in de huisartspraktijk meestal effectief behandeld worden en leidt zelden tot complicaties.

9.5 ULCUS VENTRICULI EN DUODENI

Ziektebeelden

De huisarts ziet veel patiënten met klachten van de bovenbuik. Slechts bij een minderheid worden deze door een ulcus pepticum veroorzaakt. Anamnestisch pleit voor een peptisch ulcuslijden knagende pijn in epigastrio die verband houdt met eten en etenstijden, gepaard gaande met zuurbranden en opboeren, dikwijls 's nachts optredend om te verdwijnen na eten of drinken. Soms melden patiënten intolerantie voor bepaalde voedingsmiddelen en soms zijn er klachten over de ontlasting.

Het is goed voor ogen te houden dat geen enkele klacht specifiek is voor de diagnose ulcuslijden. Alleen bij patiënten die na een eerder ulcus opnieuw de typische klachten krijgen, kan men deze diagnose met grote waarschijnlijkheid op de anamnese stellen. Andere diagnosen die bij bovenbuikklachten in aanmerking komen, zijn gastritis, refluxoesofagitis, pancreatitis, galblaasaandoeningen, IBS ('irritable bowel syndrome') en cardiale problemen. Omgekeerd kan een ulcus worden gevonden bij klachten die op het eerste gezicht lijken te passen bij een van deze andere aandoeningen. Een belangrijk deel van met name duodenumzweren wordt nimmer ontdekt omdat er nauwelijks of geen klachten zijn. Soms kan de verdenking ontstaan door bekendheid met familiaire predispositie, gebruik van geneesmiddelen of alcoholmisbruik. Wil men de diagnose zeker stellen, dan is gastroscopie aangewezen. Met deze techniek zijn biopsie en pathologisch-anatomisch onderzoek mogelijk.

Een maag- of duodenumulcus ontstaat wanneer de mucosa niet meer bestand is tegen de inwerking van zuur en pepsine. De zuurproductie staat onder invloed van een aantal neurogene en hormonale invloeden. Op receptorniveau zijn met name acetylcholine, histamine en gastrine betrokken, die de pariëtale cellen in de maag aanzetten tot productie van zuur. Mucosacellen worden beschermd door een dunne slijmlaag waarin onder andere prostaglandinen voorkomen. In aanwezigheid van *H. pylori*, acetylsalicylzuur, NSAID's, alcohol en roken kan een gastritis met erosie van de mucosa ontstaan. Wanneer een dergelijke erosie als gevolg van voortdurende aantasting door zuur en pepsine tot aan of in de muscularis mucosae reikt, wordt het defect een ulcus. Werd vroeger stress een belangrijke oorzakelijke factor geacht voor het ulcuslijden, tegenwoordig wordt vooral *H. pylori* verantwoordelijk gehouden, al relativeren recen-

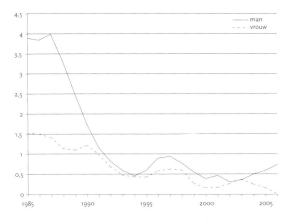

Figuur 9.5.1 Nieuwe gevallen van ulcus duodeni per 1000 patiëntjaren gestandaardiseerd voor leeftijd. Trend over jaren (CMR 1985-2006).

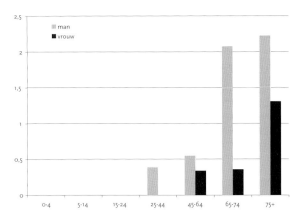

Figuur 9.5.2 Nieuwe gevallen van ulcus duodeni per 1000 patiëntjaren. Verdeling naar leeftijd en geslacht (CMR 2002-2006).

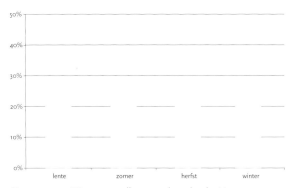

Figuur 9.5.3 Nieuwe gevallen van ulcus duodeni in procenten van de totale incidentie. Verdeling naar seizoen (CMR 1985-2006).

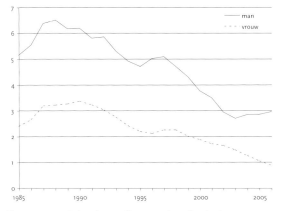

Figuur 9.5.4 Bekende gevallen van ulcus duodeni per 1000 patiëntjaren gestandaardiseerd voor leeftijd. Trend over jaren (CMR 1985-2006).

te onderzoeksgegevens de rol van dit micro-organisme. De prevalentie van het ulcuslijden blijkt te dalen, terwijl het aandeel van de *H. pylori*-negatieve ulcera stijgt. Het toegenomen gebruik van acetylsalicylzuur, NSAID's en COX-1- en COX-2-remmers speelt daarin waarschijnlijk een belangrijke rol. Het lijkt erop dat bij maagzweren vooral verzwakking van de mucosaweerstand een rol speelt, bij de duodenumzweren vooral overproductie van zuur.

Epidemiologische gegevens

In de CMR worden maagklachten zoals maagpijn en pyrosis onder een aparte code geregistreerd, evenals overige ziekten van maag en duodenum, met name gastritis. Een ulcus duodeni of ventriculi wordt slechts geregistreerd na röntgenologische of gastroscopische vaststelling. Bij deze patiënten kan een recidief eventueel geregistreerd worden op grond van het opnieuw optreden van de typerende klachten.

Het aantal nieuwe gevallen van *ulcus duodeni* daalde eind jaren tachtig voor mannen van 3-4 naar minder dan 1 per 1000 per jaar. Bij vrouwen daalde de incidentie van 1,5 naar minder dan 0,5 per 1000 per jaar (figuur 9.5.1).

De incidentie die bij mannen vroeger hoog was vanaf het 25e jaar, is thans verschoven naar een leeftijd boven de 65 jaar (figuur 9.5.2). De incidentie was het hoogst in de herfst (figuur 9.5.3). De incidentie bleek in de hoge sociale laag wat lager dan in de andere sociale lagen.

In de periode 1985-2006 nam de prevalentie van ulcus duodeni geleidelijk af tot ongeveer 3,0 per 1000 mannen per jaar en 1,2 per 1000 vrouwen (figuur 9.5.4).

De incidentie van *ulcus ventriculi* is lager dan die van ulcus duodeni en is in de loop van de periode 1985-2006, net als de incidentie van ulcus duodeni, gedaald, en wel van gemiddeld 0,6 naar 0,2 nieuwe gevallen per 1000 patiënten per jaar bij mannen, en van 0,5 naar 0,3 bij vrouwen. Ongeveer 80% van de patiënten was ouder dan 45 jaar.

Bij deze aandoening werd geen verschil gevonden in incidentie tussen de seizoenen. De incidentie bleek in de lage sociale laag ongeveer tweemaal zo hoog als in de twee hogere sociale lagen.

Beloop en interventie

Een ulcus geneest met therapie gewoonlijk binnen enkele weken. De klachten zijn al eerder verdwenen. Medicamenteuze therapie richt zich op vermindering van (de productie van) maagzuur (antacida, H_2-antagonisten, anticholinergica, protonpompremmers), op bescherming van het maagslijmvlies (sucralfaat, bismutpreparaten), of op de bestrijding van een infectie met *H. pylori* ('triple' of 'quadruple'-therapie, respectievelijk een combinatie van twee antibiotica en een slijmvliesbeschermer, en een combinatie van deze met een protonpompremmer).

In het beleid van de huisarts past uitleg, bespreking van psychische en sociale elementen, en het geven van dringend advies om te stoppen met roken, te stoppen met alcohol en eventueel met medicijnen. Richtlijnen voor de voeding benadrukken de vrijheid om dat te eten wat goed wordt verdragen.

Na verdwijnen van de klachten zal – vooral bij ulcus duodeni – een groot deel van de patiënten vroeger of later een recidief krijgen, sommige tot vele malen toe. De schattingen hierover lopen uiteen, maar gedacht wordt dat vrijwel alle patiënten binnen een jaar een recidief krijgen, zij het dat dit niet bij iedereen klachten geeft. Dit recidiveren blijkt in sterke mate af te hangen van de aanwezigheid van *H. pylori*.

Bij patiënten met een eenmaal bewezen ulcus duodeni kan een recidief opnieuw medicamenteus behandeld worden. Bij verdenking op een ulcus ventriculi, bij een mogelijk recidief ulcus ventriculi, bij patiënten met ulcus duodeni die er slechter zijn gaan uitzien, en bij patiënten bij wie vroeger een maagoperatie is uitgevoerd, is gastroscopie aan te bevelen om een maagcarcinoom uit te sluiten alvorens over te gaan tot behandelen.

Een klein percentage van de patiënten krijgt zo frequent recidieven dat, na eradicatiepogingen van *H. pylori*, tot een onderhoudsbehandeling wordt besloten. Het gebruik hiervan, zelfs ononderbroken gedurende vijf jaar, leidde tot nog toe tot geen andere problemen dan het opnieuw recidiveren van het ulcus na het stoppen van de behandeling. Zelden zal de huisarts een patiënt met een ulcus verwijzen voor chirurgische therapie. De bekende ulcuscomplicaties, zoals bloeding, perforatie of stenose, die de belangrijkste indicaties daarvoor vormen, zijn betrekkelijk zeldzaam. Gebruik van NSAID's doet in het bijzonder bij ouderen de kans op een maagbloeding toenemen. Zeker bij ouderen moet de huisarts erop bedacht zijn dat een bloeding slechts vage of vrijwel geen klachten kan geven. Zwarte feces aan de handschoen na een rectaal toucher kan een eerste aanwijzing zijn. Reden om dit serieus te nemen is dat er al na een- of tweemaal melaena sprake kan zijn van een forse anemie met gevaar voor cardiale problemen.

Prognose en preventie

De prognose van het ulcus zelf is gunstig; het geneest meestal vlot en complicaties zijn zeldzaam. Daarmee is voor een deel van de patiënten de ulcusziekte niet over. Recidieven kunnen vele jaren optreden. Hoe deze recidieven te voorkomen, is nog onvoldoende bekend. Het staken van roken kan daartoe zeker bijdragen evenals bestrijding van *H. pylori*.

Profiel

Ulcus duodeni kwam tot twintig jaar geleden veel vaker voor dan ulcus ventriculi. Van beide is de incidentie sterk gedaald, tot onder de 1 per 1000 per jaar. De medicamenteuze behandeling is effectief, chirurgisch ingrijpen is zelden nodig.

9.6 ACUTE APPENDICITIS

Ziektebeeld

Appendicitis komt niet zo dikwijls voor, maar is voor de huisarts de meest frequente oorzaak van een 'acute buik'. Het stellen van de juiste diagnose mag niet te lang op zich laten wachten. Binnen 48-72 uur na begin van de klachten kan de ontsteking leiden tot infiltraatvorming of zelfs tot perforatie in de vrije buikholte, met als gevolg een levensbedreigende etterige peritonitis.

Bij patiënten met een klassiek klachtenpatroon kan de diagnose zonder veel problemen bijtijds worden gesteld. De eerste verschijnselen zijn pijn in de bovenbuik of rond de navel, misselijkheid en een temperatuur van rond 38 °C. Reeds enige uren later kan de pijn zich lokaliseren in de rechteronderbuik, met typische drukpijn op het punt van McBurney. Tevens, of kort daarna is (contralaterale) loslaatpijn te vinden en soms 'défense musculaire'. Bij rectaal toucher is er opstootpijn. Een leukocytose completeert het beeld.

Bij een ongewone ligging van de appendix kunnen de klachten sterk afwijken van dit klassieke beeld. Zo geeft een retrocaecaal gelegen appendix weinig pijn aan de voorste buikwand, maar kan deze de rechter m. psoas prikkelen, waardoor de patiënt pijn voelt bij flexie van het rechterbeen tegen weerstand.

Bijzondere attentie vragen jonge kinderen en oude mensen. Bij kinderen kan een blindedarmontsteking zich aanmerkelijk sneller ontwikkelen dan bij volwassenen en reeds binnen 24 uur tot perforatie leiden. Bij oude mensen treden soms verraderlijk weinig symptomen op. In beide gevallen is door een met tussenpozen van enkele uren herhaald lichamelijk onderzoek meestal tot een juiste diagnose te komen.

Appendicitis in de zwangerschap geeft diagnostisch veel problemen. Door de veranderde anatomie is de plaats van de pijn atypisch en wordt deze vaak als behorend bij de graviditeit beschouwd. Défense musculaire is moeilijk waar te nemen. Het niet bijtijds stellen van de diagnose leidt tot groot risico voor moeder en kind.

Moeilijkheden kan de diagnose ook geven bij mensen die zich binnen enkele uren na het begin van de klachten melden. De nog weinig uitgekristalliseerde symptomatologie – misselijkheid en vage buikpijn – kan de huisarts op een dwaalspoor brengen, vooral bij patiënten die hij regelmatig ziet met functionele klachten. Bij twijfel kan de huisarts de patiënt opnieuw onderzoeken, of goede overdracht plegen met de huisarts van de avond- en nachtdienst, met goede instructie aan patiënt en naasten.

Differentieeldiagnostisch is zonder operatie het onderscheid met aspecifieke lymfadenitis mesenterialis niet goed te stellen. Andere aandoeningen die verwarring kunnen geven, zijn: acute (gastro-)enteritis, meckel-divertikel, salpingitis, ovulatiebloeding, extrauteriene graviditeit en gesteeldraaide ovariumcyste. In het bijzonder kunnen ook pyelitis en uretersteen verdacht veel lijken op appendicitis.

De diagnose wordt in de CMR slechts geregistreerd wanneer postoperatief het bericht komt van een werkelijk ontstoken appendix.

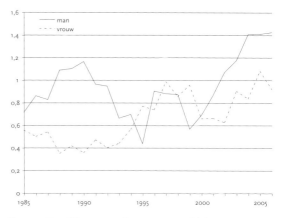

Figuur 9.6.1 *Nieuwe gevallen van appendicitis per 1000 patiëntjaren gestandaardiseerd voor leeftijd. Trend over jaren (CMR 1985-2006).*

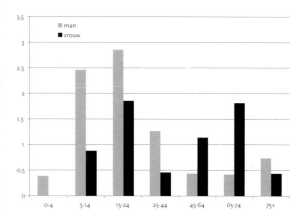

Figuur 9.6.2 *Nieuwe gevallen van appendicitis per 1000 patiëntjaren. Verdeling naar leeftijd en geslacht (CMR 2002-2006).*

Epidemiologische gegevens

In de jaren 1985-2006 werd in de CMR de diagnose appendicitis 127 maal bij een man en 96 maal bij een vrouw geregistreerd, gemiddeld bijna eenmaal per 1000 patiënten per jaar (figuur 9.6.1). Bij 0-4-jarigen zijn in die jaren drie gevallen geregistreerd. In de leeftijdscategorieën 5-14 en 15-24 bleek de incidentie het hoogst met gemiddeld 1,7 per 1000. Bij de overige leeftijdsgroepen lag dit gemiddeld rond 0,6 per 1000 per jaar, met enkele aan de kleine absolute aantallen toe te schrijven toevallige verschillen per leeftijdsgroep (figuur 9.6.2).

De geregistreerde incidentie varieerde niet met het seizoen.

Ook de sociale laag bleek geen invloed te hebben op de incidentie.

Beloop en interventie
Bij vermoeden op een appendicitis volgt verwijzing naar een chirurg. Bij bevestiging van het vermoeden zal deze, soms met spoed, tot operatie overgaan. Tijdige appendectomie heeft weinig risico's. Een appendicitis die niet binnen 48-72 uur geopereerd wordt, evolueert meestal tot een periappendiculair infiltraat. Door rust geneest dit in de regel in 4-6 weken. Op het hoogtepunt is de bezinking sterk verhoogd; het dalen van de BSE is een indicatie voor het genezingsproces. In dat geval wordt thans, anders dan voorheen, zelden nog geopereerd ('appendectomie à froid'). Een enkele keer ontstaat er in een periappendiculair infiltraat een abces. Dit kan perforeren naar het rectosigmoïd of, zelden, naar de buikwand.

Het grote risico van een niet-geopereerde appendicitis is een perforatie naar de vrije buikholte. Het gevolg daarvan is een gegeneraliseerde peritonitis, een ernstig, moeilijk behandelbaar en soms letaal ziektebeeld. Bij jonge vrouwen kan door het ontstaan van verklevingen infertiliteit het gevolg zijn.

Prognose en preventie
Globaal genomen heeft in Nederland het ziektebeeld van de appendicitis een gunstige prognose.

Het is geen uitgemaakte zaak wat nu precies de oorzaak is van appendicitis. Preventieve maatregelen zijn dan ook niet bekend.

Profiel
Appendicitis kan op alle leeftijden voorkomen, maar werd het meest gezien bij adolescenten en jongvolwassenen. Het is zaak de diagnose tijdig te stellen.

9.7 DIVERTICULOSE EN DIVERTICULITIS

Ziektebeeld
Divertikels zijn uitstulpingen van de mucosa door de spierwand heen; ze bevinden zich in het colon, bij voorkeur in het sigmoïd. Men stelt zich voor dat door een verhoogde druk in het sigmoïd op zwakke plekken in de wand herniatie optreedt. Divertikels zijn te zien als tekenen van een normale veroudering van de dikke darm. Mogelijk speelt vezelarme voeding en mede hierdoor persen op de ontlasting een rol in het ontstaan.

Vaak heeft een patiënt geen hinder van divertikels en zijn deze een toevalsbevinding. Klachten die met *diverticulose* in verband worden gebracht, zijn vage dyspepsieklachten, opgezet gevoel in de buik, flatulentie en obstipatie. In perioden met obstipatie kunnen darmkrampen optreden. Diarree en slijm zijn minder gebruikelijke symptomen. Divertikels kunnen bloedverlies geven, maar doen dat meestal niet. Het vage klachtenpatroon doet diverticulose sterk lijken op het prikkelbaredarmsyndroom (irritable bowel syndrome). Bij lichamelijk onderzoek en rectaal toucher vindt men behalve misschien een drukpijnlijk linkercolon geen afwijkingen. Omdat het vaak oudere mensen betreft, is het uitsluiten van een coloncarcinoom van praktisch belang. Dit is reden om het onderzoek uit te breiden met een colonfoto en/of sigmoïdoscopie en coloscopie.

Door ontstekingen in of rondom de divertikels kan diverticulose *diverticulitis* worden. Diverticulitis ontstaat omdat het divertikel door het ontbreken van een spierwand niet met de gewone peristaltiek wordt leeggeperst. Er kan dan stase met verrotting ontstaan. Deze diverticulitis wordt gewoonlijk snel afgedekt door omringend weefsel dat in het ontstekingsproces betrokken raakt. Men spreekt wel van peridiverticulitis. De klachten betreffen pijn links onder in de buik, koorts en een veranderd ontlastingspatroon. Bij het onderzoek is er lokale drukpijn met soms tekenen van een palpabele weerstand in de linkeronderbuik. De patiënt is aanvankelijk vaak minder ziek dan men verwacht bij een infectie in de buik, zodat men een ontsteking kan miskennen. Aanvullend onderzoek toont een (sterk) verhoogde bezinking en een leukocytose met linksverschuiving. Diverticulitis kan variëren van een mild en met rust voorbijgaand ziektebeeld tot een ernstig ziektebeeld, met hevige buikpijn en tekenen van peritoneale prikkeling. Er kan sprake zijn van abces- en fistelvorming. Soms leidt diverticulitis tot levensbedreigende complicaties zoals ileus en darmperforatie.

De differentiële diagnose van diverticulosis met het prikkelbaredarmsyndroom is niet zo belangrijk: beide beelden kunnen tegelijkertijd aanwezig zijn en hun therapeutische aanpak verschilt niet. Van groot belang is het om bij verdenking op een coloncarcinoom nader onderzoek te (laten) verrichten. De differentiële diagnose van diverticulitis omvat de andere ziektebeelden die gepaard gaan met tekenen van een acute buik.

Epidemiologische gegevens
De CMR-gegevens weerspiegelen vooral diverticulitis, hoewel soms onder dezelfde noemer diverticulose wordt geregistreerd indien deze röntgenologisch of endoscopisch is aangetoond en klachten geeft. De

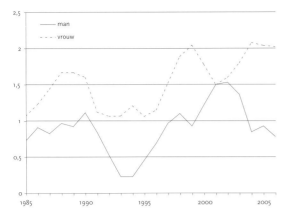

Figuur 9.7.1 Nieuwe gevallen van diverticulitis per 1000 patiëntjaren gestandaardiseerd voor leeftijd. Trend over jaren (CMR 1985-2006).

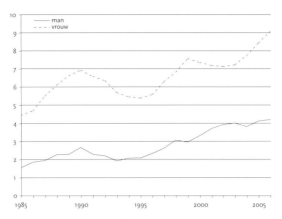

Figuur 9.7.3 Bekende gevallen van diverticulitis per 1000 patiëntjaren gestandaardiseerd voor leeftijd. Trend over jaren (CMR 1985-2006).

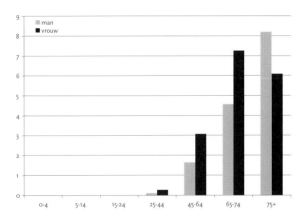

Figuur 9.7.2 Nieuwe gevallen van diverticulitis per 1000 patiëntjaren. Verdeling naar leeftijd en geslacht (CMR 2002-2006).

complicaties van diverticulitis (ileus, fistel, abces) vallen onder deze zelfde code.

In de periode 1985-2006 steeg de incidentie enigszins tot in de laatste jaren 1,8 per 1000 vrouwen per jaar en 1,2 per 1000 mannen per jaar (figuur 9.7.1). Van deze patiënten was 90% ouder dan 45 jaar (figuur 9.7.2). De prevalentie bedroeg de laatste jaren ruim 4 per 1000 mannen en ruim 7 per 1000 vrouwen per jaar (figuur 9.7.3). In de oudste leeftijdsgroepen bleken ongeveer 2% van de mannen en ruim 3% van de vrouwen in de CMR als bekende gevallen geregistreerd.

Beloop en interventie

De klachten van pijn en obstipatie duren bij een ongecompliceerde diverticulose gewoonlijk niet langer dan enkele dagen tot weken. Een symptomatische therapie volstaat.

Een ongecompliceerde diverticulitis behandelt men in het algemeen conservatief. Dit kan een opname betekenen met parenterale voeding, bedrust en een breedspectrumantibioticum. Bij herhalingen, dat wil zeggen wanneer men vrij zeker van de diagnose kan zijn, kan men deze patiënten ook thuis behandelen. Betrekkelijk zelden zullen in gevallen van diverticulitis gevaarlijke complicaties optreden, zoals abces, fistelvorming, obstructie, peritonitis en perforatie. Alarmerende bevindingen zijn ileusverschijnselen, peritoneale prikkeling, een sterk drukpijnlijke zwelling links of in het cavum Douglasi bij het rectaal toucher, hoge temperatuur, een flink verhoogde bezinking en duidelijk leukocytose. Deze alarmverschijnselen zijn redenen voor een chirurgisch consult. De chirurgische behandeling kan dan een operatie zijn, met resectie van het aangetaste gedeelte en het aanleggen van een tijdelijke anus praeternaturalis (operatie van Hartmann).

Prognose en preventie

De prognose van ongecompliceerde diverticulose is goed. Hoe vaak een diverticulitis ontstaat, weet men niet precies, noch welke preventieve maatregelen gewicht in de schaal leggen. Vezelrijke voeding heeft mogelijk een gunstig effect. Bij symptoomloze patiënten is het de vraag of een dergelijke voeding klachten en complicaties voorkomt. Leeftijd is waarschijnlijk de belangrijkste predisponerende factor in de etiologie.

Diverticulitis is een ernstig ziektebeeld dat, mede gezien de meestal oudere leeftijd van deze patiënten in aanwezigheid van andere aandoeningen, ten gevolge van erbij optredende complicaties dodelijk kan verlopen.

Profiel

Diverticulosis is een frequent voorkomende aandoening van oudere mensen. Het gevaar schuilt in ontsteking met (zelden) optredende complicaties. Voor de huisarts blijft het onderscheid met een coloncarcinoom van het grootste belang.

9.8 OBSTIPATIE

Ziektebeeld

Obstipatie is geen ziekte maar een symptoom. Het gaat dan om een verstoring van het defecatiepatroon. Vaak spelen vochtgebrek, vezelarme voeding en te weinig lichaamsbeweging een rol, soms een motiliteitsstoornis, zoals bij hypothyreoïdie, medicijngebruik of darmobstructie door een tumor. Dikwijls is de oorzaak van de obstipatie niet enkelvoudig.

De defecatiefrequentie varieert zeer sterk tussen normale mensen en is afhankelijk van gewoontevorming. Zo kan men gewend zijn 's morgens te defeceren. Verandering hierin wordt al gauw ervaren als een hinderlijke stoornis in een vast patroon. Maatregelen die dan zelf worden genomen, zoals verkrampte pogingen tot defeceren en het innemen van laxantia, verslechteren dit patroon eerder dan het te verbeteren. Zo kan een vicieuze cirkel ontstaan, leidend tot chronische obstipatie zonder oorzakelijke aandoening. Daarbij kan het probleem ontstaan dat men gepreoccupeerd is met de ontlastingsfrequentie.

Voor de huisarts is het een eerste maar moeilijke opdracht om klachten over obstipatie te objectiveren. Een zorgvuldige anamnese is belangrijk. Ligt het probleem bij de frequentie van de defecatie of bij de consistentie? Wat zijn de klachten precies: een vol gevoel, buikpijn? Ook is het van belang te verhelderen wat de betekenis van de klacht is voor de patiënt. Vervolgens richt het onderzoek zich op onderliggende, behandelbare afwijkingen. De huisarts laat zich daarbij leiden door de leeftijd van de patiënt. Zo kan obstipatie bij kinderen veroorzaakt worden door ophouden van de ontlasting vanwege pijn bij fissura ani. Ook kan er bij kinderen sprake zijn van habituele obstipatie, waarbij soms kleine hoeveelheden dunne ontlasting in het ondergoed worden gevonden, veroorzaakt door paradoxe diarree. Bij adolescenten kan gedacht worden aan vezelarme voeding of aan een spastisch colon. Bij bejaarden verdient obstipatie bijzondere aandacht. Vaak hebben bejaarden problemen met hun ontlasting door een fysiologische vermindering van de motiliteit van de darm, al dan niet in combinatie met onvoldoende vochtinname en gebruik van diuretica. De neiging bestaat om dan laxantia te gaan gebruiken, met als gevolg een toenemend mindere gevoeligheid voor de natuurlijke aandrang. Indikking van feces kan de endeldarm dusdanig gaan verstoppen dat alleen dunne waterige ontlasting kan passeren: ook hier weer de zogenoemde paradoxe diarree. Er kan een ernstige vorm van obstipatie ontstaan, zeker indien de patiënt stoppende middelen is gaan gebruiken. Als laatste hulpmiddel rest de huisarts in dat geval digitale uitruiming.

Wanneer bij een oudere patiënt met obstipatie het laatste deel van het rectum bij rectaal toucher leeg is, moet een alarmbel gaan rinkelen: er is dan kans op een obstruerende tumor, zeker wanneer het een nog niet eerder gepresenteerde klacht betreft. Bijzondere aandacht verdient de preventie van obstipatie bij langdurig gebruik van morfinepreparaten bij carcinoompatiënten. Bij start van de behandeling met morfinepreparaten worden in het algemeen direct laxantia voorgeschreven.

Epidemiologische gegevens

Obstipatie wordt in de CMR alleen gecodeerd indien hiervoor geen oorzaak kan worden gevonden. In andere gevallen wordt de oorzakelijke aandoening geregistreerd.

In de loop van de periode 1985-2006 nam het gemiddeld aantal nieuwe gevallen van de klacht obstipatie toe, bij mannen van 6 naar 7,5 per 1000 en bij vrouwen van 8,5 naar 14 per 1000 per jaar (figuur 9.8.1).

Figuur 9.8.2 laat zien dat de registratie van obstipatieklachten na de leeftijd van 0-4 jaar laag was en pas bij ouderen weer toenam. In alle leeftijdsgroepen presenteerden meer vrouwen dan mannen deze klacht.

Beloop en interventie

Het beloop van obstipatie is wisselend. Vaak hebben patiënten al een lange weg met veel zelfmedicatie achter de rug voor zij de hulp van een huisarts inroepen. Is er een oorzaak op te sporen en is deze behandelbaar, dan kan de obstipatie spoedig verholpen zijn. Meestal echter zal de anamnese aanknopingspunten moeten bieden voor een behandeling die hoofdzakelijk uit adviezen zal bestaan. Daartoe behoren het advies tot rustig en goed kauwen van voedsel, uitleg over de 'normale' defecatie en relativering van al te rigide

ZIEKTEN VAN DE TRACTUS DIGESTIVUS

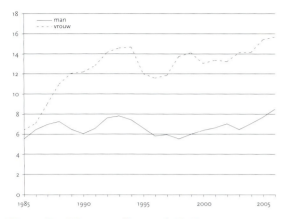

Figuur 9.8.1 Nieuwe gevallen van obstipatie per 1000 patiëntjaren gestandaardiseerd voor leeftijd. Trend over jaren (CMR 1985-2006).

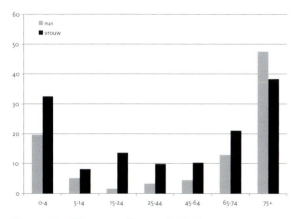

Figuur 9.8.2 Nieuwe gevallen van obstipatie per 1000 patiëntjaren. Verdeling naar leeftijd en geslacht (CMR 2002-2006).

verwachtingen over frequentie en tijdstip van de defecatie. Daarnaast kunnen extra vocht, een vezelrijk dieet, eventueel door toevoeging van zemelen, actief (leren) ontspannen van de bekkenbodemmusculatuur en voldoende lichaamsbeweging behulpzaam zijn.

Bij uitzondering zal het nodig zijn medicatie voor te schrijven. Bulkvormers kunnen een aanvulling zijn op het vezelrijke dieet. Daarbij dient de nadruk te worden gelegd op een ruime vochtinname omdat het effect anders averechts is. Lactulose kan door lokale prikkeling van de darmwand effectief zijn, terwijl soms goede resultaten te behalen zijn met bisacodyl in de vorm van tabletten of zetpillen. Het is raadzaam om in geval van chronische obstipatie deze middelen af te wisselen. In uitzonderingsgevallen kan het nodig zijn over te gaan op een klysma.

Prognose en preventie

Met het beschreven beleid is in de praktijk vrijwel steeds verbetering van de klachten te bereiken. Als obstipatie een begeleidend verschijnsel bij andere ziekten is, hangt de prognose vooral van de desbetreffende oorzaak af.

Preventie kan het beste plaatsvinden in het kader van algemene voorlichting over het defecatiepatroon en het effect van voeding.

Profiel

De incidentie van obstipatie neemt vooral toe bij ouderen, maar ook bij kleine kinderen wordt hiervoor nogal eens hulp ingeroepen. Obstipatie kan een symptoom zijn van een onderliggende aandoening, maar is meestal het gevolg van verkeerd aangeleerd gedrag. Vooral bij bejaarden kan obstipatie een probleem zijn. De huisarts kan een belangrijke rol spelen bij de behandeling en bij de preventie van laxantiamisbruik.

9.9 GALSTENEN

Ziektebeeld

Onder galstenen verstaat men zowel stenen in de galblaas (cholecystolithiasis) als stenen in de galwegen (choledocholithiasis). Het merendeel van deze stenen (80%) bevat cholesterol. Normaal gesproken is cholesterol in opgeloste vorm in de galvloeistof aanwezig, maar bij oververzadiging, door een teveel aan cholesterol of een tekort aan galzuren, ontstaan kristallen die neerslaan en aangroeien tot stenen. Over de oorzaken van deze oververzadiging is weinig met zekerheid bekend. Hierbij spelen genetische, familiaire en hormonale factoren een rol. Zo onderdrukken oestrogenen de galzuursynthese en leidt adipositas tot meer cholesterolsynthese, evenals een dieet met veel verzadigde vetten en veel cholesterol. De overige galstenen zijn pigmentstenen die gevormd worden door een overmaat van gedeconjugeerd bilirubine. Dit ziet men onder andere vaak bij patiënten met sikkelcelanemie.

Het meest klassiek verraden galstenen zich door de 'galkoliek': aanvalsgewijs hevige pijn in de rechterbovenbuik, uitstralend naar rug of rechterschouderblad, met misselijkheid en braken. Copieuze of vetrijke maaltijden kunnen als luxerend moment fungeren. De pijn noopt nogal eens tot het aanvragen van een spoedvisite. Tussen de koliekaanvallen voelt de patiënt zich niet echt ziek; er is geen koorts en de episode is meestal binnen 24 uur voorbij. De meeste (80%) patiënten met galstenen hebben in het geheel geen

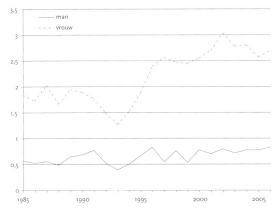

Figuur 9.9.1 Nieuwe gevallen van galstenen per 1000 patiëntjaren gestandaardiseerd voor leeftijd. Trend over jaren (CMR 1985-2006).

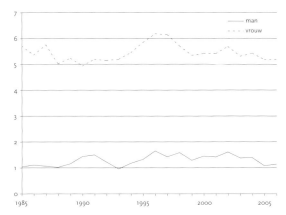

Figuur 9.9.3 Bekende gevallen van galstenen per 1000 patiëntjaren gestandaardiseerd voor leeftijd. Trend over jaren (CMR 1985-2006).

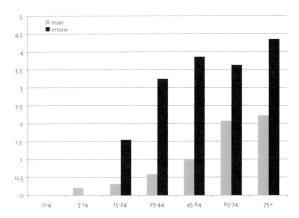

Figuur 9.9.2 Nieuwe gevallen van galstenen per 1000 patiëntjaren. Verdeling naar leeftijd en geslacht (CMR 2002-2006).

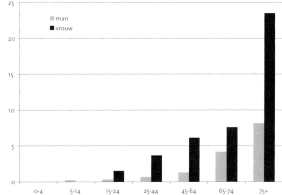

Figuur 9.9.4 Bekende gevallen van galstenen per 1000 patiëntjaren. Verdeling naar leeftijd en geslacht (CMR 2002-2006).

klachten (stille stenen). Vaak blijven zij ook in de toekomst verschoond van klachten en ziekten van de galblaas. Is er echter sprake van koorts, continue of langdurig aanhoudende pijn, dan lijken er complicaties in de zin van een acute cholecystitis, cholangitis of afsluiting van de ductus choledochus in het spel te zijn. Sommige patiënten met galstenen klagen over een vol gevoel na de maaltijd, misselijkheid, ructus of intolerantie voor vet, alcohol, koffie en chocola. Uit onderzoek blijkt echter dat de kans klein is dat deze klachten worden veroorzaakt door de stenen.

Echografie is het onderzoek bij uitstek om stenen in de galblaas aan te tonen. Cholesterolstenen zijn contrastarm en derhalve niet zichtbaar op een buikoverzichtsfoto. Om choledochusstenen op te sporen maakt men gebruik van de ERCP (endoscopische retrograde cholangiopancreaticografie) die tegelijkertijd therapeutisch aangewend kan worden (papillotomie met steenextractie). Bij hoger in de lever gelegen obstructie heeft PTC (percutane transhepatische cholangiografie) de voorkeur.

Epidemiologische gegevens

In de CMR vindt registratie van galstenen plaats indien deze door middel van echografie, röntgenonderzoek of bij operatie zijn aangetoond.

De incidentie van galstenen bij mannen bleef in de periode 1986-2006 opmerkelijk constant rondom 0,6 per 1000 per jaar. Bij vrouwen steeg de incidentie na 1995 en bedroeg de laatste jaren 2,7 per 1000 per jaar (figuur 9.9.1).

De frequentie van het galsteenlijden nam toe met

de leeftijd. Op alle leeftijden werden vrouwen vaker getroffen dan mannen. Van de bekende trias 'fat, forty and female' kan 'forty' vergeten worden en, gezien het familiair voorkomen, vervangen worden door 'family' (figuur 9.9.2).

De prevalentie van galstenen bleef in de periode 1985-2006 tamelijk constant en bedroeg gemiddeld 5 per 1000 vrouwen en 1 per 1000 mannen per jaar (figuur 9.9.3). Zoals te verwachten, blijkt uit de gegevens van de CMR dat het aantal patiënten bekend met galstenen sterk toeneemt met de leeftijd. De opvallend sterke stijging van de prevalentie boven de 75 jaar bij vrouwen berustte op kleine absolute aantallen (figuur 9.9.4).

De incidentie van cholecystitis (die apart in de CMR wordt geregistreerd) was constant en laag en bedroeg in de periode 1985-2006 0,3 per 1000 mannen en 0,4 per 1000 vrouwen.

Beloop en interventie

De acute galsteenkoliek behoeft pijnbestrijding. Vaak wordt een NSAID gegeven.

Patiënten met recidiverende klachten en overigens een goede gezondheid zal men cholecystectomie voorstellen, als het kan per laparoscoop. Een moeilijkheid is natuurlijk in hoeverre vage bovenbuikklachten samenhangen met aangetoonde galstenen. Een kwart van de patiënten met klachten blijkt na een cholecystectomie dezelfde klachten te houden als voor de operatie. Pijn in de bovenbuik zonder bijkomende klachten verdwijnt meestal wel na de operatie.

Asymptomatische galstenen gelden niet als indicatie voor cholecystectomie. De veronderstelde relatie tussen galstenen en galblaascarcinoom is onbewezen en de mortaliteit van cholecystectomie steekt ongunstig af tegen de uiterst geringe incidentie van galblaascarcinoom. Een afwachtende houding bij patiënten bij wie als toevalsbevinding stenen in de galblaas worden ontdekt, is dan ook alleszins te rechtvaardigen.

Als belangrijke en ook levensbedreigende complicatie van galstenen moeten ontstekingen worden genoemd. Obstructie van de ductus cysticus kan leiden tot cholecystitis met risico op perforatie en gallige peritonitis; obstructie van de ductus choledochus tot cholangitis en pancreatitis. Deze complicaties treden waarschijnlijk veel minder vaak op dan vroeger werd gedacht. Vooral bij diabetespatiënten kan door het gemitigeerde beloop de diagnose moeilijk zijn.

Prognose en preventie

Er is weinig bekend over de wijze waarop het ontstaan van galstenen kan worden verhinderd. Hoewel na een galkoliek de meeste mensen vet zullen vermijden, is het nut van dieetmaatregelen ter voorkoming van verdere koliekeen niet bewezen. Hetzelfde geldt voor een dieet na cholecystectomie.

Overgewicht verhoogt de kans op galstenen en vezelrijke voeding heeft een gunstig effect op het verzadigingspunt van de gal, maar of maatregelen in deze richting galstenen helpen voorkomen is onduidelijk.

Profiel

De frequentie van galstenen neemt met de leeftijd sterk toe en is voor vrouwen duidelijk hoger dan voor mannen. Bij een deel van de patiënten is het beloop asymptomatisch en behoeft er medisch niet te worden ingegrepen. Bij koliekeen is adequate pijnbestrijding nodig. Complicaties zijn betrekkelijk zeldzaam.

9.10 LIESBREUKEN

Ziektebeeld

Zwellingen in de lies berusten vaak op een breuk. Bij een hernia inguinalis ligt de breukpoort boven het ligamentum inguinale, bij een hernia femoralis eronder. De liesbreuk komt veel vaker voor dan de femoralisbreuk.

De hernia inguinalis kent twee subtypen: de laterale en de mediale. Bij het laterale type is de breukzak vanaf de geboorte aanwezig als een opengebleven gedeelte van de processus vaginalis. Pas als de breukzak gevuld wordt, bestaat er een laterale liesbreuk. Dit kan direct na de geboorte gebeuren, maar ook pas op volwassen leeftijd. De mediale vorm ontstaat door een zwakke plek in de buikwand. Deze komt vooral op oudere leeftijd voor bij dikke mensen met zwak ontwikkelde spieren die veel moeten hoesten of tillen. Breuken komen regelmatig dubbelzijdig voor, laterale en mediale breuk kunnen gecombineerd voorkomen.

Een breuk kan reponibel of irreponibel zijn. Een irreponibele breuk is nog geen beklemde breuk; hiervan is pas sprake als er een darmobstructie bestaat. Als naast de mechanische obstructie ook de circulatie van de darm belemmerd is, spreken we van strangulatie; snelle operatieve behandeling is hierbij nodig om darmnecrose te voorkomen. De mediale liesbreuk heeft een wijde breukpoort en is nooit irreponibel. De laterale breuk met zijn nauwere breukpoort kan wel tot beklemming leiden. Bij de hernia femoralis komen deze complicaties het meest voor.

Predisponerende factoren die het ontstaan van een breuk in de hand werken, zijn die welke leiden tot intra-abdominale drukverhoging zoals hoesten (COPD), persen (obstipatie, prostaathyperplasie) en adipositas.

Epidemiologische gegevens

In de periode 1985-2006 bleek de incidentie van hernia inguinalis voor mannen licht gedaald van gemiddeld 4,2 naar 3,7 per 1000 per jaar. Voor vrouwen bleef de incidentie ongeveer constant 0,5 per 1000 per jaar (figuur 9.10.1).

Liesbreuken werden vooral bij jonge jongetjes en bij oudere mannen aangetroffen. Boven de 65 jaar bedraagt de incidentie meer dan 10 per 1000 mannen van die leeftijd per jaar (figuur 9.10.2).

Er bleek in de CMR vrijwel geen invloed te zijn van seizoen en sociale laag.

De incidentie van hernia femoralis was minder dan 0,1 per 1000 per jaar. De 13 gevallen in de periode 1985-2006 deden zich vanaf de leeftijd van 25 jaar in alle leeftijdsgroepen voor.

Beloop en interventie

Onbehandeld kunnen, zoals gezegd, bij de laterale en de femorale liesbreuk complicaties ontstaan. Zeker bij kleine kinderen wordt de liesbreuk dan ook vrijwel altijd geopereerd. Daarbij wordt de breukzak verwijderd, het peritoneum strakgetrokken en de buikwand zo nodig met een plastiek verstevigd. Bij een zuigeling met zowel liesbreuk als hydrokèle kan eerst een eventueel spontaan herstel worden afgewacht en zo nodig alsnog in het eerste levensjaar operatief worden ingegrepen.

Een mediale liesbreuk bij ouderen met contra-indicaties voor operatief ingrijpen wordt conservatief behandeld met een breukband met 'pelote', die de zwakke plek in de buikwand afdicht.

Prognose en preventie

Bij kinderen is de prognose na operatie gunstig. Bij ouderen ziet men wel eens een recidief ontstaan. Heroperatie kan de chirurg door de veranderde anatomie voor problemen stellen. Ter preventie van een recidief moet bij ouderen met name worden gezorgd voor een gemakkelijke defecatie door een vezelrijk dieet en voldoende drinken.

Profiel

Liesbreuken worden vooral aangetroffen bij kleine jongens en oude mannen. Vrijwel steeds volgt curatief operatief ingrijpen.

9.11 FISSURA ANI

Ziektebeeld

Fissura ani is geen ernstige maar wel een vervelende en soms hardnekkige aandoening. Patiënten die klagen over pijn van aambeien hebben vaak geen hemorroïden maar een fissura ani.

Bij inspectie met voorzichtig spreiden van de billen zijn dan in de plooien van de anus, op de grens van slijmvlies en huid, een of meer kleine ulcera zichtbaar. De meest kenmerkende lokalisaties zijn op zes

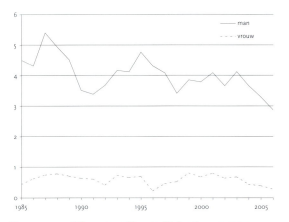

Figuur 9.10.1 Nieuwe gevallen van liesbreuken per 1000 patiëntjaren gestandaardiseerd voor leeftijd. Trend over jaren (CMR 1985-2006).

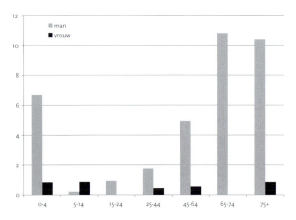

Figuur 9.10.2 Nieuwe gevallen van liesbreuken per 1000 patiëntjaren. Verdeling naar leeftijd en geslacht (CMR 2002-2006).

ZIEKTEN VAN DE TRACTUS DIGESTIVUS

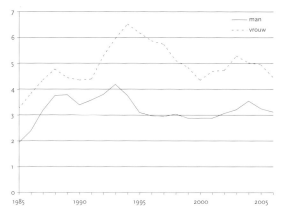

Figuur 9.11.1 Nieuwe gevallen van fissura ani per 1000 patiëntjaren gestandaardiseerd voor leeftijd. Trend over jaren (CMR 1985-2006).

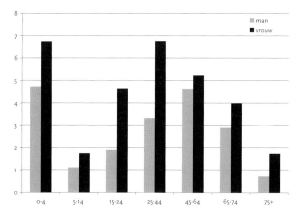

Figuur 9.11.2 Nieuwe gevallen van fissura ani per 1000 patiëntjaren. Verdeling naar leeftijd en geslacht (CMR 2002-2006).

en twaalf uur. Hier is sprake van een zogenoemd waterscheidingsgebied in de vascularisatie. De etiologie van deze ulcera is nog niet geheel duidelijk, maar waarschijnlijk is er een wisselwerking tussen een hoge sfincterspanning en een lokaal verminderde doorbloeding met als gevolg een slechtere genezingstendens. Er wordt onderscheid gemaakt tussen acute en chronische fissuren.

Patiënten met een anusfissuur klagen over pijn vooral bij defecatie terwijl er soms ook verlies is van helderrood bloed. Kleine kinderen hebben door de pijn de neiging de ontlasting op te houden. Er ontstaat een cirkel die van obstipatie via het harder worden van de ontlasting voert tot verergeren van de fissuren. Daarmee wordt het ziektebeeld in stand gehouden. Het is zaak aan fissura ani te denken bij kinderen met obstipatie. Ook bij baby's die abnormaal lang huilen kan een fissuur de verklaring zijn.

Epidemiologische gegevens

In de periode 1985-2006 bleek de incidentie van fissura ani gemiddeld ruim 3 per 1000 mannen en ruim 5 per 1000 vrouwen (figuur 9.11.1).

Fissura ani werd op alle leeftijden geregistreerd. De incidentie bleek vooral hoog in de jongste leeftijdsgroep en bij jongvolwassenen (figuur 9.11.2). De overige incidentiegegevens zijn weinig spectaculair: tussen de sociale lagen werden vrijwel geen verschillen gevonden en incidentieverschillen tussen de seizoenen waren gering.

Beloop en interventie

Anusfissuren in het acute stadium hebben de neiging spontaan te verdwijnen. Belangrijk hierbij is het gevolg geven aan de normale defecatiereflex en de zorg voor een zachte consistentie van de ontlasting, bijvoorbeeld met behulp van een celluloserijk dieet, eventueel aangevuld met volumevergrotende laxantia. Bij baby's en kleine kinderen kan het geven van extra vocht al voldoende zijn.

De behandeling van de fissuur zelf kan symptomatisch zijn. Lokale pijnstilling kan bereikt worden met een lokaal anestheticum, bijvoorbeeld lidocaïnegel. Bij chronische fissuren is applicatie van isosorbidedinitraatzalf de optie met de grootste kans op herstel en de minste bijwerkingen. In uitzonderingsgevallen kan worden gekozen voor laterale sfincterectomie of voor injectie met botulinetoxine.

Prognose en preventie

De prognose van anusfissuren is gunstig. Ook recidieven kunnen op dezelfde wijze gewoonlijk vlot worden verholpen.

Preventie is zeer goed mogelijk als gelet wordt op de consistentie van de ontlasting en het gevolg geven aan de defecatiereflex.

Profiel

Fissura ani is een onschuldige maar vervelende aandoening, die met name voorkomt bij kleine kinderen en jongvolwassenen. De huisarts kan volstaan met symptomatische therapie en preventieve adviezen. Chronische fissuren vereisen veel geduld van huisarts en patiënt. Gezien de mogelijke nadelen op langere termijn is terughoudendheid ten aanzien van meer ingrijpende behandelingen op zijn plaats.

9.12 DYSPEPSIE

Ziektebeeld

Van dyspepsie wordt gesproken als patiënten klagen over een opgeblazen gevoel in de bovenbuik, gauw 'vol zitten' bij eten, pijn in de bovenbuik en zuurbranden zonder dat er verdenking is op een aandoening die deze klachten verklaart. Klachten zoals hier genoemd, kunnen ook voorkomen bij bijvoorbeeld oesofagitis en ulcus pepticum. Bij deze aandoeningen zijn de genoemde klachten over het algemeen intenser en dagelijks, soms continu aanwezig. Bij dyspepsie is het beeld mild en wisselen episoden met en zonder klachten elkaar af. Dyspepsie is dus voor de huisarts vaak een werkdiagnose die richting geeft aan het beleid. Dyspepsie wordt ook geregistreerd als bij een patiënt met de genoemde klachten gastroscopie geen afwijkende bevindingen aan het licht brengt.

Iedereen herkent dyspeptische klachten uit eigen ervaring, weinigen zien het als iets wat belangrijk genoeg is om aan de huisarts voor te leggen. Bij de presentatie van deze klachten speelt naast ongemak en verstoord welzijn soms bezorgdheid om ernstige ziekten een rol. Maagzweer en maligniteit komen in de vraagverheldering wel eens naar boven als hypothesen die bij de ervaren klachten passen.

Het is onduidelijk in hoeverre peristaltiek, zuurvorming en het vegetatieve zenuwstelsel uit hun natuurlijke balans zijn geraakt en of psychosociale factoren een etiologische factor vormen. De term 'functionele dyspepsie' verwijst op meer manieren naar deze veronderstelde mechanismen. Verondersteld wordt wel dat een gestoorde motoriek van de maag, overmatige zuurvorming, al dan niet met gelijktijdig bestaan van een *H. pylori*-infectie, en overmatige stress aan de klachten ten grondslag liggen. Bewezen is dit alles geenszins en de positie van deze elementen als oorzaak of gevolg in een keten van gebeurtenissen die eindigt in dyspepsie, is allerminst verhelderd.

Dyspepsie is dus een syndroomdiagnose. Omdat de huisarts die deze diagnose hanteert daarmee aangeeft geen serieuze verdenking te hebben op ernstige pathologie, wordt geen aanvullend onderzoek ingezet. Uiteraard bepalen het beloop van de klachten, de ernst daarvan, de reactie op de therapie, bijkomende symptomen, de wens van de patiënt en de intuïtie van de huisarts of in het vervolg wel bijvoorbeeld een gastroscopie wordt verricht. Op grond van bevindingen kan dan de diagnose worden gehandhaafd dan wel bijgesteld.

Epidemiologische gegevens

De incidentie van dyspepsie varieerde in de periode 1985-2006 enigszins. De laatste jaren bedroeg de incidentie ongeveer 13 per 1000 mannen en 18 per 1000 vrouwen per jaar (figuur 9.12.1). De aandoening werd in alle leeftijdsgroepen geregistreerd, het minst bij kinderen, het meest bij mensen van 45 jaar en ouder (figuur 9.12.2).

Dyspepsie werd in de zomer iets minder vaak geregistreerd dan in de overige seizoenen.

De prevalentie die in de jaren tachtig ongeveer 22 per 1000 voor mannen en vrouwen bedroeg, was de laatste jaren ongeveer 20 per 1000 mannen en 25 per 1000 vrouwen (figuur 9.12.3). In de leeftijdsgroepen boven 45 jaar bleek 3-5% van de personen bij de huisarts bekend met deze aandoening.

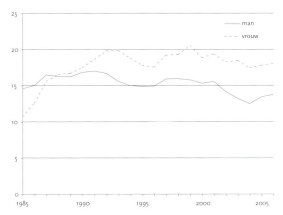

Figuur 9.12.1 Nieuwe gevallen van dyspepsie per 1000 patiëntjaren gestandaardiseerd voor leeftijd. Trend over jaren (CMR 1985-2006).

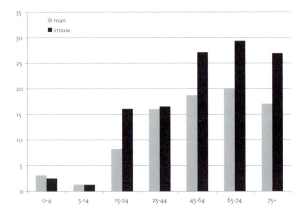

Figuur 9.12.2 Nieuwe gevallen van dyspepsie per 1000 patiëntjaren. Verdeling naar leeftijd en geslacht (CMR 2002-2006).

ZIEKTEN VAN DE TRACTUS DIGESTIVUS

maar ook dan is er een effectieve symptomatische therapie.

9.13 OVERIGE ZIEKTEN VAN DE TRACTUS DIGESTIVUS

Chronische darmontstekingen bleken in de CMR een lage incidentie te hebben. De ziekte van Crohn en colitis ulcerosa, samen onder één code geregistreerd, hadden in de periode 1985-2006 een incidentie van 0,2 per 1000 mannen en 0,1 per 1000 vrouwen per jaar. In meer dan de helft van de gevallen begon de ziekte tussen 15 en 45 jaar. De prevalentie bedroeg ongeveer 2 per 1000 per jaar voor beide geslachten vrijwel gelijk (figuur 9.13.1).

De incidentie van levercirrose was in de periode 1985-2006 laag met 0,1 per 1000 per jaar voor beide

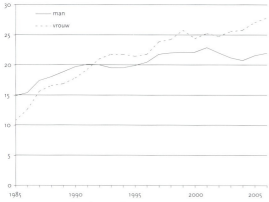

Figuur 9.12.3 Bekende gevallen van dyspepsie per 1000 patiëntjaren gestandaardiseerd voor leeftijd. Trend over jaren (CMR 1985-2006).

Beloop en interventie

Dyspeptische klachten zijn gewoonlijk 'self limiting'. Wel treden er bij veel patiënten nu en dan nieuwe episoden op. Patiënten nemen dan hun toevlucht tot eerder effectief gebleken symptomatische middelen. Zij houden zich weer aan dieetadviezen; adipeuze patiënten proberen (weer) af te vallen; de patiënt neemt gas terug na een te drukke periode; velen vragen hun huisarts om een recept van de pillen van destijds. Farmacotherapeutisch worden vooral H_2-antagonisten en protonpompremmers voorgeschreven, in mindere mate prokinetica. Deze middelen hebben een bewezen effectiviteit bij dyspepsie. De vraag om herhalingsrecepten van deze middelen die patiënten hebben geleerd om 'on demand' te gebruiken, is waarschijnlijk een van de redenen waarom de prevalentie van deze aandoening in de CMR-registratie gestegen is.

Prognose en preventie

Dyspepsie geeft geen complicaties, is met intermitterende behandeling symptomatisch goed te bestrijden en verandert de prognose ten aanzien van de kwaliteit van leven of de levensverwachting niet. Wel blijft de huisarts attent op de mogelijkheid dat een patiënt met recidiverend dyspepsieklachten een ernstige aandoening aan het ontwikkelen is.

Onduidelijk is of leefregels dyspepsie kunnen voorkomen.

Profiel

Dyspepsie komt vooral veel voor onder mensen van 45 jaar en ouder. De aandoening is gewoonlijk 'self limiting', recidiveert bij sommige patiënten frequent,

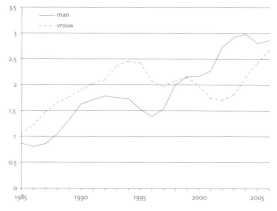

Figuur 9.13.1 Bekende gevallen van chronische darmontstekingen per 1000 patiëntjaren gestandaardiseerd voor leeftijd. Trend over jaren (CMR 1985-2006).

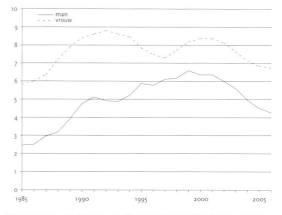

Figuur 9.13.2 Bekende gevallen van hernia diaphragmatica per 1000 patiëntjaren gestandaardiseerd voor leeftijd. Trend over jaren (CMR 1985-2006).

geslachten. Al in de leeftijdsgroep 25-44 jaar werden enkele gevallen geregistreerd. De prevalentie bedroeg 0,4 per 1000 mannen en 0,5 per 1000 vrouwen per jaar.

De incidentie van fistula ani was in de periode 1985-2006 0,2 per 1000 mannen en <0,1 per 1000 vrouwen per jaar.

De incidentie van hernia diaphragmatica was in de periode 1985-2006 gemiddeld 0,7 per 1000 mannen en 0,9 per 1000 vrouwen per jaar. De aanzienlijk hogere prevalentie toont dat de huisarts deze patiënten vaak lang onder zijn hoede heeft (figuur 9.13.2). Het betrof vooral mensen van 65 jaar en ouder.

Onder 'overige herniae van de buik' vallen met name navelbreuken en littekenbreuken. De incidentie hiervan bedroeg 1 per 1000 per jaar, voor mannen en vrouwen vrijwel gelijk. Navelbreuken worden het meest frequent vastgesteld bij zuigelingen. Zij bevatten zo goed als nooit darminhoud en sluiten zich vrijwel altijd spontaan. Afplakken met een zogenoemde navelpleister is overbodig. Geruststelling is op zijn plaats. Littekenbreuken komen daarentegen juist vaker bij ouderen voor, vooral na grote buikoperaties. Zij bevatten dikwijls wel buikinhoud, maar gewoonlijk komt het niet tot problemen (inklemming) omdat de breukpoort wijd is. Cosmetische redenen zijn de belangrijkste om, een niet altijd haalbare, chirurgische correctie te overwegen. Hernia diaphragmatica geeft gewoonlijk geen klachten en wordt vaak bij toeval ontdekt. Chirurgisch ingrijpen is vrijwel nooit nodig.

In de rubriek aandoeningen van de tractus digestivus werd frequent gebruikgemaakt van symptoomcodes, uiteraard alleen als er geen classificeerbare diagnose kon worden gesteld. Zo bleek de incidentie van de code 'buikpijn' 7 per 1000 mannen en ruim 12 per 1000 vrouwen. De geregistreerde incidentie van deze code in de periode 1985-2006 bedroeg 15 per 1000 mannen en 17 per 1000 vrouwen per jaar. De code werd in alle leeftijdsgroepen geregistreerd, met name na het 15e levensjaar.

Een aantal maag-darmaandoeningen komt elders in dit boek aan de orde:
- gastro-enteritis (paragraaf 2.8);
- herpes stomatitis (paragraaf 2.9);
- hepatitis (paragraaf 2.13);
- worminfecties (paragraaf 2.18 en paragraaf 2.19);
- salmonellosis (paragraaf 2.19);
- amoebiasis (paragraaf 2.19);
- carcinomen van de tractus digestivus (paragraaf 3.3 en paragraaf 3.4);
- spastisch colon (paragraaf 5.11);
- hemorroïden (paragraaf 7.16);
- oesofagusvarices (paragraaf 7.17);
- perianaal abces (paragraaf 12.5).

9.14 BESCHOUWING

Aandoeningen van de tractus digestivus tonen een breed spectrum: van acute, spoedeisende ziekten tot chronische aandoeningen. Over beide uitersten een aantal opmerkingen.

Het beeld van de 'acute buik' kan de huisarts voor problemen stellen. Enerzijds dringt de tijd, anderzijds is er voor goede diagnostiek tijd nodig. Vrijwel altijd levert het uiteindelijk winst op om de tijd te nemen, aan het bed van de patiënt te gaan zitten, de anamnese uit te diepen en de patiënt en zijn buik te observeren. Er moet ook aandacht worden besteed aan waardevolle algemene symptomen, zoals anemische of icterische slijmvliezen, koortsig en shockerig uiterlijk. Het buikonderzoek richt zich niet alleen op aandoeningen van de tractus digestivus, maar ook op de tractus circulatorius (bijvoorbeeld aneurysma aortae) en de tractus urogenitalis (bijvoorbeeld PID). Als de diagnose nog niet duidelijk is en de patiënt in goede conditie is, valt het te prefereren om af te wachten en binnen korte tijd het onderzoek te herhalen. De diagnose is dan vaak beter te stellen, waardoor de kans groter is dat de patiënt bij het juiste specialisme terechtkomt.

In sommige gevallen zal de huisarts moeten afwegen of het voor deze patiënt beter is nadere diagnostiek in eigen hand te houden of aan een collega in het ziekenhuis over te laten. Het aanvragen van een echo bij verdenking op een galsteen is een voorbeeld van het eerste. Men zal steeds de consequenties van een nader onderzoek moeten overwegen. Hierbij moet men rekening houden met fout-negatieve uitkomsten en, zoals de ervaring leert, ook met soms moeilijk te interpreteren toevalsbevindingen. Ook fout-positieve uitkomsten kunnen de nodige problemen met zich meebrengen. Het blijft dikwijls laveren tussen twee kwaden: het missen van een diagnose en het instellen van onnodige behandeling. Regelmatig contact met de patiënt, evaluatie van de aanvankelijk gestelde diagnose en van de therapeutische effecten zijn hulpmiddelen om eventuele dwalingen te kunnen bijstellen.

In dit hoofdstuk werd duidelijk dat de incidentie van acute ernstige buikaandoeningen niet hoog was. Appendicitis en galstenen komen in de gemiddelde huisartspraktijk niet meer dan enkele malen per jaar voor. Perforatie of bloedingen uit maag of darm, volvulus, invaginatie, pancreatitis en ingeklemde breuken aanzienlijk minder vaak. Deze relatief zeldzame aandoeningen doen zich voor tussen de op het spreekuur frequent gepresenteerde maag-darmklachten. Vaak gaat het om functionele buikklachten. Op de polikliniek interne geneeskunde van een academisch ziekenhuis bleek dat men bij het merendeel van de door de huisarts verwezen patiënten met buikklachten geen classificerende diagnose kon stellen; hoeveel te meer zal dit dan opgaan in de huisartspraktijk. Het is daarom zaak de buik niet alleen in anatomische en fysiologische zin te beschouwen, maar ook als substraat van emotionele uitingen. Dit geldt bij uitstek voor buikpijn bij kinderen.

De huisarts zal daarom naast de somatische anamnese, bespreekbaar maken wat deze klacht voor deze patiënt betekent, welke gevolgen dit in het leven van alledag heeft, en wat van zijn hulp wordt verwacht. Vanuit een oogpunt van preventie van onnodig medisch handelen is bij patiënten met functionele buikklachten een zorgvuldige analyse van de problemen noodzakelijk. Daarmee kan voorkomen worden dat door medische ingrepen mogelijke schade aan patiënt berokkend wordt.

Weinig frequent voorkomende maag-darmziekten, zoals invaginatie, volvulus, pylorusstenose, diverticulitis, ziekte van Crohn en colitis ulcerosa, hebben voor de huisarts vooral differentieeldiagnostische waarde. Bij verdenking op een dergelijk beeld is voor het vaststellen van de ziekte vaak de hulp van een medisch specialist nodig. Contact houden met de patiënt en overleg met een specialist die bij de huisarts liefst goed bekend is, is bij het begeleiden van deze patiënten essentieel.

10 Aandoeningen van de tractus urogenitalis

10.1 INLEIDING

Tabel 10.1.1 geeft een overzicht van de geregistreerde incidentie- en prevalentiecijfers van de aandoeningen van de urinewegen. In deze tabel is het grote verschil tussen mannen en vrouwen voor urineweginfecties en urine-incontinentie zichtbaar.

De aandoeningen van de voortplantingsorganen zijn voor een deel eerder klachten of stoornissen te noemen dan ziekten. Met name geldt dit voor stoornissen van de menstruele cyclus. In de CMR worden amenorroe, menorragie, irregulaire menstruatie en dysmenorroe onder aparte codes geregistreerd. In tabel 10.1.2 zijn deze bij elkaar genomen onder de noemer 'menstruatiestoornissen'. Climacteriële klachten vormen een aparte rubriek. En apart hiervan wordt postmenopauzaal bloedverlies geregistreerd.

In de CMR worden bij vrouwen vijf- tot zesmaal zoveel nieuwe aandoeningen van de totale tractus urogenitalis geregistreerd als bij mannen. Een opmerkelijk verschil, dat vooral te wijten is aan urineweginfecties, vaginale infecties en cyclusstoornissen.

De opbouw van dit hoofdstuk volgt de boven uitgezette lijnen. Als eerste komen de aandoeningen van de urinewegen aan bod: urineweginfecties, nierstenen en incontinentie. Daarop volgt een aantal aandoeningen van vagina, ovaria en uterus. De mannelijke genitalia komen in daaropvolgende paragrafen aan bod. Hierop volgen besprekingen van infertiliteit, anticonceptie en abortus provocatus. Na een paragraaf gewijd aan 'overige aandoeningen' volgt tot slot een korte beschouwing. Hierin wordt onder andere aandacht gegeven aan seksuologische aspecten bij de besproken aandoeningen. Verder komen enige noodzakelijke vaardigheden en diagnostische mogelijkheden van de huisarts aan de orde.

In dit hoofdstuk komt vanwege een lage incidentie in de huisartspraktijk een aantal belangrijke aandoeningen niet in een aparte paragraaf aan de orde.

Tabel 10.1.1 Nieuwe en bekende gevallen van de urinewegen per 1000 patiëntjaren (CMR 1985-2006).

	Incidentie		Prevalentie	
	Mannen	Vrouwen	Mannen	Vrouwen
urineweginfecties	9,5	75,1	9,5	75,1
pyelitis	0,7	2,0	0,7	2,0
glomerulonefritis	0,1	<0,1	0,4	0,1
urinewegstenen	2,8	1,1	5,1	2,7
incontinentia urinae	1,0	7,9	3,0	30,9

Tabel 10.1.2 Nieuwe en bekende gevallen van de genitaliën per 1000 patiëntjaren (CMR 1985-2006).

	Incidentie		Prevalentie	
	Mannen	Vrouwen	Mannen	Vrouwen
fluor vaginalis		47,1		47,1
pelvic inflammatory disease		0,4		0,4
menstruatiestoornissen		14,4		20,2
dysmenorroe en premenstruele klachten		6,6		13,8
climacteriële klachten		7,8		23,7
postmenopauzaal bloedverlies		1,6		1,6
genitale prolaps		2,5		18,5
infertiliteit		2,9		7,5
prostaathypertrofie	4,0		18,3	
acute prostatitis	1,1		1,1	
epidydimitis/orchitis	1,4		1,4	
balanitis	3,2		3,2	
phimosis	2,4		2,4	
hydrokèle testis	1,0		1,5	

Dit geldt onder andere blaasstenen, fistels waarbij de tractus urogenitalis is betrokken en het polycysteusovariumsyndroom.

10.2 URINEWEGINFECTIES

Ziektebeelden

In de CMR zijn enige klinische vormen van urineweginfecties van elkaar onderscheiden: urethritis, cystitis en pyelitis/pyelonefritis. Glomerulonefritis heeft een andere etiologie dan deze bacteriële infecties en wordt hier niet verder besproken (zie paragraaf 10.18).

Urethritis of 'acuut urethrasyndroom' is een op cystitis lijkend beeld. De klachten van urethritis zijn een pijnlijk, branderig gevoel in de urethra, soms gepaard met afscheiding. Hoewel soms mechanische oorzaken zijn aan te wijzen, is de verwekker veelal *Chlamydia trachomatis*. Ook *Trichomonas, Mycoplasma* en gonorroe behoren tot de mogelijkheden. Urethritis wordt in dit hoofdstuk niet verder besproken, maar in paragraaf 2.14.

Acute cystitis is de urineweginfectie die verreweg het meest voorkomt. De verwekker hiervan is meestal *E. coli*, afkomstig uit het darmkanaal van de patiënt, die door een opstijgende infectie via de urethra de blaas bereikt. Ook bacteriën zoals *Staphylococcus saprophyticus*, *Proteus* en andere gramnegatieve bacteriën, kunnen een urineweginfectie veroorzaken. De verschijnselen bestaan in frequente, imperatieve, vooral op het eind dikwijls pijnlijke of branderige mictie. De urine is vaak troebel en soms is er bloedbijmenging. De lichaamstemperatuur kan licht verhoogd zijn, maar het algemeen welbevinden is in de regel niet ernstig gestoord. Dit is dikwijls wel het geval met de nachtrust.

Bij *acute pyelitis/pyelonefritis*, te beschouwen als een gecompliceerde urineweginfectie, staan in typische gevallen koorts en stoornissen van de algemene toestand op de voorgrond. Dit begint soms met een koude rilling. De patiënten kunnen daarbij een ernstig zieke indruk maken. Bij onderzoek vindt men slagpijn in een nierloge. De urine bevat niet alleen bacteriën en leukocyten maar ook eiwit.

De diagnose urineweginfectie behoort geobjectiveerd te worden met behulp van een of meer onderzoeken van vers geloosde urine, bij voorkeur een 'midstream'-urine, opgevangen in een schoon potje. Het is in de huisartspraktijk gebruikelijk eerst een nitriettest te verrichten. Een positieve uitslag is vrijwel bewijzend voor bacteriurie. De huisarts kan op die grond tot behandeling overgaan. Op een negatieve uitslag volgt het maken en beoordelen van een sediment. Wanneer een sediment minimaal 20 bacteriën per gezichtsveld bevat bij een vergroting van 400 maal, wordt dit in de regel voldoende reden geacht voor het stellen van de diagnose urineweginfectie. Epitheelcellen wijzen op verontreiniging en maken het sediment moeilijker te beoordelen. Bij twijfel kan de huisarts een kweek verrichten, in eigen beheer met behulp van een dipslide of door urine in te sturen naar het streeklaboratorium.

Bij recidiverende urineweginfecties kan sprake zijn van onderliggende oorzaken. Bij kinderen dient men daarbij bedacht te zijn op congenitale afwijkingen, hoewel deze zelden blijken voor te komen. Bij oudere mannen kan prostaathypertrofie de oorzaak zijn. Het zijn evenwel meestal vrouwen die terugkerende urineweginfecties krijgen. Vaak krijgen deze vrouwen een blaasontsteking na een coïtus. Bij oudere vrouwen kan tevens postmenopauzale atrofie of een prolaps of cystokèle de oorzaak zijn. Soms bestaat bij oude mensen, en zeker wanneer zij een verblijfskatheter hebben, een chronische bacteriurie, zonder de typische cystitisklachten.

Epidemiologische gegevens

Acute cystitis komt vooral bij vrouwen zeer vaak voor. Het aantal nieuwe gevallen bij hen steeg in de CMR in de periode 1985-2006 licht van ruim 65 naar 90 per 1000 vrouwen per jaar. Bij mannen bleef de incidentie vrijwel constant en bedroeg ongeveer 10 per 1000 per jaar (figuur 10.2.1). De oorzaak van dit grote verschil in incidentie moet gezocht worden in de kortere urethra van vrouwen en kortere afstand tussen urethraopening en anus. Zowel bij vrouwen als bij mannen nam de incidentie geleidelijk toe met het stijgen van de leeftijd, bij vrouwen na een top in de incidentie voor 15-24-jarigen (figuur 10.2.2).

De sociale laag en het jaargetijde hadden praktisch geen invloed op de incidentie

Voor de diagnose *acute pyelitis/pyelonefritis* werden in de CMR blijkens de cijfers lage aantallen nieuwe gevallen gevonden: gemiddeld 0,8 per 1000 mannen en 2 per 1000 vrouwen per jaar (figuur 10.2.3). In de oudste leeftijdsgroepen werden de hoogste incidenties gevonden (figuur 10.2.4).

Uit een longitudinale analyse van de CMR-gegevens over acute urineweginfecties bleek dat deze sterk neigden tot recidiveren, vooral bij vrouwen. Bij bijna 20% van de vrouwen bij wie een acute urineweginfectie was vastgesteld, werd deze diagnose binnen

AANDOENINGEN VAN DE TRACTUS UROGENITALIS

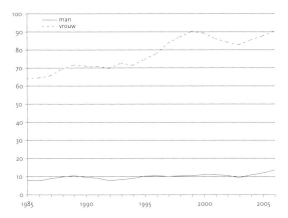

Figuur 10.2.1 Nieuwe gevallen van acute cystitis per 1000 patiëntjaren gestandaardiseerd voor leeftijd. Trend over jaren (CMR 1985-2006).

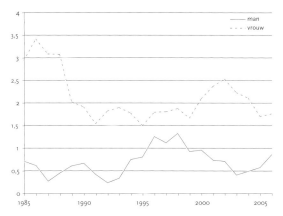

Figuur 10.2.3 Nieuwe gevallen van acute pyelitis/pyelonefritis per 1000 patiëntjaren gestandaardiseerd voor leeftijd. Trend over jaren (CMR 1985-2006).

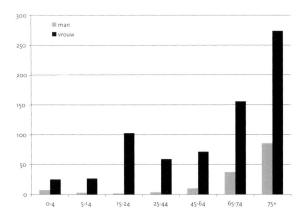

Figuur 10.2.2 Nieuwe gevallen van acute cystitis per 1000 patiëntjaren. Verdeling naar leeftijd en geslacht (CMR 2002-2006).

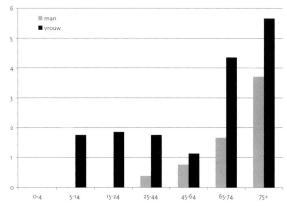

Figuur 10.2.4 Nieuwe gevallen van acute pyelitis/pyelonefritis per 1000 patiëntjaren. Verdeling naar leeftijd en geslacht (CMR 2002-2006).

een jaar opnieuw gesteld. Van alle meisjes en vrouwen kreeg in de loop van 10 jaar 3% zes keer of vaker een acute urineweginfectie. Er kon bij vrouwen geen verband worden vastgesteld tussen acute urineweginfecties en het al dan niet gehuwd zijn (geweest) en het al of niet gebaard hebben van kinderen. Een andere, veel kleinere groep, wordt gevormd door oudere mannen met een urineweginfectie. Ook deze recidiveerden in ongeveer 20%.

Verder werd in een tienjarige observatieperiode onderzocht in hoeverre verbanden konden worden aangetoond tussen urineweginfecties en andere aandoeningen van het urogenitale stelsel. Bij kinderen beneden 5 jaar bleek een statistisch significant verband met congenitale afwijkingen, met name bij meisjes. Er was bij jongens en meisjes geen verband met enuresis. Bij meisjes van 5 tot en met 14 jaar was er een verband met aandoeningen van vulva en vagina en met overige aandoeningen van de tractus urogenitalis. Bij mannen en vrouwen van 20 tot 50 jaar was dit het geval voor nierstenen en voor aandoeningen van de genitalia (onder andere prostaathypertrofie). In de cohorten die bij het begin van de observatieperiode 50 jaar en ouder waren, kwam daarbij nog prolapsus vaginae.

Beloop en interventie
Ongecompliceerde urineweginfecties bij vrouwen zijn in de regel met eenvoudige middelen in korte tijd te genezen. Bij (niet-zwangere) patiënten van 12 jaar en ouder wordt meestal nitrofurantoïne voorgeschreven; bij kinderen amoxicilline/clavulaanzuur of co-trimoxa-

zol. Men gaat pas over tot een meer gerichte keuze op geleide van kweek en resistentiebepaling wanneer het eerste middel onvoldoende effect heeft gesorteerd. Veel drinken bevordert de diurese en daarmee de genezing. Bij gravidae en in geval van pyelitis kan het beloop ernstiger zijn en dient het effect van behandelen gecontroleerd te worden. Ook bij mannen is, vanwege betrokkenheid van de prostaat bij de infectie, meestal sprake van een gecompliceerde urineweginfectie die behandeld moet worden, bijvoorbeeld met nitrofurantoïne.

Het opsporen van symptoomloze bacteriurie, zoals vooral bij ouderen kan worden gevonden, is niet zinvol. Ook een per toeval gevonden bacteriurie bij ouderen behoeft geen behandeling.

Recidieven wijzen bij vrouwen meestal niet op onderliggende pathologie, bij mannen daarentegen wel en die vragen daarom in het laatste geval om meer diagnostiek.

Prognose en preventie

Bij ongecompliceerde acute urineweginfecties bij vrouwen is de prognose gunstig. Zelden is verdenking op onderliggende afwijkingen nodig, zoals blijkt uit ons longitudinale onderzoek. Wanneer meer dan drie recidieven per jaar optreden, valt bij vrouwen profylaxe te overwegen in de vorm van eenmaal daags gedurende drie maanden 100 mg nitrofurantoïne of co-trimoxazol of oestrogenen bij postmenopauzale vrouwen. Seksueel actieve vrouwen kunnen volstaan met deze medicatie onmiddellijk post coitum in te nemen. Goed en regelmatig helemaal uitplassen – vooral na de coïtus – en daarvoor de tijd nemen, is hoogstwaarschijnlijk een zinvolle preventieve maatregel.

Bij kinderen, zeker in geval van herhaalde infecties, moet worden gedacht aan aangeboren afwijkingen zoals urethrakleppen en vesico-ureterale reflux, aandoeningen waarvoor medisch-specialistische hulp nodig is.

De prognose van een ongecompliceerde acute urineweginfectie is ook bij mannen gunstig. In geval van recidieven op korte termijn evenwel wordt de prognose vooral bepaald door onderliggende pathologie, die in dat geval niet zeldzaam is, zoals aandoeningen van de prostaat en stenen.

Profiel

Urineweginfecties zijn meestal aandoeningen van acute aard bij vrouwen. De incidentie stijgt met de leeftijd en er is een duidelijke neiging tot recidief. Frequentie, aard, wijze van diagnostiek en therapie maken dit tot een typische huisartsenaandoening.

10.3 URINEWEGSTENEN

Ziektebeeld

De meeste urinewegstenen bestaan uit calciumoxalaat of een mengsel hiervan met fosfaat; kleine concrementen zijn meestal calciumoxalaatstenen. Het ontstaan van urinewegstenen is multifactorieel bepaald. In elk geval spelen erfelijkheid, sekse (man) en voeding een rol. Deze predisponerende factoren leiden ertoe dat in urine aanwezige stoffen uitkristalliseren uit hun oververzadigde oplossing. Bij calciumoxalaatstenen vindt meestal een verhoogde absorptie van calcium en oxalaat in de darm plaats, met als gevolg een vergrote uitscheiding in de urine. Bij de ontwikkeling van calciumfosfaatstenen spelen urineweginfecties een rol. Stenen en infecties houden elkaar in stand.

Urinewegstenen zijn het meest gevreesd om hun koliekpijnen: hevige aanvalsgewijze pijn in de flank, uitstralend via de liesstreek naar de genitalia externa, met onrust en vaak misselijkheid en braken. Frequente mictiedrang, pijnlijke hematurie of pijnlijke mictie wijzen op een lager gelegen steen (blaas of urethra) of infectie van de urinewegen. Daarnaast kunnen stenen zorgen voor zeurende pijn in rug en buik. Een gedeelte van de stenen geeft geen klachten en wordt bij toeval gevonden. Onduidelijk is welke 'stille stenen' op den duur klachten zullen geven.

Differentieeldiagnostisch is bij een eerste presentatie van ernstige pijn vooral te denken aan pyelitis, appendicitis of andere darmaandoeningen, en bij vrouwen aan tuba-ovariële processen. Een normale temperatuur geeft houvast aan de diagnose urinewegstenen, evenals enkelzijdige pijn, slagpijn in de nierloge en het typisch aanvalsgewijs optreden van de pijn. In de praktijk overlappen symptomen elkaar; zo kunnen urinewegstenen reflectoir een paralytische ileus geven. Bij ouderen is een aneurysma aortae een zeldzame, echter, gezien het sterfterisico, niet te verwaarlozen aandoening met soms in het begin dezelfde symptomen.

'Urinewegstenen' is vaak een onzekere diagnose. Macroscopische of microscopische pijnlijke hematurie zonder ontstekingsverschijnselen maakt de aanwezigheid van stenen aannemelijk. Als de patiënt eerder een steen heeft gehad of in de familie urinewegstenen voorkomen, lijkt de diagnose rond. Pijnloze hematurie is een lastig diagnostisch probleem, waarbij ook aan een kwaadaardige aandoening moet worden gedacht.

De vraag naar aanvullend onderzoek komt gewoonlijk aan de orde als na een of enkele dagen behandeling van de pijn de klachten persisteren of opnieuw beginnen. Een buikoverzicht biedt de mogelijkheid de steen te lokaliseren en de grootte te schatten. Een echo geeft informatie over de mate van stuwing in de ureter.

Epidemiologische gegevens

In de CMR-gegevens was het aantal nieuwe gevallen van nierstenen gemiddeld per jaar bijna 3 per 1000 mannen en ruim 1 per 1000 vrouwen (figuur 10.3.1).

Urinewegstenen bleken mannen vanaf het 25e levensjaar twee- tot driemaal vaker te treffen dan vrouwen.

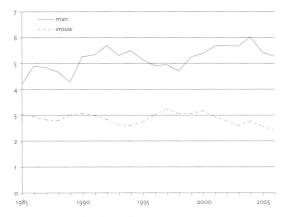

Figuur 10.3.3 Bekende gevallen van urinewegstenen per 1000 patiëntjaren gestandaardiseerd voor leeftijd. Trend over jaren (CMR 1985-2006).

De incidentie bij mannen was het hoogst na het 45e levensjaar, namelijk 4-5 nieuwe gevallen per jaar per 1000 mannen van die leeftijd (figuur 10.3.2).

De prevalentie van urinewegstenen is in de periode 1985-2006 redelijk constant en bedroeg gemiddeld voor mannen 5 en voor vrouwen bijna 3 per 1000 per jaar (figuur 10.3.3).

In onze cijfers was geen seizoensinvloed merkbaar; elders is beschreven dat één tot twee maanden na de maximale (buiten)temperatuur er een toename van nierstenen te zien is. In de tropen heeft men meer te kampen met nierstenen.

Beloop en interventie

Van de urinewegstenen is 80% kleiner dan 0,5 cm en kan al dan niet met koliekpijn spontaan passeren. De heftige pijn noodzaakt tot het inroepen van hulp. Nogal eens betreft het patiënten die 'buiten kantooruren' in de dienst worden gezien. Noodzakelijke eerste hulp bestaat in een adequate pijnbestrijding. Tijdens de koliek moet de patiënt weinig drinken, omdat het vocht de spanning in het geobstrueerde systeem kan vergroten. Meestal heeft de patiënt daar door de misselijkheid ook niet veel zin in. Meestal lukt het na enige tijd om de steen uit te plassen, tot opluchting van de patiënt, diens naasten en de (waarnemend) huisarts. Po en zeef zijn ouderwetse, handige middelen om de steen (stenen) op te vangen. Desgewenst kan men het steentje dan laten analyseren, al zal dat gewoonlijk weinig informatie opleveren. Een onderliggend aandoening is zeldzaam.

Verwijzen voor medisch-specialistische hulp komt in aanmerking indien pijnstilling thuis onvol-

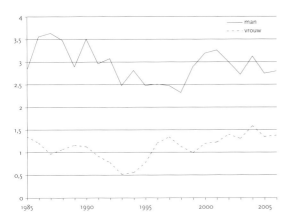

Figuur 10.3.1 Nieuwe gevallen van urinewegstenen per 1000 patiëntjaren gestandaardiseerd voor leeftijd. Trend over jaren (CMR 1985-2006).

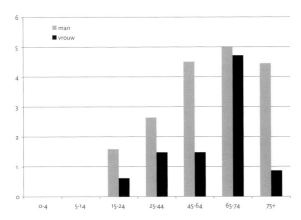

Figuur 10.3.2 Nieuwe gevallen van urinewegstenen per 1000 patiëntjaren. Verdeling naar leeftijd en geslacht (CMR 2002-2006).

doende is, de ernst en de frequentie van de kolieken daartoe aanleiding geven, indien de steen groter is dan 0,8 cm, als er sprake is van obstructie (spontane lozing is bij forse stuwing niet waarschijnlijk) of als infecties (urosepsis) het beeld compliceren: 'koorts bij stenen betekent problemen'. Blijkens eigen onderzoek kan men bij één op de vier of vijf patiënten met nierstenen complicaties verwachten, met name infecties en stuwing.

Operatieve ingrepen onder narcose, vroeger in 20% van de gevallen geïndiceerd, liggen tegenwoordig door steenvergruizer en percutane extractietechnieken slechts voor 5% van alle urinewegsteenpatiënten in het verschiet.

Prognose en preventie

De effecten van profylaxe of eigenlijk van het voorkomen van recidieven door middel van voedingsadviezen vallen tegen. Calciumbeperking in de voeding is een omstreden zaak; men dicht eerder oxalaatbeperking belang toe. Oxalaat komt vooral voor in spinazie, rabarber, champignons, chocola en thee(!). Een ruime diurese door verspreid over de dag twee liter vocht te drinken is ter preventie van alle urinewegstenen zinvol. Thiazidediuretica verminderen de calciumuitscheiding en worden voornamelijk bij calciumoxalaat bevattende stenen toegepast. Middelen om de urine aan te zuren en hierdoor steenvorming tegen te gaan werpen niet de verwachte resultaten af.

Na een eerste steen zal in een kleine 30% van de gevallen een recidief optreden. Bij ongeveer de helft hiervan blijft het bij één recidief op korte termijn. Slechts een kleine groep ontwikkelt zich tot chronische urinewegsteenlijders.

Profiel

De incidentie van urinewegsteenlijden is voor mannen hoger dan voor vrouwen. Het klinisch beeld imponeert door heftige koliekpijnen die vragen om adequate pijnbestrijding. In het merendeel van de gevallen wordt de steen spontaan geloosd. Er kunnen echter complicaties optreden in de zin van infecties en stuwing. Urinewegstenen recidiveren bij ongeveer een derde van de patiënten.

10.4 URINE-INCONTINENTIE

Ziektebeeld

Urine-incontinentie is geen ziekte, maar een toestand waarbij onwillekeurig urineverlies bestaat. Beneden de leeftijd van 65 jaar hebben bijna alleen vrouwen er last van. Het betreft stress- en 'urge'-incontinentie of een combinatie van beide. Bij ouderen is er vaak sprake van een stoornis in de autonome regulatie van de blaas, al dan niet gepaard gaande met neurogene aandoeningen (CVA, diabetes). Het gaat dan vaak om reflexincontinentie of overloopincontinentie. Ook stoornissen buiten de blaas zijn bij ouderen belangrijke oorzaken van urine-incontinentie, zoals stoornissen in mobiliteit, cognitie en communicatie.

Bij *stressincontinentie* treedt onwillekeurig urineverlies op bij een verhoogde druk in de buikholte. Een tijdelijke verhoging van de buikdruk (hoesten, niezen, persen, tillen) plant zich gelijkmatig voort naar alle intra-abdominale organen, dus ook naar de urethra. Normaal gesproken handhaaft zich een positieve sluitdruk. Als de urethra evenwel naar beneden is verplaatst, ligt deze merendeels buiten de buikholte. Als nu de intra-abdominale en dus de intravesicale druk stijgt, voldoet het afsluitmechanisme niet meer, met als gevolg urineverlies. Voor een adequate afsluiting van de urethra is een constante urethratonus van het grootste belang, die met name door de bekkenbodemspieren wordt onderhouden. Stressincontinentie treft in hoofdzaak vrouwen.

Hoge pariteit, langdurige uitdrijving en het gebruik van de forceps tijdens vaginale baring en aanleg voor een slap steunapparaat zijn etiologisch van belang bij het ontstaan van een insufficiënt afsluitmechanisme. Climacteriële en postmenopauzale involutie van genitaliën en steunweefsel kan dit versterken.

Urge-incontinentie is een imperatieve mictiedrang die prompt beantwoord moet worden. Reeds een geringe vulling van de blaas prikkelt de blaaswand zodanig dat contractie van de blaasspier te vroeg en te dwingend optreedt. Deze vorm van urine-incontinentie heeft dus te maken met een verhoogde prikkelbaarheid van de m. detrusor vesicae die hoofdzakelijk parasympathisch wordt geactiveerd.

Urge-incontinentie hoort voor het merendeel tot de functionele aandoeningen. Voor iets spannends 'moeten' veel mensen even. De incontinentie is het gevolg van slechte mictiegewoonten die door emotionele invloeden geconditioneerd worden. Alcohol, koffie en geneesmiddelen (alfa-1-receptorblokkerende sympathicolytica) kunnen urge-incontinentie veroorzaken. Aandoeningen van het zenuwstelsel gaan met het ouder worden in de etiologie van urge-incontinentie een belangrijke rol spelen. Bij oudere mannen is een vergrote prostaat meestal de oorzaak van urge-incon-

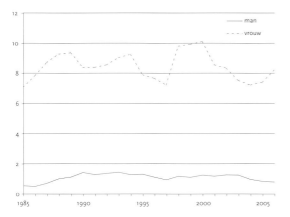

Figuur 10.4.1 Nieuwe gevallen van urine-incontinentie per 1000 patiëntjaren gestandaardiseerd voor leeftijd. Trend over jaren (CMR 1985-2006)`.

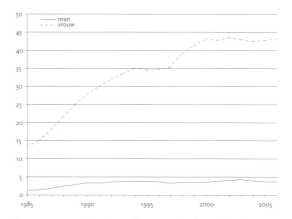

Figuur 10.4.3 Bekende gevallen van urine-incontinentie per 1000 patiëntjaren gestandaardiseerd voor leeftijd. Trend over jaren (CMR 1985-2006).

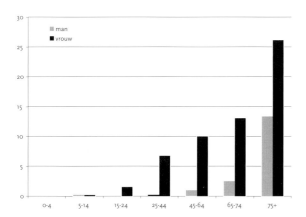

Figuur 10.4.2 Nieuwe gevallen van urine-incontinentie per 1000 patiëntjaren. Verdeling naar leeftijd en geslacht (CMR 2002-2006).

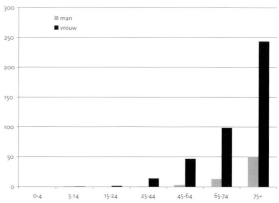

Figuur 10.4.4 Bekende gevallen van urine-incontinentie per 1000 patiëntjaren. Verdeling naar leeftijd en geslacht (CMR 2002-2006).

tinentie. De belemmerde uitvloed geeft een verhoogde druk in de blaas met als gevolg een overprikkelde blaasspier en urge-incontinentie.

Behalve voor de aard van de incontinentie moet een huisarts oog hebben voor de ernst en de invloed van de klacht op het dagelijks leven. Deze factoren zijn aanwijzingen of, en zo ja, welke behandeling nodig is. De anamnese geeft meestal voldoende informatie over de aard van de incontinentie. Lichamelijk onderzoek (vaginaal en rectaal toucher) en urineonderzoek dienen vooral aandoeningen op te sporen die met incontinentie gepaard gaan. Als chirurgisch ingrijpen wordt overwogen, is altijd een urodynamisch onderzoek aangewezen.

Epidemiologische gegevens

In de periode 1985-2006 bleef de incidentie van urine-incontinentie tamelijk stabiel en bedroeg ongeveer 8 per 1000 per jaar voor vrouwen en 1 per 1000 per jaar voor mannen (figuur 10.4.1).

Het vóórkomen van urine-incontinentie steeg sterk met de leeftijd, bij vrouwen vanaf de leeftijdsgroep 25-44 jaar, bij mannen vanaf het 65e levensjaar (figuur 10.4.2).

De prevalentie van urine-incontinentie verdriedubbelde in de periode 1985-2006 bijna tot ruim 40 per 1000 per jaar voor vrouwen, terwijl deze voor mannen vrijwel gelijk bleef en 4 per 1000 per jaar bedroeg (figuur 10.4.3). De prevalentiecijfers over de laatste jaren laten zien dat ongeveer 5% van de mannen van 75 jaar en ouder bekend is met urine-incontinentie. Dit getal wordt voor vrouwen al voor het 65e levensjaar bereikt en stijgt tussen 65 en 74 jaar tot 10% en boven de 75 jaar zelfs tot 24% (figuur 10.4.4).

Beloop en interventie

Spontaan herstel is, gezien de meestal lange duur van de klacht vóór presentatie, als natuurlijk beloop van urine-incontinentie niet erg waarschijnlijk.

De kern van de therapie bij stressincontinentie is het terugbrengen van het blaashals-urethragebied binnen de invloedssfeer van intra-abdominale drukwisselingen. In de praktijk kan men kiezen uit bekkenbodemspieroefeningen, pessarium of operatieve ingrepen. De ernst van de incontinentie, de leeftijd van patiënte, de kwaliteit van de bekkenbodemspieren, de aanwezigheid van een prolaps, operatieve contra-indicaties en de wens van de vrouw bepalen de uiteindelijke mogelijkheden.

De therapie bij urge-incontinentie berust op het heropvoeden van de blaas door middel van blaastraining of op het verlagen van de blaastonus door onder andere parasympathicolytica.

Urineverlies roept bij de meeste patiënten schaamtegevoelens op en de vrees dat het in de toekomst erger zal worden. Het is van belang dat de huisarts hier aandacht aan besteedt. Soms voelen patiënten zich zo gehinderd dat ze bepaalde activiteiten (uitgaan, sporten) niet meer ondernemen. De houding van de patiënt ten opzichte van de klacht en in het verlengde hiervan de motivatie tot oefentherapie bepalen mede het succes van oefentherapie. Over het algemeen zijn de resultaten van oefentherapie in de huisartspraktijk goed. Tevens zijn urineabsorberende verbanden een door veel patiënten en verzorgers gewaardeerd hulpmiddel.

Prognose en preventie

De prognose hangt voor een groot deel af van de oorzakelijke aandoening. In combinatie met neurogene stoornissen is incontinentie bijvoorbeeld moeilijk toegankelijk voor therapie. De manier waarop de patiënt met de klacht omgaat, maakt incontinentie al dan niet tot een bedreigende handicap.

Bekkenbodemoefeningen in zwangerschap en kraambed ter preventie van stressincontinentie post partum zijn mogelijk effectief.

Voortvloeiend uit de etiologie bestaat de preventie van urge-incontinentie uit het in een vroeg stadium doorbreken van de vicieuze cirkel: 'frequente mictiegewoonte-drang-incontinentie' door het bewust afremmen van de frequente mictie.

Incontinentie kan een ongewenst neveneffect zijn na gynaecologische en urologische ingrepen. Voorbeelden zijn incontinentie na uterusextirpatie (meestal stressincontinentie), na een prostatectomie (meestal urge-incontinentie of op neurogene basis) of na operatief ingrijpen juist ten behoeve van incontinentie. Preventie is in die gevallen mogelijk door een scherpe indicatiestelling en zorgvuldig opereren.

Profiel

Incontinentie is vooral een aandoening van volwassen vrouwen en van ouderen. De consequenties variëren naar aard, ernst en invloed op het dagelijks leven. Om deze factoren juist te kunnen beoordelen, is de anamnese van het grootste belang. Therapeutische mogelijkheden voor de huisarts zijn, naast aandacht voor de psychologische kanten van deze handicap, blaastraining bij urge-incontinentie, en bij stressincontinentie bekkenbodemspieroefeningen en het aanmeten van een pessarium.

10.5 FLUOR VAGINALIS

Ziektebeeld

Fluor vaginalis duidt op een verstoring van het microbiële evenwicht in de schede. *Candida* is de meest voorkomende oorzaak, gevolgd door non-specifieke fluor vaginalis en veel zeldzamer *Trichomonas*. Tot de verwekkers van non-specifieke fluor vaginalis of bacteriële vaginose horen die door *Gardnerella vaginalis* en anaerobe bacteriën waarvan de pathogeniciteit nog onderwerp van discussie is. Fluor vaginalis door *Trichomonas* rekent men tot de seksueel overdraagbare aandoeningen. Fluor vaginalis door *Chlamydia* en gonorroe worden in de CMR in het hoofdstuk 'infectieziekten' geregistreerd (zie paragraaf 2.14).

De ernst van de klachten die deze drie groepen organismen veroorzaken, kan verschillen van zeer hinderlijk tot symptoomloos dragerschap. Bovendien zijn vaginale klachten niet altijd te herleiden tot objectief aantoonbare verwekkers. Verondersteld wordt daarom dat niet de aanwezigheid van micro-organismen, maar de kwantiteit hiervan en de mate van verstoring van het evenwicht in de vagina bepalen of men klachten krijgt of niet.

Er zijn talloze omstandigheden die het evenwicht in de vagina kunnen verstoren, de lokale zuurgraad verminderen en het zelfreinigingsmechanisme van de vagina belemmeren. Voorbeelden zijn hormonale veranderingen door graviditeit en orale anticonceptie, diabetes, antibiotica, algemene weerstandsvermindering, wassen met te veel zeep of een nieuwe seksuele partner.

Meestal gaat het bij vaginale klachten om jeuk, pijn en een verandering in geur, kleur, consistentie en hoeveelheid afscheiding. Een moeilijkheid in de praktijk is het onderscheid tussen normale fysiologische fluor en een infectie.

Op anamnese en macroscopisch aspect is het in uitgesproken gevallen goed varen. Fluor vaginalis door *Candida* geeft jeuk en brokkelig-witte (gestremde melk) fluor; bacteriële vaginose leidt tot riekende pasteuze grijze fluor; fluor vaginalis door *Trichomonas* geeft pijn, irritatie en geelgroene, dunne, schuimige fluor. Een geslachtsziekte is op grond van louter inspectie niet met zekerheid uit te sluiten.

Vindt men *Candida*-hyfen in een KOH-preparaat of *Trichomonas*-flagellaten in een fysiologisch-zoutpreparaat, dan is bij passende klachten een infectie met genoemde organismen hoogstwaarschijnlijk. Omgekeerd sluit afwezigheid in het microscopisch preparaat een infectie allerminst uit. 'Clue cells' in een fysiologisch-zoutpreparaat wijzen op een bacteriële vaginose, evenals een vaginale pH groter dan 4,5 en een aminegeur (visgeur) bij toevoegen van KOH aan de fluor. Bij onzekerheid of bij verdenking op een soa stelt men de diagnose door middel van een kweek.

Een verheldering van de hulpvraag en het zoeken naar oorzaken van de vaginale evenwichtsverstoring is bij fluor vaginalis uitdrukkelijk onderdeel van het diagnostisch proces.

Epidemiologische gegevens

De diagnose fluor vaginalis wordt in de CMR in enkele deelcodes onderscheiden. Zoals gezegd, zijn fluor vaginalis ten gevolge van *Chlamydia* en gonorroe elders in dit boek behandeld. In deze paragraaf gaat het om fluor vaginalis ten gevolge van *Candida*, *Trichomonas* en non-specifieke vaginitis.

De incidentie van fluor vaginalis ten gevolge van *Candida* steeg in de periode 1985-2006 licht tot ongeveer 42 per 1000 vrouwen per jaar (figuur 10.5.1). De incidentie van fluor vaginalis ten gevolge van *Trichomonas* daarentegen nam sterk af en nadert de laatste jaren tot nul (figuur 10.5.2). De incidentie van fluor vaginalis ten gevolge van non-specifieke vaginitis daalde tot het jaar 2000 en nam daarna weer enigszins toe tot 5-6 per 1000 vrouwen per jaar (figuur 10.5.3).

De incidentie van fluor vaginalis ten gevolge van de hier besproken drie oorzaken tezamen betrof voor-

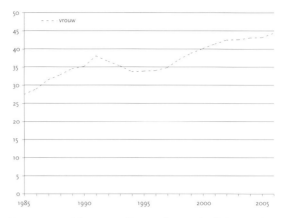

Figuur 10.5.1 Nieuwe gevallen van fluor vaginalis ten gevolge van Candida *per 1000 patiëntjaren gestandaardiseerd voor leeftijd. Trend over jaren (CMR 1985-2006).*

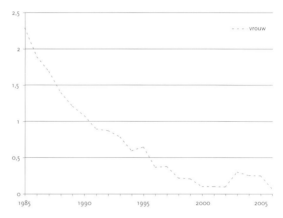

Figuur 10.5.2 Nieuwe gevallen van fluor vaginalis ten gevolge van Trichomonas *per 1000 patiëntjaren gestandaardiseerd voor leeftijd. Trend over jaren (CMR 1985-2006).*

al vrouwen in de vruchtbare leeftijd (figuur 10.5.4).

De verdeling van de incidentie van fluor vaginalis naar sociale laag toonde weinig verschillen (figuur 10.5.5). De verdeling naar seizoen laat een geringe oververtegenwoordiging van de registraties van fluor vaginalis in de zomer zien (figuur 10.5.6).

Beloop en interventie

Fluor vaginalis door *Candida*, *Trichomonas* en bacteriële vaginose zijn lastige maar onschuldige aandoeningen die tot de vagina beperkt blijven. Het natuurlijk beloop, en dus het percentage onbehandelde gevallen van fluor vaginalis dat spontaan geneest, is onbekend.

Fluor zal bij patiënten verschillende associaties en vragen oproepen: angst voor geslachtsziekten bijvoorbeeld of ongerustheid over de vruchtbaarheid, gêne

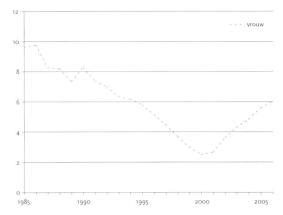

Figuur 10.5.3   Nieuwe gevallen van fluor vaginalis ten gevolge van non-specifieke vaginitis per 1000 patiëntjaren gestandaardiseerd voor leeftijd. Trend over jaren (CMR 1985-2006).

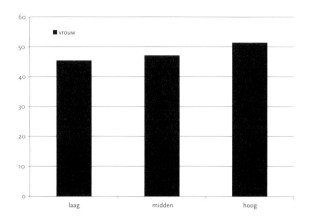

Figuur 10.5.5   Nieuwe gevallen van fluor vaginalis (Candida, Trichomonas, non-specifieke vaginitis) per 1000 patiëntjaren gestandaardiseerd voor leeftijd. Verdeling naar sociale laag (CMR 2002-2006).

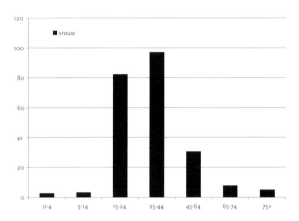

Figuur 10.5.4   Nieuwe gevallen van fluor vaginalis (Candida, Trichomonas, non-specifieke vaginitis) per 1000 patiëntjaren. Verdeling naar leeftijd (CMR 2002-2006).

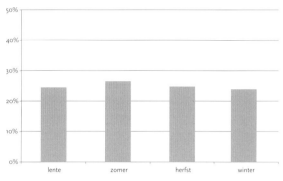

Figuur 10.5.6   Nieuwe gevallen van fluor vaginalis (Candida, Trichomonas, non-specifieke vaginitis) in procenten van de totale incidentie. Verdeling naar seizoen (CMR 1985-2006).

om geroken te worden of de wens van de klachten af te komen. Informatie hierover is van wezenlijk belang voor een adequate interventie. Er bestaat een scala aan therapeutische mogelijkheden.

Tegen de fluor vaginalis door *Candida* zijn vaginaal toegediende miconazolpreparaten goed werkzaam. Met orale antimycotica dient men terughoudend te zijn in verband met resistentieontwikkeling. De seksuele partner hoeft alleen bij klachten behandeld te worden.

In geval van *Trichomonas* worden zowel patiënte als seksuele partner met metronidazol behandeld, aangezien kolonisatie van de urethra door *Trichomonas* bij mannen symptoomloos kan verlopen.

Bacteriële vaginose herstelt in een deel van de gevallen spontaan, soms is het moeilijk te verhelpen. Op korte termijn is oraal metronidazol effectief, maar de kans op herhaling is groot. Na één maand heeft ongeveer 40% van de patiënten een recidief.

Prognose en preventie

Vooral fluor vaginalis door *Candida* neigt tot recidiveren. Men denkt dat sommige mensen bevattelijker zijn dan andere voor schimmelinfecties van huid en slijmvliezen. Luxerende omstandigheden probeert men zo veel mogelijk te vermijden (te veel wassen, onnodig antibiotica).

Bij *Trichomonas* zijn de gebruikelijke preventieve maatregelen ter voorkoming van geslachtsziekten van toepassing.

Bacteriële vaginose is een syndroom van een aantal klinische, biochemische en microbiologische verschijnselen zonder precieze oorzaak. Preventieve maatregelen zijn onbekend.

Profiel

Fluor vaginalis, in het bijzonder door *Candida*, *Trichomonas* en *Gardnerella*, is een hinderlijke, maar onschuldige aandoening. Zij komt frequent voor en treft vooral vrouwen in de fertiele levensfase. Over het natuurlijk beloop is nog veel onbekend. De diagnostiek in de brede zin van het woord en de therapie zijn huisartsenwerk.

10.6 PELVIC INFLAMMATORY DISEASE (PID)

Ziektebeeld

'Pelvic inflammatory disease' (PID) is een ontsteking in het kleine bekken en betreft meestal een salpingitis, die bij uitbreiding in de parametria ook wel adnexitis wordt genoemd.

PID is bijna altijd het gevolg van een opstijgende infectie vanuit de vagina. Er zijn veel theorieën over de precieze genese. In elk geval hebben PID en seksueel overdraagbare aandoeningen veel met elkaar te maken. Mogelijk spelen bij de etiologie micro-organismen in het sperma van de man een rol. De zaadcellen fungeren daarbij als transportmedium voor deze micro-organismen. Normaal vormt de slijmprop in de cervix een effectieve barrière tegen opstijgende infecties, maar tijdens de menstruatie, na een abortus of in het kraambed is deze prop afwezig. Daarnaast kunnen ontstekingen optreden als gevolg van het iatrogeen doorbreken van de cervixbarrière, zoals bij curettage en het inbrengen van een IUD. Spiraalgebruik op zich leidt niet tot een verhoogde kans op PID, ook niet bij nulliparae. Wel hebben vrouwen met wisselende seksuele partners een verhoogd risico op PID. De anticonceptiepil biedt een zekere bescherming door de grotere ondoordringbaarheid van het cervixslijm.

Vooral *Chlamydia trachomatis* en in mindere mate gonokokken zijn belangrijke verwekkers.

De symptomatologie van PID kan typisch en heftig zijn, maar is vaak weinig uitgesproken. De belangrijkste klachten zijn een geleidelijk toenemende hevige pijn diffuus in de onderbuik, met vaginale afscheiding en bloedverlies. Bij vaginaal toucher is er slingerpijn van de uterus en zijn de adnexen (zeer) pijnlijk. Pas later zijn de adnexen gezwollen. Koorts en een verhoogde bezinking ondersteunen de diagnose. Het maken van een kweek van de cervicale afscheiding dient vooral om gonokokken en *Chlamydia* aan te tonen.

Onderzoek met laparoscopie als referentiepunt wees uit dat de diagnose klinisch vaak moeilijk is te stellen. Eenzijdige lokalisatie met een gemitigeerd verloop komt voor, waarbij vooral PID door *Chlamydia* berucht is om de vage symptomatologie. Eenzijdige lokalisatie brengt de arts gemakkelijk op een dwaalspoor: appendicitis, diverticulitis, pyelitis, een persisterende follikel en extra-uteriene graviditeit (zeker bij IUD-gebruik) komen differentieeldiagnostisch in aanmerking. Ook functionele aandoeningen ('bekkenpijnsyndroom') kunnen een PID nabootsen. Zeldzaam, maar uiterst verwarrend is pijn in de rechterbovenbuik als uiting van een perihepatitis bij PID door *Chlamydia* en gonokokken, het zogenoemde fitz-hugh-curtis-syndroom.

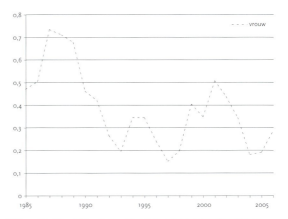

Figuur 10.6.1 Nieuwe gevallen van salpingitis-adnexitis per 1000 patiëntjaren gestandaardiseerd voor leeftijd. Trend over jaren (CMR 1985-2006).

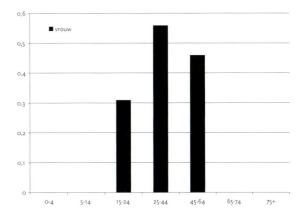

Figuur 10.6.2 Nieuwe gevallen van salpingitis-adnexitis per 1000 patiëntjaren. Verdeling naar leeftijd (CMR 2002-2006).

Epidemiologische gegevens

Het aantal nieuwe gevallen van PID bleek in de CMR gering, gemiddeld 0,4 per 1000 vrouwen per jaar (figuur 10.6.1). PID trof vooral vrouwen in de fertiele levensfase (figuur 10.6.2).

In geïndustrialiseerde westerse landen is de incidentie van PID de laatste jaren duidelijk toegenomen. De CMR-gegevens weerspiegelen dit niet zo duidelijk. Aanmerkelijk hogere incidenties zijn in de grote steden waargenomen, samenhangend met de eveneens gestegen frequentie van seksueel overdraagbare aandoeningen.

Beloop en interventie

De behandeling bestaat in antibiotica en (bed)rust. Gezien het vaak voorkomen van chlamydia-infecties en menginfecties met anaerobe micro-organismen, gaat de voorkeur uit naar een combinatie van tetracyclinen en metronidazol gedurende twee weken. Indien de omstandigheden gunstig zijn, kan men patiënte thuis behandelen, onder stringente controle van het klinisch beloop en de bezinking. Soms zijn de voorwaarden niet zo gunstig (jonge alleenstaande kamerbewoners) en is ziekenhuisopname een betere garantie tot genezing. Bij spiraalgebruiksters kan het IUD na twee dagen gebruik van de antimicrobiële behandeling worden verwijderd.

Complicaties op korte termijn treden op door uitbreiding tot een pelveoperitonitis en tuba-ovarieel abces. Rust dicht men een gunstige invloed toe op de preventie van juist deze complicaties. In ongeveer 10% van de gevallen leidt een PID tot verklevingen en afsluiting van de tubae en derhalve tot infertiliteit. De kans op onvruchtbaarheid wordt met elke doorgemaakte PID groter. Bovendien hebben sommige vrouwen die eenmaal een PID hebben doorgemaakt, een verhoogde kans opnieuw een infectie op te lopen. Een andere belangrijke complicatie op lange termijn is extra-uteriene graviditeit. Voor vrouwen met een PID in de voorgeschiedenis is het risico hierop veel groter dan voor vrouwen zonder deze aandoening.

Prognose en preventie

Het risico van een PID schuilt vooral in de mogelijke complicaties van onvruchtbaarheid. Deze complicatie bepaalt de prognose van het ziektebeeld en de betekenis (onvruchtbaarheid!) voor de individuele patiënte en partner.

Algemene primaire preventieve maatregelen ten behoeve van seksueel overdraagbare aandoeningen zijn ook van toepassing op het voorkomen van PID. Tevens is van belang extra alert te zijn op risicogroepen voor chlamydia-infectie, jongeren (<25 jaar), recent een nieuwe partner, abortus, IUD-insertie, Antillianen en Surinamers.

Profiel

PID is een aan soa gekoppeld ziektebeeld. Bij een tijdig gestelde diagnose en een adequate behandeling kan men complicaties op korte termijn voorkomen. Of de fertiliteit geschaad is, ontdekt men meestal pas op het moment van actieve kinderwens.

10.7 AMENORROE

Ziektebeeld

In de CMR wordt gesproken van primaire amenorroe als er geen menstruaties optreden bij een meisje dat inmiddels 16 jaar is geworden. Van secundaire amenorroe wordt gesproken indien de menstruatie wel op gang is gekomen, maar minstens zes maanden is weggebleven, of, afhankelijk van de duur van de voorgaande cycli, er ten minste drie cycli zijn overgeslagen. Secundaire amenorroe komt veel vaker voor dan primaire amenorroe.

Bij het merendeel van de vrouwen met primaire en secundaire amenorroe is een hormonale disfunctie in het spel. Bij primaire amenorroe kan daarnaast ook sprake zijn van chromosoomafwijkingen en congenitale afwijkingen van de tractus genitalis. De meest voorkomende oorzaken liggen of op hypothalaam-hypofysair niveau, of op het niveau van het ovarium. Amenorroe door psychische en emotionele factoren, sterk gewichtsverlies (anorexia nervosa), fanatiek sporten en medicijngebruik (cimetidine en neuroleptica) zijn voorbeelden van het eerstgenoemde niveau, het polycysteusovariumsyndroom en de persisterende follikel voorbeelden van het tweede niveau. Veel zeldzamere oorzaken zijn endocrinologische ziekten (diabetes, schildklierlijden) en tumoren van hypofyse en hypothalamus

De levensfase van de vrouw is van belang voor de betekenis die het wegblijven van de menstruatie heeft en geeft een aanwijzing voor de etiologie. Zo moet bij pubers vooral gedacht worden aan het niet op gang komen van de hypothalame-hypofysaire samenwerking, en bij vrouwen na het 40e jaar aan een vervroegde menopauze of een persisterende follikel.

Voor het stellen van de diagnose is de anamnese het belangrijkst. Dat geldt met name de cyclusanamnese bij secundaire amenorroe. Daarnaast dient men op het gewicht te letten. Bij vrouwen met klachten van acne en hirsutisme beoordeelt de huisarts ook het beharingspatroon en andere tekenen van virilisatie. Gynaecologisch onderzoek levert slechts bij uitzondering afwijkingen op. Bij 16-18-jarigen met primaire amenorroe kan het onderzoek worden gecompleteerd met een progesteronbelastingstest. Een positieve test wijst op de aanwezigheid van een uterus met functionerend endometrium en zonder afvloedbelemmering door abnormale aanlegstoornissen. Indien na inname van een progestativum dus een onttrekkingsbloeding optreedt, kan men ernstige, zeldzame aandoeningen uitgesloten achten.

Epidemiologische gegevens

Het aantal nieuwe gevallen van amenorroe daalde in de loop van de periode 1985-2006 en bedroeg de laatste jaren gemiddeld 0,5 per 1000 vrouwen per jaar (figuur 10.7.1). Het is aannemelijk dat de CMR-artsen vaker met klachten over uitblijvende menstruaties geconfronteerd werden. Klachten kunnen namelijk ook onder 'irregulaire menses' (zie volgende paragraaf) geboekt worden wanneer de periode van zes maanden die als criterium voor amenorroe geldt, nog niet verstreken is. Daarnaast is er waarschijnlijk sprake van onderrapportage omdat een amenorroe bij een ziekte zoals anorexia nervosa niet als apart beeld in de registratie wordt opgenomen.

De diagnose wordt vooral geregistreerd bij vrouwen in de leeftijdsgroep van 15 tot 44 jaar (figuur 10.7.2).

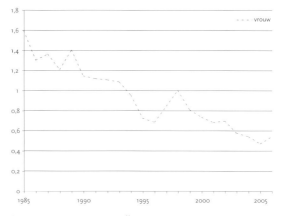

Figuur 10.7.1 Nieuwe gevallen van amenorroe per 1000 patiëntjaren gestandaardiseerd voor leeftijd. Trend over jaren (CMR 1985-2006).

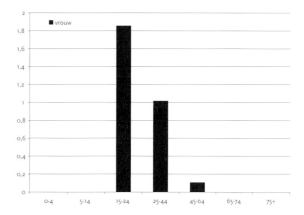

Figuur 10.7.2 Nieuwe gevallen van amenorroe per 1000 patiëntjaren. Verdeling naar leeftijd (CMR 2002-2006).

Beloop en interventie

Indien er geen aanwijzingen zijn voor bijzondere oorzaken, betekent amenorroe in de huisartspraktijk meestal een tijdelijk, onschuldig onvermogen tot ovuleren. De huisarts legt patiënte uit dat er niets ernstigs aan de hand is, ook niet met de vruchtbaarheid. Amenorroe maakt anticonceptie in geval van seksuele contacten niet overbodig, iets wat patiënten niet altijd weten. Amenorroe kan wel een signaal betekenen voor een ernstige eetstoornis, zoals anorexia nervosa. Secundaire amenorroe mét acne, hirsutisme of adipositas kan wijzen op een polycysteusovariumsyndroom. Dit gaat vaak gepaard met een verminderde vruchtbaarheid zodat bij kinderwens een verwijzing nodig is. Bij een vroegtijdige menopauze en kinderwens is eveneens een verwijzing op zijn plaats. Ook bij verdenking op bijzondere oorzaken, na uitsluiten van zwangerschap, zal de huisarts verwijzen naar een gynaecoloog.

Prognose en preventie

Afgezien van amenorroe door bijzondere oorzaken is de prognose goed. Zelden houdt het symptoom een jaar of langer aan. Bestaat er zwangerschapswens dan heeft ovulatie-inductie een grote kans van slagen.

Profiel

Amenorroe betreft meestal een onschuldige hormonale disfunctie waarbij de anamnese de belangrijkste informatie verschaft. Zelden houdt het symptoom langer dan een jaar aan.

10.8 IRREGULAIRE MENSES EN MENORRAGIE

Ziektebeelden

Onregelmatig en overvloedig bloedverlies tijdens de menstruatie behoren anamnestisch nauwkeurig van elkaar te worden afgebakend. Het maakt voor het verdere beleid veel uit of er sprake is van behoud van het cyclisch patroon of dat er volstrekt irregulair bloedverlies is. Onregelmatig en hevig bloedverlies zonder dat de menstruaties afzonderlijk te herkennen zijn, heet metrorragie. Overvloedig bloedverlies met behoud van de cyclus heet menorragie. Hierbij is hoeveelheid en/of duur langer dan hetgeen voor de vrouw gebruikelijk is.

Extra bloedverlies op een vast tijdstip vlak voor, na of tussen (bij de ovulatie) goed herkenbare menstruaties wijst in het algemeen op een onschuldige verstoring in de opbouw van het endometrium.

Extra bloedverlies op een willekeurig tijdstip van de cyclus wijst op contactbloedingen of bloedingen ten gevolge van endometriumafwijkingen (spotting ten gevolge van pilgebruik, IUD, erosie, poliep, ontstekingen met name door *Chlamydia*, carcinoom).

De oorzaak van een metrorragie is meestal hormonaal. Aan het begin van de vruchtbare periode spreekt men van een 'métrorragie des vierges', een door een tekort aan LH (luteïniserend hormoon) anovulatoire doorbraakbloeding als gevolg van onrijpheid van het hypothalaam-hypofysair systeem. In de vruchtbare levensfase moet men bij een metrorragie denken aan de mogelijkheid van (dreigende) abortus, extra-uteriene graviditeit en ontstekingen in het kleine bekken. Aan het einde van de vruchtbare levensfase liggen disfunctionele bloedingen voor de hand. De follikels zijn ongevoeliger geworden voor de gonadotrofinen, waardoor een ovulatie uitblijft en het endometrium continu door oestrogenen wordt gestimuleerd. Postmenopauzaal kunnen poliepen of een maligniteit van de uterus de oorzaak zijn.

Bij een menorragie kunnen lokale anatomische veranderingen (myomen, adenomyosis, IUD-gebruik, ontstekingen) aanleiding geven tot fors bloedverlies. In zeldzame gevallen is een stollingsafwijking de oorzaak, meestal is hierbij vanaf de menarche hevig bloedverlies. Een recente studie toonde aan dat vrouwen met onregelmatig en/of hevig bloedverlies meer met seksueel misbruik (in het verleden) te maken hebben gehad. In meer dan de helft van de gevallen wordt geen oorzaak gevonden.

Het diagnostisch onderzoek omvat een gynaecologisch onderzoek (speculum, toucher), ook als de vrouw vloeit. In geval van contactbloedingen wordt een cervixuitstrijkje gemaakt. Bij verdenking op intracavitaire problematiek (poliep, submuceus myoom) kan een intravaginale echo aangewezen zijn.

Epidemiologische gegevens

Uit de gegevens van de CMR bleek het aantal nieuwe gevallen gemiddeld 7 per 1000 vrouwen per jaar te bedragen voor de diagnose irregulaire menstruatie, en 3 per 1000 vrouwen per jaar voor de diagnose metrorragie. Deze cijfers hebben betrekking op de genoemde menstruatiestoornissen indien en voor zover er geen organische oorzaak werd gevonden. Wanneer de klachten bijvoorbeeld op myomen of een carcinoom berustten, werd de desbetreffende ziekte en niet de irregulaire menstruatie of menorragie ge-

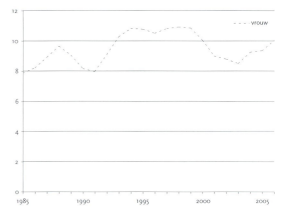

Figuur 10.8.1 Nieuwe gevallen van irregulaire menses per 1000 patiëntjaren gestandaardiseerd voor leeftijd. Trend over jaren (CMR 1985-2006).

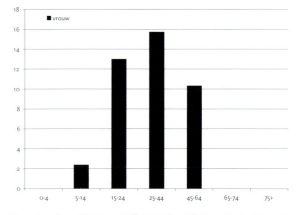

Figuur 10.8.2 Nieuwe gevallen van irregulaire menses per 1000 patiëntjaren. Verdeling naar leeftijd (CMR 2002-2006).

AANDOENINGEN VAN DE TRACTUS UROGENITALIS

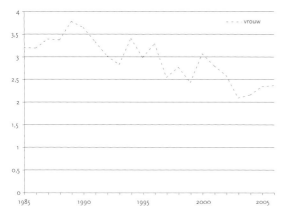

Figuur 10.8.3 Nieuwe gevallen van menorragie per 1000 patiëntjaren gestandaardiseerd voor leeftijd. Trend over jaren (CMR 1985-2006).

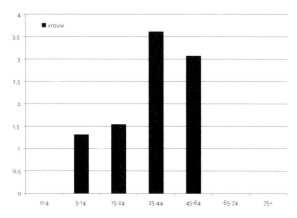

Figuur 10.8.4 Nieuwe gevallen van menorragie per 1000 patiëntjaren. Verdeling naar leeftijd (CMR 2002-2006).

codeerd. Stoornissen bij pil- en IUD-gebruik werden niet gecodeerd.

Tijdens de registratieperiode deden zich enige schommelingen voor in het aantal nieuwe gevallen van irregulaire menses/metrorragie in de loop van de tijd (figuur 10.8.1). De diagnose irregulaire menses/metrorragie werd in de hele vruchtbare levensfase van de vrouw gesteld, met een hoogste frequentie tussen 25 en 44 jaar (figuur 10.8.2).

Ook de diagnose menorragie toonde in de periode 1985-2006 een geringe daling in de incidentie (figuur 10.8.3). Bij menorragie was sprake van een toename van de incidentie tot de leeftijd van 55 jaar (figuur 10.8.4).

De sociale laag bleek vrijwel van geen invloed op de incidenties van beide aandoeningen.

Beloop en interventie

Beloop en interventie zijn afhankelijk van de oorzaken. Irregulair bloedverlies of menorragie kan bijvoorbeeld reden zijn om een IUD te verwijderen. Als een uterus myomatosus ten grondslag ligt aan de menorragie, wordt het beleid uit paragraaf 3.12 gevolgd.

Bij een metrorragie zonder onderliggende oorzaak gaat men uit van een hormonale verstoring. Men geeft progestativa gedurende tien dagen. Is het bloeden langer dan een week bezig, dan geeft men oestrogenen én progestagenen tegelijk, bijvoorbeeld in een sub-50-pil gedurende vijf dagen 4 dd 1. Het bloedverlies stopt na enkele dagen en na afloop treedt een dervingsbloeding op. Een sub-50-pil kan ook bij minder ernstig bloedverlies als eerste keuze gegeven worden. Hetzelfde geldt voor anovulatoire climacteriële bloedingen, zie ook paragraaf 10.11. Daarnaast zijn NSAID's, tranexaminezuur en het progesteronhoudend IUD mogelijkheden om het bloedverlies tijdens de menses te verminderen. In zeldzame gevallen kan een endometriumablatie aangewezen zijn.

Bij fors bloedverlies wordt ook het hemoglobinegehalte bepaald. Overmatig menstrueel bloedverlies is de belangrijkste oorzaak van anemie in de vruchtbare levensfase.

Prognose en preventie

De prognose van irregulair of te veel bloedverlies is gunstig, tenzij het een uiting is van ernstige endometriumpathologie.

Met betrekking tot de preventie moet als eerste het vroegtijdig opsporen van het cervixcarcinoom worden genoemd. Het tweede aandachtspunt is het bloedverlies in de postmenopauze, waarbij de huisarts verdacht moet zijn op de mogelijkheid van een endometriumcarcinoom. Om dit carcinoom op het spoor te komen, is vaginale echografie het eerst aangewezen diagnosticum. Bij een endometriumdikte van minder dan 4 mm hoeft geen verdere diagnostiek te worden verricht, omdat de kans op een carcinoom verwaarloosbaar klein is. De epidemiologische gegevens van postmenopauzaal bloedverlies staan in paragraaf 10.11.

Men dient tegelijkertijd kritisch en terughoudend te blijven toezien op de indicatiestelling tot uterusextirpatie. Nog altijd is (ir)regulair fors bloedverlies de belangrijkste indicatie tot deze ingreep.

Profiel

Irregulaire menses en menorragie komen regelmatig voor. Het merendeel van de patiënten heeft een goed behandelbare disfunctionele bloeding. Uitzonderingen komt de huisarts op het spoor door zorgvuldig onderzoek en controle op het effect van de ingestelde therapie.

10.9 DYSMENORROE EN PREMENSTRUEEL SYNDROOM

Ziektebeeld

Men spreekt van *dysmenorroe* bij cyclusgebonden pijn onder in buik en rug, voorafgaand aan of bij het begin van de menstruatie. Frequent treden ook algemene verschijnselen op, zoals misselijkheid, braken, duizeligheid en moeheid. Primaire dysmenorroe begint vrij snel na de menarche. Meestal zijn er geen andere cyclusstoornissen. Men denkt dat prostaglandinen de klachten veroorzaken. Een hoge prostaglandineconcentratie leidt tot overactiviteit van het myometrium met uteriene ischemie als gevolg. Aangezien de prostaglandinen vanuit het endometrium de circulatie binnendringen, zijn ze tevens verantwoordelijk voor de begeleidende verschijnselen. Treden de klachten op latere leeftijd op, al dan niet in combinatie met onregelmatig of fors bloedverlies, dan spreekt men van secundaire dysmenorroe. Dit kan optreden bij IUD-gebruik, endometriosis, endometriumpoliep, myomen of infectie (PID).

Bij het *premenstrueel syndroom* (PMS) treden klachten op in de luteale fase van de cyclus. De grens tussen normaal en abnormaal is moeilijk aan te geven, zo er al sprake is van meer dan een gradueel verschil tussen vrouwen in het optreden van verschijnselen. Deze zijn divers en omvatten lichamelijke symptomen (gespannen borsten, opgeblazen gevoel, hoofdpijn) en psychische klachten (prikkelbaarheid, agressie, angst, moeheid, depressie). De wetenschappelijke onzekerheid over dit syndroom is groot. In elk geval konden geen tekorten aan het veelbesproken progesteron en pyridoxine worden aangetoond.

De diagnosen dysmenorroe en premenstrueel syndroom worden gesteld op grond van de anamnese, bij secundaire dysmenorroe aangevuld met een gynaecologisch onderzoek. Bij het premenstrueel syndroom verdient het aanbeveling om door middel van een dagboek inzicht te verkrijgen in het klachtenpatroon. Gezien de psychologische aspecten is het van belang aandacht te besteden aan de reden van de komst, eigen ideeën over de klacht en de invloed ervan op het dagelijks leven.

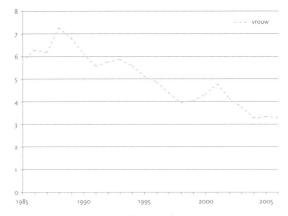

Figuur 10.9.1 *Nieuwe gevallen van dysmenorroe per 1000 patiëntjaren gestandaardiseerd voor leeftijd. Trend over jaren (CMR 1985-2006).*

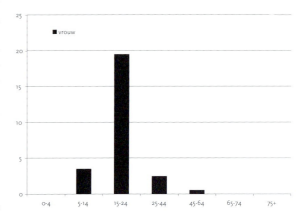

Figuur 10.9.2 *Nieuwe gevallen van dysmenorroe per 1000 patiëntjaren. Verdeling naar leeftijd (CMR 2002-2006).*

Epidemiologische gegevens

De CMR-cijfers hebben betrekking op primaire *dysmenorroe*. In de CMR werden in de loop van de periode 1985-2006 wat minder nieuwe gevallen geregistreerd, de laatste jaren 3-4 per 1000 vrouwen per jaar (figuur 10.9.1). Het is duidelijk dat dit niet het feitelijk aanzienlijk hogere aantal in de bevolking weerspiegelt. Ernst, invloed op het dagelijks leven, hardnekkigheid van klachten, individuele klachtengeneigdheid en dergelijke liggen ten grondslag aan de selectie.

De leeftijdsverdeling van de incidentie van primaire dysmenorroe is te zien in figuur 10.9.2.

De prevalentie lag in de periode 1985-2006 duidelijk hoger dan de incidentie: het probleem kan dus nogal eens hardnekkig voortduren (figuur 10.9.3).

De diagnose *premenstrueel syndroom* wordt pas sinds de jaren tachtig geregistreerd. De incidentie be-

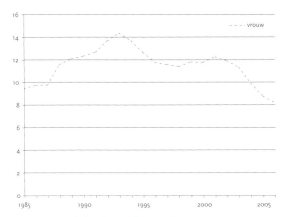

Figuur 10.9.3 Bekende gevallen van dysmenorroe per 1000 patiëntjaren gestandaardiseerd voor leeftijd. Trend over jaren (CMR 1985-2006).

droeg ongeveer 1 per 1000 vrouwen per jaar. De leeftijdsverdeling bij de geregistreerde incidentie hiervan was volgens verwachting. PMS werd onder de 15 jaar vrijwel niet geregistreerd, was duidelijk aanwezig bij de 15-25-jarigen en bereikte de hoogste incidentie in de leeftijdsgroep 25-45 jaar.

Beloop en interventie

Vaak bezoekt de patiënte met primaire *dysmenorroe* de huisarts omdat zelfmedicatie niet geholpen heeft. Prostaglandinesynthetaseremmers (indien nog niet gebruikt als zelfmedicatie) of orale anticonceptiva zijn een effectief alternatief. Er bestaat een grote diversiteit aan adviezen om deze pijnlijke periode door te komen; de vrouw in kwestie kan het beste naar eigen ervaring handelen. De klachten gaan in de loop van het leven uiteindelijk altijd over.

De keuze van interventie bij secundaire dysmenorroe heeft, behalve met de oorzaak, ook te maken met al dan niet bestaande kinderwens.

De benadering van het *premenstrueel syndroom* bestaat in erkenning van het probleem met alle onduidelijkheid daaromtrent. Soms helpen orale anticonceptiva en ook van de SSRI-antidepressiva worden effectieve resultaten gemeld. Veel aangeprezen therapieën kunnen de toets der kritiek niet doorstaan.

Prognose en preventie

Er bestaan overeenkomsten tussen menstruatieklachten van moeders en dochters wat betreft dysmenorroe en premenstrueel syndroom. Bij PMS bleek zelfs de aard van de symptomen gelijk. Dit kan wijzen op genetische factoren, maar waarschijnlijk berust het ook op aangeleerd gedrag en speelt het gezin een belangrijke rol bij het omgaan en beleven van de menstruatie.

De prognose is over het algemeen gunstig.

Profiel

Dysmenorroe en PMS zijn cyclusgebonden syndromen van onschuldige maar hinderlijke aard. Dysmenorroe komt vooral in de puberteit voor en is effectief te behandelen. PMS komt met het toenemen van de leeftijd vaker voor. Hierbij past een gebalanceerde benadering van adequate aandacht zonder medicaliseren.

10.10 DE GENITALE PROLAPS

Ziektebeeld

Prolaps, meestal verzakking genoemd, is een aandoening waarbij de structuren uit het kleine bekken van de vrouw lager zijn komen te liggen dan normaal. Met name vagina en uterus worden daarbij betrokken, maar vaak ook blaas en urethra (urethrocystokèle), soms het rectum (rectokèle) en nog zeldzamer het peritoneum met een darmlis (enterokèle).

De etiologie is multifactorieel. Enerzijds zijn er 'endogene' factoren, zoals aangeboren weefselslapte, hormonale veranderingen na de menopauze, veroudering en ras, anderzijds zijn er min of meer vermijdbare 'exogene' factoren, zoals hoge pariteit, slappe bekkenbodemspieren door gebrek aan lichaamsbeweging, overgewicht, traumata van de bekkenbodem bij partus of operatie, drukverhogende momenten zoals chronisch hoesten en zware lichamelijke arbeid. Zeer zelden zijn tumoren in het kleine bekken de oorzaak.

De presentatie kan 'een zwaar gevoel van onderen' zijn, het gevoel dat 'er iets uitzakt' of patiënten voelen een 'bal' uit de schede aan het einde van de dag. Urine-incontinentie en toegenomen vaginale afscheiding kunnen bijkomende klachten zijn. Moeilijker wordt het wanneer lage rugklachten worden gerelateerd aan het bestaan van een prolaps, omdat dit lang niet altijd voldoende verklaring vormt. Bij een rectokèle kunnen defecatieklachten de reden voor het consult vormen. Bij lichamelijk onderzoek dient de huisarts zich door inspectie en vaginaal toucher een beeld te vormen van de mate van verzakking van de diverse structuren uit het kleine bekken, van de kwaliteit van de bekkenbodem en van de afmeting van de introïtus (in verband met eventueel pessarium).

Epidemiologische gegevens

Tijdens de registratieperiode had het jaarlijks aantal nieuwe gevallen van genitale prolaps een tamelijk stabiel verloop. De incidentie bedroeg gemiddeld 2,5 per 1000 vrouwen per jaar (figuur 10.10.1).

Prolaps werd voornamelijk bij vrouwen boven de 45 jaar geregistreerd en met de leeftijd in toenemende mate. Boven de 65 jaar bedroeg de incidentie 6-7 per 1000 patiëntjaren. Onder de leeftijd van 45 jaar werden per jaar minder dan 2 nieuwe gevallen per 1000 gevonden (figuur 10.10.2).

In de hoog sociale laag werd de hoogste incidentie geregistreerd, maar de verschillen zijn minimaal.

Bij de chronische gevallen is het verband met de leeftijd nog duidelijker dan bij de incidente gevallen en bedraagt boven de 65 jaar gemiddeld 8% van de vrouwen van die leeftijd. In de periode 1985-2006 was de prevalentie onverminderd hoog: ongeveer 20 per 1000 vrouwen per jaar (figuur 10.10.3).

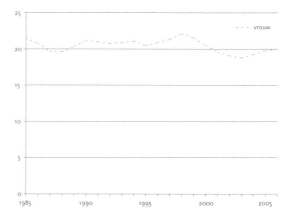

Figuur 10.10.3 Bekende gevallen van genitale prolaps per 1000 patiëntjaren gestandaardiseerd voor leeftijd. Trend over jaren (CMR 1985-2006).

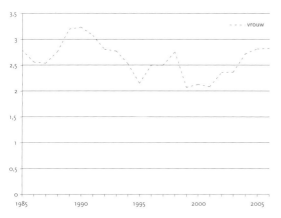

Figuur 10.10.1 Nieuwe gevallen van genitale prolaps per 1000 patiëntjaren gestandaardiseerd voor leeftijd. Trend over jaren (CMR 1985-2006).

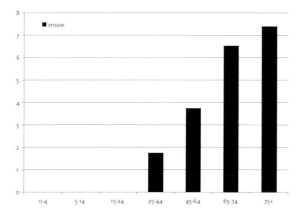

Figuur 10.10.2 Nieuwe gevallen van genitale prolaps per 1000 patiëntjaren. Verdeling naar leeftijd (CMR 2002-2006).

Beloop en interventie

Over het natuurlijk beloop van genitale prolaps bestaat nauwelijks goede literatuur. Zo is het onduidelijk of er een spontane verbetering optreedt met het stijgen der jaren.

De keuze om al dan niet te behandelen hangt samen met de gepresenteerde klachten. Bij een deel van de patiënten is uitleg over hetgeen ze als afwijkend bemerkt hebben voldoende. Het gebruik van pessaria is een waardevolle en effectieve behandeling. Onderzoek in de vier CMR-praktijken toonde aan dat zes van de tien patiënten met genitale prolaps een pessarium kregen, het merendeel naar tevredenheid. Een polyethyleen ringpessarium in maten tussen 60 en 80 mm voldoet in de meeste gevallen. Voor vrouwen met een sterke descensus uteri kan een (vouwbaar) zeefpessarium voldoen. De controles van pessariumdraagsters vinden eenmaal per drie tot vier maanden plaats en bestaan in het vragen naar eventuele klachten, het uitnemen van het pessarium, speculumonderzoek ter controle op drukulcera, en het zorgvuldig reinigen en opnieuw inbrengen van het pessarium. Bij klachten over vaginale afscheiding is vaker schoonmaken meestal een voldoende remedie. Soms is het nodig het pessarium tijdelijk uit te laten en is lokale behandeling met oestrogeen geïndiceerd. Sommige vrouwen willen en kunnen uitstekend zelf het pessarium iedere dag inbrengen en uithalen. Dit vermindert het risico op lokale irritatie en drukulcera aanzienlijk. Voor vrouwen bij wie het gewone pessarium uitvalt vanwege een gebrek aan steun van de bekkenbodem, is een kubuspessarium geschikt. Dit is een rubber dobbelsteenachtig pessarium dat zich aan de wand vastzuigt. Het moet iedere dag worden verwijderd gezien de vergrote kans op irritatie van de vagina.

De operatieve therapie is voor veel (specialistische) auteurs de behandeling van eerste keuze. De twee indicaties waarover nauwelijks discussie bestaat, zijn het falen van pessariumbehandeling en de totale prolaps. Er wordt een veelheid aan technieken toegepast. De achterwandplastiek heeft hierbij een slechte naam gekregen vanwege frequent optredende dyspareunieklachten. In het algemeen wordt tevens een uterusextirpatie uitgevoerd. De recidiefkans na operatie wordt zeer wisselend opgegeven en zou na tien jaar follow-up variëren van 10-20%. In de eerder genoemde CMR-studie kreeg 25% binnen gemiddeld vijf jaar een recidief. Operatieve behandeling van recidiefprolaps is aanzienlijk moeilijker dan de eerste chirurgische correctie. Bij heel oude vrouwen met een descensus uteri en klachten is een eenvoudige partiële sluiting van de vagina het overwegen waard.

Prognose en preventie

Over de prognose is onvoldoende bekend. Door de lagere gemiddelde pariteit en de vermindering van zware lichamelijke arbeid door (huis)vrouwen komt prolaps thans waarschijnlijk minder voor dan vroeger.

Preventief zijn van belang het vermijden van beschadigingen van het perineum bij kunstverlossingen, zorg voor een goed herstel van eventueel toch ontstane laesies, vroegtijdige mobilisatie en het oefenen van de bekkenbodemspieren na de baring.

Profiel

Prolaps is een aandoening van vrouwen van vooral middelbare en oudere leeftijd. Klachten en bevindingen stemmen niet altijd overeen. Het aanmeten van een pessarium en operatieve therapie zijn beide met hun eigen indicatiegebieden succesvol.

10.11 CLIMACTERIËLE KLACHTEN

Ziektebeeld

Wanneer vrouwen op de leeftijd komen dat hun menstruaties definitief zullen wegblijven, zijn zij volgens spraakgebruik 'in de overgang'. Deze periode, het climacterium, wordt gekenmerkt door grote verschuivingen in het hormonale evenwicht. De ovaria worden minder gevoelig voor FSH (follikelstimulerend hormoon) en LH en gaan zo weinig oestrogenen en progestagenen produceren dat het feedbackmechanisme hiervan op de hypofyse vrijwel wegvalt. Als gevolg daarvan vindt een sterke stijging plaats van FSH en LH bij lage bloedspiegels voor oestrogenen en progestagenen. Het einde van de fertiele fase treedt gewoonlijk op tussen het 45e en 55e levensjaar. Vrouwen die hun laatste menstruatie al meer dan een jaar achter zich hebben, verkeren in de postmenopauzale periode.

Kenmerkende verschijnselen in het climacterium zijn opvliegers ('hot flushes'), aanvallen van hevig transpireren en menstruatiestoornissen. Door minder optimaal functionerende ovaria kunnen onregelmatige en versterkte menstruaties voorkomen die soms leiden tot anemie. Enkele jaren na de laatste menstruatie treden ook klachten op ten gevolge van de atrofie van het vaginaslijmvlies.

Naast de fysiologisch-biochemische invalshoek heeft de 'overgang' als fase in de levensloop vooral sociaalpsychologische betekenis. Voor velen valt deze fase samen met het moment dat (schoon)ouders intensieve zorg gaan vragen, met veranderingen in het eigen gezin omdat kinderen het huis uitgaan, en met inperkingen of zelfs afwezigheid van groei in de maatschappelijke carrière. Sommigen speelt een verminderd lichamelijk prestatievermogen parten. Deze reeks is niet compleet, noch gaat die voor iedereen op, zeker niet in dezelfde mate. Climacteriële klachten dienen dan ook sterk individueel beoordeeld te worden.

In de CMR worden climacteriële klachten alleen geregistreerd wanneer lichamelijke verschijnselen zoals bovengenoemd worden gepresenteerd. Postmenopauzaal bloedverlies, dat wil zeggen vaginaal bloedverlies dat optreedt een jaar of meer na wegblijven van de reguliere menstruaties, wordt apart geregistreerd en niet als climacteriële klacht geduid.

Epidemiologische gegevens

Climacteriële klachten werden in de CMR met een gemiddelde incidentie geregistreerd van 8 nieuwe gevallen per 1000 vrouwen per jaar (figuur 10.11.1). Bij vrouwen van 45 jaar en jonger worden climacteriële klachten niet vaak geregistreerd. Bij hen duidt deze code op een iatrogene menopauze na hysterectomie met medeneming van beide ovaria.

De incidentie van *postmenopauzaal bloedverlies* was het hoogst in de leeftijdsgroep 55-59 jaar en bedroeg jaarlijks ruim 1% van de vrouwen van die leeftijd (figuur 10.11.2).

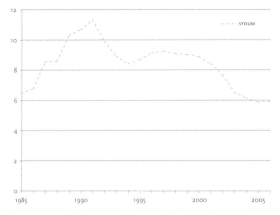

Figuur 10.11.1 Nieuwe gevallen van climacteriële klachten per 1000 patiëntjaren gestandaardiseerd voor leeftijd. Trend over jaren (CMR 1985-2006).

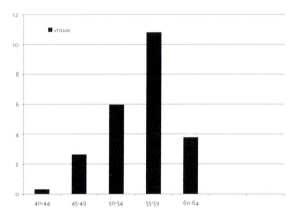

Figuur 10.11.2 Nieuwe gevallen van postmenopauzaal bloedverlies per 1000 patiëntjaren. Verdeling naar leeftijd (CMR 2002-2006).

Beloop en interventie

Ernst, hinder en duur van climacteriële klachten tonen grote variatie van persoon tot persoon en bepalen in belangrijke mate of farmacotherapeutische interventie te hulp dient te worden geroepen. Hoewel duidelijk is dat vermindering van vasovegetatieve klachten door middel van oestrogenen vrijwel altijd bereikt kan worden en er gedurende het gebruik een gunstige invloed uitgaat op de snelheid van ontstaan van osteoporose, is terughoudendheid zinvol. Daarbij gaat het vooral om de inductie van mammacarcinoom en een verhoogd risico op coronaire aandoeningen: het eerste ontstaat na één jaar gebruik, het tweede treedt vooral in het eerste jaar van gebruik op. Het risico op het ontstaan van een maligniteit van de uterus (bij vrouwen met een uterus) verdwijnt vrijwel door de continue toediening van oestrogenen maandelijks te combineren met (ten minste gedurende 12 dagen) cyclisch progestagenen. Indien er contra-indicaties bestaan voor hormonale behandeling, zoals mammacarcinoom, endometriumcarcinoom, veneuze trombo-embolische aandoeningen of ernstige leveraandoeningen, kan ter verlichting van de climacteriële klachten clonidine worden gegeven.

Indien er zich klachten voordoen als gevolg van vaginale atrofie, kunnen deze effectief worden bestreden met een oestrogeen bevattende crème of vaginale tabletten.

Het merendeel van de patiënten dat hulp vraagt voor climacteriële klachten, wordt door de huisarts begeleid en behandeld. In het beleid dienen uitleg over de fysiologie en aandacht voor sociaalpsychologische aspecten een belangrijke plaats in te nemen.

Prognose en preventie

Het is niet te voorspellen wie ernstig of langdurig klachten van 'de overgang' zal krijgen, al relateren patiënten hun situatie vaak aan die van hun moeders en zusters. Uiteindelijk gaan de klachten natuurlijk over.

De typisch lichamelijke klachten die bij het climacterium behoren, zijn met oestrogeensubstitutie goed te behandelen. Indien goed verdragen, kan na een half jaar substitutie een poging tot stoppen worden ondernomen. Dat geldt niet de vrouwen met een iatrogene menopauze op jonge leeftijd, voor wie substitutie ten minste tot aan de verwachte menopauzeleeftijd wordt gegeven. Zie paragraaf 13.15 voor oestrogeensubstitutie in het kader van osteoporosepreventie.

Het wegblijven van regulaire menstruaties luidt de periode in van definitieve onvruchtbaarheid. Zorgvuldige anticonceptie is geboden tot één jaar na de laatste menstruatie.

Profiel

De 'overgang' is een levensfase die tot het inroepen van hulp van de huisarts kan leiden. Bij specifieke verschijnselen, zoals opvliegers, aanvallen van transpireren, menstruatiestoornissen en vaginale atrofie, is kortdurende oestrogeensuppletie te overwegen.

10.12 PROSTAATHYPERTROFIE

Ziektebeeld

Klachten die de huisarts op het spoor van een prostaathypertrofie brengen zijn de 'lower urinary tract symptoms' (LUTS): slecht op gang komen van de mictie bij normaal gevoelde aandrang waarbij soms neiging tot persen ontstaat, aarzelende, niet-krachtige straal, nadruppelen van urine nadat patiënt het gevoel heeft geheel te hebben uitgeplast, pollakisurie, verhoogde aandrang, nycturie en soms incontinentia urinae. Normaal gesproken zijn er geen tekenen van urineweginfectie. Wel kan een urineweginfectie de reden zijn om de huisarts te consulteren omdat de mictieklachten die bij prostaathypertrofie passen, gewoonlijk geleidelijk ontstaan en de man eraan went. Ook een acute retentie kan aanleiding zijn om de hulp van de huisarts in te roepen. Er is dan een hevige en pijnlijke aandrang tot plassen, maar er komt geen druppel. De patiënt blijkt al uren niet meer te hebben geplast. Bij onderzoek vindt de huisarts een sterk vergrote blaas die tot aan de navel kan reiken. De oorzaak van de acute retentie bij prostaathypertrofie kan gelegen zijn in alcoholgebruik. Ook geneesmiddelen, zoals anticholinergica, sympathicomimetica en antidepressiva, kunnen door constrictie van glad spierweefsel in de blaashals de mictie bemoeilijken of zelfs geheel belemmeren.

LUTS-klachten en prostaatgrootte correleren maar matig. Bij rectaal toucher wordt een duidelijk vergrote prostaat gevonden indien met de palperende vinger de omvang nauwelijks of niet is te bepalen; de sulcus is verdwenen, linker- en rechterkwab kunnen ongelijk groot zijn, terwijl het gladde oppervlak wel is behouden. Treft men een duidelijk hobbelig oppervlak aan met lokale verhardingen of is de prostaat bij palpatie erg pijnlijk, dan is een benigne prostaathypertrofie minder waarschijnlijk en is verdere diagnostiek nodig. Een niet goed te interpreteren rectaal toucher is reden om het PSA te bepalen.

Naast een acute retentie kan prostaathypertrofie een chronisch blaasresidu geven met kans op infecties en, zelden, reflux naar de ureter met, nog zeldzamer, hydronefrose en vermindering van nierfunctie als gevolg. Als een duidelijk vergrote prostaat is gevonden, kan de huisarts een urineonderzoek naar infecties doen en een oriënterend laboratoriumonderzoek naar de nierfunctie. Met echografie is hydronefrose aan te tonen dan wel uit te sluiten. Het onderzoek kan eventueel uitgebreid worden met een door de uroloog te verrichten urodynamisch onderzoek.

Epidemiologische gegevens

Het aantal nieuwe gevallen van prostaathypertrofie bedroeg gemiddeld 4 per 1000 mannen per jaar (figuur 10.12.1).

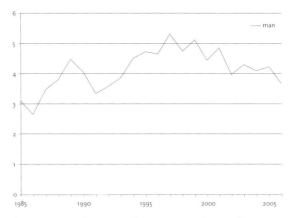

Figuur 10.12.1 Nieuwe gevallen van prostaathypertrofie per 1000 patiëntjaren gestandaardiseerd voor leeftijd. Trend over jaren (CMR 1985-2006).

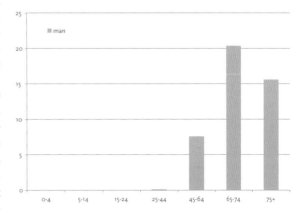

Figuur 10.12.2 Nieuwe gevallen van prostaathypertrofie per 1000 patiëntjaren. Verdeling naar leeftijd (CMR 2002-2006).

Prostaathypertrofie werd vanaf 45 jaar, maar met name boven de leeftijd van 65 jaar geregistreerd (figuur 10.12.2).

De prevalentie nam in de periode 1985-2006 toe tot ongeveer 26 per 1000 mannen per jaar (figuur 10.12.3). Per 1000 mannen van 45-64 jaar bleek in de CMR per jaar ongeveer 1,5% bekend met prostaathypertrofie, oplopend tot bijna 15% van de mannen die 65-74 jaar oud zijn en 20% van de mannen van 75 jaar en ouder (figuur 10.12.4).

Prostaathypertrofie bleek minder vaak in de laagste sociale laag te zijn geregistreerd dan in de hogere sociale lagen.

Beloop en interventie

Benigne prostaatvergroting lijkt een normaal te noemen verouderingsverschijnsel. Men heeft te maken

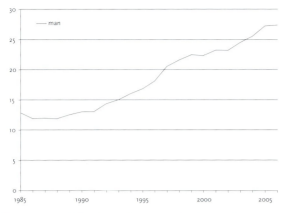

Figuur 10.12.3 Bekende gevallen van prostaathypertrofie per 1000 patiëntjaren gestandaardiseerd voor leeftijd. Trend over jaren (CMR 1985-2006).

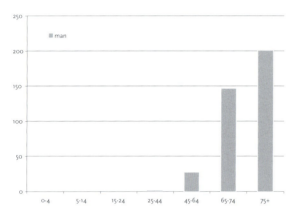

Figuur 10.12.4 Bekende gevallen van prostaathypertrofie per 1000 patiëntjaren. Verdeling naar leeftijd (CMR 2002-2006).

met een dynamische component die wordt gevormd door de spiertonus in blaashals en urethra en met een statische component, de druk uitgeoefend door de vergrote prostaat. De dynamische component kan men door middel van blaastraining en met medicamenten beïnvloeden. De alfa-1-receptorblokkerende stoffen hebben dan de voorkeur. Zij bewerken een ontspanning van de blaashals. Het definitieve effect laat zich pas na verloop van zes weken goed beoordelen. Bij onvoldoende effect van blaastraining en medicamenteuze therapie richt de aandacht zich op de statische component, de vergrote prostaat die dan aanleiding is voor chirurgisch ingrijpen. Men schat dat één op de tien mannen met prostaathypertrofie met klachten van obstructie te maken krijgt. De wisseling in ernst van een dergelijke obstructie maakt het niet altijd gemakkelijk om het optimale moment voor ingrijpen te bepalen.

Dwingende indicaties zijn het binnen enkele maanden meermaal recidiveren van een acute retentie behandeld met herhaalde katheterisaties, de aanwezigheid van hydronefrose en nierinsufficiëntie. Curatieve chirurgische therapie betekent meestal een transurethrale resectie van de prostaat of een retropubische prostatectomie. Soms plaatst de uroloog dilatatieprothesen (stents). Patiënten dienen goed voorbereid te worden op een prostaatoperatie en dienen de gevolgen te kennen. Postoperatief kan lichte incontinentie optreden en is er kans op impotentie. De kans op een blijvende retrograde ejaculatie is groot. Leukocyturie kan tot drie maanden na de operatie blijven bestaan. De definitieve keuze voor de aard van de chirurgische behandeling laat de huisarts gewoonlijk over aan de uroloog. In de laatste levensfase en indien er contra-indicaties voor opereren zijn, kan een permanente suprapubische blaaskatheter een oplossing vormen voor de urineretentie.

Prognose en preventie

Wanneer door de prostaathypertrofie geen schade is opgetreden aan de nieren, is de prognose gunstig.

Maatregelen gericht op het voorkomen van prostaatvergroting zijn niet bekend.

Profiel

Benigne prostaathypertrofie is een met het ouder worden veelvoorkomende bevinding bij mannen, gekenmerkt door mictieklachten, soms leidend tot een acute retentie, tot urineweginfecties en zeer zelden tot nierschade.

10.13 HYDROKÈLE TESTIS

Ziektebeeld

Een andere naam voor hydrokèle testis is 'waterbreuk'. Deze laatste term geeft goed weer dat het hier een vochtophoping betreft. De lokalisatie is tussen de bladen van de tunica vaginalis propria. Een hydrokèle bij het jonge kind betekent dat de sluiting van de tunica vaginalis nog niet is voltooid. De ouder(s) komen omdat zij een verschil hebben opgemerkt in de scrotuminhoud tussen links en rechts.

Bij oudere mannen is de oorzaak van een hydrokèle meestal niet bekend (essentiële hydrokèle). Deze oudere patiënten moeten vaak enige schroom overwinnen alvorens zij hun, soms grote, hydrokèle durven presenteren. Zelden is een hydrokèle symptomatisch, dat wil zeggen een begeleidend verschijnsel bij een ontsteking, trauma of tumor.

De diagnose is simpel te stellen. Men palpeert een weke, soms wat gespannen zwelling, waarin de testis en adnexen lastig te lokaliseren zijn. De zwelling is in een verduisterde ruimte met een lampje te doorlichten. Palperen is in het algemeen niet pijnlijk, roodheid en warmte ontbreken. Er kan tegelijkertijd een hernia inguinalis lateralis bestaan; deze kan worden opgespoord door palpatie van de opening van het lieskanaal.

Epidemiologische gegevens

In de CMR varieerde het aantal nieuwe gevallen van hydrokèle licht en bedroeg de laatste jaren 0,8 per 1000 mannen per jaar (figuur 10.13.1). Aan figuur 10.13.2 is duidelijk af te lezen dat kleine jongetjes en oudere mannen deze aandoening het meest frequent presenteren.

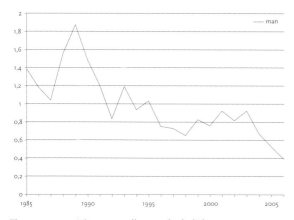

Figuur 10.13.1 Nieuwe gevallen van hydrokèle per 1000 patiëntjaren gestandaardiseerd voor leeftijd. Trend over jaren (CMR 1985-2006).

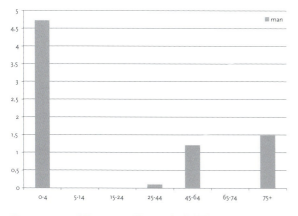

Figuur 10.13.2 Nieuwe gevallen van hydrokèle per 1000 patiëntjaren. Verdeling naar leeftijd (CMR 2002-2006).

Beloop en interventie

Het belangrijkste onderscheid is dat naar leeftijd. Bij de zuigeling heeft men vrijwel uitsluitend te maken met de congenitale vorm. Deze verdwijnt spontaan (mits geen liesbreuk aanwezig is), zodat een afwachtend beleid met uitleg en geruststelling gerechtvaardigd is. Ook na het eerste levensjaar kan men nog afwachten, hoewel spontaan verdwijnen dan minder waarschijnlijk is.

Bij oudere mannen is de essentiële vorm de meest voorkomende. Puncteren en leegzuigen van de hydrokèle zal veelal niet afdoende zijn en meestal vindt dus verwijzing plaats naar een uroloog. Deze doet een omslagplastiek van de tunica waarna zich geen vocht meer kan ophopen.

Bij sommige patiënten verhinderen contra-indicaties een dergelijke ingreep, of voelt patiënt er zelf niet voor. Bij hen zal men herhaaldelijk moeten puncteren en afzuigen om mechanische hinder door een al te grote 'waterbreuk' te bestrijden.

Prognose en preventie

De prognose is goed in de gevallen die congenitaal of essentieel zijn: in het eerste geval zonder, in het tweede met behandeling. Bij de zeldzame symptomatische vorm wordt de prognose bepaald door de onderliggende aandoening.

Zo lang de oorzaak niet bekend is, kan er van preventie geen sprake zijn.

Profiel

Een hydrokèle testis komt bij zuigelingen en peuters congenitaal voor en geneest spontaan. Bij oudere mannen is de oorzaak niet bekend en is veelal operatieve behandeling nodig.

10.14 OVERIGE GENITALE AANDOENINGEN BIJ DE MAN

Ziektebeelden

Een aantal aandoeningen van de mannelijke genitalia is reeds besproken: seksueel overdraagbare aandoeningen (paragraaf 2.14), prostaathypertrofie (paragraaf 10.12), carcinomen van de tractus genitalis (paragraaf 3.7) en hydrokèle testis (paragraaf 10.13). Enkele werden nog niet behandeld: epididymitis en orchitis, beide in de CMR onder één code geregistreerd, en torsio testis, balanitis, phimosis, varikokèle, spermatokèle en acute prostatitis, een restgroep die in de CMR een en dezelfde code kreeg. De onderscheiden aandoeningen worden hier kort besproken.

Epididymitis is een pijnlijke, vaak eenzijdige ontsteking van de epididymis, waarbij tevens koorts aanwezig is. Deze ontsteking kan geïsoleerd voorkomen, maar gaat meestal gepaard met urethritis en cystitis. De oorzaak is een infectie met micro-organismen die gebruikelijk zijn bij gewone urineweginfecties, of die verbonden zijn met een seksueel overdraagbare aandoening zoals gonorroe of *Chlamydia*. De diagnose wordt gesteld door palpatie. Deze is pijnlijk en de epididymis voelt vergroot en onregelmatig aan. Een urinesediment bevestigt het eventueel tegelijkertijd bestaan van een urineweginfectie. Verdere soa-diagnostiek is meestal aangewezen (*Chlamydia*). Gewoonlijk zal het niet moeilijk zijn een epididymitis te differentiëren van een orchitis, waarbij de testis zelf zeer pijnlijk en opgezet is.

Orchitis komt in de huisartspraktijk thans zelden voor. Bekend was destijds de orchitis op kinderleeftijd na de bof (zie paragraaf 2.6).

Balanitis is een ontsteking van de glans penis. Vaak is ook de binnenzijde van de voorhuid (preputium) aangedaan. De patiënt heeft pijn en/of jeuk aan zijn penis. Voorhuid en glans penis zijn rood en gezwollen. Dikwijls is er sprake van onvoldoende of juist te veel hygiëne. *Candida* is nogal eens de oorzaak. Verder moet gedacht worden aan huidziekten (psoriasis, lichen planus) en een banale infectie.

Bij *phimosis* is de opening in het preputium zo krap dat dit niet teruggeschoven kan worden over de glans penis. Bij kinderen tot de leeftijd van 4-5 jaar is dit fysiologisch en moeten de verklevingen tussen preputium en glans penis niet en zeker niet hardhandig worden losgemaakt. Tot de puberteit moet men terughoudend zijn met operatieve correctie gezien de kans op spontaan herstel. Soms wordt een phimosis pas als klacht bij de huisarts gepresenteerd na een eerste coïtuspoging. Hierbij of bij manipulatie kan een 'Spaanse kraag' ontstaan (paraphimosis), waarbij de nauwe voorhuid als een te strakke ring in de groeve achter de glans penis ligt en niet kan worden teruggeschoven.

Acute prostatitis komt voor bij volwassen mannen en kenmerkt zich door heftige pijn in het perineum, koorts en een gestoorde mictie, waarbij soms urineretentie kan optreden. Seksueel overdraagbare aandoeningen zoals *Chlamydia* en gonorroe dienen te worden uitgesloten. Het rectaal toucher is zeer pijnlijk, de prostaat soms gezwollen.

Bij een *varicokèle* zijn de venen in de funiculus spermaticus gestuwd, geslingerd en uitgezet (varices),

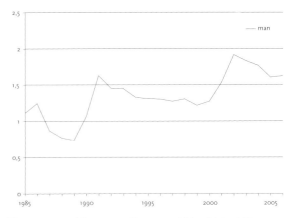

Figuur 10.14.1 Nieuwe gevallen van epididymitis/orchitis per 1000 patiëntjaren gestandaardiseerd voor leeftijd. Trend over jaren (CMR 1985-2006).

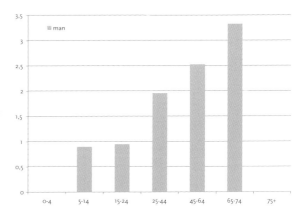

Figuur 10.14.2 Nieuwe gevallen van epididymitis/orchitis per 1000 patiëntjaren. Verdeling naar leeftijd (CMR 2002-2006).

zodat er een verdikte bundel is waar te nemen. Dit komt zeer frequent en bijna alleen linkszijdig voor. Er zijn zelden klachten.

Een *spermatokèle* is een cysteuze zwelling in de epididymis, vaak zonder klachten. De inhoud is melkachtig troebel en bevat spermatozoa. Dit wordt nogal eens gezien na vasectomie. Ongerustheid bij de patiënt zal over het algemeen de reden van consultatie zijn. Een spermatokèle beiderzijds kan oorzaak van onvruchtbaarheid zijn.

Heftige scrotale pijn treedt bij kinderen en in de puberteit vooral op bij *torsio testis*. Dit is een zelden voorkomende aandoening, waarvan de diagnose echter niet gemist mag worden. De torsio ontstaat waarschijnlijk ten gevolge van een (aangeboren) te beweeglijke testis. De patiënt heeft acute pijn in lies of scrotum, en vaak braakneigingen. De testis, al of niet

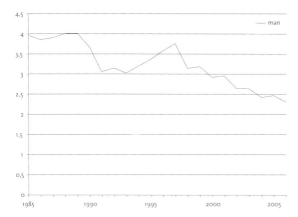

Figuur 10.14.3 Nieuwe gevallen van balanitis per 1000 patiëntjaren gestandaardiseerd voor leeftijd. Trend over jaren (CMR 1985-2006).

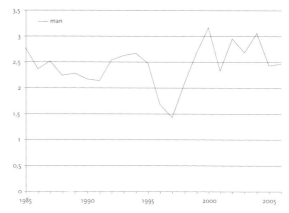

Figuur 10.14.5 Nieuwe gevallen van phimosis per 1000 patiëntjaren gestandaardiseerd voor leeftijd. Trend over jaren (CMR 1985-2006).

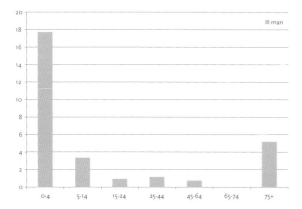

Figuur 10.14.4 Nieuwe gevallen van balanitis per 1000 patiëntjaren. Verdeling naar leeftijd (CMR 2002-2006).

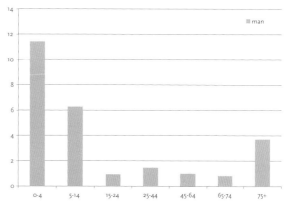

Figuur 10.14.6 Nieuwe gevallen van phimosis per 1000 patiëntjaren. Verdeling naar leeftijd (CMR 2002-2006).

in combinatie met epididymis, draait om zijn as, zodat arteriën en venen in de funiculus spermaticus afgesnoerd worden. De betroffen testis is naar craniaal opgetrokken. Het beeld kan behalve aan epididymitis en orchitis doen denken aan een beklemde liesbreuk. Indien niet snel wordt verwezen en behandeld, is de kans groot dat de testis atrofisch wordt. Er is een sterk verhoogde kans op latere torsie aan de andere kant.

Epidemiologische gegevens

Over de periode 1985-2006 bleek de incidentie van *epididymitis/orchitis* ongeveer 1,5 nieuw geval per 1000 mannen per jaar. Er bleek een geringe stijging in de incidentie in de loop der jaren (figuur 10.14.1). De incidentie nam met het stijgen van de leeftijd toe (figuur 10.14.2). Voor de verschillende sociale lagen was de incidentie vrijwel gelijk.

De incidentie van *balanitis* bedroeg gemiddeld 3,2 per 1000 mannen per jaar met de hoogste incidentie onder 0-4-jarigen (figuur 10.14.3 en figuur 10.14.4).

De incidentie van *phimosis* bedroeg gemiddeld 2,4 per 1000 mannen per jaar met de hoogste incidentie onder 0-4-jarigen (figuur 10.14.5 en figuur 10.14.6).

De incidentie van *prostatitis acuta* bedroeg ruim 1 per 1000 mannen per jaar met de hoogste incidentie onder mannen van 65 jaar en ouder (figuur 10.14.7 en figuur 10.14.8).

In de rubriek 'overige genitale aandoeningen bij de man' bereikten onder andere varicokèle, spermatokèle en torsio testis tezamen een incidentie van 2 per 1000 mannen per jaar, ongeveer gelijk verdeeld over de diverse leeftijdsgroepen.

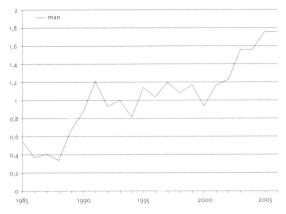

Figuur 10.14.7 Nieuwe gevallen van prostatitis per 1000 patiëntjaren gestandaardiseerd voor leeftijd. Trend over jaren (CMR 1985-2006).

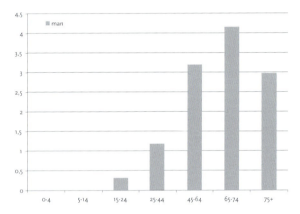

Figuur 10.14.8 Nieuwe gevallen van prostatitis per 1000 patiëntjaren. Verdeling naar leeftijd (CMR 2002-2006).

Beloop en interventie

Een *epididymitis* kan effectief met antibiotica behandeld worden. Gezien de grote kans op *Chlamydia* heeft bij seksueel actieve mannen behandeling met doxycycline de voorkeur.

Een virale *orchitis* geneest zonder interventie. Indien die op kinderleeftijd is opgetreden, is de angst voor eventuele infertiliteit nadien ongegrond. Een orchitis door een bacteriële verwekker uitgaande van blaas, prostaat of epididymis moet wel met antibiotica worden behandeld. Ongeveer 10% van de patiënten met epididymitis/orchitis in de CMR werd vooral vanwege verdenking op torsio testis ook door een medisch specialist gezien.

Bij *balanitis* geeft een vochtig kompres meestal goede verlichting. De behandeling van balanitis is een kwestie van goed schoonhouden van glans penis en preputium, waarbij het bij kleine kinderen handig kan zijn het preputium over een naaldloos injectiespuitje te schuiven voor voorzichtige lavage. Indien er een oorzakelijk agens is, zoals bij *Candida*, dient de therapie daarop te worden afgestemd.

Bij *phimosis* is een lokale behandeling met een klasse 4-corticosteroïd (zoals clobetasol) effectief en eerste keus. Bij phimosis zonder klachten kan afgewacht worden tot de puberteit. Indien met een corticosteroïd lokaal geen goed resultaat wordt bereikt, wordt de patiënt voor circumcisie verwezen naar een uroloog.

Acute prostatitis moet met antibiotica worden behandeld en zal dan meestal zonder veel problemen genezen.

Spermatokèle en *varicokèle* behoeven geen behandeling. Bij onvruchtbaarheid van de man zonder andere afwijkingen dan een varicokèle wordt soms de v. spermatica hoog geligeerd. De meningen over het nut hiervan voor de fertiliteit zijn verdeeld.

Bij *torsio testis* of verdenking hierop moet men de patiënt onmiddellijk verwijzen om testisatrofie te voorkomen. De testis wordt operatief geretordeerd en er wordt gewacht of deze zijn normale kleur herkrijgt. Gebeurt dit, dan wordt de testis gefixeerd aan de scrotumwand, en zal ook de testis aan de niet-aangedane zijde gefixeerd worden. Kleurt de testis tijdens operatie niet meer bij, dan wordt overgegaan tot hemicastratie.

Prognose en preventie

De prognose van de besproken aandoeningen is over het algemeen gunstig.

Goed schoonhouden van glans penis en preputium kan preventief werken wat betreft balanitis. Sterk ontraden moet echter worden om de voorhuid bij baby of peuter geforceerd terug te schuiven.

Profiel

Onder ziekten van de mannelijke genitalia vallen geheel verschillende aandoeningen, zowel wat voorkomen in leeftijdsgroepen als wat ernst betreft. Het merendeel kan door de huisarts gediagnosticeerd worden. De therapie wisselt van een eenvoudig hygiënisch advies tot spoedverwijzing voor operatie.

10.15 SUBFERTILITEIT

Ziektebeeld

Als een zwangerschap bij onbeschermde coïtus langer dan 12 maanden uitblijft, spreekt men van subfertiliteit. Als er nooit eerder een zwangerschap heeft bestaan dan is er sprake van primaire subfertiliteit, is er in het verleden wel een zwangerschap geweest dan is er sprake van secundaire subfertiliteit.

De kans op zwangerschap na één jaar onbeschermde coïtus is ongeveer 80%, na twee jaar 90%. Voor vrouwen neemt deze kans na het 30e levensjaar af, na het 35e levensjaar is er een sterke daling. In Nederland is de gemiddelde leeftijd van de vrouw bij haar eerste kind op dit moment ruim 29 jaar, voor hoogopgeleide vrouwen zelfs 34 jaar.

De oorzaak van de subfertiliteit ligt in 30% bij de vrouw, in 30% bij de man, in 30% bij beiden en in 10% van de gevallen wordt er geen oorzaak gevonden. Bekende oorzaken van subfertiliteit bij de vrouw zijn congenitale (ovarieel, uterien), hormonale (veelal gekenmerkt door cyclusstoornissen) en verworven aandoeningen van de geslachtsorganen (infecties, tubapassagestoornissen). Eenzelfde indeling geldt bij de man: testiculaire aanlegstoornissen, hormonale en verworven aandoeningen van de geslachtsorganen (infecties, torsio testis). Ook bij bilateraal niet-ingedaalde testes, die niet tijdig operatief in het scrotum gefixeerd zijn, is de kans op onvruchtbaar zaad groot. Een eventuele relatie tussen subfertiliteit en varicokèle, zoals vroeger wel werd aangenomen, is dubieus. Boforchitis is slechts zeer zelden oorzaak van mannelijke subfertiliteit.

De oorzaak van subfertiliteit kan ook gelegen zijn in de combinatie van juist deze twee partners (coïtustechniek, beiden verminderd fertiel, incompatibiliteit van sperma en cervixslijm).

Ten slotte is de fertiliteit in het algemeen verlaagd op oudere leeftijd en bij aandoeningen zoals diabetes mellitus of na gebruik van bepaalde medicijnen zoals corticosteroïden, cytostatica en na bestraling. Ook veelvuldig gebruik van alcohol, roken, overgewicht en gebruik van anabole steroïden verlagen de vruchtbaarheid.

Sommige patiënten raadplegen bij uitblijven van de zwangerschap reeds binnen het jaar de huisarts, andere pas wanneer het probleem veel langer bestaat. In het algemeen zal bij vrouwen onder de 35 jaar slechts dan diagnostiek worden gestart als zwangerschap langer dan 12 maanden is uitgebleven. Bij vrouwen boven de 35 jaar begint men eerder met diagnostiek omdat zij een aanzienlijk lagere kans op een spontane zwangerschap hebben en de tijd dringt.

In de CMR wordt de diagnose subfertiliteit geregistreerd na minstens één jaar ongewenste kinderloosheid.

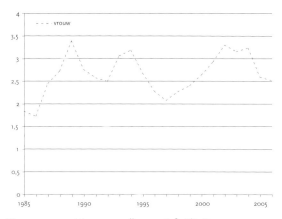

Figuur 10.15.1 Nieuwe gevallen van infertiliteit per 1000 patiëntjaren gestandaardiseerd voor leeftijd. Trend over jaren (CMR 1985-2006).

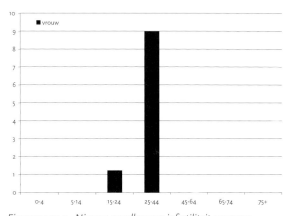

Figuur 10.15.2 Nieuwe gevallen van infertiliteit per 1000 patiëntjaren. Verdeling naar leeftijd (CMR 2002-2006).

Epidemiologische gegevens

Hoewel het in de CMR de gewoonte is om bij aanvang van de diagnose subfertiliteit de code hiervoor ook bij de mannelijke partner te registreren, benaderen de cijfers van deze code onder vrouwen de omvang van het probleem subfertiliteit het beste. Vandaar dat in de volgende gegevens alleen de registratiegegevens onder vrouwen worden weergegeven.

De diagnose werd in de periode 1985-2006 gemiddeld bijna 3 maal per 1000 vrouwen per jaar geregistreerd (figuur 10.15.1). Hulp in het kader van infertiliteit werd door vrouwen vooral gevraagd in de leeftijdsgroep 25-44 jaar (figuur 10.15.2).

Het aantal vrouwen dat vanwege subfertiliteit bekend was bij de huisarts, bedroeg ruim het dubbele van de incidentie (figuur 10.15.3). In de leeftijdsgroep 25-44 jaar was de prevalentie het hoogst en bedroeg

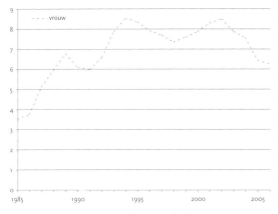

Figuur 10.15.3 Bekende gevallen van infertiliteit per 1000 patiëntjaren gestandaardiseerd voor leeftijd. Trend over jaren (CMR 1985-2006).

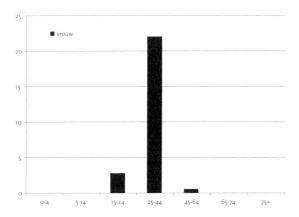

Figuur 10.15.4 Bekende gevallen van infertiliteit per 1000 patiëntjaren. Verdeling naar leeftijd (CMR 2002-2006).

deze 23 vrouwen per jaar per 1000 vrouwen van die leeftijd (figuur 10.15.4).

De diagnose infertiliteit werd in de verschillende sociale lagen vrijwel even frequent gesteld.

Beloop en interventie

Afhankelijk van belangstelling en vaardigheid kan de huisarts een deel van de diagnostiek in eigen beheer uitvoeren. Anamnese en lichamelijk onderzoek vormen de basis voor een eerste evaluatie. Het lichamelijk onderzoek van beide partners omvat ten minste een beoordeling van habitus, secundaire geslachtskenmerken en geslachtsorganen. Op basis hiervan kunnen er zodanige verdenkingen rijzen dat verwijzing op dat moment geïndiceerd is. Bijvoorbeeld als een vrouw langer dan een halfjaar cyclusstoornissen heeft in de vorm van een amenorroe; bij vermoeden op poly-cysteusovariumsyndroom; bij aanwijzingen voor tubapathologie in geval van vroegere urogenitale infecties (met name *Chlamydia*) of operaties in de onderbuik; als er seksuologische problematiek bestaat of anatomische afwijkingen die een coïtus in de weg staan.

Als er geen aanknopingspunten zijn gevonden, kan de huisarts de diagnostiek uitbreiden door de vrouw een basaletemperatuurcurve (BTC) te laten bijhouden. Ook een postcoïtumtest van het cervixslijm (sims-hühner-test) en zo nodig (herhaalde) semenanalysen kunnen door een geïnteresseerde huisarts zelf gedaan worden. Dat geldt ook voor het laten bepalen van chlamydia-antistoffen. Een verhoogde titer is een aanwijzing voor een infectie in het verleden. Er is een duidelijke relatie tussen een verhoogde titer en de kans op tubapathologie.

Is na deze oriëntatie geen mogelijke oorzaak van de subfertiliteit in zicht gekomen, dan kan afhankelijk van leeftijd en duur van het uitblijven van de zwangerschap het natuurlijk beloop worden afgewacht of worden verwezen.

Een gynaecoloog/andraloog kan het onderzoek uitbreiden met endocrinologische diagnostiek (FSH en LH), ECHO om groeifollikels vast te stellen, hysterosalpingografie om de tubadoorgankelijkheid te testen en eventueel laparoscopie.

De behandeling is afhankelijk van een eventuele oorzaak. Bij uitblijven van de ovulatie kan hormonale ovulatie-inductie worden toegepast. Met behulp van hysteroscopie en microchirurgie kan soms de tubadoorgankelijkheid worden hersteld. Bij slechte kwaliteit van het zaad of van het cervixslijm kan intra-uteriene inseminatie worden geprobeerd. Ook andere technieken om semen van goede kwaliteit te verkrijgen, worden toegepast, naast donorinseminatie. Tot slot staat ivf (in-vitrofertilisatie) ter beschikking. Los van deze technische ingrepen vormt adoptie van een kind voor sommige paren een reële en acceptabele mogelijkheid om aan de kinderwens te voldoen.

Het geen kinderen kunnen krijgen beleven veel patiënten als een zware last en een falen, zowel voor zichzelf als ten opzichte van de omgeving. De maandelijks terugkerende spanning en teleurstelling, de 'verplichte' coïtus, de hoop op effect van een behandeling en de soms harde conclusie van onvruchtbaarheid zorgen voor een moeilijk te doorbreken gericht zijn op het verwekken van een kind. De acceptatie van kinderloosheid wordt meer dan voorheen ook belemmerd door de suggestie die uitgaat van de zich sterk uitbreidende fertiliteitstechnieken, namelijk dat er voor iedereen een mogelijkheid tot voortplanting bestaat. De huisarts dient bij de begeleiding aandacht te besteden aan de genoemde facetten, temeer daar de bespreekbaarheid hiervan tussen beide partners soms gering is (geworden).

Prognose en preventie
De kans op een zwangerschap na het stellen van de diagnose infertiliteit is uiteraard afhankelijk van een al of niet bekende oorzaak en de eventuele behandelbaarheid ervan. Op basis van de CMR-gegevens is het niet goed mogelijk om na te gaan hoeveel infertiele paren door de jaren heen kinderloos zijn gebleven. Men mag verwachten dat ongeveer 5% van de paren uiteindelijk ongewenst kinderloos blijft.

Preventie van infertiliteit is met name mogelijk door het voorkomen van seksueel overdraagbare aandoeningen (*Chlamydia* en gonorroe) en tijdige en adequate behandeling hiervan. Informatie aan vrouw (en partner) om het krijgen van kinderen niet te lang uit te stellen, is zeer het overwegen waard.

Profiel
Subfertiliteit is een probleem van twee mensen met belangrijke psychologische aspecten. De huisarts kan een deel van de diagnostiek zelf verrichten en op basis hiervan gericht adviseren. De prognose is dikwijls gunstig. In een aantal gevallen blijft het paar kinderloos. Preventie van soa is een factor bij het voorkomen van infertiliteit, het niet te lang uitstellen van het krijgen van kinderen een andere.

10.16 ANTICONCEPTIE

Beschrijving
Hoewel anticonceptie in strikte zin geen ziekte, aandoening of symptoom is, worden gegevens hieromtrent binnen de CMR wel vastgelegd. De huisarts heeft in de praktijk veel bemoeienis met anticonceptie, niet het minst bij de voorlichting over de (on)mogelijkheden op dit gebied.

In de CMR worden verschillende codes voor anticonceptie gehanteerd. Het betreft vanzelfsprekend slechts die vormen van zowel tijdelijke als definitieve anticonceptie waarbij bemiddeling van de huisarts gevraagd wordt. De cijfers geven derhalve geen volledig beeld van de wijze waarop anticonceptie in de populatie is geregeld. Geregistreerd worden binnen de CMR:
- het gesprek over anticonceptie, meestal van voorlichtende aard waarbij de keuze uit diverse anticonceptiemethoden aan de orde komt; in de CMR wordt een dergelijk gesprek apart gecodeerd;
- de hormonale anticonceptie (oraal en prikpil);
- de morningafterpil;
- het IUD: bij het plaatsen van een IUD, door de huisarts zelf of door een andere arts zoals de gynaecoloog, en vervolgens als bekende vorm van anticonceptie (zowel voor het koperhoudende als voor het hormoonhoudende spiraal wordt dezelfde code gebruikt);
- sterilisatie: geregistreerd na bericht van uroloog of gynaecoloog over het uitvoeren van de ingreep;
- overige vormen van anticonceptie, met name het pessarium.

Epidemiologische gegevens
Van de methoden van anticonceptie werd de pil in de loop van de periode 1985-2006 langzaamaan minder vaak voorgeschreven in de CMR: de incidentie, dat wil zeggen het eerste pilrecept, daalde met de helft naar de laatste jaren ongeveer 20 per 1000 vrouwen per jaar (figuur 10.16.1). In diezelfde periode nam het eerste gebruik van het IUD toe (figuur 10.16.2). Dit is mogelijk het gevolg van het feit dat boven het 21e jaar anticonceptie niet (meer) wordt vergoed. De registratie van de morningafterpil bleef licht variëren en bedroeg gemiddeld ruim 5 per 1000 vrouwen per jaar (figuur 10.16.3). De overige vormen van anticonceptie behielden gedurende de gehele periode een lage incidentie.

Orale anticonceptie werd vooral in de leeftijdsgroep van 15-24 jaar gestart, een enkele keer al op jongere leeftijd (figuur 10.16.4). Het IUD scoorde het hoogst in de leeftijdsgroep 25-44 jaar (figuur 10.16.5). De morningafterpil werd vooral in de leeftijdsgroep 15-24 jaar geregistreerd, en bereikte daar een incidentie van ruim 2% (figuur 10.16.6).

De prevalentie van orale anticonceptie nam drastisch af van ongeveer 200 per 1000 vrouwen per jaar tot 65 per 1000 vrouwen per jaar de laatste jaren. Dit is het gevolg van het vrij (dat is zonder recept) verkrijgbaar zijn van de pil bij de apotheek. Het IUD scoorde een prevalentie van ruim 30 per 1000 vrouwen per jaar in de periode 2002-2006.

Opvallend is het aantal sterilisaties. Het aandeel van de mannen steeg in de periode 1985-2006 tot gemiddeld ongeveer 5 per 1000 mannen per jaar, het aandeel van de vrouwen daalde tot onder 1 per 1000 vrouwen per jaar (figuur 10.16.7). De verdeling naar de leeftijd van de mensen die een sterilisatie ondergingen, is gegeven in figuur 10.6.8.

De verdeling naar sociale laag liet weinig ver-

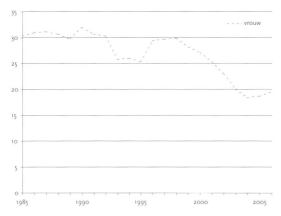

Figuur 10.16.1 Nieuwe gevallen van orale anticonceptie per 1000 patiëntjaren gestandaardiseerd voor leeftijd. Trend over jaren (CMR 1985-2006).

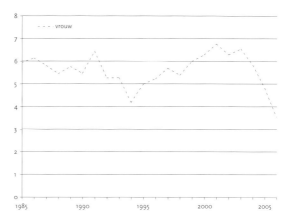

Figuur 10.16.3 Nieuwe gevallen van gebruik van de morning-afterpil per 1000 patiëntjaren gestandaardiseerd voor leeftijd. Trend over jaren (CMR 1985-2006).

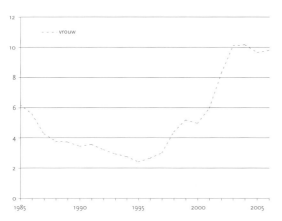

Figuur 10.16.2 Nieuwe gevallen van IUD-gebruik per 1000 patiëntjaren gestandaardiseerd voor leeftijd. Trend over jaren (CMR 1985-2006).

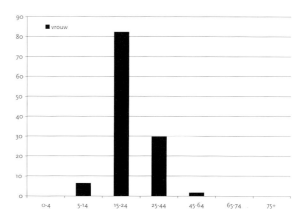

Figuur 10.16.4 Nieuwe gevallen van orale anticonceptie per 1000 patiëntjaren. Verdeling naar leeftijd (CMR 2002-2006).

schillen zien voor het starten met orale anticonceptie. Starten met een IUD en de overige vormen van anticonceptie werd meer geregistreerd bij de middelste en hogere sociale laag. Met het stijgen op de sociale ladder bleek het aantal vrouwen dat voor sterilisatie koos te dalen; bij mannen bestond geen verschil tussen de sociale klassen.

Anticonceptie in de praktijk

Vragen over anticonceptie zijn veelal gerelateerd aan levenfase en gezinsomstandigheden. Bij jonge mensen zijn pilgebruik, kans op geslachtsziekte en gebruik van condoom belangrijk; in de fase van gezinsvorming spelen veelal vragen rondom het opnieuw starten met anticonceptie na de bevalling en het gebruik van anticonceptie tijdens borstvoeding; in de fase na de gezins-vorming zal het gesprek nogal eens gaan over definitieve vormen van anticonceptie of over het doorslikken van de pil. Het kiezen van de vorm van anticonceptie door de patiënt wordt vaak beïnvloed door gevoelsmatige overwegingen. Dit stelt eisen aan de voorlichting door de huisarts.

De huisarts wordt, behalve bij het starten met de verschillende vormen, vooral geraadpleegd als er problemen zijn met de wijze van anticonceptie. Bij vrouwen die *de pil* gebruiken betreft dit vooral het vergeten deze in te nemen, het uitblijven van een onttrekkingsbloeding en veranderd bloedverlies tijdens pilgebruik. Vergeten, in het bijzonder in de eerste week van de pilstrip, leidt tot het probleem dat de anticonceptieve werking van de pil gedurende een week na de vergeten pil onbetrouwbaar is geworden. Aanvullende anticonceptieve maatregelen zijn dan nodig. Indien in deze perio-

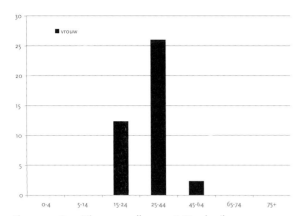

Figuur 10.16.5 Nieuwe gevallen van IUD-gebruik per 1000 patiëntjaren Verdeling naar leeftijd (CMR 2002-2006).

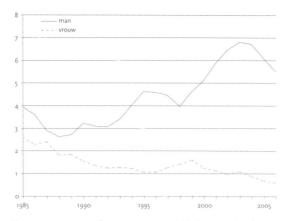

Figuur 10.16.7 Sterilisatie per 1000 patiëntjaren gestandaardiseerd voor leeftijd. Trend over jaren (CMR 1985-2006).

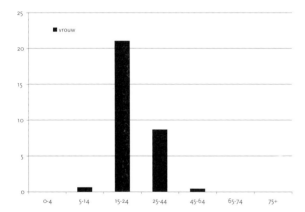

Figuur 10.16.6 Nieuwe gevallen van gebruik van de morningafterpil per 1000 patiëntjaren. Verdeling naar leeftijd (CMR 2002-2006).

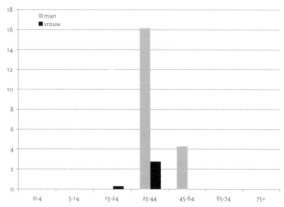

Figuur 10.16.8 Sterilisatie per 1000 patiëntjaren. Verdeling naar leeftijd en geslacht (CMR 2002-2006).

de coïtus heeft plaatsgevonden, zal het gebruik van een morningafterpil overwogen en besproken worden. Het uitblijven van een onttrekkingsbloeding in de 'stopweek' wekt soms angst voor een zwangerschap. Deze mogelijkheid bestaat natuurlijk (bij een vergeten pil, bij een gastro-enteritis of bij medicijngebruik), maar in de meeste gevallen is het een onschuldige bijwerking en kan de vrouw gerustgesteld worden. Desgewenst kan een zwangerschapstest uitkomst bieden.

Bloedverlies tijdens het gebruik van de pil is meestal een onschuldige bijwerking maar kan wijzen op een endometritis bij een chlamydia-infectie. Gericht soa-onderzoek dient plaats te vinden en bij negatieve uitkomst is een wijziging van preparaat een goede strategie. Relatief veilig kan met anticonceptie worden gestopt indien de vrouw 55 jaar of ouder is, maar stoppen kan ook eerder overwogen worden.

Periodieke controles tijdens pilgebruik zijn niet zinvol gebleken en derhalve al lang niet meer gangbaar. Een controle drie maanden na het starten met OAC blijft zinvol. Alleen het voorschrijven aan hen die jonger dan 21 jaar zijn, verloopt veelal nog via de huisarts omdat het pilgebruik dan wordt vergoed.

Bij het *IUD* moet onderscheid gemaakt worden tussen het vanouds gebruikte koperhoudende spiraal en het hormoonhoudende spiraal, waarvan het gebruik in de afgelopen jaren sterk is toegenomen. Vrouwen met een IUD kunnen hiervan klachten ondervinden. Duur en hoeveelheid van het bloedverlies, evenals buikpijnklachten, kunnen bij toepassing van het koperhoudende spiraal tijdens de menses toenemen, bij het hormoonhoudende spiraal is eerder het tegenovergestelde het geval. Hierbij kunnen de menses zelfs helemaal achterwege blijven. In een zeer beperkt aantal gevallen wordt het IUD uitgestoten. Een studie naar complicaties bij IUD-gebruik in de CMR-praktijken toonde aan dat zowel het koper- als het levonorgestrelhoudende IUD veilige en zeer betrouwbare anticonceptieve middelen zijn, zowel bij nulliparae als vrouwen met kinderen.

De *morningafterpil* is een methode van anticonceptie waarbij levonorgestrel wordt ingenomen, 2 tabletten van 0,75 mg, te starten zo snel mogelijk nadat de onbeschermde coïtus heeft plaatsgevonden en binnen 72 uur. Het middel is vrij verkrijgbaar in de apotheek. Het morningafter-Cu-IUD is een alternatief dat tot vijf dagen na de coïtus kan worden toegepast.

Na *sterilisatie* van de vrouw (mits preovulatoir uitgevoerd) kan geen zwangerschap meer optreden; bij de man daarentegen blijven na een vasectomie nog enige tijd levende zaadcellen in het sperma aantoonbaar. Derhalve vindt na ongeveer vijftien zaadlozingen controle van het ejaculaat plaats.

Profiel

Voor anticonceptie wordt vaak een beroep gedaan op de huisarts. Het gaat dan om tijdelijke methoden, zoals de pil en het spiraal, om definitieve methoden in de vorm van sterilisatie of om het gebruik van 'morningafter'-methoden. Vooral vrouwen consulteren de huisarts voor anticonceptie. Zowel door de jaren heen als per leeftijdsgroep werd in wisselende mate voor de verschillende methoden gekozen.

10.17 ABORTUS PROVOCATUS

Beschrijving

Dankzij de beschikbaarheid van goede anticonceptiva heeft Nederland een laag aantal abortus provocatus. Desondanks komt het voor dat een vrouw ongewenst zwanger wordt. Vaak ligt de oorzaak bij het niet toepassen of falen van anticonceptie. Onwetendheid over een juiste toepassing van het anticonceptivum speelt met name allochtone vrouwen parten. Bij hen is het aantal abortus provocatus hoger dan onder autochtone vrouwen. Bij een ongewenste zwangerschap kan een vrouw besluiten tot abortus provocatus. Zowel de overtijdbehandeling (uiterlijk 15 dagen na het uitblijven van de menstruatie) als de vroege abortus (tot 13 weken amenorroe) gebeuren, na het maken van een echo, door middel van zuigcurettage of vacuümaspiratie poliklinisch in een van de abortusklinieken. Ook de abortuspil (medicamenteuze abortus) kan worden voorgeschreven tot 16 dagen na het uitblijven van de menstruatie. Een late abortus met als uiterste grens 22 weken kan alleen in enkele gespecialiseerde klinieken plaatsvinden. Voor abortus provocatus geldt een wettelijk vastgelegde bedenktijd van vijf dagen.

Nadat een zwangerschap is vastgesteld, bespreekt de huisarts of de vrouw achter de beslissing staat, legt de feitelijke gang van zaken uit, en probeert in te schatten of er verwerkingsproblemen te verwachten zijn. Indien de resusfactor bekend is, maakt de huisarts daarvan melding met het oog op de noodzaak van anti-D-immunoglobuline bij resusnegatieve vrouwen.

Complicaties tijdens de ingreep zijn zeldzaam. Na de ingreep zijn de infecties in het kleine bekken en het bloedverlies door een incomplete abortus vooral voor de huisarts van belang. Het meest verraderlijk is het na een 'abortus' blijven bestaan van een niet-ontdekte extra-uteriene zwangerschap. Een overtijdbehandeling kent een groter aantal mislukkingen; daarom is het raadzaam drie weken na de behandeling een zwangerschapstest te herhalen.

Het merendeel van de vrouwen doorstaat deze beladen ingreep lichamelijk en psychisch goed. Onderzoek toonde aan dat de medische consumptie, medicijngebruik en psychische klachten bij vrouwen na een abortus niet hoger waren dan vóór de abortus. De zorgvuldigheid van handelen in de abortusklinieken draagt daartoe in belangrijke mate bij. Daarbij is aandacht voor een goede anticonceptie van preventieve waarde voor de toekomst.

Epidemiologische gegevens

Het gemiddeld aantal jaarlijks geregistreerde gevallen van abortus provocatus (waarin niet meegerekend

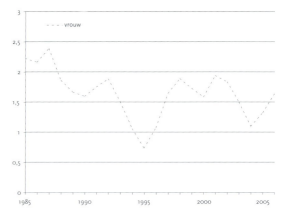

Figuur 10.17.1 Nieuwe gevallen van abortus provocatus per 1000 patiëntjaren gestandaardiseerd voor leeftijd. Trend over jaren (CMR 1985-2006).

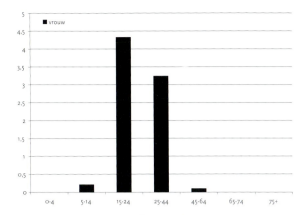

Figuur 10.17.2 *Nieuwe gevallen van abortus provocatus per 1000 patiëntjaren. Verdeling naar leeftijd (CMR 2002-2006).*

de morningafterpil en -spiraal) bedroeg 1,8 per 1000 vrouwen (figuur 10.17.1).

Abortusklinieken zijn overigens ook zonder medeweten van de huisarts vrij toegankelijk.

De incidentie bedroeg 4 gevallen per 1000 onder 15-24-jarigen en 3 per 1000 onder 25-44-jarigen per jaar (figuur 10.17.2).

10.18 OVERIGE AANDOENINGEN VAN DE TRACTUS UROGENITALIS

Acute glomerulonefritis openbaart zich door albuminurie, hematurie, cilinders in de urine, oedeem en een verhoogde bloeddruk. De oorzaak is meestal een auto-immuunreactie volgend op een infectie met bètahemolytische streptokokken. Het aantal nieuwe gevallen bleek gering: de incidentie bedroeg over de totale registratieperiode 0,1 per 1000 patiënten per jaar, voor mannen en vrouwen vrijwel gelijk (in totaal 13 patiënten in de periode 1985-2006). In elke leeftijdsgroep werden een of enkele gevallen gevonden.

Nefrotisch syndroom, gekenmerkt door proteïnurie en oedeem, behaalde een incidentie van 0,1 per 1000 per jaar, voor mannen en vrouwen vrijwel gelijk (in totaal 14 patiënten in de periode 1985-2006). In elke leeftijdsgroep werden een of enkele gevallen gevonden.

Overige aandoeningen van de urinewegen, een code waarmee onder andere blaashalssclerose, urethrastrictuur en ren mobilis worden vastgelegd, behaalde een incidentie van 0,5 per 1000 mannen en 0,1 per 1000 vrouwen per jaar in de periode 1985-2006.

Hematurie met bekende oorzaak wordt gecodeerd onder de desbetreffende oorzaak; hematurie zonder bekende oorzaak werd in de periode 1985-2006 in vier praktijken 112 maal bij een man (incidentie 0,8 per 1000 mannen per jaar) gecodeerd, 29 maal bij een vrouw (incidentie 0,2 per 1000 vrouwen per jaar).

Endometriosis en *lichen sclerosus vulvae* werden onder 'overige ziekten van de vrouwelijke genitalia' geregistreerd. De incidentie van deze code was in de periode 1985-2006 1,2 per 1000 vrouwen per jaar, de helft in de leeftijdsgroep 25-45 jaar, en 40% bij patiënten ouder dan 45 jaar.

Aandoeningen van de tractus urogenitalis die men elders in dit boek aantreft, zijn:
- seksueel overdraagbare aandoeningen (paragraaf 2.14);
- *Candida* van de tractus urogenitalis behalve candida-vaginitis (paragraaf 2.17);
- maligne tumoren van de tractus urogenitalis (paragraaf 3.6 en 3.7);
- myomen (paragraaf 3.12);
- blaaspoliepen (paragraaf 3.13);
- seksuele problemen (paragraaf 5.12);
- ziekten en aandoeningen die met zwangerschap, bevalling en kraambed te maken hebben (hoofdstuk 11);
- niercysten (in categorie 'aangeboren afwijkingen van de tractus urogenitalis', paragraaf 11.4).

10.19 BESCHOUWING

Aandoeningen van de tractus urogenitalis vormen een belangrijk hoofdstuk in de huisartspraktijk. Bij vrouwen zijn de aantallen groot. Bij mannen bereikte geen van deze aandoeningen een incidentie van 10 per 1000 per jaar of meer.

Vaak kan de huisarts diagnostiek en therapie in eigen hand houden. Daarbij is de anamnese van groot belang, bijvoorbeeld bij de keuze voor anticonceptiemethode, bij differentiatie tussen stress- en urge-incontinentie en bij het onderscheid tussen de verschillende menstruatiestoornissen. Omdat aandoeningen van de tractus genitalis nauw verweven zijn met seksualiteit en voortplanting, is het nodig deze thema's in de anamnese naar voren te halen.

Hierbij en bij het onderzoek van de genitalia is zorgvuldigheid en vaardigheid vereist. Zorgvuldigheid van de kant van de dokter is in emotionele en intentionele zin vereist omdat intimiteit en seksuele gevoelens in het geding zijn. Patiënten moeten kunnen rekenen op volledig respect voor de integriteit van hun persoon en hun lichaam. Continuïteit in de relatie met de eigen huisarts doet het vertrouwen hierin groeien en zorgt ervoor dat patiënten zich op hun gemak kunnen voelen. Naast een adequate gesprekstechniek zijn vaardigheden nodig betreffende het speculumonderzoek, het maken van een cervixuitstrijkje, het afnemen van kweken, het aanmeten van pessaria, het plaatsen van een IUD, het vaginaal toucher en het rectaal toucher. Misschien ten overvloede wordt erop gewezen dat het gebruik van wegwerphandschoenen en het huishoudelijk schoonmaken en steriliseren van gebruikte specula tot de preventieve praktijkroutine behoren. Het uitvoeren van het bevolkingsonderzoek op cervixcarcinoom in handen van de huisarts vereist een hierop adequaat afgestemde praktijkvoering.

Bij de laboratoriumdiagnostiek van urine bieden met urine bevochtigde sticks een aantal kwalitatieve en semikwantitatieve mogelijkheden. Verder beoordeelt de huisarts of de praktijkassistente dagelijks een aantal urinesedimenten bepaalt, soms vindt daarna kweken van urine plaats met behulp van dipslides. Ook worden in eigen beheer preparaatjes van fluor vaginalis beoordeeld en, als onderdeel van het infertiliteitsonderzoek, een sims-hühner-test. Cytologie (cervixsmear) en kweken van urine en van afscheiding met typering van micro-organisme en bepaling van gevoeligheid voor antimicrobiële therapie worden verricht in een streeklaboratorium.

De behandeling van het merendeel van de in dit hoofdstuk besproken aandoeningen wordt door de huisarts in gang gezet. Uitleg, advies en instructie vormen hierbij onmisbare onderdelen, zoals bij incontinentie en climacteriële klachten. In het bijzonder geldt dit ook de anticonceptie. Hoewel 'de pil' thans zonder recept verkrijgbaar is, behoudt de huisarts een belangrijke rol bij de andere vormen van anticonceptie. Bij diverse aandoeningen van de tractus urogenitalis vormen antibiotica en hormonale middelen de belangrijke therapeutische hulpmiddelen voor de huisarts. Indicaties, veranderingen in resistentie, nieuwe middelen en nieuwe toepassingswegen dient de huisarts al dan niet met deskundigen steeds opnieuw kritisch te beoordelen.

In dit hoofdstuk werden veel klachten en gezondheidsproblemen van vrouwen beschreven. Medische interventie en instrumentele manipulatie van fysiologische processen zijn in de geneeskundige zorg aan vrouwen letterlijk tot de dagelijkse medische praktijk gaan behoren: een vrouwenleven ontsnapt eenvoudig niet aan verregaande medicalisering. Voorbeelden zijn gezonde vrouwen die effectieve anticonceptie zoeken, zwangere en barende vrouwen, en gezonde vrouwen die zich vanwege infertiliteit wenden tot medische voortplantingstechnieken. Ook met het definiëren van fysiologische klachten, zoals die voorafgaande aan de menstruatie of in de overgang, in medische termen (het worden dan syndromen, berustend op hormonale deficiënties), creëert men ziektebeelden en legitimeert men medisch ingrijpen.

Fertiliteit, graviditeit en partus zijn bij uitstek de terreinen waar de technologie diepgaand invloed heeft, en niet alleen voor vrouwen die daar actief gebruik van maken. Door de prenatale diagnostische mogelijkheden wordt een innige relatie gecreëerd tussen aanstaande moeder en ongeboren kind ('mijn embryo'), terwijl tot voor kort de binding tussen moeder en kind geacht werd ná de geboorte aan te vangen. Deze ontwikkelingen scheppen nieuwe verantwoordelijkheden en keuzemogelijkheden voor de individuele zwangere vrouw, maar kennen ook de keerzijde van twijfel, verplichtingen en schuldgevoelens indien men van deze mogelijkheden geen gebruik heeft kunnen of willen maken.

11 Graviditeit, partus, puerperium, congenitale aandoeningen en ziekten van de neonaat

11.1 INLEIDING

In de CMR werden in de periode 1985-2006 gemiddeld 50 zwangerschappen per praktijk per jaar geregistreerd (incidentie 31 per 1000 vrouwen per jaar, oplopend van 26 per 1000 vrouwen van 15-24 jaar naar 85 per 1000 vrouwen van 25-44 jaar). In de eerste tien jaar van de registratie werden veel van deze zwangeren tot en met de partus begeleid door de huisarts, de laatste jaren zijn bijna alle bevallingen door een verloskundige of gynaecoloog begeleid. Aangezien niet alle bijzonderheden steeds aan de huisarts worden gemeld, is geen betrouwbaar overzicht te geven van bijvoorbeeld anemieën, urineweginfecties en bloedverlies tijdens de graviditeit. Ook voor het kraambed geldt dat de incidentie van aandoeningen zoals tepelkloven en mastitis puerperalis waarschijnlijk niet volledig is geregistreerd. De huisarts wordt niet altijd ingelicht, de adviezen van verloskundige en kraamverzorgster kunnen afdoende zijn.

De morbiditeit in de neonatale periode wordt in de CMR apart vastgelegd. Zo werden er ongeveer twee gevallen van dysmaturitas en/of prematuritas per jaar per praktijk geregistreerd, ongeveer 1 per 20 geboorten. Andere aandoeningen in de neonatale periode betroffen asfyxie, ernstige diarree, sepsis en conjunctivitis.

Bij congenitale aandoeningen is men geneigd te denken aan aandoeningen die in de eerste levensdagen worden ontdekt. In de CMR worden daartoe echter ook die aandoeningen gerekend die pas in de loop van het leven manifest worden of pas dan worden vastgesteld. Per CMR-praktijk gaat het om 10 nieuwe congenitale aandoeningen per jaar. De incidentie bedroeg 3,7 per 1000 mannen en 2,6 per 1000 vrouwen per jaar. In 17% van de gevallen ging het om aandoeningen van de tractus urogenitalis. Het merendeel van congenitale aandoeningen van de tractus urogenitalis (83%) wordt geregistreerd bij jongens en mannen en betreft niet-ingedaalde testes (hydrokèle, phimosis en liesbreuken worden niet in de rubriek 'congenitale aandoeningen' geregistreerd (zie respectievelijk paragraaf 10.13, paragraaf 10.14 en paragraaf 9.10). Ongeveer 22% van de congenitale aandoeningen betrof het bewegingsapparaat, 5% de tractus circulatorius (congenitale hartafwijkingen), 6% de tractus digestivus (met name pylorusstenose) en 48% 'overige congenitale aandoeningen' (onder andere neusseptumdeviatie, hemangioom bij de geboorte aanwezig, syndromen van Down, van Klinefelter en van Marfan, cystische fibrose). In al deze gevallen was het aandeel van beide geslachten vrijwel gelijk.

In de eerste paragraaf van dit hoofdstuk wordt aandacht besteed aan zwangerschap, bevalling en kraambed. Vervolgens komt de spontane abortus aan de orde. Aansluitend worden ziekten van de neonaat besproken. De bespreking van congenitale aandoeningen is verdeeld over twee paragrafen: een voor de tractus urogenitalis en een voor het bewegingsapparaat. Dan volgt een paragraaf over ziekten in de neonatale periode. Het hoofdstuk wordt afgesloten met een paragraaf 'overige aandoeningen' en een beschouwing waarin wordt ingegaan op de taken van de huisarts als gezinsarts bij vruchtbaarheid en voortplanting.

In dit hoofdstuk komen vanwege een lage incidentie in de huisartspraktijk een aantal belangrijke aandoeningen niet in een aparte paragraaf aan de orde. Dit geldt onder andere de congenitale aandoeningen van de tractus circulatorius en van de tractus digestivus, en de aan de geslachtschromosomen gekoppelde congenitale aandoeningen zoals de syndromen van Klinefelter en van Turner.

11.2 DE NORMALE ZWANGERSCHAP

Beschrijving
Tegenwoordig worden in Nederland zwangerschap, baring en kraambed, bij ongecompliceerd beloop, in de

regel begeleid door een verloskundige. Waar 25 jaar geleden nog bijna de helft van de huisartsen bevallingen begeleidde, is nu nog slechts een enkele huisarts verloskundig actief, met name op het platteland. De bemoeienis van de huisarts is verschoven naar het moment van preconceptionele advisering en naar de prille zwangerschap. Vaak consulteert de vrouw de huisarts als eerste wanneer zij vermoedt of weet zwanger te zijn. De huisarts informeert haar over mogelijke preventie van aangeboren afwijkingen, over prenatale diagnostiek, bespreekt vragen en zorgen die bij de vrouw leven en laat, afhankelijk van afspraken met de verloskundigen, het nodige bloedonderzoek doen. Gewoonlijk verwijst de huisarts vervolgens een zwangere voor verdere begeleiding naar de verloskundige, tenzij er redenen zijn voor medisch-specialistische begeleiding. Bloedverlies in het eerste trimester is waarschijnlijk de belangrijkste reden voor een zwangere om de huisarts te consulteren.

Tijdens de zwangerschap wordt de huisarts geraadpleegd voor intercurrente ziekten zoals blaasontsteking en voor klachten zoals bekkenpijn. Bij alle contacten zal de huisarts rekening houden met de zwangerschap, met name waar het gaat om het voorschrijven van medicatie.

Een normale bevalling vindt thuis of poliklinisch plaats. Nederland is het enige ontwikkelde land ter wereld waar thuisbevallen als instituut bestaat. Vooral vanuit de tweede lijn werd druk uitgeoefend om bevallingen in het ziekenhuis te laten plaatsvinden. Mede hierdoor is het aantal thuisbevallingen de laatste 40 jaar sterk afgenomen. In 1960 vond driekwart van alle bevallingen thuis plaats, in 2000 nog slechts 25%.

De meeste huisartsen zijn gewend om een kraambezoek af te leggen, hetgeen de kraamvrouw de gelegenheid biedt vragen te stellen over de gezondheid van haar kind en haarzelf en om over anticonceptie te spreken.

Epidemiologische gegevens

In de periode 1985-2006 zijn in de CMR 4357 zwangerschappen geregistreerd. Hiervan eindigde 14% in een spontane abortus (incidentie 4,3 per 1000 patiëntjaren). Er deed zich 31 keer een extra-uteriene graviditeit voor. Twintig maal werd een dode foetus geboren bij een zwangerschap van meer dan 28 weken. Negenenveertig maal werden er tweelingen geboren.

Zwangerschappen deden zich in de loop van de periode 1985-2006 minder vaak voor bij vrouwen jonger dan 25 jaar; de incidentie boven die leeftijd nam toe (figuur 11.2.1).

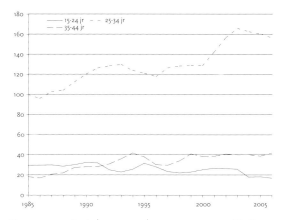

Figuur 11.2.1 Aantal zwangerschappen per 1000 patiëntjaren. Trend over jaren in drie leeftijdsgroepen (CMR 1985-2006).

Beloop en interventie

In de prenatale periode waren veelvoorkomende aandoeningen: zwangerschapsanemie, vaginaal bloedverlies vóór de 16e zwangerschapsweek (zonder dat deze zwangerschap in een abortus eindigde) en hypertensie ('pregnancy induced hypertension'). Bij klachten van bovenbuikspijn, hoofdpijn en tintelingen zal de huisarts, zeker in combinatie met een verhoogde bloeddruk, denken aan (pre-)eclampsie of het zeldzame maar zeer ernstige HELLP-syndroom (hemolysis, elevated liver enzymes, low platelet count) waarbij stollingsstoornissen en leverbeschadiging optreden.

Tijdens de partus waren de meest voorkomende 'complicaties' de niet-vorderende uitdrijving en perineumruptuur. Daarnaast kwamen enkele gevallen voor van placenta praevia en retentio placentae.

In het kraambed was mastitis de meest voorkomende aandoening. In de CMR kwam deze mastitis na ongeveer 6% van de bevallingen voor. De incidentie bedroeg jaarlijks gemiddeld 5 per 1000 vrouwen van 25-44 jaar.

Bij een beginnende mastitis wordt afkoelen van de borst meestal aangenaam gevonden (icepacks, nat maandverband in vriesvak laten bevriezen, ijsklontjes in een washandje). Bij borstvoeding dient de desbetreffende borst goed te worden leeggedronken. Eenvoudige analgetica kunnen dit beleid ondersteunen, dat meestal tot resolutie van de infectie leidt. Wanneer bij de dagelijkse controle echter blijkt dat zich toch een infiltraat ontwikkelt, of in geval van koorts en algemeen ziekzijn, worden antibiotica gegeven. Van groot belang is frequent te blijven controleren. In geval van abcedering is chirurgisch ingrijpen nodig.

Prognose en preventie

Prenatale controles zijn bedoeld om afwijkingen in het beloop van de zwangerschap tijdig te herkennen en om de zwangere te adviseren. De huisarts kan, als de gelegenheid zich voordoet, al vóór de conceptie met advisering beginnen. Dan, of tijdens een van de eerste zwangerschapsconsulten, kan gesproken worden over:

- het gebruik van foliumzuur, in te nemen van de periode rond de conceptie tot in de derde maand van de zwangerschap;
- het afraden van het gebruik van sigaretten, alcohol, drugs en zelfmedicatie;
- medicijngebruik, zoals anti-epileptica en psychofarmaca;
- rubellavaccinatiestatus, bloedgroep, resusfactor, irregulaire antilichamen;
- hepatitis, lues en hiv-screening;
- erfelijke afwijkingen;
- familieanamnese, met name voor diabetes, hypertensie, vóórkomen van gemelli;
- indicaties en wenselijkheid van prenatale diagnostiek;
- adviezen in verband met preventie van toxoplasmose;
- wensen ten aanzien van begeleiding en plaats van bevalling.

Voor de huisarts die zelf bevallingen begeleidt, is er een vanzelfsprekende continuïteit tussen prenatale zorg, partus en kraambed. Wordt een zwangere door verloskundige of gynaecoloog begeleid, dan moet de huisarts bewust moeite doen om niet te veel buiten deze belangrijke gezinsgebeurtenis te blijven staan. Soms wordt de huisarts gevraagd het kraambed te controleren; in elk geval biedt een kraambezoek een goede gelegenheid om een indruk te krijgen over hoe het de jonge ouders vergaat. Tot de onderdelen van dit bezoek behoort aandacht voor eventuele complicaties bij de kraamvrouw (mastitis, tepelkloven, endometritis, trombose, psychische terugslag), voor de pasgeborene en voor anticonceptie. Door goede afspraken met kraamverzorgsters, verloskundigen en gynaecologen kan in grote lijnen uniformiteit van beleid en advisering bereikt worden en kan de plaats van de huisarts als gezinsarts tot zijn recht komen.

Profiel

In de CMR daalde, zoals in heel Nederland, het aandeel van de huisarts in de actieve verloskunde en nam het aantal thuisbevallingen drastisch af. De betrokkenheid van de huisarts bij de diverse zorgfasen bleef.

11.3 SPONTANE ABORTUS

Ziektebeeld

Men spreekt van abortus of miskraam wanneer een vrucht in de eerste zestien weken van de zwangerschap wordt uitgestoten. De oorzaak hiervan is in de meeste gevallen een genetische stoornis van de vrucht, waardoor deze niet levensvatbaar is.

Het begint meestal met bloedverlies per vaginam. Dit kan heel vroeg zijn, soms zelfs voordat zwangerschap is vermoed. Het bloedverlies is aanvankelijk meestal gering, maar kan later toenemen. Als stolsels en/of vruchtzak afkomen, kunnen weeënachtige pijnen in de onderbuik worden gevoeld. Samen met de geboorte van het vruchtblaasje of kort daarna komt meestal een flink stuk sponzigzacht deciduaweefsel.

Epidemiologische gegevens

In de periode 1986-2006 zijn in de CMR 613 gevallen van spontane abortus geregistreerd, gemiddeld 4 per 1000 vrouwen per jaar. Niet alle gevallen van spontane abortus in de praktijken zullen zijn vastgelegd, omdat niet altijd de hulp van de huisarts zal zijn ingeroepen. De stijging die in de cijfers zichtbaar is, zal mede worden veroorzaakt door de beschikbaarheid en de toegenomen gevoeligheid van zwangerschapstests (figuur 11.3.1). De verdeling van de incidentie naar leeftijdscategorie van de betrokken vrouwen kwam overeen met die van alle zwangere vrouwen (figuur 11.3.2). De incidentie liet naar sociale laag vrijwel geen verschil zien.

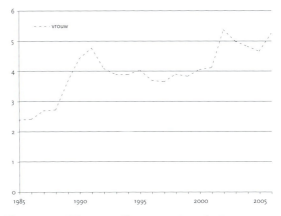

Figuur 11.3.1 Nieuwe gevallen van spontane abortus per 1000 patiëntjaren gestandaardiseerd voor leeftijd. Trend over jaren (CMR 1985-2006).

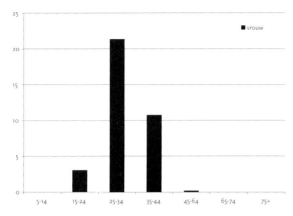

Figuur 11.3.2 Nieuwe gevallen van spontane abortus per 1000 patiëntjaren. Verdeling naar leeftijd (CMR 2002-2006).

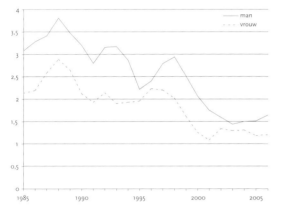

Figuur 11.3.3 Proportie spontane abortus van alle geregistreerde zwangerschappen per jaar (CMR 1985-2006).

De verhouding tussen het aantal spontane abortussen en het aantal geregistreerde zwangerschappen bedroeg ongeveer 14% (figuur 11.3.3). Vroeger vond men een getal van ongeveer 10%. Mogelijke oorzaken voor de geconstateerde stijging zijn de gemiddeld oudere leeftijd van zwanger worden en de toename van het aantal zwangerschappen na subfertiliteitsbehandelingen. Beide oorzaken zijn geassocieerd met een hoger aantal spontane abortus.

Beloop en interventie

Het beloop van spontane abortus kan variëren van zeer vlot en gemakkelijk tot langdurig en moeizaam. In ongeveer 80% van de gevallen zijn de begeleidende verschijnselen van pijn en bloedverlies spontaan gestopt binnen een week. Men kan dus het beste het natuurlijk beloop afwachten, tenzij het bloedverlies te groot is of te lang duurt. Bij ernstige pijn of niet doorzetten van de abortus dient men bedacht te zijn op de aanwezigheid van extra-uteriene graviditeit of mola. Bij de laatste is de weke uterus vaak groter dan overeenkomt met de duur van de amenorroe.

Het is van groot belang goede voorlichting te geven en erop te wijzen dat spontane miskramen dikwijls voorkomen en het beste beschouwd kunnen worden als een fysiologisch verschijnsel, waarbij de natuur zich ontdoet van een niet-levensvatbare vrucht. Waarschijnlijk vinden er al zó vroeg abortussen plaats dat zij zelfs niet als zodanig worden opgemerkt.

Er bestaat geen bezwaar tegen pijnstilling (indien nodig) bij de ontsluitingsperiode voor een abortus. Het is belangrijk om – ook reeds bij de telefonische melding – te vragen alle stolsels op te vangen en te bewaren, zodat men kan nagaan of de vruchtzak en/of decidua is uitgestoten. Dit doet men het gemakkelijkst door spoelen onder de waterkraan, waarbij men de stolsels voorzichtig met de vingers lospelt. Vrij dikwijls vindt men een 'windei', dat wil zeggen: een blaasje (nagenoeg) zonder vrucht.

Het doormaken van een abortus geeft aanleiding tot zeer verschillende reacties, van snelle acceptatie tot emotionele repercussies op langere termijn. Een belangrijke vraag geldt altijd de kans op herhaling. De huisarts doet er daarom goed aan de bereidheid te tonen om tijd uit te trekken voor gesprekken over de vragen die er leven bij de betrokken partners.

Prognose en preventie

Bij verschijnselen van een dreigende abortus zet het proces in vele gevallen door. Er is geen enkele maatregel (zoals bedrust) of middel bekend waarvan vaststaat dat een spontane abortus erdoor gestopt kan worden.

Met echoscopie kan bij langdurig bloedverlies aangetoond worden of er een intacte intra-uteriene graviditeit is, en zo niet, of er misschien sprake is van een extra-uteriene graviditeit. Indien de zwangerschap ten minste tien weken duurde, dienen resusnegatieve vrouwen met anti-D-gammaglobuline (375 E) te worden ingespoten teneinde sensibilisatie te voorkomen. Dit is zelfs tot twee weken na de miskraam zinvol.

Na een abortus blijkt de recidiefkans in een volgende zwangerschap groter dan gemiddeld. De kans op een levensvatbaar kind is na een miskraam gedaald van ongeveer 90% naar ongeveer 83%, na twee miskramen naar ongeveer 75%. Bij vrouwen met herhaalde abortus en hun partners wordt een wat hoger percentage chromosomale afwijkingen gevonden. Echte 'habituele' abortus heeft hoogstwaarschijnlijk genetische oorzaken en is daardoor niet toegankelijk voor therapie. Om in deze de prognose beter te kunnen bepalen, kan men contact opnemen met een klinisch-genetisch centrum en eventueel karyogrammen bij de partners laten vervaardigen.

Profiel

Spontane abortus is een natuurlijke, maar emotioneel ingrijpende gebeurtenis, waarmee de huisarts gemiddeld enige malen per jaar geconfronteerd zal worden. Goede opvang en voorlichting aan de partners zijn daarbij van het grootste belang.

11.4 CONGENITALE AFWIJKINGEN VAN DE TRACTUS UROGENITALIS; CRYPTORCHISME

Ziektebeelden

Congenitale afwijkingen van nieren, urinewegen en genitalia zijn er vele. Denk bijvoorbeeld aan cystenieren, urethrastrictuur, hypospadie, uterus bicornis. Deze zeldzaam voorkomende aandoeningen worden hier alleen genoemd. Wel bespreken we het cryptorchisme (niet-scrotale testis of maldescensus testis), de aandoening waarvoor in de CMR de desbetreffende code het meest werd gebruikt.

Over de classificatie van de verschillende vormen van cryptorchisme bestaat de volgende consensus.
- *Retractiele testis*: volledig ingedaalde en normaal ontwikkelde testes, die door contractie van de m. cremaster meer of minder vaak in het lieskanaal verblijven. Vanuit de lies is deze testis bij lichamelijk onderzoek pijnloos naar het scrotum te brengen.
- *Retentio testis*: al die vormen waarbij de testis niet of slechts met veel moeite in het scrotum is te brengen en daar niet blijft liggen. Indien een dergelijke testis palpabel is, bevindt hij zich altijd ergens op de normale indalingsweg.
- *Ectopische testis*: al die vormen waarbij de testis zich buiten de normale indalingsweg bevindt.

De oorzaak van het niet (volledig) indalen van de testes is niet duidelijk. Een multicausale pathogenese wordt verondersteld. Het vaststellen vergt soms enige extra tact en kennis van eenvoudige handgrepen. Bij het pasgeboren kind en in de eerste levensmaanden is de cremasterreflex nog afwezig tot zwak. Daarom wordt onderzoek naar de indaling van de testes kort na de geboorte sterk aanbevolen. Zorgvuldig noteren van bevindingen is van groot belang. Zo kan bij een later optredende retractie een afwachtend beleid worden gevoerd indien de testes ooit scrotaal lagen. Ook op het consultatiebureau voor zuigelingen en kleuters wordt de positie van de testes enkele malen bepaald en vastgelegd.

Het onderzoek vindt bij voorkeur plaats met warme handen in een voldoende verwarmde onderzoeksruimte. Het kind wordt liggend en later eventueel in hurkzit onderzocht. Met één vinger wordt de annulus inguinalis afgesloten, waarna met de andere hand de testis voorzichtig in het scrotum wordt 'gestreken'. Bij een retentietestis zal deze onmiddellijk na het loslaten terugschieten, terwijl een retractiele testis meer of minder lang in het scrotum blijft, afhankelijk van de reactie van de m. cremaster.

Treft men één of beide testes niet in het scrotum aan, dan wordt het onderzoek op een ander tijdstip herhaald alvorens de diagnose te stellen.

Epidemiologische gegevens

Het aantal nieuwe gevallen van congenitale afwijkingen van de tractus urogenitalis was bij mannen hoger dan bij vrouwen; voor beide geslachten bedroeg de incidentie gemiddeld over de periode 1985-2006 minder dan 1 nieuw geval per 1000 per jaar (figuur 11.4.1). In deze periode betrof het in de CMR 60 mannen met de diagnose cryptorchisme (incidentie van 0,4 per 1000 mannen).

De incidentie was sterk leeftijdsafhankelijk, nieuwe gevallen werden voornamelijk bij jongens van 0-4 jaar gevonden (figuur 11.4.2). Wat cryptorchisme betreft bleek de incidentie in de jongste leeftijdsgroep per jaar 2,7 per 1000 jongetjes van 0-4 jaar.

Beloop en interventie

Het is niet ongebruikelijk dat de testes van een pasgeborene niet volledig zijn ingedaald, met name niet bij prematuur geborenen. Bij meer dan de helft daalt de testis alsnog spontaan in voor het einde van het eerste levensjaar. Na het tweede levensjaar is de kans op spontane indaling klein geworden.

Voor de behandeling van cryptorchisme kan men een afwachtende houding aannemen tot en met het tweede levensjaar. De risico's van niet-ingedaalde testes zijn het ontstaan van verminderde fertiliteit en mogelijk de kans op maligne ontaarding. Er bestaan aanwijzingen dat een deel van de histopathologische afwijkingen van niet-ingedaalde testes van congenitale aard is.

Er is onvoldoende bewijs voor de effectiviteit van een hormonale behandeling van cryptorchisme, bijvoorbeeld door de toediening van LHRH of hCG.

Orchidopexie is de meest toegepaste chirurgische

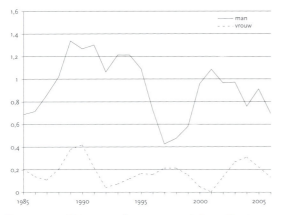

Figuur 11.4.1 Nieuwe gevallen van congenitale aandoeningen van de tractus urogenitalis per 1000 patiëntjaren gestandaardiseerd voor leeftijd. Trend over jaren (CMR 1985-2006).

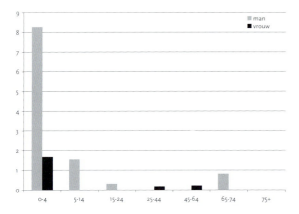

Figuur 11.4.2 Nieuwe gevallen van congenitale aandoeningen van de tractus urogenitalis per 1000 patiëntjaren. Verdeling naar leeftijd en geslacht (CMR 2002-2006).

behandeling van cryptorchisme. Deze operatieve behandeling wordt aanbevolen bij ectopische testes en bewezen retentio testis.

Het is niet bewezen dat orchidopexie voor het einde van het tweede levensjaar eventuele pathologische veranderingen in een testis en de fertiliteitsprognose in gunstige zin beïnvloedt. Men heeft derhalve de keuze om deze operatie uit te (doen) voeren tussen het derde en tiende levensjaar.

Prognose en preventie

Preventie is niet mogelijk zo lang de oorzaak van cryptorchisme niet bekend is. Wel kunnen door vroegtijdige en nauwkeurige vaststelling van de lokalisatie van de testes onnodige orchidopexieën en hormonale behandelingen worden voorkomen.

Het effect op de fertiliteit is niet groot. Een effect van de therapie op de vroege diagnostiek van testiscarcinomen is moeilijk te bewijzen.

Profiel

De meest voorkomende congenitale afwijkingen van de tractus urogenitalis zijn retractiele testis en overige vormen van maldescensus testis. Bij de eerste dient een afwachtend beleid te worden gevoerd.

11.5 CONGENITALE AFWIJKINGEN VAN HET BEWEGINGSAPPARAAT; HEUPDYSPLASIE

Ziektebeelden

Congenitale aandoeningen van het bewegingsapparaat vormen een heterogene groep. Bij nazoeken in een van de CMR-praktijken bleek het in 30% van de gevallen te gaan om wervelkolomafwijkingen (spondylolysis en -listhesis), in bijna 30% om voetafwijkingen (holvoet, klompvoet), in 14% om heupdysplasie, in ruim 10% om beenlengteverschillen; verder kwamen pectus excavatus, congenitale aplasie van een arm, van een pink en arthrogryposis multiplex voor. Spina bifida wordt niet onder deze code geregistreerd.

Het zal duidelijk zijn dat de desbetreffende aandoeningen lang niet altijd reeds op kinderleeftijd worden vastgesteld. Voor één van de genoemde aandoeningen, heupdysplasie, is zo'n vroegtijdige vaststelling echter van uitermate groot belang; vandaar dat hieraan nu uitgebreider aandacht wordt besteed.

In de pathogenese van congenitale heupdysplasie zijn waarschijnlijk zowel een ossificatiestoornis van het pandak als gevolg van excentrische druk van de kop in de kom van belang als een instabiliteit of hyperlaxiteit van het heupkapsel. Bij graad 1 is de heup door manipulatie luxeerbaar, bij graad 2 is sprake van subluxatie en bij graad 3 van complete luxatie. De kans op het krijgen van deze aandoening is groter voor meisjes dan voor jongens, na bevalling in stuitligging, en naarmate de familiaire belasting hoger is. Na een eerste kind met congenitale heupdysplasie uit ouders met normale heupen is de kans voor een tweede kind ongeveer 6%. Indien een van beide ouders ook een heupdysplasie had, loopt deze kans op tot 12% voor het eerste en zelfs tot 36% voor een tweede kind.

De bevindingen variëren per leeftijd. Bij een zuigeling kan men geconfronteerd worden met opmerkingen over een extra bilplooi, of het minder gebruiken van een been. De peuter kan het ene been niet zo goed belasten als het andere. Na de eerste verjaardag wijzen klachten over het lopen de weg, met name waggelend lopen met hyperlordose en pijn.

Bij een zuigeling is de proef van Ortolani, mits verricht binnen 36 uur post partum, het onderzoek van keuze. Bij kinderen vanaf de leeftijd van 3 maanden berust de verdenking op eenzijdige luxatie op symptomen zoals een beenlengteverkorting, asymmetrie van de bilplooien en abductiebeperking bij 90° flexie. Bij dubbelzijdige luxatie zijn deze symptomen moeilijker te interpreteren. De waarde van een asymmetrische of extra bilplooi zonder abductiebeperking in de heup(en) is overigens niet duidelijk. Op de leeftijd dat kinderen gaan lopen, kunnen afwijkingen in het looppatroon opvallen.

Als aanvullend onderzoek geeft een röntgenfoto de meeste duidelijkheid, ook over subluxatie, met name tussen de derde en zesde maand als de femurkop, die voorheen uit kraakbeen bestaat, is verbeend. Herhaling na drie maanden is vaak alsnog nodig. Vóór de derde maand is echografie, althans voor het aantonen van de ernstige varianten, bij voorkeur in ervaren handen, een bruikbaar alternatief. Na stuitbevallingen en indien heupdysplasie in de familie voorkomt, worden de heupen op een leeftijd van 3 maanden röntgenologisch onderzocht.

Epidemiologische gegevens

Het aantal nieuwe gevallen van de totale groep congenitale aandoeningen van het bewegingsapparaat was in de periode 1985-2006 vrijwel constant, de incidentie bedroeg ongeveer 0,6 per 1000 patiënten per jaar (figuur 11.5.1).

De meeste congenitale aandoeningen van het bewegingsapparaat werden gediagnosticeerd bij zeer jonge kinderen. De oververtegenwoordiging van meisjes in de leeftijdsgroep 0-4 jaar valt op. Hoe vaak het hierbij gaat om kinderen met heupdysplasie, is uit de CMR-cijfers niet zonder meer af te leiden. Vergelijking met literatuurgegevens (geslachtsratio vrouw-man van 4:1) was dus niet mogelijk. In de oudere leeftijdsgroepen betrof de incidentie waarschijnlijk vooral afwijkingen van de wervelkolom (figuur 11.5.2). Tussen de sociale lagen waren geen relevante verschillen aantoonbaar.

Beloop en interventie

Beloop en interventie zijn bij een zo heterogene groep aandoeningen sterk variabel. Het is niet goed mogelijk in kort bestek alle aandoeningen recht te doen.

Hoewel het natuurlijk beloop van een geringe heupdysplasie niet bekend is, neemt men aan dat een

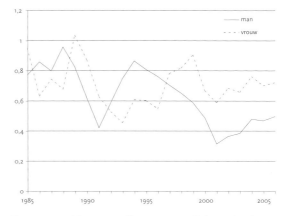

Figuur 11.5.1 Nieuwe gevallen van congenitale aandoeningen van het bewegingsapparaat per 1000 patiëntjaren gestandaardiseerd voor leeftijd. Trend over jaren (CMR 1985-2006).

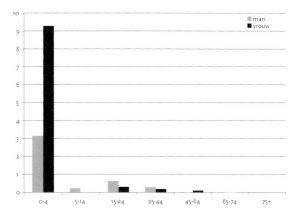

Figuur 11.5.2 Nieuwe gevallen van congenitale aandoeningen van het bewegingsapparaat per 1000 patiëntjaren. Verdeling naar leeftijd en geslacht (CMR 2002-2006).

heupdysplasie, indien niet vroegtijdig behandeld, altijd leidt tot loopproblemen, pijn en een gestoord looppatroon. Op volwassen leeftijd is de kans op coxartrose groot, soms al voor het 50e levensjaar.

De behandeling van een volledige heupdysplasie bij de pasgeborene vereist actief ingrijpen. Niet de repositie maar het behoud daarvan is het lastigste probleem. Allerlei orthesen zijn hiervoor beproefd: spalk, spreidkussen, bandage en spreidbeugel. Indien gediagnosticeerd na de leeftijd van drie maanden wordt in geval van dysplasie zonder luxatie meestal een spreidbeugel voldoende geacht. In geval van luxatie wordt het kind opgenomen en wordt tractie gegeven gevolgd door een gipsbroek. Indien met voornoemde maatregelen geen repositie wordt bereikt, is operatief ingrijpen nodig.

Prognose en preventie

Mits adequaat behandeld, heeft heupdysplasie een gunstige prognose. Onbehandelde gevallen zullen vroegtijdig (ernstige) artrose krijgen.

Preventie van de aandoening als zodanig is niet mogelijk zo lang de oorzaak niet bekend is. Door zorgvuldig onderzoek van de pasgeborene, aangevuld met vervolgonderzoek op het consultatiebureau voor zuigelingen, is de diagnose tijdig te stellen. Stuitbevalling en een voor deze aandoening positieve familieanamnese zijn hierbij als belangrijke risicofactoren in acht te nemen.

Profiel

Congenitale aandoeningen van het bewegingsapparaat worden jaarlijks een enkele maal per praktijk vastgesteld, vooral bij pasgeborenen, maar ook op iets oudere leeftijd. Bij de diagnose heupdysplasie spelen de familieanamnese en een zorgvuldig onderzoek van de zuigeling een grote rol. Afhankelijk van het bereiken van goede repositie kan met een conservatieve behandeling worden volstaan of moet operatief worden ingegrepen.

11.6 ZIEKTEN IN DE NEONATALE PERIODE

Ziektebeelden

De neonatale periode beslaat de tijd van de geboorte tot zes weken daarna. Ziekte van een kind in deze tijdspanne vraagt, nog los van de aard van de ziekte, bijzondere aandacht omdat de ouder-kindrelatie nog zo pril is. Een goede start van deze relatie wordt door ziekte van de pasgeborene bemoeilijkt, hetgeen zijn weerslag kan hebben op de emotionele ontwikkeling van het kind.

Van de vele aandoeningen worden hier conform de classificatie immaturitas, prematuritas, dysmaturitas, asfyxie en erythroblastosis foetalis besproken. Icterus neonatorum, voedingsstoornissen van de pasgeborene en aandoeningen zoals neonatale conjunctivitis worden niet besproken.

Er is sprake van *immaturitas* indien een kind tussen de 16e en 28e zwangerschapsweek wordt geboren. De overlevingskansen voor pasgeborenen tussen 24e en 28e week zijn toegenomen vanwege de vooruitgang in techniek, weliswaar tegen een prijs van handicaps bij de kinderen met de kortste zwangerschapsduur. Deze kinderen zijn vaak vele weken opgenomen in academische centra voor neonatologie en ondergaan daar intensieve en vaak invasieve behandeling.

Van *prematuritas* wordt gesproken als een kind tussen de 28e en 37e week wordt geboren. Afhankelijk van het geboortegewicht verblijven deze kinderen enige tijd in een couveuse.

Van *dysmaturitas* spreekt men als het geboortegewicht zo laag is dat het kind, gezien de zwangerschapsduur, tot de 10% lichtste kinderen behoort ('small for date'). Dysmaturitas wordt niet altijd behandeld: dikwijls betreft het kinderen die na de geboorte snel in gewicht toenemen.

Asfyxie betekent dat de pasgeborene in zuurstofnood verkeert, waardoor de huid blauw tot bleek is, de ademhaling slecht op gang komt (kind huilt niet, onregelmatige ademhaling), de spiertonus slap of matig is, en er amper reactie op prikkels is. Een asfyctisch kind moet extra zuurstof krijgen, beademd worden, soms zelfs geïntubeerd.

Langdurige bradycardieën, meconiumhoudend vruchtwater bij beginnende ontsluiting en langdurig persen zonder voortgang kunnen voortekenen van asfyxie zijn. In deze gevallen is de barende gebaat bij een zo snel mogelijk vervoer naar een ziekenhuis.

Erythroblastosis foetalis is een gevolg van resus- of ABO-antagonisme. Bij de ernstigste vorm is sprake van hydrops foetalis waaraan het kind al vóór de geboorte overleden kan zijn. Bij lichtere vormen is er een icterus die binnen de eerste 24 uur na de geboorte optreedt. Het ziektebeeld komt voor bij resuspositieve kinderen van resusnegatieve moeders. De moeder maakt bij een resuspositief kind antilichamen tegen de resusfactor. Deze antilichamen komen in een tweede of volgende zwangerschap via de placenta bij de foetus terecht.

Epidemiologische gegevens

In de periode 1985-2006 werden in de CMR 240 gevallen van immaturitas, prematuritas en/of dysmaturitas geregistreerd. De incidentie was in deze periode vrijwel constant en bedroeg 0,9 per 1000 per jaar, voor jongens en meisjes vrijwel gelijk. Het betrof daarmee ongeveer 7% van de geboorten. In diezelfde periode werden 40 gevallen van asfyxie geregistreerd (ongeveer 11 per 1000 geboorten) en 7 van erythroblastosis foetalis (ongeveer 1 per 1000 geboorten).

Beloop en interventie

Immature, dysmature en premature kinderen die in het ziekenhuis zijn opgenomen, verblijven daar gewoonlijk tot het gewicht rond 2500 gram is. Het is voor ouders van dergelijke kinderen een zware en emotionele periode, vaak nog gecompliceerd door verre reizen naar een gespecialiseerde neonatale kliniek. Een hoog percentage immatuur geboren kinderen vertoont later een psychomotore achterstand, waarvoor na thuiskomst bijzondere aandacht nodig is. Die bijzondere aandacht geldt uiteraard ook de asfyctisch geboren kinderen.

Erythroblastosis foetalis zal in een normale huisartsenpraktijk amper worden gezien. Dit heeft vooral te maken met bloedgroeponderzoek bij primigravidae, onderzoek naar antistoffen in de 32e week van de graviditeit bij resusnegatieve moeders, en het geven van anti-D-gammaglobuline aan deze moeders wanneer de pasgeborene resuspositief blijkt. Met dit beleid loopt een volgende zwangerschap op dit punt geen gevaar. Ook na een abortus na de 10e zwangerschapsweek moet anti-D-gammaglobuline worden gegeven. Dat betekent dat iedere zwangere haar bloedgroep en de eventuele consequenties daarvan goed moet kennen! De behandeling van erythroblastosis bestaat uit wisseltransfusies.

Prognose en preventie

De prognose van prematuritas en dysmaturitas is goed, van immaturitas minder, hoewel deze in de loop der jaren verbeterd is. Vooral bij immatuur geboren kinderen komen ethische vragen rond kwaliteit van leven naar voren en ook de vraag om de grens voor levensvatbaarheid niet op een te laag aantal intra-uterine weken te stellen. Preventie van deze aandoeningen ligt vooral in een goede prenatale zorg. Dit geldt uiteraard ook voor resusantagonisme.

Hemorragie door stollingsdefecten kan worden voorkomen door toediening van vitamine K. Dit is reden om direct post partum parenteraal vitamine K toe te dienen aan kinderen met een verhoogd risico op vitamine-K-tekort, zoals bij dysmaturitas, immaturitas en prematuritas. Wat deze vitamine betreft, is het gangbaar om ook aan gezonde kinderen die à terme zijn geboren en borstvoeding krijgen, vitamine K per os toe te dienen tot het moment dat bijvoeding wordt gegeven.

Profiel

Immaturitas, dysmaturitas en prematuritas werden in ongeveer 7% van de pasgeborenen geregistreerd. Een goede pre- en neonatale zorg is noodzakelijk om het optreden van handicaps zo veel mogelijk te beperken.

11.7 OVERIGE AANDOENINGEN IN DE GRAVIDITEIT, BIJ DE PARTUS EN IN DE NEONATALE PERIODE

Hyperemesis gravidarum werd in de CMR 117 maal geregistreerd in de periode 1985-2006, ruim eenmaal per jaar per praktijk, en overeenkomend met 2-3% van de zwangeren. Registratie volgt als een zwangere hulp zoekt en de huisarts op grond van de duur en de ernst van het braken ketonen in de urine controleert en medicatie overweegt. Hyperemesis gravidarum komt vaker voor bij meerlingzwangerschappen en mola, en kan hiervan dus een eerste teken zijn. In geval van moeilijk beïnvloedbaar braken en persisterende ketonurie wordt verwezen voor medisch-specialistische hulp.

Geboorteletsel, met name cefaal hematoom, mogelijk ook claviculafractuur en parese van een of beide armen, werd in de periode 1985-2006 24 maal geregistreerd, dat wil zeggen: bij minder dan 1% van de pasgeborenen.

Spina bifida en *hydrocefalus* zijn zeldzame aandoeningen. In de vier praktijken werden in de periode 1985-2006 drie gevallen van spina bifida gecodeerd en twee van hydrocefalus.

Het *syndroom van Down* is de belangrijkste aandoening onder de code voor overige specifieke congenitale aandoeningen. Deze code had een incidentie van 0,5 per 1000 per jaar in de periode 1985-2006, voor jongens en meisjes gelijk.

Bij de *overige congenitale aandoeningen* gaat het om zeer diverse, maar zelden voorkomende afwijkingen, soms pas vastgesteld op volwassen leeftijd. De incidentie bedroeg 0,4 nieuwe gevallen per 1000 patiënten per jaar, voor mannen en vrouwen gelijk.

Cheilognathopalatoschisis werd in de vier praktijken 4 maal geregistreerd in de periode 1985-2006.

Aandoeningen in graviditeit, bij de partus en in de neonatale periode die men elders in dit boek aantreft, zijn:
- anemie in zwangerschap (paragraaf 4.7);
- hemofilie (paragraaf 4.8);
- mentale retardatie (paragraaf 5.9);
- klepgebreken van het hart (paragraaf 7.2);
- hydrokèle (paragraaf 10.13).

11.8 BESCHOUWING

Het karakter van dit hoofdstuk is divers omdat drie rubrieken uit de classificatie bijeen zijn gebracht die weliswaar in de tijd dicht bij elkaar liggen (zwangerschap, geboorte, neonatale aandoeningen) maar qua aard en persoon die het treft (moeder, kind) sterk variëren. Daar komt bij dat voor een belangrijk deel van de gebeurtenissen in deze drukke periode in gezinnen geen aandacht of hulp van de huisarts wordt gevraagd, omdat het aandeel van de huisarts in de begeleiding van de baring is verdwenen.

Toch zijn er in de besproken periode op allerlei manieren wel contacten, zeker als zwangerschap en bevalling volgen op perikelen van voortplanting en (on)vruchtbaarheid waarbij de huisarts betrokkenheid heeft gehad (zie hoofdstuk 10). Vaak wordt de hulp van de huisarts ingeroepen voor het vaststellen van een zwangerschap, voor controle en begeleiding in de eerste drie maanden van de zwangerschap, voor advisering inzake het gezondheidsgedrag van de zwangere en voor de begeleiding bij spontane abortus. In de verdere zwangerschap, die gewoonlijk door een verloskundige wordt gecontroleerd, kan er contact zijn met de huisarts vanwege gewone ziekten in de zwangerschap zoals cystitis en candida-vaginitis. Na de partus hebben veel huisartsen de gewoonte een kraambezoek af te leggen. Ook wordt hulp gevraagd naar aanleiding van problemen in kraambed- en lactatieperiode en bij (vragen over) preventie (prenatale diagnostiek, foliumzuur, zuigelingenzorg, PKU/CHT, onderzoek naar descensus testis en heupdysplasie, ewing-test, VTO).

Soms spelen er bijzondere situaties en wordt de huisarts om raad gevraagd over de vraag of medische interventie echt nodig is, zoals bij marginaal verhoogde bloeddruk in de zwangerschap, een baby die niet mee naar huis mag omdat het gewicht nog onder de 2500 gram ligt of omdat het bilirubinegehalte nog iets verhoogd is.

Zwangerschap, geboorte en postnatale periode leiden tot samenwerking tussen huisarts en andere hulpverleners. Het beleid rondom de bevalling vraagt om afstemming van de activiteiten van verloskundige, huisarts en gynaecoloog. Bij voorlichting en advisering over voeding en verzorging zijn inhoudelijke afspraken met verloskundige, kraamverzorgster en wijkverpleegkundige van belang. Dat geldt zeker ook de relatie met de medewerkers van het consultatiebureau voor zuigelingen en kleuters, die bij twijfel over een normale groei en ontwikkeling aan de huisarts vragen om het kind te beoordelen.

De diagnostische, therapeutische en preventieve mogelijkheden inzake voortplanting, bevalling en neonatale zorg zijn de afgelopen dertig jaar sterk veranderd. De rol van de ziekenhuisgeneeskunde op dit vlak nam sterk toe. Hierdoor en door de veranderde maatschappelijke werkelijkheid, is de rol van de huisarts als gezinsarts veranderd in vergelijking met het begin van de registratie. Deze rol ligt minder vast, is minder voorspelbaar en vraagt meer creativiteit. Ethische aspecten, vooral rondom onvruchtbaarheid, (on)gewenste zwangerschap, prenatale diagnostiek, vroeggeboorte en (behandeling van) congenitale aandoeningen, vragen meer dan ooit de aandacht van de huisarts. In een maatschappij met minder tradities en grotere individuele keuzevrijheid, lijkt de huisarts meer nog dan vroeger, te worden gevraagd om hulp bij afwegen en beslissen. Op deze wijze wordt de huisarts opnieuw weer gezinsarts.

12 Ziekten van huid en onderhuids bindweefsel

12.1 INLEIDING

De nomenclatuur en classificatie van huidziekten variëren in de loop van de tijd en naar 'school'. Enige toelichting over de gebruiken in de CMR is op zijn plaats. Daartoe wordt als eerste een globaal onderscheid aangebracht, namelijk tussen infectieuze en niet-infectieuze huidziekten.

In tabel 12.1.1 vindt men een overzicht van de incidenties van infectieuze huidaandoeningen, exclusief de aandoeningen die volgens de classificatie elders worden geregistreerd, zoals erysipelas, wratten en mycosen (zie het hoofdstuk over infectieziekten, paragraaf 2.15, paragraaf 2.16 en paragraaf 2.17). De incidenties van de infectieuze huidaandoeningen waren voor mannen en vrouwen globaal gelijk.

In tabel 12.1.2 vindt men de incidenties en prevalenties van niet-infectieuze huidaandoeningen. De niet-infectieuze huidaandoeningen werden vaker bij vrouwen dan bij mannen geregistreerd. Onder de code voor dermatitis wordt een diversiteit aan op eczeem lijkende huidaandoeningen geregistreerd waarbij infectie geen primaire rol speelt en deze huidaandoeningen niet passen bij het constitutioneel eczeem of het seborroïsch eczeem. Zo vallen de ziekte van Andrews, ragaden en eczemateuze huidaandoeningen door wasmid-

Tabel 12.1.1 Overzicht van de incidenties van infectieuze huidaandoeningen voor zover volgens de classificatie in deze rubriek geregistreerd. Aantallen per 1000 patiëntjaren (CMR 1985-2006).

	Incidentie	
	Mannen	Vrouwen
furunkel	2,5	1,9
impetigo	6,5	6,2
folliculitis	3,6	6,2
paronychia	3,5	3,7
panaritium	0,7	0,7
cellulitis zonder lymfangitis	13,0	13,0
perianaal abces	1,0	0,4
hidradenitis axillaris	0,6	1,9
cellulitis met lymfangitis	3,3	3,0
acute lymfadenitis	0,1	0,1

Tabel 12.1.2 Nieuwe en bekende gevallen van niet-infectieuze huidaandoeningen per 1000 patiëntjaren (CMR 1985-2006).

	Incidentie		Prevalentie	
	Mannen	Vrouwen	Mannen	Vrouwen
constitutioneel eczeem	7,0	8,1	23,0	29,8
seborroïsch eczeem	5,3	6,1	11,0	10,6
contacteczeem	2,3	5,6	3,0	7,9
dermatitis	42,2	65,2	49,1	74,2
luierdermatitis	1,8	2,8	1,8	2,8
urticaria	4,2	6,9	4,3	7,9
quincke-oedeem	0,3	0,9	0,3	1,1
prurigo aestivalis	0,2	0,4	0,2	0,4
overige allergische dermatosen	3,0	5,3	3,1	5,8
decubitus	1,9	2,7	2,4	3,1
acne	3,3	5,2	8,2	15,9
psoriasis	1,6	1,8	14,8	14,9
erythemateuze aandoeningen	0,4	0,7	0,7	1,6
pityriasis rosea	1,4	2,0	1,4	2,0
atheroomcyste	11,3	9,8	11,3	9,8
clavus	3,8	6,4	3,8	6,4
verruca seborrhoica	3,8	5,1	3,8	5,1
pruritus	2,3	3,2	2,3	3,2
ziekten van zweet- en talgklieren	0,5	0,8	0,5	0,8
ziekten van de nagels	6,8	6,8	6,8	6,8
ziekten van haren	0,8	2,2	1,2	3,5

delen onder de code dermatitis. Luierdermatitis wordt hiervan apart onderscheiden. Onder de ziekten van zweet- en talgklieren werden aandoeningen gerekend zoals roos, hyperhidrosis en zweetvoeten. Ziekten van de nagels betreffen vooral gevallen van unguis incarnatus. Onychomycose hoort hier niet toe, maar tot het hoofdstuk infectieziekten (zie paragraaf 2.17).

Huidziekten nemen in het werk van de huisarts een belangrijke plaats in. In de rangorde van alle aan de huisarts aangeboden nieuwe aandoeningen bezetten ziekten van de huid de vierde plaats. Onder de bekende aandoeningen treden huidziekten minder op de voorgrond.

In dit hoofdstuk worden achtereenvolgens veelvoorkomende infectieuze en niet-infectieuze huidaandoeningen besproken. Het hoofdstuk wordt afgesloten met een korte beschouwing, waarin met name aandacht aan de diagnostiek wordt geschonken.

In dit hoofdstuk komt vanwege een lage incidentie in de huisartspraktijk een aantal belangrijke aandoeningen niet in een aparte paragraaf aan de orde. Dit geldt onder andere rosacea, lichen ruber, erythema nodosum en vitiligo.

12.2 FURUNKEL

Ziektebeeld

Een furunkel of steenpuist is een ontsteking van een haarfollikel, meestal veroorzaakt door stafylokokken. De eerste tekenen zijn lokale roodheid en een harde zwelling, duidend op een infiltraat. Dit kan tot enkele centimeters groot worden, veroorzaakt pijn en, afhankelijk van de lokalisatie, ongemak. Binnen enkele dagen ontstaat centraal in het infiltraat necrotisch weefsel, dat als een prop wordt uitgestoten. Genezing kan een litteken nalaten. Toenemende pijnklachten vormen een reden om de hulp van de huisarts in te roepen. Soms komen patiënten vanwege een hardnekkig recidiveren van furunkels. Een furunkel is meestal een solitaire infectie en kan overal op het lichaam voorkomen waar haarfollikels zijn. Predilectieplaatsen zijn onder andere nek, bil en bovenbeen. Meestal zijn er geen algemene ziekteverschijnselen. Soms ontstaan tegelijkertijd meerdere furunkels naast elkaar; dan wordt wel van een karbunkel gesproken.

De diagnose wordt, ook in de CMR, gesteld op basis van het hier beschreven klinische beeld. Differentieeldiagnostisch zijn er meestal weinig problemen.

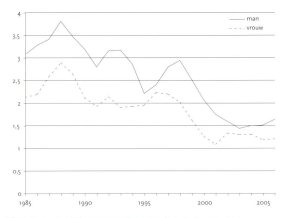

Figuur 12.2.1 *Nieuwe gevallen van furunkel per 1000 patiëntjaren gestandaardiseerd voor leeftijd. Trend over jaren (CMR 1985-2006).*

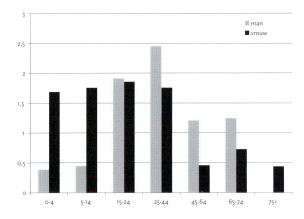

Figuur 12.2.2 *Nieuwe gevallen van furunkel per 1000 patiëntjaren. Verdeling naar leeftijd en geslacht (CMR 2002-2006).*

Epidemiologische gegevens

Een patiënt met een furunkel zal zich niet altijd bij de huisarts melden, hetzij vanwege een mild beloop, hetzij omdat zelfzorg wordt toegepast die bij een eerdere episode werd geadviseerd.

In de periode 1985-2006 daalde de incidentie enigszins tot ongeveer 1,5 nieuwe gevallen per 1000 patiënten per jaar. Furunkels werden gemiddeld wat vaker bij mannen geregistreerd dan bij vrouwen (figuur 12.2.1). Furunkels kwamen bij beide geslachten op alle leeftijden voor (figuur 12.2.2). In de lage sociale laag was de incidentie het hoogst. Verschillen tussen de seizoenen waren afwezig.

Beloop en interventie

Een furunkel is een huidaandoening met een self-limiting karakter. Behalve het verloop zoals hierboven beschreven, komt ook een spontane resorptie van het infiltraat voor. Furunkels in het gelaat (boven het niveau van de bovenlip) zouden ernstige complicaties kunnen geven door verspreiding naar de hersenen. Om die reden wordt in die gevallen (en in geval van immuunstoornissen) wel geadviseerd om een smalspectrum-penicillinase-ongevoelig antibioticum voor te schrijven (bijvoorbeeld flucloxacilline). In alle andere gevallen behoeft een furunkel geen antimicrobiële behandeling: een droog gaas ter afdekking is voldoende. Het nut van trekzalf, met de bedoeling de huid boven de furunkel te laten verweken, is dubieus. Lokaal manipuleren of uitdrukken is potentieel schadelijk door verspreiding van de ontsteking. Indien de furunkel na verloop van tijd met pus en necrotisch materiaal is gevuld en zich niet spontaan ontlast, kan men overwegen om de necroseprop voorzichtig te verwijderen.

Bij een normaal verloop ondervindt de patiënt gedurende een aantal dagen hinder en pijn; dit ongerief kan door de lokalisatie zeer onaangenaam zijn.

Prognose en preventie

Bij sommige mensen neigen furunkels tot recidiveren. Men spreekt dan van furunculosis en men wijt dit aan een commensaal voorkomen van stafylokokken, vooral in de neusholte en op het perineum. Dit zou reden zijn om dragers te adviseren om een antibioticumzalf in de neus aan te brengen. Dragers van stafylokokken komen enkel om die reden niet in aanmerking voor een griepvaccinatie. Met diabetes mellitus heeft het recidiveren van furunkels zelden of nooit verband.

Vanwege de kans op besmetting mogen verpleegkundigen met furunculosis niet werken op afdelingen voor neonaten of voor immuungecompromitteerde patiënten.

De besmettelijkheid van furunkels is gering.

Profiel

Een furunkel is een veelvoorkomende lokale ontsteking van een haarfollikel met een self-limiting karakter. Deze behoeft slechts lokale behandeling.

12.3 IMPETIGO VULGARIS

Ziektebeeld

Impetigo vulgaris of impetigo contagiosa, ook wel bekend als krentenbaard, is een besmettelijke huidaandoening die wordt veroorzaakt door streptokokken en soms door stafylokokken. De infectie is zeer oppervlakkig van aard. De efflorescenties volgen elkaar snel op: roodheid, kleine pustels die soms conflueren en indrogen tot korsten. De huisarts ziet bij de eerste presentatie meestal honinggele korsten. De voorkeurslokalisatie is het gelaat, maar impetigo komt steeds vaker voor op de romp en extremiteiten. Patiënten hebben in het algemeen weinig klachten, wel soms jeuk. Impetigo gaat niet gepaard met algemene ziekteverschijnselen. De regionale lymfklieren kunnen reactief vergroot zijn. De aandoening is gemakkelijk overdraagbaar door huidcontact. Naast impetigo als benaming voor de primo-infectie wordt de term impetiginisatie gebruikt voor een secundaire bacteriële infectie van reeds bestaande huidlaesies.

Differentieeldiagnostisch levert impetigo meestal geen problemen op. Een enkele maal is het onderscheid ten opzichte van een floride huidmycose of een herpesinfectie à vue moeilijk. Zeldzaam is de bij baby's voorkomende impetigo bullosa neonatorum, een zeer besmettelijke en potentieel ernstige vorm van impetigo. De zich daarbij snel uitbreidende blazen op de huid zijn gevuld met troebel vocht.

Epidemiologische gegevens

In de CMR vertoonde het aantal nieuwe gevallen vanaf 1998 een opmerkelijke stijging (figuur 12.3.1). De incidentie was in de jaren zeventig van de vorige eeuw rond 7 per 1000 en halveerde daarna tot het jaar 1998. De daarna zichtbare stijging is des te opmerkelijker omdat de incidentie van veel andere infectieuze huidaandoeningen juist een dalende tendens vertoont. Er

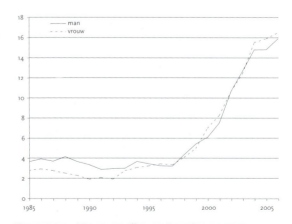

Figuur 12.3.1 Nieuwe gevallen van impetigo per 1000 patiëntjaren gestandaardiseerd voor leeftijd. Trend over jaren (CMR 1985-2006).

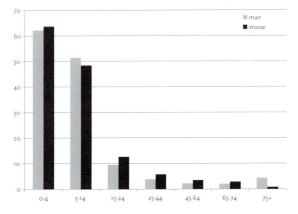

Figuur 12.3.2 Nieuwe gevallen van impetigo per 1000 patiëntjaren. Verdeling naar leeftijd en geslacht (CMR 2002-2006).

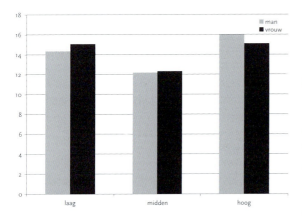

Figuur 12.3.3 Nieuwe gevallen van impetigo in procenten van de totale incidentie. Verdeling naar sociale laag (CMR 2002-2006).

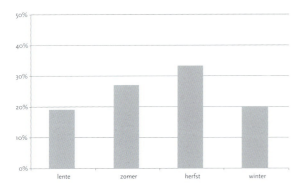

Figuur 12.3.4 Nieuwe gevallen van impetigo per 1000 patiëntjaren gestandaardiseerd voor leeftijd. Verdeling naar seizoen (CMR 1985-2006).

zijn aanwijzingen dat de stijging van de incidentie de laatste jaren te maken heeft met het vaker voorkomen van stafylokokken als verwekker.

Impetigo is, gezien de leeftijdsverdeling, een kinderziekte te noemen; boven de 15 jaar werden slechts sporadisch gevallen geregistreerd. De ziekte werd bij jongens en meisjes in vrijwel gelijke mate vastgelegd (figuur 12.3.2).

Het verschil in voorkomen in de CMR naar sociale laag (een wat lagere frequentie in de middelste sociale laag) laat zich moeilijk duiden (figuur 12.3.3). Wat de verdeling naar seizoenen betreft valt de hoge frequentie in de herfst op (figuur 12.3.4).

Beloop en interventie

Impetigo vulgaris geneest in het algemeen spontaan in enkele weken zonder achterlating van littekens. Jeukklachten kunnen worden tegengegaan met een koelende indrogende zalf. Nat worden van de laesies vertraagt de genezing. Lokale antibiotische therapie is niet altijd nodig, maar versnelt het genezingsproces en verkort de periode van besmettelijkheid. Indien gewenst, kiest men een antibioticum dat gewoonlijk niet per os wordt gegeven, bijvoorbeeld fusidinezuur. Een oraal (smalspectrum)antibioticum is slechts geïndiceerd in bijzondere situaties (verlaagde weerstand, algemene verbreiding en ziekteverschijnselen, ernstige impetigo bullosa neonatorum).

Prognose en preventie

Impetigo is een besmettelijke huidaandoening die zich gemakkelijk verspreidt via lichamelijk contact; vaak worden gezinsepidemietjes waargenomen. Gezien de leeftijd waarop impetigo bij voorkeur optreedt, is onderlinge besmetting niet gemakkelijk te voorkomen. Het doormaken van de aandoening geeft geen bescherming tegen recidief.

Profiel

Impetigo is een onschuldige besmettelijke huidziekte die vooral bij kinderen voorkomt.

12.4 PARONYCHIA EN PANARITIUM

Ziektebeelden

Paronychia en panaritium worden vaak in één adem genoemd, hoewel er sprake is van twee, weliswaar verwante, maar duidelijk verschillende aandoeningen.

Met *paronychia* (of 'omloop') wordt een infectie van de nagelriem aangeduid, die zich kan uitbreiden tot een klein infiltraat of abces. Slechte nagelhygiëne (bijten, verkeerd knippen) is meestal de oorzaak. Er ontstaan kleine wondjes die geïnfecteerd raken met commensale huidbacteriën zoals stafylokokken. De ontsteking blijft lokaal. Chronische vormen worden vaak door een schimmel (met name *Candida*) in stand gehouden. Bij zuigelingen blijken de kleine abcesjes aan de nagelriem, die men nogal eens kan waarnemen, steriel en deze genezen vanzelf.

Een *panaritium* ('fijt') is een ontsteking van het subcutane weefsel, meestal van een vinger, soms van een teen. Het begint met een (soms zeer kleine) verwonding (speldenprik!) die secundair diep geïnfecteerd raakt. De aandoening komt alleen voor aan de palmaire (respectievelijk plantaire) zijde van vinger of teen. Door verticale bindweefselschotten kan de infectie zich hier niet parallel aan de oppervlakte maar slechts in de diepte uitbreiden. Vandaar de heftige, kloppende pijn. Via peesscheden leidt een panaritium soms tot ontsteking van de hele vinger. Ook kan een osteomyelitis van het voorste kootje optreden.

Afhankelijk van de lokalisatie wordt onderscheid gemaakt tussen een panaritium subcutaneum en een panaritium tendineum. Bij uitbreiding van de ontsteking neemt men alle klassieke ontstekingsverschijnselen waar, waarbij zwelling en pijn op de voorgrond staan. In dat geval kan er ook sprake zijn van algemene ziekteverschijnselen.

Epidemiologische gegevens

De incidentie van *panaritium* was laag, de laatste jaren 0,4 per 1000 patiënten per jaar, met een tijdelijke niet goed verklaarbare verdubbeling van de incidentie rond 1990 (figuur 12.4.1). De aandoening werd bij mannen en vrouwen ongeveer even vaak geregistreerd en deed zich in alle leeftijdsgroepen voor. De kleine absolute aantallen maken dat de verdeling over de verschillende leeftijdsgroepen onregelmatig is (figuur 12.4.2).

Patiënten met een *paronychia* zullen hiervoor niet altijd de huisarts raadplegen. Het aantal nieuwe gevallen is dus een onderschatting van de werkelijkheid. Toch was de incidentie door de jaren heen tamelijk constant en bedroeg ongeveer 3,5 per 1000 patiënten per jaar (figuur 12.4.3). Er bleek geen duidelijke voorkeur voor een van beide geslachten. Bij de allerjongsten en de basisschoolkinderen werd de hoogste incidentie gevonden bij jongetjes (figuur 12.4.4).

Tussen de sociale klassen noch tussen de seizoenen werden opmerkelijke verschillen geregistreerd voor zowel panaritium als paronychia.

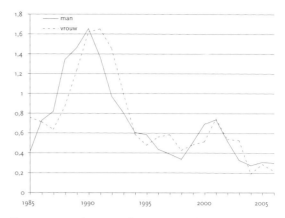

Figuur 12.4.1 *Nieuwe gevallen van panaritium per 1000 patiëntjaren gestandaardiseerd voor leeftijd. Trend over jaren (CMR 1985-2006).*

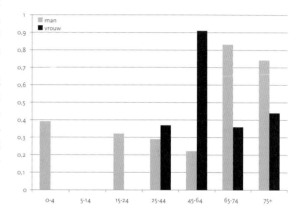

Figuur 12.4.2 *Nieuwe gevallen van panaritium per 1000 patiëntjaren. Verdeling naar leeftijd en geslacht (CMR 2002-2006).*

Beloop en interventie

Een paronychia heeft een mild beloop. Vaak worden bij deze aandoening huismiddeltjes gebruikt, zoals jodium of een sodabadje. Het nut hiervan valt te betwijfelen, zeker als er geen opening naar buiten is. Soms resorbeert het lokale infiltraat vanzelf. Dikwijls ontstaat er een klein abces, dat men kan openen als het zich niet spontaan ontlast. Alleen bij een hardnekkig recidiverend paronychia of uitbreiding in de diepte kan partiële nagelextractie nodig zijn. De infectie heeft zich dan onder de nagel uitgebreid en houdt van hieruit een vicieuze cirkel in stand ('omloop') die alleen door een extractie van (het onderste derde deel van) de nagel kan worden doorbroken. Systemische en lokale antibiotica zijn niet geïndiceerd. Bij chronische vor-

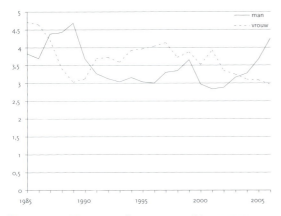

Figuur 12.4.3 Nieuwe gevallen van paronychia per 1000 patiëntjaren gestandaardiseerd voor leeftijd. Trend over jaren (CMR 1985-2006).

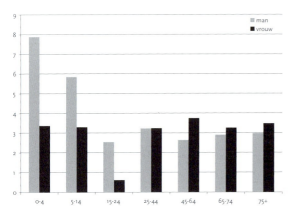

Figuur 12.4.4 Nieuwe gevallen van paronychia per 1000 patiëntjaren. Verdeling naar leeftijd en geslacht (CMR 2002-2006).

men zijn goed droog houden van de vingers en eventueel een antimycoticum van nut.

Een panaritium verloopt ernstiger. Incideren is meestal onvermijdelijk om verdere verspreiding en potentieel verlies van de functie van een of meer buigpezen van de vingers te voorkomen. Incisie is alleen afdoende wanneer door opening van de diverse verticale bindweefselschotten alle compartimenten met pus ontlast zijn. Afhankelijk van de ernst van de ontsteking en van zijn chirurgische vaardigheid zal de huisarts deze incisie zelf verrichten of de patiënt verwijzen. Soms is een kortdurende ziekenhuisopname noodzakelijk.

Prognose en preventie

Een paronychia geneest in principe probleemloos. Een zorgvuldige vinger- en nagelhygiëne zal recidivering veelal voorkomen.

Ook een panaritium kan, na een behandeling lege artis, zonder restverschijnselen genezen. Tijdige interventie kan verstijving of verlies van vinger of teen voorkomen.

Profiel

Paronychia is een onschuldige infectie van de nagelriem die met eenvoudige maatregelen geneest. Een panaritium is een potentieel ernstige infectie, meestal van een vinger, die in de regel invasieve behandeling behoeft.

12.5 CELLULITIS EN HUIDABCES

Ziektebeelden

Tot deze categorie behoren verschillende vormen van ontsteking van huid en onderhuids weefsel. Men spreekt van een flegmoneuze ontsteking bij uitbreiding van een infectie zonder ettervorming. Lokale verettering met vorming van een demarcatiewand leidt tot abcedering. Wanneer een flegmone zich naar een infiltraat lijkt te ontwikkelen, wordt gesproken van cellulitis. Hierbij staan zwelling en roodheid op de voorgrond, als tekenen van een infiltraat dat ook pijnklachten kan geven. De porte d'entrée van de bacteriële verwekker is meestal een bestaande huidlaesie, soms zeer klein en niet altijd gemakkelijk te vinden. Ook kan de infectie van hematogene origine zijn. Het zijn vaak stafylokokken (vooral abcederende ontsteking) of streptokokken (vooral flegmoneuze ontsteking) die deze infecties veroorzaken. Een infiltraat kan zich lokaal ontwikkelen tot een abces en zich uitbreiden via lymfbanen en regionale lymfklieren. Men spreekt van een lymfangitis als deze lymfbanen duidelijk rood, warm en pijnlijk worden. De regionale lymfklieren kunnen in reactie op de ontsteking gezwollen raken zonder ontstekingsverschijnselen; ook kan er ter plaatse een lymfadenitis ontstaan. Naast de 'primaire' vormen kunnen cellulitis en huidabces ontstaan bij een ontsteking van een huidadnex (hidradenitis axillaris) of van een bestaande huidafwijking (atheroomcyste).

De diagnose wordt gesteld op basis van de plaatselijke verschijnselen. Bij bestaande huidlaesies zoals ulcus cruris is het niet altijd eenvoudig vast te stellen of roodheid en zwelling toegeschreven moeten worden aan een secundaire ontsteking.

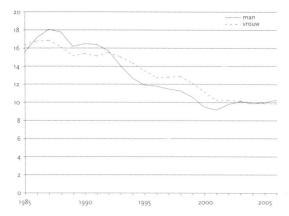

Figuur 12.5.1 Nieuwe gevallen van cellulitis/abces per 1000 patiëntjaren gestandaardiseerd voor leeftijd. Trend over jaren (CMR 1985-2006).

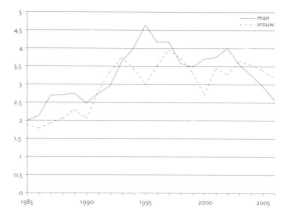

Figuur 12.5.3 Nieuwe gevallen van cellulitis/abces met lymfangitis/lymfadenitis per 1000 patiëntjaren gestandaardiseerd voor leeftijd. Trend over jaren (CMR 1985-2006).

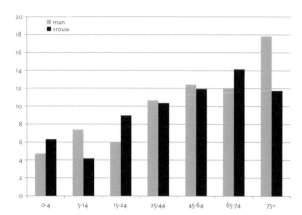

Figuur 12.5.2 Nieuwe gevallen van cellulitis/abces per 1000 patiëntjaren. Verdeling naar leeftijd en geslacht (CMR 2002-2006).

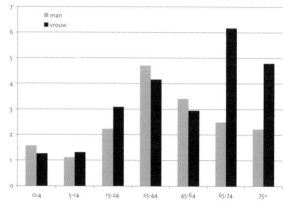

Figuur 12.5.4 Nieuwe gevallen van cellulitis/abces met lymfangitis/lymfadenitis per 1000 patiëntjaren. Verdeling naar leeftijd en geslacht (CMR 2002-2006).

In de CMR worden cellulitis en huidabces onder eenzelfde code geregistreerd. Wel wordt onderscheid gemaakt tussen het voorkomen van deze beelden mét en zonder lymfangitis of lymfadenitis. Daarnaast worden perianaal abces (mits niet geassocieerd met chronische darmontstekingen, zoals de ziekte van Crohn en colitis ulcerosa) en hidradenitis axillaris apart vastgelegd.

Epidemiologische gegevens

Waarschijnlijk raadplegen de meeste patiënten met cellulitis en/of huidabces de huisarts, behalve voor zeer mild verlopende ontstekingen. In de loop der jaren daalde de incidentie licht naar ongeveer 10 nieuwe gevallen van cellulitis/huidabces per 1000 patiënten per jaar (figuur 12.5.1). Cellulitis en huidabces kwamen op alle leeftijden voor, bij ouderen vaker dan bij jongeren (figuur 12.5.2), met een geringe voorkeur voor de lagere sociale klasse. Er waren geen seizoensinvloeden zichtbaar.

Cellulitis/huidabces met lymfangitis/lymfadenitis behaalde gemiddeld over de periode 1985-2006 een incidentie van 3 per 1000 per jaar (figuur 12.5.3). De aandoening deed zich in alle leeftijdsgroepen voor (figuur 12.5.4).

Perianaal abces had in de periode 1985-2006 een incidentie van 1,0 per 1000 mannen en 0,4 per 1000 vrouwen per jaar. Behoudens bij jonge kinderen kwam de aandoening op alle leeftijden voor.

Hidradenitis axillaris had in de periode 1985-2006

een incidentie van 0,6 per 1000 mannen en 1,9 per 1000 vrouwen per jaar. De hoogste incidentie werd gevonden bij jongvolwassen vrouwen.

Beloop en interventie

De behandeling hangt af van de aard van de ontsteking, het stadium waarin het ontstekingsproces zich bevindt en de algemene ziekteverschijnselen van de patiënt. Is er sprake van een lokale infectie met nauwelijks infiltraatvorming en geen algemene ziekteverschijnselen, dan kan spontane resorptie worden afgewacht. Sommigen schrijven daartoe rust voor van arm of been en het intermitterend toepassen van koude vochtige omslagen. Is er sprake van een duidelijk infiltraat, dan dient de vorming van een abces te worden afgewacht dat, voldoende uitgerijpt, geïncideerd wordt. Een proefpunctie kan bij twijfel meer zekerheid geven over de vraag of er reeds sprake is van pusvorming. Bij uitbreiding van de ontsteking in de vorm van een lymfangitis kan hetzelfde beleid worden gevolgd. Indien daarenboven algemene ziekteverschijnselen ontstaan (en bij immuunstoornissen), is een antibioticum geïndiceerd.

Een perianaal abces neigt tot uitbreiding. Het moet meestal chirurgisch worden behandeld.

Hidradenitis axillaris wordt in eerste instantie behandeld met adviezen over hygiëne, in het bijzonder wordt afgeraden om deodorants te gebruiken en om ter plaatse haren te scheren. Een volgende stap in het beleid vormen antibiotica. Bij recidiveren kan de patiënt gedurende langere tijd tetracycline per os gebruiken.

Prognose en preventie

Een cellulitis en een huidabces genezen met de juiste behandeling volledig. Indien sprake is van een 'secundaire' vorm kan het aangewezen zijn de onderliggende afwijking na genezing van de ontsteking te (laten) behandelen. De infectie kan anders recidiveren.

Een perianaal abces geneest na chirurgisch ingrijpen gewoonlijk restloos maar kan recidiveren.

Hidradenitis axillaris kan meestal met de juiste hygiëne worden voorkomen. Zelden is de aandoening chronisch en therapieresistent.

Profiel

Cellulitis, huidabces, perianaal abces en hidradenitis axillaris komen op alle leeftijden voor. Bij een abces is chirurgisch ingrijpen nodig. De andere aandoeningen in deze rubriek kunnen door de huisarts gewoonlijk conservatief worden behandeld.

12.6 PITYRIASIS ROSEA

Ziektebeeld

Pityriasis rosea (ziekte van Gibert) is een huidaandoening gekenmerkt door vlekjes die één tot enkele centimeters groot, enigszins onregelmatig rond en rozerood zijn, en die een geringe fijne schilfering vertonen. Daarnaast zijn er wat grotere ovale plekken die oranjerood gekleurd zijn met een wat verheven schilferende rand (medaillons). Deze laesies breiden zich langs de huidlijnen uit over het lichaam, waarbij vooral de romp en de proximale gedeelten van de extremiteiten zijn aangedaan. Het gelaat en de handen zijn bijna altijd vrij. Er is in wisselende mate lichte jeuk. In ongeveer 50% van de gevallen begint pityriasis rosea met een zogenoemde 'plaque mère' die enkele da-

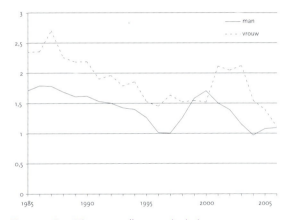

Figuur 12.6.1 Nieuwe gevallen van pityriasis rosea per 1000 patiëntjaren gestandaardiseerd voor leeftijd. Trend over jaren (CMR 1985-2006).

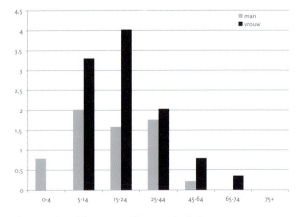

Figuur 12.6.2 Nieuwe gevallen van pityriasis rosea per 1000 patiëntjaren. Verdeling naar leeftijd en geslacht (CMR 2002-2006).

gen of weken aan de rest van de huiduitslag voorafgaat, meestal groter is en overal op romp of hals kan voorkomen.

Nog niet zo lang geleden is vastgesteld dat een herpesvirus de oorzaak van deze huidafwijking is. Pityriasis rosea is maar weinig besmettelijk voor anderen. De primaire laesie (plaque mère) kan worden verward met een geïsoleerde mycose. Maar bij een mycose is de schilfering beperkt tot de rand van de laesie.

Epidemiologische gegevens
In de periode 1985-2006 werden in de CMR 469 gevallen gediagnosticeerd waarbij de verdeling over de praktijken nagenoeg gelijk was. De incidentie bedroeg over deze periode 1-2 nieuwe gevallen per 1000 patiënten per jaar (figuur 12.6.1). De aandoening werd vooral geregistreerd bij patiënten tussen 5 en 45 jaar oud (figuur 12.6.2). Volgens dermatologische leerboeken ziet men pityriasis rosea vooral in voor- en najaar; in de CMR was dit niet zo duidelijk het geval.

Beloop en interventie
De vlekjes van pityriasis rosea verdwijnen zonder therapeutisch ingrijpen. Meestal zijn ongeveer zes weken na het uitbreken van de aandoening geen laesies meer te zien, een enkele maal is het beeld een half jaar later nog duidelijk herkenbaar. De afwachtende houding die bij deze aandoening kan worden aangenomen, vereist duidelijke uitleg aan patiënt.

Prognose en preventie
Pityriasis rosea heeft geen invloed op de algehele gezondheidstoestand. Er zijn geen preventieve maatregelen bekend.

Profiel
Pityriasis rosea is een duidelijk herkenbare huidaandoening bij volwassenen die zonder specifieke therapie geneest.

12.7 ACNE VULGARIS

Ziektebeeld
De huidaandoening acne vulgaris komt vooral voor in het gelaat en de hals, en breidt zich soms uit naar schouders, rug en borst. Acne vulgaris is een polymorfe aandoening waarbij verschillende efflorescenties zichtbaar zijn: comedonen, papels, papulopustels, noduli, korstvorming en littekenvorming. Comedonen zijn obligaat voor de diagnose. Histologisch is er sprake van ophoping van talg en detritus in de haarfollikel, met een ontstekingsreactie als gevolg. Acne ontstaat in de puberteit en geneest meestal geleidelijk tussen het 20e en 30e levensjaar. De pathogenese is complex en niet geheel opgehelderd. Hormonen spelen een belangrijke rol, de gevoeligheid van de talgklier voor androgenen zou verhoogd zijn. Micro-organismen en seborroe zijn andere factoren.

Differentieeldiagnostisch levert acne in het algemeen weinig problemen op door het typische polymorfe beeld en de specifieke lokalisaties. Wel moet gedacht worden aan secundaire vormen ten gevolge van toxische invloeden (olie, teer) of geneesmiddelen ('steroïd-acne' door lokaal gebruik van corticosteroïden).

De variatie in ernst van de aandoening is groot. Acne conglobata, gekenmerkt door grote comedonen en nodi die met (hypertrofische) littekens genezen, is de ernstigste vorm. De objectieve uitgebreidheid en de subjectieve beleving van de aandoening kunnen ver uiteen lopen. Dit is voor de huisarts een van de belangrijkste aspecten van de aandoening. Vooral jonge vrouwen en mannen kunnen gebukt gaan onder het ontsierende karakter van de aandoening. Zelfs een geringe mate van acne kan bijdragen aan een negatief zelfbeeld en leiden tot sociale isolatie.

Epidemiologische gegevens
Lang niet alle adolescenten met acne wenden zich tot een (huis)arts. Zelfmedicatie is met name bij de minder ernstige vormen gebruikelijk. Dit is er mede oorzaak van dat het aantal nieuwe gevallen in de CMR voor een zo vaak voorkomende aandoening niet hoog was. De laatste jaren bedroeg de incidentie 2,4 per

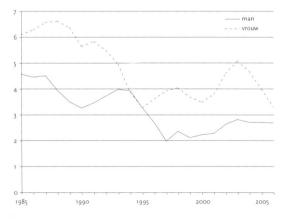

Figuur 12.7.1 Nieuwe gevallen van acne per 1000 patiëntjaren gestandaardiseerd voor leeftijd. Trend over jaren (CMR 1985-2006).

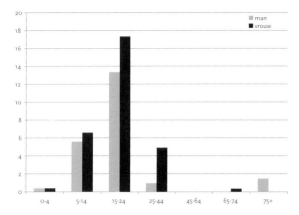

Figuur 12.7.2 Nieuwe gevallen van acne per 1000 patiëntjaren. Verdeling naar leeftijd en geslacht (CMR 2002-2006).

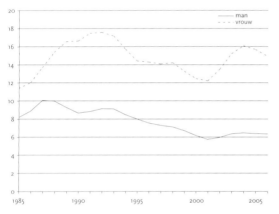

Figuur 12.7.3 Bekende gevallen van acne per 1000 patiëntjaren gestandaardiseerd voor leeftijd. Trend over jaren (CMR 1985-2006).

1000 mannen per jaar en 4,1 per 1000 vrouwen per jaar (figuur 12.7.1).

Presentatie van acne aan de huisarts bleek duidelijk leeftijdgebonden. Vooral bij pubers en jongvolwassenen werd de diagnose voor het eerst gesteld (figuur 12.7.2).

De incidentie bleek, gaande van de lagere naar de hogere sociale lagen, steeds wat af te nemen, zonder dat de verschillen erg groot werden. De diagnose werd wat vaker in de herfst gesteld, het minst vaak in de zomer. Hierbij bleven de verschillen in incidentie tamelijk gering.

De prevalentie van acne was in de periode 1985-2006 voor vrouwen tamelijk constant en bedroeg 15 per 1000 vrouwen en daalde enigszins voor mannen naar de laatste jaren 6 per 1000 mannen (figuur 12.7.3).

Beloop en interventie

Acne vulgaris verdwijnt in de meeste gevallen in de loop van de jaren zonder veel littekens achter te laten. De conglobatavorm is hierop een uitzondering.

Bij patiënten met acne dient de huisarts alert te zijn op het zelf onderhouden of verergeren door krabben of peuteren, en op signalen die wijzen op psychosociale implicaties van de aandoening. Voeding heeft geen invloed op acne. Voedingsadviezen zijn dan ook niet zinvol. Bij zelfmedicatie zijn de bij de drogist verkrijgbare reinigingszepen en ontvettende huidlotions populair.

De (symptomatische) behandeling van acne berust op drie pijlers: keratolyse, vermindering van talgproductie en bacteriostase. De huisarts geeft als eerste advies het regelmatig reinigen van de huid met niet te heet water en weinig zeep. Mechanische verwijderen van open comedonen kan worden toegepast, het 'quetschen' van gesloten comedonen liever niet. De eerste stap bij medicamenteuze behandeling is de lokale toediening van benzoylperoxide in een crème of lotion die door keratolytische werking effect kan sorteren. Bij onvoldoende effect of indien benzoylperoxide niet wordt verdragen, kan lokaal vitamine-A-zuur (tretinoïne) worden voorgeschreven, of, in geval van ontstekingsverschijnselen, een lokaal antibioticum (erytromycine of clindamycine). Heeft men hiermee onvoldoende resultaat, dan kan worden overgegaan op een tetracycline per os. Als laatste resteert dan nog het gebruik van isotretinoïne, gereserveerd voor de behandeling van ernstige vormen van acne. Veel huisartsen laten dit, mede gezien de vele (ook teratogene) bijwerkingen, liever over aan de huidarts. Tetracycline, isotretinoïne en vitamine-A-zuur zijn gecontra-indiceerd in de zwangerschap.

Orale anticonceptiva die onder andere cyproteronacetaat bevatten, hebben geen bijzonder voordeel boven de gangbare orale anticonceptiva voor wat betreft een gunstige invloed op de ernst van acne.

Prognose en preventie

Acne vulgaris is een onschuldige maar cosmetisch ontsierende huidaandoening. Boven de leeftijd van 35-40 jaar komt acne vrijwel niet meer voor. De beleving van acne is sterk persoonsgebonden; het ontstaan ervan, juist in de levensfase van de puberteit en adolescentie, kan in individuele gevallen tot psychische problemen leiden.

Het optreden van acne vulgaris kan niet voorkomen worden. Dieetmaatregelen worden vaak gepropageerd, maar lijken geen effect te hebben. Bij een bestaande acne is nauwgezette verzorging van de huid met milde zeep en beperking van het gebruik van cosmetica wellicht van belang om verergering te voorkomen. Krabben en peuteren verergeren de kwaal.

Profiel
Acne vulgaris is een onschuldige, leeftijdgebonden (puberteit) huidaandoening, die over het algemeen door de huisarts prima symptomatisch kan worden behandeld.

12.8 ECZEEM EN DERMATITIS

Ziektebeelden
Door de complexe wijze waarop erupties van eczeem kunnen ontstaan, door de inconsequente wijze van omschrijven en dito nomenclatuur, kan eczeem nogal wat problemen opleveren voor diagnostiek en classificatie.

Dermatoloog en huisarts hanteren het begrip 'eczeem' op verschillende wijze. Een dermatoloog neigt ertoe eczemen in allerlei gedetailleerde vormen te onderscheiden, huisartsen hanteren wat betreft de etiologie een betrekkelijk simpel indelingsschema. Volgens dermatologische opvattingen is eczeem een 'jeukende tot chroniciteit neigende, vaak met exacerbaties verlopende exsudatieve ontsteking van de huid, gekenmerkt door polymorfie'. Met polymorfie wordt bedoeld dat er na en naast elkaar diverse efflorescenties optreden, zoals erytheem, papels, vesikels, crustae en lichenificatie. De aandoening treedt meestal in haarden op, grillig van vorm en onscherp begrensd. Er is neiging tot perifere uitbreiding en confluëren van haarden. Huisartsen plaatsen een eczeem ergens op een schaal die loopt van endogene (aanleg tot eczeemreactie) naar exogene factoren (allergene stoffen, toxische stoffen). Constitutioneel eczeem is een voorbeeld van een endogeen eczeem. Seborroïsch eczeem wordt ook vooral door endogene factoren bepaald, maar ook wel exogeen (*Pitysporon ovale*). Bij contacteczeem zijn zowel endogene als exogene factoren van belang, en bij dermatitis spelen exogene factoren de hoofdrol.

Constitutioneel eczeem is een sterk jeukend eczeem dat op vroege kinderleeftijd ontstaat. De familieanamnese is vaak positief voor eczeem. Het begint bij baby's op wangen en voorhoofd, is dan soms nattend ('dauwworm'), en verplaatst zich op wat oudere leeftijd naar symmetrische plekken in elleboog en knieholten. Door krabben ontstaat lichenificatie waardoor spontaan herstel wordt verhinderd en in een circulus vitiosus nieuwe efflorescenties ontstaan ('neurodermitis'). Constitutioneel eczeem maakt deel uit van het atopisch syndroom waartoe ook astma en allergische rinitis behoren.

Seborroïsch eczeem op het hoofd bij kleine kinderen wordt wel 'berg' genoemd. Het treedt rond de zesde levensweek op als een overmatige desquamatie van huidepitheel met lichtbruine schilferende plekken. Meestal blijven deze beperkt tot het behaarde hoofd, soms worden zij gezien in liezen en oksels. Bij volwassenen komt deze vorm op het hoofd minder vaak voor. Dit eczeem manifesteert zich behalve op het hoofd vaak als een schilferend eczeem op erythemateuze ondergrond, bijvoorbeeld in de nasolabiale plooi. Nieuwe theorieën kennen aan infecties met schimmels of anaeroben een etiologische rol toe.

Contacteczeem ontstaat uit lokale huidreacties van het 'delayed'-type op de plaats van contact met niet-edele metalen (chroom, nikkel) en een aantal chemische substanties. Soms doen zich strooireacties elders op het lichaam voor.

Dermatitis is in de CMR een heterogene groep van huidaandoeningen, die als reactie op een toxische beschadiging van de gezonde huid ontstaan. Dit in tegenstelling tot de Anglo-Amerikaanse literatuur, waar 'dermatitis' als synoniem voor eczeem wordt gebruikt. In de CMR wordt een (milde) polymorfe uitslag die niet in de categorie (constitutioneel) eczeem past, als dermatitis geregistreerd. In geval van dermatitis is de efflorescentie scherp omschreven en beslaat deze alleen het contactgebied zonder strooireacties. De aandoening is afhankelijk van de intensiteit waarmee het toxisch agens de huid heeft belast. Onderscheiden in de CMR zijn luierdermatitis bij zuigelingen en vormen van 'overige dermatitis', zoals erupties ten gevolge van etsing aan de handen (industriearbeiders, huisvrouwen), dyshidrotisch eczeem en ortho-ergisch eczeem.

Epidemiologische gegevens
In de CMR worden onderscheiden: constitutioneel eczeem, seborroïsch eczeem, contacteczeem en dermatitis.

Als men de periode 1986-2006 bekijkt, valt op dat het aantal nieuwe gevallen van *constitutioneel eczeem* vanaf 1990 tamelijk constant was en ruim 6 per 1000 per jaar bedroeg, voor mannen en vrouwen vrijwel gelijk (figuur 12.8.1). Nieuwe gevallen van constitutioneel eczeem werden vooral bij 0-4 jarigen ge-

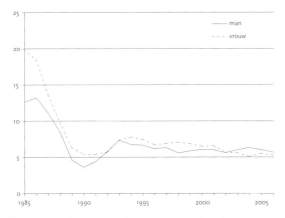

Figuur 12.8.1 Nieuwe gevallen van constitutioneel eczeem per 1000 patiëntjaren gestandaardiseerd voor leeftijd. Trend over jaren (CMR 1985-2006).

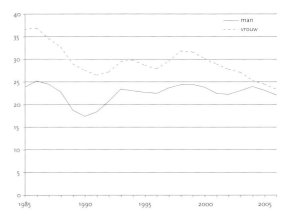

Figuur 12.8.3 Bekende gevallen van constitutioneel eczeem per 1000 patiëntjaren gestandaardiseerd voor leeftijd. Trend over jaren (CMR 1985-2006).

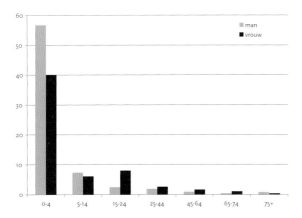

Figuur 12.8.2 Nieuwe gevallen van constitutioneel eczeem per 1000 patiëntjaren. Verdeling naar leeftijd en geslacht (CMR 2002-2006).

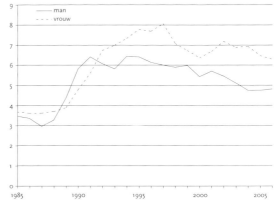

Figuur 12.8.4 Nieuwe gevallen van seborroïsch eczeem per 1000 patiëntjaren gestandaardiseerd voor leeftijd. Trend over jaren (CMR 1985-2006).

registreerd (figuur 12.8.2). De prevalentie was in de periode 1985-2006 voor mannen tamelijk constant en bedroeg 23 per 1000 per jaar, voor vrouwen daalde de incidentie enigszins tot ongeveer 25 per 1000 per jaar (figuur 12.8.3).

Bij *seborroïsch eczeem* nam de incidentie in de periode 1985-2006 toe tot in de laatste jaren 5 per 1000 mannen en 6,5 per 1000 vrouwen per jaar (figuur 12.8.4). Seborroïsch eczeem werd in alle leeftijdsgroepen vastgelegd (figuur 12.8.5). De prevalentie toonde in de registratieperiode een stijging naar de laatste jaren 13 per 1000 per jaar, voor mannen en vrouwen vrijwel gelijk (figuur 12.8.6).

De incidentie van *contacteczeem* bedroeg de laatste jaren 1,5 per 1000 mannen en 3,5 per 1000 vrouwen per jaar (figuur 12.8.7). Contacteczeem werd op alle leeftijden gezien met een duidelijk hoogste incidentie bij vrouwen van 15-24 jaar (figuur 12.8.8). De prevalentie bleek een factor twee hoger dan de incidentie en volgde het patroon van de incidentie (figuur 12.8.9).

Luierdermatitis werd per definitie alleen bij de allerkleinsten geregistreerd. De incidentie bij hen bedroeg 25 per 1000 jongetjes van 0-4 jaar en 44 per 1000 meisjes van 0-4 jaar.

In de categorie 'overige dermatitis' bedroeg de incidentie de laatste jaren 44 per 1000 mannen en 64 per 1000 vrouwen per jaar (figuur 12.8.10). Deze diagnose werd in alle leeftijdsgroepen geregistreerd (figuur 12.8.11). De prevalentie was hoog en bedroeg gemiddeld ongeveer 50 per 1000 mannen en 75 per 1000 vrouwen per jaar (figuur 12.8.12).

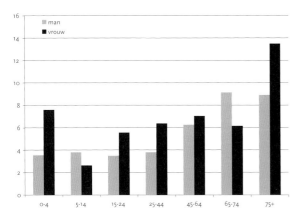

Figuur 12.8.5 Nieuwe gevallen van seborroïsch eczeem per 1000 patiëntjaren. Verdeling naar leeftijd en geslacht (CMR 2002-2006).

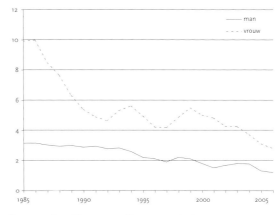

Figuur 12.8.7 Nieuwe gevallen van contacteczeem per 1000 patiëntjaren gestandaardiseerd voor leeftijd. Trend over jaren (CMR 1985-2006).

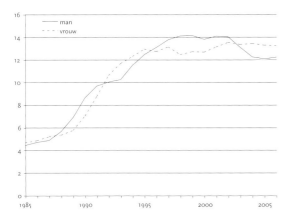

Figuur 12.8.6 Bekende gevallen van seborroïsch eczeem per 1000 patiëntjaren gestandaardiseerd voor leeftijd. Trend over jaren (CMR 1985-2006).

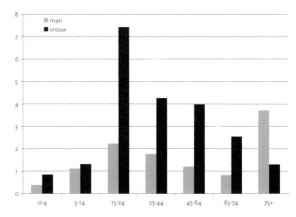

Figuur 12.8.8 Nieuwe gevallen van contacteczeem per 1000 patiëntjaren. Verdeling naar leeftijd en geslacht (CMR 2002-2006).

Beloop en interventie

Eczemen wisselen sterk in intensiteit en frequentie; zij zijn self-limiting, maar recidiveren vaak. Een belangrijk deel van de patiënten heeft een aantal jaren veel last, maar dan dooft het eczeem geleidelijk uit. Een klein deel heeft lang, soms levenslang, herhaaldelijk klachten die dan bovendien soms moeilijk te bestrijden zijn.

Constitutioneel eczeem recidiveert met het toenemen van de leeftijd minder vaak. In een acute, nattende fase van het eczeem is een indrogende therapie nodig, bijvoorbeeld met natte omslagen en een (corticosteroïd bevattende) crème. Bij droog eczeem verdient een (corticosteroïd bevattende) zalf de voorkeur. In langer durende gevallen is bij gebruik van corticosteroïd bevattende middelen een intervaltherapie met deze middelen aan te bevelen: wel enkele dagen, gevolgd door enkele dagen niet gebruiken. Ten aanzien van klasse 1-preparaten (hydrocortison 1%) is de vroeger gepropageerde grote terughoudendheid waarschijnlijk te zwaar aangezet. Ook tegen kortdurend behandelen met sterk werkzame klasse 2- of zo nodig zelfs klasse 3/4-corticoïden op niet te grote oppervlakten bestaat weinig bezwaar: een circulus vitiosus van jeuk, krabben, verergeren van het eczeem leidend tot meer jeuk, kan daarmee doorbroken worden. In geval van secundaire infectie is in ernstige gevallen behandeling met antibiotica aangewezen.

Seborroïsch eczeem wordt bij kinderen in grote lijnen op dezelfde wijze behandeld als constitutioneel eczeem. Sterke schilfering vraagt om zorgvuldig verwijderen hiervan met behulp van een olie, eventueel

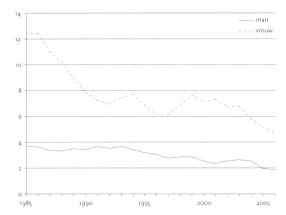

Figuur 12.8.9 Bekende gevallen van contacteczeem per 1000 patiëntjaren gestandaardiseerd voor leeftijd. Trend over jaren (CMR 1985-2006).

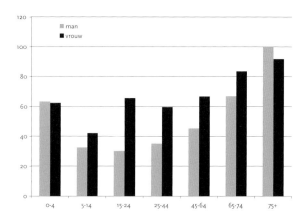

Figuur 12.8.11 Nieuwe gevallen van dermatitis per 1000 patiëntjaren. Verdeling naar leeftijd en geslacht (CMR 2002-2006).

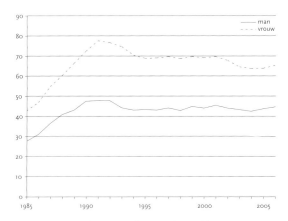

Figuur 12.8.10 Nieuwe gevallen van dermatitis per 1000 patiëntjaren gestandaardiseerd voor leeftijd. Trend over jaren (CMR 1985-2006).

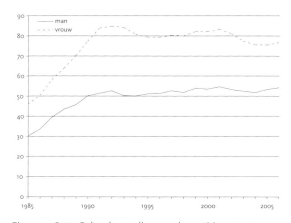

Figuur 12.8.12 Bekende gevallen van dermatitis per 1000 patiëntjaren gestandaardiseerd voor leeftijd. Trend over jaren (CMR 1985-2006).

na behandeling met bijvoorbeeld salicyl in vaseline. Bij volwassenen kiest de huisarts voor een antimycoticum (tegen *Pitysporon ovale*) of een lokale behandeling met corticosteroïden.

Bij *contacteczeem* staat vermijden van oorzakelijke stoffen op de voorgrond. Vaak is dit niet zo eenvoudig omdat de identificatie van de belastende stof moeilijkheden oplevert, of omdat vermijden grote consequenties heeft voor het werk. Niet altijd zal overigens na genezing een hernieuwd contact met dezelfde stof aanleiding geven tot het recidiveren van het contacteczeem.

Dermatitis is te voorkomen door vermijden van contact met toxische stoffen. In dat geval dooft de aandoening snel uit en geneest de huid. Applicatie van corticosteroïden werkt jeukstillend, niet causaal.

Prognose en preventie

Eczemen zijn weliswaar onschuldige, maar soms zeer hinderlijke, ontsierende en bij een minderheid hardnekkig recidiverende aandoeningen. Meestal zijn deze patiënten goed door de huisarts te helpen en is de prognose gunstig. Dit geldt zeker voor dermatitis en op wat langere termijn ook voor kleine kinderen met constitutioneel eczeem.

Preventief is er, behalve bij contacteczeem en dermatitis, weinig te ondernemen. Er zijn aanwijzingen dat constitutioneel eczeem minder vaak, later of minder ernstig optreedt na borstvoeding dan na kunstvoeding.

Profiel

Constitutioneel eczeem en seborroïsch eczeem komen vooral voor op jonge leeftijd, luiereczeem bij zuigelingen, contacteczeem op volwassen leeftijd, dermatitis manifesteert zich op alle leeftijden. Voor dermatitis en contacteczeem is het vermijden van belastende stoffen de belangrijkste therapie, bij eczemen wordt van de huisarts een naar aard, lokalisatie, uitbreiding en ernst wisselende en op de patiënt afgestemde therapie gevraagd. Gewoonlijk hebben deze aandoeningen een goede prognose.

12.9 PSORIASIS

Ziektebeeld

Psoriasis wordt gerekend tot de erythematosquameuze huidziekten die gekenmerkt worden door een rode kleur en hyperkeratotische veranderingen in het stratum corneum. Het woord psoriasis is afgeleid van het Griekse woord 'sore', dat schub betekent. De oorzaak van psoriasis is onbekend. Wel bekend is dat erfelijke factoren en invloeden van auto-immunologische aard etiologisch van belang zijn. Als beide ouders psoriasis hebben, hebben kinderen 50% kans om de ziekte te krijgen. Als een van beide ouders de ziekte heeft, is de kans 10%. De aanleg bepaalt het echter niet alleen. Geneesmiddelen (bijvoorbeeld lithium) en psychische factoren kunnen het optreden van psoriasis bevorderen of verergering induceren. Patiënten kunnen psychisch gebukt gaan onder de ontsiering van hun uiterlijk.

De klassieke vorm (psoriasis vulgaris) is te herkennen aan scherp omschreven plaques met een wit schilferend oppervlak (bij krabben lijkend op kaarsvet), omgeven door een rode rand. Deze plaques verschillen sterk in grootte en conflueren soms. Jeuk kan een begeleidende klacht zijn. Histopathologisch is er sprake van een specifiek psoriatisch beeld. Naast de vulgaire vorm bestaat er psoriasis nummularis, gekenmerkt door rode, muntgrote schilferende plekken, en psoriasis guttata (met name bij kinderen als reactie op een virusinfectie en met deze weer verdwijnend), waarbij de huidafwijkingen de grootte van druppels hebben.

Qua lokalisatie heeft de aandoening een voorkeur voor de strekzijde van ellebogen en knieën en het behaarde hoofd, maar psoriasis kan over het hele lichaam voorkomen. Aan de nagels zijn dikwijls 'putjes' te zien en een bruine verkleuring. Soms laat de nagel los. Psoriasis die niet op de gebruikelijke maar juist op ongebruikelijke plaatsen (oksel, lies, navel, handpalm, voetzool) te zien is, wordt psoriasis inversa genoemd.

Psoriasis kan gepaard gaan met artritiden: de arthritis psoriatica. Hierbij is de verdeling van gewrichtsontstekingen anders dan bij reumatoïde artritis. Naast de grote gewrichten zijn namelijk vooral ook de distale interfalangeale gewrichten aangedaan. Artritis psoriatica verschilt van persoon tot persoon. Sommige mensen hebben ernstige huidafwijkingen en nauwelijks gewrichtsklachten, andere hebben veel gewrichtsklachten en nauwelijks huidafwijkingen. De huid- en gewrichtsafwijkingen ontwikkelen zich meestal niet gelijktijdig.

De diagnose psoriasis wordt, ook in de CMR, gesteld op het karakteristieke beeld; indien de huidafwijkingen gering zijn, is differentiatie met bijvoorbeeld een mycotische infectie of een seborroïsch eczeem (hoofdhuid!) niet altijd gemakkelijk. Een familiair voorkomen is een aanwijzing voor de diagnose.

Epidemiologische gegevens

De kans is groot dat patiënten met een weinig uitgebreide psoriasis hun huisarts niet consulteren. De epidemiologische gegevens hebben waarschijnlijk vooral betrekking op de ernstiger gevallen. In de CMR werden gemiddeld 1-2 nieuwe gevallen per 1000 patiënten per jaar vastgesteld, bij mannen en vrouwen vrijwel even vaak. Dit aantal fluctueert wat in de loop van de jaren (figuur 12.9.1).

Psoriasis manifesteerde zich vooral op volwassen leeftijd. Er werd geen duidelijke voorkeur gevonden voor een van beide geslachten (figuur 12.9.2). De ziekte wordt vaker in de hogere sociale laag geregistreerd.

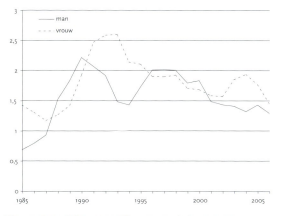

Figuur 12.9.1 Nieuwe gevallen van psoriasis per 1000 patiëntjaren gestandaardiseerd voor leeftijd. Trend over jaren (CMR 1985-2006).

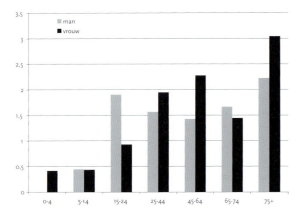

Figuur 12.9.2 Nieuwe gevallen van psoriasis per 1000 patiëntjaren. Verdeling naar leeftijd en geslacht (CMR 2002-2006).

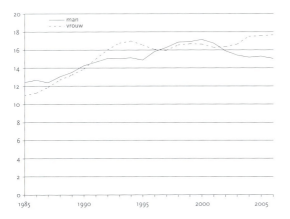

Figuur 12.9.3 Bekende gevallen van psoriasis per 1000 patiëntjaren gestandaardiseerd voor leeftijd. Trend over jaren (CMR 1985-2006).

Per jaar waren er per 1000 patiënten ongeveer 16 met reeds lang bestaande psoriasis bij de huisarts bekend. De prevalentie is in de periode 1985-2006 licht toegenomen (figuur 12.9.3).

Beloop en interventie
De ervaring leert dat het beloop van psoriasis van patiënt tot patiënt en in de tijd sterk wisselt. Exacerbaties van de aandoening wisselen af met perioden waarin de huid vrijwel gaaf is. Dit beloop wordt slechts in beperkte mate beïnvloed door doorgemaakte ziekten, de psychische gesteldheid en andere omstandigheden, zoals hoeveelheid zonlicht en zwemmen in zeewater.

Medicamenteus worden lokaal vooral corticosteroïdhoudende huidpreparaten (klasse 2 en hoger) toegepast, bij ernstige afwijkingen in combinatie met keratolytische preparaten en teer, al dan niet onder occlusie. Ook derivaten van vitamine-A-zuur en vitamine D3 worden gebruikt. PUVA (bestraling met ultraviolette stralen, ondersteund met speciale medicamenten) is een behandelingsvorm voor ernstiger vormen van psoriasis. Sommige patiënten worden met orale retinoïden of met een lage dosis van een cytostaticum behandeld.

Afhankelijk van de ernst en de uitgebreidheid van de aandoening zal de huisarts psoriasispatiënten zelf behandelen of, bij diagnostische twijfel of therapieresistentie, verwijzen naar de dermatoloog.

Naast de medicamenteuze behandeling behoort voorlichting gegeven te worden over de aandoening en over de onvoorspelbaarheid van het beloop. Ook aandacht voor de beleving van de aandoening door de patiënt die ontmoedigd kan raken, behoort tot de taken van de huisarts.

Prognose en preventie
Psoriasis is een chronische huidaandoening die verloopt met exacerbaties en remissies. Behandeling heeft in het merendeel van de gevallen tenminste voor enige tijd een goed resultaat.

Door de onopgehelderde etiologie zijn preventieve maatregelen onbekend. De erfelijke factor in het optreden van psoriasis verklaart het familiair voorkomen.

Profiel
Psoriasis is een chronische huidaandoening die zich vooral op volwassen leeftijd manifesteert en een onvoorspelbaar beloop kent. De medicamenteuze behandeling is symptomatisch. Voorlichting en aandacht voor de beleving staan bij deze ontsierende huidziekte centraal.

12.10 ALLERGISCHE DERMATOSEN

Ziektebeelden
In de CMR worden de volgende allergische dermatosen geregistreerd: urticaria, angio-oedeem, prurigo aestivalis, koemelkallergie en anafylactische shock. Er is daarnaast een code 'overige allergische dermatosen'. Allergisch contacteczeem (zie paragraaf 12.8) en huidaandoeningen door overgevoeligheid voor geneesmiddelen (zie paragraaf 14.9) zijn elders besproken.

De diagnose *urticaria*, in gangbaar Nederlands 'galbulten' of 'netelroos' ('urtica' betekent brandnetel), berust op het optreden van heftig jeukende scherp omschreven zwellingen van de huid. Deze zwellingen of urticae ontstaan door het vrijkomen van histamine en andere stoffen uit mestcellen. Dit kan het gevolg zijn van een type 1 (IgE-gemedieerde) allergische reactie, of van de rechtstreekse destabilisatie van de mestcel door bepaalde stoffen, zoals bij brandnetels het geval is De grootte van de urtica varieert van enkele millimeters tot centimeters. Door samenvloeien tot plaques kan de oorspronkelijk ovale vorm verdwijnen. Ze treden plotseling op. Vaak zijn ze binnen enkele uren weer verdwenen. Urticaria kan overal op de huid voorkomen, lokaal en gegeneraliseerd. Zelden is er tevens angio(neurotisch) oedeem (oedeem van Quincke).

Voor urticaria is een groot aantal oorzakelijke factoren beschreven:
- allergische factoren (geneesmiddelen, inhalatieallergenen, voedingsstoffen, latex in bijvoorbeeld rubber handschoenen, bacteriën), waarbij een 'immediate-type'-reactie speelt;
- toxische factoren (brandnetels, kwallen);
- fysische factoren (mechanisch, thermisch);
- psychische factoren.

Vooral voor chronische vormen lukt het vaak niet om een verklaring te vinden voor het optreden van de afwijkingen.

Quincke-oedeem is een acuut allergische zwelling van lippen en het slijmvlies van mond, en kan zich uitbreiden tot glottis en larynx. Bij een dergelijke uitbreiding kan dit oedeem in zijn meeste ernstige vorm leiden tot luchtwegobstructie en is dan acuut levensbedreigend. De oorzaken zijn niet anders dan bij de urticaria omschreven.

Prurigo aestivalis (letterlijk 'zomerjeuk'), synoniem prurigo solaris ('zonnejeuk'), is een beschrijvende diagnose voor mensen die onder invloed van zonlicht reageren met jeuk en polymorfe uitslag op de aan zon blootgestelde delen. De duur van de blootstelling is op het ontstaan van deze aandoening niet van invloed.

Koemelkallergie wordt alleen na goede klinische bewijsvoering geregistreerd, dat wil zeggen: na immunologisch onderzoek en een gestandaardiseerde voedselprovocatietest. Koemelkallergie gaat gepaard met darmklachten (overgeven, kolieken) en eventueel allergische huidverschijnselen zoals urticaria en eczeem. De code koemelkallergie werd in de CMR in 1997 losgekoppeld van de code voor 'overige allergische dermatosen'.

Een anafylactische reactie treedt binnen enkele minuten op na contact met het oorzakelijk allergeen. Het betreft een type 1 (IgE-gebonden) reactie die huid- en gastro-intestinale verschijnselen geeft. Men spreekt van een *anafylactische shock* als bovendien luchtwegvernauwing en collaps van de circulatie optreedt. Er is in dat geval sprake van een acuut levensbedreigende situatie. De code anafylactische shock werd in de CMR in 2004 losgekoppeld van de code voor 'overige allergische dermatosen'.

Epidemiologische gegevens

In de CMR bleek de incidentie van urticaria in de periode 1985-2006 gemiddeld 4,1 per 1000 mannen en 6,8 per 1000 vrouwen per jaar (figuur 12.10.1). Urticaria werden in alle leeftijdsgroepen geregistreerd met de hoogste incidentie bij kleine kinderen (figuur

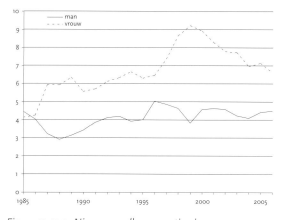

Figuur 12.10.1 Nieuwe gevallen van urticaria per 1000 patiëntjaren gestandaardiseerd voor leeftijd. Trend over jaren (CMR 1985-2006).

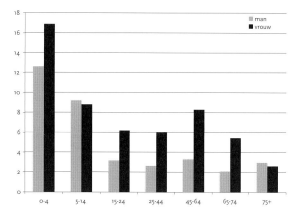

Figuur 12.10.2 Nieuwe gevallen van urticaria per 1000 patiëntjaren. Verdeling naar leeftijd en geslacht (CMR 2002-2006).

12.10.2). Er waren geen belangrijke verschillen naar sociale klasse, noch naar seizoen.

De incidentie van quincke-oedeem bedroeg in de periode 1985-2006 gemiddeld 0,3 per 1000 mannen en 0,9 per 1000 vrouwen per jaar. Er deden zich in deze periode geen opvallende veranderingen in de incidentie voor. De diagnose werd in alle leeftijdsgroepen gesteld.

De incidentie van prurigo aestivalis bedroeg in de periode 1985-2006 gemiddeld 0,2 per 1000 mannen en 0,4 per 1000 vrouwen per jaar. De diagnose werd in alle leeftijdsgroepen gesteld.

De incidentie van koemelkallergie bedroeg in de periode van 1997 (zie boven) tot 2006 gemiddeld 0,3 per 1000, voor jongens en meisjes gelijk. De diagnose werd alleen onder 0-4-jarigen gesteld, bij hen bedroeg de incidentie 5 per 1000 kinderen van die leeftijd per jaar.

De incidentie van anafylactische shock bedroeg in 2004 (zie boven), 2005 en 2006 gemiddeld ruim 0,1 per 1000 mannen en iets minder dan 0,1 per 1000 vrouwen per jaar. De diagnose werd vooral op jongvolwassen leeftijd gesteld.

Beloop en interventie

Gezien het vaak vluchtige beloop, op soms wisselende lokalisaties, kan men bij urticaria dikwijls volstaan met afkoeling en het advies niet te krabben en met ijskoud of heet water te douchen. Patiënten stillen hun jeuk vaak ook met antihistaminica bevattende zalven. Deze kunnen leiden tot sensibilisatie, terwijl aan de werkzaamheid ervan kan worden getwijfeld. Menthol of een lokaal anestheticum in een zalf verdienen zo nodig de voorkeur. Bij ernstige jeuk helpen orale antihistaminica en in uitzonderingsgevallen prednison. Bij chronisch recidiverende vormen kan allergologisch onderzoek aangewezen zijn, hoewel dat veelal niet tot een aanwijsbare oorzaak van de urticaria leidt.

Bij het quincke-oedeem en anafylactische shock is direct ingrijpen vereist. Eerste stappen daarbij zijn naast het (laten) waarschuwen van de ambulancedienst, het neerleggen van de patiënt, de luchtweg vrijmaken, adrenaline toedienen en zo mogelijk een infuusnaald aanbrengen.

Prurigo aestivalis verdwijnt bij vermijden van zonlicht. De jeuk kan lokaal met indifferente middelen worden bestreden, eventueel oraal een antihistaminicum.

Koemelkallergie behoeft geen behandeling, maar preventieve maatregelen (zie hieronder).

Prognose en preventie

In de meeste gevallen zal de kwaal binnen enkele uren of hooguit dagen verdwenen zijn. Herhaling is alleen te voorkomen als de oorzakelijke factor bekend is. De anamnese geeft wat dit betreft niet vaak voldoende aanknopingspunten.

Chronische gevallen van urticaria kunnen patiënten heftig verontrusten; de ontrafeling van beïnvloedende factoren wordt steeds lastiger. Uitdoven van de klachten is echter ook dan in de regel na verloop van tijd te verwachten.

Quincke-oedeem en anafylactische shock zijn te voorkomen indien de veroorzakende stof bekend is, zoals noten, chocolade, schaaldieren. In het geval dat insectensteken de oorzaak zijn, zijn een repellent overdag en een klamboe 's nachts nuttig. Bij een koemelkallergie zijn producten die koemelk bevatten te vermijden. De hulp van een diëtist kan daarbij behulpzaam zijn. Prurigo aestivalis vraagt ter preventie van klachten om een goede bescherming van de huid tegen zonlicht en elk jaar weer een langzame gewenning aan zonlicht.

Profiel

Urticaria komt op alle leeftijden voor. Een bevredigende verklaring voor de aandoening is slechts zelden te geven, maar het natuurlijk beloop is patiënt en huisarts goed gezind, gezien het snel spontaan verdwijnen van de afwijkingen. Uitsluitend bij recidiverende vormen loont het soms om nadere diagnostiek te (laten) verrichten. Andere allergische dermatosen zijn zeldzaam. In geval van quincke-oedeem en anafylactische reacties is direct ingrijpen nodig.

12.11 PRURITUS

Ziektebeeld

Pruritus (het Latijnse *prurire* betekent 'jeuken') wordt gecodeerd indien de patiënt de klacht jeuk presenteert, er bij onderzoek geen oorzakelijk aandoening wordt vastgesteld en geen andere huidafwijkingen worden gevonden dan krabeffecten. Pruritus vanwege uitdroging van de huid (met name bij ouderen die te weinig drinken) en pruritus ani zijn veelvoorkomende voorbeelden.

Pruritus vulvae wordt bij de genitale aandoeningen gecodeerd, prurigo aestivalis bij de allergische dermatosen (paragraaf 12.10).

De registratie van pruritus kent als fundament de presentatie van een geïsoleerde klacht over jeuk.

Onduidelijk is hoe vaak vergeefs nader onderzoek is ingesteld. In de differentiële diagnose hebben allerlei aandoeningen een plaats, onder andere:
- parasitose;
- endocriene stoornissen, zoals diabetes mellitus;
- (geneesmiddelen)allergie;
- icterus, leveraandoeningen;
- uremie;
- de ziekte van Hodgkin en andere maligne aandoeningen;
- psychogene oorzaken.

Het diagnostisch beleid dient mede te worden bepaald door bijkomende symptomen (als dorst, polyurie, klierzwelling, koorts, icterus, anemie), door de leeftijd van de patiënt en door eventuele aanwijzingen voor psychogene oorzaken.

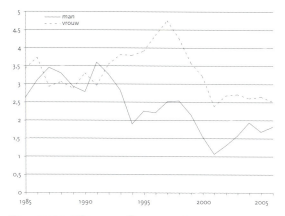

Figuur 12.11.1 Nieuwe gevallen van pruritus per 1000 patiëntjaren gestandaardiseerd voor leeftijd. Trend over jaren (CMR 1985-2006).

Epidemiologische gegevens

In de CMR is neurodermitis als bijzondere vorm van pruritus apart gecodeerd. De incidentie hiervan bedroeg in de periode 1985-2006 gemiddeld 0,2 per 1000 mannen en 0,4 per 1000 vrouwen per jaar, een zelden gestelde diagnose dus.

Pruritus bereikte in de periode 1985-2006 een incidentie van gemiddeld 2,3 per 1000 mannen en 3,2 per 1000 vrouwen per jaar. De laatste jaren lag de incidentie daar iets onder (figuur 12.11.1).

De incidentie van pruritus nam toe met de leeftijd en bereikte in de leeftijdsgroep van 75 jaar en ouder 10 per 1000 mensen per jaar (figuur 12.11.2).

De diagnose werd in de lagere sociale lagen wat vaker gesteld dan in de hogere.

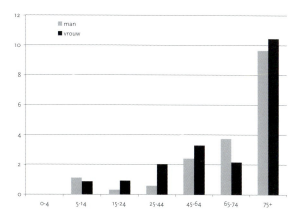

Figuur 12.11.2 Nieuwe gevallen van pruritus per 1000 patiëntjaren. Verdeling naar leeftijd en geslacht (CMR 2002-2006).

Beloop en interventie

Indien het symptoom jeuk geen onderdeel is van een ziektebeeld (bijvoorbeeld zoals genoemd in de differentiële diagnose hierboven), kan symptomatische behandeling worden overwogen (schudsels, antihistaminica, corticosteroïd bevattende zalf). Deze bieden vaak soelaas, maar kunnen begrip, goede uitleg en geruststelling niet vervangen.

Er zijn casus van psychogenese beschreven. In zijn algemeenheid biedt dit echter nauwelijks aangrijpingspunten voor therapie.

Prognose en preventie

Pruritus kan zich een enkele maal als een hardnekkige chronische klacht manifesteren; meestal is de prognose echter gunstig en dooft de klacht binnen enkele weken geheel uit. Gezien het ontbreken van kennis over ontstaan en beïnvloedende factoren ontbreken aanknopingspunten voor preventie.

Profiel

Pruritus is een slecht begrepen aandoening die volwassenen meer treft dan kinderen. De behandeling is symptomatisch.

12.12 DECUBITUS/CHRONISCH ULCUS

Ziektebeeld

Een chronisch ulcus (niet wordt bedoeld het ulcus cruris dat in paragraaf 7.12 is behandeld) duidt meestal op decubitus. Soms leidt een diabetische voet of reumatoïde artritis tot een chronisch ulcus. De Angelsaksische literatuur onderscheidt bij decubitus de 'bed sore' of doorligwond en de 'pressure sore', in het algemeen een doorzitwond. Bij doorlig-ulcera gaat het vrijwel uitsluitend om oude, zieke, bedlegerige patiënten, vaak in de terminale fase van een ongeneeslijke ziekte die onvoldoende reageren op pijnsensaties door verhoogde druk. Doorzit-ulcera vindt men ook bij jongere patiënten met een ernstig neurologisch of vasculair letsel (soms als complicatie bij diabetes mellitus) waardoor zij een verhoogde druk op hun weefsels niet voelen.

Lokaal verhoogde druk, hetzij kort maar hoog, hetzij langdurig en laag, of intermitterend door schuiven, leidt tot lokale vaatbeschadiging en ischemie. Dit, tezamen met een abnormale temperatuur en een vochtige huid, doet decubitus ontstaan. Factoren die bij het ontstaan een rol spelen, zijn slechte weefseldoorbloeding, slechte voedingstoestand, gestoorde sensibiliteit en een verminderde beweeglijkheid, onder meer door een verlaagd bewustzijn en door paresen. De meest voorkomende lokalisaties zijn stuit, hiel, enkel, tubera ischiadica en trochanter major.

Decubitus begint als een lokale, niet-wegdrukbare roodheid en kleine bloedinkjes. In een volgende fase verkleurt de huid paars-rood door necrose in de diepte; soms ontstaat een blaar. Vervolgens blijft de huid niet langer intact, er ontstaat een ulcus. Bij een oppervlakkig ulcus is alleen de huid betrokken; bij diepe decubitus zijn zowel huid als onderhuids weefsel necrotisch geworden. De behandeling verschilt per stadium.

Epidemiologische gegevens

Het aantal nieuwe gevallen van decubitus fluctueerde enigszins in de loop van de jaren en bedroeg gemiddeld 1,9 per 1000 mannen en 2,7 per 1000 vrouwen per jaar (figuur 12.12.1). Binnen de categorie ouderen steeg het aantal gevallen van decubitus met de leeftijd en was met name onder mensen van 75 jaar en ouder hoog (figuur 12.12.2).

Er waren nauwelijks verschillen tussen de onderscheiden sociale lagen.

Beloop en interventie

Preventieve maatregelen zijn van elementair belang, zowel voor het ontstaan van decubitus als voor het tegengaan van verergering. Deze maatregelen worden hieronder besproken bij 'prognose en preventie'. Wat de behandeling van decubitus betreft, is er in het begin bij lokale roodheid (stadium 1) geen werkzame therapie bekend. In geval van blaarvorming of excoriaties (stadium 2) is droog verbinden met hydrofiele ga-

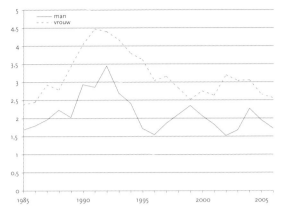

Figuur 12.12.1 Nieuwe gevallen van chronisch ulcus per 1000 patiëntjaren gestandaardiseerd voor leeftijd. Trend over jaren (CMR 1985-2006).

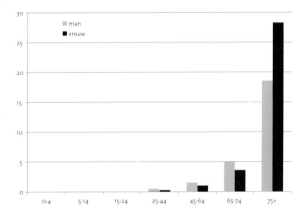

Figuur 12.12.2 Nieuwe gevallen van chronisch ulcus per 1000 patiëntjaren. Verdeling naar leeftijd en geslacht (CMR 2002-2006).

zen aan te bevelen. Bij een oppervlakkig (stadium 3) of diep ulcus (stadium 4) worden veel verschillende lokale middelen en technieken toegepast. Korsten dienen verwijderd te worden en de wond mag bloot blijven. Een schone wond kan men bedekken met paraffinegazen of hydrocolloïd wondverband. Bij een niet-schone wond is 'schoonmaken' van de wond essentieel. Dit gebeurt met schaar en pincet. Het is verstandig te wachten tot zich rond de necrose een wal van granulatieweefsel heeft gevormd (markering van de necrose). Necrose kan worden verweekt met behulp van natte gazen. Het reinigen van de wondholte met enzymatische middelen kan slechts een aanvulling zijn op de mechanische aanpak. Na reinigen worden vaak verbanden met alginaat (zeewier, dat absorberend werkt) toegepast zo lang de wond exsudatief is. Bij bacteriële infectie van de wond worden lokale desinfecterende middelen of lokaal geappliceerde antibiotica bevattende zalven niet geadviseerd, maar orale antibiotische therapie met flucloxacilline. Bij diepe decubitus kan de wondholte worden opgevuld met paraffine- en hydrofiele gazen. Plastische chirurgie is aangewezen bij herhaalde decubitus in hetzelfde gebied, bij grote ulcera en indien diepere infecties dreigen. Uiteraard wordt pas tot chirurgische therapie overgegaan bij een schone granulerende wond en als de toestand en levensverwachting van de patiënt dit toelaten.

Slechts zelden ontstaat als complicatie van decubitus een sepsis. Is dit het geval dan moet men rekening houden met gramnegatieve micro-organismen.

Prognose en preventie

Diepe decubitus aan de stuit kan bij een goede behandeling in zes maanden genezen, een enkeldecubitus in ongeveer vier maanden. Deze globale prognose is vooral afhankelijk van de onderliggende aandoening en de algemene toestand van de patiënt.

Bij de behandeling passende en zinvolle preventieve maatregelen zijn:
- wisselligging: daarbij wordt de patiënt getild, niet geschoven;
- huidverzorging met een indifferent middel ter bescherming tegen uitdroging, dagelijkse inspectie en palpatie van de huid;
- beschermen van hielen en ellebogen tegen wrijven;
- een schone, gladde en droge onderlaag, tegengaan van een halfzittende houding;
- in een (rol)stoel is het regelmatig 'liften' (zich opdrukken met de armen) een goede drukonderbreking;
- voorkómen en eventueel bestrijden van voedingsdeficiënties.

Soms zijn speciale lig- en zitondersteuningen zinvol, evenals speciale antidecubitusmatrassen met een pompje dat telkens andere compartimenten opblaast, of een waterbed dat voor een betere verdeling van de tegendruk zorgt. Niet zinvol zijn 'ijzen' en föhnen, een windring voor de stuit, het zwachtelen van ellebogen en hielen, preventief katheteriseren (heeft soms nut maar heeft vaak meer na- dan voordelen) en vele lokale fysiotechnische handelingen.

Profiel

Decubitus komt vooral voor bij ouderen, als gevolg van een slechte algemene conditie en bedlegerigheid.

Centraal staan preventieve maatregelen en conservatieve behandeling, in samenwerking met de patiënt, de omgeving en de (wijk)verpleegkundige.

12.13 ATHEROOMCYSTE

Ziektebeeld

Een atheroomcyste ontstaat als gevolg van een afsluiting van de afvoergang van een talgklier. De productie van talg gaat door en de ophoping hiervan wordt zichtbaar als een zwelling verbonden aan de huid met uitbreiding naar de subcutis. De huid boven een atheroomcyste is hierdoor niet verschuifbaar, zoals bij een lipoom. Het onderscheid tussen beide is dus goed te maken, hoewel beide aandoeningen in de volksmond 'vetbult' worden genoemd.

Atheroomcysten kunnen overal op het behaarde deel van het lichaam voorkomen, bij voorkeur in de hoofdhuid en de nek, maar ook de oorlel is een geregeld voorkomende lokalisatie. De grootte van een atheroomcyste blijft meestal beperkt tot 1-2 cm, bij uitzondering wordt deze enkele malen groter. Wanneer de afgesloten afvoergang dient als porte d'entrée voor bacteriën, kan een abcederende infectie het gevolg zijn.

Differentieeldiagnostisch moeten atheroomcysten onderscheiden worden van lipomen, dermatofibromen en, afhankelijk van de lokalisatie, van zeldzame tumoren, zoals een menggezwel van de parotis. Een ontstoken atheroomcyste kan verward worden met een furunkel, maar mist het kenmerkende necrotische 'kopje'.

Epidemiologische gegevens

Het aantal atheroomcysten dat de huisarts ziet, wordt – evenals andere aandoeningen op het gebied van de kleine chirurgie – mede beïnvloed door een specifieke belangstelling hiervoor van de arts. In de periode 1985-2006 bleek de incidentie tamelijk constant en bedroeg gemiddeld 10 per 1000 patiënten per jaar, voor mannen wat meer, voor vrouwen wat minder (figuur 12.13.1).

Atheroomcysten werden op elke leeftijd gezien, al bleken zij op kinderleeftijd zeldzaam. Zij waren vooral frequent bij volwassenen. Er waren per leeftijdsgroep geen belangrijke verschillen tussen mannen en vrouwen (figuur 12.13.2).

Er werden geen verschillen gevonden tussen de sociale lagen. Evenmin was er een invloed van het seizoen op de incidentie te bespeuren.

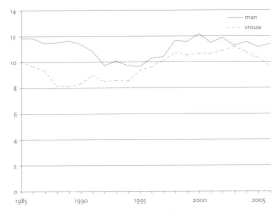

Figuur 12.13.1 *Nieuwe gevallen van atheroomcyste per 1000 patiëntjaren gestandaardiseerd voor leeftijd. Trend over jaren (CMR 1985-2006).*

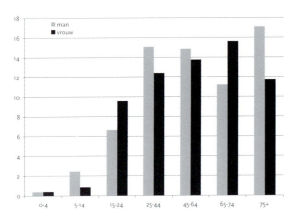

Figuur 12.13.2 *Nieuwe gevallen van atheroomcyste per 1000 patiëntjaren. Verdeling naar leeftijd en geslacht (CMR 2002-2006).*

Beloop en interventie

Een ongecompliceerde atheroomcyste zal langzaam groeien, waarbij na verloop van tijd een zeker maximum wordt bereikt. In een aantal gevallen kan een atheroomcyste zich via zijn oude afvoergang ontlasten. Na het doormaken van een infectie kan de tumor geresorbeerd worden en verdwijnen. Als de schil achterblijft, volgt vaak een recidief.

De behandeling bestaat in excisie van de totale cyste, dat wil zeggen: wand met inhoud en een ovaalvormig stukje huid waarin de oude afvoergang zich bevindt. De cyste wordt als een glad wit bolletje in zijn geheel verwijderd. Bij opening komt witte korrelige talg naar buiten met een kenmerkende geur. Een ontstoken atheroomcyste kan door incisie behandeld worden. Het overblijvende tumortje wordt in tweede instantie geëxcideerd.

Prognose en preventie

De kans op maligne ontaarding van een atheroomcyste is zeer klein. In twijfelgevallen kan pathologisch-anatomisch onderzoek plaatsvinden. Een totaal geëxcideerde cyste zal niet terugkomen. Wel zijn sommige personen (nogal eens familiair bepaald) gepredisponeerd tot het krijgen van nieuwe atheroomcysten op bepaalde lokalisaties.

De geïsoleerde atheroomcyste staat los van andere aandoeningen van de talgklieren, zoals acne.

Profiel

Een atheroomcyste is een onschuldige, lokale huidaandoening die de huisarts zelf kan verwijderen.

12.14 AANDOENINGEN VAN HAREN EN ZWEETKLIEREN

Enkele ziektebeelden

Aandoeningen van de haren betreffen in de registratie vooral alopecia en hypertrichosis. Schimmelaandoeningen werden in paragraaf 2.17 besproken.

Alopecia areata is de meest voorkomende vorm van omschreven haaruitval. Deze manifesteert zich als in korte tijd optredende, volkomen kale plekken, die een doorsnede van ongeveer 2 cm kunnen bereiken. De oorzaak van deze vorm van haaruitval is niet bekend. Het proces komt meestal binnen twee jaar spontaan tot stilstand, in zeldzame gevallen kan de alopecia, met name die welke op jonge leeftijd begint, tot totale kaalheid leiden: alopecia totalis. De alopecia van het mannelijke type, die begint bij voorhoofd en slapen, kan reeds op jongvolwassen leeftijd optreden en zal, met het bekend worden van haargroeimiddelen, tegenwoordig nogal eens tot een bezoek aan de dokter leiden. Deze 'normale' vorm van kaalheid wordt in de CMR in tegenstelling tot de alopecia areata gewoonlijk niet vastgelegd.

Speelt voor mannen vooral een haartekort, bij vrouwen kan ook een teveel aan haren reden zijn om de huisarts te consulteren, zoals bij hypertrichosis barbae. Ter attentie: hirsutisme wordt in de CMR bij de 'overige endocriene aandoeningen' geregistreerd.

Aandoeningen van zweetklieren betreffen vooral hyperhidrosis axillaris en hyperhidrosis plantaris. Hidradenitis is besproken in paragraaf 12.5 (cellulitis en huidabces).

Hyperhidrosis uit zich vooral als hyperhidrosis plantaris (zweetvoeten) en als hyperhidrosis axillaris. In de oksel berust de aandoening op een verhoogde activiteit van de eccriene zweetklieren en kan bijzonder hinderlijke vormen aannemen. Hyperhidrosis aan handen en voeten hangt vaak samen met een storing van het vegetatieve evenwicht. Psychische factoren spelen dikwijls een belangrijke rol.

Nachtzweten is een gewoonlijk onschuldige vorm van hyperhidrosis, hoewel nachtzweten deel kan uitmaken van ernstige ziekten, zoals maligniteiten en chronische infecties (tuberculose). Soms zijn geneesmiddelen de oorzaak (antidepressiva, anticholinergica, antipyretica, vasodilatatoren, tamoxifen, bromocriptine), soms endocrinologische aandoeningen (hyperthyreoïdie, feochromocytoom, carcinoïdsyndroom).

Men spreekt van (haar)roos bij een overmatige vorm van de fysiologische schilfering op het behaarde hoofd, bestaande uit ingedroogde talgklier- en epidermisproducten. Klachten over roos gaan soms gepaard met klachten over 'vette haren'. Roos is meestal een uiting van seborroïsch eczeem op het behaarde hoofd en wordt in de CMR onder seborroïsche eczeem gecodeerd.

Epidemiologische gegevens

Voor aandoeningen van de haren werd in de CMR in de periode 1985-2006 een gemiddelde incidentie gevonden van 0,8 per 1000 mannen en 2,2 per 1000 vrouwen per jaar. In de loop van die registratieperiode schommelde de incidentie enigszins (figuur 12.14.1). Aandoeningen van de haren werden in alle leeftijdsgroepen geregistreerd. Bij vrouwen bleek de inciden-

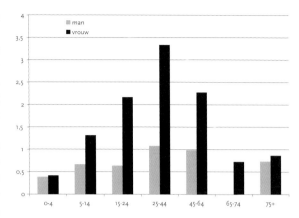

Figuur 12.14.2 Nieuwe gevallen van aandoeningen van de haren per 1000 patiëntjaren. Verdeling naar leeftijd en geslacht (CMR 2002-2006).

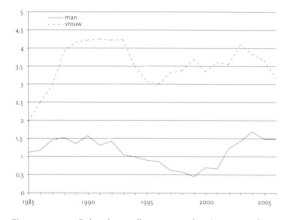

Figuur 12.14.3 Bekende gevallen van aandoeningen van de haren per 1000 patiëntjaren gestandaardiseerd voor leeftijd. Trend over jaren (CMR 1985-2006).

tie het hoogst in de leeftijdsgroep 25-44 jaar (figuur 12.14.2). De prevalentie bedroeg gemiddeld 1,2 per 1000 mannen en 3,5 per 1000 vrouwen per jaar (figuur 12.14.3).

De incidentie van aandoeningen van de zweetklieren bedroeg de laatste jaren 0,2 per 1000 mannen en 0,5 per 1000 vrouwen per jaar en werd vastgesteld in alle leeftijdsgroepen. De incidentie van deze aandoeningen vertoonde slechts geringe verschillen bij onderscheid naar seizoen.

Beloop en interventie

Aan alopecia is meestal weinig te doen. Bij patiënten met alopecia areata herstelt de haargroei zich meestal spontaan, soms pas na jaren. Dat geldt ook voor de typische haaruitval die post partum kan optreden. De fa-

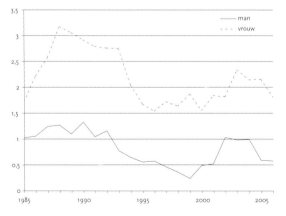

Figuur 12.14.1 Nieuwe gevallen van aandoeningen van de haren per 1000 patiëntjaren gestandaardiseerd voor leeftijd. Trend over jaren (CMR 1985-2006).

miliair bepaalde kaalheid bij mannen is blijvend. Op goed onderzoek gebaseerde gegevens over duur en mate van succes behaald met haargroeimiddelen en met haartransplantatie ontbreken vrijwel geheel.

Voor hyperhidrosis zijn hygiënische maatregelen zoals regelmatig wassen, goed wegspoelen van zeepresten en frequent wisselen van hemd, blouse, schoeisel en sokken niet altijd voldoende. Zo nodig kan men behandelen met aluminiumzouten, bijvoorbeeld conspergens of solutio antihyperhidrotica. Er is weinig bekend over het beloop van nachtzweten. Het lijkt gewenst om bij persisteren van dit symptoom onderzoek te doen naar de oorzaak.

Prognose en preventie

Veel aandoeningen van haren en zweetklieren gaan op den duur over. Dat geldt evenwel niet voor kaalheid bij mannen.

Preventieve maatregelen zijn niet bekend.

Profiel

Aandoeningen van haren en zweetklieren zijn meestal niet moeilijk te diagnosticeren. Effectieve therapeutica zijn er zelden.

12.15 UNGUIS INCARNATUS

Ziektebeeld

Unguis incarnatus, de ingegroeide teennagel, wordt in de CMR onder de code voor aandoeningen van de nagel geregistreerd. Het overgrote deel van de onder deze code vastgelegde aandoeningen betreft de unguis incarnatus. Onychomycosen worden niet onder deze code geregistreerd, maar bij de schimmelinfecties (zie paragraaf 2.17).

Bij een ingegroeide nagel treedt een te sterke dwarse kromming van de nagel op. De randen van de nagel drukken daarbij in toenemende mate in het weefsel naast de nagel. Dit weefsel raakt beschadigd en geïnfecteerd, en als reactie wordt er granulatieweefsel gevormd. De predilectieplaats is de mediale of laterale zijde van de nagel van de grote teen, de nagel met de grootste hardheid. Andere nagels zijn minder vaak aangedaan.

De etiologie is onduidelijk. Waarschijnlijk is de kromming van de nagel bij de ene persoon meer uitgesproken dan bij de andere. Het te kort en te schuin afknippen van de nagels speelt misschien een rol als aanleiding voor de klachten. De werkelijke oorzaak moet in het nagelbed gezocht worden. Een ingegroeide nagel moet niet verward worden met een paronychia, een infectie van de nagelwal.

Andere afwijkingen die in de nagel worden gevonden, zijn groeven bij lokale afwijkingen in de matrix, putjes, kenmerkend voor psoriasis en splijting van de nagel in lagen door tot dusver onbekende oorzaken. 'Kalknagels' ontstaan meestal op basis van een mycose.

Epidemiologische gegevens

De volgende CMR-gegevens hebben vrijwel geheel betrekking op de ingegroeide nagel. Het aantal nieuwe gevallen schommelde tot 1985 rond de 5 per 1000 per jaar, maar steeg daarna naar 7 per 1000 per jaar (figuur 12.15.1).

De leeftijdsverdeling laat zien dat de geregistreer-

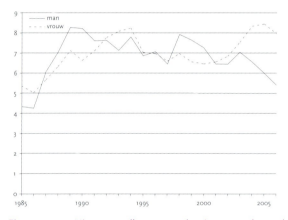

Figuur 12.15.1 Nieuwe gevallen van aandoeningen van de nagel per 1000 patiëntjaren gestandaardiseerd voor leeftijd. Trend over jaren (CMR 1985-2006).

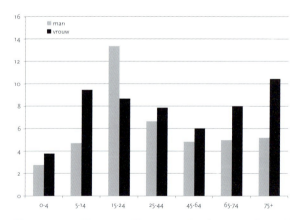

Figuur 12.15.2 Nieuwe gevallen van aandoeningen van de nagel per 1000 patiëntjaren. Verdeling naar leeftijd en geslacht (CMR 2002-2006).

de incidenties onder jongvolwassenen en in de oudste leeftijdsgroep het hoogst waren (figuur 12.15.2).

Er werden geen verschillen gevonden in de presentatie per seizoen.

In de lagere sociale lagen werd de diagnose wat vaker gesteld dan in de hoge sociale laag.

Beloop en interventie

Als klachten over een ingegroeide nagel in een vroeg stadium worden gepresenteerd, kan het advies om de nagel recht af te knippen, in het midden van boven af te vijlen en een watje te plaatsen onder de nagelhoek soms nog leiden tot herstel.

Bij hardnekkige klachten zal het nodig zijn het laterale deel van de nagel te verwijderen. Deze behandeling, die het beste kan gebeuren onder oberst-anesthesie, is niet afdoende om recidieven te voorkomen. Zoals vermeld, ligt het probleem in eerste instantie in het nagelbed. De groei in het laterale deel van de nagel zal daar moeten worden geremd. Op dit moment is de voorkeursbehandeling hiervoor een applicatie van fenol gedurende drie minuten op het nagelbed na de partiële nagelexcisie. Een wigexcisie heeft geen betere prognose wat betreft het optreden van recidieven en geeft langer en meer klachten na de ingreep.

In de CMR wordt het merendeel van de patiënten met unguis incarnatus door de huisartsen behandeld.

Prognose en preventie

Ook na een laterale nagelresectie met adequate applicatie van fenol wordt na verloop van jaren een klein aantal recidieven gezien. Herhaling van de behandeling is dan aangewezen. Als preventieve maatregelen worden in het algemeen genoemd: het recht afknippen van de nagels en het dragen van voldoende brede schoenen.

Profiel

Een ingegroeide nagel is een veelvoorkomende nagelafwijking in de huisartspraktijk. Het probleem is gelegen in het nagelbed. Laterale nagelextractie en applicatie van fenol in het nagelbed is de aangewezen behandeling.

12.16 CLAVUS

Ziektebeeld

Overmatige eeltvorming (*callus*) aan voet of tenen wordt veroorzaakt door een abnormale stand van voet of van tenen en/of het dragen van te nauw schoeisel. Het eelt kan splijten, met pijnlijke kloven als gevolg, of ingroeien naar binnen; in dat geval ontstaat een *clavus*. Een clavus, likdoorn of eksteroog is een wigvormig de diepte indringende hyperkeratose met een diameter van enige millimeters. Als de harde pit op het periost drukt, kan dit erg pijnlijk zijn. Oppervlakkig kan een clavus lijken op een voetwrat. Een clavus zit altijd op drukplaatsen, een voetwrat niet. Men differentieert door een dun bovenlaagje weg te snijden: een wrat toont dan puntbloedinkjes en een meerkamerige structuur, een clavus bloedt niet en toont een glanzende, egale structuur.

Eeltvorming met lokale uitgroei naar buiten kan een *cornu cutaneum* vormen, een verhoornd, hard, benigne aangroeisel, vaak aan handen, voeten of hoofd. Het heeft een doorsnede van enkele millimeters,

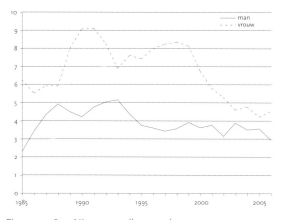

Figuur 12.16.1 Nieuwe gevallen van clavus per 1000 patiëntjaren gestandaardiseerd voor leeftijd. Trend over jaren (CMR 1985-2006).

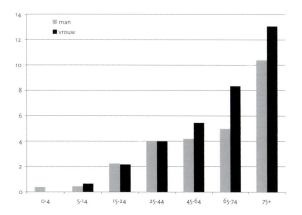

Figuur 12.16.2 Nieuwe gevallen van clavus per 1000 patiëntjaren. Verdeling naar leeftijd en geslacht (CMR 2002-2006).

groeit langzaam en kan meer dan een centimeter lang worden.

In de CMR worden clavus, overmatige eeltvorming en cornu cutaneum onder eenzelfde code geregistreerd. De meerderheid van de gevallen betreft echter clavi.

Epidemiologische gegevens

Het aantal nieuwe gevallen van aandoeningen met abnormale eeltvorming toonde over de periode 1985-2006 enige schommeling. De incidentie bedroeg voor mannen gemiddeld 3,8 per 1000 per jaar en voor vrouwen 6,4 per 1000 per jaar (figuur 12.16.1). Er is een duidelijke toename van het voorkomen met de leeftijd (figuur 12.16.2).

Beloop en interventie

Overmatig eelt kan men voorzichtig met een mesje laagje voor laagje afsnijden, of afvijlen. Dit kan, zeker bij oudere mensen die het zelf niet lukt, door een pedicure of podotherapeut gebeuren. Een podotherapeut is in staat om daarenboven een algeheel voetonderzoek te verrichten en biedt op een breder terrein advies en behandeling. Voorafgaande aan een bezoek aan pedicure of podotherapeut kan salicylzalf worden gebruikt. De huid wordt daarmee reeds na enkele dagen zachter. Ook eksterogen kunnen goed behandeld worden met salicylpleisters of salicylzalf met een sterkte van 40% om een voldoende keratolytische werking te verkrijgen. Door steeds vervangen van pleister of zalf wordt de overbodige eeltlaag verwijderd. Een cornu cutaneum kan, mits tot in de basis reikend, worden doorgesneden of afgeknipt.

Als verkeerd of te nauw schoeisel de oorzaak is dient men hierover informatie en advies te geven. Met behulp van een viltring bijvoorbeeld kan lokale druk worden vermeden. Een abnormale stand van voet of tenen is met conservatieve behandeling vaak niet te beïnvloeden.

Prognose en preventie

Behandelingen met een keratolyticum en verwijderen van overtollig eelt met mesje of vijl zijn niet causaal. Dat betekent dat de abnormale eeltvorming doorgaat en een recidief op de loer ligt. Dit is de reden patiënten te leren om geregeld overbodig eelt zelf (of door een pedicure) te (laten) behandelen. Deze vorm van secundaire preventie heeft des te meer effect als patiënten tevens goed schoeisel dragen.

Profiel

Overmatige eeltvorming leidt vooral bij ouderen tot hinderlijke maar goed behandelbare aandoeningen aan voeten en tenen, zoals eksterogen of likdoorns. Regelmatige verwijdering van een teveel aan eelt voorkomt herhaling.

12.17 VERRUCA SEBORRHOICA

Ziektebeeld

Een verruca seborrhoica – ook wel ouderdomswrat genoemd – is een vlakke, meestal iets boven het niveau van de huid gelegen bruin-zwarte, wratachtige aandoening, veroorzaakt door een van de papillomavirussen, die in de loop van het leven ontstaat. Er is sprake van

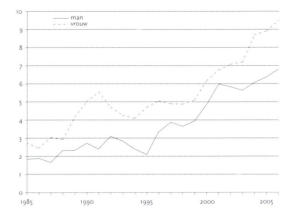

Figuur 12.17.1   Nieuwe gevallen van verruca seborrhoica per 1000 patiëntjaren gestandaardiseerd voor leeftijd. Trend over jaren (CMR 1985-2006).

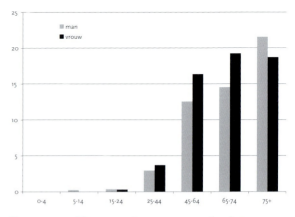

Figuur 12.17.2   Nieuwe gevallen van verruca seborrhoica per 1000 patiëntjaren. Verdeling naar leeftijd en geslacht (CMR 2002-2006).

hyperkeratose met een uiteenlopende mate van pigmentatie. De aandoening kan overal op het lichaam voorkomen, met een voorkeur voor romp, handen en gelaat. Verrucae seborrhoicae zijn volkomen onschuldig. Medische behandeling wordt gezocht in verband met cosmetische klachten, wegens angst voor een ernstige afwijking of omdat de verruca is gaan bloeden door schuren of stoten.

Differentiatie is gewenst van premaligne en maligne huidaandoeningen, met name vanwege de voorkeur van voorkomen van verruca seborrhoica boven de leeftijd van 50 jaar. Als de afwijking snel ontstaat of zich uitbreidt, kan het macroscopisch een enkele keer moeilijk zijn een verruca te differentiëren van een melanoom. Microscopische diagnostiek na ruime excisie of verwijzing is dan noodzakelijk.

Epidemiologische gegevens

De incidentie van verruca seborrhoica toonde in de periode 1985-2006 een gestage stijging met een factor drie tot de laatste jaren ongeveer 6 per 1000 mannen en 8 per 10000 vrouwen per jaar (figuur 12.17.1).

Er was een duidelijke toename met de leeftijd (figuur 12.17.2). Het waren vooral patiënten uit de sociaal hoogste klasse die verrucae seborrhoicae presenteerden.

Beloop en interventie

Gewoonlijk betreft het een zeer langzaam groeiende, op diverse plaatsen tegelijkertijd voorkomende huidaandoening met een blijvend benigne karakter. Bij presentatie geeft de huisarts uitleg en zo nodig geruststelling. Met een scherpe lepel kan een verruca seborrhoica met achterlating van een soort schaafwondje gewoonlijk goed worden verwijderd. In geval van diagnostische onzekerheid is op deze manier pathologisch onderzoek van de verruca mogelijk. Desgewenst kan de afwijking ook worden verwijderd met behulp van (enkele keren herhaalde) cryotherapie.

Prognose en preventie

Verruca seborrhoica ontaardt niet maligne, ook niet na jaren. Preventie is niet van toepassing.

Profiel

Verruca seborrhoica is een verheven bruine verkleuring van de huid, die overwegend bij ouderen voorkomt en geheel onschuldig is.

12.18 OVERIGE HUIDZIEKTEN

Het is ondoenlijk om een opsomming te geven van alle aandoeningen die niet ter sprake zijn gekomen. Enkele aandoeningen die in de CMR onder een aparte code worden geregistreerd, worden in deze paragraaf kort genoemd.

Folliculitis. Van deze lokale huidontstekingen van haarfollikels bedroeg de incidentie 3,6 per 1000 mannen per jaar en 6,2 per 1000 vrouwen per jaar (zie tabel 12.1.1). De aandoening deed zich in alle leeftijdsgroepen voor, vooral kinderen en adolescenten kregen de code voor deze aandoening.

Erythemateuze huidaandoeningen. Dit betreft onder andere lupus erythematodes en erythema exsudativum multiforme. Er werden in de periode 1985-2006 in de vier praktijken 49 gevallen bij mannen (incidentie 0,4 per 1000 per jaar) en 107 bij vrouwen (incidentie 0,8 per 1000 per jaar) geregistreerd; het betrof mensen in alle leeftijdsgroepen.

Keratosis actinica wordt in de CMR geregistreerd onder de code voor overige aandoeningen van de huid. Het betreft een premaligne huidaandoening op aan de zon blootgestelde huiddelen, bestaande uit enkele vaak dicht bijeen gelegen keratotische plekjes die niet spontaan genezen. Regelmatige controle en cryotherapie van verdachte laesies vormen meestal een afdoende bescherming tegen maligne ontaarding.

De code voor *overige aandoeningen van de huid* omvat behalve keratosis actinica ook aandoeningen als naevus pigmentosus, sproeten, vitiligo, erythema nodosum, pemphigus, lichen simplex, lichen ruber, sclerodermie, acne rosacea en keloïd; daarnaast veel aandoeningen die een huisarts uitermate zelden tegenkomt. In de periode 1985-2006 bedroeg de incidentie 7,7 nieuwe gevallen per 1000 mannen per jaar, en 13,8 per 1000 vrouwen per jaar.

In de categorie *overige symptomen* werden in de periode 1985-2006 per jaar 2,8 nieuwe gevallen per 1000 mannen en 5,3 per 1000 vrouwen geregistreerd.

Huidaandoeningen die in de classificatie niet tot deze rubriek worden gerekend zijn:
- exanthemateuze kinderziekten (zie hoofdstuk 2);
- herpes simplex en herpes zoster (paragraaf 2.9 en 2.10);
- condylomata acuminata (paragraaf 2.14);
- erysipelas (paragraaf 2.15);
- wratten en mollusken (paragraaf 2.16);
- schimmelinfecties van de huid (paragraaf 2.17);

- onychomycose (paragraaf 2.17);
- maligne en benigne tumoren van de huid (paragraaf 3.9 en 3.10);
- xanthelasmata (paragraaf 4.8);
- blefaritis en hordeolum (paragraaf 6.7);
- conjunctivitis (paragraaf 6.8);
- cerumen (paragraaf 6.13);
- otitis externa (paragraaf 6.14);
- ulcus cruris (paragraaf 7.14);
- aandoeningen van de mondholte (paragraaf 9.3);
- balanitis (paragraaf 10.14);
- corpora aliena in de huid (paragraaf 14.5);
- brandwonden (paragraaf 14.8);
- iatrogene huidaandoeningen (paragraaf 14.9).

12.19 BESCHOUWING

De diagnostiek van huidaandoeningen mag dan door de mogelijkheid van directe inspectie theoretisch eenvoudig lijken, in de praktijk is het nogal eens moeilijk om correct te differentiëren. Er is een grote diversiteit van aandoeningen met onderscheiden beloop en met grote verschillen in de mate van hinder, terwijl dit uit de uiterlijke kenmerken vaak minder duidelijk is af te lezen. Voor de diagnostiek beschikt de huisarts vooral over kennis, over zijn eigen ogen en eventueel over een loep.

Kennis van de primaire efflorescenties en hun differentieeldiagnostische mogelijkheden, van voorkeurslokalisatie en epidemiologie spelen de belangrijkste rol in de diagnostiek. De CMR-gegevens toonden een aantal leeftijdgebonden aandoeningen, bijvoorbeeld impetigo en constitutioneel eczeem op de kinderleeftijd; acne in de puberteit; op volwassen leeftijd alopecia en contacteczeem; op oudere leeftijd decubitus, clavus en verruca seborrhoica. Andere aandoeningen bleken in alle leeftijdsgroepen in gelijke mate voor te komen (furunkels, paronychia, dermatitis). In de loop van de registratieperiode werd een afname van het aantal nieuwe gevallen van infectieuze huidziekten zichtbaar, met uitzondering van impetigo. Voor die afname zijn mogelijk minder dicht opeen wonen en een betere hygiëne verantwoordelijk. Er werd een toename gevonden van het aantal geregistreerde gevallen van impetigo, schimmelinfecties, seborroïsch eczeem en verruca seborrhoica. Van de overige huidziekten bleek de frequentie tamelijk stabiel.

Naast genoemde kenniselementen beschikken huisartsen over weinig hulpmiddelen voor de diagnostiek van huidaandoeningen. Een schimmelpreparaat met kaliloog is een nuttig hulpmiddel bij de diagnostiek. Soms kan een kweek de diagnostiek ondersteunen en een enkele keer zal de huisarts een pathologisch-anatomische beoordeling vragen van excisies of een diagnostische huidpons. Cutane huidtests hebben een beperkte waarde bij de diagnostiek van allergische dermatosen.

Het is van belang de patiënt voor te bereiden op een te verwachten beloop. Dit beloop is mede afhankelijk van de mogelijkheden voor therapie: causaal of symptomatisch. De meeste infectieuze huidaandoeningen zijn binnen afzienbare termijn causaal te behandelen, soms is een afwachtend beleid (furunkel), soms een kleine chirurgische ingreep (abces, paronychia) of het toepassen van een lokaal antimycoticum aangewezen. Zelden zijn systemisch antibiotica nodig. Voor een lokale toepassing van antibiotica kiest men voor bijvoorbeeld fusidinezuur, een antibioticum dat niet systemisch wordt gegeven. Aandoeningen met een sterke endogene component, zoals eczeem, urticaria en psoriasis, kunnen spontaan verbeteren en opnieuw weer verergeren. De behandeling is voornamelijk symptomatisch.

Bij huidaandoeningen kan, post aut propter, een psychogene factor van groot belang zijn. De huisarts zal dan ook aandacht besteden aan het bespreken van belevingsaspecten, van verwachtingen ten aanzien van de behandelingsmogelijkheden, en van de gevolgen voor het leven van alledag, vooral in sociale contacten. Vaak speelt angst een rol. De angst voor kanker doet zich vooral gelden bij naevi, maar ook bij verruca seborrhoica en andere goedaardige tumoren van de huid. Naevi, van in het oppervlak gelegen maculae ('sproeten') tot verheven en al dan niet gepigmenteerd, zijn meestal symptoomloos: ze jeuken niet, vertonen vrijwel geen groei en neigen niet tot bloeden. Op grond hiervan zijn ze gewoonlijk goed te onderscheiden van maligne huidaandoeningen. Een tweede veelvoorkomende angst betreft de vermeende besmettelijkheid van allerlei niet-infectieuze huidaandoeningen. Het idee van besmettelijkheid (bijvoorbeeld bij psoriasis) kan zeer ten onrechte leiden tot een aanrakingstaboe dat de patiënt onnodig isoleert.

Het kan een steun voor het beleid zijn om een dermatoloog te raadplegen. Op diverse plaatsen kan dit door een digitale foto per mail te verzenden (teledermatologie). Een behandeladvies op grond van de speciale vakkennis en ervaring van de dermatoloog kan dan door de huisarts worden uitgevoerd. In geval van verwijzing van de patiënt ondersteunen uniformiteit van uitleg, adviezen en behandeling het vertrouwen van de patiënt. Een enkele keer maakt de dermatoloog gebruik van zijn mogelijkheden om een lokale therapie consequenter toe te passen dan thuis mogelijk is (meermalen per dag zalven en inzwachtelen) en om agressievere vormen van therapie toe te passen (PUVA bij psoriasis, cytostatica).

13 Ziekten van het bewegingsapparaat

13.1 INLEIDING

Ziekten van het bewegingsapparaat betreffen spieren, pezen, bindweefsel, kraakbeen, gewrichten, gewrichtskapsel, bursae en bot. Aandoeningen van deze structuren gaan gepaard met pijn en belemmering van de normale bewegingsmogelijkheden. De incidentie en prevalentie van de aandoeningen van het bewegingsapparaat zoals deze in de CMR worden vastgelegd, zijn vermeld in tabel 13.1.1.

Van de acute, gewoonlijk voorbijgaande aandoeningen van het bewegingsapparaat bereiken nek-, schouder- en rugklachten de hoogste incidenties. Ook peesaandoeningen worden vaak gepresenteerd, onder andere tenniselleboog, ganglion, 'trigger finger' en tendinitis (tendovaginitis) van diverse lokalisaties. Nekklachten en voetklachten (pedes plani, hallux valgus) werden meer door vrouwen dan door mannen gepresenteerd, meniscuslaesies meer door mannen dan door vrouwen.

Van de chronische aandoeningen van het bewegingsapparaat is artrose veruit de meest geregistreerde. De in tabel 13.1.1 gegeven cijfers voor heup- en knieartrose liggen wat hoger dan voor artrose op andere locaties, zoals lumbosacraal, cervicaal en in het duimgewricht. De leeftijdsspecifieke prevalenties voor artrose laten een sterke toename met de leeftijd zien en op alle leeftijden heeft een groter percentage van de vrouwen artrose dan van de mannen (zie paragraaf 13.11). Ook reumatoïde artritis en osteoporose worden vaker bij vrouwen dan bij mannen geregistreerd. De prevalentiecijfers laten zien dat in een praktijk van gemiddelde grootte de huisarts tien tot twaalf patiënten met reumatoïde artritis begeleidt en zeven tot negen patiënten die bekend zijn met osteoporose.

Een veelgebruikte code in de CMR is 'overige ziekten van het bewegingsapparaat', waaronder onder andere vallen: spierziekten, de ziekte van Dupuytren, 'mallet finger', calcaneusspoor, epifysiolyse en exostose.

Tabel 13.1.1 Nieuwe en bekende gevallen van enkele aandoeningen van het bewegingsapparaat per 1000 patiëntjaren (CMR 1985-2006).

	Incidentie		Prevalentie	
	Mannen	Vrouwen	Mannen	Vrouwen
lage rugpijn	59,7	56,9	62,7	58,6
nekklachten	40,7	61,4	48,8	61,6
schouderklachten	20,7	24,2	21,0	24,5
spierklachten heup/bovenbeen	14,2	17,1	14,2	17,1
tenniselleboog	7,7	7,4	7,9	7,4
overige tendinitis	18,7	19,3	18,8	19,5
bursitis	7,4	5,8	7,4	5,8
ganglion	2,2	4,0	2,2	4,0
chondropathia patellae	4,0	6,1	5,0	7,7
zweepslag	2,6	1,9	2,6	1,9
meniscuslaesie	2,2	1,0	2,4	1,0
genua vara/valga	0,1	0,1	0,3	0,2
pedes plani	4,9	8,0	6,4	10,0
hallux valgus	0,6	3,0	1,5	8,7
polymyalgia rheumatica	0,2	0,7	0,7	2,2
reumatoïde artritis	0,1	0,4	3,4	4,9
ziekte van Bechterew	0,2	0,1	1,5	0,9
coxartrose	1,4	1,9	10,9	20,0
gonartrose	2,3	3,9	15,2	33,9
artrose lumbale wervelkolom	1,4	1,9	13,1	14,7
artrose cervicale wervelkolom	0,9	1,0	7,2	10,0
artrose overige lokalisaties	2,1	4,6	7,6	17,7
lordose, kyfose, scoliose	0,6	0,9	2,7	6,4
osteoporose	0,2	1,1	1,3	7,1

In de eerste paragrafen van dit hoofdstuk komen de nekklachten, rugklachten en schouderklachten aan de orde. Vervolgens worden aandoeningen besproken van arm, pols en hand, en knie, voet en enkel. Na een bespreking van arthrosis deformans en reumatoïde artritis volgt een paragraaf 'overige aandoeningen'. Dan wordt in een korte beschouwing ingegaan op de psychosociale aspecten bij klachten van het bewegingsapparaat en op de moeilijkheden die ontstaan als deze klachten niet passen in een duidelijke diagnostische categorie en therapieresistent blijken.

In dit hoofdstuk komt vanwege een lage incidentie in de huisartspraktijk een aantal belangrijke aandoeningen niet in een aparte paragraaf aan de orde. Dit geldt onder andere myasthenie en andere spierziekten, peesrupturen, de ziekte van Scheuermann en osteomyelitis.

13.2 MYALGIE VAN DE BOVENSTE GORDEL

Ziektebeeld

Onder de code myalgie van de bovenste gordel worden myogene nekpijn, pijn op de borst door myogene oorzaak, en pijn tussen de schouderbladen geregistreerd. Driekwart van deze patiënten heeft nekpijn, al dan niet uitstralend naar de armen. Niet onder deze code vallen cervicale artrose, alle intrinsieke schouderklachten, cervicale HNP, traumatische afwijkingen en atypische niet-cardiale pijn op de borst, waarbij een verwijzing naar de cardioloog heeft plaatsgevonden

Voor nekpijn wordt de huisarts vaak geconsulteerd. Meestal wordt de pijn veroorzaakt door spierspasmen van de paravertebrale nekmusculatuur, met name van de m. trapezius en m. sternocleidomastoideus. De verhoogde spierspanning veroorzaakt pijn in het gebied van deze spieren en op de aanhechting van de spieren op de linea nuchae. Dat kan leiden tot achterhoofdspijn en spanningshoofdpijn. Als begeleidend verschijnsel treedt uitstraling naar de armen op. Deze uitstraling vertoont geen radiculair patroon en kan het karakter van pijn, maar ook van een doof gevoel of tintelingen hebben.

Bij het lichamelijk onderzoek van de nek wordt gelet op de spierspanning en of er drukpijn is op te wekken over de spieren. De actieve en passieve bewegingen worden in alle richtingen onderzocht, en er wordt ook tegen weerstand in getest.

Een verhoogde spierspanning kan voorkomen bij emotionele spanningen en bij een langdurig ongunstige houding, zoals bij beeldschermwerkers. Als hierbij ook de spieren rond de schouder langdurig worden aangespannen, zoals dat kan gebeuren als iemand achter de computer zit en de muis gebruikt, kan de zogenaamde muisarm ontstaan, ook wel RSI genoemd, de afkorting van 'repetitive strain injury'.

Ook degeneratieve afwijkingen van de cervicale wervelkolom en reumatoïde artritis gaan regelmatig gepaard met nekklachten. Versterkte thoraco-cervicale kyfose komt vooral bij oudere vrouwen veel voor. Het veroorzaakt protractie van de schouders en een ongunstige statische verhouding voor het hoofd, dat ten koste van een verhoogde spiertonus gestabiliseerd moet worden.

Een speciale vorm van nekpijn is de acute torticollis, te vergelijken met spit onder in de rug. Meestal is het bij een bepaalde beweging in de nek geschoten. Door de spasme wordt het hoofd in een dwangstand gehouden.

Ouders kunnen bij nekpijn van hun kind denken aan nekkramp. Het onderscheid is op het klinische beeld eenvoudig te maken. Vooral bij kinderen komt het voor dat spierspasmen in de nek worden veroorzaakt door een lymfadenitis; de ontstoken vergrote klieren werken prikkelend.

Differentieeldiagnostisch moet bij nekpijn met uitstraling gedacht worden aan een nekhernia; de wortels C5, C6 en C7 zijn hierbij het meest frequent betrokken. De uitstraling vindt plaats volgens een radiculair patroon en kan soms bij drukverhoging als schietende pijn tot in de vingers worden uitgelokt. Een cervicale HNP is in verhouding tot de reeds genoemde oorzaken van nekpijn zeldzaam. Dat geldt ook metastatische processen van de nekwervels als oorzaak van nekpijn.

Nek, schouders en schouderbladen zijn ook uitstralingsgebieden van viscerale organen. Nekpijn kan daarom als symptoom passen bij een pancoast-tumor van de long, galblaaslijden, pancreatitis, myocardinfarct, oesofagusaandoeningen en prikkeling van het diafragma.

Tendinomyogene pijn op de borst, naast nekpijn een van de aandoeningen die vallen onder de code 'myalgie van de bovenste gordel', is vaak stekend van karakter in tegenstelling tot angineuze pijn, die drukkend is. De plaats van de pijn is vaak aan te wijzen en de pijn kan door palpatie geprovoceerd worden. Verder is de pijn niet aan inspanning gebonden en zit niet vast aan de ademhaling.

Pijn op de borst met uitstraling naar de arm komt regelmatig voor in het kader van hypertone muscula-

ZIEKTEN VAN HET BEWEGINGSAPPARAAT

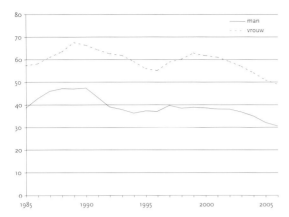

Figuur 13.2.1 Nieuwe gevallen van myalgie van de bovenste gordel per 1000 patiëntjaren gestandaardiseerd voor leeftijd. Trend over jaren (CMR 1985-2006).

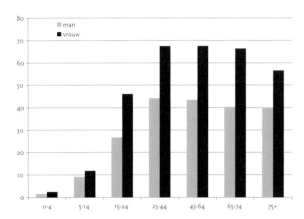

Figuur 13.2.2 Nieuwe gevallen van myalgie van de bovenste gordel per 1000 patiëntjaren. Verdeling naar leeftijd en geslacht (CMR 2002-2006).

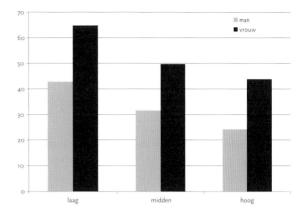

Figuur 13.2.3 Nieuwe gevallen van myalgie van de bovenste gordel per 1000 patiëntjaren gestandaardiseerd voor leeftijd. Verdeling naar sociale laag (CMR 2002-2006).

tuur en doet de patiënt denken aan een hartinfarct. Differentiatie kan moeilijk zijn als de patiënt naar leeftijd en risicofactoren een verhoogde kans op coronaire afwijkingen heeft en door angst hyperventileert en een verhoogde polsslag heeft.

Epidemiologische gegevens

Myalgie van de bovenste gordel komt in de CMR-registratie 1,5 maal zo vaak bij vrouwen als bij mannen voor. In de periode 1985-2006 daalde de incidentie enigszins (figuur 13.2.1). De incidentie is ook op jongvolwassen leeftijd al aanzienlijk; vanaf de leeftijdsgroep van 15-24 jaar bedroeg de incidentie ongeveer 4% voor mannen en 6% voor vrouwen (figuur 13.2.2).

Als per sociale klasse wordt gekeken, valt op dat de incidentie in de lage sociale klasse bijna tweemaal zo hoog is als in de hoger sociale klasse (figuur 13.2.3). In de zomer bleek de incidentie een weinig lager dan in de andere seizoenen.

Beloop en interventie

In het algemeen is het mogelijk om met eenvoudige middelen nekpijn en myogene pijn op de borst te behandelen. Aangezien een verkeerde houding bij veel patiënten een belangrijke rol speelt bij de klachten, zijn houdingsadviezen aangewezen. Arbodiensten hebben veel expertise op dit gebied. Warmte toegediend op verkrampte spieren werkt spanningsverlagend: een warmwaterzak of een opgewarmde kersenpittenzak kan goede diensten bewijzen. Ook simpele massage werkt ontspannend. Als patiënten weten hoe het mechanisme van de pijn in elkaar zit, kunnen zij bewust worden van eigen spierspanning en door middel van oefeningen kunnen zij leren hun spieren te ontspannen. Patiënten moeten erop geattendeerd worden 's nachts niet met geflecteerde nek hoog in de kussens te slapen.

Een goede uitleg van de huisarts hoe de klachten ontstaan, werkt angstreducerend. Het maakt veel verschil of iemand zijn stekende pijn op de borst als bedreigend ervaart of dat hij het als lastig, maar onschuldig ziet.

Bij aanhoudende pijnklachten kan het zijn dat er een vicieuze cirkel is ontstaan. Spierspanning geeft pijn en pijn geeft weer meer spierspanning. In een dergelijk situatie kan het nuttig zijn als de patiënt enige tijd pijnstillers gebruikt om deze cirkel te doorbreken. Ook verwijzing naar een fysiotherapeut kan zinvol zijn om te leren hoe spierspanning kan worden verminderd en wat de beste houding is.

Aanvullend röntgenonderzoek van de nek is niet nuttig ten behoeve van de vaststelling van (de mate van) artrose, maar kan een plaats hebben in het kader van de differentiële diagnose.

Prognose en preventie

In de meeste gevallen is er zowel bij nekpijn als myogene pijn op de borst sprake van een 'self-limiting' probleem. In eerste instantie kan geprobeerd worden met eenvoudige middelen het beloop te bespoedigen, zoals in voorgaande paragraaf aangegeven.

Patiënten met chronische nekklachten blijven soms langdurig onder behandeling van een fysiotherapeut en zijn moeilijk te bewegen daarmee te stoppen. Dit doet zich vooral voor als ze met massage behandeld zijn. Zoals eerder gemeld, is eenvoudige massage in de huiselijke kring even effectief, met als bijkomend voordeel dat er geen afhankelijkheid aan hulpverleners ontstaat.

Preventie van nek- en schouderklachten bestaat eruit mensen inzicht te geven in de belangrijke rol die houding en eigen opgewekte spierspanning speelt.

Profiel

De belangrijkste oorzaken van tendinomyogene nekklachten zijn een langdurig volgehouden slechte houding en stressgerelateerde verhoogde spierspanning. Deze klachten komen frequent voor, meer bij vrouwen dan bij mannen, en hebben de neiging te recidiveren. In het algemeen is een episode met eenvoudige maatregelen te doorbreken.

13.3 LAGE RUGPIJN

Ziektebeeld

Lage rugpijn is een symptoomdiagnose. In de CMR worden diverse vormen van rugpijn geregistreerd: acute lumbago, lage rugpijn met uitstraling, lage rugpijn zonder uitstraling en hernia nuclei pulposi (tabel 13.3.1). Onder acute lumbago wordt verstaan een acuut ontstane hevige pijn laag in de rug met duidelijke ernstige bewegingsbeperking zonder uitstraling van de pijn in de benen. Rugpijn met een minder hevig en minder acuut karakter, met geringe of afwezige bewegingsbeperking, evenesns zonder uitstraling naar de benen, wordt als lage rugpijn zonder uitstraling geregistreerd. Lage rugpijn met uitstraling van pijn in één of beide benen zonder verschijnselen pas-

Tabel 13.3.1 Nieuwe en bekende gevallen van diverse rugaandoeningen per 1000 patiëntjaren (CMR 1985-2006).

	Incidentie		Prevalentie	
	Mannen	Vrouwen	Mannen	Vrouwen
lage rugpijn zonder uitstraling	33,5	34,6	34,6	34,9
acute lumbago	13,0	8,9	13,0	8,9
lage rugpijn met uitstraling	11,2	12,1	11,7	12,8
hernia nuclei pulposi	2,0	1,4	3,4	2,1
totaal lage rugpijn	59,7	56,9	62,7	58,6

sen bij neurologische uitval (pseudoradiculair beeld) wordt als zodanig geregistreerd. Hernia nuclei pulposi (HNP) wordt geregistreerd in geval van een klassiek beeld (pijn, uitstraling en tekenen van wortelcompressie: zie verder), soms na bevestiging van de diagnose door specialistisch onderzoek. Rugpijn ten gevolge van bijvoorbeeld artrose, trauma, een osteoporotische fractuur, scoliose of metastase wordt beschouwd als een symptoom van die betreffende aandoening en niet als rugpijn geregistreerd.

Over de oorzaak van de meeste rugklachten bestaat onduidelijkheid. Een veel gehanteerde hypothese is dat aspecifieke lage rugpijn te maken heeft met overbelasting van pijngevoelige structuren van de wervelkolom, zoals de tussenwervelschijf, gewrichten, zenuwen en spieren. De betekenis van psychosociale factoren is omstreden, en lijkt eerder gecorreleerd met het beloop van de klachten dan met het ontstaan ervan. Lage rugpijn heeft grote maatschappelijk-economische gevolgen door arbeidsverzuim en arbeidsongeschiktheid. Het is dan ook van groot belang om aandacht te geven aan de betekenis van de klacht, aan de gevolgen ervan in het dagelijks leven voor de patiënt en aan de verwachtingen die de patiënt koestert ten aanzien van medische hulpverlening.

De diagnostiek is vooral gericht op het maken van onderscheid tussen de zogenoemde aspecifieke lage rugpijn die veel voorkomt, en de zeldzamere specifieke vormen, zoals lage rugpijn ten gevolge van hernia nuclei pulposi, aandoeningen van de wervelkolom, zoals botmetastasen, osteoporotische fracturen of ontstekingsprocessen, en bijzondere oorzaken, zoals aneurysma aortae, galstenen en urinewegstenen.

Het onderzoek bij rugklachten bestaat uit inspectie, nagaan van de beweeglijkheid van de rug en het opsporen van wortelcompressie. Onderscheid tussen rugpijn met en zonder uitstraling naar de benen wordt

ZIEKTEN VAN HET BEWEGINGSAPPARAAT

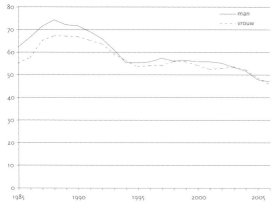

Figuur 13.3.1 Nieuwe gevallen van diverse vormen van lage rugpijn per 1000 patiëntjaren gestandaardiseerd voor leeftijd. Trend over jaren (CMR 1985-2006).

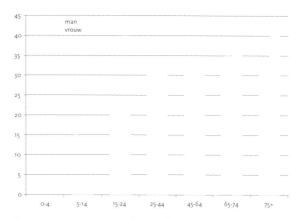

Figuur 13.3.3 Nieuwe gevallen van lage rugpijn zonder uitstraling per 1000 patiëntjaren. Verdeling naar leeftijd en geslacht (CMR 2002-2006).

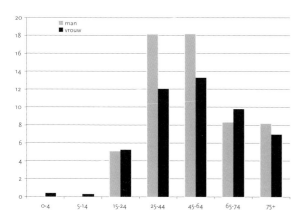

Figuur 13.3.2 Nieuwe gevallen van acute lumbago per 1000 patiëntjaren. Verdeling naar leeftijd en geslacht (CMR 2002-2006).

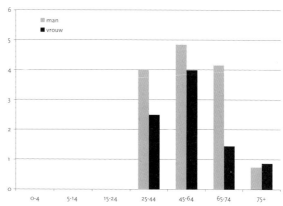

Figuur 13.3.4 Nieuwe gevallen van hernia nuclei pulposi per 1000 patiëntjaren. Verdeling naar leeftijd en geslacht (CMR 2002-2006).

gemaakt op grond van de anamnese en de bevindingen bij onderzoek. Wortelcompressie ten gevolge van een HNP veroorzaakt pijn en eventueel uitval van sensibiliteit in het desbetreffende dermatoom in onderbeen en voet (radiculaire pijn), stoornissen in de motoriek en reflexafwijkingen. Wanneer de uitstralende pijn en/of uitval een duidelijk andere lokalisatie heeft dan het dermatoom, is wortelcompressie onwaarschijnlijk en spreekt men van pseudoradiculaire pijn. Uitstraling is prognostisch van belang: de klachten duren daarbij langer en de recidiefkans is groter. Aangezien er nauwelijks een relatie bestaat tussen lage rugklachten en degeneratieve afwijkingen van de wervelkolom, is aanvullend röntgenonderzoek in de regel overbodig, tenzij er aanwijzingen zijn voor het bestaan van een fractuur, metastase, of de ziekte van Bechterew.

Epidemiologische gegevens

In de CMR wordt bij specifieke vormen van lage rugpijn wel de in die gevallen gediagnosticeerde aandoening vastgelegd (aneurysma, botmetastase, steenlijden), niet ook nog eens de lage rugpijn als zodanig.

In figuur 13.3.1 wordt de incidentie gegeven van de hierboven genoemde vormen van lage rugpijn. In de periode 1985-2006 varieerde de incidentie voor alle vormen van lage rugpijn tezamen tussen de 50 en 60 nieuwe gevallen per 1000 patiënten per jaar, zonder opvallende verschillen tussen mannen en vrouwen.

Acute lumbago is een diagnose die vooral in de leeftijdsklassen tussen 25 en 65 jaar werd gesteld, en bij mannen van die leeftijd vaker dan bij vrouwen (figuur 13.3.2). Lage rugpijn zonder uitstraling bereikte

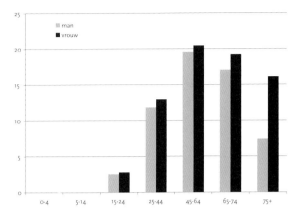

Figuur 13.3.5 Nieuwe gevallen van lage rugpijn met uitstraling per 1000 patiëntjaren. Verdeling naar leeftijd en geslacht (CMR 2002-2006).

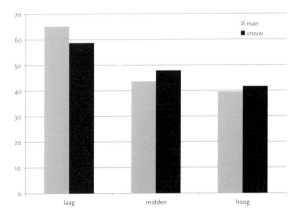

Figuur 13.3.6 Nieuwe gevallen van diverse vormen van lage rugpijn per 1000 patiëntjaren gestandaardiseerd voor leeftijd. Verdeling naar sociale laag (CMR 2002-2006).

een ruim tweemaal zo hoge incidentie als acute lumbago, werd vanaf een jongere leeftijd geregistreerd, werd ook in de oudste leeftijdsgroepen vastgesteld en kende een andere geslachtsverdeling dan acute lumbago (figuur 13.3.3). Hernia nuclei pulposi komt, net als acute lumbago, het frequentst voor onder volwassenen, maar de incidentie is duidelijk lager dan de voorgaande twee vormen van lage rugpijn (figuur 13.3.4). Voor lage rugpijn met uitstraling bleek de incidentie in de oudere leeftijdsgroepen hoger dan in de jongere (figuur 13.3.5).

Voor de onderscheiden sociale lagen bleek de incidentie van de diverse vormen van lage rugpijn in de lage sociale laag het hoogst (figuur 13.3.6).

Beloop en interventie

Lage rugpijn wordt vrijwel altijd in de eerste lijn behandeld. De onduidelijkheid over de pathogenese komt tot uitdrukking in een grote variatie aan behandelingsopties. Er is echter weinig bewijs voor positieve effecten van de diverse behandelingsmogelijkheden. Dat geldt ook voor de bij deze klachten (te) frequent aangewende hulp van een fysiotherapeut.

Het beleid bestaat voornamelijk uit voorlichting over de (onschuldige) aard van de aandoening en bevordering van een geleidelijke opbouw van activiteiten in de tijd, niet gekoppeld aan pijn. Bedrust wordt ontraden, kortdurende medicamenteuze pijnstilling kan de patiënt soms helpen zijn gewone activiteiten weer op te pakken. Hoewel de rol van rugbelasting niet zonder meer duidelijk is, is het aan te bevelen de werksituatie (tillen, werken in voorovergebogen houding) te exploreren. Het lijkt vast te staan dat niet het tillen op zich een relatie met het ontstaan en onderhouden van rugklachten heeft, maar wel de wijze waarop wordt getild.

Ook in geval van een (vermoeden op) HNP wordt het spontane beloop afgewacht. Hoewel de klachten vaker langer aanhouden, en er nogal eens sensibele restverschijnselen zijn, is het natuurlijk beloop meestal gunstig. Alleen wanneer er twijfel bestaat aan de juistheid van de diagnose, of wanneer een operatie wordt overwogen, is verwijzing voor medisch-specialistische hulp zinvol.

Prognose en preventie

De prognose van lage rugpijn, vooral van acuut begonnen klachten, is redelijk goed. De helft van de episoden is binnen zes weken voorbij. De meeste patiënten kunnen hun dagelijks leven ruim binnen deze tijd hervatten. In geval van een hernia kan de duur van de klachten aanmerkelijk langer zijn. Toch hoeft deze vaak niet geopereerd te worden.

In preventief opzicht is het vooral van belang te voorkomen dat de rugklachten aanleiding geven tot blijvend disfunctioneren. Goede kennis van bouw en gebruik van de rug, en het integreren van ergonomische adviezen over staan, tillen en zitten, kunnen mogelijk bijdragen aan de preventie van recidieven.

Profiel

Lage rugpijn is een vooral bij volwassenen frequent voorkomend probleem. Het onderscheid tussen gewone lage rugpijn en een radiculair syndroom is prognostisch belangrijk. De huisarts schippert in de praktijk veelal tussen meegaan met de frequente vraag van de patiënt naar weinig effectieve behandelopties zoals fysiotherapie, en het vasthouden aan de wetenschap dat geen enkele behandeling bewezen beter is dan het geven van uitleg en het afwachten van het natuurlijk beloop.

13.4 AANDOENINGEN VAN DE SCHOUDER

Ziektebeelden

In de schouderregio gelokaliseerde pijnklachten komen op het spreekuur voor in alle gradaties van hevigheid, met of zonder aanwijsbare oorzaak, acuut beginnend of chronisch voortsudderend. Bijna altijd gaat het om intrinsieke schouderklachten die te herleiden zijn tot aandoeningen van gewrichten of weke delen. Hierbij kan de pijn opgewekt worden of verergeren in samenhang met bepaalde houdingen of bewegingen van de schouder. Zeldzaam is extrinsieke schouderpijn waarbij de oorzaak elders ligt, zoals bij aandoeningen onder het diafragma (lever, galblaas). Meestal staan lokale symptomen daarvan op de voorgrond. Ook een longtoptumor en angina pectoris kunnen overwegend in schouder of bovenarm worden ervaren. Ten slotte kunnen schouderklachten afkomstig zijn van de cervicale wervelkolom. Voorafgaand aan het onderzoek van de schouder is het raadzaam dit uit te sluiten met enkele actieve bewegingen van de nek.

Het veelvuldig voorkomen van schouderklachten wordt onder meer geweten aan de grote mobiliteit van het glenohumerale gewricht. Hierdoor moet de stabiliteit komen van het kapsel en de omringende spieren, met name de 'rotator-cuff'-spieren. Deze zijn dan ook frequent aangedaan.

Patiënten lokaliseren schouderklachten vaak in het gebied van de deltoideus ('referred pain'). Door een systematisch uitgevoerd onderzoek, met actieve en passieve beweging, kan men het aangedane weefsel meestal op het spoor komen, al zal er niet altijd sprake zijn van een duidelijk te onderscheiden aandoening.

Differentiatie brengt men aan door na te gaan of er beperking is volgens een capsulair patroon. Daarbij is exorotatie het meest beperkt, abductie en endorotatie in mindere mate. Bij een capsulair patroon is er sprake van een aandoening van het gewricht of kapsel. Indien er een 'painful arc' bestaat, wil dat zeggen dat een bepaald traject in het verloop van de anteflexie of abductie bij bewegen pijnlijk is. Er raakt dan weefsel ingeklemd tussen acromion en humeruskop, het

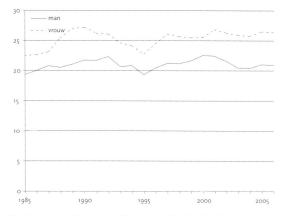

Figuur 13.4.1 Nieuwe gevallen van schouderklachten per 1000 patiëntjaren gestandaardiseerd voor leeftijd. Trend over jaren (CMR 1985-2006).

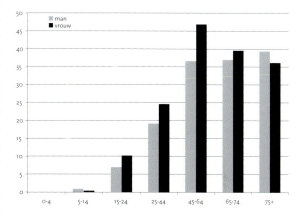

Figuur 13.4.2 Nieuwe gevallen van schouderklachten per 1000 patiëntjaren. Verdeling naar leeftijd en geslacht (CMR 2002-2006).

subacromiaal 'impingement'. Meestal betreft dit de bursa subacromialis of (een van de) pezen van de 'rotator-cuff'-spieren. Vindt men bij het onderzoek geen aanknopingspunten voor een relatie met houding of beweging, dan is extra aandacht op zijn plaats voor een extrinsieke of psychosociale genese van de pijn.

Epidemiologische gegevens

In de periode 1985-2006 liet de incidentie van schouderklachten in de CMR weinig schommeling zien en bedroeg gemiddeld 21 per 1000 mannen en 25 per 1000 vrouwen per jaar (figuur 13.4.1). De leeftijdsverdeling van deze patiënten, met een geleidelijke stijging van de incidentie tot het 45e levensjaar waarna stabilisatie optrad, kan worden aflezen uit figuur 13.4.2.

Beloop, interventie, prognose en preventie
Deze aspecten worden besproken aan de hand van de acute bursitis subacromialis, het subacromiaal 'impingement'-syndroom, 'frozen shoulder' (capsulitis adhaesiva) en enkele slechts kort besproken andere schouderaandoeningen.

Acute bursitis subacromialis ontwikkelt zich vaak in enkele dagen. De pijn is zo hevig dat de diagnose vrijwel niet kan worden gemist. De pijnlijke arm ondersteunend om elke beweging in de schouder te vermijden, betreedt de patiënt de spreekkamer. Het bewegingsonderzoek is nauwelijks uitvoerbaar, hetgeen als een positief teken voor de diagnose kan gelden.

De hevige pijn kan worden bestreden met een lokale injectie in de bursa met een lokaal anestheticum, eventueel aangevuld met een corticosteroïd. Orale analgetica dient men in voldoende hoge dosering te geven. Vaak is een sedativum voor de nacht noodzakelijk.

Dit acute heftige beeld verdwijnt meestal binnen zeven tot tien dagen, waarna wel vaak gedurende enkele weken pijnlijke restklachten aanwezig blijven. De oorzaak is onbekend, de prognose altijd gunstig.

Subacromiaal impingement ontstaat op basis van verdikking van de wekedelenstructuren rond het schoudergewricht als gevolg van (chronische) ontsteking van de bursa en/of de pezen van de rotator-cuffspieren. Dit beeld komt vaker voor dan de acute bursitis en kent een langduriger verloop. Perioden met veel pijn worden afgewisseld door perioden met weinig klachten. De oorspronkelijke oorzaak is meestal onduidelijk. Overbelasting en degeneratieve processen worden een etiologische functie toegedacht. Soms markeert een klein onschuldig trauma het begin van de klachten en zijn ongewone activiteiten voor de patiënt in het geding (zoals houthakken). Soms is er sprake van chronische overbelasting gepaard met microtraumata, zoals bij bepaalde sporten (werpen, zwemmen). Ook bepaalde arbeid kan de boosdoener zijn. Een voorbeeld hiervan was een vrouw die in de drukke dagen voor Kerstmis dagenlang de hendel van een broodsnijmachine had overgehaald met als gevolg een tendinitis van de m. supraspinatus. Houdingsafwijkingen, bijvoorbeeld protractie in de schouders en/of een versterkte thoracale kyfose, spelen ook wel eens een rol in de etiologie.

Bij onderzoek is er sprake van een 'painful arc'. Bij actief en/of passief uitvoeren van abductie en antiflexie in de schouder, alsmede bij het langzaam terugbrengen van de arm naar de uitgangshouding, wordt pijn aangegeven over een bepaald traject en ziet men vaak een pijnontwijkende manoeuvre optreden.

Door een mechanisme dat zichzelf onderhoudt, kan het beloop dikwijls maanden duren. Indien er sprake is van een duidelijke overbelasting, dan dient deze belasting enkele weken vermeden te worden en zijn bewegingsadviezen voor de toekomst op hun plaats. In tweede instantie kan men ook denken aan een fysiotherapeutische behandeling of eventueel aan lokale injecties met een anestheticum en/of corticosteroïd. Bij houdingsafwijkingen is het zinvol deze oefentherapeutisch aan te pakken. Recidieven komen zeker voor, maar de prognose op langere termijn blijft gunstig.

'Frozen shoulder' (capsulitis adhaesiva) is een aandoening die boven het 45e jaar optreedt en meestal spontaan, zonder directe aanleiding ontstaat. In enkele dagen tot weken krijgt de patiënt steeds meer pijnklachten in de schouder. Ook de nachtrust raakt verstoord. Tevens bemerkt patiënt dat de functie sterk is verminderd. Tijdens het onderzoek wordt de diagnose vooral bevestigd door het bestaan van een capsulair bewegingspatroon. Een frozen shoulder kan ook ontstaan na een val op de schouder, als gevolg van langdurige immobilisatie (bijvoorbeeld bij een subcapitale humerusfractuur) en bij een hemiplegie door hypotone schoudermusculatuur.

Hoewel de prognose uiteindelijk gunstig is, moet men er rekening mee houden dat de aandoening een tot anderhalf jaar duurt. Geen enkele behandeling lijkt het beloop in die tijd gunstig te beïnvloeden. Het eerste halfjaar is er vooral behoefte aan adequate pijnbestrijding, onder andere door corticosteroïdinjecties. Tevens is het van belang om door middel van oefeningen de resterende functie en de kracht van de omringende spieren te onderhouden. Zeker als de pijn minder op de voorgrond staat, kan een goed geïnstrueerde patiënt veel zelf doen. Vanwege de lange duur van de klachten als gevolg van de frozen shoulder dient men patiënten daarover vroegtijdig te informeren. De behandeling dient erop gericht te zijn operatief ingrijpen, bijvoorbeeld doorbewegen onder narcose, te voorkomen. Deze ingreep komt pas in aanmerking als andere therapeutische maatregelen optimaal benut zijn en het natuurlijk tijdsbeloop is verstreken.

Enkele andere schouderaandoeningen. Systemische aandoeningen, zoals reumatoïde artritis of polymyalgia rheumatica (zie paragraaf 13.12 en paragraaf 13.13), kunnen een enkele keer beginnen met schouderklachten. Een duidelijk verhoogde BSE, uitbreiding en beloop van de klachten wijzen dan de weg naar de diagnose.

Artrose van het glenohumerale gewricht geeft zelden hevige pijnklachten van de schouder. Er zijn wel duidelijke bewegingsbeperkingen in het gewricht, soms gepaard gaande met crepitaties. Mensen die veel boven hun hoofd hebben moeten werken, zoals automonteurs en schilders, hebben op oudere leeftijd nogal eens last van artrose van het glenohumerale gewricht.

Een partiële of totale rotator-cuff-ruptuur is soms de reden van chronische schouderklachten en ontstaat als gevolg van voortgeschreden degeneratie van de rotator-cuff met scheuren in de spierpeesmanchet. Dit wordt vooral gezien in de leeftijd tussen 40 en 60 jaar. Er zijn dan naast pijnklachten ook krachtsvermindering en functieverlies waarbij actieve abductie en elevatie verminderd zijn. Dit kan het best aangetoond worden met MRI of artroscopie en kan reden zijn voor operatief ingrijpen.

Indien het acromioclaviculaire gewricht is aangedaan, vindt men geen capsulair patroon. De pijn wordt dan lokaal boven op de schouder aangegeven en neemt toe bij compressie van het gewricht door de arm horizontaal te adduceren. De oorzaak is vaak traumatisch.

Profiel

Schouderaandoeningen komen vooral voor op volwassen leeftijd, in gelijke mate bij mannen en vrouwen. Een gedifferentieerde diagnostiek is soms moeilijk. Het beloop is wisselend en kan maanden duren. Uiteindelijk is de prognose goed.

13.5 AANDOENINGEN VAN DE ELLEBOOG

Ziektebeelden

De elleboog heeft in vergelijking met het schoudergewricht minder bewegingsmogelijkheden en is goed toegankelijk voor fysisch-diagnostisch onderzoek. De diagnostiek van aandoeningen van de elleboog levert in het algemeen dan ook geen grote problemen op. Contusies, luxatie (radiuskopje bij kinderen) en fracturen vallen in de registratie onder de rubriek traumata (zie hoofdstuk 14). De meest gepresenteerde en hier verder besproken aandoeningen zijn tenniselleboog en bursitis olecrani. De epicondylitis medialis ('golferselleboog') wordt in de CMR onder de categorie 'overige tendinitiden' geregistreerd.

Epicondylitis lateralis humeri: tenniselleboog. Dit is een aandoening van de extensoren van de pols ter hoogte van de origo rondom de laterale epicondyl van de humerus. Meestal gaat het om een insertietendinopathie van de m. extensor carpi radialis brevis. Soms is de pees en/of spierbuik ook pijnlijk. De patiënt klaagt over pijn bij het gebruik van de hand. De pijn kan uitstralen naar de onderarm en naar boven. Er kunnen felle pijnscheuten optreden, waardoor men voorwerpen laat vallen. Niet altijd is er een oorzakelijk moment samenhangend met overbelasting.

Bij onderzoek wordt vooral pijn aangegeven als de hand met enige kracht naar dorsaal moet flecteren (extensie van de pols tegen weerstand, tillen van boodschappentas). Ook bij krachtig knijpen of een vuist maken treedt pijn op. Men vindt lokale drukpijn op de insertieplaats. Sommige patiënten met een tenniselleboog hebben, afwisselend of gelijktijdig, dubbelzijdig klachten. Af en toe is er ook sprake van een coïncidentie met nekklachten.

Bursitis olecrani kenmerkt zich door een eigrote zwelling aan de achterzijde van de elleboog boven het olecranon en ontstaat veelal posttraumatisch, soms door een val maar meestal als gevolg van chronische irritatie door steunen op de elleboog. Deze zachte zwelling kan pijnloos zijn. Als er wel klachten bestaan, zijn er vaak ook andere tekenen van ontsteking, zoals warmte en/of roodheid. De afgrenzing van de vast aanvoelende, zeer zeldzame reumanoduli is niet moeilijk.

Epidemiologische gegevens

De incidentie van epicondylitis lateralis was in de periode 1985-2006 tamelijk constant en bedroeg gemiddeld 7-8 per 1000 per jaar, voor mannen en vrouwen ongeveer gelijk (figuur 13.5.1). Bij verdeling naar leeftijd en geslacht bleek de hoogste incidentie in de leeftijdsgroep 45-64 jaar voor te komen (figuur 13.5.2).

Bursitis olecrani wordt in de CMR samen met andere bursitiden onder één code geregistreerd. Het grootste deel hiervan heeft ongetwijfeld betrekking op de lokalisatie bij de elleboog en rond de knie. Bursitiden van hand en voet zijn zeldzaam. Bursitis subacromialis wordt ondergebracht bij aandoeningen van de schouder. Vanuit de registratie zijn geen exacte cijfers te geven over de incidentie naar lokalisatie. In de periode 1985-2006 kwam de incidentie van bursitis voor mannen en vrouwen dichtbij elkaar te liggen en bedroeg de laatste jaren 7-8 per 1000 per jaar (figuur 13.5.3). Bij de verdeling naar leeftijd was een stijging van de incidentie zichtbaar met de leeftijd (figuur 13.5.4).

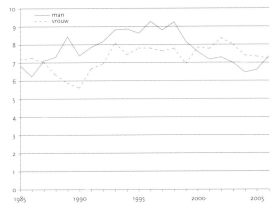

Figuur 13.5.1 *Nieuwe gevallen van tenniselleboog per 1000 patiëntjaren gestandaardiseerd voor leeftijd. Trend over jaren (CMR 1985-2006).*

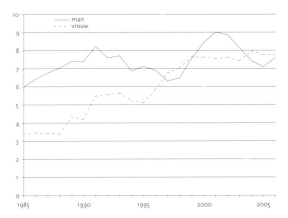

Figuur 13.5.3 *Nieuwe gevallen van bursitis per 1000 patiëntjaren gestandaardiseerd voor leeftijd. Trend over jaren (CMR 1985-2006).*

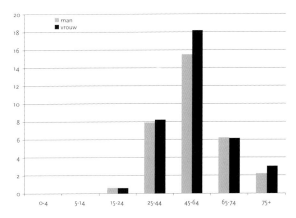

Figuur 13.5.2 *Nieuwe gevallen van tenniselleboog per 1000 patiëntjaren. Verdeling naar leeftijd en geslacht (CMR 2002-2006).*

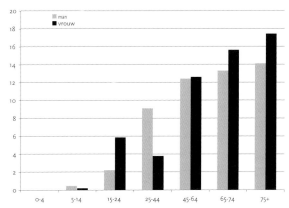

Figuur 13.5.4 *Nieuwe gevallen van bursitis per 1000 patiëntjaren. Verdeling naar leeftijd en geslacht (CMR 2002-2006).*

Beloop en interventie

Een *tenniselleboog* vormt diagnostisch meestal niet, therapeutisch daarentegen vaak wel een probleem. De afgelopen decennia zijn er vele behandelingen gepropageerd die geen van alle aanspraak op superioriteit kunnen maken. Wel is het inzicht gegroeid dat bij een deel van de patiënten, onafhankelijk van de therapie, het beloop langdurig is, met tussentijdse verergeringen, zich uitstrekkend over enkele jaren. Uiteindelijk is er altijd volledig herstel.

De therapeutische aanpak wordt bepaald door de hinder die de patiënt ondervindt, de eigen ervaringen en voorkeuren van de huisarts, de drang vanuit bijvoorbeeld de werksituatie, alsmede door de lokale mode in tijd en plaats. Eerst aangewezen zijn uitleg en advies, waarbij men zich dient te realiseren dat het voorschrijven van rust niet gewenst is omdat dan de handfunctie is uitgeschakeld. Als huisarts kan men in tweede instantie een injectie met een lokaal anestheticum of corticosteroïd toedienen. Als derde aanpak gelden diepe dwarse frictie en andere fysiotherapeutische technieken die door patiënten zelf of door een fysiotherapeut kunnen worden toegepast. Hoewel de corticosteroïdinjectie op korte termijn meer verlichting van klachten geeft dan de andere twee vormen van therapie, blijken die verschillen op een termijn van een jaar verdwenen. Gipsimmobilisatie en het chirurgisch losprepareren van de pees hebben hun bestaansrecht grotendeels verloren. Het nut van zogenoemde 'tennbows' (bandages) is wetenschappelijk niet aangetoond. Al met al kan het verdwijnen van de klachten, met welke aanpak dan ook, vele maanden tot een jaar duren.

De eerst aangewezen behandeling van een *bursitis*

olecrani is punctie van het soms hemorragische vocht en een compressieverband. Recidiveert de zwelling desondanks, dan is het zinvol na de punctie een wateroplosbaar corticosteroïd in te spuiten. Blijft de zwelling persisteren, dan kan een chirurg de bursae extirperen. Dit is echter zelden nodig.

Prognose en preventie
Van beide aandoeningen is de prognose gunstig, al kan het bij een tenniselleboog veel tijd vragen voor de patiënt klachtenvrij is. Alleen voor zover overbelasting een rol speelt is preventie mogelijk.

Profiel
De diagnostiek van aandoeningen van de elleboog is zelden moeilijk. Het betreft, naast traumata, vooral tenniselleboog en bursitis olecrani. Tenniselleboog komt vooral in de leeftijdsgroep 45-64 jaar voor, terwijl de incidentie van bursitis met de leeftijd toeneemt. Behandeling kan vrijwel altijd door de huisarts geschieden.

13.6 AANDOENINGEN VAN POLS EN HAND

Ziektebeelden
Het gebied van pols en hand is bij uitstek gepredisponeerd voor aandoeningen van pezen en peesscheden, zoals trigger finger, mallet finger, tendinitis van De Quervain en RSI (repetitive strain injury). Ook een ganglion kan van een peesschede uitgaan, maar vaker ligt de oorsprong daarvan in een uitstulping van de gewrichtskapsel. Zeldzamer is de ziekte van Dupuytren, een aandoening die uitgaat van de palmaire fascie.

De klinische symptomatologie, het beleid en het verloop van deze aandoeningen wordt verderop in deze paragraaf besproken onder 'beloop, interventie, prognose en preventie'.

Overbelasting is de meest frequente reden waardoor een tendinitis (of tendovaginitis) ontstaat. Pijnklachten staan op de voorgrond en zijn bijna uitsluitend aanwezig tijdens activiteiten die samenhangen met het gebruik van de pees. Bij RSI zijn er bovendien vaak tintelingen, doofheid in schouder(s), arm(en), pols(en) en/of hand(en). Bij een tendinitis kan men soms bij bewegen fijne crepitaties voelen over het verloop van de pees. Naast de pijn bij palpatie is het passief rekken van de pees vaak gevoeliger dan het aanspannen. Zelden ligt aan tendinitis een gegeneraliseerd ziektebeeld ten grondslag, zoals reumatoide artritis.

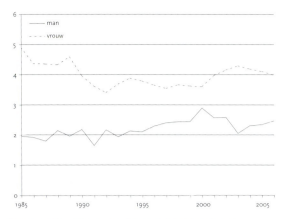

Figuur 13.6.1 Nieuwe gevallen van ganglion per 1000 patiëntjaren gestandaardiseerd voor leeftijd. Trend over jaren (CMR 1985-2006).

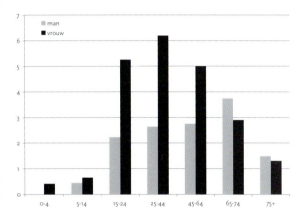

Figuur 13.6.2 Nieuwe gevallen van ganglion per 1000 patiëntjaren. Verdeling naar leeftijd en geslacht (CMR 2002-2006).

Artrose van het carpometacarpaal gewricht van de duim wordt in de CMR onder de code voor 'artrose overige lokalisaties' geregistreerd (zie paragraaf 13.11).

Epidemiologische gegevens
De presentatie van het *ganglion* bleek in de periode 1985-2006 tamelijk constant en bedroeg gemiddeld 2 per 1000 mannen en 4 per 1000 vrouwen per jaar (figuur 13.6.1). De aandoening werd op alle leeftijden vastgesteld. De hoogste frequentie werd gevonden voor vrouwen in de leeftijdsgroep van 25 tot 44 jaar (figuur 13.6.2). Er bestonden geen grote verschillen met betrekking tot de sociale lagen en de seizoenen.

Een *tendinitis* van pols of hand wordt geregistreerd bij de code tendinitis, die ook tendinitiden elders omvat (behoudens de tenniselleboog, zie paragraaf 13.5).

De incidentie van tendinitiden bedroeg in de periode 1985-2006 gemiddeld 19 per 1000 patiënten per jaar, mannen en vrouwen vrijwel gelijk, en betrof alle leeftijdsgroepen, volwassenen wat meer dan jongeren en ouderen.

Pols- en handaandoeningen zoals trigger finger, mallet finger, RSI en ziekte van Dupuytren worden bij de code 'overige ziekten van het bewegingsapparaat' vastgelegd, die ook allerlei aandoeningen van andere delen van het bewegingsapparaat omvat. De incidentie van deze categorie bedroeg in de periode 1985-2006 gemiddeld 3-4 per 1000 patiënten per jaar, en betrof alle leeftijdsgroepen, ouderen wat meer dan jongeren.

Beloop, interventie, prognose en preventie

Het merendeel van de peesaandoeningen van hand en pols kan worden behandeld met tijdelijk rust, vermijden van provocerende bewegingen en ergonomische adviezen. Kortdurend antiflogistica of een injectie met een corticosteroïd kan soms behulpzaam zijn.

De oorzaak van een *trigger finger* is een lokale verdikking in de buigpezen van de vingers ter hoogte van de MCP-gewrichten. De klacht van de patiënt is dat de vinger na het buigen niet meer gestrekt kan worden. Na enige manipulatie lukt dat vaak wel. De verdikking in de buigpees kan dikwijls bij beweging gepalpeerd worden. Men neemt aan dat een tendinitis is ontstaan, hoewel de anamnese hieromtrent geen aanknopingspunten biedt. Pijnklachten staan niet op de voorgrond. Met een lokale corticosteroïdinjectie kan men vaak effectief de klachten opheffen. Lukt dit niet, dan is klieven van de peesschede de aangewezen behandeling.

De ziekte van De Quervain of tendovaginitis stenosans betreft een tendinitis van de pees van de m. extensor pollicis brevis en de m. abductor pollicis longus die ter hoogte van het os naviculare in dezelfde peesschede lopen. Bij actief gebruik van de duim wordt pijn aangegeven, uitstralend in de onderarm. Passieve rek met flexie van de duim en ulnaire abductie van de pols is een pijnlijke provocatietest (proef van Finkelstein). Het onderscheid met artroseklachten van de duim uitgaande van het gewricht tussen os trapezium en eerste metacarpale (huisvrouwenduim), is mogelijk door passieve extensie/abductie van de duim. Dit is beperkt en pijnlijk bij artrose en niet bij de tendinitis van De Quervain. Rust heeft bij de laatste vaak onvoldoende resultaat of kan onvoldoende opgebracht worden. De therapie is dan bij voorkeur een injectie met een corticosteroïd in de peesschede. Gipsimmobilisatie en klieven van de peesschede, zoals in het verleden vaak gebeurde, zijn daardoor praktisch overbodig geworden. Na langere tijd kan de klacht nog wel eens recidiveren. De prognose is altijd gunstig.

Een *ganglion* is bijna altijd een uitstulping van een gewrichtskapsel van de carpus aan de dorsale zijde. Het kan ook voorkomen aan de voetrug, zelden elders. De ronde, gladde zwelling kan bij palmaire flexie van de pols zeer hard aanvoelen, maar is bij dorsale flexie meestal indrukbaar als teken dat de zwelling met vocht is gevuld. Bij de patiënt is er soms alleen sprake van ongerustheid met betrekking tot de bobbel, soms zijn er ook matige pijnklachten. De oorzaak van het ontstaan van een ganglion is onbekend.

Therapeutische mogelijkheden zijn uitwendig kapotdrukken, leegzuigen met een injectienaald, subcutaan aanprikken en daarna leegdrukken. Na leegzuigen wordt vaak aanbevolen om een corticosteroïd in te spuiten. Zelden is een chirurgische extirpatie nodig. Al deze behandelingen kunnen recidieven geven, de chirurgische misschien het minste, maar deze heeft als nadeel dat het litteken klachten kan geven. Sporadisch gaat het ganglion uit van een peesschede. Daarbij kan de zwelling in één richting ten opzichte van de onderlaag bewogen worden. Dan lukt het vaak door middel van leegzuigen en een corticosteroïdinjectie het ganglion definitief te laten verdwijnen.

Een *mallet finger* ontstaat door een traumatische afscheuring van de strekpees van de eindfalanx van een vinger, dikwijls als gevolg van een sporttrauma. Het komt echter ook voor na het stoten van de vingertop bij het opmaken van bedden. Er kan een stukje van het bot mee zijn afgescheurd. Zowel primair chirurgische correctie als zes weken immobilisatie in hyperextensie zijn behandelingsmogelijkheden. Er zijn ook plastic vingerspalkjes in de handel die met tape gefixeerd kunnen worden. Een mallet finger geneest vaak wat beter indien er sprake is van een botscheurtje omdat dan de normale fractuurgenezing op gang komt. In de andere gevallen is het resultaat van de genoemde behandelingen vaak teleurstellend en resteert uiteindelijk een geringe extensiebeperking van het laatste kootje.

De *ziekte van Dupuytren* wordt gekenmerkt door fibrosering van de fascia palmaris en heeft vaak een genetische achtergrond. Contractuurvorming is het gevolg, soms ook van de omringende flexorpezen. Meestal is de patiënt ouder dan 50 jaar. De aandoening begint in de vierde en vijfde straal van de hand en is zeer langzaam progressief. Dezelfde verschijnselen kunnen, weliswaar zeldzaam, aan voetzool en penis optreden. Operatie is de enige vorm van behandeling. Het effect hiervan is echter nogal eens tijdelijk en beperkt. Afweging van ernst en hinder die de patiënt ondervindt dient de indicatie van chirurgisch ingrijpen te bepalen.

RSI berust waarschijnlijk op steeds herhaalde bewegingen vanuit een ongemakkelijke positie. Er treedt verstoring op van de balans tussen belasting en belastbaarheid. Risicogroepen voor deze aandoening zijn onder andere beeldschermwerkers, typisten, caissières en kapsters. Een belangrijk advies aan deze groepen is om te zorgen voor afwisseling in houding en beweging tijdens het werk.

Profiel

Peesaandoeningen van pols en hand komen vooral voor bij mensen van middelbare leeftijd. De oorzaak is vaak overbelasting. Bij rust, soms aangevuld met een corticosteroïdinjectie, is de prognose in het algemeen goed. Uitzondering is de ziekte van Dupuytren: deze komt vrijwel uitsluitend voor boven 50 jaar en kan alleen chirurgisch worden behandeld.

13.7 MENISCUSLAESIE

Ziektebeeld

Een meniscuslaesie kan ontstaan als gevolg van een trauma. De aard van het trauma en de gevolgen laten dan vaak weinig twijfel over de diagnose. Typisch is bijvoorbeeld het verhaal van een draaibeweging in de knie bij gefixeerde voet, acute pijn, zwelling en bewegingsbeperking waarbij de flexie meer is aangetast dan de extensie (knie kan geheel 'op slot' zitten). De diagnostiek is moeilijker als een reeds gedegenereerde meniscus aan de laesie ten grondslag ligt. Een onschuldig lijkende beweging kan dan de oorzaak zijn (bijvoorbeeld opstaan uit hurkzit); de klachten en verschijnselen zijn in dat geval vaak weinig uitgesproken en kenmerkend.

Vooral bij jonge sporters blijkt uit de anamnese vaak dat het om een flexie-rotatietrauma van het standbeen gaat. Bij geringe kracht zal de schade beperkt blijven tot een distorsie. Zijn er grotere krachten in het spel, dan blijkt vooral de mediale meniscus kwetsbaar, omdat deze steviger dan de laterale met het gewrichtskapsel en de tibia is verankerd en dus minder verplaatsingsmogelijkheden heeft. Bij duidelijk overmatig geweld kunnen vervolgens ook de kruisbanden scheuren. Indien een knie binnen één à twee uur na een trauma dik is geworden, pleit dit sterk voor een haemarthros, maar ook zwellingen die binnen 24 uur hun grootste omvang bereiken, kunnen berusten op een bloeding. Met een punctie kan worden bevestigd dat een bloeding de oorzaak van de zwelling is. Bij een forse haemarthros kan de pijn na een punctie sterk afnemen. Extensiebeperking kan het gevolg zijn van een 'bucket-handle'-laesie waarbij een deel van de meniscus is losgescheurd. Bij palpatie kan men lokale drukpijn over de gewrichtsspleet vinden. Bij het stabiliteitsonderzoek blijken ook de mediale of laterale collaterale banden vaak pijnlijk te zijn. De kruisbanden, getest met het schuifladefenomeen (bij voorkeur bij 20° flexie van de knie, de zogenoemde test van Lachmann), zijn bij een meniscuslaesie gewoonlijk intact. Er zijn verschillende specifieke provocatietests voor een meniscuslaesie, zoals de test van McMurray. Zij helpen de diagnose meer of minder waarschijnlijk maken, maar kunnen in het acute stadium vanwege de pijn en hydrops vaak niet worden uitgevoerd.

Differentieeldiagnostisch gaat het bij een haemarthros naast een kapselscheur om een ruptuur van een van de kruisbanden of zelfs om een intra-articulaire fractuur. Nader specialistisch onderzoek is gewenst. Een hydrops wijst niet zonder meer op een meniscuslaesie. Men kan ook te maken hebben met een distorsie van de collaterale band en/of het gewrichtskapsel. Uitbreiding van de diagnostiek betekent gewoonlijk verwijzing naar een medisch specialist die dan een MRI en/of een artroscopie uitvoert die tevens therapeutisch benut kan worden.

Epidemiologische gegevens

De incidentie van een meniscuslaesie bedroeg in de periode 1985-2006 gemiddeld 2,2 per 1000 mannen en 1,0 per 1000 vrouwen per jaar. De incidentie is de laatste jaren aan het toenemen (figuur 13.7.1). Aandoeningen van de meniscus werden vooral tussen het 25e en 65e jaar gezien (figuur 13.7.2).

In de lagere sociale lagen werd de code wat vaker gegeven. In de lente werden meer nieuwe gevallen geboekt dan in de andere jaargetijden.

Beloop en interventie

Spontane genezing van een gescheurde meniscus komt met uitzondering van kleine randscheurtjes niet voor. Een gescheurde meniscus kan recidiverend klachten geven van pijn, hydrops en bewegingsbeperking en geeft op de lange duur een verhoogde kans op vervroegde artrose. Een kniegewricht zonder meniscus geeft evenwel ook aanleiding tot vervroegde artro-

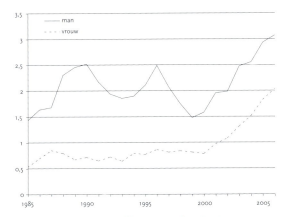

Figuur 13.7.1 Nieuwe gevallen van meniscuslaesie per 1000 patiëntjaren gestandaardiseerd voor leeftijd. Trend over jaren (CMR 1985-2006).

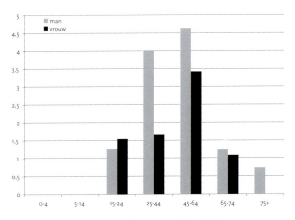

Figuur 13.7.2 Nieuwe gevallen van meniscuslaesie per 1000 patiëntjaren. Verdeling naar leeftijd en geslacht (CMR 2002-2006).

se. De therapie vindt daarom bij voorkeur plaats via de artroscoop: om een of meer losse meniscusfragmenten te verwijderen, om een partiële meniscectomie uit te voeren of om grote randscheuren te hechten. Een dergelijke aanpak komt de stabiliteit van het gewricht meer ten goede dan vroeger toen veelal een totale meniscectomie werd uitgevoerd. Postoperatief kan de patiënt al vlot de knie weer belasten. Quadricepstraining en aandacht voor een normaal looppatroon zijn van belang voor het functionele herstel.

Prognose en preventie

Bij een gescheurde meniscus of bij losse fragmenten is het resultaat van artroscopisch ingrijpen op korte termijn zonder meer goed; op lange termijn kan soms toch vervroegd artrose optreden. Preventie van letsels bij contactsporten is vrijwel onmogelijk. Een goede trainingsopbouw bij sporters heeft waarschijnlijk wel een preventief effect. Minder hurken en op de knieën zitten kan dat ook hebben, maar is gezien de beroepsomstandigheden vaak niet haalbaar.

Profiel

Een meniscuslaesie treft vooral volwassen mannen. Bij aanhoudende klachten volgt bij voorkeur een artroscopische behandeling, omdat bij niet behandelen en bij totale meniscectomie de ontwikkeling van vroegtijdige artrose dreigt.

13.8 AANDOENINGEN VAN DE KNIE (EXCL. MENISCUSLAESIE)

Ziektebeelden

Vier aandoeningen komen aan de orde: chondropathie van de patella, bursitis, de ziekte van Osgood-Schlatter en genua valga/vara.

Chondropathie van de patella of het patellofemoraal syndroom geeft pijnklachten aan de voorzijde van de knie, vooral als het strekapparaat flink wordt belast. Uitgesproken vormen van drukbelasting zijn sterke flexie (hurken, knielen), krachtige extensie (traplopen, springen, fietsen met groot verzet) en langdurig zitten met gebogen knie (autorijden). Bijkomende klachten zijn crepiteren, stijfheid na lang zitten en het gevoel dat er iets in de knie blokkeert. Vaak komen de klachten symmetrisch voor. Het is onzeker of bij klachten ook steeds onregelmatigheid, verweking en/of degeneratie van het retropatellaire kraakbeen bestaat. Er is in elk geval geen relatie tussen de klachten en de afwijkingen die soms worden gevonden bij röntgenonderzoek of artroscopie. Ook de etiologie is onduidelijk. Overbelasting in beroep of sport kan een factor van betekenis zijn. Dit geldt ook voor een afwijkende vorm van de patella die daardoor minder goed 'spoort' in de femorale groeve. Het frequenter voorkomen bij vrouwen wordt mogelijk verklaard uit een toename van de ongunstige hoek waaronder de quadriceps aanspant ten gevolge van genua valga en een breed bekken. Op oudere leeftijd kunnen klachten die wijzen op chondropathie, berusten op patellofemorale artrose.

Bij onderzoek vindt men zelden hydrops. Stabiliteits- en meniscustests zijn negatief. Het 'signe du rabot', waarbij de patella wordt gefixeerd en de patiënt vervolgens de quadriceps krachtig aanspant, moet wegens de kans op hevige pijn voorzichtig worden gehanteerd. Deze test kan echter ook bij mensen zonder chondropathie pijn geven. De diagnose wordt gesteld op grond van een typische anamnese in combinatie met pijn bij druk op de patella en uitsluiting van andere pathologie, zoals patellaluxatie. Een röntgenfoto laat meestal geen afwijkingen zien en levert geen bijdrage aan de diagnose.

Bursitis. Rondom de knie komt een aantal bursae voor, die door acute of chronische mechanische irritatie ontstoken kunnen raken. Aan de voorzijde bevindt zich, tussen huid en patella, de bursa prepatellaris. Beneden de knieschijf liggen de bursae infrapatellaris superficialis en profundus, erboven de bursa suprapatellaris, die in verbinding kan staan met het gewrichtskapsel. Bij onderzoek vindt men naast pijn, zwelling en soms enige roodheid meestal geen afwijkingen. Aan de achterzijde van de knie komen tussen spieren zoals popliteus, gastrocnemius en de semispieren enkele bursae voor. Mediaal kan een bursa zich presenteren als een baker-cyste, die vaak in open verbinding met het achterste gewrichtskapsel staat. Op oudere leeftijd is deze cyste vaak secundair aan artrose, artritis of een meniscusaandoening.

De *ziekte van Osgood-Schlatter* wordt gekenmerkt door een pijnlijke verdikking van de tuberositas tibiae als gevolg van een aseptische botnecrose waarvan de oorzaak onbekend is. Meestal gaat het om wat oudere kinderen en om adolescenten in de groei. De aandoening komt vaak bilateraal voor.

Na de aanvankelijke necrose kan fragmentatie en verweking van de botkern optreden. Uiteindelijk blijft vaak enige deformatie aanwezig. De pijnklachten treden vooral op na belasten (sporten) en bij directe mechanische druk (knielen). In de beginfase, zeker als het beeld eenzijdig is, kan verwarring bestaan met een tendinitis van de m. quadriceps. Een röntgenfoto kan dan uitsluitsel geven.

Genua vara en valga, O- en X-benen, worden gecodeerd als er sprake is van klinische relevantie. Tot de leeftijd van 2 jaar zijn genua vara vrijwel steeds fysiologisch, evenals genua valga bij twee- tot zesjarigen. Het meten van de intermalleolaire afstand bij deze kinderen heeft waarschijnlijk weinig prognostische of diagnostische betekenis. Abnormaal zijn duidelijke standsafwijkingen boven de leeftijd van 7 jaar. Gewoonlijk geven (de meestal dus fysiologische) standsafwijkingen geen klachten, al vormt vallen bij rennen soms een probleem. Reden voor consulteren is vooral de ongerustheid van ouders, vaak nog versterkt door de platvoeten van hun kind.

Bij ouderen is genu varum of valgum vaak een gevolg van ernstige gonartrose. Pijn ontstaat vooral in dat deel van de knie dat de grootste belasting moet opvangen.

Epidemiologische gegevens

In de periode 1985-2006 wisselde de incidentie van chondropathie van de patella enigszins en bedroeg gemiddeld 4 per 1000 mannen en 6 per 1000 vrouwen (figuur 13.8.1). Bij de verdeling naar leeftijd en geslacht bleek de incidentie het hoogst bij adolescenten en jongvolwassenen, afnemend met het ouder worden (figuur 13.8.2).

Bursitis van bursae rondom de knie wordt niet apart gecodeerd. Bursitiden werden in paragraaf 13.5 besproken naar aanleiding van bursitis olecrani.

De ziekte van Osgood-Schlatter komt meer voor

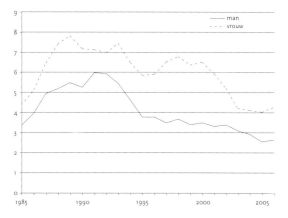

Figuur 13.8.1 Nieuwe gevallen van chondropathie van de patella per 1000 patiëntjaren gestandaardiseerd voor leeftijd. Trend over jaren (CMR 1985-2006).

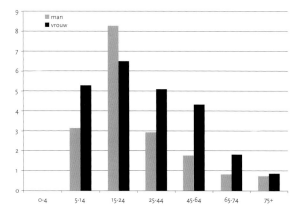

Figuur 13.8.2 Nieuwe gevallen van chondropathie van de patella per 1000 patiëntjaren. Verdeling naar leeftijd en geslacht (CMR 2002-2006).

bij jongens dan bij meisjes. In de jaren 1985-2006 werd deze diagnose 85 maal gesteld, namelijk bij 60 jongens en 25 meisjes. Een incidentie van respectievelijk 0,4 en 0,2 per 1000 per jaar. Op 20 na waren allen jonger dan 25 jaar.

Genua vara of valga werden in de CMR niet vaak als aparte aandoening geregistreerd: de incidentie over de jaren 1985-2006 bedroeg 0,1 per 1000 zowel voor mannen als vrouwen. De diagnose werd vooral gesteld bij kinderen tot 14 jaar.

Beloop en interventie

Chondropathie geeft wisselend lang klachten. Ondanks een gunstig spontaan beloop zijn er veel conservatieve en chirurgische therapieën gepropageerd. Met het geven van uitleg, isometrische quadricepsoefeningen, maatregelen zoals fietsen met een klein verzet en een voldoende hoog zadel, en aanpassing van de (sport)activiteiten zijn de belangrijkste therapeutische maatregelen genoemd. Soms zijn antiflogistische pijnstillers nodig of kortdurend fysiotherapie. Hoewel de klachten, zeker voor sporters, zeer hinderlijk kunnen zijn, werkt chirurgische interventie ten nadele.

Bij de behandeling van een bursitis is het vermijden van traumatische irritatie van belang. Een ontstekingsreactie kan worden tegengegaan door rust en ijsapplicatie, en eventueel NSAID's. Leegzuigen gevolgd door een compressieverband is bij flinke zwelling zinvol. In hardnekkige gevallen kan een corticosteroïd in de bursa worden gespoten. Soms is chirurgische behandeling noodzakelijk bij langdurige klachten bij mensen die beroepshalve veel op de knieën zitten.

Bij de ziekte van Osgood-Schlatter bestaat de behandeling uit ontlastende maatregelen. Dit houdt in: sporten op geleide van de klachten, al wordt intensief sporten ontraden, vooral springen en het met grote kracht repeterend gebruiken van de quadriceps. Niet intensief mogen sporten is vaak een niet goed te accepteren boodschap voor adolescenten.

Er bestaan geen effectieve therapeutische maatregelen bij dubbelzijdige genua valga of vara op jonge leeftijd. Het lijkt alleszins verantwoord om het natuurlijk beloop af te wachten, onafhankelijk van de vraag hoe groot de afstand tussen de malleoli is. Persisteert de afwijkende stand ook na het 10e jaar, dan is chirurgische groeiremming van de epifysairschijf wenselijk. Bij standafwijkingen op oudere leeftijd kan een corrigerende osteotomie pijnverlichting geven en de mobiliteit van de patiënt verbeteren.

Prognose en preventie

Chondropathie heeft een gunstige prognose. De ergste klachten verdwijnen na maanden, zelden pas na jaren.

Een bursitis geneest bijna altijd volledig met toepassing van conservatieve maatregelen. Zelden is chirurgisch ingrijpen nodig. Vermijden van mechanische irritatie voorkomt mogelijk het optreden van recidieven.

De prognose van de ziekte van Osgood-Schlatter is gunstig: genezing komt na een periode van één tot twee jaar.

Genua valga of vara zijn bij jonge kinderen meestal fysiologische standsafwijkingen met een gunstige prognose. Bij ouderen is spontaan herstel niet te verwachten. Dan ligt meestal gonartrose aan de afwijking ten grondslag en bepaalt deze de functionele mogelijkheden. Maatregelen ter voorkoming van standsafwijkingen van de benen zijn niet bekend.

Profiel

De diagnose genua valga/vara wordt gewoonlijk op zeer jonge leeftijd gesteld, de ziekte van Osgood-Schlatter vooral in de puberteit, chondropathia patellae bij jongvolwassenen, bursitiden vaker met het toenemen van de leeftijd. Deze vier aandoeningen hebben alle spontaan een gunstig beloop waarbij eenvoudige adviezen en maatregelen een handje helpen.

13.9 ZWEEPSLAG EN TENDINITIS VAN DE ACHILLESPEES

Ziektebeelden

Zweepslag ('coup de fouet') is een ruptuur van spiervezels of van fascie in de kuit, meestal in de mediale spierbuik van de m. gastrocnemius proximaal van de spier-peesovergang. De patiënt ervaart peracuut een hevige pijn in de kuit alsof hij door iets geraakt is. Direct erna kan hij slechts lopen met geringe steun op de voorvoet. Soms is er een defect in de spier palpabel, maar meestal vindt de huisarts een verharde, pijnlijke kuit. Actieve aanspanning en passieve rek zijn pijnlijk. Soms bestaat er enige zwelling, terwijl in een latere fase een hematoom zichtbaar kan worden, uitzakkend naar de enkel. Een zweepslag komt nogal eens voor als sportblessure, waarbij onvoldoende 'warming-up' van de musculatuur luxerend zou werken. Een achillespeesruptuur is differentieeldiagnostisch gemakkelijk te onderscheiden omdat de lokalisatie lager is, de pijn minder op de voorgrond staat en knijpen in de kuitspier, de test van Thompson, niet leidt tot plantairflexie van de voet. Moeilijker is de diagnose bij oudere mensen wanneer geen trauma wordt aangegeven; het beeld kan dan verward worden met een diepe veneuze trombose.

Tendinitis van de achillespees. Pijn in deze regio tijdens of na belasten is het kenmerkende symptoom van een peritendinitis van de achillespees. Vooral bij sporters (lopers en springers) komt deze klacht voor. Er bestaat een acute en een chronische tendinitis. Bij onderzoek vindt men een diffuse zwelling rondom de pees en soms voelt men fijne crepitaties. Door knijpen in de pees of palpatie van de aanhechtingsplaats op de calcaneus kan pijn worden opgewekt, evenals door actieve aanspanning (lopen op de tenen) of passieve rek. Als oorzakelijk moment spelen naast overbelasting vaak degeneratie van de pees en statiekafwijkingen een rol.

Epidemiologische gegevens

Zweepslag wordt in de CMR gecodeerd bij rupturen in de kuitmusculatuur, niet bij rupturen in spieren van het bovenbeen. Deze worden onder kleine traumata geregistreerd.

De incidentie van zweepslag bedroeg in de periode 1985-2006 gemiddeld 2,6 per 1000 mannen en 1,9 per 1000 vrouwen per jaar (figuur 13.9.1). De incidentie bewoog zich voornamelijk tussen de leeftijdsgrenzen van 25 en 75 jaar (figuur 3.9.2).

Aandoeningen van de achillespees vallen in de classificatie onder de code voor tendinitis en zijn als zodanig niet te onderscheiden van de tendinitiden met andere lokalisaties.

Beloop en interventie

Bij een zweepslag zal een patiënt spontaan de eerste dagen de aangedane spier ontlasten. Verder staan pijnbestrijding en beperking van zwelling en hematoomvorming op de voorgrond. IJsapplicatie, niet belasten, of lopen met een hakverhoging helpen in het begin. Na enkele dagen volgt mobiliseren. De patiënt dient instructies te krijgen over rekoefeningen (bijvoorbeeld door met een touw onder de voetzool de voet bij gestrekte knie naar zich toe te trekken), ontspanningsoefeningen en massage (de patiënt kan zelf de aangedane spier zachtjes kneden). Sommigen ervaren een zwachtel bij het lopen als aangenaam.

Een acute tendinitis van de achillespees wordt gewoonlijk behandeld door vermijding van belasting, lokale ijsapplicatie en kortdurend een hakverhoging.

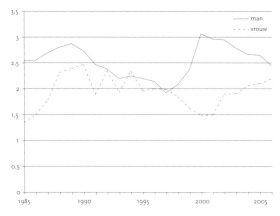

Figuur 13.9.1 Nieuwe gevallen van zweepslag per 1000 patiëntjaren gestandaardiseerd voor leeftijd. Trend over jaren (CMR 1985-2006).

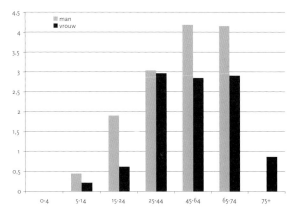

Figuur 13.9.2 Nieuwe gevallen van zweepslag per 1000 patiëntjaren. Verdeling naar leeftijd en geslacht (CMR 2002-2006).

Bij chronische klachten is de behandeling langdurig; iets wat door gedreven sporters slechts met moeite is op te brengen. Naast rekoefeningen is advisering over duur en frequentie van sportbeoefening en over goed schoeisel op zijn plaats. Injecties met corticosteroïden in en rondom de pees zijn gecontra-indiceerd. Bij ruptuur van de achillespees moet deze worden gehecht.

Prognose en preventie

Een zweepslag geneest binnen vier tot zes weken, wel blijft er een litteken in de spier bestaan. Ter preventie is een goede warming-up met spierrekoefeningen mogelijk zinvol, terwijl al te enthousiaste sporters op het hart moet worden gedrukt om tijdens het herstel de activiteiten slechts met grote geleidelijkheid op te voeren.

Een tendinitis van de achillespees geneest binnen enkele weken, al geeft deze aandoening met name bij duursporters soms aanzienlijk langer klachten. Eenmaal genezen is preventie van een recidief mogelijk te bereiken door een in de tijd langzaamaan toenemen van de belasting en goed schoeisel, waarbij desgewenst een podotherapeut kan adviseren.

Profiel

Zweepslag en tendinitis van de achillespees zijn pijnlijke aandoeningen die zowel bij sporters als spontaan optreden. Het beloop is bij ontzien van het aangedane weefsel gunstig, al kan het herstel bij een tendinitis van de achillespees wel eens lang duren.

13.10 AANDOENINGEN VAN DE VOETEN

Ziektebeelden

Besproken worden fasciitis plantaris, pedes planovalgi en hallux valgus. Zie voor aangeboren voetafwijkingen zoals klompvoeten paragraaf 11.5, voor unguis incarnatus paragraaf 12.15 en voor jicht paragraaf 4.6.

Fasciitis plantaris kenmerkt zich door pijn aan de mediale zijde van de hiel bij staan en lopen. Men denkt dat mechanische overbelasting een ontsteking van de aponeurosis plantaris veroorzaakt op de insertieplaats aan het tuber calcanei. Op den duur kan dit leiden tot een benigne proliferatie. Deze proliferatie wordt calcaneusspoor of hielspoor genoemd. Deze aandoening komt vooral voor bij mensen boven de 40 met overgewicht en plat- of holvoeten. Mogelijk is ook hardlopen op harde ondergrond met weinig verend schoeisel een predisponerende factor. Hielsporen worden echter ook dikwijls bij toeval röntgenologisch gevonden zonder dat er klachten zijn. Soms geven patiënten een acuut moment aan voor het ontstaan van de klachten, zoals het naar binnen zwikken bij het afstappen van een stoep. Bij lichamelijk onderzoek vindt men behoudens lokale drukpijn geen afwijkingen. Wel komt de combinatie met pedes planovalgi vaker voor. Dit correleert met een grotere trekkracht op de aponeurosis plantaris.

In zeldzame gevallen kunnen de klachten een uiting zijn van een algemene aandoening. Pijn onder de hak bij jonge mensen is meestal afkomstig van een onvoldoende dik vetkussen ter plaatse. Zelden wordt een apofysitis calcanei gevonden.

Pedes planovalgi wordt bij kinderen geregistreerd indien het mediale lengtegewelf van de voet(en) is verstreken en de achtervoet in valgusstand is gekanteld. De code wordt ook gebruikt bij ouderen voor het vastleggen van klachten passend bij een verstreken dwarsgewelf (doorgezakte voorvoet). De huisarts wordt voor deze aandoeningen regelmatig geconsulteerd, bij kinderen wegens ongerustheid van de ouders, bij ouderen vanwege klachten (pijn, moe gevoel in de voeten, krampen). Voor het beleid is het van belang onderscheid te maken tussen een flexibele en een contracte platvoet. De eerste komt veel vaker voor en wordt aangetoond wanneer het lengtegewelf concaaf wordt en de valgusstand verdwijnt bij staan op de tenen en door passieve extensie van de grote teen. De oorzaak is een overmatige beweeglijkheid in de voetwortelgewrichten, dus slapte van de banden, wat nogal eens familiair voorkomt. Op de leeftijd dat kinderen gaan lopen, hebben de meesten van hen een dergelijke platvoet; velen herstellen spontaan na enkele jaren. Bij de zelden voorkomende contracte platvoet is meestal sprake van een abnormale verbinding tussen de voetwortelbeentjes; ook kunnen genua valga, artrose, reumatoïde artritis, atrofie van de voetmusculatuur en overgewicht een rol spelen.

Hallux valgus betekent een naar lateraal afwijkende stand van de grote teen. Deze afwijkende stand kan reden zijn om een huisarts te bezoeken. In tweede instantie komen daar pijnklachten bij en zwelling aan de mediale zijde van het kopje van metatarsale I door opzetten van weke delen en bursa, en door hyperkeratose van de huid. Bij lang bestaande hallux valgus zijn er, vooral bij oudere vrouwen, dikwijls ook andere voetafwijkingen, zoals een afgevlakt dwarsgewelf met eeltvorming onder de kopjes van de metatarsalia, hamertenen, likdoorns en een stugge knikplatvoet. Er bestaat geen relatie tussen de ernst van de hallux valgus en klachten; patiënten met ernstige misvormingen kunnen opvallend weinig pijnklachten hebben. Etiologisch spelen naast erfelijke factoren te nauw schoeisel met hoge hak een rol, hoog lichaamsgewicht en verzwakking van de intrinsieke voetspieren.

Epidemiologische gegevens

Fasciitis plantaris wordt in de CMR niet apart gecodeerd en valt onder 'overige aandoeningen van het bewegingsapparaat' (zie paragraaf 13.16).

Pedes planovalgi werden in de periode 1985-2006 met wisselende frequentie (en alleen bij presentatie van de aandoeningen en/of van klachten hierover) geregistreerd. De incidentie was gemiddeld 5 per 1000 mannen en 9 per 1000 vrouwen (figuur 13.10.1). De aandoening werd op alle leeftijden aan de huisarts ge-

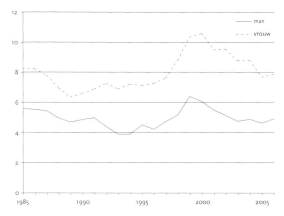

Figuur 13.10.1 Nieuwe gevallen van pedes planovalgi per 1000 patiëntjaren gestandaardiseerd voor leeftijd. Trend over jaren (CMR 1985-2006).

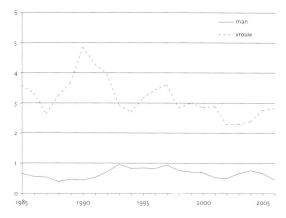

Figuur 13.10.3 Nieuwe gevallen van hallux valgus per 1000 patiëntjaren gestandaardiseerd voor leeftijd. Trend over jaren (CMR 1985-2006).

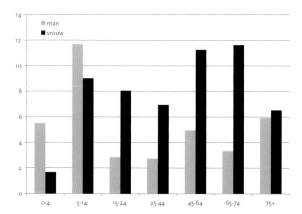

Figuur 13.10.2 Nieuwe gevallen van pedes planovalgi per 1000 patiëntjaren. Verdeling naar leeftijd en geslacht (CMR 2002-2006).

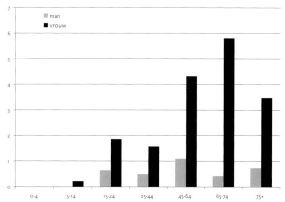

Figuur 13.10.4 Nieuwe gevallen van hallux valgus per 1000 patiëntjaren. Verdeling naar leeftijd en geslacht (CMR 2002-2006).

presenteerd. Opvallend bij jonge kinderen vaker door jongens, en boven de leeftijd van 14 jaar meer dan tweemaal vaker door vrouwen dan door mannen (figuur 13.10.2). Naar sociale laag werden geen grote verschillen gesignaleerd.

Hallux valgus is een aandoening waarvoor meer vrouwen dan mannen de huisarts raadplegen. In de CMR wisselde de incidentie in de loop der jaren wat en bedroeg gemiddeld 0,6 per 1000 mannen en 3 per 1000 vrouwen per jaar (figuur 13.10.3). De CMR-gegevens komen goed overeen met de verhouding tussen mannen en vrouwen van 1:9 zoals in de literatuur wordt aangegeven. De cijfers over nieuwe gevallen laten zien dat vooral vrouwen vanaf de leeftijd van 45 jaar deze aandoening onder de aandacht brengen (figuur 13.10.4). De prevalentie toonde voor vrouwen een dalende tendens (figuur 13.10.5). De reden daarvoor is onbekend. Opmerkelijk is dat patiënten hallux valgus bijna dubbel zo vaak in de lente presenteren in vergelijking met de andere seizoenen (figuur 13.10.6).

Beloop en interventie

De pijnklachten van fasciitis plantaris zijn aan te pakken door vermindering van de mechanische belasting, bijvoorbeeld door gebruik van zachte, elastische inlegzooltjes. Bij onvoldoende resultaat kan kortdurend antiflogistische medicatie worden gegeven of een lokale injectie met een corticosteroïd. Bij platvoeten zijn steunzolen te overwegen. Gewoonlijk zijn de klachten binnen enkele weken verdwenen.

Bij deze en andere voetaandoeningen kan een po-

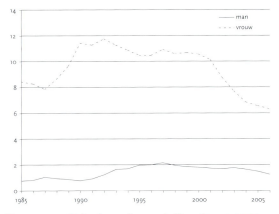

Figuur 13.10.5 Bekende gevallen van hallux valgus per 1000 patiëntjaren gestandaardiseerd voor leeftijd. Trend over jaren (CMR 1985-2006).

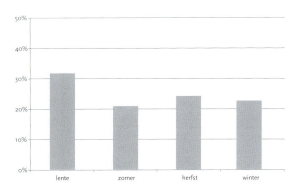

Figuur 13.10.6 Nieuwe gevallen van hallux valgus in procenten van de totale incidentie. Verdeling naar seizoen (CMR 1985-2006).

dotherapeut vaak goede adviezen en bruikbare hulpmiddelen bieden.

Bij pedes planovalgi van het flexibele type op jonge leeftijd zonder klachten kan de huisarts volstaan met uitleg, geruststelling en een afwachtende houding. Bij klachten zijn goed schoeisel met ingebouwde mediale wig en stevig contrefort of steunzolen aan te bevelen. Bij een contracte platvoet is soms operatief ingrijpen nodig. Bij ouderen worden meestal steunzolen voorgeschreven. Een patiënt krijgt deze aangemeten door een podotherapeut of via verwijzing naar een medisch specialist.

Een hallux valgus neigt tot langzame verergering. De behandeling hangt af van ernst en duur van de klachten. Wordt ingrijpen nodig geacht, dan komt als eerste het aanpassen van het schoeisel in aanmerking: een ruime, stevige schoen met platte hak; een afwikkelbalkje bij rigide (niet-redresseerbare) hallux valgus; volledig aangepast orthopedisch schoeisel. Chirurgisch ingrijpen kent vele variaties en heeft ten doel pijnklachten weg te nemen met een zo groot mogelijk behoud van de steun- en afwikkelfunctie van de grote teen.

Prognose en preventie

Klachten over fasciitis plantaris zijn te beschouwen als een tijdelijke, soms recidiverende maar meestal eenmalige en tamelijk onschuldige kwaal. Vermijden van mechanische overbelasting is bij deze aandoening een goede vorm van preventie.

Klachten over pedes planovalgi verdwijnen meestal na adequate advisering en behandeling, bijvoorbeeld door een podotherapeut.

Pijnklachten bij een hallux valgus zijn redelijk goed te behandelen, de aandoening blijft echter bestaan. Vaak moet men het schoeisel aanpassen aan de veranderde status localis van de voet.

Profiel

Aandoeningen van de voeten worden op alle leeftijden gezien. Vaak leiden deze aandoeningen tot pijn en tot inperking van de mobiliteit. Conservatieve maatregelen, zoals verminderen van belasting en goed schoeisel, bieden vaak uitkomst.

13.11 ARTHROSIS DEFORMANS

Ziektebeeld

De huidige opvattingen over de pathogenese van arthrosis deformans (kortweg artrose en in het Engels osteoarthritis) gaan uit van lokale veranderingen in de samenstellende componenten van het kraakbeen met nadelige effecten op de kwaliteit van dit weefsel. De primaire oorzaak is onbekend. De rol van 'ontstekingsprocessen' is omstreden en onbewezen. De primaire of nodulaire vorm van artrose manifesteert zich vooral in de DIP-gewrichten (noduli van Heberden), is sterk genetisch bepaald en heeft een gunstig, weinig invaliderend beloop. De secundaire vorm die een aanmerkelijk slechtere prognose kan hebben, is terug te voeren op factoren in en rond het gewricht, zoals standsafwijkingen, gewrichtsziekten en overbelasting. Bij uitleg aan patiënten wordt vaak gesproken van 'slijtage', een misschien niet geheel correcte maar plastische en begrijpelijke uitdrukking.

De belangrijkste klachten van artrose zijn pijn, bewegingsbeperking (vooral startstijfheid) en crepiteren.

Pijnklachten zijn hoogstwaarschijnlijk afkomstig van bot op de plaats waar het kraakbeen is verdwenen en van ontsteking van het steunweefsel rond het aangedane gewricht. Gewrichtskraakbeen zelf geeft geen pijnsensaties en ook het synovium is weinig geïnnerveerd. Bewegingsbeperking volgt het zogenoemde capsulaire patroon en is zowel het gevolg van stijfheid van het gewricht als van degeneratie van weefsel rond het gewricht en van spieratrofie. Bewegingsbeperking volgens een capsulair patroon betekent bij de heup vooral beperking van de endorotatie, bij de knie en de metacarpofalangeale gewrichten vooral beperking van de flexie en enigszins van de extensie. Bij lichamelijk onderzoek kunnen verder hydrops, kapselzwelling, crepitatie en op de lange duur gewrichtsvervorming en contracturen worden gevonden. Echte destructie ('deformans') van gewrichten vindt pas laat in het beloop plaats.

Een normale BSE past bij artrose. Röntgenonderzoek heeft minder betekenis dan gedacht. Alleen bij het heupgewricht zou er enige overeenstemming zijn tussen het klinisch beeld (anamnese en onderzoek) en de röntgenologisch zichtbare afwijkingen (zoals vermindering van gewrichtskraakbeen en versmalling van de gewrichtsspleet, nieuwvorming van subchondraal bot en osteofytvorming aan de randen van het proces). Differentieeldiagnostisch kan gedacht worden aan reumatoïde artritis, polymyalgia rheumatica en soms aan een corpus liberum in het gewricht.

In de CMR vormen anamnese en lichamelijk onderzoek de basis voor de diagnose. De duur en de ernst van de klachten alsmede de leeftijd van de patiënt spelen hierbij een rol, naast langzame progressie van gewrichtsklachten. Vaak werd de diagnose overigens ondersteund door een röntgenfoto, die bij rugklachten vaak ter uitsluiting van ernstige pathologie wordt gemaakt en bij klachten van heup of knie ter bevestiging van het vermoeden op artrose.

Epidemiologische gegevens

Het aantal nieuwe gevallen van artrose is door de jaren heen tamelijk constant gebleven rond 8 per 1000 mannen per jaar en 13 per 1000 vrouwen per jaar (figuur 13.11.1). Het aantal nieuwe gevallen nam toe met het stijgen van de leeftijd (figuur 13.11.2).

De drie sociale lagen toonden onderling weinig verschillen in incidentie (figuur 13.11.3).

De prevalentie van artrose is in de CMR-registratie in de periode 1985-2006 gestegen (figuur 13.11.4).

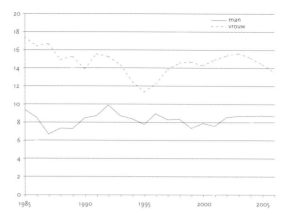

Figuur 13.11.1 Nieuwe gevallen van artrose per 1000 patiëntjaren gestandaardiseerd voor leeftijd. Trend over jaren (CMR 1985-2006).

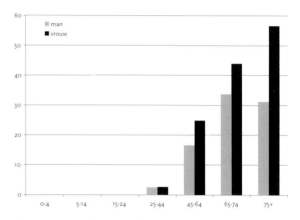

Figuur 13.11.2 Nieuwe gevallen van artrose per 1000 patiëntjaren. Verdeling naar leeftijd en geslacht (CMR 2002-2006).

Van de 65-74-jarigen waren bijna 30% van de mannen en 40% van de vrouwen bekend met artrose, in de groep van 75 jaar en ouder betrof dit 50% van de mannen en 70% van de vrouwen (figuur 13.11.5). Artrose bleek in de CMR de aandoening met de hoogste prevalentie van alle ziekten van het bewegingsapparaat.

In de CMR wordt artrose naar lokalisatie onderscheiden. Van alle bekende gevallen in de jaren 1985-2006 betrof 33% gonartrose, 21% coxartrose, 18% artrose van de lumbosacrale wervelkolom, 11% artrose van de cervicale wervelkolom en 17% artrose met overige lokalisaties. Voor de verhouding man-vrouw bleken er bij onderscheid naar lokalisatie duidelijke verschillen, waarbij behoudens bij rug en nek, artrose ongeveer tweemaal zo vaak bij vrouwen dan bij mannen wordt vastgelegd (figuur 13.11.6).

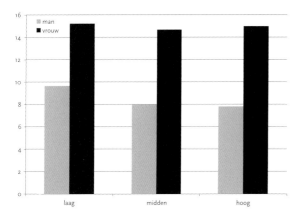

Figuur 13.11.3 Nieuwe gevallen van artrose per 1000 patiëntjaren gestandaardiseerd voor leeftijd. Verdeling naar sociale laag (CMR 1985-2006).

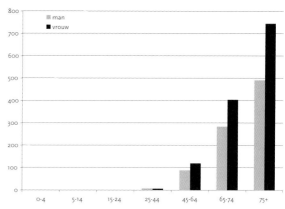

Figuur 13.11.5 Bekende gevallen van artrose per 1000 patiëntjaren. Verdeling naar leeftijd en geslacht (CMR 2002-2006).

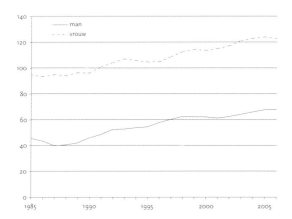

Figuur 13.11.4 Bekende gevallen van artrose per 1000 patiëntjaren gestandaardiseerd voor leeftijd. Trend over jaren (CMR 1985-2006).

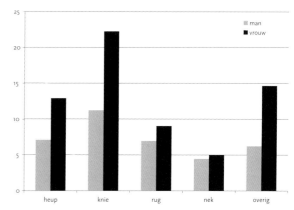

Figuur 13.11.6 Bekende gevallen van artrose in procenten van de totale prevalentie. Verdeling naar lokalisatie en geslacht (CMR 2002-2006).

Beloop en interventie

Het beloop is tamelijk onvoorspelbaar. Het wordt eerder gekenmerkt door een sinusoïde dan door een langzaam neergaande lijn. Perioden met meer en minder klachten wisselen elkaar af. Dat maakt dat pessimisme van patiënten (en hun omgeving) en soms ook van artsen niet altijd terecht is. Moeilijk wordt het wanneer men in een vicieuze cirkel raakt: de pijn zorgt ervoor dat patiënt minder loopt, hetgeen de spieratrofie doet toenemen, waardoor – zeker bij adipeuze mensen – weer meer pijn bij bewegen ontstaat. Pijnstillers kunnen deze cirkel soms doorbreken; chronisch gebruik hiervan kan evenwel leiden tot vervelende bijwerkingen.

Als stadiëring voor het beloop kan men de volgende klinische parameters hanteren. In het eerste stadium, gekenmerkt door een kraakbeendefect, zijn er weinig of geen klachten, behoudens enige startstijfheid. In het tweede, symptomatische stadium gaan pijn, stijfheid en functieverlies gepaard met duidelijke afwijkingen, zowel in als rond het gewricht. In het derde stadium, dat van de 'decompensatie', is er bovendien sprake van rustpijn en neemt de functie van het gewricht steeds verder af. Het belang van deze 'stadiëring' is vooral gelegen in het ordenen van het behandelplan. Dit plan loopt met het toenemen van de ernst uiteen van eenvoudige uitleg en advisering tot een combinatie van medicatie, lokale injecties, fysiotherapie, aanpassingen in de woning en soms operatie.

De adviezen zijn voor de diverse gewrichten verschillend. Centraal in het geheel staat het vermijden van overbelasting, gecombineerd met het behouden van de functie van het gewricht door gedoseerd rusten en bewegen. Een meer 'ergotherapeutisch' denken van huisartsen is bij dit soort advisering zeer nuttig. Als medicamenteuze pijnstilling gewenst is, is paracetamol het middel van eerste keuze. Ook NSAID's hebben bij artrose een goede analgetische werking, maar die hebben door hun prostaglandineremmende werking een risico op de ontwikkeling van maag- en duodenumulcera en op gastro-intestinaal bloedverlies als gevolg hiervan. Deze bijwerking treft vooral oudere vrouwen. Maagbescherming in de vorm van een synthetische prostaglandine en eventueel remming van de zuurproductie is dan ook nodig.

Lokale injecties met corticosteroïd kunnen – mits men er enige ervaring in heeft – baat geven bij gonartrose in geval van secundaire artritis. Indien ondanks adequate conservatieve behandeling, pijn en gebrek aan mobiliteit de kwaliteit van leven van een patiënt duidelijk nadelig beïnvloeden, is chirurgische behandeling voor artrose van het heupgewricht aan te bevelen. Operatie van andere grote gewrichten, zoals de knie, is nog niet zo'n gemeengoed als de 'total hip'.

Prognose en preventie

De prognose is bij coxartrose het minst gunstig, meestal is bij duidelijke klachten op den duur operatie nodig. Daarna zijn de meesten echter klachtenvrij. Bij de andere lokalisaties is het beloop moeilijk voorspelbaar. De ervaring leert dat de pijnklachten, na jaren periodiek sterk op de voorgrond te hebben gestaan, langzaamaan steeds minder worden. De bewegingsbeperking daarentegen neemt vaak wel toe.

Omdat de etiologie van primaire artrose niet bekend is, is preventie niet mogelijk. Uiteraard zullen standsafwijkingen tijdig moeten worden onderkend en zo mogelijk behandeld. Over het preventieve nut van vermijden van overbelasting (voor zover dit al haalbaar is) en van reductie van overgewicht bestaat geen consensus.

Profiel

Artrose, de meest voorkomende chronische gewrichtsaandoening, treft vooral ouderen en, wat heup en knie betreft, vooral vrouwen. Het beloop is – behalve bij coxartrose – onvoorspelbaar, maar dikwijls gunstiger dan velen denken. Een systematisch behandelplan met aandacht voor vermijdbare overbelasting is beter dan telkens nieuwe pijnstillers.

13.12 REUMATOÏDE ARTRITIS EN SPONDYLITIS ANKYLOPOIETICA

Ziektebeelden

Reumatoïde artritis is een systeemziekte die wordt gekenmerkt door gewoonlijk symmetrische (steriele) ontstekingsprocessen van de synovia gevolgd door degeneratie van vooral perifere gewrichten. De eerste klachten en symptomen betreffen ontstekingsverschijnselen, zoals zwelling, warmte, pijn en functievermindering van meerdere kleine perifere gewrichten: MCP- en PIP-gewrichten van de hand en metatarsale gewrichten van de voet. Roodheid van een gewricht duidt niet op reuma maar op een andere onderliggende oorzaak voor de artritis. Patiënten klagen over een stijf gevoel 's morgens dat enkele uren kan aanhouden. Minder vaak begint de ziekte in een of meer grote gewrichten. Bij progressie treden continue pijn en zichtbare misvormingen meer op de voorgrond. Reumatoïde artritis kan beperkt blijven tot enkele gewrichten, maar vooral gegeneraliseerde vormen komen voor. De ziekte kan gepaard gaan met auto-immuunverschijnselen aan andere organen (ogen, huid, bloedvaten, longen, hart).

De diagnose wordt in eerste instantie gesteld op het klinisch beeld, waarbij vooral het beloop van klachten en symptomen van belang is. Afwijkende uitslagen bij laboratorium- (met name latexfixatietest eventueel gevolgd door de specifiekere IgM-reumafactortest) en röntgenonderzoek kunnen de diagnose ondersteunen, maar zijn vooral van prognostische betekenis. Het onderscheid met artrose is niet altijd gemakkelijk. Echter, de DIP-gewrichten zijn bij perifere artrose frequent en bij reuma bijna nooit aangedaan. De bloedbezinking, de duur van de (ochtend)stijfheid, de lokalisatie maar vooral het beloop geven vaak uitsluitsel.

Spondylitis ankylopoetica (ziekte van Bechterew) is een auto-immuunziekte die vooral de intervertebrale gewrichten aantast, hetgeen op den duur kan leiden tot verbening van de wervelkolom. Röntgenologisch is dan het karakteristieke beeld van een 'bamboospine' zichtbaar. De eerste klachten treden vaak al op vóór het 30e levensjaar en betreffen meestal de lumbale wervelkolom en de sacro-iliacale gewrichten. Er kan ook artritis optreden van andere, vooral grote, gewrichten. Patiënten kunnen 's morgens voor dag en dauw wakker worden van de pijn. Anderen kunnen zo weinig klachten hebben dat voor hen het verstijvingsproces sluipend verloopt. Bij onderzoek is flexie van de wervelkolom beperkt. Later blijken ook de thoracale ademhalingsexcursies en daarmee de vitale longcapaciteit af te nemen.

Evenals reumatoïde artritis kan de ziekte van Bechterew gepaard gaan met auto-immuunverschijnselen, waarvan iritis en iridocyclitis het meest frequent zijn. De ziekte komt in verschillende ernstgraden voor. Continue pijn en volledige verstijving van de wervelkolom zijn kenmerken van de zeldzame ernstigste vorm. De diagnose wordt gesteld op het klinisch beeld en de bevindingen bij röntgenonderzoek (sacro-iliitis). Uitsluitend röntgenologische verdenking (bijvoorbeeld foto gemaakt in het kader van een keuring) vormt onvoldoende basis om de diagnose te stellen. Ook bepaling van het HLA-B27 heeft diagnostisch weinig betekenis: niet alle patiënten met de ziekte van Bechterew zijn HLA-B27-positief, en niet ieder die HLA-B27-positief is ontwikkelt de ziekte.

Epidemiologische gegevens

Reumatoïde artritis had een incidentie van 0,1 per 1000 mannen en 0,4 per 1000 vrouwen. In de helft van de gevallen werd de diagnose na het 45e levensjaar gesteld.

Voor de ziekte van Bechterew was de incidentie 0,2 per 1000 mannen en 0,1 per 1000 vrouwen per jaar. In de helft van de gevallen werd de diagnose al voor het 15e levensjaar gesteld.

De prevalentie van reumatoïde artritis bedroeg voor mannen 3,4 per 1000 per jaar en voor vrouwen 4,7 per 1000 per jaar. De prevalentie steeg, behoudens voor mannen van 75 jaar en ouder, met de leeftijd (figuur 13.12.1).

De prevalentie van de ziekte van Bechterew bedroeg voor mannen 1,5 per 1000 per jaar, voor vrouwen 0,9 per 1000 per jaar. De leeftijdsverdeling is wezenlijk anders dan bij reumatoïde artritis en betrof alle leeftijdsgroepen behoudens de allerjongsten (figuur 13.12.2).

Beloop en interventie

Het beloop van reumatoïde artritis met exacerbaties en remissies is onvoorspelbaar. De ernstige, invaliderende vorm komt gelukkig weinig voor, maar de meeste patiënten zullen in de loop van de tijd wel beperkingen ondervinden. De behandeling dient gericht te zijn op ontstekingsremming, pijnbestrijding, behoud van gewrichtsfunctie en het voorkómen van deformiteiten. De initiële medicamenteuze behandeling wordt door de reumatoloog gegeven. Het betreft dan vaak een behandeling met zogenoemde DMARD's ('disease modi-

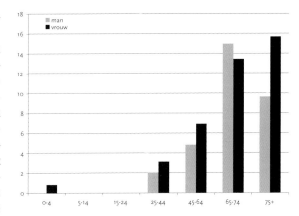

Figuur 13.12.1 Bekende gevallen van reumatoïde artritis per 1000 patiëntjaren. Verdeling naar leeftijd en geslacht (CMR 2002-2006).

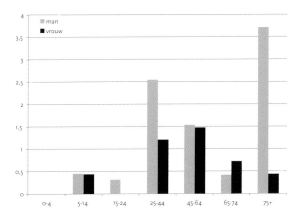

Figuur 13.12.2 Bekende gevallen van de ziekte van Bechterew per 1000 patiëntjaren. Verdeling naar leeftijd en geslacht (CMR 2002-2006).

fying antirheumatic drugs') en 'biologicals' zoals TNF-alfa-blokkerende stoffen, middelen die waarschijnlijk het tempo van destructie van gewrichten kunnen vertragen maar ook belangrijke bijwerkingen kunnen hebben. De behandeling wordt op indicatie aangevuld met fysiotherapie, ergotherapie of verdere ondersteuning. Op veel plaatsen heeft de reumaconsulent hierbij een belangrijke plaats. Bij verregaande destructie van gewrichten zijn gewrichtsvervangende operaties mogelijk. Als het ziekteproces tot rust is gekomen, komen veel patiënten weer onder de zorg van de huisarts. Optimaal gezien is er in de tussenliggende fase sprake van een 'shared-care'-beleid met goede afspraken tussen huisarts en reumatoloog.

Spondylitis ankylopoetica verloopt in wisselende mate progressief. Bij de behandeling staan pijnbestrijding en behoud van de rechtopgaande houding en van de functie van de wervelkolom op de voorgrond. Gedoseerd belasten van de rug en frequente oefeningen tot behoud van de mobiliteit vormen de kern van de therapie.

Prognose en preventie
De prognose van reumatoïde artritis en spondylitis ankylopoetica wisselt per patiënt naar de mate van ernst en het aangedaan zijn van vitale organen. Gewoonlijk komt het ziekteproces op den duur tot rust. Preventieve maatregelen zijn onbekend.

Profiel
Reumatoïde artritis en spondylitis ankylopoetica zijn systeemziekten die zich uiten in chronische gewrichtsaandoeningen met wisselende ernst en mate van invalidering.

13.13 POLYMYALGIA RHEUMATICA ACUTA EN ARTERIITIS TEMPORALIS

Ziektebeelden
Polymyalgia rheumatica acuta rekent men tot de auto-immuunziekten, hoewel de etiologie grotendeels onbekend is. Het ziektebeeld kenmerkt zich door pijn en stijfheid in schouders en armen en soms in de bekkengordel. Er bestaat een (sterk) verhoogde bloedbezinkingssnelheid. Algemene verschijnselen, zoals moeheid, gebrek aan eetlust, misselijkheid en een depressieve stemming, doen soms eerder denken aan een maligne aandoening of een depressie. Een opvallend onderscheid met degeneratieve aandoeningen is het snellere ontstaan: binnen twee weken verandert een actieve en vitale persoon in een zieke, zich moeizaam voortbewegende, sombere bejaarde. Een belangrijk onderscheid met 'gewone' schouderklachten is vaak de ongestoorde functie van beide schouders en het feit dat beide schouders klachten geven. De diagnostiek berust vooral op het klinisch beeld, aangevuld met een BSE van ten minste 40 mm. Indien er verdenking bestaat op een maligne aandoening, moet nader onderzoek gericht worden op het uitsluiten hiervan, maar polymyalgia is op zich geen ziekte met een verhoogde kans op een maligniteit.

Arteriitis temporalis houdt men voor een complicatie van polymyalgia of voor een agressievere vorm daarvan. Er treden visusstoornissen bij op, hoofdpijn, kaakpijn of pijn aan de slapen. De BSE is sterk verhoogd. Vanwege een afsluiting van de a. centralis retinae dreigt het gevaar van blindheid. Een biopsie van de a. temporalis zal de diagnose reuscelarteriitis bevestigen.

Epidemiologische gegevens
In de periode 1985-2006 werden in de CMR 124 gevallen van polymyalgia rheumatica (en/of arteriitis temporalis) geregistreerd. Dat betekent ongeveer eenmaal een nieuw geval per praktijk per jaar. Het betrof 28 mannen (incidentie 0,2 per 1000 mannen per jaar) en 96 vrouwen (incidentie 0,7 per 1000 vrouwen per jaar). In 82% van de gevallen waren de patiënten 65 jaar en ouder (figuur 13.13.1).

De prevalentie schommelde in de loop der jaren enigszins en bedroeg gemiddeld over de periode 1985-2006 per jaar 0,7 per 1000 mannen en 2,2 per 1000

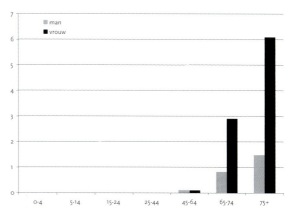

Figuur 13.13.1 Nieuwe gevallen van polymyalgia rheumatica per 1000 patiëntjaren. Verdeling naar leeftijd en geslacht (CMR 2002-2006).

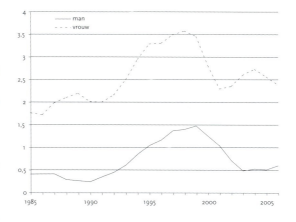

Figuur 13.13.2 Bekende gevallen van polymyalgia rheumatica per 1000 patiëntjaren gestandaardiseerd voor leeftijd. Trend over jaren (CMR 1985-2006).

vrouwen (figuur 13.13.2). In de leeftijdsgroep van 75 jaar en ouder was de prevalentie het hoogst: per jaar 9,9 per 1000 mannen en 19,1 per 1000 voor vrouwen.

Beloop en interventie

Prednison in relatief lage dosis geeft bij polymyalgia een spectaculaire klinische verbetering: een startdosis van 20 mg is voldoende. Men kan de reactie op prednison zelfs als een bevestiging van de juistheid van de diagnose beschouwen. De medicatie wordt langzaam verlaagd op geleide van het klachtenpatroon en de BSE. Bij oudere mensen is rekening te houden met mogelijke bijwerkingen van prednison: het ontstaan van steroïddiabetes, hypertensie, bloedingen in de tractus digestivus, een versnelde osteoporose en het in leerboeken genoemde opvlammen van een oude tuberculose.

Arteriitis temporalis wordt met hoge doses corticosteroïden behandeld.

Prognose en preventie

De prognose is goed. De meeste polymyalgiapatiënten zijn gemiddeld twee jaar na het starten van de therapie genezen. Blindheid, de belangrijkste complicatie van een onbehandelde arteriitis temporalis, kan meestal voorkomen worden indien bijtijds en adequaat medicamenteus wordt behandeld. Wel is het in de regel nodig de therapie langdurig voort te zetten met een lage dosis corticosteroïden. Maatregelen gericht op preventie van beide aandoeningen zijn niet bekend.

Profiel

Polymyalgia rheumatica acuta en arteriitis temporalis zijn auto-immuunziekten die vooral oudere vrouwen treffen. De ziekte is goed behandelbaar met, vooral voor polymyalgia, een gunstig beloop binnen enkele jaren.

13.14 STRUCTURELE AFWIJKINGEN VAN DE WERVELKOLOM

Ziektebeelden

Structurele afwijkingen van de wervelkolom betreffen vooral scoliose en versterkte thoracale kyfose. Bij kinderen worden deze afwijkingen vaak bij toeval of routineonderzoek gevonden, omdat er aanvankelijk geen klachten zijn. Tijdens het periodiek onderzoek van kinderen uit de hoogste klassen van de basisschool en de eerste klassen van het voortgezet onderwijs zijn schoolartsen attent op vormafwijkingen van de rug. Zij verwijzen zo nodig voor verdere diagnostiek naar de huisarts. Hoewel er veel oorzaken beschreven zijn, kan in 70-75% van de gevallen geen oorzaak worden vastgesteld en wordt gesproken van een idiopathische scoliose of kyfose. Idiopathische scoliose ontstaat vóór de puberteit en, als de scoliose niet spontaan verdwijnt, resteert er later een kromming met hooguit een hoek tussen 10° en 20°. Bij een progressieve scoliose die in de groeispurt tijdens de puberteit ontstaat, zijn het vooral de meisjes die ernstige klachten hebben en bedraagt de krommingshoek meer dan 30°.

Bij onderzoek wordt de stand van schouders, rug en bekken geïnspecteerd. Daarbij dient men te letten op de symmetrie van de luchtfiguur tussen de afhangende armen en de romp.

Structurele zijdelingse afwijkingen vallen het eerste op als men de patiënt voorover laat buigen en bij bekijken van achteren (buktest) een gibbus (uitbochting) zichtbaar wordt. Een bekkenscheefstand kan met behulp van plankjes van verschillende dikte onder het 'kortste' been worden opgeheven. Dit is nodig voor een goede beoordeling van een scoliose. De structurele of torsiescoliose toont ook na correctie van het beenlengteverschil een zichtbare gibbus bij de buktest. De ernst van een structurele scoliose wordt vastgesteld met behulp van röntgenonderzoek.

Indien bij de buktest geen gibbus wordt gezien en de wervelkolom zich bij buigen naar de convexe kant goed laat strekken, kan gesproken worden van een niet-structurele, functionele of fysiologische scoliose.

Bij volwassenen en vooral bij ouderen worden soms ernstige verkrommingen van de wervelkolom gezien. Het betreft vormafwijkingen die in de jeugd onbehandeld zijn gebleven en op oudere leeftijd door osteoporose van de wervels worden geaccentueerd.

Epidemiologische gegevens

In de periode 1985-2006 nam de incidentie met meer dan de helft af, van gemiddeld 1,2 naar 0,4 per 1000 per jaar voor mannen, en van 1,7 naar 0,5 per 1000 per jaar voor vrouwen (figuur 13.14.1).

Bij verdeling naar leeftijd blijken structurele vormafwijkingen van de wervelkolom vooral voor de puberteit en na het 65e levensjaar te worden geregistreerd (figuur 13.14.2). Gevallen van functionele scoliose zijn daarbij niet inbegrepen evenmin als gevallen van de ziekte van Scheuermann. De afgenomen incidentie die uit figuur 13.14.1 bleek, betrof vrijwel uitsluitend de jonge leeftijdsgroepen.

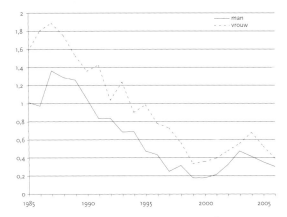

Figuur 13.14.1 Nieuwe gevallen van scoliose/kyfose per 1000 patiëntjaren gestandaardiseerd voor leeftijd. Trend over jaren (CMR 1985-2006).

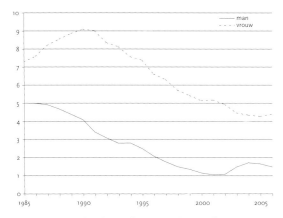

Figuur 13.14.3 Bekende gevallen van scoliose/kyfose per 1000 patiëntjaren gestandaardiseerd voor leeftijd. Trend over jaren (CMR 1985-2006).

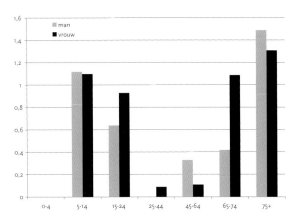

Figuur 13.14.2 Nieuwe gevallen van scoliose/kyfose per 1000 patiëntjaren. Verdeling naar leeftijd en geslacht (CMR 2002-2006).

Er werden geen incidentieverschillen gevonden tussen de sociale lagen.

Figuur 13.14.3 laat zien dat de prevalentie geleidelijk is gedaald tot gemiddeld 1,5 per 1000 mannen en 4,2 per 1000 vrouwen.

Beloop en interventie

Functionele vormafwijkingen worden meestal veroorzaakt door houdingsafwijkingen. Houdingscorrectie door fysiotherapie of houdingstherapie is dan aangewezen.

Bij structurele afwijkingen zijn leeftijd en ernst de bepalende factoren voor het verdere beleid. Op 0-3-jarige leeftijd is het beloop meestal spontaan gunstig en verdwijnt de kromming. Bij het optreden van idiopathische scoliose na het derde levensjaar is er een grote kans op progressie van de scoliose. Bij het adolescente type dat in de jaren voor de puberteit ontstaat, is de prognose meestal gunstig. In lichte gevallen (curve tot 20°) kan de huisarts de patiënt na drie maanden controleren om eventuele progressie vast te stellen. Controle van een structurele scoliose en van ernstige idiopathische scoliose vindt in de regel plaats door een orthopedisch chirurg. Deze kan een brace of korset voorschrijven. In uitzonderlijke gevallen is operatieve behandeling geïndiceerd.

Prognose en preventie

De prognose van een functionele scoliose is goed. Bij een structurele scoliose en bij andere vormafwijkingen is de prognose onzeker. Progressie kan optreden bij kinderen in de groeifase. Voor de uiteindelijke prognose is het van groot belang om de kleine groep kinderen met een progressief vererger ende scoliose reeds in die groeifase op het spoor te komen en te behandelen. Dit betekent dat alle kinderen in de groei en met een scoliose moeten worden gecontroleerd.

Preventie van structurele afwijkingen van de wervelkolom is strikt genomen onmogelijk. Vroegtijdige opsporing wordt gerealiseerd door het systematisch toepassen van de buktest bij het periodiek geneeskundig onderzoek van schoolkinderen en scholieren in de eerste klassen van het voortgezet onderwijs.

Profiel

Structurele afwijkingen van de wervelkolom komen vooral voor in de vorm van (kyfo)scoliose. Vroegtijdige opsporing kan plaatsvinden door periodiek onderzoek door de schoolarts. De huisarts controleert vervolgens, om de kleine groep met progressie te identificeren die voor behandeling in aanmerking komt.

13.15 OSTEOPOROSE

Ziektebeeld

Onder osteoporose wordt verlies van botmassa verstaan met behoud van een normale samenstelling van het bot. Dit verlies treedt vanaf het derde decennium bij iedereen op in een gestaag, fysiologisch tempo. De menopauze versnelt dit proces bij sommige vrouwen tot een pathologisch snel progressief verlies van botmassa. Osteoporotische botten geven een verhoogde kans op het ontstaan van fracturen. Röntgenologisch ziet men een verdunning van de cortex en een verticale streeptekening door verdwijnen van de trabeculaire structuur.

De meest voorkomende vormen zijn postmenopauzale en seniele osteoporose. Deze bijvoeglijke naamwoorden die de levensfase van ontstaan aangeven, maken op indirecte wijze duidelijk dat de oorzaak onbekend is. Factoren die bij de botopbouw van belang zijn, zoals calcium, vitamine D en parathormoon, blijken niet deficiënt; inactiviteit heeft alleen invloed in extreme situaties van immobiliteit; oestrogeengebrek postmenopauzaal of na dubbelzijdige ovariëctomie heeft wel een verband: substitutie gaat progressie van osteoporose tegen en geeft misschien zelfs een toename van botmassa. Andere vormen van osteoporose zijn in de huisartspraktijk zeldzaam. Te denken valt daarbij aan osteoporose op basis van (para)thyreoïddisfuncties, bij alcoholisten als gevolg van levercirrose en/of deficiënte voeding, dan wel door langdurig gebruik van corticosteroïden.

Osteoporose geeft gewoonlijk pas klachten als in een vergevorderd stadium een pathologische fractuur optreedt. Een dergelijke fractuur, spontaan of bij een ogenschijnlijk miniem trauma, kan de eerste aanwijzing zijn. Vaak is dan de röntgenoloog degene die de osteoporose signaleert. Het betreft vooral fracturen van rugwervels, pols en heup. Inzakken van osteoporotische wervellichamen aan de ventrale zijde kan leiden tot verlies van lengte, pijnklachten en toename van een kyfotische houding. De meetlat is voor de huisarts een eenvoudig, doch belangrijk en betrouwbaar instrument. Met botdensimetrie kan de botdichtheid nauwkeurig worden vastgesteld, gerelateerd aan een voor de leeftijd gecorrigeerde norm. Toch blijft de grens tussen fysiologie en pathologie moeilijk te trekken. Laboratoriumonderzoek laat meestal een normaal TSH, calcium, fosfaat en alkalische fosfatase zien. Indien afwijkende bloedchemie wordt gevonden, moet ook gedacht worden aan andere aandoeningen, bijvoorbeeld de ziekte van Kahler en botmetastasen.

In de CMR wordt osteoporose geregistreerd op grond van röntgenologische bevindingen, al dan niet naar aanleiding van een fractuur, of na vaststelling door specialistisch onderzoek.

Epidemiologische gegevens

In de periode 1985-2006 werd osteoporose in de CMR 128 maal geregistreerd. Het betrof 105 vrouwen (incidentie 1,0 per 1000 vrouwen per jaar) en 23 mannen (incidentie 0,2 per 1000 mannen per jaar). Van de patiënten bij wie osteoporose werd gediagnosticeerd, was 72% ouder dan 65 jaar (figuur 13.15.1).

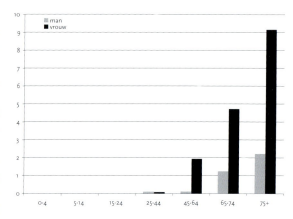

Figuur 13.15.1 Nieuwe gevallen van osteoporose per 1000 patiëntjaren. Verdeling naar leeftijd en geslacht (CMR 2002-2006).

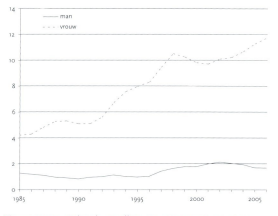

Figuur 13.15.2 Bekende gevallen van osteoporose per 1000 patiëntjaren gestandaardiseerd voor leeftijd. Trend over jaren (CMR 1985-2006).

De prevalentie nam in de periode 1985-2006 bij vrouwen geleidelijk aan fors toe tot gemiddeld ruim 10 per 1000 vrouwen per jaar. Voor mannen bleef de prevalentie ongeveer 1 per 1000 mannen per jaar (figuur 13.15.2). In de leeftijdsgroep van 75 jaar en ouder was ongeveer 2% van de mannen en 8% van de vrouwen bij de CMR-artsen bekend met osteoporose.

Beloop en interventie

Het proces van osteoporose is langzaam progressief. Bij postmenopauzale en seniele osteoporose is niet duidelijk waar de snelheid van progressie van afhankelijk is. Een eenvoudige maat is het gestandaardiseerd meten en vervolgen van de lengte. Het beloop is uiteraard mede afhankelijk van onderliggende ziekten en eventueel opgetreden fracturen. Wervelcompressiefracturen treden nogal eens op, soms symptoomloos, soms met veel pijn. Deze stabiliseren spontaan, waarna ook de klachten verdwijnen. Heupfracturen moeten uiteraard behandeld worden, waarbij operatieve toepassing van prothesen spoedige mobilisatie kan bevorderen.

De huisarts zal voldoende beweging, zon en calciumintake adviseren, in het bijzonder bij risicogroepen. Bij het optreden van osteoporose bij afwijkende leeftijdscategorieën dan wel bij aanwijzingen voor het bestaan van secundaire osteoporose volgt verwijzing naar de tweede lijn.

Medicamenteus staan de bisfosfonaten ter beschikking, geneesmiddelen die de botafbraak remmen. Deze middelen zijn te overwegen bij patiënten met aangetoonde osteoporotische fracturen, dan wel bij langdurig (meer dan een halfjaar) corticosteroïdgebruik, waarbij een behandelduur van maximaal drie jaar wordt geadviseerd.

Preventie en prognose

Bij uitleg en voorlichting aan een patiënt krijgt valpreventie speciale aandacht: losse matjes op een gladde ondergrond worden uit huis verwijderd, in bad of douche worden antislipplakkers aangebracht, een traploper die met roeden is vastgemaakt wordt door een vaste bekleding vervangen, en er wordt gewaarschuwd tegen het klimmen op huishoudtrapjes of, nog gevaarlijker, stoelen. Het is van belang om regelmatige lichaamsbeweging te adviseren evenals het stoppen met roken.

Een veelgehoorde vraag is of het ontstaan van osteoporose is tegen te gaan, of tenminste in de tijd uit te stellen, door reeds als jongvolwassene te zorgen voor een voldoende inname van calcium, fluor, vitamine D en voor voldoende beweging en blootstelling aan ultraviolet licht. Het opheffen van deficiënties op deze gebieden heeft waarschijnlijk wel zin, maar normaal gesproken bevat het westerse dieet en de westerse leefwijze voldoende van deze ingrediënten en is extra inname onnodig.

Indringender is de kwestie van oestrogeensubstitutie postmenopauzaal. Gebruik van oestrogeensubstitutie is geassocieerd met een significant verhoogde incidentie van mammacarcinoom, CVA en longembolie, en een significant verlaagde incidentie van colorectaal carcinoom en heupfracturen. Er is geen veranderde kans op endometriumcarcinoom en coronaire hartziekten. Deze bevindingen, tezamen met ongewenste effecten van oestrogeensubstitutie in de zin van medicalisering van de menopauze, maken dat voor terughoudendheid bij het instellen van deze therapie gepleit moet worden.

Daarnaast staan de bisfosfonaten ter beschikking, die de botafbraak remmen. Deze middelen zijn geïndiceerd bij patiënten met aangetoonde osteoporotische fracturen, dan wel bij langdurig (meer dan een halfjaar) corticosteroïdgebruik, waarbij een behandelduur van maximaal drie jaar wordt geadviseerd.

Profiel

Osteoporose treft oudere patiënten, vrouwen vaker en vroeger (reeds na het 50e levensjaar) dan mannen (tien tot twintig jaar later). Er is nog veel discussie over de effectiviteit van preventieve maatregelen. Bisfosfonaten zijn geïndiceerd bij osteoporotische fracturen.

13.16 OVERIGE AANDOENINGEN VAN HET BEWEGINGSAPPARAAT

Een aantal aandoeningen van het bewegingsapparaat zal in dit boek niet ter sprake komen. Het betreft veelal aandoeningen met een lage incidentie en prevalentie. Daarnaast ziet de huisarts patiënten met klachten van het bewegingsapparaat waarvoor geen definitieve diagnose wordt gevonden, zoals artralgie, hydrops zonder duidelijke oorzaak, diastase van de mm. recti abdominis en bekkenscheefstand. Ook deze komen verder niet aan de orde, hoe belangrijk zij vanuit differentieeldiagnostisch en probleemanalytisch opzicht ook zijn.

Via het consultatiebureau voor zuigelingen wordt de huisarts soms zijn oordeel gevraagd over *plagiocefalie*, een afgeplat achterhoofd bij zuigelingen. Dit ontstaat door de rugligging waarmee zuigelingen vanaf twee weken bij voorkeur in de wieg of bed worden gelegd als maatregel ter preventie van wiegendood. Bij lichte mate van plagiocefalie kan het advies tot rugligging genuanceerd worden en meer variatie worden aangebracht, bijvoorbeeld door het kind in zijligging neer te leggen, gesteund door een opgerolde handdoek aan voor- en achterzijde. Bij forse plagiocefalie is verwijzing naar een kinderarts gewenst. Soms besluit deze tot het laten dragen van een zogenoemde 'redresseerhelm' die 's nachts moet worden gedragen.

Aandoeningen van het bewegingsapparaat die men elders in dit boek vindt, zijn:
- tumoren van de botten (paragraaf 3.13);
- jicht (paragraaf 4.6);
- brachialgie (paragraaf 6.6);
- acuut reuma (paragraaf 7.2);
- heupluxatie (paragraaf 11.5);
- andere congenitale aandoeningen van het bewegingsapparaat (paragraaf 11.7);
- fracturen (paragraaf 14.2);
- distorsies (paragraaf 14.3);
- kleine en grote verwondingen (paragraaf 14.6 en paragraaf 14.7).

13.17 BESCHOUWING

Pijn en functiestoornissen van het bewegingsapparaat zijn bij elkaar opgeteld de meest frequente reden om een huisarts te consulteren. In dit hoofdstuk werd een aantal in de praktijk geregeld voorkomende en redelijk goed herkenbare aandoeningen besproken. Traumata, die een belangrijk aandeel in de morbiditeit van het bewegingsapparaat hebben, worden in het volgende hoofdstuk besproken.

Gewrichtsaandoeningen, zoals reumatoïde artritis en de ziekte van Bechterew, bleken, met uitzondering van artrose, betrekkelijk weinig voor te komen. Vandaar dat naast de nadruk op artrose, de aandacht vooral uitging naar de zogenoemde wekedelenaandoeningen: klachten van spieren, pezen, peesscheden, slijmbeurzen, kapsels, banden en insertieplaatsen op het bot. Veruit de frequentst geregistreerde groep betrof myalgieën. Deze, tezamen met aandoeningen zoals tendinitis, tendovaginitis, insertietendinopathie en lage rugpijn, komen vooral voor op volwassen leeftijd.

Soms lijken zich 'nieuwe' aandoeningen aan te dienen. Fibromyalgie is zo'n beeld, evenals RSI (repetitive strain injury). In de literatuur van voor 1980 of zelfs 1985 zoekt men tevergeefs naar deze benamingen. Fibromyalgie wordt wel het beeld genoemd waarbij de patiënt diffuse spier en skeletpijn aangeeft en bij onderzoek op specifieke drukpunten ('trigger points') pijn ondervindt. RSI betreft een diversiteit van aandoeningen van vooral rug, nek en bovenste extremiteit, waarschijnlijk ten gevolge van steeds herhaalde en lang volgehouden specifieke bewegingen, chronische overbelasting of een slechte lichaamshouding bij gewone werkzaamheden of bijvoorbeeld bij sporten. Tot de RSI-aandoeningen worden, indien gepaard met de gegeven etiologie, onder andere gerekend: tendinitis, myalgie, myositis, cervicobrachialgie, carpale- en andere tunnelsyndromen, bursitis en capsulitis. RSI is vooral in de belangstelling gekomen als 'muisarm' bij mensen die veel van computers gebruikmaken.

Patiënten met klachten en aandoeningen van het bewegingsapparaat bezoeken vaak hun huisarts, nogal eens met moeilijk te duiden pijnklachten. Dat laatste levert de nodige problemen op voor diagnostiek en classificatie. Juist de minder gemakkelijk te diagnosticeren aandoeningen komen frequent voor in de praktijk. De huisarts ontkomt daarbij niet aan het maken van pragmatische keuzen. Termen zoals myalgie, chondropathie en artralgie suggereren dit al: de diagnose verwijst in die gevallen slechts naar symptomen, het weefsel dat aangedaan lijkt en de lokalisatie. Deze descriptieve anatomische oriëntatie is ontoereikend om de pijn en veel functiestoornissen te verklaren en te begrijpen. Daarom maken huisartsen niet alleen gebruik van anamnese en lichamelijk onderzoek, maar ook van hun kennis over de medische voorgeschiedenis en psychosociale achtergrond van de patiënt om de diagnostiek te completeren. Als geen ander is de huisarts vertrouwd met het gegeven dat emoties, leefproblemen, zelfbeeld en fantasieën hierover tot expressie komen in het bewegingsapparaat, en dat daarnaast zwaartekracht, houding, fysische belasting en veroudering hun invloed doen gelden. Binnen deze integrale benadering past een adequaat fysisch-diagnostisch onderzoek, waarvoor een goede anatomische kennis onmisbaar is. Bewegingsmogelijkheden en -beperkingen worden zowel actief als passief getest, waarbij gelet wordt op het voorkomen van (gewrichts)specifieke beperkingen (capsulair patroon). Gelet wordt ook op de functionele mogelijkheden (ADL) van patiënt. Het optreden van pijn bij bewegen tegen weerstand in wordt getest en nagegaan wordt of er sensibiliteitsstoornissen zijn. Van klinisch-chemisch en röntgenologisch onderzoek maakt de huisarts op dit gebied sporadisch gebruik, en dan eerder in negatief-uitsluitende dan in positief-bevestigende zin.

Discrepantie tussen onderzoeksbevindingen en

subjectieve klachten is een van de signalen die passen bij somatische fixatie. Mede hierom is patiëntenvoorlichting van groot belang bij de veelvoorkomende wekedelenaandoeningen. Vooral moet aandacht worden gegeven aan het feit dat dikwijls lange tijd nodig zal zijn voor herstel, dat de aandoening met de nodige hinder gepaard gaat, maar niet ernstig is en in het algemeen een gunstige prognose heeft. De huisarts anticipeert hiermee op het dikwijls lang aanhouden van restklachten. Dit fenomeen leidt er soms toe dat patiënten verder onderzocht willen worden en een andere behandeling wensen. De huisarts heeft als taak mensen te behoeden voor een heilloze dwaaltocht langs diverse therapeuten en therapieën. In het bijzonder geldt dit voor de vaak moeilijk te begeleiden groep met op zich goedaardige, maar zich steeds op andere plaatsen manifesterende klachten van het bewegingsapparaat. Hierbij is het belangrijker om de signaalwerking ter sprake te brengen dan steeds weer andere onderzoeken en behandelingen toe te passen. Soms biedt het uitwisselen van ervaringen met lotgenoten en het onder begeleiding met hen oefenen uitkomst.

Bij aandoeningen die door hun functieverstorende karakter patiënten invalideren, is de hulp en voorlichting gericht op behoud en herstel van de functionele mogelijkheden. De huisarts zal hierbij dikwijls fysiotherapeuten, ergotherapeuten en revalidatiegeneeskundigen inschakelen om samen met hen de thuissituatie aan te passen en de patiënt te blijven activeren.

14 Traumata

14.1 INLEIDING

Tabel 14.1.1 geeft een overzicht van de kleine en grote ongevallen, gerubriceerd naar enkele categorieën. De globale samenstelling van deze categorieën wordt kort toegelicht in de volgorde waarin deze in dit hoofdstuk aan de orde komen.

Fracturen komen veel voor in de huisartspraktijk en op alle mogelijke manieren, van kleine botten met relatief weinig ongemak, zoals de clavicula, tot grote botten met veel gevolgen, zoals een fractuur van het collum femoris.

Distorsies, waarvan de enkeldistorsie het meest voorkomt, vormen vaak een reden om de huisarts te consulteren.

Corpora aliena van oog en corpora aliena elders (huid, slijmvlies, lichaamsopening) komen in dit hoofdstuk in aparte paragrafen aan de orde.

Onder *kleine traumata* worden in de CMR onder andere snijwonden, schaafwonden en contusies verstaan, ongevalletjes waarvoor de huisarts, zoals uit de tabel blijkt, frequent wordt geraadpleegd.

Trauma capitis omvat zowel de commotio en contusio cerebri als subdurale en epidurale hematomen.

Eerste-, tweede- en derdegraads *brandwonden* zijn in de tabel bijeengenomen. De incidentie daarvan ligt voor mannen en vrouwen ongeveer gelijk, in tegenstelling tot die van de meeste hier besproken traumata.

Iatrogene aandoeningen zijn onderscheiden in iatrogene huidaandoeningen, andere bijwerkingen van geneesmiddelen en overige iatrogene effecten.

Na deze besprekingen volgen nog drie paragrafen. De eerste gaat over natuurlijke en niet-natuurlijke dood. In de daaropvolgende paragraaf worden de overige traumata besproken, waaronder de *vergiftigingen*. Het hoofdstuk sluit met een beschouwing.

In dit hoofdstuk komt een aantal traumata niet in een aparte paragraaf aan de orde. Dit geldt onder andere *grote verwondingen* (inwendige letsels, grote letsels na een ernstig ongeval en traumatische amputaties), *luxaties* en bijwerkingen van traumata zoals bloedingen, bloedafwijkingen en huidafwijkingen, die conform de classificatie onder de iatrogene aandoeningen in het hoofdstuk traumata worden geregistreerd.

Tabel 14.1.1 Nieuwe gevallen van traumata per 1000 patiëntjaren (CMR 1985-2006).

	Mannen	Vrouwen
fracturen	13,8	13,0
luxaties	2,4	1,9
distorsies	30,2	26,5
kleine traumata	106,9	81,9
corpus alienum oog	15,4	4,1
corpus alienum elders	5,7	5,2
brandwonden eerste graad	1,5	1,8
brandwonden tweede graad	2,2	2,7
brandwonden derde graad	0,1	<0,1
trauma capitis	2,6	1,8
grote verwondingen	0,4	0,2
vergiftigingen	0,9	0,6

14.2 FRACTUREN

Ziektebeeld

Fracturen zijn in het algemeen het gevolg van een directe of indirecte inwerking van geweld. Bij uitzondering komen 'spontane' fracturen voor. Het betreft dan vrijwel altijd pathologische fracturen op basis van een botaandoening (osteoporose, metastasen).

Spontane pijn, een afwijkende stand, (circulaire) drukpijn en asdrukpijn zijn belangrijke symptomen van fracturen. Vaak zijn deze zo opvallend dat de diagnose vrijwel zeker is. Soms zijn deze symptomen

Tabel 14.2.1 Nieuwe gevallen van fracturen per 1000 patiëntjaren naar lokalisatie (CMR 1985-2006).

	Mannen	Vrouwen
metacarpale/tarsale	2,0	1,1
falangen	2,7	2,0
radius/ulna	2,4	3,6
tibia/fibula	1,8	1,3
rib	0,7	0,5
clavicula	1,1	0,5
schedel	<0,1	<0,1
aangezicht	0,7	0,3
humerus	0,5	1,2
heup	0,4	1,0
femur	0,3	0,2
wervel	0,5	0,5
bekken	0,1	0,3
overige	0,7	0,4
totaal	13,8	13,0

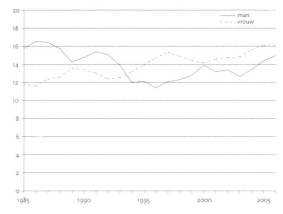

Figuur 14.2.1 Nieuwe gevallen van fracturen per 1000 patiëntjaren gestandaardiseerd voor leeftijd. Trend over jaren (CMR 1985-2006).

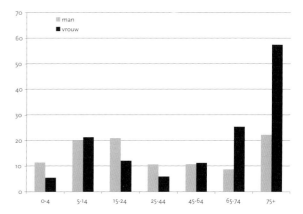

Figuur 14.2.2 Nieuwe gevallen van fracturen per 1000 patiëntjaren. Verdeling naar leeftijd en geslacht (CMR 2002-2006).

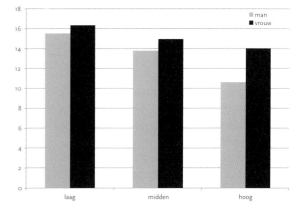

Figuur 14.2.3 Nieuwe gevallen van fracturen per 1000 patiëntjaren. Verdeling naar sociale laag (CMR 2002-2006).

verraderlijk gering of afwezig, zoals bij een geïnclaveerde femurkopfractuur (patiënt komt lopend binnen!), een fractuur van het os naviculare of een wervelfractuur.

Fracturen kunnen in ernst variëren van een klein scheurtje of fissuur tot uitgebreide verbrijzelingen. De leeftijd speelt een belangrijke rol bij het klinisch beeld. Bij kinderen blijft het periost vaak intact; er wordt dan gesproken van een 'greenstick'-fractuur.

Epidemiologische gegevens

In de CMR werden per jaar over de periode 1985-2006 gemiddeld 13-14 nieuwe gevallen van een fractuur geregistreerd per 1000 patiënten per jaar. Een overzicht van de verschillende lokalisaties wordt gegeven in tabel 14.2.1. Het vóórkomen van fracturen bleek in de loop van de tijd niet aan grote veranderingen onderhevig (figuur 14.2.1). De incidentie was sterk afhankelijk van leeftijd en geslacht. Uit figuur 14.2.2 wordt duidelijk dat fracturen het frequentst voorkwamen bij ouderen, en dan vooral bij vrouwen. Verder ziet men een top bij kinderen in de leeftijdsgroepen 5-14 en 14-25 jaar. Bij jongeren moet als oorzaak gedacht worden aan sport en spel, en aan ongevallen op het werk en in het verkeer. Bij oudere vrouwen zou de ontkalking van het skelet een achterliggende factor kunnen zijn voor het verschil in incidentie. Nadere analyse van CMR-gegevens liet echter zien dat vrouwen op oudere leeftijd ook aanzienlijk vaker dan mannen andere traumata dan fracturen meemaakten. Waarschijnlijk is een verklaring hiervoor een verschil in activiteiten in en om huis tussen mannen en vrouwen op die leeftijd.

De kans op 25-jarige leeftijd ten minste eenmaal een fractuur te hebben opgelopen, bleek bij mannen bijna tweemaal zo groot als bij vrouwen. Door de hoge incidentie bij vrouwen na het 55e levensjaar werd deze kans op de leeftijd van 85 jaar ten slotte voor mannen en vrouwen vrijwel gelijk.

In de hoge sociale laag bleek de presentatie van fracturen wat lager te liggen dan in de overige sociale lagen (figuur 14.2.3).

Beloop en interventie
Fracturen hebben een grote genezingstendens. Vaak is evenwel eerst correctie nodig om een anatomische stand te bereiken. Deze correcties kunnen soms onbloedig gebeuren door manipulatie ('het zetten') of door continue tractie (vooral bij kinderen). Operatieve correctie van fracturen betekent vooral osteosynthese, bij voorkeur interne of intramedullaire osteosynthese. De belangrijkste complicatie van een open of geopereerde fractuur is infectie. Dit kan leiden tot een langdurig ziektebeloop.

Er zijn fracturen die, mits ongecompliceerd, de huisarts zelf kan behandelen. Te denken valt aan ribfractuur, claviculafractuur, compressiefractuur van wervels bij ouderen en schachtfracturen van vingers en tenen.

Prognose en preventie
De prognose van fracturen is vooral afhankelijk van het al of niet ontstaan van complicaties. Naast infecties kunnen vetemboliëen, avasculaire necrose en posttraumatische dystrofie optreden. Verder kan gedwongen immobilisatie ongunstige effecten hebben, zoals verlies van conditie en kans op trombose. Voor oude mensen kan een collumfractuur door een val het begin van veel ellende betekenen, zeker indien er tevens een wankel somatisch en sociaal evenwicht bestaat (zoals bij de alleenwonende oudere).

Aangezien de meeste fracturen in en om het huis optreden, moeten daar aangrijpingspunten voor preventie worden gezocht. Een belangrijke categorie daarbij vormen oudere vrouwen. Onderzoek in de CMR heeft uitgewezen dat deze leeftijdsgroep niet alleen beduidend meer fracturen oploopt, maar ook andere traumata, zoals distorsies, verbrandingen, contusies en snijwonden. Waarschijnlijk zijn huishoudelijke activiteiten (veel trappenlopen, gordijnen ophangen, ramen zemen, koken) daarvoor verantwoordelijk. Bij fracturen geldt bovendien dat de toenemende osteoporose een rol kan spelen (zie paragraaf 13.15).

Bij jongeren bepalen vooral verkeers- en sportongevallen de incidentie. Het lijkt mogelijk door preventieve maatregelen op die gebieden de frequentie van voorkomen van fracturen in deze leeftijdscategorie terug te dringen.

Profiel
Fracturen komen het frequentst voor bij oudere vrouwen en bij jongens. Pols-, hand- en vingerfracturen komen het meest voor, gevolgd door die van het onderbeen. Complicaties bepalen de prognose.

14.3 DISTORSIE

Ziektebeeld
Distorsies, in gangbaar Nederlands verstuikingen of verzwikkingen genoemd, zijn overrekkingen van gewrichtskapsel door inwerking van een indirecte kracht op de scharnierende delen van het gewricht. Verscheuringen in kapsel of banden kunnen het directe gevolg zijn. Op de plaats van aanhechting van de banden aan de botten kan een avulsiefractuur ontstaan.

Distorsies hebben naast gewrichtspecifieke verschijnselen een aantal gemeenschappelijke klinische kenmerken. Als voorbeeld wordt hier uitgegaan van de meest voorkomende, de enkeldistorsie. Door extreme inversie rekken de ligamenten op en kan het kapsel scheuren. Een distorsie van de enkel treedt vooral aan de laterale zijde op, zelden mediaal, mede doordat het mediale bandencomplex steviger is dan het laterale. Vrijwel onmiddellijk komt pijn opzetten, al dan niet met zwelling. De snelheid van ontstaan en de uitgebreidheid van de zwelling kunnen aanwijzingen zijn voor de ernst van het trauma. Bij het onderzoek dient de huisarts een fractuur uit te sluiten.

Epidemiologische gegevens
Distorsies komen voor aan vrijwel alle gewrichten. In tabel 14.3.1 staan de distorsies onderscheiden naar lokalisatie en de daarbij gevonden incidenties. Enkel-, knie- en pols/handdistorsies werden het meest frequent geregistreerd.

De incidentie van distorsies bedroeg in de periode 1985-2006 gemiddeld 27 per 1000 patiënten per jaar

Tabel 14.3.1 Nieuwe gevallen van distorsies per 1000 patiëntjaren naar lokalisatie (CMR 1985-2006).

	Mannen	Vrouwen
enkel	13,7	12,4
knie	6,5	4,0
pols/hand	5,2	4,7
voet/teen	2,3	2,6
schouder	1,0	0,6
nek/whiplash	0,9	1,2
wervelkolom	0,1	0,2
overige	0,5	0,5
totaal	30,2	26,5

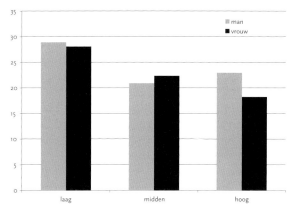

Figuur 14.3.3 Nieuwe gevallen van distorsies per 1000 patiëntjaren. Verdeling naar sociale laag (CMR 2002-2006).

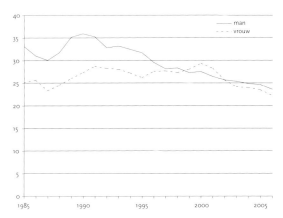

Figuur 14.3.1 Nieuwe gevallen van distorsies per 1000 patiëntjaren gestandaardiseerd voor leeftijd. Trend over jaren (CMR 1985-2006).

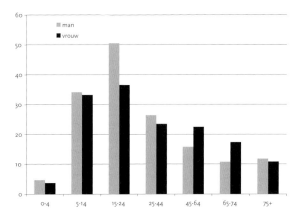

Figuur 14.3.2 Nieuwe gevallen van distorsies per 1000 patiëntjaren. Verdeling naar leeftijd en geslacht (CMR 2002-2006).

(figuur 14.3.1). De verdeling over de leeftijdsgroepen per geslacht (figuur 14.3.2) laat zien dat de incidentie het hoogste was bij jonge mensen. De man-vrouwratio veranderde op oudere leeftijd. Er kwamen vanaf de leeftijd van 45 jaar relatief meer vrouwen dan mannen met een distorsie bij de huisarts. Hetzelfde beeld werd gezien bij andere traumata.

Er werden meer distorsies geregistreerd in de lage sociale laag (figuur 14.3.3).

Bij verdeling van de incidentie over de seizoenen bleek deze in de lente en herfst hoger dan in zomer en winter

Beloop en interventie

Bij een trauma met verdenking op distorsie is het allereerst belangrijk andere aandoeningen zoals fractuur of luxatie uit te sluiten. De ernst van de distorsie kan blijken uit de uitgebreidheid van de wekedelenzwelling, het optreden van hematomen, hydrops en haemarthros, de tijd tussen het trauma en het optreden van deze symptomen en de belastbaarheid van het gewricht. Bijna altijd lukt het op basis daarvan de differentiatie te maken tussen al dan geen fractuur, en dit bepaalt het (verwijs)beleid.

Als eerste hulp worden immobilisatie en koeling aangeraden, in tweede instantie mobilisatie, eventueel ondersteund door een zwachtel of bandage. De laatste jaren zijn de voordelen van de tapebandage bij de enkeldistorsie, ook bij enkelbandrupturen, in enkele onderzoeken duidelijk aangetoond. De morbiditeit en de duur van de reconvalescentie waren hierbij aanzienlijk korter dan bij operatie en gipsimmobilisatie, terwijl de effecten op lange termijn zeker niet slechter waren. De diagnostiek en behandeling van de enkeldistorsie zijn een typische eerstelijnstaak.

Prognose en preventie

De prognose van een distorsie is afhankelijk van de ernst en de lokalisatie, maar is gewoonlijk gunstig. Distorsies die gedurende lange tijd veel klachten kunnen geven, zijn laesies van collaterale en/of kruisbanden van de knie. De kans om na een enkeldistorsie een instabiele enkel over te houden, is kleiner dan gewoonlijk wordt aangenomen.

Preventie valt onder de algemene ongevalpreventie. Bij jonge mensen is sport de belangrijkste oorzaak voor een distorsie. Een goede warming-up en goed schoeisel, aangepast aan de ondergrond, zijn belangrijke preventieve maatregelen. Ter voorkoming van recidieven kan een sporttape worden aangelegd.

Profiel

Distorsies komen in alle leeftijdsgroepen voor, vooral in de leeftijdsgroep 15-24 jaar. De enkel is daarbij het meest frequent aangedaan. Diagnostiek en behandeling liggen in handen van de huisarts. Preventie kan met name in de sport vruchten afwerpen.

14.4 CORPORA ALIENA IN HET OOG

Ziektebeeld

Corpora aliena in het oog betreffen vuiltjes, irritatiegevend stof of zand in de conjunctivazak of op de cornea, al dan niet een cornea-erosie achterlatend. Soms gaat het om ijzervijlsel, splinters van staal of hout en chemicaliën. Splinters kunnen in de cornea dringen en daar vast komen te zitten. Zeer zelden is de kracht zo groot dat het corpus alienum dwars door de cornea in de diepere lagen van het oog terechtkomt. Van de chemicaliën zijn vooral logen berucht.

Wanneer een corpus alienum in contact met het oog is gekomen, voelt de patiënt vaak alleen irritatie. Niet altijd is er een duidelijke pijnsensatie. Soms voelt men in de uren na het gebeuren iets op het oog zitten, dat zich met wrijven niet laat verwijderen. Het oog kan dan meer gaan tranen dan gewoonlijk en rood worden door conjunctivale injectie.

Bij presentatie van deze klachten inspecteert de huisarts het oog onder goede belichting. Het bovenooglid wordt daartoe omgeklapt. Eventueel kan door kleuring met fluoresceïne een erosie van de cornea aan het licht gebracht worden als gevolg van een corpus alienum op de cornea. Wanneer de eerste bevindingen niet overeenstemmen met het verhaal van de patiënt dat 'iets', veelal een staalsplinter, met grote kracht het oog trof, moet nauwgezet worden gezocht naar een insteekgaatje in de cornea. Mogelijk heeft het splintertje dan de cornea doorboord. Bij twijfel hierover kan een röntgenfoto uitkomst bieden.

Epidemiologische gegevens

Van corpora aliena in het oog werden gemiddeld 15 nieuwe gevallen per jaar geregistreerd per 1000 mannen en 4 per 1000 vrouwen. In de registratieperiode wisselde dit aantal met name bij mannen enigszins (figuur 14.4.1).

Een verschil in incidentie tussen mannen en vrouwen werd in alle leeftijdsgroepen gevonden maar was het grootst tussen 15 en 45 jaar (figuur 14.4.2).

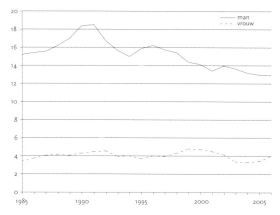

Figuur 14.4.1 Nieuwe gevallen van corpus alieneum van het oog per 1000 patiëntjaren gestandaardiseerd voor leeftijd. Trend over jaren (CMR 1985-2006).

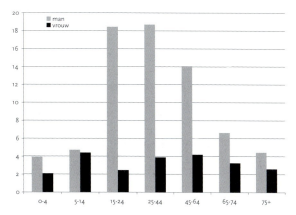

Figuur 14.4.2 Nieuwe gevallen van corpus alienum van het oog per 1000 patiëntjaren. Verdeling naar leeftijd en geslacht (CMR 2002-2006).

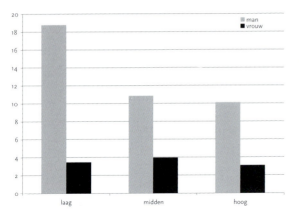

Figuur 14.4.3 Nieuwe gevallen van corpus alienum van het oog per 1000 patiëntjaren gestandaardiseerd voor leeftijd. Verdeling naar sociale laag (CMR 2002-2006).

Veruit de hoogste incidentie werd geregistreerd bij mannen in de lage sociale laag (figuur 14.4.3). Het seizoen had geen invloed op de hoogte van de incidentie.

Deze bevindingen doen veronderstellen dat het vóórkomen van corpora aliena in het oog te maken heeft met arbeid en hobby's waarbij materialen worden bewerkt. Het zijn bedrijfsongevalletjes thuis, in de metaalindustrie, de autobranche en de bouw.

Beloop en interventie

Een corpus alienum dient uiteraard te worden verwijderd. Wanneer het bij inspectie reeds verdwenen blijkt, wordt het verdere beloop afgewacht. De behandeling van een op de cornea vastzittend corpus alienum bestaat uit verwijdering en preventie van infectie. Onbehandeld kan het leiden tot inkapseling door een bindweefselreactie, tot roestringen en/of infectie.

Het verwijderen van het corpus alienum geschiedt, na druppelen met een lokaal anestheticum, met een oogboortje of -gutsje. Het corneadefect dat hierna achterblijft, wordt preventief behandeld met zalf die een antibioticum bevat. Het oog wordt gedurende ten minste een dag afgedekt. Soms resteert een roestring die, tenzij centraal voor de pupil gelegen, niet behoeft te worden verwijderd. Indien chemicaliën, zeker als dit loog betreft, het oog hebben getroffen, is verwijzing naar een oogarts noodzakelijk.

Prognose en preventie

Na behandeling lege artis geneest het oog in de regel restloos. Het is goed met patiënt preventieve maatregelen ten aanzien van recidieven te bespreken. Door nauwkeurig de anamnese op te nemen, zal duidelijk worden hoe het ongeval ontstond. Dat levert aanknopingspunten op voor preventie, waarbij het dragen van een effectieve veiligheidsbril vaak het belangrijkst is.

Profiel

Een corpus alienum in het oog treft vooral mannen van 15-45 jaar uit de lagere sociale klassen. Het wordt verwijderd door middel van een boortje of gutsje. Zelden is verwijzing nodig.

14.5 CORPORA ALIENA ELDERS

Ziektebeeld

Lichaamsvreemde materie in huid, slijmvliezen of een lichaamsopening wordt als corpus alienum geregistreerd indien het daar ongewenst verkeert. Een corpus alienum in het oog wordt apart geregistreerd en is in paragraaf 14.4 besproken.

De hier bedoelde corpora aliena betreffen splinters van hout of glas, doorntjes in de huid, visgraten in de keel en kralen in neus, gehoorgang of vagina en vergeten tampons of pessaria. Ook wanneer advies wordt gevraagd voor een per ongeluk ingeslikt muntstuk, knikker of soortgelijk voorwerp, wordt dit als corpus alienum geregistreerd. Soms kan een corpus alienum ernstige problemen geven, zoals bij inslikken van scherpe voorwerpen die in de slokdarm blijven steken of bij aspiratie van nootjes in de luchtwegen. Klachten over een corpus alienum zijn pijn, irritatie en soms – als enige tijd is afgewacht – tekenen van infectie. Niet altijd 'zweert' een binnengedrongen corpus alienum het lichaam uit. Glassplinters bijvoorbeeld zijn soms blijvend onder een goed geheelde huid te palperen of worden voor een traumatische epitheelcyste aangezien. Bij onderzoek dient men er attent op te zijn dat geen bloedvaten, zenuwen of pezen zijn geraakt.

Epidemiologische gegevens

Het aantal nieuwe gevallen van corpora aliena (exclusief die in het oog) is door de jaren heen tamelijk constant gebleven en bedroeg ongeveer 6 per 1000 mannen en 5 per 1000 vrouwen per jaar (figuur 14.5.1). Een corpus alienum werd bij kinderen vaker geregistreerd dan bij volwassenen, zonder grote verschillen tussen meisjes en jongens (figuur 14.5.2).

De laagste incidentie werd gevonden bij de hoge sociale laag (figuur 14.5.3). In de wintermaanden werd de diagnose het minst frequent opgetekend.

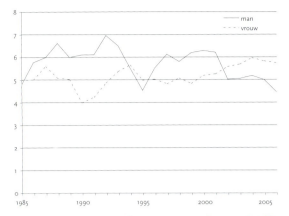

Figuur 14.5.1 Nieuwe gevallen van corpora aliena (exclusief in het oog) per 1000 patiëntjaren gestandaardiseerd voor leeftijd. Trend over jaren (CMR 1985-2006).

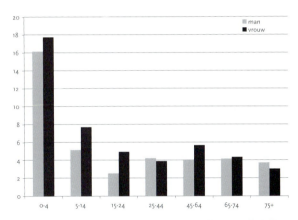

Figuur 14.5.2 Nieuwe gevallen van corpora aliena (exclusief in het oog) per 1000 patiëntjaren. Verdeling naar leeftijd en geslacht (CMR 2002-2006).

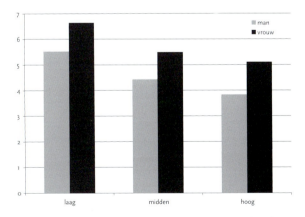

Figuur 14.5.3 Nieuwe gevallen van corpora aliena (exclusief in het oog) per 1000 patiëntjaren. Verdeling naar sociale laag (CMR 2002-2006).

Beloop en interventie

Hulp van de huisarts wordt ingeroepen als het de patiënt niet is gelukt zelf het corpus alienum te verwijderen. Onder goede belichting is dit voor de huisarts meestal niet moeilijk met behulp van splinterpincet, Quire-tangetje of ander instrument.

Spoed is aangewezen wanneer een corpus alienum de luchtwegen afsluit, of een bloeding veroorzaakt in de tractus digestivus. In het eerste geval kan de heimlich-manoeuvre van essentieel belang zijn: staande achter de patiënt legt men zijn armen om de patiënt met de handen ineen op het epigastrium en dient hem door krachtige druk een korte ferme stoot toe. De bedoeling is dat het corpus alienum door acute drukverhoging wordt uitgehoest. Waarschijnlijk is deze manoeuvre ook bij kinderen die zich ernstig verslikt hebben, een zinvoller handeling dan het gebruikelijke kloppen op de rug.

Prognose en preventie

Met een eenvoudige behandeling is de kous meestal af. Verdere gevolgen zijn niet te verwachten.

Preventie is dikwijls onmogelijk, afgezien van algemene veiligheidsmaatregelen, zoals het niet laten slingeren van scherpe voorwerpen in de nabijheid van kleine kinderen.

Profiel

Een corpus alienum komt bij kinderen vaker voor dan bij volwassenen, zonder verschil tussen meisjes en jongens. Zelden is röntgenonderzoek nodig. Verwijdering geschiedt gewoonlijk door de huisarts.

14.6 KLEINE TRAUMATA

Enkele aandoeningen

Kleine traumata worden in de CMR in drie groepen verdeeld: schaafwonden, contusies en overige kleine verwondingen. Distorsies van gewrichten hebben een eigen code (zie paragraaf 14.3). Kleine open verwondingen vormen een belangrijk deel van de kleine chirurgie in de huisartspraktijk. Een deel van de patiënten zal zich hiermee zonder tussenkomst van de huisarts bij de afdeling spoedeisende hulp van een ziekenhuis melden. De mate waarin dit gebeurt, hangt sterk samen met de afstand tot het ziekenhuis en met de bereikbaarheid en interesse in de kleine chirurgie van de huisarts zelf.

Epidemiologische gegevens

In de CMR daalde de incidentie van kleine traumata door de jaren heen voor mannen naar 100 per 1000 per jaar en bleef voor vrouwen tamelijk stabiel op ruim 80 per 1000 per jaar (figuur 14.6.1). Ruim de helft van de gepresenteerde gevallen betrof contusies, 6% schaafwonden en ruim 40% overige kleine verwondingen. Hoge incidenties werden vooral genoteerd bij jongens en mannen tot hun 25e levensjaar en, bij vrouwen nog meer dan bij mannen, in de hoogste leeftijdscategorie (figuur 14.6.2).

De sociale laag had invloed op de incidentie van kleine traumata: in de lage sociale laag bleek incidentie hoger dan in de andere sociale lagen (figuur 14.6.3).

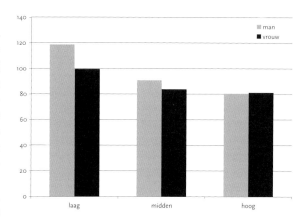

Figuur 14.6.3 Nieuwe gevallen van kleine traumata per 1000 patiëntjaren. Verdeling naar sociale laag (CMR 2002-2006).

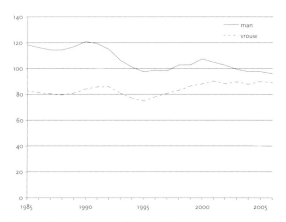

Figuur 14.6.1 Nieuwe gevallen van kleine traumata per 1000 patiëntjaren gestandaardiseerd voor leeftijd. Trend over jaren (CMR 1985-2006).

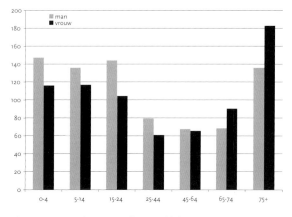

Figuur 14.6.2 Nieuwe gevallen van kleine traumata per 1000 patiëntjaren. Verdeling naar leeftijd en geslacht (CMR 2002-2006).

Beloop en interventie

Kleine traumata vertonen veel variatie, van oppervlakkige schaafwond tot diepe hondenbeet. De meeste kleine traumata genezen spontaan. Soms moet worden gehecht, zelden doorverwezen voor medisch-specialistische hulp. Het is van belang goed instrumentarium in huis te hebben om verantwoord zo veel mogelijk zelf te doen. Voor een goed resultaat is het van belang te kunnen uitgaan van een schone wond. Hiervoor is goed wondtoilet nodig: schoonmaken met schoon water (voor gebruik van een desinfectans, bijvoorbeeld jodium, in de wond is geen plaats wegens weefseltoxische effecten), avitaal en getraumatiseerd weefsel wordt verwijderd en er wordt gezorgd voor gladde wondranden. Antibiotica zijn in de regel niet nodig, ook niet bij slagersverwondingen of bijtwonden, tenzij aan vingers en handen. Bijtwonden worden niet gehecht.

Prognose en preventie

Vrijwel elke kleine verwonding geneest vlot. Het tegengaan van infectiegevaar draagt daaraan wezenlijk bij. De belangrijkste richtlijn daarvoor is een adequaat wondtoilet.

Wat tetanusprofylaxe betreft, mag tegenwoordig worden aangenomen dat vrijwel elke patiënt ooit gevaccineerd is; de huisarts kan daarom met een boosterinjectie volstaan, tenminste indien deze langer dan tien jaar geleden voor het laatst is gegeven (zie tabel 2.7.1).

Profiel

Kleine traumata behoren tot de meest aan de huisarts gepresenteerde aandoeningen. Behandeling behoort tot het domein van de huisarts.

14.7 TRAUMA CAPITIS

Ziektebeeld

Schedeltraumata zijn te onderscheiden in letsels zonder fractuur maar met intracranieel letsel en letsels met fractuur, al dan niet gepaard met intracranieel letsel. Het gaat in deze paragraaf om de letsels zonder fractuur die in de CMR onder één code worden geregistreerd; dit betreft met name commotio cerebri, contusio cerebri, subduraal en epiduraal hematoom. Fracturen van de schedel vallen onder een andere code (zie paragraaf 14.2).

Bij een *commotio cerebri* is sprake van een korte periode van bewustzijnsverlies na een ongeval (als arbitraire grens wordt wel een maximum van 15 minuten aangegeven). Er is retrograde amnesie: de patiënt kan de precieze toedracht van het ongeval niet vertellen. Vaak zijn er vegetatieve stoornissen, zoals misselijkheid, braken, licht in het hoofd, duizeligheid, overgevoeligheid voor licht en geluid. Anders dan bij een contusio cerebri zijn er bij onderzoek geen neurologische stoornissen aantoonbaar. Volgens richtlijnen uit de neurologie heeft een röntgenfoto geen zin en moet bij twijfel een CT-scan worden gemaakt.

Een *contusio cerebri* leidt tot een langer dan 15 minuten durende bewusteloosheid. Daarna treedt verwardheid op, cerebrale irritatie en/of haardverschijnselen. Bij onderzoek vindt men, soms slechts lichte, neurologische stoornissen. Oorzaak hiervan is intracerebrale schade in de zin van kleine bloedinkjes en getraumatiseerd hersenweefsel. Er kan een vele uren omvattende retrograde amnesie zijn, evenals een posttraumatische amnesie.

Bewusteloosheid die langer dan vijftien minuten duurt, in combinatie met links-rechtsverschillen bij neurologisch onderzoek of met tekenen van meningeale prikkeling, een posttraumatische amnesie van meer dan één uur, bloed of liquor uit neus of oor, achteruitgang in bewustzijn en bijzondere omstandigheden zoals indien de patiënt onder invloed is van alcohol of drugs, anticoagulantiagebruik, of dat er in de woonsituatie geen ander persoon is op dat moment, zijn alle redenen voor de huisarts om een patiënt in te sturen. De differentiële diagnose omvat in zo'n geval naast contusio cerebri onder andere de mogelijkheid van een epiduraal of subduraal hematoom, ziektebeelden waarbij specialistische behandeling noodzakelijk is.

In geval van een *epiduraal hematoom* (dat wil zeggen: een bloeding uit de a. meningea media ten gevolge van een ongeval) kan men verrast worden door een pas enkele uren na het ongeval optredende verslechtering van de bewustzijnstoestand tot coma. Het vinden van lichtstijve pupillen na een ongeval is, ongeacht het bewustzijn, een vrij zeker teken van een epiduraal hematoom.

Een *subduraal hematoom* kan, verraderlijkerwijs soms na een gering ongeval, al tamelijk snel (en dan is de differentiatie met epiduraal hematoom niet goed mogelijk) of soms pas dagen daarna, vage en slechts langzaam vererenderde symptomen geven. Lang niet altijd zijn er goed herkenbare focale neurologische stoornissen. Zeker bij patiënten die antistolling gebruiken, hoort het subduraal hematoom na een ongevalletje tot de differentiële overwegingen. Het onderscheid tussen epi- en subduraal hematoom kan bijzonder lastig zijn. Voor de huisarts is het beleid in beide gevallen verwijzing naar de kliniek.

Epidemiologische gegevens

De meeste schedelletsels in de huisartspraktijk betreffen commotio cerebri; in verhouding is er slechts zelden sprake van andere diagnosen, zoals contusio cerebri, of epiduraal of subduraal hematoom. In de CMR nam in de loop van de tijd het aantal nieuwe gevallen af van 4 naar 2 per 1000 mannen per jaar en van 2,5 naar 1,5 per 1000 vrouwen per jaar (figuur 14.7.1). Verreweg de meeste gevallen werden vastgesteld bij jongeren. Daarbij hadden jongens het meest frequent een trauma capitis (figuur 14.7.2).

Er deden zich vrijwel geen verschillen in incidentie voor tussen de sociale klassen.

Beloop en interventie

Als er geen redenen voor verwijzing aanwezig zijn, vormt observatie de hoeksteen van een goede behandeling bij commotio cerebri. Deze observatie is er vooral op gericht bijtijds tekenen van verhoogde hersendruk op het spoor te komen. Deze kunnen sluipend optreden en zich pas enige tijd na het trauma manifesteren. Bewustzijnsdaling is het gevoeligste symptoom; daarnaast kunnen toegenomen hoofdpijn of rusteloosheid en het optreden van neurologische uitvalsverschijnselen op intracraniële drukverhoging wijzen. Valkuilen worden gevormd door de omstandigheden dat er een klachtenvrij interval kan bestaan, dat de ernst van het trauma niet direct met de omvang van de schade hoeft samen te hangen, en dat retrograde amnesie een trauma kan verhullen. Observatie met goede instructie van de familie voor een systematische controle van het beloop (wekadvies, herkennen van alar-

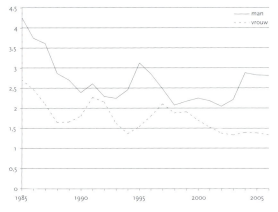

Figuur 14.7.1 Nieuwe gevallen van trauma capitis per 1000 patiëntjaren gestandaardiseerd voor leeftijd. Trend over jaren (CMR 1985-2006).

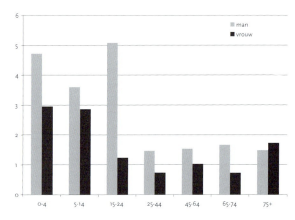

Figuur 14.7.2 Nieuwe gevallen van trauma capitis per 1000 patiëntjaren. Verdeling naar leeftijd en geslacht (CMR 2002-2006).

merende symptomen) is ten minste in de eerste 24 uur na het trauma noodzakelijk. Treden er geen tekenen van intracraniële drukverhoging op, dan kan rustig worden afgewacht. Patiënten behoeven daarbij niet plat op bed te liggen met de gordijnen dicht noch is een stringent advies nodig om ogen en oren niet in te spannen. Integendeel: de patiënten kunnen beter zelf bepalen welke activiteiten zij zonder hinder aankunnen. Dat geldt ook voor kleine kinderen, die meestal verrassend snel weer willen gaan spelen.

Treden er tijdens observatie wel alarmerende verschijnselen op, dan is verwijzing nodig voor nadere diagnostiek en eventueel snel neurochirurgisch ingrijpen bij een cerebrale bloeding.

Prognose en preventie

De prognose van commotio cerebri is uitstekend. De meeste patiënten ervaren binnen hoogstens enkele weken geen klachten meer. Een enkele keer blijft een patiënt nog maanden hoofdpijn houden, soms ook duizeligheid of concentratiestoornissen. Er wordt dan wel gesproken van een 'postcommotioneel syndroom'.

De huisarts zal bij patiënten die lang na een ongeval nog klachten van hoofdpijn houden, vooral aandacht besteden aan de manier van omgaan met de klachten, en het idee van blijvende hersenbeschadiging weerspreken. Soms bestaan er hypertone nekspieren. Hulp van een fysiotherapeut en psychologische ondersteuning hebben meer zin dan steeds herhaalde neurologische controles. Ook adviezen gericht op het stimuleren van alledaagse activiteiten, inclusief werkhervatting, kunnen op hun plaats zijn.

Profiel

Een trauma capitis doet zich vooral voor bij kleine en schoolgaande kinderen. Zelden treden er ernstige complicaties op. Door nauwkeurige observatie is het mogelijk deze bijtijds op het spoor te komen. Het merendeel van de patiënten is spoedig klachtenvrij.

14.8 BRANDWONDEN

Ziektebeeld

Brandwonden zijn thermische traumata van de huid met grote verschillen in ernst en prognose. De ernst wordt bepaald door de diepte van de verwonding en door de omvang van de huidoppervlakte die is aangetast.

De *diepte* wordt aangegeven als eerste-, tweede- of derdegraads:
- eerstegraads: uitsluitend erytheem, het letsel lijkt op een forse zonneverbranding;
- tweedegraads: hier is sprake van erytheem en blaarvorming bij een normale gevoeligheid van de huid; door de sensibiliteit van de huid te testen (priktest) kan men een tweedegraadsverbranding differentiëren van een derdegraadsverbranding;
- derdegraads: dit duidt op beschadiging van de diepe huidstructuur en onderliggend weefsel; er is sprake van necrose, soms verkoling; de pijnperceptie is verdwenen.

De *omvang* wordt uitgedrukt in een schatting van het percentage aangedane huid. De 'regel van negen' geeft daarbij enig houvast: het huidoppervlak van één arm is ongeveer 9% van het totale oppervlak, het hoofd 9%, voorzijde en achterzijde van de romp ieder 18%, voorzijde van één been 9%, achterzijde van één been 9% en de genitalia externa 1%.

De prognose wordt behalve door de ernst ook beinvloed door lokalisatie, leeftijd en het al of niet optreden van complicaties. Complicaties van brandwonden zijn infectie, contractuur- en littekenvorming, en bij uitgebreide laesies anurie en shock door verlies van vocht en eiwit. Kleine kinderen en bejaarden worden in deze opzichten bij brandwonden meer bedreigd dan volwassenen.

Epidemiologische gegevens

Het aantal nieuwe gevallen van brandwonden lag in de CMR op 4-5 per 1000 patiënten per jaar, voor mannen en vrouwen vrijwel gelijk, en in de loop der jaren tamelijk constant (figuur 14.8.1). De incidentie van verbrandingen bedroeg voor eerstegraads ongeveer 1,7 per 1000 per jaar, voor tweedegraads 2,4 per 1000 per jaar en voor derdegraads 0,1 per 1000 per jaar.

Brandwonden deden zich in alle leeftijdsgroepen voor. Bij jongens bleek de incidentie vooral hoog onder 0-4-jarigen, onder vrouwen zowel bij 0-4-jarigen als op een leeftijd van 15-44 jaar (figuur 14.8.2). Waarschijnlijk spelen bij dit laatste huishoudelijke bezigheden een rol.

De lagere sociale klassen waren onder de slachtoffers van verbrandingen oververtegenwoordigd (figuur 14.8.3). In de zomer werd een wat hogere frequentie waargenomen.

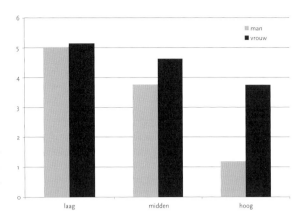

Figuur 14.8.3 Nieuwe gevallen van brandwonden per 1000 patiëntjaren. Verdeling naar sociale laag (CMR 2002-2006).

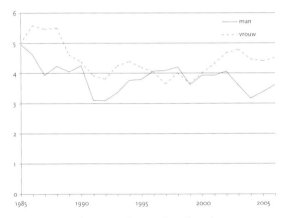

Figuur 14.8.1 Nieuwe gevallen van brandwonden per 1000 patiëntjaren gestandaardiseerd voor leeftijd. Trend over jaren (CMR 1985-2006).

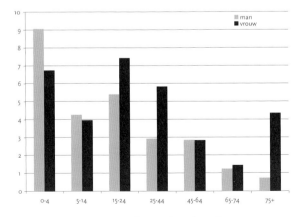

Figuur 14.8.2 Nieuwe gevallen van brandwonden per 1000 patiëntjaren. Verdeling naar leeftijd en geslacht (CMR 2002-2006).

Beloop en interventie

Het spontane beloop is bij eerstegraadsverbrandingen altijd gunstig. Bijzondere maatregelen zijn niet nodig. Soms wordt hulp gevraagd in verband met een intense jeuk. Ook tweedegraadsverbrandingen kunnen zonder ingrijpen van buiten in twee à drie weken restloos genezen. Door onmiddellijk koelen onder stromend lauw water wordt pijnstilling bereikt en beperking van blaarvorming. Vanwege de steriliteit van de brandwond laat men deze blaren vaak heel. De brandwond kan men dan onbedekt laten of droog steriel verbinden. Bij verbrandingen, bijvoorbeeld door hete vetten of oliën, waarbij men niet zeker weet of de sensibiliteit intact is, moeten de blaren weggeknipt worden voor het uitvoeren van een priktest. Bij goede pijngevoeligheid kan de wond steriel worden verbonden, desgewenst met gebruik van een vaselinegaas. De kans op complicaties is bij eerstegraads brandwonden gering, bij tweedegraads niet ondenkbaar. Aan het perineum bestaat een duidelijke infectiegeneigdheid. Rondom of nabij gewrichten en in gelaat of hals is het optreden van contracturen bij diepe verbrandingen berucht. Kinderen en bejaarden lopen hier meer risico dan volwassenen.

Derdegraadsverbrandingen genezen zonder behandeling hooguit zeer langzaam vanuit het aangrenzende, niet-aangetaste huidgebied met nalaten van lelijke littekens en mogelijk contracturen. Bij deze verbrandingen, ook als het oppervlak klein is, moet de huisarts overwegen of de patiënt niet in aanmerking komt voor specialistische behandeling. Dit is zeker het geval bij derdegraadsverbrandingen over een oppervlak van 15% of meer bij volwassenen, of van 10% of meer bij kinderen. Dit zijn zeer ernstige trauma's met levensgevaar, spoedgevallen waarbij de huisarts zorg moet dragen voor onmiddellijke verwijzing, bij voorkeur naar een brandwondencentrum, en voor het verlenen van eerste hulp door koeling, steriel afdekken, pijnstilling en eventueel het aanleggen van een infuus.

Patiënten die de huisarts niet verwijst, moeten bij twijfel over de ernst van de verbranding en bij verbrandingen over tamelijk grote oppervlakten gecontroleerd worden om zo nodig de diagnose te herzien en om eventuele secundaire shock en infecties te behandelen. Ook verbrandingen op functioneel belangrijke plaatsen zoals de handen moeten gecontroleerd worden. Verbandwisseling kan door de praktijkassistente worden gedaan.

Prognose en preventie

Van niet-derdegraadsverbrandingen is de prognose gunstig. Derdegraadsverbrandingen laten altijd littekens na. Patiënten moeten soms nog jaren later plastisch-chirurgisch worden behandeld. De huisarts levert een bijdrage aan een zo optimaal mogelijke prognose door correcte diagnostiek van ernst en uitbreiding en door adequate behandeling.

De primaire preventie is vooral gediend met adviezen aan ouders van jonge kinderen over gevaarlijke situaties.

Profiel

Brandwonden komen regelmatig voor in alle leeftijdsgroepen, het meest bij jonge jongetjes. Eerste- en tweedegraadsverbrandingen bepalen in gelijke mate de incidentie, een derdegraadsverbranding is zeldzaam. Slechts een kleine selectie van al deze patiënten wordt verwezen voor specialistische behandeling.

14.9 IATROGENE AANDOENINGEN

Inleiding

Het woord iatrogeen is afgeleid van het Griekse woord 'iatros', wat arts betekent. Onder iatrogene aandoeningen worden die problemen verstaan, die door medisch ingrijpen worden veroorzaakt. Als eerste wordt hierbij gedacht aan problemen die ontstaan zijn door fouten die gemaakt zijn bij onderzoek of behandeling. Echter, het betreft niet alleen fouten, maar ook de mogelijke bijwerkingen van onderzoek en behandeling. Als voorbeelden kunnen gelden een darmperforatie veroorzaakt tijdens een operatie, huiduitslag als bijwerking van een medicijn, maar ook huidafwijkingen door radiotherapie, of een abortus door een vruchtwaterpunctie in verband met erfelijkheidsonderzoek.

Met de toename van de medische mogelijkheden en behandelingen wordt de omvang van de iatrogene aandoeningen steeds groter. Onderzoek in de Verenigde Staten veronderstelt dat iatrogene aandoeningen de vierde plaats innemen op de lijst van doodsoorzaken.

De CMR is niet bijzonder geschikt om een goede indruk te krijgen over de omvang van het probleem in Nederland. De codeerafspraken binnen de CMR zijn zodanig dat bijvoorbeeld schadelijke reacties op ziekenhuisopnamen of op diagnostische en therapeutische ingrepen, zoals bestralingen of cytostatica, in de regel niet gecodeerd worden, omdat zij beschouwd worden als niet te vermijden, ingecalculeerde risico's. Hetzelfde geldt voor misselijkheid en maagklachten ten gevolge van geneesmiddelen.

Epidemiologische gegevens

De nu volgende epidemiologische gegevens uit de CMR hebben, zoals gezegd, betrekking op slechts een gedeelte van alle iatrogene aandoeningen en effecten.

In de loop van de jaren bleek de incidentie van iatrogene aandoeningen nogal te fluctueren en bedroeg de laatste jaren voor mannen ongeveer 8 per 1000 per jaar, voor vrouwen 12 per 1000 per jaar (figuur 14.9.1).

In figuur 14.9.2 is te zien dat er een duidelijke toename kon worden vastgesteld van de kans op iatrogene aandoeningen met het stijgen van de leeftijd.

Beloop, interventie, prognose en preventie

De huisarts kan trachten iatrogene schade te voorkomen door zelf niet te weinig en niet te veel te doen in diagnostisch en therapeutisch opzicht. Bijna elke

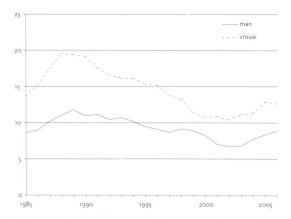

Figuur 14.9.1 Nieuwe gevallen van iatrogene aandoeningen per 1000 patiëntjaren gestandaardiseerd voor leeftijd. Trend over jaren (CMR 1985-2006

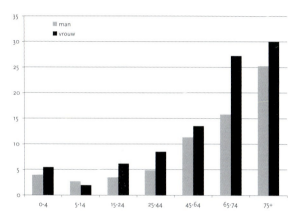

Figuur 14.9.2 Nieuwe gevallen van iatrogene aandoeningen per 1000 patiëntjaren. Verdeling naar leeftijd en geslacht (CMR 2002-2006).

behandeling heeft potentiële bijwerkingen. In weerwil van de maatschappelijke druk blijft het daarom belangrijk dat (huis)artsen vasthouden aan het uitgangspunt de minst ingrijpende en best bekende behandeling te kiezen. En veel lichamelijke ongemakken gaan nog altijd vanzelf over. Geen onderzoek of behandeling is derhalve vaak een goede optie. De huisarts dient realistische voorlichting te geven over de (on)mogelijkheden van de geneeskunde.

Profiel
Iatrogene aandoeningen vormen een kwaal die de gezondheidszorg in toenemende mate bedreigt. De huisarts kan bij de preventie hiervan een sleutelrol vervullen.

14.10 NATUURLIJKE EN NIET-NATUURLIJKE DOOD

Beeld
Patiënten kunnen op allerlei manieren sterven. Misschien het meest specifiek voor de praktijk van de huisarts zijn de gevallen van volstrekt onverwachte dood. De dood kan een zeer dramatische gebeurtenis zijn, zoals een wiegendood of een mors subita in het gezelschap van anderen. Het kan echter ook een al geaccepteerd, voorzien einde betekenen, zoals wanneer een hoogbejaarde 's morgens dood in bed wordt gevonden of wanneer het einde komt waarnaar de uitgeteerde kankerpatiënt en zijn familie reeds zo lang hebben uitgezien.

Onder de code 'niet-natuurlijke dood' vielen in de CMR bijvoorbeeld dood ten gevolge van ongevallen en dood ten gevolge van zelfdoding. In onze cijfers zijn de verschillende oorzaken niet te scheiden.

Epidemiologische gegevens
Figuur 14.10.1 geeft een beeld van de gevallen van overlijden (*natuurlijke dood*) in de vier CMR-praktijken, gestandaardiseerd voor leeftijd. De incidentie bedroeg in de periode 1985-2006 gemiddeld 6 per 1000 patiënten per jaar.

Uit figuur 14.10.2 spreekt het verschil tussen de geslachten bij onderscheid naar leeftijd: mannen sterven gemiddeld jonger.

In de registratieperiode van 1985-2006 zijn 68 gevallen van *onnatuurlijke dood* geregistreerd, 44 mannen (incidentie 0,3 per 1000 mannen per jaar) en 24 vrouwen (incidentie 0,2 per 1000 vrouwen per jaar), met een gelijkmatige spreiding over de jaren. Bij vrouwen nam de incidentie toe met de leeftijd, bij mannen was er bovendien een geringe verhoging van de incidentie in de leeftijdsgroep 15-24 jaar.

Een en ander wijst erop dat onnatuurlijke dood slechts betrekkelijk weinig voorkwam, gemiddeld eens in de twee jaar per praktijk. Het betreft vooral ernstige, direct dodelijke ongevallen en geslaagde suïcides.

Beloop en interventie
Veel mensen zouden het liefst thuis in hun eigen bed willen sterven, met hulp van degenen die hen het meest nabij staan. Het behoort tot de taak van de huisarts hierover adequate en aan deze patiënt en zijn milieu aangepaste voorlichting te geven.

Eigen onderzoek in de CMR wees uit dat in de periode 1978-1985 bijna de helft van de sterfgevallen

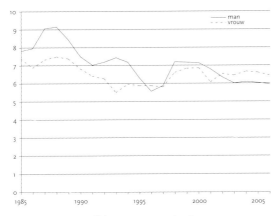

Figuur 14.10.1 Overlijden per 1000 patiëntjaren gestandaardiseerd voor leeftijd. Trend over jaren (CMR 1985-2006).

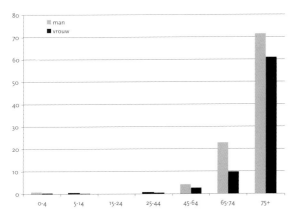

Figuur 14.10.2 Overlijden per 1000 patiëntjaren. Verdeling naar leeftijd en geslacht (CMR 2002-2006).

thuis plaatsvond, 10% in een bejaardenhuis, 8% in een verpleeghuis en ruim een derde in het ziekenhuis. Mannen stierven vaker thuis dan vrouwen, vrouwen stierven vaker in het verzorgingshuis.

Sterfbedden kunnen kort, maar ook heel lang duren. Van de huisarts worden wat dit betreft nogal eens schattingen gevraagd. Daarmee kan men zich flink vergissen. Het is daarom wenselijk af te zien van al te concrete uitspraken, zeker op langere termijn.

Men moet trachten te voorkomen dat de betrokkenen vroegtijdig rond de stervende op het einde gaan zitten wachten. Ook is het goed er als huisarts op toe te zien dat de taken rond het sterfbed verdeeld worden en dat men elkaar op tijd aflost, zodat uitputting wordt vermeden.

Gewezen wordt op de vaak onmisbare hulp die aan de directe verzorgenden kan worden geboden door vrijwilligers, bijvoorbeeld van de Stichting Thuis Sterven, in samenwerking met de huisarts en wijkverpleegkundige. Ook een consultatief advies vanuit een hospice of een palliatief team kan van grote waarde zijn.

Tekenen van een naderend einde zijn: een bleek en transpirerend gezicht met ingezonken, halfgesloten ogen en open mond, een reutelende en stertoreuze ademhaling doordat de tongbasis naar achteren zakt, of cheyne-stokes-ademhaling, een zeer zwakke, soms filiforme of onregelmatige pols, een smalle, koud aanvoelende neuspunt en reeds ijskoude en lijkbleke voeten, een onrustig zoekend aan lakens of dekens plukken. Soms worden verwarde, fluisterende of steunende geluiden gemaakt, met af en toe een uitroep. Het is belangrijk de omstanders erop te wijzen dat men dit niet moet interpreteren als pogingen om nog iets te zeggen of als teken van ernstig lijden, omdat de stervende het bewustzijn dan meestal reeds heeft verloren.

Het sterven gaat uiteindelijk dikwijls veel gemakkelijker dan zowel de betrokkene als de naaste familie had gedacht.

Wiegendood is voor de huisarts een zeldzame gebeurtenis, maar laat diepe sporen na in het leven van mensen. Nog lang na de gebeurtenis kunnen gevoelens van angst, onbegrip, tekortschieten en schuld oplaaien. Het verdient aanbeveling postmortaal onderzoek te laten verrichten, hoe moeilijk het ook is hiervoor toestemming te vragen van de ontredderde ouders. Vaak is meer nodig dan de gebruikelijk nazorg; soms moet de huisarts voorstellen om hierbij professionele psychosociale hulp in te roepen.

Prognose en preventie

Over de prognose van de stervende is hierboven reeds iets gezegd, niet over die van de nabestaanden. De huisarts zal er goed aan doen te trachten vooruit te kijken. Zij die een gevoelig verlies hebben geleden, zijn daardoor kwetsbaarder, niet alleen voor ziekte en ongevallen, maar zelfs voor de dood. Uit cohortonderzoek met CMR-gegevens is duidelijk gebleken dat nabestaanden in de daaropvolgende jaren niet alleen vaker voor lichtere gezondheidsstoornissen hulp inriepen, maar ook vaker ernstige ziekten kregen. Ook bleek dat huisgenoten in de gezinnen waar iemand stierf in het voorafgaande jaar minder vaak hulp voor zichzelf hadden ingeroepen. De huisarts moet naar onze mening dan ook attent zijn op het gevaar dat een ernstig zieke patiënt alle aandacht als het ware naar zich toetrekt.

In preventief opzicht is het gewenst, zowel voor de kwaliteit van de arts-patiëntrelatie als voor de gezondheid van de nabestaanden, dat bewust voor hen gelegenheden worden geschapen om zich te kunnen uiten, ook en met name over verwijten aan en tekortkomingen van de arts en zichzelf.

Wat wiegendood betreft zijn maatregelen om herhaling te voorkomen niet te geven, omdat vrijwel steeds geen oorzaak kan worden gevonden. De rol van hypoxie of anoxie door oververhitting (te warm gekleed, te veel dekentjes in een wieg) staat ter discussie. Buikligging wordt ontraden. Overigens is de kans op herhaling van wiegendood in hetzelfde gezin op statistische gronden uitermate gering te achten.

Profiel

Gemiddeld overlijden er in een gemiddeld grote huisartspraktijk tien mannen en acht vrouwen per jaar. Overlijden is de ultieme gezondheidsstoornis die dikwijls hoge en soms langdurige eisen stelt aan patiënten, hun naaste omgeving en de huisarts.

14.11 OVERIGE TRAUMATA

Tot nog toe kwamen vergiftigingen niet aan de orde. Uit tabel 14.1.1 bleek dat per jaar bijna één geval van vergiftiging werd geregistreerd per 1000 mannen en iets minder (0,6) per 1000 vrouwen. Van de vergiftigingen betreft 54% chemicaliën, 5% koolmonoxidevergiftiging en 41% geneesmiddelenvergiftiging.

Letsel door fysische factoren zoals koude, hitte, druk of straling kwam in de registratie voor met een incidentie van 0,2 per 1000 per jaar voor mannen en vrouwen gelijk. Deformaties ten gevolge van een trauma toonde een incidentie van 0,9 per 1000 mannen per jaar en 1,1 per 1000 vrouwen per jaar. De code 'overige traumata' kende een incidentie van 0,1 per 1000 mannen en 0,4 per 1000 vrouwen per jaar.

Traumata die in de classificatie niet tot deze rubriek worden gerekend, zijn:
- tentamen suicidii (paragraaf 5.7);
- meniscuslaesie (paragraaf 13.7);
- zweepslag (paragraaf 13.9).

14.12 BESCHOUWING

Traumatologie roept associaties op met grote, ernstige ongevallen en calamiteiten. Uit de CMR-gegevens bleek echter duidelijk dat grote verwondingen, ernstig schedelletsel en derdegraadsverbrandingen betrekkelijk zelden voorkwamen, fracturen vaker. Allerlei kleine ongevallen vroegen wel zeer frequent de aandacht van de huisarts: schaaf-, snij- en kneuswonden het meest, gevolgd door enkeldistorsies en corpora aliëna in het oog. De taak van de huisarts bij kleine ongevallen bestaat in de eerste instantie uit het verrichten van een wondtoilet, zo nodig hechten, een wondverband aanbrengen en, zo nodig, tetanusprofylaxe geven. Van belang is ook een nauwkeurige diagnostiek naar eventueel ander letsel. In de anamnese dient plaats te zijn voor een precieze beschrijving van de toedracht van het ongeval: welke krachten werkten met hoeveel geweld in welke richting in? Het lichamelijk onderzoek kan meestal beperkt blijven tot de status localis, maar moet soms worden uitgebreid. Bij kinderen bijvoorbeeld kan een bijkomende 'greenstick'-fractuur van pols of clavicula gemakkelijk worden gemist. Soms ontwikkelen symptomen van ernstig letsel zich pas na enige tijd. Dit kan het geval zijn bij een stomp buiktrauma. Daarbij is het nodig de buik binnen 24 uur meer dan eens te onderzoeken. Ook bij een trauma capitis kan revisie binnen korte tijd nodig zijn. Verraderlijk zijn kleine penetrerende letsels van de hand. Het is dan essentieel om de functie van de pezen en zenuwen te testen. Soms is bij een trauma röntgendiagnostiek noodzakelijk. Goede afspraken met een afdeling röntgenologie over hoe te handelen (en hoe niet) bij het vaststellen van afwijkingen zoals fracturen zijn een noodzakelijk onderdeel van de samenwerking.

Bij vrouwen en kinderen die zich herhaaldelijk met traumata bij de huisarts of op een afdeling spoedeisende hulp melden, is aan mishandeling te denken.

Voor de behandeling van traumata moet de huisartspraktijk goed zijn toegerust. Ongevallen verstoren per definitie de vaste routine in de praktijk en vragen heel wat van de flexibiliteit van praktijkassistente en huisarts. De eerste opvang geschiedt vaak door de praktijkassistente. Zij installeert de patiënt zo comfortabel mogelijk en inspecteert het zichtbare trauma. In goed onderling overleg kunnen aan haar een aantal handelingen worden gedelegeerd, zoals wondtoilet, en kan zij bepaalde kleine verwondingen zelfstandig afhandelen.

Goed materiaal in de praktijk is noodzaak: een vrijstaande behandeltafel, zodat de patiënt aan alle kanten bereikbaar is, goed licht, steriele instrumenten van goede kwaliteit, mogelijkheden voor lokale anesthesie, elektrocauter, een aantal variëteiten in hecht- en verbandmateriaal.

Na de behandeling is het van belang een controle af te spreken om een wond opnieuw te inspecteren (schone wonden na vijf tot zeven dagen, mogelijk gecontamineerde wonden sneller en vaker), hechtingen te verwijderen, of de mate van functieherstel te beoordelen. Het kan soms nodig zijn een patiënt te stimuleren om een wond rust te geven, bijvoorbeeld door het dragen van een mitella. In andere gevallen kan het van groot belang zijn de patiënt aan te moedigen om gewone activiteiten te hervatten. Zeker na letsels van de bovenste extremiteit moet door passief en actief oefenen voorkomen worden dat een 'frozen shoulder' ontstaat.

Kan men in de eigen praktijk de diagnostiek en behandeling nog in een zekere rust verrichten, dit wordt anders wanneer men als huisarts bij een ongeval op straat wordt geroepen. Centraal staat dan de zorg voor een vrije ademweg, een stabiele halswervelkolom, voldoende ventilatie en circulatie; de beoordeling van bewustzijn en neurologische uitval; voorkomen van afkoeling, inroepen van gespecialiseerde hulp als dat nog niet is gebeurd, en voorkomen van ongewenste bemoeienis door anderen. Bij ernstige ongevallen is het in het algemeen aan te bevelen, ook al heeft de patiënt een normale bloeddruk en geen snelle pols, om toch intraveneus een infuus (of infuustoegang) in te brengen: shock kan snel ontstaan. Oorzaak is meestal een inwendige verbloeding, soms het ontstaan van grote fractuurhematomen.

Nazorg van ernstige ongevallen kan langdurig regelmatige contacten inhouden. Verkeersongevallen kunnen ernstige psychische problemen geven, ook al viel achteraf het letsel bijzonder mee. Bij kans op blijvende invaliditeit na een ongeval kan intensieve begeleiding nodig zijn. Depressieve reacties kunnen nog lang na het gebeurde optreden.

In de laatste paragraaf van dit hoofdstuk werd ingegaan op begeleiding van nabestaanden. Deze hebben dikwijls onuitgesproken ernstige verwijten aan zichzelf, maar soms ook aan de arts. Voor het krijgen van (ernstige) ziekten vormen de gezinsleden van overledenen een risicocategorie. Soms is een overlijden zo moeilijk te verwerken dat de huisarts kan voorstellen elders hulp te vragen voor de psychische en emotionele problemen.

Literatuur

1968
Huygen FJA. Het voorkomen van gastroenteritis in een huisartspraktijk. In: Het maagdarmkanaal, symposion van de medische faculteit van de Katholieke Universiteit. Nijmegen: Thoben, 1968. p. 151-9.
Huygen FJA. Geboorteregeling in de praktijk van een huisarts; een oriënterend onderzoek. Huisarts Wet. 1968;11:2-10.

1971
Velden HGM van der. Huisvrouw, huisarts, huisgezin [dissertatie]. Nijmegen: KU Nijmegen, 1971.

1973
Huygen FJA. Het kinderloze huwelijk, gezien door een huisarts: zes lessen. Huisarts Wet. 1973;16:449-56.
Melker R de. Ziekenhuispatiënt-huisarts-huisgezin [dissertatie]. Nijmegen: KU Nijmegen, 1973.

1977
Huygen FJA. Een visie op onze gezondheidszorg vanuit de eerste lijn. In: Waarheen met onze gezondheidszorg? Baarn: Ambo, 1977. p. 22-38.
Huygen FJA, Eijk JTM van, Hoogen HJM van den, et al. Een praktijk doorgelicht op CARA. I, II en III. Huisarts Wet. 1977;20:383-6, 435-7, 438-44.

1978
Huygen FJA. De epidemiologie van otitis media in de huisartspraktijk. Huisarts Wet. 1978;21:208-11.
Huygen FJA. Family medicine. Nijmegen: Dekker en Van de Vegt, 1978.
Smits AJA. Kind, huisarts en gezin [dissertatie]. Nijmegen: KU Nijmegen, 1978.

1979
Eijk JTM van. Levensgebeurtenissen en ziekte [dissertatie KU Nijmegen]. Utrecht: Huisartsenpers, 1979.
Huygen FJA. De behandeling van enuresis nocturna. Ned Tijdschr Geneeskd. 1979;123:748-52.

1980
Nijmeegs Universitair Huisartsen Instituut. Gewone ziekten. Een aantal morbiditeitsgegevens uit een viertal huisartspraktijken, 1971-1978. Nijmegen: Nijmeegs Universitair Huisartsen Instituut, 1980.
Huygen FJA. Primary health care for the elderly. Selected papers from the eighth world conference on family medicine. J R Coll Gen Pract Occas Pap. 1980;(10):18-21.

1981
Velden HGM van der, Mesker PJR, Mesker-Niesten JJLM. Huisarts en aandoeningen van de huid. Huisarts Wet. 1981;24(suppl HP 5):6-14.

1982
Hoogen HJM van den, Schellekens JWG, Schröder PBB, et al. Huisarts en vergrijzing. Een onderzoek naar veranderingen in het morbiditeitspatroon in de huisartspraktijk als gevolg van de vergrijzing van de bevolking. Tijdschr Soc Geneeskd. 1982;60:870-4.
Huygen FJA. Carcinomen in de huisartspraktijk. Patient Care (Ned ed.). 1982;9:2-3.
Huygen FJA, Velden HGM van der. Acute infecties van de bovenste luchtwegen. Huisarts Wet. 1982;25(suppl HP 6):20-9.

1983
Bosch WJHM van den. Het pessarium als behandeling voor prolaps van de vagina. Huisarts Wet. 1983;26:411-3.
Schellekens JWG, Velden HGM van der, Wouters PHM. Spit, ischias en hernia – het 'lumbosacrale pijnsyndroom'. Huisarts Wet. 1983;26(suppl HP 7):18-21.
Voorn ThB. Chronische ziekten in de huisartspraktijk [dissertatie]. Nijmegen: KU Nijmegen, 1983.

1984
Bosch WJHM van den. Jicht, een moeilijke diagnose. Huisarts Wet. 1984;27:446-8.
Huygen FJA. Separation reactions. Fam Syst Med. 1984;2:365-9.
Huygen FJA, Hoogen HJM van den, Logt ATh van der, Smits AJA. Nerveus funktionele klachten in de huisartspraktijk (I en II). Ned Tijdschr Geneeskd. 1984;128:1321-7, 1372-6.
Huygen FJA, Bosch WJHM van den, Oostrom CG van. Zieke zuigelingen. Utrecht: Bunge, 1984.
Schellekens JWG, Hoogen JJM van den, Woestijne P van, et al. Leeftijd en morbiditeit. Huisarts Wet. 1984;27:435-40.

1985
Bosch WJHM van den. Het Lentse dodenboekje. Huisarts Wet. 1985;28:99-105.
Bosch WJHM van den. Kanker in vier huisartspraktijken. Huisarts Wet. 1985;28:356-62.

Hoogen HJM van den, Huygen FJA, Schellekens JWG. Morbidity figures from general practice. Data from four general practices, 1978-1982. Nijmegen: Nijmeegs Universitair Huisartsen Instituut, 1985.

Hoogen HJM van den. Trends in morbiditeit, verwijzingen en opnames. In: Vruchten van een Nijmeegse boom, een bundel wetenschappelijke voordrachten ter gelegenheid van het afscheid van prof. dr. F.J.A. Huygen. Nijmegen: Nijmeegs Universitair Huisartsen Instituut,1985. p. 83-92.

Lisdonk EH van de. Ervaren en aangeboden morbiditeit in de huisartspraktijk [dissertatie]. Nijmegen: KU Nijmegen, 1985.

Schellekens JWG, Hilderink CMA. Morbiditeit van ouderen. Huisarts Wet. 1985;28(suppl HP 9):7-9.

Schellekens JWG, Hoogen HJM van den, Vries HPE de. Morbiditeit nu en in de toekomst: consequenties voor de huisarts? In: Boerma WGW, Hingstam L, red. De eerste lijn onderzocht. Deventer: Van Loghum Slaterus, 1985.

Schellekens JWG. Hypertensie en dood. De voorspellende waarde van morbiditeit voor overlijden. In: Vruchten van een Nijmeegse boom, een bundel wetenschappelijke voordrachten ter gelegenheid van het afscheid van prof. dr. F.J.A. Huygen. Nijmegen: Nijmeegs Universitair Huisartsen Instituut,1985. p. 93-102.

Seidell JC, Bakx JC, Boer E de, et al. Fat distribution of overweight persons in relation to morbidity and subjective health. Int J Obesity. 1985;9:363-74.

Voorn ThB. Gehoorstoornissen bij oudere mensen. Huisarts Wet. 1985;28(suppl HP 9):17-8.

1986

Bosch WJHM van den. Herpesinfecties in de huisartspraktijk. Patient Care (Ned ed.). 1986;13:15-22.

Lagro-Janssen ALM. Nooit op tijd. Een onderzoek naar urine-incontinentie bij de vrouw. Huisarts Wet. 1986;29:38-41.

Lagro-Janssen ALM, Manen M van. Alles weggehaald... I. Een onderzoek naar de relatie tussen uterusextirpatie en medische consumptie. Huisarts Wet. 1986;29:137-40.

Lagro-Janssen ALM, Frénay J, Arendonk M van. Alles weggehaald... II. Een onderzoek naar enkele kenmerken van mensen die een uterusextirpatie hebben ondergaan. Huisarts Wet. 1986;29:168-71.

Lagro-Janssen ALM, Smulders M. Menstruatieklachten. Utrecht: Bunge, 1986.

Seidell JC, Bakx JC, Deurenberg P, et al. Overweight and chronic illness – a retrospective cohort study, with a follow-up of 6-17 years, in men and women of initially 20-50 years of age. J Chron Dis. 1986;39:585-93.

Seidell JC, Bakx JC, Deurenberg P, et al. The relation between overweight and subjective health – with attention to the effects of age, social class, slimming behavior and smoking habits on this relation. Am J Public Health. 1986;76:1410-5.

Seidell JC. Overweight and fat distribution – associations with aspects of morbidity [dissertatie Landbouwhogeschool Wageningen]. Assen: Krips, 1986.

Weel C van, Bosch WJHM van den, Hoogen HJM van den. De continue morbiditeitsregistratie Nijmegen. Een gegevensbestand voor longitudinaal patiëntgebonden onderzoek in de huisartspraktijk. Huisarts Wet. 1986;29:373-7.

1987

Bakx JC, Seidell JC, Deurenberg P, Hoogen HJM van den. Development of hypertension in obese subjects seen in general practice. Fam Pract. 1987;4:11-8.

Bosch WJHM van den. Exanthema subitum. Huisarts Wet. 1987;30:389-90.

Eijk JTM van, Smits AJA, Huygen FJA, Hoogen HJM van den. Veranderingen in het morbiditeitspatroon van nabestaanden. Huisarts Wet. 1987;30:336-9.

Lagro-Janssen ALM. Een plaats om te sterven... voor man en vrouw gelijk? Huisarts Wet. 1987;30:101-4.

Schellekens JWG. De stuipen van Sandra Ban, koortsconvulsies of epilepsie? Patient Care (Ned ed.). 1987;14:44-8.

Weel C van, Bosch WJHM van den, Hoogen HJM van den, Smits AJA. Development of respiratory illness in childhood – a longitudinal study in general practice. J R Coll Gen Pract. 1987;37:404-8.

1988

Eijk JTM van, Smits AJA, Huygen FJA, Hoogen HJM van den. Effects of bereavement on the health of the remaining family members. Fam Pract. 1988;5:278-82.

Huygen FJA. Longitudinal studies of family units. J R Coll Gen Pract. 1988;38:168-70.

Lagro-Janssen ALM, Mesker-Niesten J. Varicosis. Huisarts Wet. 1988;31:55-9.

Schellekens JWG. Epidemiologie en ouderen. Practitioner (Ned ed.). 1988;5:975-8.

Schellekens JWG, Konings GPJM, Hoogen HJM van den. Zelftoetsing in een huisartspraktijk. Med Contact. 1988;43:527-9.

1989

Bosch WJHM van den, Van Weel C. Leeftijd- en geslachtsverschillen bij fracturen en andere traumata. Huisarts Wet. 1989;32:246-8

Huygen FJA, Hoogen HJM van den, Eijk JTM van, Smits AJA. Death and dying: a longitudinal study of their medical impact on the family. Fam Syst Med. 1989;7:374-84.

Lagro-Jansen ALM. Eenmaal een niersteen, altijd een niersteen? Prognose en beleid bij een eerste niersteenaanval. Huisarts Wet. 1989;32:4-6.

Lisdonk EH van de. Perceived and presented morbidity in general practice. Scand J Prim Health Care. 1989;7:73-8.

Ree JW van, Weel C van, Arts H, Hoogen HJM van den. De samenhang tussen 'transient ischaemic attack' en cerebrovasculair accident. Ned Tijdschr Geneeskd. 1989;133,1073-6.

Schellekens JWG. 'Het hoort erbij': een descriptieve longitudinale morbiditeitsstudie in de huisartspraktijk 1971-heden. In: Schroots JJF et al., red. Gezond zijn en ouder worden. Assen, Van Gorcum, 1989. p. 45-50.

1990

Boogaard CJM van den. Beschermt borstvoeding tegen ziekte? [dissertatie KU Nijmegen]. Leidschendam, Excelcior, 1990.

Bosch WJHM van den. Epidemiologie van kanker in de huisartspraktijk. Practitioner (Ned ed.). 1990;7:105-10.

Schellevis FG, Bosch WJHM van den. Trends in het gebruik

van anticonceptiemethoden 1971-1988. Huisarts Wet. 1990;33:433-6.

1991

Boogaard CJM van den, Hoogen HJM van den, Huygen FJA, Weel C van. The relationship between breast-feeding and early childhood morbidity in a general population. Fam Med. 1991;23:510-5.

Bosch WJHM van den. Geslachtsverschillen en morbiditeit bij kinderen. Ned Tijdschr Geneeskd. 1991;135:1378-9.

Kuypers BPHM, Schellekens JWG, Voorn ThB. Verminderde vruchtbaarheid: naar de huisarts en verder... Huisarts Wet. 1991;34:453-6.

Lagro-Jansen ALM. Urine-incontinentie bij vrouwen in de huisartspraktijk [dissertatie]. Nijmegen: KU Nijmegen, 1991.

Lagro-Janssen ALM, Debruyne FJM, Smits AJA, Weel C van. Controlled trial of pelvic floor exercises in the treatment of urinary stress incontinence in general practice. Br J Gen Pract. 1991;41:445-9.

Lagro-Janssen ALM, Debruyne FMJ, Weel C van. Diagnostiek in de huisartspraktijk van incontinentia urinae bij vrouwen goed mogelijk door gerichte anamnese. Ned Tijdschr Geneeskd. 1991;135:1441-4.

Lagro-Janssen ALM, Debruyne FMJ, Weel C van. The value of the history in diagnosing urinary incontinence in general practice. Br J Urol. 1991;67:569-72.

Lisdonk EH van de, Kuik M, Bakx JC. Chondropathia patellae in de huisartspraktijk. Ned Tijdschr Geneeskd. 1991;135: 374-7.

Lisdonk EH van de. Longitudinale meting van gepresenteerde aandoeningen in de huisartspraktijk. Tijdschr Soc Gezondheidszorg. 1991;69:26.

Lisdonk EH van de. Morbiditeit in longitudinaal perspectief. Ned Tijdschr Geneeskd. 1991;135:1380.

1992

Bosch WJHM van den, Huygen FJA, Hoogen HJM van den, Weel C van. Trends in de morbiditeit in een huisartspraktijk van 1945-1990. Ned Tijdschr Geneeskd. 1992;136:1727.

Bosch WJHM van den. Epidemiologische aspecten van morbiditeit bij kinderen [dissertatie]. Nijmegen: KU Nijmegen, 1992.

Bosch WJHM van den, Huygen FJA, Hoogen HJM van den, Weel C van. Morbidity in early childhood, differences between girls and boys under 10 years old. Br J Gen Pract. 1992;42:366-9.

Bosch WJHM van den, Huygen FJA, Hoogen HJM van den, Weel C van. Morbidity in early childhood, sex differences, birth order and social class. Scand J Prim Health Care. 1992;10:118-23.

Bosch WJHM van den, Hoogen HJM van den, Huygen FJA, Weel C van. Morbidity from childhood to adulthood. The medical life history of 103 patients. Fam Pract. 1992;9:290-4.

Bosch WJHM van den, Bor H, Weel C van. Verwijzen van kinderen in vier huisartspraktijken. Huisarts Wet. 1992;35:267-72.

Gijsbers-van Wijk CMT, Kolk AM, Bosch WJHM van den, Hoogen HJM van den. Male and female morbidity in general practice: the nature of sex differences. Soc Sci Med. 1992;35:665-78.

Huygen FJA, Hoogen HJM van den, Lisdonk EH van de, Smits AJA. Impact of serious morbidity of individuals on the registered morbidity of their partners: an exploration with negative results. Fam Syst Med. 1992;10:59-63.

Lagro-Janssen ALM, Smits AJA, Weel C van. Urinary incontinence in women and the effects on their lives. Scand J Prim Health Care. 1992;10:211-6.

Lagro-Janssen ALM, Debruyne FMJ, Weel C van. Psychological aspects of female urinary incontinence in general practice. Br J Urol. 1992;70:499-502.

Lagro-Janssen ALM, Debruyne FJM, Smits AJA, Weel C van. The effects of treatment of urinary incontinence in general practice. Fam Pract. 1992;9:284-9.

Lagro-Janssen ALM. Het beleid bij de klacht urine-incontinentie bij vrouwen in de huisartspraktijk. Huisarts Wet. 1992;35:220-4.

Lisdonk EH van de, Furer JW, Kroonen APM, Marijnissen AGMM. Catarct, functioning and co-morbidity: a cross-sectional study in family practice. Fam Pract. 1992;9: 279-83.

1993

Boogaard CJM van den, Hoogen HJM van den, Huygen FJA, Weel C van. Is the breast best for children with a family history of atopy? The relation between way of feeding and early childhood morbidity. Fam Med. 1993;25:471-5.

Bosch WJHM van den, Bor H, Lisdonk EH van de. Twintig jaar aanvullende diagnostiek in de huisartspraktijk. Huisarts Wet. 1993;36:365-9.

Bosch WJHM van den, Huygen JA, Hoogen HJM van den, Weel C van. Forty years family-based morbidity data in general practice. Scan J Prim Health Care. 1993;11:31-2.

Bosch WJHM van den, Huygen FJ, Hoogen HJM van den, van Weel C. Morbidity in early childhood: family patterns in relation to sex, birth order, and social class. Fam Med. 1993;25(2):126-30.

Lagro-Janssen ALM, Liberton JJW. Profielen van regelmatige gebruikers van benzodiazepinen in een huisartspraktijk. Ned Tijdschr Geneeskd. 1993;137:1969-73.

1994

Bles CBM, Lagro HAHM, Lagro-Janssen ALM. Orthopedische verwijzingen in een huisartspraktijk. Huisarts Wet. 1994;37:289-92.

Bosch WJHM van den. Herpesinfecties van de huid. Bijblijven. 1994;10(10):30-4.

Kolnaar BGM, Beissel E, Bosch WJHM van den, et al. Asthma in adolescents and young adults: Screening outcome versus diagnosis in general practice. Fam Pract. 1994;11:133-40.

Kolnaar BGM, Lier A van, Bosch WJHM van den, et al. Asthma in adolescents and young adults: relationship with early childhood respiratory morbidity. Br J Gen Pract. 1994;44:73-9.

Kolnaar BGM, Bosch WJHM van den, Hoogen HJM van de, Weel C van. The clustering of respiratory diseases in early childhood. Fam Med. 1994;26:106-10.

Lagro-Janssen ALM. Schildklierstoornissen in de huisartspraktijk. Een studie naar risicofactoren, doctor's delay en beloop. Huisarts Wet. 1994;37:387-92.

Lagro-Janssen ALM, Smits AJA, Weel C van. Gunstig effect van oefentherapie bij urine-incontinentie in de huisartspraktijk vooral afhankelijk van therapietrouw en motivatie. Ned Tijdschr Geneeskd. 1994;138:1273-7.

Lisdonk EH van de, Bosch WJHM van den, Hoogen HJM van den. Verwijzen bij oogheelkundige aandoeningen. Huisarts Wet. 1994;37:281-4.

1995

Grauw WJC de, Lisdonk EH van de, Hoogen HJM van den, Weel C van. Cardiovascular morbidity and mortality in type 2 diabetic patients: a 22-year historical cohort study in Dutch general practice. Diabet Med. 1995;12:117-22.

Gijsbers van Wijk CMT, Kolk AM, Bosch WJHM van den, Hoogen HJM van den. Male and female health problems in general practice: the differential impact of social position and social roles. Soc Sci Med. 1995;40:597-611.

Jansen Holleboom AGM, Lisdonk EH van de, Bor H. Verwijzingen door huisartsen naar KNO-artsen. Huisarts Wet. 1995;38:49-52.

Nolet M, Lagro-Janssen ALM. Atriumfibrilleren in de huisartspraktijk. Sekseverschillen bij risicofactoren en beloop. Huisarts Wet. 1995;38;387-90.

Weel C van. Validating long term morbidity recording. J Epidemiol Community Health. 1995;49(suppl 1):29-32.

Weel C van, Vermeulen H, Bosch WJHM van den. Falls, a community care perspective. Lancet. 1995;345:1549-51.

1996

Bosch WJHM van den, Lisdonk EH van de. Huisarts en chronisch zieken. Utrecht: Bunge, 1996.

Bosch WJHM van den, Verbruggen P, Bor H, Lisdonk EH van de. Recidiverende vaginale candida-infecties in de huisartspraktijk. Huisarts Wet. 1996;39:408-11.

Bosch WJHM van den, Menting R, Vries Roeleveld S de, Hoogen HJM van den. Erysipelas in de huisartspraktijk, een historische cohort analyse. Huisarts Wet. 1996;39: 453-6.

Bruijns E, Schellekens JWG. De geriatrische patiënt. Maarssen: Elsevier/Bunge, 1996.

Huygen FJA, Bosch WJHM van den, Oostrom C van. Zieke zuigelingen, 2e druk. Utrecht: Bunge, 1996.

Lisdonk EH van de, Bor H. Veranderingen in verwijspatronen naar medisch specialisten; meer druk op de ketel tussen 1971 en 1993? Ned Tijdschr Geneeskd. 1996;140:750.

Lisdonk EH van de, Weel C van. New referrals, a decreasing phenomenon in 1974-94: analysis of registry data in the Netherlands. BMJ. 1996;313:602.

Schellekens JWG. Bewegen doet pijn. Epidemiologische notities over aandoeningen van het bewegingsapparaat. Tijdschr Huisartsgeneeskd. 1996;13:441-2.

Stoverinck MJM, Lagro-Janssen ALM, Weel C van. Sex differences in health problems, diagnostic testing and referral in primary care. J Fam Pract. 1996;43:567-76.

Weel C van, Lisdonk EH van de, Bosch WJHM van den. Seasonal incidence of stroke. Lancet. 1996;347:1703.

Weel C van, Schayck CP van. Epidemiologie van COPD. Opsporing en vervolgcontroles. Tijdschr Huisartsgeneeskd. 1996;13:225-9.

Weel C van. Chronic diseases in general practice: the longitudinal dimension. Eur J Gen Pract. 1996;2:17-21.

1997

Bosch WJHM van den. Huisarts en herpesaandoeningen. Tijdschr Huisartsgeneeskd. 1997;14:114-24.

Lagro-Janssen ALM. De verdeling van ziekte en sterfte over de seksen. In: Lagro-Janssen ALM, Noordenbos G, red. Sekseverschillen in ziekte en gezondheid. Nijmegen: SUN, 1997.

Lisdonk EH van de. Epidemiologie van oogaandoeningen in de huisartspraktijk. Bijblijven. 1997;13(5):5-10.

Weel C van. Dying, not old age, to blame for costs of health care. Lancet. 1997;350:1159-60.

Weel C van. Morbidity in family medicine: the potential for individual nutritional counseling, an analysis from the Nijmegen Continuous Morbidity Registration. Am J Clin Nutr. 1997;65(6 Suppl):1928S-32S.

1998

Bosch WJHM van den. Kleine chirurgie in de huisartspraktijk. Bijblijven. 1998;14(5):5-11.

Bosch WJHM van den. Kleine chirurgie van huidtumoren. Bijblijven. 1998;14(5):35-9.

Grauw WJC de, Hoogen HJM van den, Lisdonk EH van de, et al. Control group characteristics and study outcomes: empirical data from a study on mortality of patients with type 2 diabetes mellitus in Dutch general practice. J Epidemiol Community Health. 1998;52(suppl 1):9S-12S.

Weel-Baumgarten EM van, Bosch WJHM van den, Hoogen HJM van den, Zitman FG. The ten year follow-up of depression in general practice. Br J Gen Pract. 1998;48:1643-7.

1999

Doherty S, Lagro-Janssen ALM, Avery T. Contraception trends in Dutch general practice: differences according to socio-economic status. Eur J Gen Pract. 1999;5:54-9.

Laheij RJF, Jansen JBJM, Lisdonk EH van de, et al. The prognostic value of gastrointestinal morbidity for gastric cancer. Fam Pract. 1999;16:129-32.

Prickarts M, Lagro-Janssen ALM. Polymyalgia rheumatica in vier huisartspraktijken. Huisarts Wet. 1999;13:597-601.

Vogels EA, Lagro-Janssen ALM, Weel C van. Sex differences in cardiovascular disease: are women with low socioeconomic status at high risk. Br J Gen Pract. 1999;49:963-6.

2000

Bosch WJHM van den. Waarom verwijzen naar een psychosomatisch werkende fysiotherapeut? Tijdschr Psychosom Fysiother. 2000;5(1):2-8.

Bosch WJHM van den, Oostrom C van. Virale kinderziekten. Bijblijven. 2000;16(5):5-11.

Bosch WJHM van den. Huisarts en eerstelijnspsycholoog, een koppel met perspectief. In: Derksen J, Staak C van der, red. Behandelingsstrategieën voor de eerstelijnspsycholoog. Houten: Bohn Stafleu Van Loghum, 2000.

Bosch WJHM van den. Adolescenten, epidemiologie en positie van de huisarts. Bijblijven. 2000;16(10):5-10.

Bosch WJHM van den. Exanthemateuze kinderziekten. In: Het pediatrisch formularium. Houten: Bohn Stafleu Van Loghum, 2000. p. 124-35.

Lagro-Janssen ALM, Heugten PW van, Vogels EA. Angina pectoris en myocardinfarct: verschillen tussen mannen en vrouwen in risicoprofiel en prognose en in verwijzing door de huisarts. Ned Tijdschr Geneeskd. 2000;144:518-21.

Lagro-Janssen ALM, Velden B van den. Naweeën: Gepresenteerde morbiditeit in het eerste jaar postpartum. Huisarts Wet. 2000;4:159-63.

Lisdonk EH van de, Verstraeten J. Kinderen met urineweginfecties: verwijzen of niet? Een retrospectief onderzoek in de vier CMR-praktijken. HuisartsWet. 2000;43:343-6.

Moonen SSH, Bakx JC, Bosch WJHM van den. Fenoltherapie bij een ingegroeide nagel. Een retrospectief onderzoek. Huisarts Wet. 2000;43:115-7.

Riel PLCM van, Bosch WJHM van den. Jicht en pseudojicht. In: Bijlsma JWJ, Voorn ThB, red. Reumatologie, praktische huisartsgeneeskunde. Houten: Bohn Stafleu Van Loghum, 2000. p. 206-12.

Sukhai RN, Bosch WJHM van den. Algemeen deel. In: Het pediatrisch formularium. Houten: Bohn Stafleu Van Loghum, 2000. p. 13-32.

Verhaak PFM, Lisdonk EH van de, Bor JHJ, Hutschemaekers GJM. GP's referral to mental health during the past 25 years. Br J Gen Pract. 2000;50:307-8.

Weel-Baumgarten EM van, Bosch WJHM van den, Hekster YA, et al. Treatment of depression related to recurrence: 10-year follow-up in general practice. J Clin Phar Ther. 2000;25:61-6.

Weel-Baumgarten EM van, Bosch WJHM van den, Hoogen HJM van den, Zitman FG. The validity of the diagnosis of depression in general practice: is using criteria for diagnosis as a routine the answer? Br J Gen Pract. 2000;50:284-7.

Weel-Baumgarten EM van, Bosch WJHM van den, Hoogen HJM van den, Zitman FG. The long-term perspective: a study of psychopathology and health status of patients with a history of depression more than 15 years after the first episode. Gen Hosp Psychiatry. 2000;22:399-404.

Weel-Baumgarten EM van, Schers H, Bosch WJHM van den, et al. The long-term follow-up of depression among patients in the community and in family practice settings. A systematic review. J Fam Pract. 2000;49:1113-20.

2001

Grob M, Kraan M, Lagro-Janssen T. Menorrhagie en metrorhagie in vier huisartspraktijken. Huisarts Wet. 2001;44(9):442-8.

Weel-Baumgarten EM van, Schers HJ, Bosch WJHM van den, et al. Het lange termijnbeloop van depressie bij patiënten in de open bevolking en in de huisartspraktijk. Huisarts Wet. 2001;44:537-44.

2003

Janssens HJ, Lisdonk EH van de, Bor H, et al. Gout, just a nasty event or a cardiovascular signal? A study from primary care. Fam Pract. 2003;20(4):413-6.

Weel C van, Lagro-Janssen T, Lisdonk E van de, et al. Future trends in morbidity in general practice: the limitations of biomedical factors. Zdrav Var. 2003;42:51-7.

Bongers FJM, Bakx JC, Heesakkers WHJ, Lisdonk EH van de. De patiënt met hartfalen in de huisartspraktijk. Hart Bull. 2003;34:4-7.

2004

Veldhuis HM, Vos AG, Lagro-Janssen AL. Complications of the intrauterine device in nulliparous and parous women. Eur J Gen Pract. 2004;20:82-7.

Winkler Prins V, Nieuwenhof L van den, Hoogen H van den, et al. The natural history of asthma in a primary care cohort. Ann Fam Med. 2004;2(2):110-5.

Vos AA, Veldhuis HM, Lagro-Janssen TL. Intrauterine contraception: the role of general practitioners in four Dutch general practices. Contraception. 2004;69(4):283-7.

Olde Hartman TC, Lucassen PLBJ, Lisdonk EH van de, et al. Chronic functional somatic symptoms: a single syndrome? Br J Gen Pract. 2004;54:922-7.

2005

Bakx C, Schwarte J, Hoogen H van den, et al. First myocardial infarction in a Dutch practice population. Trends in incidence from 1975-2003. Br J Gen Pract. 2005;55:860-3.

Weel C van. Longitudinal research and data collection in primary care. Ann Fam Med. 2005;3:S46-S51.

Mol GD, Lisdonk EH van de, Smits JPJM, et al. A widening health gap in general practice? Socio-economic differences in morbidity between 1975 and 2000 in the Netherlands. Public Health. 2005;119:616-25.

2007

Wel MC van der, Jansen RW, Bakx JC, et al. Non-cardiovascular co-morbidity in elderly patients with heart failure outnumbers cardiovascular co-morbidity. Eur J Heart Fail. 2007;9(6-7):709-15.

Bosch WJHM van den, Bakx C, Boven K van. Impetigo: dramatische toename van vóórkomen en ernst. Huisarts Wet. 2007;50:147-9.

Boven K van, Bosch W van den, Bakx C. Incidentie van impetigo, reactie. Huisarts Nu. 2007;36.

Register

aambeien, 207
aandoening van de mondholte, 238
aangifte van infectieziekten, 67
ablatio retinae, 175
abortus provocatus, 290
acne conglobata, 311
acne rosacea, 329
acne vulgaris, 311
acromegalie, 114
acute bronchitis, 224
acute cystitis, 260
acute glomerulonefritis, 291
acute lumbago, 336
acute middenoorontsteking, 167
acute prostatitis, 282
acute tracheobronchiolitis, 222
acuut coronair syndroom, 179
acuut glaucoom, 162
acuut reuma, 221
acuut urethrasyndroom, 260
ADHD, 135
adipositas, 105
adnexitis, 269
affect-respiratoire krampen, 149
aften, 239
agorafobie, 124
aids, 56
alcoholhepatitis, 127
alcoholverslaving, 126
allergische dermatosen, 318
allergische rinitis, 227
alopecia areata, 324
amaurosis fugax, 196
amblyopie, 158
amenorroe, 270
amoebedysenterie, 67
amyotrofische laterale sclerose, 175
anafylactische shock, 319
anemie, 112
 in de zwangerschap, 113

aneurysma, 210
angina, 220
angina pectoris, 181
angststoornis, 123
anorexia nervosa, 130, 270
anticonceptie, 287
anus praeternaturalis, 247
aortaklepinsufficiëntie, 178
aortaklepstenose, 178
apoplexie, 197
appendicitis, 244
arteriële trombose, 200
arteriitis temporalis, 357
arteriosclerose, 200
arthritis psoriatica, 317
arthrosis deformans, 352
artrose, 352
 van de cervicale wervelkolom, 353
 van de lumbosacrale wervelkolom, 353
ascariasis, 66
asfyxie, 300
Asperger, 135
asthma cardiale, 184
astigmatisme, 159
astma, 229
 met persisterende bronchusobstructie, 230
atheroomcyste, 323
atriumfibrilleren, 187
atrofie blanche, 203
autisme, 135
avasculaire necrose, 367

bacteriële vaginose, 266
bacteriurie, 260, 262
balanitis, 282
barrett-oesofagus, 241
basalecelcarcinoom, 85
bekkenfractuur, 366
belroos, 58
benigne mammatumoren, 88
benigne paroxismale positieduizeligheid, 173

benigne tumoren van de huid, 87
berg, 313
bijziendheid, 159
bipolaire stoornis, 121
blaascarcinoom, 93
blaashalssclerose, 291
blefaritis, 154
bloedarmoede, 112
BMR-vaccin, 34, 35
boezemfibrilleren, 187, 190
bof, 39
Bordetella pertussis, 41
botsarcoom, 93
boulimia nervosa, 130
brandwonden, 374
brandwondencentrum, 376
breathholding spells, 149
bronchiëctasieën, 234
bronchopneumonie, 225
bronchusobstructie, 229
buikgriep, 42
buphthalmus, 162
bursitis, 347
 olecrani, 341
 subacromialis, 340

calcaneusspoor, 350
Campylobacter, 42
capsulitis adhaesiva, 340
cardiomyopathieën, 209
cariës, 237
carpaletunnelsyndroom, 152
cataract, 160
cefaal hematoom, 301
cellulitis, 308
cerebrovasculair accident, 196
cerebrovasculaire aandoeningen, 196
cerumen, 163
cervicale HNP, 334
cervicobrachialgie, 152
cervixcarcinoom, 79
chalazion, 154
cheilognathopalatoschisis, 301

Chlamydia trachomatis, 53, 56
cholangitis, 250
cholecystitis, 250
cholecystolithiasis, 249
choledocholithiasis, 249
cholesteatoom, 169
chondropathie van de patella, 346
chronic obstructive pulmonary disease, 231
chronisch ulcus, 321
chronische middenoorontsteking, 169
chronische veneuze insufficiëntie, 205
claudicatio intermittens, 200
claviculafractuur, 301, 366
clavus, 327
clear cell carcinoma van de vagina, 80
climacteriële klachten, 277
climacterium, 277
Clostridium tetani, 41
colitis ulcerosa, 255
coloncarcinoom, 74
commotio cerebri, 373
condylomata acuminata, 57
congenitaal glaucoom, 162
congenitale hypothyreoïdie, 101
conjunctivitis, 156
 gonorrhoica, 156
constitutioneel eczeem, 313
contacteczeem, 313
contusies, 371
contusio cerebri, 373
convulsie, 148
COPD, 231
cor pulmonale, 234
cornu cutaneum, 87, 327
coronaire aandoeningen, 278
coronaire sclerose, 182
corpora aliena
 in het oog, 369
 in huid, 370

in lichaamsopening, 370
in slijmvliezen, 370
Corynebacterium diphtheriae, 40
coxartrose, 353
cryptorchisme, 297
CVA, 196

dauwworm, 313
decompensatio cordis, 184
decubitus, 321
delirium, 129
dementie, 136
depressie, 121
dermatitis, 313
dermatomycosen, 61
diabetes mellitus, 102
diabetische neuropathie, 104
diabetische retinopathie, 104, 175
diabetische voet, 104
diepe veneuze trombose, 206
difterie, 39, 40
disfunctie van het kaakgewricht, 239
distorsie, 367
diverticulitis, 246
diverticulose, 246
DKTP, 39
doofheid, 171
drugsverslaving, 127
duizeligheid, 172
dysenterie, 42
dysmaturitas, 300
dysmenorroe, 274
dyspepsie, 254
dysplastisch naevussyndroom, 86
dysthymie, 121

eclampsie, 294
ectopische testis, 297
ectropion, 175
eczeem, 313
eczema herpeticum, 46
eetstoornis, 130
eksteroog, 327
encefalitis, 175
endocarditis lenta, 209
endometriosis, 291
endometriumcarcinoom, 80
enkeldistorsie, 367
Enterobius vermicularis, 64
enterokèle, 275
entrapment-neuropathie, 152
entropion, 175
enuresis nocturna, 133
epicondylitis lateralis humeri, 341

epidermomycosen, 61
epididymitis, 282
epiduraal hematoom, 373
epiglottitis, 222
epilepsie, 146
episcleritis, 156
epistaxis, 214
epitheelcyste, 87
epstein-barr-virus, 50
erysipelas, 58
erythema exsudativum multiforme, 329
erythema infectiosum, 36
erythema migrans, 66
erythema nodosum, 329
erythemateuze huidaandoeningen, 329
erythrasma, 62
erythroblastosis foetalis, 300
essentiële hypertensie, 193
exanthema subitum, 37
extrasystolen, 190
extra-uteriene graviditeit, 296

facialisparese, 175
factor-V-Leiden-mutatie, 207
familiaire adenomateuze polyposis coli, 75
faryngitis, 220
farynxcarcinoom, 72
fasciitis plantaris, 350
febris typhoidea, 44
femurfractuur, 366
fenomeen van Raynaud, 210
fibroadenoom, 88
fibulafractuur, 366
fijt, 307
fissura ani, 252
fitz-hugh-curtis-syndroom, 269
flauwvallen, 192
fluor vaginalis, 266
fobie, 124
foetor ex ore, 239
folliculitis, 329
fracturen, 365
frozen shoulder, 340
functionele klachten, 118
furunculosis, 305
furunkel, 304

galbulten, 318
galstenen, 249
ganglion, 343, 344
gastro-enteritis, 42
gastro-oesofageale reflux, 241
geboorteletsel, 301
gedragsstoornis, 135
gegeneraliseerde angststoornis, 124

geleidingsdoofheid, 171
geneesmiddelenvergiftiging, 379
genitale prolaps, 275
genitale wratten, 57
genua valga, 347
genua vara, 347
Giardia lamblia, 42
gibbus, 358
gingivitis, 239
glaucoma simplex, 162
glaucoom, 162
glomerulonefritis, 37, 221
glossitis, 239
gonartrose, 353
gonorroe, 55
gordelroos, 49
grand-mal-aanval, 146
griep, 217
griepvaccinatie, 218
grijze staar, 160
groene staar, 162

habituele obstipatie, 248
hallux valgus, 350
hartfalen, 184
hartinfarct, 179
hartkloppingen, 189
hartritmestoornissen, 189
HELLP-syndroom, 294
hemangioom, 87
hematurie, 291
hemianopsie, 197
hemofilie, 114
hemoglobinopathie, 112
hemolytische anemie, 112
hemorroïden, 207
hepatitis, 51
hereditaire nonpolyposis colorectaal carcinoom, 75
hernia diaphragmatica, 256
hernia femoralis, 251
hernia inguinalis, 251
hernia nuclei pulposi, 336
herpes genitalis, 45
herpes keratitis, 157
herpes labialis, 45
herpes simplex, 44
herpes zoster, 48
hersentumor, 93
heupdysplasie, 298
heupfractuur, 366
hiatus hernia, 240
hidradenitis axillaris, 309
hielspoor, 350
hiv, 56
HNP, 152
hodgkin-lymfoom, 84
hoofdpijn, 150
hooikoorts, 227

hordeolum, 154
hormonale anticonceptie, 287
huidabces, 308
huidfibroom, 87
humaan papillomavirus, 57, 60, 79
human immunodeficiency virus, 56
humerusfractuur, 366
hydrocefalus, 301
hydrokèle testis, 280
hypercholesterolemie, 107
hyperemesis gravidarum, 301
hyperhidrosis axillaris, 324
hyperhidrosis plantaris, 324
hyperlipidemie, 108
hypermetropie, 159
hyperpigmentatie, 203
hyperreactieve rinitis, 227
hypertensie, 193
hyperthyreoïdie, 98
hypertrichosis barbae, 324
hypertrofie
van adenoïd, 234
tonsillen, 234
hyperventilatie, 124
hypochondrie, 125
hypothyreoïdie, 98

iatrogene aandoeningen, 376
IBS, 139
ijzergebreksanemie, 113
immaturitas, 300
impetigo bullosa neonatorum, 305
impetigo contagiosa, 305
impetigo vulgaris, 305
influenza, 217
ingegroeide teennagel, 326
intertrigo, 62
iridocyclitis, 156
iritis, 156
irregulaire menses, 272
irritable bowel syndrome, 139
IUD, 287

jicht, 110

karbunkel, 304
keloïd, 329
keratitis sicca, 157
keratoconjunctivitis, 157
keratosis actinica, 85, 329
kinkhoest, 39, 40
kleine verwondingen, 371
klepgebreken van het hart, 178
klierkoorts, 50
koemelkallergie, 319
koolmonoxidevergiftiging, 379

koortsconvulsie, 148
koortslip, 45
koortsstuip, 148
krentenbaard, 305
kroepeuze pneumonie, 225
kyfose, 358

lage rugpijn, 336
laryngitis, 222
laryngitis subglottica, 222
lasogen, 157
lawaaitrauma, 171
leerstoornis, 135
leukemie, 83
levercirrose, 255
lichen ruber, 329
lichen sclerosus vulvae, 291
lichen simplex, 329
liesbreuk, 251
likdoorn, 327
linitis plastica, 74
lipidenspectrum, 108
lipoom, 87
littekenbreuk, 256
longcarcinoom, 70
longembolie, 200, 206
loopoor, 169
lues, 56
lupus erythematodes, 329
lymfadenitis, 308
lymfangitis, 308

maagcarcinoom, 72, 73
maden, 64
malaria, 67
maligne hypertensie, 194
maligne lymfomen, 84
mallet finger, 343, 344
mammacarcinoom, 76, 278
mastitis, 294
mastoïditis, 169
mastopathie, 89
mazelen, 33
medisch onverklaarde lichamelijke klachten, 118
megaloblastaire anemie, 112, 113
melaena, 244
melanoom, 85
meningitis, 66, 175
meningokokkensepsis, 66
meniscuslaesie, 345
menorragie, 272
meralgia paraesthetica, 152
metrorragie, 272
métrorragie des vierges, 272
microcytaire anemie, 112
migraine, 150
miskraam, 295

mitralisklepinsufficiëntie, 178
mitralisklepstenose, 178
mola, 296
mollusca contagiosa, 60
mollusken, 59, 60
mondcarcinoom, 72
monoartritis, 110
mononucleosis infectiosa, 50, 221
morbilloïd, 34
morbus Bowen, 85
morningafterpil, 287
mors subita, 377
mucokèle, 239
multiple myeloom, 84
multiple sclerose, 175
myalgie, 334
myocardinfarct, 179
myocarditis, 209
myoom, 91
myopie, 159

nachtzweten, 325
naevus naevocellularis, 86
naevus pigmentosus, 329
naevus pigmentosus et villosus, 86
natuurlijke dood, 377
navelbreuk, 256
nefropathie, 102, 104
nefrotisch syndroom, 291
Neisseria gonorrhoeae, 55
nekhernia, 334
nekpijn, 334
neoplasmata, 69
netelroos, 318
netvliesloslating, 160
neuritis vestibularis, 173
neurodermitis, 313, 321
neurogene spieratrofie, 175
neusbloeding, 214
niet-natuurlijke dood, 377
niet-vorderende uitdrijving, 294
non-hodgkin-lymfoom, 84

obsessief-compulsieve stoornis, 124
obstipatie, 248
oesofaguscarcinoom, 72
oesofagusvarices, 210
OMA, 167
OME, 166
omloop, 306
ongedifferentieerde somatoforme stoornis, 118
ontwikkelingsstoornis, 134
onychomycosen, 61
oorpijn, 168

oorsmeer, 163
open been, 205
orchitis, 282
orthostatisch eczeem, 203
orthostatische hypotensie, 210
osteoporose, 278, 360
otitis externa, 164
otitis media acuta, 167
otitis media chronica, 169
otitis media met effusie, 166
otitis media serosa, 166
otosclerose, 171
ouderdomswrat, 328
ovariumcarcinoom, 80
overgewicht, 106
oxyuren, 64
Oxyuris vermicularis, 64

palpitaties, 190
panaritium, 306
pancreascarcinoom, 72, 73
paniekstoornis, 124
paradoxe diarree, 42, 248
paramyxovirus, 33, 39
paraphimosis, 282
paratyfus, 44
parkinsonisme, 144
parodontose, 239
paronychia, 306
parotitis epidemica, 39
paroxismale supraventriculaire tachycardie, 190
parvovirus, 42
patellofemoraal syndroom, 346
PDD-NOS, 135
pedes planovalgi, 350
pediculosis pubis, 58
pelveoperitonitis, 270
pelvic inflammatory disease, 269
pemphigus, 329
perceptiedoofheid, 171
perianaal abces, 309
perianale trombose, 208
periappendiculair infiltraat, 246
pericarditis, 209
peridiverticulitis, 246
perifeer arteriële vaatziekten, 200
perineumruptuur, 294
peritonitis, 244, 246
peritonsillair infiltraat, 221
pernicieuze anemie, 112
perniones, 210
persoonlijkheidsstoornis, 130
pervasieve ontwikkelingsstoornis, 135

pessarium, 287
phimosis, 282
Phthirus pubis, 58
PID, 269
pityriasis rosea, 310
pityriasis versicolor, 62
placenta praevia, 294
plagiocefalie, 361
plasmacelziekten, 84
plaveiselcelcarcinoom, 85
pleuritis, 234
pneumoconiose, 234
pneumokokkenvaccin, 227
pneumonie, 225
pneumothorax, 234
poging tot zelfdoding, 132
polio, 39
poliomyelitis anterior acuta, 41
polyarthritis rheumatica acuta, 37
polycysteusovariumsyndroom, 270
polycytemie, 114
polymyalgia rheumatica acuta, 357
polyneuropathie, 152
polyposis coli, 75
postcommotioneel syndroom, 374
postmenopauzaal bloedverlies, 277
postmenopauzale periode, 277
posttraumatische dystrofie, 367
posttraumatische stressstoornis, 124
pre-eclampsie, 294
pregnancy induced hypertension, 294
prematuritas, 300
premenstrueel syndroom, 274
presbyacusis, 171
presbyopie, 159
prikkelbaredarmsyndroom, 139
prikpil, 287
prostaatcarcinoom, 81, 82
prostaathypertrofie, 82, 278
prurigo aestivalis, 319
prurigo solaris, 319
pruritus, 320
  ani, 320
pseudokroep, 222
psoriasis, 317
  guttata, 317
  inversa, 317
  nummularis, 317
psychose, 130

psychotische depressie, 121
pubertas praecox, 114
purpura, 114
pyelitis, 260
pyelonefritis, 260

quincke-oedeem, 319

radiculair syndroom, 152
radiusfractuur, 366
rectokèle, 275
rectumcarcinoom, 74
refluxoesofagitis, 240
refractieafwijkingen, 159
reizigersdiarree, 42
ren mobilis, 291
repetitive strain injury, 334, 343
restless legs, 175, 202
retentio placentae, 294
retentio testis, 297
retinopathie, 102, 104
retractiele testis, 297
reumatoïde artritis, 355
rhinitis medicamentosa, 227
ribfractuur, 366
ringworm, 62
rodehond, 34
roodvonk, 36, 221
roos, 325
roseola infantum, 38
rotator-cuff-ruptuur, 341
rotavirus, 42
RSI, 334, 343, 345
rubella, 34

salmonella, 67
Salmonella paratyphi, 44
Salmonella typhi, 44
salmonellose, 42
salpingitis, 269
scabies, 66
schaafwonden, 371
schaamluis, 58
schedelfractuur, 366
scheelzien, 158
schildklieraandoeningen, 97
schildkliercarcinoom, 93
schimmelinfecties, 61
schizofrenie, 130
schouderklachten, 339
sclerodermie, 329
scoliose, 358
seborroïsch eczeem, 313
secundair glaucoom, 162
secundaire hypertensie, 193

seksueel overdraagbare aandoeningen, 53, 266, 269
seksuele problemen, 140
Shigella, 44
sikkelcelanemie, 112
sinusitis, 219
  acuta, 219
  ethmoidalis, 219
  maxillaris, 219
sinustachycardie, 190
slaapstoornis, 140
slechthorendheid, 171
slokdarmcarcinoom, 72, 73
soa, 53, 267
spastisch colon, 139
spastische diplegie, 175
spataderen, 202
speekselstenen, 239
spermatokèle, 282
spina bifida, 301
spondylitis ankylopoietica, 355
spontane abortus, 295
spraakstoornis, 135
sproeten, 329
status epilepticus, 146
steenpuist, 304
sterilisatie, 287
stoflongen, 234
stomatitis ulcerosa, 238
stoornissen in de vetstofwisseling, 107
strabisme, 158
stressincontinentie, 264
struma, 99
subacromiaal impingement, 339
subconjunctivale bloeding, 156
subduraal hematoom, 373
subfertiliteit, 284
suïcidepoging, 132
syfilis, 56
syncope, 192
syndroom van
  de prikkelbare darm, 139
  Down, 301
  Guillain-Barré, 175
  Sjögren, 157

tandwortelabcessen, 237
tendinitis van de achillespees, 349
tendinitis van De Quervain, 343
tendovaginitis stenosans, 344
tenniselleboog, 341

tentamen suicidii, 132
testiscarcinoom, 82
tetanus, 39, 41
tetanusvaccinatie, 41
thyreoïditis, 98
thyreotoxicose, 98
TIA, 196
tibiafractuur, 366
tonsillaris, 220
tonsillitis acuta, 220
torsio testis, 282
torticollis, 334
toxoplasmosis, 67
tracheïtis, 222
transient ischemic attack, 196
trauma capitis, 373
Treponema pallidum, 56
Trichomonas, 54
trichomycosen, 61
trigeminusneuralgie, 175
trigger finger, 343, 344
trombangiitis obliterans, 200
tromboflebitis, 204
trommelvliesperforatie, 164, 169
tuba-ovarieel abces, 270
tuberculose, 66

ulcus
  cruris venosum, 205
  duodeni, 242
  pepticum, 242
  ventriculi, 242
unguis incarnatus, 326
Ureaplasma, 54
urethrakleppen, 262
urethrastrictuur, 291
urethritis, 54, 260
urethrocystokèle, 275
urge-incontinentie, 264
urine-incontinentie, 264
urineweginfecties, 260
urinewegstenen, 262
urticaria, 318
uterus myomatosus, 91
vaginaal bloedverlies vóór de 16e zwangerschapsweek, 294
vaginale atrofie, 278
varicella, 47
varicella-zoster-virus, 47
varicokèle, 282
varicose, 202
vasovagale syncope, 192
veneuze insufficiëntie, 202
ventriculaire tachycardieën, 190

vergiftigingen, 379
verhoogd homocysteïnegehalte, 207
verkoudheid, 215
  met koorts, 217
verruca seborrhoica, 328
verstandelijke beperking, 134
verstuiking, 367
vertebralisinsufficiëntie, 173
verzakking, 275
verziendheid, 159
verzwikking, 367
vesico-ureterale reflux, 262
vetemboliëen, 367
vijfde ziekte, 36
vitiligo, 329

waterbreuk, 280
waterpokken, 47
waterwratten, 60
wervelfractuur, 366
wiegendood, 377
wintertenen, 210
wondroos, 58
WPW-syndroom, 209
wratten, 59

xanthelasmata, 114
xanthomen, 108
xerostomie, 239
zelfdoding, 377
zesde ziekte, 38
ziekte van
  Alzheimer, 137
  Basedow, 98
  Bechterew, 355
  Buerger, 200
  Crohn, 255
  Cushing, 114
  De Quervain, 344
  Dupuytren, 343, 344
  Gibert, 310
  Graves, 98
  Kahler, 84
  Lyme, 66
  Ménière, 173
  Osgood-Schlatter, 347
  Paget, 77
  Parkinson, 144
  Pfeiffer, 50
  Raynaud, 200
ziekten van de tanden, 237
zwangerschap, 293
zwangerschapsanemie, 294
zweepslag, 348

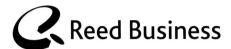

Bedankt voor uw aankoop!

Dit boek is een uitgave van Reed Business. Een van de grootste aanbieders van vakinformatie voor de zorg in Nederland en Vlaanderen. Met onze (e-)boeken, tijdschriften, evenementen, databanken en websites bedienen wij vrijwel de gehele zorgsector. Deze producten zijn bestemd voor: medici, verpleegkundigen, verzorgenden, paramedici, managers in de zorg, en professionals in de kinderopvang. Reed Business geniet grote bekendheid met merken als: Nursing, Zorgvisie, de reeks Medische Beeldvorming en de Coëlho.

Onze redacties en auteurs hebben een goede naam binnen het eigen vakgebied en zijn bedreven in het overdragen van hun kennis aan de beroepsgroep. De uitgeverij besteedt vervolgens de grootste zorg aan het beschikbaar stellen van deze kennis in een vorm die aansluit bij uw informatiebehoefte.

Om deze aansluiting te optimaliseren zijn wij benieuwd naar uw mening. Wij stellen het op prijs als u uw aankoop wilt beoordelen via het webformulier: **www.elseviergezondheidszorg.nl/boekbeoordeling**. Hier vindt u ook ruimte voor vragen of opmerkingen.

Bij voorbaat hartelijk dank voor de medewerking

Het team van Reed Business
www.elseviergezondheidszorg.nl